2023

第37卷

中国药学年鉴

CHINESE PHARMACEUTICAL YEARBOOK

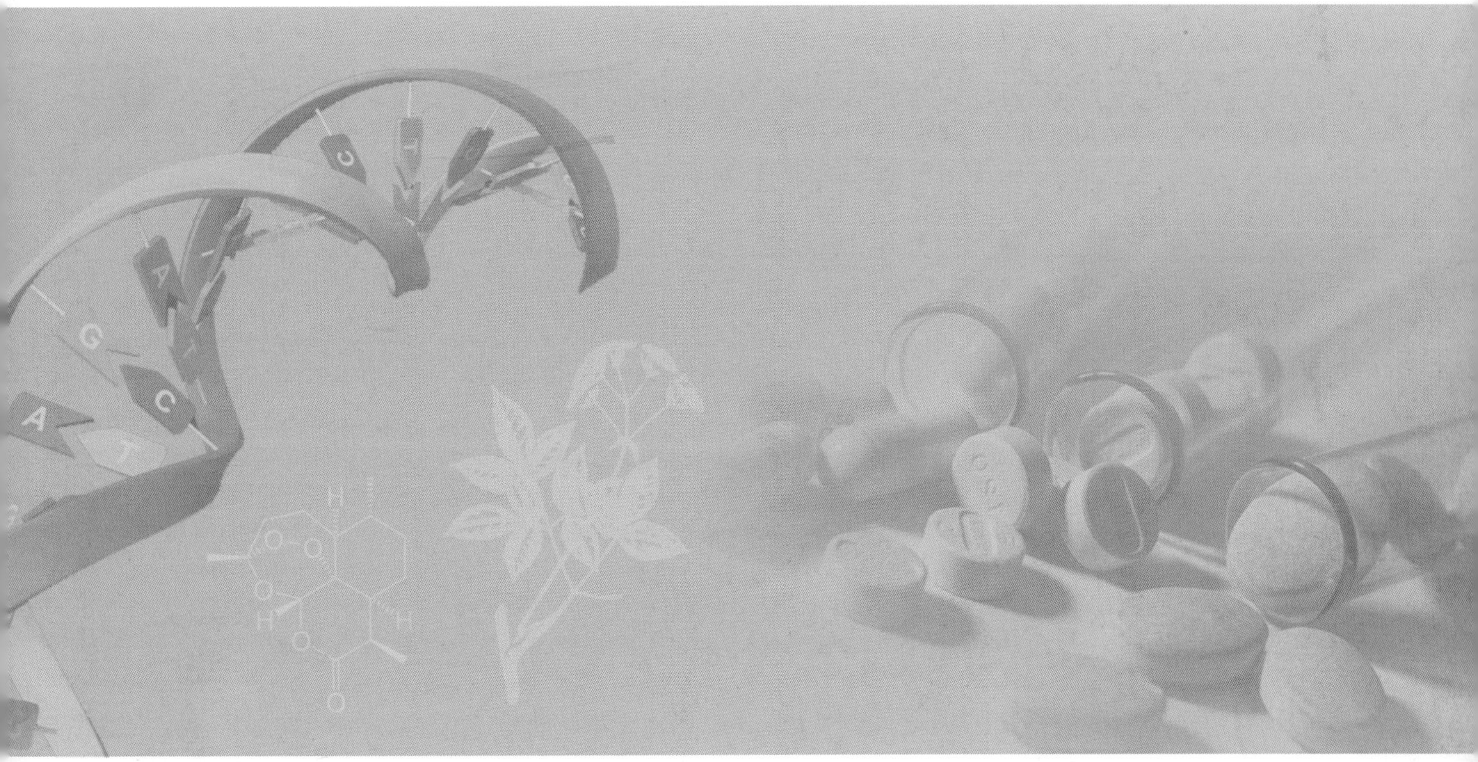

中国健康传媒集团
中国医药科技出版社

图书在版编目(CIP)数据

中国药学年鉴. 2023 / 王广基主编. -- 北京 : 中国医药科技出版社，2024. 11. -- ISBN 978-7-5214-5125-2

Ⅰ. R9-54

中国国家版本馆 CIP 数据核字第 202484Z70H 号

中国药学年鉴 2023(第 37 卷)

编　　辑：《中国药学年鉴》编辑委员会
责任编辑：赵　敏　李　娜　郑　民
地　　址：南京市童家巷 24 号　邮编：210009
电　　话：025－83271478　83271458(传真)
出　　版：中国健康传媒集团　中国医药科技出版社
地　　址：北京市海淀区文慧园南路甲 2 号　邮编：100082
电　　话：010－62227427(发行)　010－62236938(邮购)
网　　址：www. cmstp. com
印　　刷：天津市银博印刷集团有限公司
规　　格：889×1194mm　1/16
印　　张：26¼　彩插：12
字　　数：754 千字
版　　次：2024 年 12 月第 1 版
印　　次：2024 年 12 月第 1 次印刷
经　　销：全国各地新华书店
书　　号：ISBN 978-7-5214-5125-2
定　　价：**398. 00** 元

广告经营许可证号：3200004050738

《中国药学年鉴》第八届编委会

（按姓氏汉语拼音排序）

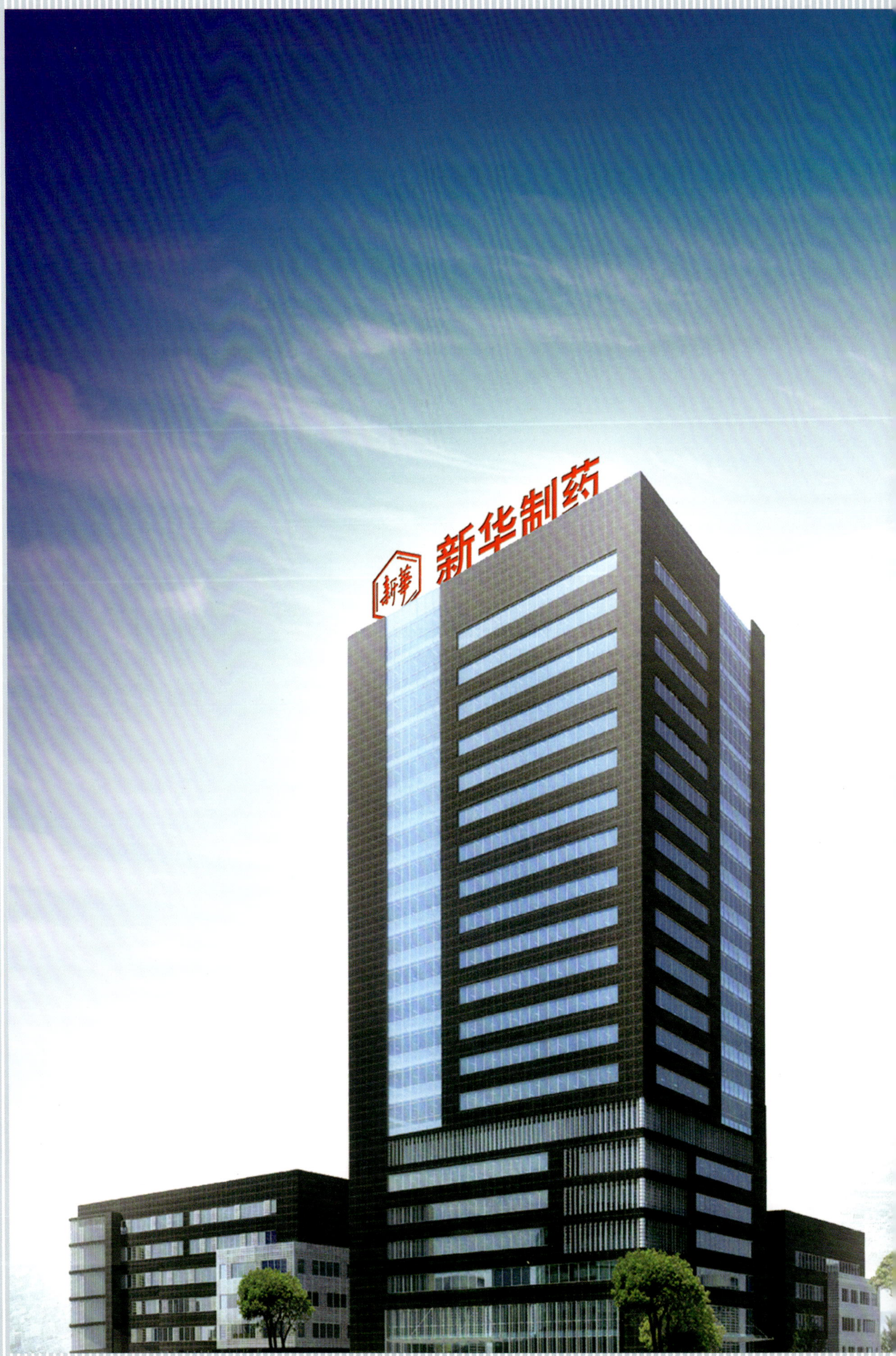
新华
新华制药

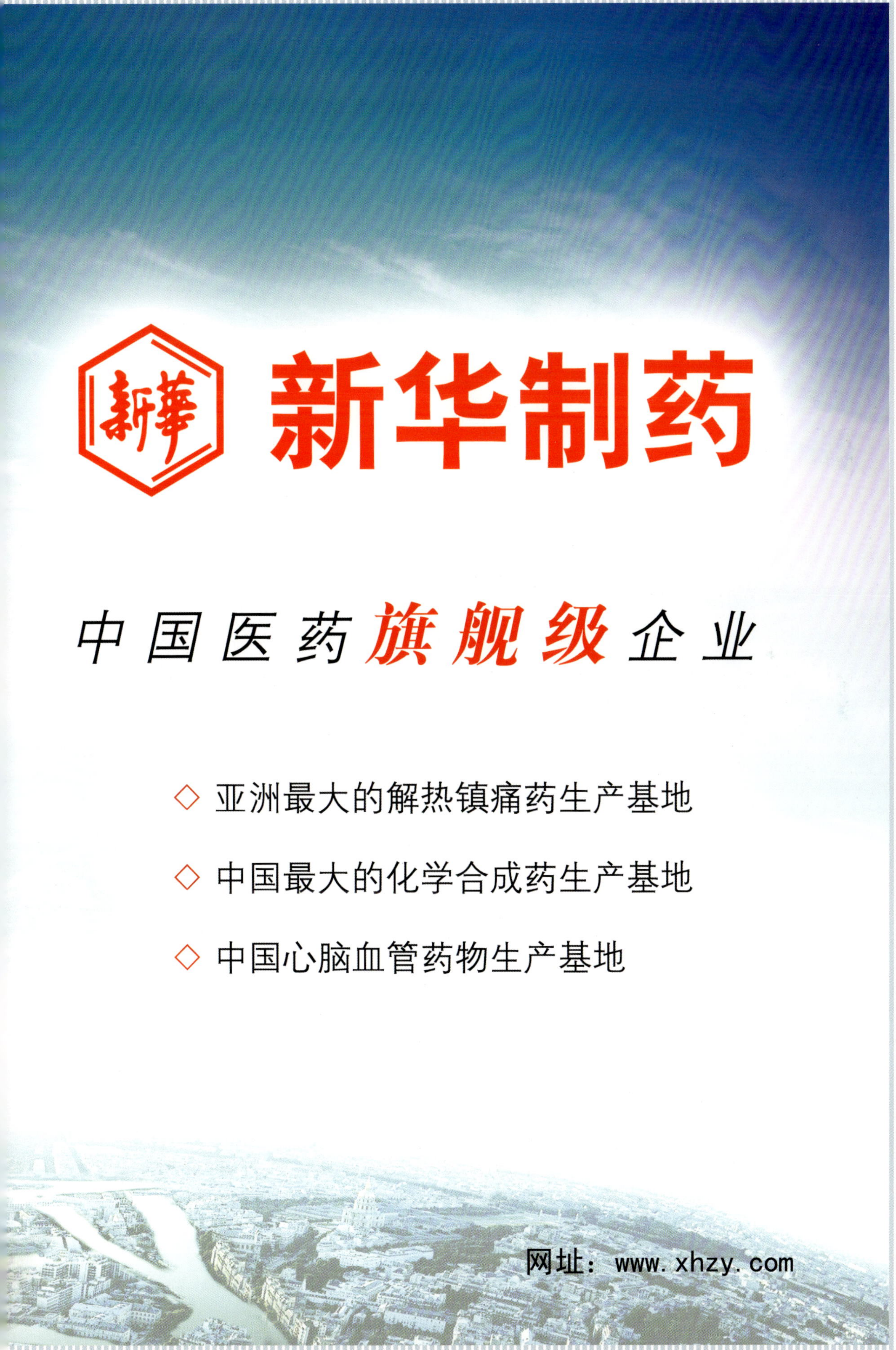
新华制药
中国医药旗舰级企业
◇ 亚洲最大的解热镇痛药生产基地
◇ 中国最大的化学合成药生产基地
◇ 中国心脑血管药物生产基地
网址：www.xhzy.com

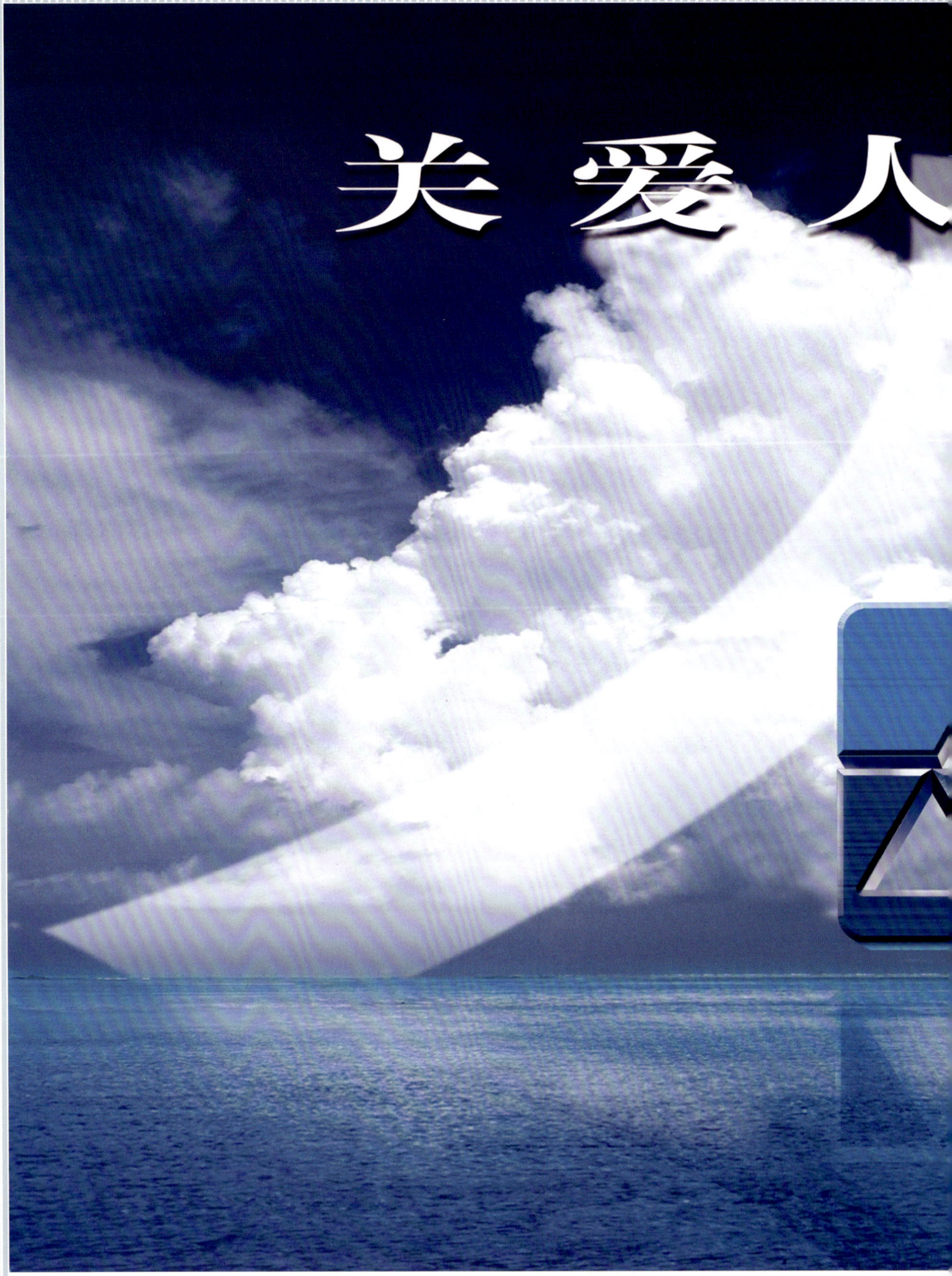
关 爱 人

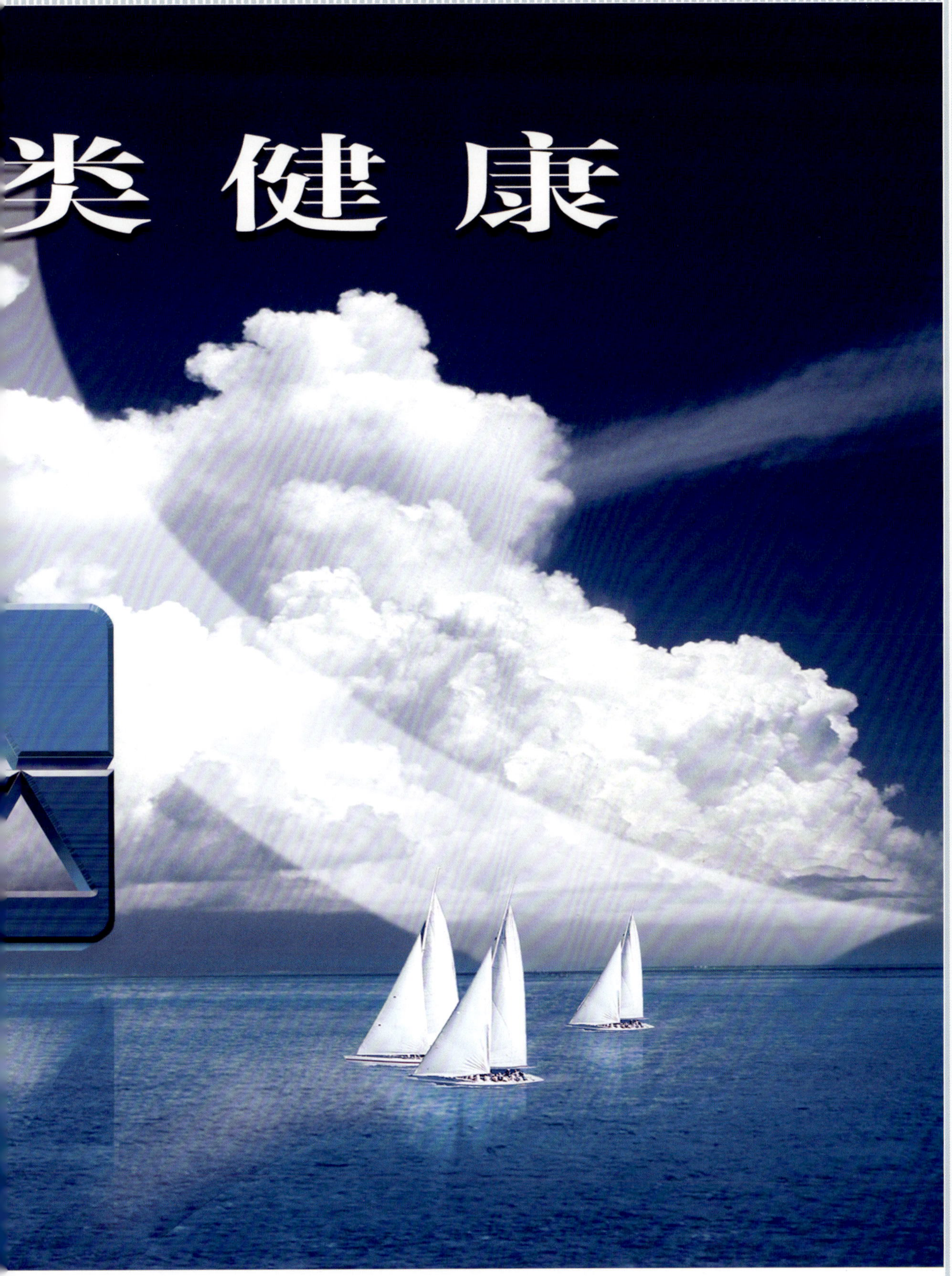
类健康

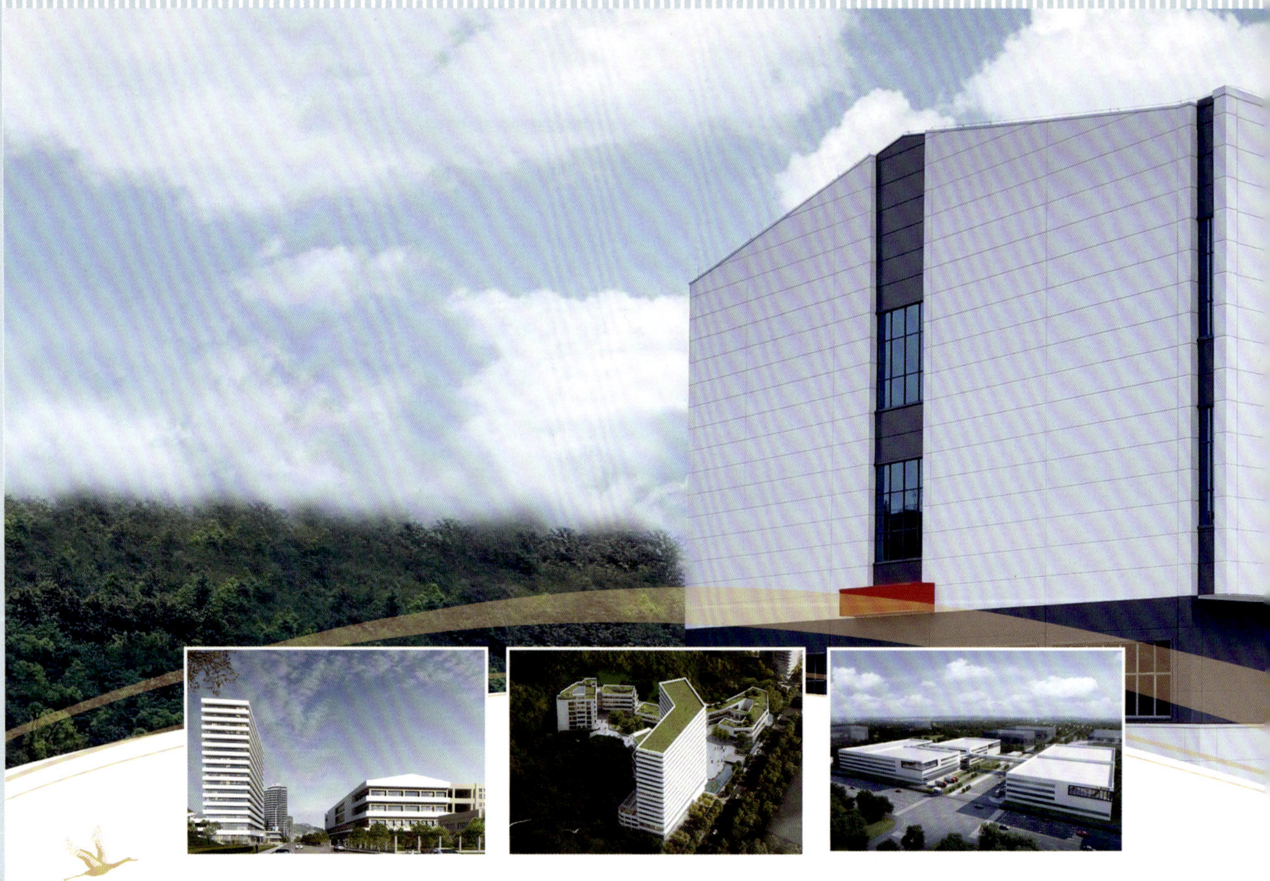

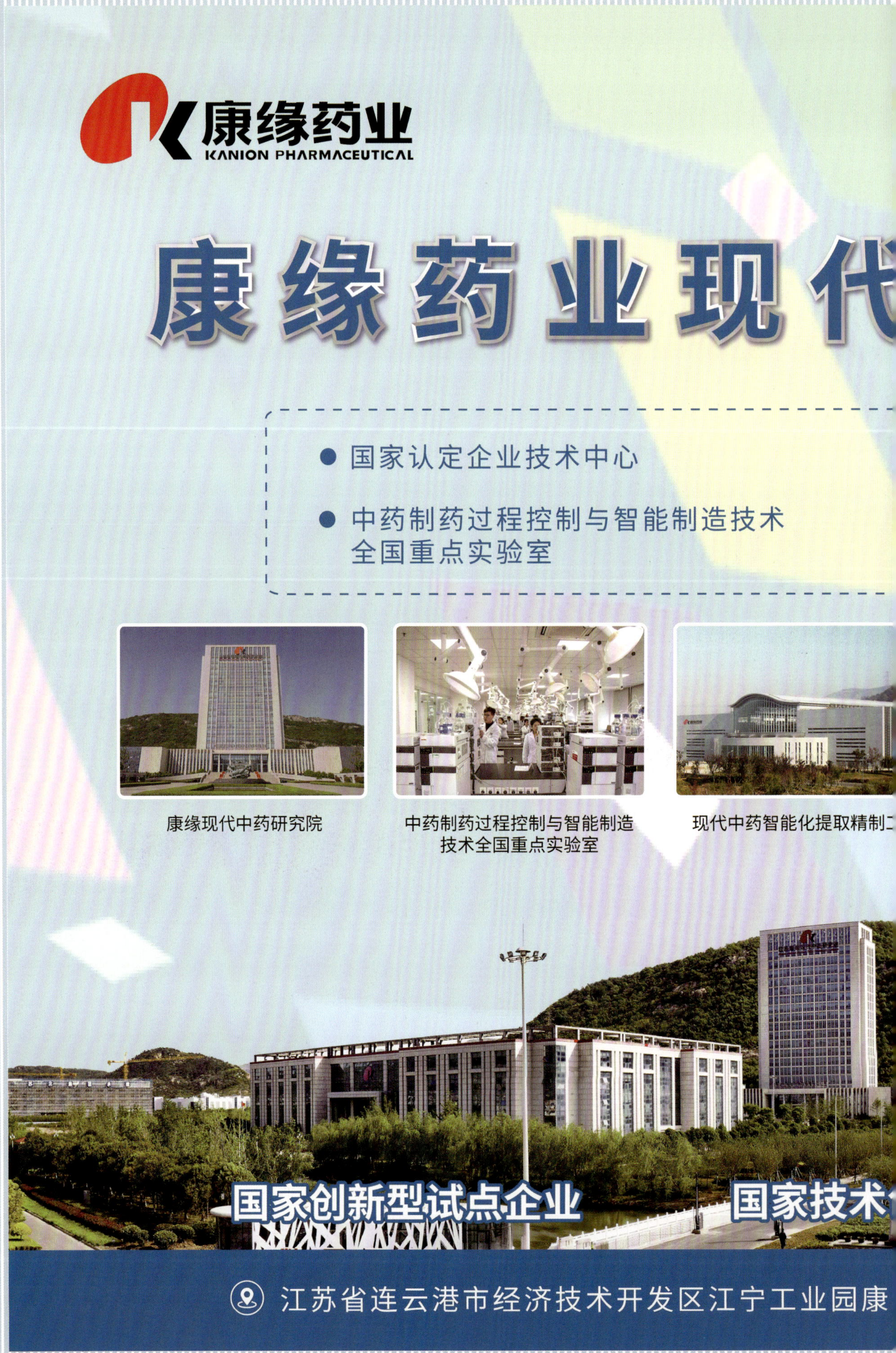
康缘药业
KANION PHARMACEUTICAL
康缘药业现代
国家认定企业技术中心
中药制药过程控制与智能制造技术
全国重点实验室
康缘现代中药研究院
中药制药过程控制与智能制造
技术全国重点实验室
现代中药智能化提取精制
国家创新型试点企业
国家技术
江苏省连云港市经济技术开发区江宁工业园康

目　次

专　论

中药监管科学:助力更高水平的中药科学监管 …… 2
我国高等药学教育改革十年来的创新与实践 …… 18
中国医院药学学科的建设与发展 …… 27
我国中药质量控制模式十年来的实践与探索 …… 57

药学研究

科研成果获奖项目 …… 68
第十八届中国药学会科学技术奖 …… 68
2022 年度中华中医药学会科学技术奖 …… 69
2022 年度中华中医药学会科学技术奖·政策研究奖 …… 75
2022 年度中华中医药学会科学技术奖·学术著作奖 …… 76
2022 年度中国中西医结合学会科学技术奖（药学相关项目选录） …… 77
2022 年中华医学科技奖（药学相关项目选录） …… 79
2022 年度中国民族医药学会科学技术奖·科技进步奖（药学相关项目选录） …… 80
2022 年度中国民族医药学会科学技术奖·药物创新奖（药学相关项目选录） …… 81
第二十三届中国专利奖（药学相关项目选录） …… 84
国家自然科学基金资助项目 …… 85
2022 年面上项目（药学相关项目选录） …… 85
2022 年重点项目（药学相关项目选录） …… 96
2022 年联合基金项目（药学相关项目选录） …… 96
2022 年国际（地区）合作与交流项目（药学相关项目选录） …… 97
2022 年地区科学基金项目（药学相关项目选录） …… 97
2022 年青年科学基金项目（药学相关项目选录） …… 101
科研机构简介 …… 116
广东省中药研究所 …… 116
重庆市中药研究院 …… 117
江西省中医药研究院 …… 118
云南省中医中药研究院 …… 119
广西壮族自治区中医药研究院 …… 120
四川省中医药科学院 …… 121
吉林省中医药科学院 …… 122

药学教育

教育指导与研究 …… 124
药学类本科专业认证工作程序修订发布 …… 124
四川省药学会成立药学教育专委会 …… 124
陕西省高校教指委召开药学类一流专业建设研讨会 …… 124
粤港澳高校中医药基础课程教育联盟成立 …… 125
长三角高校举办临床药学教学能力及本科生临床药学技能邀请赛 …… 125
第五届东北地区药学院院长高峰论坛召开 …… 125
药学院校（系） …… 126
设置药学相关专业的高等院校概况 …… 126
中国药科大学定点帮扶十年成果丰硕 …… 137
中国药科大学推进基础药学人才培养 …… 138
复旦大学药学院举办新药创制论坛 …… 138
南京医科大学“脑科学与药学前沿”高峰论坛 …… 139
清华大学与国药集团签署战略合作协议 …… 139
广东药科大学推动国际产学研用融合发展 …… 139
第二批全国高校黄大年式教师团队名单 …… 140
专业建设 …… 140
设置药学相关本科专业的高校专业点概况 …… 140
2022 年新增药学相关本科专业点名单 …… 145
2022 年撤销药学相关本科专业点名单 …… 146
沈阳药科大学新增两个学士学位授权专业 …… 146
学位与研究生教育 …… 147
2022 年药学学术学位授权点名单 …… 147
2022 年中药学学术学位授权点名单 …… 148
2022 年药学专业学位授权点名单 …… 149
2022 年中药学专业学位授权点名单 …… 150
《研究生教育学科专业目录（2022 年）》公布 …… 150
药学博士专业学位进入研究生教育学科专业目录 …… 151

2022 年全国药学专业学位研究生教育精品课程 …… 151
中国药科大学专业学位研究生基地建设成效明显 …… 151
清华大学获批药学一级学科博士学位授权点 …… 152
中国药科大学启动专业学位研究生培养管理系统 …… 152
四川大学与科伦药业建立研究生联合培养基地 … 152
上海市举办“中医药传承与创新”研究生学术论坛 …… 153
天津大学药学院构建研究生国际化培养机制成效显著 …… 153
复旦大学药学院举办博士生学术论坛 …… 153
广东药科大学在硕士学位论文抽检工作中取得突出成绩 …… 154
全国药学专业学位研究生教育指导委员会召开三届一次会议 …… 154
全国药学专业学位研究生教育系列公益云讲座举办 …… 154
国际交流 …… 155
中外合作办学概况 …… 155
吉林大学药学院举办全球胜任力提升课程 …… 159
上海中医药大学与德国汉堡大学合作培养首批硕士生毕业 …… 160
南京中医药大学国际中医药学院建设获得突破 … 160
中国药科大学推进来华留学生高等教育质量认证工作 …… 160
成都中医药大学举办杏林国际周活动 …… 160
中国药科大学与扬子江药业集团共建留学生产教融合教育中心 …… 161
广东药科大学举办第 28 届中日健康学术研讨会 …… 161
南京医科大学药学院举办国际天元药学云讲堂 … 161
广东药科大学承办 2022 年海上丝绸之路国际产学研用合作会议 …… 161
职业与继续教育 …… 162
中国药科大学获批教育部国家级职业教育“双师型”教师培训基地 …… 162
广东药科大学获批 4 项继续教育质量提升工程建设项目 …… 162

药物生产与流通

医药工业 …… 164
2022 年概况 …… 164
2022 年度中国医药工业百强企业解读 …… 169
2022 年度中国医药工业百强榜 …… 173
2022 年度中国化药企业百强榜 …… 174
2022 年度中国中药企业百强榜 …… 175
2022 年度中国生物医药企业 20 强 …… 176
2022 年度中国 CXO 企业 20 强 …… 176
2022 年度中国医疗器械(含 IVD)企业 20 强 …… 176
2022 年度中国生物医药(含血液制品、疫苗、胰岛素等)企业 20 强 …… 176
2023 年中国医药研发产品线最佳工业企业(前 30) …… 177
2023 年中国医药工业最具投资价值企业(前 20) …… 177
2023 年中国医药工业最具成长力企业(前 10) …… 177
2023 年中国医药新锐创新力量(前 10) …… 177
2023 年中国医药服务最具竞争力企业(前 10) …… 177
医药商业 …… 178
2022 年概况 …… 178
2022 年区域总销售统计表 …… 181
2022 年西药类区域销售统计表 …… 181
2022 年中成药类区域销售统计表 …… 182
2022 年中药材类区域销售统计表 …… 182
2022 年医疗器材类区域销售统计表 …… 182
2022 年药品批发企业主营业务收入 100 强 …… 183
2022 年药品零售企业销售总额 100 强 …… 184

医院药学

医院药事管理 …… 186
“十四五”中医药发展规划(节选) …… 186
基层中医药服务能力提升工程“十四五”行动计划(节选) …… 186
深化医药卫生体制改革 2022 年重点工作任务(节选) …… 187
国家卫生健康委药事管理与药物治疗学委员会成立 …… 187
国家卫生健康委药事管理与药物治疗学委员会名单 …… 187
《临床急需药品临时进口工作方案》《氯巴占临时进口工作方案》颁布 …… 189
《遏制微生物耐药国家行动计划(2022—2025 年)》发布 …… 189
《药物临床依赖性研究技术指导原则(试行)》发布 …… 190
《不明原因儿童严重急性肝炎诊疗指南(试行)》发布 …… 190

《猴痘诊疗指南(2022 年版)》发布 …………………… 190
药品调配与采购 …………………………………………… 190
国家医保药品目录概况 …………………………… 190
《关于加强医药集中采购领域知识产权保护的意见》发布 …………………………………………………… 190
《关于加强医药集中采购领域知识产权保护的意见》政策解读 ……………………………………………… 191
关于完善国家组织药品(胰岛素专项)集中带量采购和使用配套措施的通知 ………………………… 191
核酸检测价格配合疫情防控降低检测成本和费用下调 ……………………………………………………… 191
《2022 年国家基本医疗保险、工伤保险和生育保险药品目录调整工作方案》发布…………………… 192
做好支付方式管理子系统 DRG/DIP 功能模块使用衔接 ……………………………………………………… 192
进一步做好医疗服务价格管理工作 ……………… 193
关于印发医保定点医疗机构药学、技术人员统一编码规则和方法的通知 ………………………………… 193
关于印发医保中药配方颗粒统一编码规则和方法的通知 ……………………………………………………… 193
《医疗机构药品遴选指南》发布 …………………… 193
全国医疗机构制剂现状调研及问题分析 ………… 193
医疗机构制剂中心建设的策略分析 ……………… 194
新形势下医疗机构中药制剂的发展现状与策略思考 ……………………………………………………… 194
影响医院中药制剂质量的因素及提高医院中药制剂质量的建议思考 ………………………………… 194
中药临方制剂在综合性医院中的应用 …………… 194
药品带量采购对芜湖市中医医院质子泵抑制剂使用的影响 …………………………………………… 194
医院机构中药制剂特色发展的 SWOT 分析 ……… 195
广东省医院制剂质量标准提高现状及问题浅析 … 195
医院中药制剂生产与质量控制要点浅析 ………… 195
医疗机构中药制剂成果转化的现状及难点 ……… 195
医院制剂中心 GMP 规范下教学模式建立与实践的探索 ……………………………………………… 195
“4 +7”带量采购对乌鲁木齐市第四人民医院 5-羟色胺再摄取抑制剂抗抑郁药使用情况分析 ……… 196
11 种液体医院制剂微生物限度方法的研究 ……… 196
药品临床评价研究 ………………………………………… 196
《抗肿瘤药品临床综合评价技术指南(2022 年版试行)》专家解读 ………………………………… 196
《药物临床研究有效性综合分析指导原则(试行)》发布 ……………………………………………… 197
《儿童用药口感设计与评价的技术指导原则(试行)》发布 ……………………………………………… 197
药物安全性评价 GLP 规范与 SOP 的关系及完善质量体系初探 ………………………………… 197
地舒单抗不良反应信号挖掘与分析 ……………… 197
妊娠期抗甲状腺药物应用的安全性评价 ………… 198
基于循证医学证据和药物经济学模型的中成药临床综合评价 ……………………………………… 198
儿童药品适口性临床评价的研究设计及统计分析要点 ……………………………………………… 198
老年患者应用利奈唑胺注射液的安全性评价 …… 198
集中带量采购政策下山东省调脂药物临床综合评价专家共识 ……………………………………… 198
血液病患者伏立康唑治疗药物监测临床应用分析和经济学评价 ……………………………………… 199
泊沙康唑注射液在侵袭性真菌病高危患者中的药代动力学和安全性评价 …………………………… 199
COVID-19 常用抗病毒药物有效性及安全性系统评价/网状 Meta 分析 ………………………… 199
儿童药品临床综合评价方法研究——以儿童抗过敏药物为例 ……………………………………… 200
他汀类药物联合依折麦布用于冠心病患者治疗的有效性和安全性评价 ………………………… 200
国家医保目录内外抗肿瘤类创新药物临床效果比较 ……………………………………………………… 200
中药痕量药效物质:中药创新药物的重要来源…… 201
奥沙利铂临床使用合理性及安全性评价 ………… 201
中国血友病药物经济学评价研究的现状与展望 … 201
血栓通胶囊防治心脑血管疾病的药物经济学评价 ……………………………………………………… 201
中成药防治重大慢性病的药物经济学评价体系构建 ……………………………………………………… 201
高血压患者使用血管紧张素Ⅱ受体拮抗剂类药物的药物经济学系统评价 ………………………… 202
糖尿病治疗药物经济学研究进展 ………………… 202
靶向整合素通路——从信号通路到治疗策略 …… 202
我国国产和进口同类肿瘤靶向药的价格、有效性及安全性评估 ………………………………… 202
临床合理用药 …………………………………………… 203
“合理用药·中国行动”第三届全国经验交流大会 ……………………………………………………… 203
以合理用药绩效管理促进医院高质量发展 ……… 203
生物制剂治疗类风湿关节炎合理用药中国专家共识 ……………………………………………………… 203

郑州大学附属儿童医院处方前置审核系统的运行实践与分析 …… 203
药师对处方前置审核系统的优化实践 …… 204
中成药处方审核的证据体系与通用规则构建研究 …… 204
处方前置审核中审方药师的能力培养与案例分析 …… 204
医院门诊药房不合理处方分析 …… 204
创新药师处方审核模式干预临床中药不合理应用 …… 204
医疗机构中药处方前置审核规则的优化与实践 … 205
基于门诊处方前置审核系统的麻醉药品和精神药品用药规则精细化设置与实施效果评价 …… 205
新冠病毒感染肺炎患者使用奈玛特韦片/利托那韦片组合包装的用药分析及合理性评价 …… 205
基于三甲复审实践的合理用药信息化管理体系的构建和应用 …… 206
DRG 付费系统下医院合理用药管理新模式探索 …… 206
中药注射剂不合理用药及医嘱审核干预效果 …… 206
医院门诊抗菌药处方点评及合理用药情况分析 …… 206
紫杉醇注射液不良反应及临床合理用药分析 …… 207
从辅助用药管理角度分析中药注射剂的应用合理性 …… 207
药物经济学在我国“新医改”药事管理中的应用 …… 207
中成药防治重大慢性病的药物经济学评价体系构建 …… 207
基层医疗机构合理用药评价研究 …… 208
药物警戒管理 …… 208
《国家药品不良反应监测年度报告(2022 年)》发布 …… 208
全国药品不良反应监测评价工作会议召开 …… 208
医疗机构药物警戒体系建设专家共识 …… 209
《药物警戒检查指导原则》印发 …… 209
药物警戒数字化研究的知识图谱分析及其启示 … 209
药物警戒制度的知识体系分析 …… 209
基于药物警戒视角的河南省中药不良反应实证分析 …… 210
基于 WHO 药物警戒指标对我国药物警戒体系现状的评价 …… 210
药品上市许可持有人药物警戒检查探讨——基于山东省药品不良反应报告和监测检查情况 …… 210
国内外药物警戒研究现状与热点的文献计量学分析 …… 210
5 种三唑类抗真菌药物的药物不良反应分析 …… 211
基于美国 FAERS 数据库的度拉糖肽药品不良反应分析 …… 211
2018—2020 年山东省瑞舒伐他汀所致严重不良反应报告的回顾分析 …… 211
2011—2021 年江苏省 137 例脾多肽注射液不良反应分析 …… 211
基于评价数据库探索易致重度不良反应药品的儿童用药安全性 …… 212
上市后药品不良反应信号检测方法的进展与思考 …… 212
地舒单抗不良反应信号挖掘与分析 …… 212
基于公众视角的我国药品生产企业不良反应上报渠道畅通性现状调查及建议 …… 212
临床药师培养 …… 213
《健康报》发布推进合理用药榜单 …… 213
2022“临药网杯”药学实践,专注极致奖和药学实践精进奖 …… 214
“2022 健康中国行·星药师科普行动”成功举办 … 214
2022 年合理用药与持续改进——临床药学队伍建设与质量提升项目培训班顺利收官 …… 214
“2022 患者用药指导全国知识技能竞赛”总决赛圆满落幕 …… 214
公立医院高质量发展形势下的药学能力升级系列云峰会 …… 215
临床药师干预老年住院患者潜在不适当用药的效果评价 …… 215
临床药师参与 70 例肿瘤患者营养会诊的分析 …… 215
DRG 视角下临床药师参与肿瘤中心药事精细化管理的实践与思考 …… 216
临床药师参与的多学科协作全院血糖管理模式介绍与效果评价 …… 216
DRG 背景下临床药师参与消化内科药事精细化管理的实践 …… 216
我国二、三级医院临床药师工作满意度影响因素探析 …… 217
从临床药师职业胜任力反思药学专业的本科课程设置 …… 217
以岗位胜任能力为导向在临床药师培训中的应用 …… 217
基于德尔菲法和层次分析法构建中药临床药师学员客观结构化临床考试考评指标体系 …… 217

基于 CiteSpace 的国内临床药师培训情况可视化分析 …… 218
福建省试点药学服务技术收费 …… 218

药品监督管理

药品监督管理 …… 220
概况 …… 220
国务院办公厅印发“十四五”中医药发展规划 …… 221
国务院办公厅印发“十四五”国民健康规划 …… 222
国务院办公厅印发深化医药卫生体制改革 2022 年重点工作任务 …… 222
全国药品监督管理暨党风廉政建设工作会议 …… 223
国家药监局开展药品安全专项整治 …… 223
全国药品注册管理和药品上市后监管工作会议 …… 224
全国药品不良反应监测评价工作会议 …… 225
药品经营使用专项检查工作会议 …… 225
全国药品监管政策法规工作会议 …… 225
国家药监局发布《药品追溯码标识规范》等 2 个标准 …… 226
国家中药科学监管大会 …… 226
2022 年全国市场监管部门广告监管工作会议 …… 227
《药品监管网络安全与信息化建设“十四五”规划》 …… 227
《药品网络销售监督管理办法》 …… 227
《遏制微生物耐药国家行动计划(2022—2025 年)》 …… 228
《药品召回管理办法》 …… 228
《药品上市许可持有人落实药品质量安全主体责任监督管理规定》 …… 228
《药物警戒检查指导原则》 …… 229
国家药监局召开监管科学研究基地工作汇报会 …… 229
农村药品安全专项整治工作会议 …… 229
金砖国家药品监管机构合作会议 …… 230
全国药品监管科技暨国家药监局重点实验室工作电视电话会议 …… 230
国家药监局推进外贸外资工作会议 …… 231
《已上市中药说明书安全信息项内容修订技术指导原则(试行)》 …… 231
《中药材生产质量管理规范》 …… 231
《药品年度报告管理规定》 …… 232
《临床急需药品临时进口工作方案》和《氯巴占临时进口工作方案》 …… 232
国家药监局鼓励企业和社会第三方参与中药标准制定修订工作 …… 232
2022 年“全国安全用药月”活动 …… 232
规范药品网络销售备案和报告工作 …… 233
国家药品监督管理局重点实验室考核评估规则(试行) …… 233
药品网络销售禁止清单(第一版) …… 233
第四届亚洲监管网络会议(亚洲国家药品监管机构负责人会议) …… 233
中日药监合作交流双边会议 …… 234
疫苗国家监管体系评估工作推进会议 …… 234
2022 年上半年药品上市后风险会商会议 …… 234
中药管理战略决策专家咨询委员会会议 …… 235
国家药监局药品法治宣传教育基地建设工作推进会 …… 235
国家药品监督管理局第二批药品法治宣传教育基地 …… 235
中药管理战略决策专家咨询委员会成立 …… 235
2022 年药物非临床研究质量管理规范认证公告 …… 235
8 种药品转换为非处方药 …… 236
2022 年新增允许发布处方药广告的医学、药学专业刊物名单 …… 237
省市药监动态 …… 237
北京市药品监督管理局开展新冠病毒感染治疗药物 GMP 符合性检查 …… 237
天津市药品监督管理局加强市区联动,促进津南区医药经济高质量发展 …… 237
京津冀三地首次药物临床试验机构监管联合培训成功举办 …… 238
河北强力推进市县药品监管能力标准化建设 …… 238
辽宁省药品监督管理局全力推进生物制品信息化追溯体系建设工作 …… 238
吉林省药品审核查验中心“零缺陷”通过 ISO 9001:2015 版质量管理体系年度监督审核 …… 239
黑龙江省药品监督管理局、省医保局联合印发《进一步支持医疗器械产业高质量发展的若干举措》 …… 239
江苏高质量完成世界卫生组织疫苗监管体系评估工作 …… 239

江苏省首个第二类医疗器械优先注册产品获批上市 …… 240
浙江省药品上市许可持有人药物警戒年度报告实现在线提交 …… 240
安徽省首创区域性中药饮片生产信息化追溯体系 …… 240
三明市率先建成集中打击整治危害药品安全违法犯罪工作机制 …… 241
长江三角洲地区建立追溯信息化追溯共享机制，大力推进药品监管一体化 …… 241
山东省出台28条创新监管措施促进药品流通高质量发展 …… 241
山东、海南开展跨省联合检查保障药品质量安全 …… 242
河南省部署2022年药品监管八大专项行动 …… 242
内蒙古自治区药品监督管理局印发《关于规范GMP符合性检查工作有关事宜的通告》 …… 242
湖北省局开展新冠防治药品重点生产企业派驻督查工作 …… 242
上海市药品监管局全面部署药品安全专项整治工作 …… 242
重庆市三部门联合部署推进药品安全专项打击整治行动 …… 243
宁夏药品监督管理局探索加强药物临床研究协调员监督管理新举措 …… 243
新疆维吾尔自治区药品监督管理局联合卫健委开展医疗机构药械质量安全专项检查 …… 243
湖南省药品监督管理局多措并举，切实加强新冠病毒检测试剂质量安全监管 …… 244
广东省药品监管局召开新冠病毒感染诊疗相关药品质量安全监管及供应保障工作部署视频会议 …… 244
特殊药品管理 …… 244
开展特殊药品专项调查，各省市加强特殊药品监控 …… 244
关于进一步加强放射性药品管理有关事宜的通告 …… 245
《放射性药品管理办法》 …… 245
特殊药品及复方制剂监管工作会 …… 245
关于麻醉药品和精神药品进出口管理有关事宜的公告 …… 245
生物制品管理 …… 246
启用生物制品批签发电子证明、麻醉药品和精神药品实验研究立项电子批件 …… 246
我国疫苗监管体系通过世界卫生组织评估 …… 246
中检院生检所成功续任世界卫生组织生物制品标准化和评价合作中心 …… 246
《疫苗生产流通管理规定》发布 …… 246
奥木替韦单抗注射液获批上市 …… 246
焦红在京调研新冠病毒疫苗及治疗药物生产流通工作 …… 247
国药集团中国生物脊髓灰质炎灭活疫苗通过世界卫生组织预认证 …… 247
国家药监局已批准50个新冠病毒抗原检测试剂 …… 247
安徽智飞龙科马生物制药有限公司重组新型冠状病毒蛋白疫苗(CHO细胞)附条件获批上市 …… 247
康希诺生物股份公司新冠病毒疫苗列入世界卫生组织紧急使用清单 …… 247
卡度尼利单抗注射液附条件获批上市 …… 247
佩索利单抗注射液获批上市 …… 248
做好新冠病毒抗原检测试剂质量安全监管工作 …… 248
进出口药品管理 …… 248
长沙航空口岸等七个药品进口口岸增加中药材进口事项 …… 248
启用《出口欧盟原料药证明文件》和《药品出口销售证明》 …… 248
增设中山市中山港口等三个港口为药品进口口岸 …… 248
正式签发粤港澳大湾区内地临床急需进口港澳药品医疗器械新版批件 …… 249
北京市启动生物医药研发用物品进口试点 …… 249
《天津市生物医药研发用物品进口试点方案》 …… 249
药品标准化工作 …… 249
北京市药品监督管理局发布《北京市中药配方颗粒标准(第三批)》公告 …… 249
第十二届药典委员会成立暨第一次全体委员大会 …… 250
关于实施《国家中药饮片炮制规范》有关事项的公告 …… 250
《抗肿瘤药物说明书不良反应数据汇总指导原则》 …… 250
《抗肿瘤治疗的免疫相关不良事件评价技术指导原则》 …… 251
《新型抗肿瘤药物临床应用指导原则(2022年版)》 …… 251

《组织患者参与药物研发的一般考虑指导原则（试行）》…… 251
《中药新药毒理研究用样品研究技术指导原则（试行）》…… 251
《基于人用经验的中药复方制剂新药临床研发指导原则（试行）》等 2 项原则 …… 252
《体内基因治疗产品药学研究与评价技术指导原则（试行）》…… 252
《免疫细胞治疗产品药学研究与评价技术指导原则（试行）》…… 252
《罕见疾病药物临床研究统计学指导原则（试行）》…… 253
《药物临床依赖性研究技术指导原则（试行）》…… 253
《同名同方药研究技术指导原则（试行）》…… 253
药品检验工作 …… 253
《国家药品抽检年报（2021）》发布 …… 253
“2022 年国家局能力验证计划方案审核会”召开 …… 254
“特色民族药材检验方法的示范性研究”会议成功召开 …… 254
关于进一步加强新冠病毒检测试剂质量安全监管工作的通知 …… 254
加强新冠病毒抗原检测试剂质量安全监管视频调度会 …… 255
新药审批 …… 257
2022 年国家药监局批准的新药 …… 257

药学人物

人物简介 …… 260
夏宁邵 …… 260
张强 …… 261
盛春泉 …… 262
徐苗 …… 263
钟武 …… 264
人物名录 …… 264
2022 年何梁何利基金科学与技术奖 …… 264
第二十三届“吴杨奖” …… 265
第十五届“谈家桢生命科学奖” …… 265
第十六届“药明康德生命化学研究奖” …… 265
2022 年度中华中医药学会科学技术奖·中青年创新人才及优秀管理人才奖 …… 266
2022 年度中华中医药学会科学技术奖·岐黄国际奖 …… 266
2022 年度李时珍医药创新奖 …… 266
第十六届中国药学发展奖创新药物奖 …… 266
2022 年岐黄学者支持项目人选名单 …… 266
2022 年青年岐黄学者培养项目人选名单 …… 267

学会与学术活动

中国药学会第二十五次全国会员代表大会 …… 270
2022 年中国药学大会 …… 270
中国药学会第二十二届中国药师周 …… 270
第四届生物药临床研究关键技术研讨会 …… 270
2022 年中国药学会药物经济学专业委员会学术年会暨第六届中国药物经济学青年学者论坛 …… 271
2022 年中国药学会医药生物分析学术年会 …… 271
第十届中国药学会生物技术药物质量分析研讨会 …… 271
第十一届中国药学会医院抗肿瘤药学大会 …… 272
第六届中国药学会基层医院药学学术年会暨医院药学专委会科技帮扶系列活动 …… 272
第九届中国药学会药物检测质量管理学术研讨会 …… 272
2022 年全国药物流行病学学术年会 …… 273
2022 年中国药学会中药资源专业委员会学术年会暨道地药材品质提升研究论坛 …… 273
第六届中国医疗器械警戒大会 …… 273
中国药学会 2022 年中医药临床研究方法学研讨会 …… 273
第一届突发事件药品应急保障学术论坛暨中国药学会应急与保障专业委员会学术年会 …… 274
中国药学会药物分析专业委员会学术年会（2021—2022）…… 274
第一届博鳌国际药械真实世界研究大会 …… 274
中国国际药物信息大会暨 2022 DIA 中国年会 …… 274
第五届中国药学会循证药学专业委员会学术年会 …… 275
第十五届中国药物制剂大会 …… 275
2022 药品数智发展大会 …… 275

2022 年中国药学会中医肿瘤药物与临床研究专业委员会学术年会 …… 276
第 32 届全国医院药学学术年会 …… 276
2022 第十六届中国制药工程大会(CPEC) …… 276

药学书刊

2022 年药学图书出版书目选录 …… 278
2022 年药学期刊名录 …… 338
2022 年药学期刊概览 …… 338
2022 年 CSCD 收录的药学期刊 …… 343
2022 年北大核心收录的药学期刊 …… 343
2022 年中信所药学期刊影响因子 …… 343

药学记事

1 月 …… 347
2 月 …… 348
3 月 …… 348
4 月 …… 349
5 月 …… 350
6 月 …… 350
7 月 …… 351
8 月 …… 352
9 月 …… 353
10 月 …… 355
11 月 …… 355
12 月 …… 356

附录

2022 年度中国医药十大新闻 …… 358
2022 年度中医药十大学术进展 …… 358
2022 年度卫生健康十大新闻 …… 358
2022 年国家药品不良反应监测年度报告(节选) …… 358
2022 年度药品审评报告(节选) …… 363

索引

1980—2023 卷企事业机构索引 …… 381
科研、情报机构 …… 381
学校 …… 387
医药企业、药厂 …… 389
药检、监察机构 …… 393
医院药学部、药剂科 …… 394
药品经营机构 …… 394
1980—2023 卷药学人物索引 …… 395

彩页目次

山东新华制药股份有限公司 …… 彩 1-2
浙江医药股份有限公司 …… 彩 3-4
贵阳新天药业股份有限公司 …… 彩 5-6
江苏康缘药业股份有限公司 …… 彩 7-8
中国药学年鉴 …… 彩 9

专论

Review

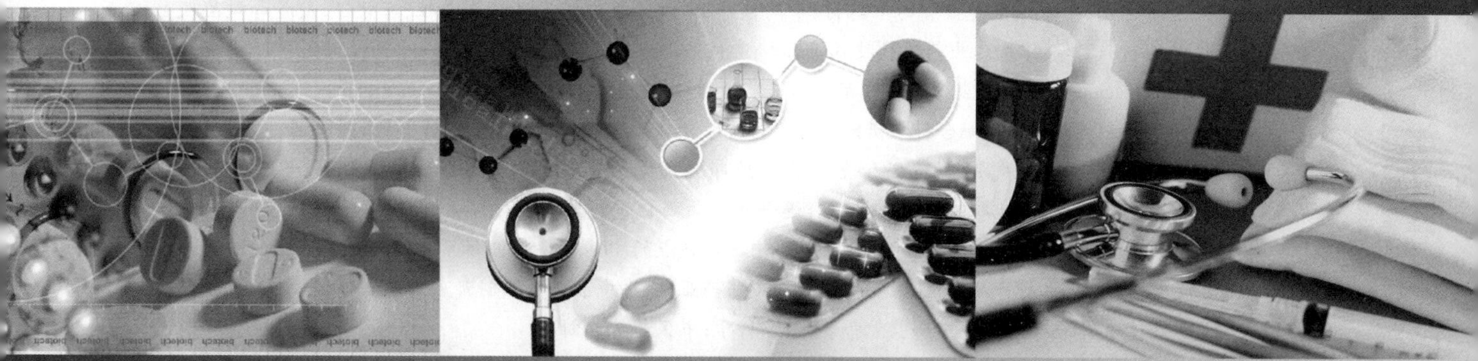

中药监管科学:助力更高水平的中药科学监管

赵军宁

(国家药品监督管理局,药品监管科学全国重点实验室,北京 100037)

摘要 我国的中药监管经历了传统中药质量监管(感官性状鉴别)、现代中药质量监管(理化性质分析)、中药注册标准建立(有效性、安全性与质量控制技术)、中药监管科学行动及科学监管(新工具、新标准、新方法)等制度演进和科学化进程,目前已经进入全过程审评审批加速、全产业链质量管控、全生命周期技术创新、全球化监管协调的全方位科学监管新阶段。本研究提出中药监管科学(TCM rugulatory science)是基于中药产品特殊的中医和药品"双重"属性,通过中西医药学、监管科学等的跨学科知识、技术融合研究,研发符合中药特点的新工具、新标准和新方法,用以评估受监管的中药材、中药饮片、中成药等中药产品的安全性、有效性、质量和风险获益综合性能的新兴科学,以加速中药新兴技术产品转化和促进中医药传承创新发展。中药监管科学既是监管科学(rugulatory science)在中药监管领域应用的新兴前沿学科,也是中西医融合研究(convergence research)的新策略和新范式。把监管科学和融合科学研究引入中药监管领域,源自国家药监部门肩负的"强化药品安全监管"和"促进中医药传承创新发展"的责任和使命,是药监部门主动适应中医药守正创新、科技发展、产业推动、健康需求、国际竞争新形势所采取的变革性措施。进一步全面强化中药监管科学体系建设,解决中药监管基础性、关键性、前沿性和战略性技术问题,对于建立符合中医药特点的中药审评审批体系和实现更高水平的中药科学监管,加速中药新技术新产品转化应用,造就强大中药产业,促进中医药传承创新至关重要。

关键词 中药;药品监督管理;中药监管科学;融合科学;中医药传承创新

中医药是包括汉族和少数民族医药在内的我国各民族医药的统称,是反映中华民族对生命、健康和疾病的认识,具有悠久历史传统和独特理论及技术方法的医药学体系,为造福人民健康作出了巨大贡献。党中央、国务院高度重视中医药工作,特别是党的十八大以来,习近平总书记多次对中医药工作、药品安全监管工作作出重要指示批示,为新时代中药监管工作提供了根本遵循。党的二十大报告对"促进中医药传承创新""强化食品药品安全监管""促进医保、医疗、医药协同发展和治理"等提出了新要求和新期望,中药安全监管与传承创新发展正处于大有可为、大有作为的高质量发展战略机遇期。2019 年 4 月,国家药监局启动实施中国药品监管科学行动计划,并确定中药安全评价研究等首批 9 个重点研究项目,通过监管工具、标准、方法等系列创新,有效解决影响和制约药品创新、质量、效率的突出性问题[1]。2022 年 7 月,首届国家中药科学监管大会在北京成功召开,标志着我国的中药监管工作已经进入全过程审评审批加速、全产业链质量管控、全生命周期技术创新、全球化监管协调的全方位科学监管新阶段[2]。进入 2023 年,国家药监局促进中药传承创新发展政策再加力,先后印发《进一步加强中药科学监管促进中药传承创新发展若干措施》[3]《中药注册管理专门规定》[4]等里程碑式政策文件,向纵深推进中国式现代化药品监管实践和具有中国特色的中药科学监管体系建设。本文旨在系统研究中药监管制度演进过程中的科学轨迹,科学阐释中药监管科学的定义、内涵和战略重点,以中药监管的重大关键问题为导向,全面强化中药监管科学创新体系建设,对于建立符合中医药特点的中药审评审批体系和实现更高水平的中药科学监管,加速中药新技术新产品转化应用,造就强大中药产业,促进中医药传承创新发展具有重要意义。

1 我国中药的监管立法与科学化进程

1.1 传统感官性状评价阶段

我国早在西周时期(公元前 11 世纪—公元前 771 年)就认识到药物的特殊性,建立了相应的医药管理制度。秦朝(公元前 221—公元前 207 年)已设太医令臣,掌管医药政令。南北朝时期(420—589 年)医药管理已有明确分工,《册府元龟》载"北齐门下省,统尚药局,有典御 2 人,侍御师 4 人,尚药监 4 人,总御药监之事"[5]。公元 659 年世界首部官修本草——唐《新修本草》颁布,收载药物844种，它比世界上有名的1542年欧洲《纽伦堡药典》要早800余年。之后的历代政府组织编修和颁布的本草、药局方，在一定程度上起到统一标准、规范加工的作用。

近代从1840年鸦片战争至1949年中华人民共和国成立的百余年间，西方医药、科学技术及医药分业的管理制度进入中国，对我国的中西药监管产生显著影响[6]，中西医之争也就此肇始。1930年当时国民政府颁布了参考《美国药典》《英国药典》《日本药局方》和其他文献编纂的《中华药典》第一版，总共收载药物718种，其中也收载了常用中药60味，是这个时期中医药抗争运动的一个缩影[7]。

传统中药质量监管主要凭借感官性状评价方法，即通过对中药的外观性状、颜色、气味等形态特征进行初步评价。这是基于人的主观感受上对中药材和饮片的形状、大小、表面（色泽与特征）、质地、断面（折断面或切断面）及气味等特征进行评价，其中重点是对药材和饮片形色气味评价。这种方法源自"道地药材"的中药品质感官评价标准。"道地药材"是中医药界对经过长期实践，特定地理区域生产的品质和疗效突出的优良药材的习称。我国历代中医以"道地性"作为辨识和评价中药材品质优劣的独特标准、综合标准和最高标准，在科学技术发达的今天，仍具有相当重要的现实意义[8]。尽管其评价标准上存在大量的模糊性概念，缺乏明确的定量特征，有待实现中药材及饮片"形色气味"主要特征的客观数字化评价，但迄今仍是《中华人民共和国药典》（以下简称《中国药典》）等标准收载的中药及饮片质量鉴别的重要方法之一，在中药监管实践中发挥不可替代的"老药工"作用。

1.2　现代理化性质分析阶段

1953年我国发布首部《中国药典》，配套建设检验、检测机构，正式开启中国药品监管的现代历史进程。1963年颁布的《关于药品管理的若干规定》第一次要求对药品实行审批。1978年国务院批转卫生部颁发《药政管理条例（试行）》，为我国现代药品监管奠定了框架。1979年卫生部、国家医药管理局发布《新药管理办法（试行）》，对新药的分类、科研、临床、鉴定、审批、生产到管理进行了比较全面的规定。1979年卫生部《药品检验所工作条例》，首次明确药品检验机构职责职能。此阶段药品监管主要科技手段是化学分析检验技术，检验药品在"标准"或者"一致性"上是否合格，而很少涉及有效性、安全性问题。

自20世纪70年代，随着光谱、色谱技术的不断普及，中药监管和质控模式逐步借鉴化学药、天然药物的质控方法，即对其中的相关成分采用光谱、色谱技术进行测定。这种质控模式一直延续至今，在现有的中药质量标准中发挥最重要的作用。以《中国药典》中药材的质控标准为例，质控项目主要包括：名称、来源、性状、鉴别、检查、含量测定等，其中鉴别（如薄层鉴别）及含量测定项多采用光谱或色谱的方法对其中的指标性成分进行定性或定量分析。中成药是中药材的终产品，除了覆盖药材一般检验项目外，还要增加涉及其药品剂型相应的质控项目。从现有标准质控的项目来看，《中国药典》标准以保证中药产品的安全性、真实性、有效性和稳定可控为主要目标。从检测技术来看，近些年来新技术、新方法在中药质量控制中的应用显著增加，2000年前颁布的《中国药典》主要以传统性状、显微鉴别为主结合薄层色谱法以实现对药材的真伪鉴别；自《中国药典》2000年版以来，色谱法尤其是高效液相色谱法（HPLC）广泛地应用于中药（药材、提取物及中成药）中指标成分的定性及定量分析。据统计，《中国药典》1995年版仅在化橘红等5个品种项下采用HPLC进行含量测定，到2000年版增加到105个品种，到2005年版更是在518个中药品种项下都采用了HPLC进行分析。HPLC快速易操作、方法准确稳定、耐用性佳等特点使其成为中药质控的首选方法[9]。现有的中药质量监管多采用传统经验鉴别与化学成分分析相结合的方式，新的化学及化学-生物指纹图谱技术，中药质量生物评价技术等综合性评价方法也逐步开始得到应用[10]。

1.3　中药注册标准及评价技术建立阶段

以1985年我国首部《中华人民共和国药品管理法》、1985年卫生部《新药审批办法》、1987年卫生部"《新药审批办法》中有关中药问题的补充规定和说明"、2002年国家药品监督管理局《药品注册管理办法（试行）》等文件发布为标志，药政管理工作正式进入了法制化、专业化新阶段。在此阶段药品监管科学化进程的重点是引入现代药品质量、药品疗效、用药安全三大评价要素，鼓励研究、创制新药，建立集中化、规范化、专业化的药品审评审批制度体系。据此设立专门的新药审评办公室（国家药品审评中心前身），由新药审评办公室组织外部技术专家进行审评审批，进口药由卫生部国际交流中心审批，仿制药仍然由省卫生厅审批。同时配套出台了《新药审批办法》《生物制品审批办法》、“《新药审批办法》中有关中药问题的补充规定和说明”和《进口药审批办法》等系列文件，至此长达30多年的地方审批新药的历史结束。1998年原国家药品监督管理局及所属国家药品审评中心成立，二级药品审评体制正式升级为一级药品审评体制，药品注册审评审批工作开始规范化。2001年、2013年、2015年《药品管理法》在国家层面开始多次修订、修正，药品注册集中化审评审批制度最终得以得到确立。2002年国务院配套出台《药品管理法实施条例》，去除了部分计划经济的痕迹，进一步向市场经济过渡，药品审评从以“外审”为主过渡到“内审”为主的新阶段。2002年《药品注册管理办法》颁布，第一次明确提出药品注册的概念，我国有了统一的规章进行药品注册管理工作的指导。2005年、2007年国家对《药品注册管理办法》做了补充调整[11-14]。2008年，原国家食品药品监督管理局出台了《中药注册管理补充规定》。这一阶段中药监管主要是引入和建立了药品注册标准，树立了药品有效、安全、质量可控三个维度的新药综合评价理念，逐步脱离仿制药的审评逻辑，药品审评逐渐向集中化、统一化、专业化过渡。

2015年国务院《关于改革药品医疗器械审评审批制度的意见（国发〔2015〕44号）》、2015年原国家食品药品监督管理总局《关于药品注册审评审批若干政策的公告（2015年第230号）》、2017年中共中央办公厅、国务院办公厅《关于深化审评审批制度改革鼓励药品医疗器械创新的意见》等文件发布，新一轮药品医疗器械审评审批制度改革初见成效。①将新药由现行的“未曾在中国境内上市销售的药品”调整为“未在中国境内外上市销售的药品”，药品审评审批标准大幅度提高。②对治疗严重危及生命且尚无有效治疗手段疾病以及公共卫生方面等急需的药品医疗器械，临床试验早期、中期指标显示疗效并可预测其临床价值的，可附带条件批准上市，加快临床急需药品医疗器械审评审批。③提出中药创新药应突出疗效新的特点，中药改良型新药，应体现临床应用优势，经典名方类中药按照简化标准审评审批，天然药物按照现代医学标准审评审批，建立完善符合中药特点的注册管理制度和技术评价体系[15]。

1.4 药品监管科学行动与中药科学监管阶段

我国专家学者自2013年前后就开始关注并介绍国际药品监管科学进展[16-25]。2017年，中国工程院向原国家食品药品监督管理总局提交《药品监管科学发展战略研究报告》[26]。2019年4月，国家药监局正式启动中国药品监管科学行动计划，针对药品、医疗器械、化妆品监管工作中存在的突出问题，通过创新监管工具、标准和方法，进一步增强监管工作的科学性、前瞻性和适应性，进一步提升监管的科学化、法治化、国际化、现代化水平，更好地满足新时代公众对药品安全的新需要[27]。2019年7月，国家药监局正式下发《关于实施中国药品监管科学行动计划的通知》（国药监科外〔2019〕23号），明确目标任务、工作原则、重点项目、时间安排及保障措施。同时，国家药监局综合司印发《中国药品监管科学行动计划分工方案的通知》（药监综科外〔2019〕63号）。2021年6月，国家药监局下发《关于实施中国药品监管科学行动计划第二批重点项目的通知》（国药监科外〔2021〕37号）。

通过中国药品监管科学行动第一批、第二批重点项目在中药领域建设了2家监管科学研究基地，系统开展中药监管科学基础理论研究，推进中药监管科学学科建设，培养中药监管科学领军人才，开发系列新工具、新标准和新方法，夯实我国中药监管科学基础，助力中药监管科学可持续发展，见表1。国家药监局按照围绕急需、分类实施、区域统筹、合理布局原则，分两批认定了27家中药重点实验室（表2—表3）。国家药监局还围绕监管工作急需，突出问题导向，分两批启动中药监管科学研究项目：第一批（2019—2021年）启动“以中医临床为导向的中药安全评价研究”，开展基于中医临床疗效的生物学评价和测定方法研究，探索建立以相关标志物相融合的中药质量标准，构建以中医临床为导向的中药安全性和质量控制体系，有效控制外源性污染物（农药残留、重金属与有害元素等）、内源性有毒成分，开展中药材、中药饮片及中成药品种的示范性研究，制定中药质量标准技术指导原则。第二批（2021—2023 年）启动“中药有效性安全性评价及全过程质量控制研究”，围绕加快推进中医药理论、临床经验、临床试验三结合审评证据体系的构建以及中药注册分类的实施，开展中药疗效评价，中药安全性（毒性）数据库构建，中药材、中药饮片、制剂生产等全过程质量控制方法，以及中药材、中药饮片评价方法与质量标准研究，开发符合中药特点的审评审批新工具、新标准、新方法。通过第一批、第二批重点项目实施，为我国中药监管质量和效能的提升提供重要的技术支撑。

表 1　中国药品监管科学行动计划中药监管科学研究基地名单

序号	合作单位及模式	基地名称（方向）	共建/认定时间
1	中国中医科学院/共建	中药监管科学研究中心	2019-06-27
2	北京中医药大学/共建	中药监管科学研究院	2019-06-27

表 2　中国药品监管科学行动计划中药监管科学重点实验室名单（第一批）

序号	实验室名称	依托单位	研究领域
1	中药质量研究与评价重点实验室	中国食品药品检定研究院	中药
2	中药质量控制重点实验室	上海市食品药品检验研究院	中药
3	中成药质量评价重点实验室	江西省药品检验检测研究院	中药
4	中成药质量评价重点实验室	北京市药品检验研究院	中药
5	中药质量控制重点实验室	湖北省药品监督检验研究院	中药
6	中成药质量评价重点实验室	浙江省食品药品检验研究院	中药
7	中成药质量评价重点实验室	广州市药品检验所	中药
8	中药材及饮片质量控制重点实验室	甘肃省药品检验研究院	中药
9	中药材及饮片质量控制重点实验室	河南省食品药品检验所	中药
10	胶类产品质量评价重点实验室	山东省食品药品检验研究院	中药
11	中药材质量监测评价重点实验室	河北省药品医疗器械检验研究院	中药
12	中成药质量评价重点实验室	四川省药品检验研究院	中药
13	中药材质量监测评价重点实验室	成都市药品检验研究院	中药

表 3　中国药品监管科学行动计划中药监管重点实验室名单（第二批）

序号	实验室名称	依托单位	研究领域
1	中医药研究与评价重点实验室	北京中医药大学	中药
2	中医药研究与评价重点实验室	中国中医科学院	中药
3	中药临床研究与评价重点实验室	中国中医科学院西苑医院	中药
4	中药安全研究与评价重点实验室	河南中医药大学	中药
5	中药质量研究与评价重点实验室	深圳市药品检验研究院	中药
6	中医药循证评价重点实验室	天津中医药大学	中药
7	中药质量研究与评价重点实验室	安徽省食品药品检验研究院	中药
8	中药质量研究与评价重点实验室	黑龙江省药品检验研究院	中药
9	海洋中药质量研究与评价重点实验室	青岛市食品药品检验研究院	中药
10	中药（蒙药）质量控制重点实验室	内蒙古民族大学	中药
11	中药（藏药）质量控制重点实验室	青海省药品检验检测院	中药
12	中药材质量监测与评价重点实验室	广西壮族自治区食品药品检验所	中药
13	中药（维药）质量控制重点实验室	新疆维吾尔自治区药品检验研究院	中药
14	中药（藏药）质量控制重点实验室	西藏自治区食品药品检验研究院	中药

中国药品监管科学行动计划实施以来，以《国务院办公厅关于全面加强药品监管能力建设的实施意见》《国家药监局等八部门“十四五”国家药品安全及促高质量发展规划》《国家药监局关于实施中国药品监管科学行动计划的通知》《国家药监局关于促进中药传承创新发展的实施意见》《进一步加强中药科学监管促进中药传承创新发展若干措施》等重要文件为标志，正式从国家层面确立了药品监管科学研究的重要地位和作用，通过监管科学基地、重点实验室、重点项目“三位一体”推进中药等领域的监管科学研究，加快推进监管新工具、新标准、新方法研究和转化应用，建立和完善符合中药特点的

注册管理制度和技术评价体系，鼓励运用现代科学技术和传统研究方法研制中药，加强中药质量控制，提高中药临床试验水平，中药传承创新发展迈出新步伐[28-30]。

2 中药监管科学的体系构建及优先发展方向

2.1 中药监管科学的科学内涵及其对监管的支撑作用

2.1.1 中药监管科学的提出 1970 年美国国家环境保护局（Environmental Protection Agency，EPA）Alan Moghissi 最早提出监管科学一词，用以描述正在面临着必须在法定时限内依据不符合传统要求的新的科学证据作出监管决策的挑战[31]。2010 年美国食品药品管理局（Food and Drug Administration，FDA）将监管科学定义为研发新工具、新标准和新方法，以评估受监管的产品的安全性、有效性、质量和综合性能的科学[32]。近年来美国 FDA、欧洲药品管理局（European Medicines Agency，EMA）、日本医药品医疗器械综合机构（Pharmaceuticals and Medical Devices Agency，PMDA）、中国国家药品监督管理局（National Medical Products Adminnistrion，NMPA）等不约而同提出了推动监管科学发展的战略计划和重点任务，使之发展为 21 世纪药品监管部门重点推动的战略性前沿学科，成为争夺新一代医药产业国际话语权的重要阵地[16-17,33]。我国从监管科学概念的引入药品监管科学行动计划实践成效显著，2019 年 4 月国家药监局《关于实施中国药品监管科学行动计划的通知》，2021 年 5 月国务院办公厅《关于全面加强药品监管能力建设的实施意见》，2021 年 12 月国家药监局等八部门《“十四五”国家药品安全及促高质量发展规划》等重要文件颁布，迅速在国家层面确立了药品监管科学研究的重要地位和作用[34]。

中药监管科学一词最早出现在 2019 年 4 月和 2021 年 6 月实施的中国药品监管科学行动计划第一批、第二批重点项目。2020 年国家药监局《关于促进中药传承创新发展的实施意见》，提出加强中药监管科学研究，鼓励运用现代科学技术和传统中医药研究方法，深入开展中药监管科学研究，积极推动中药监管理念、制度、机制创新，强化成果转化应用。2023 年国家药监局发布《关于进一步加强中药科学监管促进中药传承创新发展若干措施》，要求大力发展中药监管科学，全面加强中药全产业链质量管理、全过程审评审批加速、全生命周期产品服务、全球化监管合作、全方位监管科学创新，向纵深推进中国式现代化药品监管实践和具有中国特色的中药科学监管体系建设[3]。

与此同时，中药监管科学作为一门新兴前沿学科，其科学内涵、未来发展以及对中药科学监管的重要性也颇受业界的关注。Liu 等[35]提出中药监管科学发展与现实存在问题，就加强药材和饮片的基础研究、中药注射剂质量疗效的再评价研究、经典名方的开发和简化申请的监管科学研究提出监管科学研究顶层设计建议。Li 等[36]提出中药监管科学做好中药配方颗粒有效性及安全性评价、中药注射剂再评价和中药监管科学人才培养，对我国中药的长远健康发展至关重要。Huang 等[37]提出基于全生命周期理念的中药新药监管科学研究，将会促进中药监管体系与治理能力的发展，为中药研发提供政策指导。Qiao 等[38]提出中药监管科学包括了中药质量安全监管外，还包括系统规范的药理毒理学研究、中药新药临床研究及中药上市后的再评价的中药全生命周期。Zhao 等[2]强调要大力发展中药监管科学研究，进一步全面提升中药监管能力和水平，全面强化中药质量安全监管，进一步健全符合中药特点的审评审批体系，提高产品质量，满足公共需求。

由此可见，中药监管科学一词随着国家药品监管科学行动计划的实施而出现，其相关的新工具、新方法、新标准研究已经在中药监管实践中得以体现和实践，但作为正式的名词术语迄今尚无科学、明确的定义。鉴于中药的“药材-饮片-成药”全过程监管的“复杂性”和“变异性”，与单一成分的小分子化学药物相比较，其“安全性、有效性、质量一致性”的科学监管更有难度[35]。我们把其定义为中药监管科学（TCM regulatory science）是基于中药产品特殊的中医和药品“双重”属性，通过中、西医药学、监管科学等的跨学科知识、技术融合研究，研发符合中药特点的新工具、新标准和新方法，用以评估受监管的中药材、中药饮片、中成药等中药产品的安全性、有效性、质量和风险获益综合性能的新兴科学，以加速中药新兴技术产品转化和促进中医药传承创新发展。

中药监管科学既是监管科学(rugulatory science)在中药监管领域应用的新兴前沿学科,也是中西医融合研究(convergence research)的新策略和新范式。

2.1.2 中药监管科学的科学内涵 中药监管科学具有更为丰富的科学内涵和更为复杂的科学体系,概括有以下几个基本特征。①中药监管科学是中、西医药与监管科学的融合科学。中药监管科学既涉及自然科学群,包括中医学、中药学、医学、药学、统计学、系统生物学、分子诊断、信息技术等;也涉及社会科学群,包括药物经济学、药事管理学、伦理学、法学、工程学等。中药监管科学应用多学科理论和方法,从药品监管角度研究中药监管新工具、新方法和新标准,一方面提高监管机构对中药产品有效性、安全性、质量和综合性能的评价能力,另一方面促进中医药新技术、新产品尽快转化为具有临床价值的药品。这种跨界的、边缘的交叉融合科学构成了中药监管决策的科学基础,而最终的监管决策过程也带有明显的文化背景、共识程序、价值判断等社会科学特征,显然也对中药的科学监管带来前所未有的挑战。可见,药监部门是监管科学的发起者、倡导者和实践者,大学、行业协会、产业界、患者则是监管科学的参与者、利益相关方,各方资源整合和融合创新成为复杂性中药监管科学得以发展的基础。②中药监管科学是尚在发展中的演进科学。中药监管科学脱胎于监管科学,而监管科学很多问题已经超越了科学本身的问题。从本质上讲,监管科学是实现可用的真理(achieve a serviceable truth)而不是得到真理(get at the truth),是产生促进政策制定修订的技术、程序和方法,而非直接产生知识和技术。根据科学信息的成熟度和再现性,科学被分为已证科学(proven science)和演进科学(evolving science)、边缘科学(borderline science)和非科学。演进科学又分为可再现(reproducible evolving science)、部分可再现(partially reproducible evolving science)、循证科学(evidence-based science)、假设科学(hypothesized science),边缘科学涉及科学判断(scientific judgment)、推测(speculation),非科学则是谬误信息(fallacious information)[33]。已证科学业已成熟,通常不在监管科学研究范畴中,非科学的谬误信息应当加以识别并排除在监管决策之外。与监管科学类似,中药监管科学不同于业已成熟的已证科学,而是新出现的科学,聚焦在演进科学、边缘科学领域,这些领域尚未得到科学上的证实,或者尚未达成科学上的一致,是有争议或者需要监管合理性判定的领域。其应用应当限制场景和条件,这也是监管科学新工具、新方法、新标准附加应用场景条件的原因。③中药监管科学的核心是发展符合中医药特点的新工具、新标准、新方法。当代占据世界药物发现与评价研究主导地位是基于疾病发生关键生物分子的药物靶点理论。一方面,经典的“神弹理论(magic bullet)——将毒素(子弹头)安装在能精准瞄准癌细胞的载体上,便可实现精准‘投毒’,而不伤害正常细胞”,这种“单靶点-单疾病”观点成为后来“一药一靶(高选择性靶点配体)”研发思路的基础。另一方面,考虑到机体的复杂性和疾病的多因素病因之间相关性,新的“多靶点药物(multi-target drugs)——可以同时作用于疾病网络中多个靶点,产生协同效应”应运而生,据此发展出了多种药物组合疗法(drug combination)、固定剂量药物组合疗法(fixed combination therapy)以及多靶点药物疗法(multi-target therapeutics)等多种不同的多靶点治疗方法,并率先在肿瘤、心血管、神经系统等复杂性疾病得到应用[39]。源于传统中医药理论和临床实践的中药复方及其制剂是传统中医药防病治病的基本特色和主要用药方法。中药复方这种独特的组合用药方式凸显了传统中医药“中和”“中庸”“系统”“整合”“平衡”“非对抗”等临床核心价值理念,即中药复方通过适度调节(思路)、系统整合(方法),达到纠偏求平之目的(结果),即中药复方的“适度调节原理(moderation-integrated balance presupposition)。因此,伊尹汤液理论(Yiyin decoction theory)认为,中药复方具有特殊的或者被忽视的、非典型的整体药理效应规律及其临床价值,这既与单一成分作用的“神弹理论”有巨大差别,也与现代多靶点药物的内涵不尽相同。这方面发展符合中医药特点的新工具、新方法、新标准已成当务之急,并通过法规、规章、通知、指导原则等多种形式发布,共监管机构和利益相关方使用。④中药监管科学的目的是客观评价中药安全性、有效性、质量和风险获益综合性能。中医药在我国数千年卓有成效的临床实践表明,无论是中药材、中药饮片、配方颗粒、中成药、中药医院制剂等多种产品形式，还是中医药特有的道地药材（优质药材）、饮片炮制（增效减毒）、复方用药（医院制剂、中成药），无不体现出颇具中医药特色的有效性（阴平阳秘，适度调节原理）、安全性（药性/毒性分级理论，炮制理论）和质量控制（道地药材，感官性状及生物评价）评价标准、评价方法。尽管学术界和工业界对中药特殊作用原理和独特临床价值的争议也从未停止，认识上充满“经验的”“不科学的”或者“中医西管”“以西律中”等诸多困惑，近年国家药品监督管理局致力于优化和完善符合中医药发展规律的中药注册管理制度，研究建立健全符合中医药特点的中药安全、疗效评价方法和技术标准，加快构建中医药理论、人用经验与临床试验相结合的审评证据体系，2021 年批准了 12 个中药复方新药上市，中药复方新药审评审批和成果转化成效显著[39]。⑤中药监管科学的路径与转化医学的进步密不可分。转化医学首见于 1996 年美国《柳叶刀》杂志的题为 Adenomatous polyposis coli and translational medicine 文章中，而后于 2003 年由美国国立卫生研究院正式提出转化医学是实验室到临床和临床到实验室的双向过程，随后逐渐引起全球医学界的广泛关注。转化医学旨在加速新药转化上市，提高总体医疗水平，保障患者的健康以及促进基础研究的深入发展。中医药在数千年的医学实践中不断吸收和融合各个时期的先进科学技术和人文思想，不断创新发展，其理论体系日趋完善，技术方法更加丰富，形成了独特的生命观、健康观、疾病观、防治观。从宏观、系统、整体角度揭示了人的健康与疾病的发生发展规律。随着人类疾病谱的变化，传统中医药理法方药及其主要治病手段——中药复方以其在慢性复杂多因素性疾病的治疗方面具有显著优势而备受关注，日益得到包括国际主流医药界的重视和认可。转化医学强调“环境-社会-心理-工程-生物”的整体医学观及复杂理论系统研究的重要性，与几千年来“临床实践→理论认识→临床实践”的传统中医药发展模式不谋而合。传统中医药从神农尝百草、个体化辨证处方到渐次演变、转化而来的现代复方中成药，从五行生克制化理论、运气学说以及经络流注理论的演变，到金元医家的创新，再到温病学说的形成与发展，无不体现着中医学理论来源于临床实践又在临床实践中得到验证和完善的特点，临床与基础的相互转化一直是中医药发展的主线。随着生命组学尤其是免疫组学理论技术的加速度发展，以临床为导向的中医药现代化研究发展迎来了最佳的时代契机，中医整体观与现代医学融合的新型转化医学模式已经开启，这将为具有临床价值中药新药的加速研制提供强大助力[40-41]。伴随着现代药品监管科学的快速发展，中药监管科学的提出和推进也与转化医学的进步密不可分。二者不仅在加速开发创新药物的目标一致，在实施过程中存在共同阶段性特征[33]。转化医学不仅为开发新药、新技术开辟出一条革命性新途径，为发展中的中药监管科学提供了一条可供借鉴的快速路径，也为中药科学监管和监管决策提供科学工具。

2.2 全面强化中药监管科学体系建设战略重点

中药传承创新高质量发展离不开中药资源的可持续发展、中药新技术新产品创新、工业制造的转型升级、中药质量可控性与稳定性提升、中药商业模式创新和数字化转型，以及中医药政策的支持引导、中药安全监管措施等多方面的协同推进，中药监管科学研究在此过程发挥着关键的支撑作用。

把药品监管科学和融合科学研究引入中药监管领域，源自国家药监局肩负的“强化药品安全监管”和“促进中医药传承创新发展”的责任和使命，是药监部门主动适应中医药守正创新、科技发展、产业推动、健康需求、国际竞争新形势所采取的变革性措施。“十三五”期间，通过与中国中医科学院、北京中医药大学合作建立了 2 家中药监管科学研究基地，与药品检验机构、大学、科研机构建立了 27 家中药监管相关的国家药监局重点实验室，及时将与药品产业发展和科学技术进步相适应的监管新工具、新标准、新方法运用到实践，助力中药产业技术创新和产业发展。

“十四五”期间，全面强化药品监管科学创新体系建设，其战略重点是以药品监管科学全国重点实验室、国家药监局监管科学基地及国家药监局监管科学重点实验室三大平台为重点，以监管科学创新体系、技术认定评价体系、成果转化应用体系、学科体系建设体系、国际协调合作体系建设为支撑，以创制符合中医药特点的中药评价新工具、新标准和新方法为技术突破口，通过中西医药学、生命科学、监管科学、管理学等跨学科知识、技术融合研究，创制用于中药评价的新工具、新方法和新标准，并建立促进其用于中药监管的转化认定程序，解决中药监管基础性、关键性、前沿性和战略性技术问题，对于建立符合中医药特点的中药审评审批体系和实现更高水平的中药科学监管，加速中药新技术新产品转化应用，造就国际领先的强大中药产业，促进中医药传承创新发展至关重要。

2.3　中药监管科学优先研究方向

2.3.1　中药有效性的监管科学　中药作为中医药传承创新发展的物质基础和中医药特色优势发挥的重要载体，早期经历了从“神农尝百草”到“伊尹制汤液”，从单味药物到多味药物组合的发展过程。源于传统中医药理论和临床实践的中药复方及其制剂是传统中医药防病治病的基本特色和主要用药方法。按照中医药“理法方药”诊治理论以及“君臣佐使”组方原则进行个性化组合用药凸显了传统中药“中和中庸，阴平阳秘，非对抗性”的“适度调节原理”[42]和特殊药理效应机制的“伊尹汤液理论”[39]。无论是临床前研究，还是临床研究，其创制的新工具、新方法、新标准应当考虑中药的特点。

国家药品监督管理局最近颁布《中药注册分类及申报资料要求》《关于促进中药传承创新发展的实施意见》《进一步加强中药科学监管促进中药传承创新发展若干措施》《中药注册管理专门规定》等系列新政策，以及国家药品监督管理局药审中心组织制定的《基于人用经验的中药复方制剂新药临床研发指导原则（试行）》《基于“三结合”注册审评证据体系下的沟通交流指导原则（试行）》，尊重中药研发规律与特色，提出了适合中药情形审评审批的新思路和新举措，为临床药师参与新药研发提供了新的发展空间与机遇，要求充分利用数据科学等现代技术手段，建立中医药理论、人用经验、临床试验“三结合”的中药注册审评证据体系，积极探索建立中药真实世界研究证据体系[43-44]。针对中药新药临床试验共性问题和特殊质量问题，如在安全性数据方面如人用安全性数据收集不规范、申办者对非预期严重不良反应（SUSAR）处理与判断专业度不高及不及时、研究者对不良事件与试验药物关系判断依据不充分，有效性数据方面如量表类主要疗效指标无法溯源、中医证候数据达不到新修改 GCP 中对“源数据”的要求及中药安慰剂质量不高，在整体质量体系建设方面申办者、研究机构并未建立符合中药新药研究特点的质量保证体系等问题，认为中药新药临床试验质量在遵循我国现行 GCP 及 ICH-GCP 的大前提下，还应考虑中药新药临床试验本身的特点，针对这些特点制定有针对性的质量控制措施，以切实提高我国中药新药临床试验的整体质量[45]。

由中华医学会临床流行病学和循证医学分会中医学组提出“新时代中医药临床研究方法论专家共识”认为：现代临床流行病学与循证医学研究方法提升了中医药临床研究的质量和水平；创建与中医药学相适应的临床研究方法，对于中医药的传承、创新、发展至关重要；临床研究参与主体的广泛性、研究场所的多样性、研究方法的多元化是不可改变的趋势，中医药临床研究范式应与时俱进；“云计算、大数据、物联网、移动通讯和人工智能”的中医药临床研究新生态正在形成，应着力关注新生态所带来的信息多模态及其融合路径和速度的改变；应创新适合于中医药学多源性、异质性、多态性证据的解析、评价、整合原则和方法；应努力探索解决中医学辨证规范化问题的方法，充分发挥辨证论治对未来个体化医疗可预期的促进作用；重视开展中医药、中西医协同的复杂干预临床研究，进一步探索相关方法学；在对中医药临床研究结果解释和外推应用时，应关注生态学谬误（ecological fallacy）；为应对突发新型传染病的挑战，应加强多来源中医药证据的快速收集、产生、评价、整合技术和方法学研究；正确认识真实世界研究（RWS），关注其本身固有的局限性，谨慎解读 RWS 结果，并探索提高其科学性、可靠性以及控制各种偏倚的相关方法学[46]。

2.3.2　中药安全性的监管科学　“毒”或“毒性”作为中药的一种性能概念在我国具有悠久的历史，所提出的一系列用药原则和方法组成了中药学科具有独特内涵的“药毒”理论，为认识中药的性质、功能、毒性等提供了理论依据。中药安全性评价新工具、新方法、新标准的建立应基于中药毒性效应过程的自身特点和复杂性，包括中药本身（基原、产地、加工、炮制等）、机体（体质、证候、妊娠、哺乳等）、使用（配伍、辨证、用量、用法等）、环境（昼夜节律、温度、气压等）等多种毒效影响因素和调控手段，中药毒性作用具有多成分、多层次、多靶点、多路径、低剂量、长时间、联合作用、多种毒效应的“药毒网络调控”机制和独特的科学内涵[47]。

中药的安全性评价是“全程式的中药安全性评价”，即中药的安全性评价贯穿于从药物发现或临床人用经验到上市应用的全过程，也可以说中药毒性评价循证于“临床-非临床-临床-上市后再评价”，其警戒也应贯穿于药品全生命周期。所以，针对中药的特殊性，安全性风险管理应贯穿于中药材的种植和溯源、炮制和加工、生产工艺和全过程质控，也要体现在系统规范及有针对性的毒理学研究、规范和风险可控的临床试验以及上市后的再评价的全过程之中[48]。针对中药临床安全应用的复杂性，构建中药药物警戒“四维联动”研究平台，构建风险信号发掘、隐患证据强化、风险-效益评价、中药风险沟通 4 个维度的中药安全性研究模型，集成风险信号发掘模型、隐患证据强化模型、风险-效益评价模型、中药风险沟通模型，促进中药药物警戒思想与理论的落地与发展[49]。针对中药何首乌安全性涉及的炮制、制备、配伍等因素，研究建立了符合中药特点的肝损伤风险信号检测方法，以药源性肝损伤因果关系评价“整合证据链法”为核心的中草药肝损伤诊断方法和标准，并先后应用于中华中医药学会《中草药相关肝损伤临床诊疗指南》（2016 年）、国家药监局《中药药源性肝损伤临床评价技术指导原则》（2018 年）和国际医学科学组织理事会（CIMOS）《药物性肝损伤国际共识》（2020 年），克服了主要基于“排他法”的药源性肝损伤因果关系评价的不足，同时为传统药物风险防控提供了“中国方案”[50]。此外，中药具有成分复杂、批间变异度大以及综合毒性、微小毒性、毒性物质及机制尚不完全清楚等特点，已经开展了 Microtox 技术（微毒测试）在中药毒性评价应用的技术方法、技术路线、应用范围等方面研究，为建立一种新的中药毒性以及毒性分级、配伍解毒等的综合评价体系奠定基础[51-52]。

2.3.3　中药质量可控性的监管科学　现代药物发现与评价研究占据主导地位的仍是基于疾病发生关键生物分子的药物靶点理论。中药是具有中国特色的特殊药品，具备药品必须具备的有效、安全、质量可控三大特征。作为预防或者治疗性药品，中药在保持个性化组合用药、体现临床价值和中医理论属性的同时，其配伍及比例具有相对的恒定性，化学成分具有明确的对应性、稳定性，有效性具有一致性、协同性等符合现代药学的基本特征。尽管对于中药复方的安全性评价与质量控制的思路、方法及判别标准尚存在不少争议，但世界范围内的传统药、草药/植物药或者天然药物在安全性、质量控制方面基本上能形成一般性共识原则[39]。基于药品全生命周期管理理念，中药质量控制策略包括：①关注质量控制的“整体观”与“阶段性”特点，加强基于顶层设计的质量控制策略的建立；②强化基于质量风险管理的中药质量控制研究，关注质量控制指标与中药安全性、有效性的关联性，建立符合中药特点的质量评价体系；③质量控制策略的建立应考虑不同注册分类的特点；④重视质量相关性研究，加强量质传递研究，保证质量可追溯，建立完善的质量管理体系；⑤加强已上市药品质量研究，实现动态质量标准提高[53]。中药药学独特的质量控制评价体系，既强调整体的质量控制，又突出对重点环节的控制。整体性包括源头、生产、质量、稳定性等全过程控制，以及对上市前和上市后的全生命周期所有影响制剂质量的环节和阶段的控制。对于全过程控制来说，重点环节主要是对源头的控制，在源头控制中又强调药材基原和产地的控制；在生产环节，强调中药生产工艺直接决定中药制剂的药用物质基础，需要加强生产过程质量控制；在质量控制环节，强调建立全过程质量控制标准体系，研究建立可以代表整体有效性的质量控制指标，例如浸出物、指纹/特征图谱、大类成分含量测定、多指标成分含量测定等，并强调对安全性相关指标的控制。对于稳定性研究来说，需要选择合适的考察指标反映稳定性实际情况[54]。近年又提出了中药饮片标准汤剂的概念，明确了标准汤剂的概念、属性及制备方法，并通过案例说明标准汤剂对单方制剂与经典名方等产品研发、质量控制及上市后再评价的意义和作用，为中药整体质量控制提供了方法和参考[55]。中药质量标志物(quality marker,Q-Marker)或生物标志物(quality biomarker,Bio-Marker)通过探索成分、活性与功效之间的多元整合模式,创新复杂体系质量属性的科学表达方式,建立能体现以中医理论为基础的中药质量属性的客观评价体系,强化其质量属性参数与科学监管的关联,通过"药材来源-制剂加工-药效评价-临床疗效"全过程的传递溯源可控性研究,构建中药复方整体质量一致性的监管体系,可为中药质量控制方法的研发提供可借鉴的研究路径、科学依据和技术方法[56]。国家药品监督管理局药品审评中心2020年12月发布《中药生物效应检测研究技术指导原则(试行)》,该方法是通过与中药有效性、安全性相关联,反映一类或多类活性/毒性成分的生物效应,是一种符合中药多成份、整体作用特点的质量控制方法,其目前属于前瞻性、探索性的研究方法,对中药新药研发和产业高质量发展具有重要的价值和意义[57]。Microtox技术作为一种新的快速检测方法,既可用于中药微小毒性检测,也可作为一种新的生物活性检定方法用于中药注射剂的质量波动检测及安全风险预警,提高中药注射剂质量控制的可靠性[58]。

2.3.4 中药风险获益综合评估的监管科学　中药兼具医疗、科技、文化、经济、生态等多重属性,决定了中药监管科学的复杂性,是发展中的交叉学科和前沿学科。中药监管科学的形成及发展与现代监管科学、转化科学(translational science)的演进密不可分。换言之,监管科学为中药监管科学创建提供了理论和方法学支撑,转化科学则为中药监管科学发展提供了一条快速路径。中药监管科学研究的核心是创制符合中药特点的新工具、新方法和新标准,其目的是从有效性、安全性、质量可控性3个维度评价中药产品风险获益综合性能。显然,获益-风险评估贯穿于药物的全生命周期中,是药物临床研发、上市注册和上市后监管决策的重要步骤。由于药物获益与风险的评估是不同维度、不同指标间结果的比较,常常难以通过直接对比得出结论,加之中药特殊的有效性(阴平阳秘,适度调节原理)、安全性(药性/毒性分级理论,炮制理论,配伍理论等)和质量控制(道地药材,感官性状及生物评价)评价标准、评价方法,进一步发展具有符合中药的新工具、新标准和新方法,通过良好的临床试验设计和实施,可减少药物获益和风险中的不确定性。尽管监管决策时,现有证据中的一些不确定性是不可避免的[59]。

3 实现更高水平中药监管的新策略和新措施

3.1 中药高质量监管的时代要求和紧迫感

中药作为中医药传承创新发展的物质基础,是中医疗效发挥的重要保障,与西医药优势互补,相互促进,共同维护和增进民众健康,已经成为中国特色医药卫生与健康事业的重要特征和显著优势[60]。中药作为具有中国特色的特殊药品和特殊商品,兼具中医属性和药品属性。其特殊性不仅体现在中医药理论的独特性,也体现在中药产品生产及类型的多样性,以及有效性安全性及质量控制的复杂性。由于中西医理论体系的差异使得中西结合研究远未达成共识,延伸至中药监管领域使得"建立具有中医药特点的中药审评审批体系"变得困难而又复杂,现有以学科分割为基本架构的科学研究无法有效解决这些挑战。近年来,新的"融合科学"首先在生命科学研究中兴起,并逐渐在能源、环境、信息、安全等诸多领域得到应用。这是一种基于多学科交叉来解决重大经济社会问题的新范式,为我们探索建立科学的中药监管体系提供了可能[61-62]。

中药监管决策,尤其是融合了各种新兴技术的中药产品注册及上市,面临现代药品属性与传统中医属性之间的巨大冲突与挑战。首先,中医特殊的"君臣佐使"组合用药方式、综合药理效应及特有的道地药材(优质药材)、炮制饮片(增效减毒)、复方用药(医院制剂、中成药)等生产、制备方法,无不体现出颇具中医药特色的有效性(阴平阳秘,适度调节原理)[39,42,63]、安全性(药性/毒性分级理论,炮制理论)[64]和质量控制(道地药材,感官性状及生物评价)[65]评价标准、评价方法。其次,中药复杂多样的产品形式,包括中药材、中药饮片、配方颗粒、中成药、中药医院制剂等,其产业链也涉及中药种植和野生抚育(第一产业)、中药生产加工(第二产业)、中药商贸流通和健康服务(第三产业)。中药产品链涵盖农产品(中药种子种苗、中药材、中药农药、中药兽药、饲料添加剂等)、药品(中药饮片、配方颗粒、医院制剂、中成药等)、食品(药食同源食品、特殊食品及食品添加剂)、轻化工产品(中药提取物、日用化学品、化妆品)及其他衍生产品的研究开发和生产等。这种全链条的、开放的、动态的、可持续的产业特性给中药质量安全监管带来的影响无疑是巨大的[66]。再次,传统中医药在迈向工业化、现代化、国际化的迅猛进程中,新兴科学技术在中药制药的广泛应用对监管构成新的技术挑战和监管问题。药品监管的本质是风险评估和风险管理,从有效性、安全性、质量可控性、综合性能4个维度对新技术、新产品的进行风险获益综合评价,确保疗效更好、安全性更高的治疗性产品更及时的上市[34]。其在批准或者不批准,撤市或者不撤市的监管决策关头,如何避免"以西律中",运用多学科的科学理论与方法,建立符合中医药特点的中药新药审评标准评价体系和制度,新的监管工具、方法、标准的开发对监管决策具有决定性意义。

3.2 中药监管的新策略

3.2.1 全过程中药审评审批加速 与世界上大多数国家和地区的传统医药或者天然药物的非主流地位不同,中药在我国公共卫生服务体系中发挥着特殊而又重要的作用。中药审评审批的全过程涉及前端的中药资源评估、临床价值评估、临床前研究、临床研究,末端的新药上市许可申请(NDA)的注册审评、审批,以及后末端的产品上市后研究、上市后变更、药品再注册等。药品研制长周期、高投入、高风险,以及新冠病毒感染疫情等突发公共卫生事件强化了药品注册全过程加速的重要性。中药注册监管新策略是程序不减,标准不降,靠前服务、研审联动,全程加速。从之前将重心放在注册审评审批末端的重"审"轻"研",转变为向前端的先进制造、技术创新延伸,前期进行充分调研和沟通;在审评过程中重视技术创新和监管科学新工具、新方法、新标准的转化应用,建立优先审评审批、附条件批准、应急/特别审批、突破性治疗药物等特殊程序,使重要产品尽可能快的获得上市许可;同时向上市后的生产改进延伸,重视上市后研究和变更对加速创新的重要性。在此过程中,遵循中医药理论和临床实践经验,以"三结合"为突破口,推动构建中医药理论、人用经验、临床试验相结合的中药注册审评证据体系,并基于该体系制定出一系列审评标准和技术指导原则。以临床价值为导向,引导中药新药研发重心向中医药临床优势病种及未被满足的临床需求转移[2,14,29-30,67]。

3.2.2 全产业链中药质量安全管控 中药产业涉及农业、工业、服务业三大产业,产品链、技术链、服务链长,生产、流通、使用过程复杂。一方面通过完善中药材、中药饮片及中成药相关的生产体系、质量体系、追溯体系,构筑构成全产业链质量管控的基础。另一方面,督促中药生产企业、药品上市许可持有人落实主体责任,有效保障中药生产经营持续合法合规,保障中药产品质量[2,67]。

3.2.3 全生命周期中药产品技术创新 药品全生命周期涉及药品上市前后的研发期、成长期、成熟期及衰退期。药品安全是全生命周期的安全,需要全生命周期技术保障,需要运用现代科学技术和传统中医药研究方法,与时俱进地研究建立新工具、新方法、新标准。药品监管科学研究是国家药监局推动建立药品全生命周期技术保障的重要抓手。2020版《药品管理法》药品上市许可持有人(marketing authorization holder,MAH)制度设计,国家药品监管科学行动计划成果转化推进,中药进入了全生命周期监管服务和持续创新阶段。由于中药产品自身的特殊性,研究不充分,证据不完整,标准不统一,工艺不一致等问题,使得中药监管必须面对基于全生命周期持续创新的挑战。对加速中药创新至关重要的是对已经批准上市的中成药以及确有临床价值的经典名方制剂的上市后研究和变更,鼓励发展改良型中药新药。人用药品技术要求国际协调理事会(ICH)发布的Q12《药品生命周期管理的技术和监管考虑》旨在通过让业界能够国家有效地实施所需的批准后生产变更来推动创新。2017年药监局发布的《已上市中药生产工艺变更研究技术指导原则》涉及生产工艺路线、方法、参数等变更。中药生产工艺变更可能涉及药材前处理(包括药材净制、切制、炮炙、粉碎、灭菌等)、提取、分离纯化、浓缩、干燥、制剂成型等工艺的变更,并根据中药的特点以及变更对药用物质基础或药物吸收利用的影响程度,工艺变更分为三类,便于申请人有针对性地确定变更研究内容,有效开展研究。2021年国家药品监督管理局药品审评中心发布《已上市中药药学变更研究技术指导原则（试行）》，用于指导药品上市许可持有人和/或生产企业根据对已上市中药的认知，基于风险控制和药品安全、有效、质量可控的要求，针对在生产、质量控制、使用等方面拟进行的变更开展研究和评估工作。涉及事项包括：变更生产工艺、变更制剂处方中的辅料、变更规格或包装规格、变更注册标准、变更包装材料和容器、变更有效期或贮藏条件、变更制剂生产场地。特别强调，在药品研发及上市后变更研究过程中，特别是对于特殊变更问题以及由于新技术、新方法、新设备、新剂型等的使用出现的新的变更情况，持有人可及时与相应监管机构开展沟通交流[2,37,67]。

3.2.4 全球化监管协调机制建立 制药行业作为高度全球化的行业，其广泛的产品种类和全球产业链，不仅满足了世界各国人民的多样化需求，也使众多国家和地区在多边、共赢的发展格局中受益。ICH 质量指南为在全球范围实现统一的监管要求做出了巨大尝试。鉴于药品的特殊性，世界各国药监部门在药品监管不约而同采取最保守、最严格的标准，以确保提供符合公认质量标准的高质量产品。中国作为药品生产大国和使用大国，国家药监局一贯高度重视药品监管领域的国际交流与合作，尤其是传统医药及天然药物领域的国际合作，从监管协调开始，逐渐走向趋同，直至互相信赖，不断取得新的进展。如何加强中药全球化监管合作与协调不仅必要，而且急迫。中药监管需要进一步建立多边或双边合作和协调机制，构建中药发展新格局，在传统药质量标准、安全性评价、药物警戒等国际规则的制订、协调贡献中国经验和智慧[2,67]。

3.3 中药科学监管的新措施

3.3.1 中药注册管理 一是强化《中药注册管理专门规定》实施，持续推动中药评价体系的研究和创新，推进注册“末端”加速变为向“前端”延伸的全程加速，加快推进中医药理论、人用经验、临床试验“三结合”审评证据体系建设，建立完善以临床价值为导向的多元化中药评价技术标准和临床疗效评价方法。二是完善中药应急审评审批机制，快速有效应对公共突发卫生事件，对国务院卫生健康或者中医药管理部门认定急需中药实施特别审批程序。鼓励并扶持用于重大疾病、罕见病，或者儿童用中药新药的研制，对符合规定情形的相关注册申请实行优先审评审批。三是积极发挥医疗机构中药制剂作用，推动体现中药作用特点和优势的评价指标等对医疗机构中药制剂开展研究，支持将疗效确切、特色优势明显医疗机构中药制剂品种向新药转化。四是完善中药处方药与非处方药分类管理，优化非处方药上市注册与上市后转换相关技术指导原则体系和要求[3,68-69]。

3.3.2 中药标准管理 一是研究制定《中药标准管理专门规定》，建立国家中药标准快速修订机制和修订程序。二是以 2025 版《中国药典》（一部）修订为契机，加强中药内源性有毒成分检测技术研究和风险评估体系建设，合理设置中药中农药残留、重金属与有害元素、真菌毒素等有害物质以及植物生长调节剂等的限量要求和检测方法，及时将科学、成熟、适用的中药相关注册标准、国际标准、团体标准或企业内控标准等转化为国家标准。三是完善中药标准物质研制和持续保障供应机制，分类完善中药化学对照品、对照药材和对照提取物等中药标准物质的研制和标定技术要求。四是建立完善中药国家药品标准、药品注册标准动态数据库，加快推进数字化标准建设，及时更新数据，实现药品标准的发布、查询、分析、研究、维护信息化[3,9,70]。

3.3.3 中药质量安全监管 ①在中药材监管方面：一是强化新版《中药材生产质量管理规范（GAP）》实施，组建国家 GAP 专家工作组，研究完善实施工作推进方案和配套技术要求，加强趁鲜切制中药材质量管理，充分发挥 GAP 在中药材生产质量监管的重要作用，促进中药材规范化、产业化、规模化种植养殖；二是会同国家中医药管理局研究制定《实施审批管理的中药材目录》，依法对符合规定情形的中药材品种实施审批管理；三是修订《地区性民间习用药材管理办法》，加强对地区性民间习用药材管理，指导省级药品监督管理部门制修订地区性民间习用药材标准，确保地方药材标准与国家药品标准协调统一；四是建立中药材质量监测工作机制，研究发布中药材质量监测报告；五是改进中药材进口管理，持续强化进口药材检验能力建设，有序开展对申请增设允许药品进口的口岸或允许药材进口的边境口岸现场考核评估工作。②在中药饮片、配方颗粒的监管方面：一是会同国家中医药管理局制定《实施审批管理的中药饮片目录》及配套文件，依法对符合规定情形的中药饮片实施审批管理；二是分批发布实施并不断提高完善《国家中药饮片炮制规范》，加强对省级中药饮片炮制规范的备案管理，指导省级中药饮片炮制规范的制定和修订，完善按照省级中药饮片炮制规范生产中药饮片的生产、流通、使用管理等规定；三是研究完善中药饮片生产质量管理规范，探索建立中药饮片生产流通追溯体系，发布实施《中药饮片包装标签管理规定（试行）》及相关配套技术文件，规范中药饮片标签的标识内容；四是推动改进中药饮片生产经营模式，引导和督促中药饮片生产企业结合产业规划、资源优势、技术能力等生产实际，优化调整品种生产结构，逐步推进实现中药饮片集约化、精品化、规模化的生产模式；五是强化中药配方颗粒生产过程管理，督促中药配方颗粒生产企业严格按照备案的生产工艺生产，严格供应商审核，加强中药材鉴别、中药饮片炮制、颗粒生产、检验放行等全环节质量管理，确保生产全过程符合相应的药品标准和药品生产质量管理规范。③在医疗机构中药制剂监管方面：严格备案和调剂使用医疗机构中药制剂，按照规定开展医疗机构应用传统工艺配制中药制剂的备案管理工作，支持通过调剂在不同医疗机构内开展多中心临床研究。加强医疗机构中药制剂不良反应监测，推动医疗机构建立和完善药物警戒体系，主动开展对医疗机构中药制剂疑似不良反应的监测、识别、评估和控制。④中成药监管方面：创新中药质量监管模式，研究制定并监督实施《中药生产质量管理规范》，针对重点企业、重点品种、重点环节，加强中药质量抽检监测，结合监管需求和行业发展实际科学开展探索性研究，对抽检监测数据进行综合分析研判，依风险采取相应的风险防控或质量提升措施[3,67]。

3.3.4　中药上市后变更管理　一是完善中药上市后管理工作机制，加强药品全生命周期服务，督促药品上市许可持有人履行主体责任和义务，根据产品特点制定上市后风险管理计划，对药品的获益和风险进行综合分析评估。二是督促药品上市许可持有人主动开展中药注射剂上市后研究和评价，持续提升对中药注射剂的药物警戒水平和能力。三是强化中药上市后变更管理对科技创新的重要性，完善基于风险控制的上市后变更管理，进一步明确不同变更风险等级划分的标准，加强对高风险变更品种的审评审批。四是加强中药不良反应监测，组织研究开发符合中药特点的中药不良反应信号监测工具，对发现的安全性风险信号及时开展综合分析研判，采取相应的风险控制措施[3,71]。

3.3.5　中药监管国际协调　一是充分发挥国际合作平台作用，深化世界卫生组织（WHO）、国际植物药监管合作组织（IRCH）、西太区草药监管协调论坛（FHH）、“一带一路”国际合作框架、“中国-东盟药品合作发展高峰论坛”、世界卫生组织传统医药合作中心等平台作用，积极推动在传统草药监管合作、标准协调等方面进一步形成国际共识。二是积极推进中药国际注册，支持国内具有临床优势的中药开展国际注册，鼓励开展中药国际多中心临床试验。三是加快推进中药监管相关政策规定和技术指导原则翻译工作，加快中药监管国际推广和宣传工作，为国际传统草药监管规则和标准制修订贡献“中国经验”[3]。

综上所述，从监管科学到科学监管，尽管中药监管科学在我国尚属新兴的、亟待发展的交叉融合科学，但中药监管科学新工具、新标准、新方法已经为中药有效性、安全性、质量控制和风险获益评估提供了可供监管决策的技术支撑，已经成为中西医结合及融合创新的新模式，推动我国的中药监管工作进入全过程审评审批加速、全产业链质量管控、全生命周期产品创新、全球化监管协调的全方位科学监管新阶段[2]。药学工作者要在习近平新时代中国特色社会主义思想指引下，为中国式现代化药品监管实践勇毅前行，确保《关于进一步加强中药科学监管促进中药传承创新发展的若干措施》落地，要全面强化中药监管科学新工具、新方法、新标准研究和人才队伍培养、学科体系建设，要加强中药监管的部门联动、联合攻关、协同推进机制，充分发挥中药管理战略决策专家咨询委员会以及中药监管科学专家工作组高端智库作用，夯实中药监管基础建设，系统构建符合中医药特点的中药监管体系，实现更高水平的中药科学监管，为持续提高中药产品质量，加速新技术新产品转化应用，造就强大中药产业，促进更高水平的中药传承创新发展而继续努力。

参考文献

[1] NMPA. The State Food and Drug Administration launched the China Drug Regulatory Science Action Plan [EB/OL]. [2019-04-30]. https://www.nmpa.gov.cn/yaowen/ypjgyw/20190430213401392.html.

[2] ZHAO J N. Strive to build a new scientific system for the supervision of traditional Chinese medicines with Chinese characteristics [EB/OL]. [2022-07-15]. http://bk.cnpharm.com/zgyyb/2022/07/20/app_323101.html.

[3] NMPA. The State Food and Drug Administration issued a notice on several measures to further strengthen the scientific supervision of Chinese medicines and promote the inheritance, innovation and development of traditional Chinese medicines [EB/OL]. [2023-01-04]. https://www.nmpa.gov.cn/xxgk/fgwj/gzwj/gzwjyp/20230103172324162.html.

[4] NMPA. Special provisions for the registration and administration of traditional Chinese medicines [EB/OL]. [2023-02-10]. https://www.nmpa.gov.cn/xxgk/ggtg/qtggtg/20230210173401120.html.

[5] YANG S M, BIAN Z J. Chinese Medical Encyclopedia (Pharmaceutical Affairs Management) (中华医学百科全书·药事管理) [M]. Beijing: Peking Union Medical College Press, 2017: 1.

[6] HAN P, HU Y Q. Theoretical basis and policy suggestions for the innovation of regulatory system and mechanism of traditional Chinese medicine [J]. *China Soft Sci* (中国软科学), 2007, (11): 73-82.

[7] ZHOU J L. Chinese medicine protest movement and publication of the Chinese Pharmacopoeia [EB/OL]. [2021-02-13]. https://www.163.com/dy/article/G2O311SR0538N2FX.html.

[8] WEI Z Q, FAN W X, HUANG Y L, *et al.* Thinking on formulating quality standards for traditional Chinese medicines for reference pieces and control medicinal materials for trait identification [J]. *Chin Tradit Herb Drugs* (中草药), 2019, 50 (5): 1276-1280.

[9] MA S C, WANG Y, WEI F. Progress and exploration of quality control model of traditional Chinese medicine in the past decade [J]. *Chin Pharm J* (中国药学杂志), 2023, 58(1): 2-9.

[10] ZHAO J N, YAN L C, SONG J. Establish a new quality evaluation model of traditional Chinese medicine with "efficacy" as the core [J]. *Pharmacol Clin Chin Mater Med* (中药药理与临床), 2010, 26(5): 158-161.

[11] CAI Y W, WU Z A. Overview on innovative incentive system of drug registration [J]. *Chin J New Durgs* (中国新药杂志), 2013, 22(14): 1610-1614, 1647.

[12] CAI N, SHAO R. On the changes in china's drug registration regulatory concept: starting from the revision of the 2007 edition of the measures for the administration of drug registration [J]. *Chin J Pharm Technol Econ Manag* (中国医药技术经济与管理), 2007, 1(8): 7-11.

[13] ZHANG X D, LI L D. Development of law and regulation system of drug registration in china and views on its current status [J]. *Chin J New Drugs Clin Rem* (中国新药与临床杂志), 2010, 29(2): 155-158.

[14] YANG S, XIA J P, ZHANG W. Lead drug registration and management with encouraging innovation as the core [J]. *Chin J New Durgs* (中国新药杂志), 2010, 19 (20): 1828-1829, 1846, 1818.

[15] CHEN Y F, JIN D Z. Analysis of policy documents for drug review and approval in China in recent years [J]. *World Chin Med* (世界中医药), 2020, 15(2): 286-295.

[16] TAN D J, GAO Z C, YANG H X. Introduction to us regulatory science and some considerations for china food and drug scientific regulation [J]. *Chin Pharm Aff* (中国药事), 2014, 28 (8): 813-817.

[17] LIU C X. Overview of the scientific development of international drug regulation [J]. *Drug Eval Res* (药物评价研究), 2017, 40 (8): 1029-1043.

[18] LIU C X, CHENG Y Y, FAN X H. Translational research: the development of regulatory science of drugs from regulatory science to scientific regulation [J]. *Drug Eval Res* (药物评价研究), 2014, 37(5): 385-391.

[19] ZHAO J, TAN D J, GAO Z C, *et al.* The regulatory scienc's origin, definition and function [J]. *Chin Pharm Aff* (中国药事), 2014, 28 (12): 1290-1293.

[20] MAO T, JIANG J. Study on the key areas of food regulatory science of US Food and Drug Administration and its enlightenment to China [J]. *J Food Saf Qual* (食品安全质量检测学报), 2019, 10(9): 2808-2814.

[21] LIU C X. A review of development of drug regulatory science in past 10 years (2010-2020) [J]. *Drug Eval Res* (药物评价研究), 2020, 43(7): 1197-1206.

[22] MAO Z B, ZHANG L. Research and thinking on scientific and technological support system of drug supervision abroad [J]. *Chin Pharm Aff* (中国药事), 2020, 34(9): 993-1000.

[23] ZHANG Y J, YANG J S, SUN W S, *et al.* A preliminary study on the construction of U. S. FDA centers of excellence in regulatory science and innovation [J]. *Chin J New Drugs* (中国新药杂志), 2020, 29(22): 2528-2534.

[24] LI X, XIE Y, ZHANG J, *et al.* Research on European regulatory science strategy and its enlightenment to China [J]. *Chin Pharm Aff* (中国药事), 2021, 35(3): 357-362.

[25] SHA M Q, LI N N, XIA W J, *et al.* Research progress and enlightenment of FDA regulatory science in the United States [J]. *Chin J Pharmacovigil* (中国药物警戒), 2022, 19(10): 1055-1059.

[26] PROJECT TEAM OF RESEARCH ON THE DEVELOPMENT STRATEGY OF SCIENTIFIC DRUG REGULATION. Research report on the scientific development strategy of drug regulation

(2016-XY-37)[R].2007.

[27] NMPA. The state food and drug administration launched the china drug regulatory science action plan, 2019-05-02 [EB/OL]. [2019-05-02]. http://www.gov.cn/xinwen/2019-05/02/content_5388253.htm.

[28] WANG J C, ZHANG X D, WEN B S, *et al.* Revisions of the new "Provisions for Drug Registration" in China and some considerations[J]. *Chin J New Drugs*(中国新药杂志), 2021, 30(7): 590-595.

[29] WANG P, YANG S, ZHANG J W. Design and establishment of drug registration management system in the new era——New concepts, new contents and new requirements of the provisions for drug registration (2020) and its implementation progress [J]. *China Food Drug Adm Mag*(中国食品药品监管), 2021, (6): 8-17.

[30] GUO X Y. Evolution of drug registration classification and innovation of China's drug supervision concept——comparison of new and old drug registration regulations[J]. *Med Educ Manag*(医学教育管理), 2020, 6(3): 297-303.

[31] MOGHISSI A A, STRAJA S R, LOVE B R, *et al.* Inonovation in regulatory science: evolution of a new scientific discipline [J]. *Technol Inn*, 2014, 16(2): 155-165.

[32] FDA. Advancing Regulatory Science[EB/OL]. (2014-03-12) [2018-05-06]. https://www.fda.gov/science research/specialtopics/regulatory science/default htm.

[33] YANG Y. U. S. Drug Regulatory Science Research(美国药品监管科学研究)[M]. Beijing: China Medico-Pharmaceutical Science & Technology Publishing House, 2020: 9.

[34] ZHAO J N, WANG J Z, LI B, *et al.* The scientific process of drug supervision in China and the development of regulatory science [J]. *Sci China Life Sci*(中国科学:生命科学), 2023. Doi: 10.1360.SSV-2023-0010.

[35] LIU C X, ZHANG T J, HUANG L Q, *et al.* Developing regulation science for advancing inheritance and innovation of traditional Chinese medicine production[J]. *Drug Eval Res*(药物评价研究), 2019, 42(10): 1901-1912.

[36] LI F F, WU Q W, GU Y H, *et al.* Some thoughts on the supervision science of traditional Chinese medicine caused by the current situation of traditional Chinese medicine in preventing and treating COVID-19 epidemic[J]. *China Food Drug Adm Mag*(中国食品药品监管), 2020, (3): 10-21.

[37] HUANG Z, LI M C, SHI H, *et al.* Research on regulatory science of new Chinese medicine based on concept of whole life cycle[J]. *Chin Tradit Herb Drugs*(中草药), 2021, 52(17): 5132-5138.

[38] QIAO J Y, LI H W, TIAN S, *et al.* Analysis and reflection on the current situation of the regulatory science of traditional Chinese medicines[J]. *J Tradit Chin Med Manag*(中医药管理杂志), 2022, 30(22): 147-149.

[39] DAI Y, ZHANG Y G, ZENG J, *et al.* Mystery of Yiyin Decoction theory: Rule discovery and evaluation strategy of atypical pharmacological effects of Chinese medicinal prescription[J]. *China J Chin Mater Med*(中国中药杂志), 2022, 47(16): 4261-4268.

[40] ZHAO J N, WANG H N. Translational Chinese Medicine-Translational Medicine Ideas and Methods for the Creation of New Drugs with Chinese Medicine Compounds(转化中医学·中药复方新药创制的转化医学思路和方法)[M]. Beijing: People's medical publishing house co., LTD, 2021.10.

[41] ZHAO J N, DAI Y, HUA H, *et al.* Registration management and high-quality transformation of traditional Chinese medicine compound preparations[J]. *Chin J Pharmacol Toxicol*(中国药理学与毒理学杂志), 2021, 35(10): 727.

[42] ZHAO J N. Moderation-integrated-balance presupposition of Chinese medicine compound and pharmacological problems in traditional Chinese drug research[J]. *China J Chin Mater Med*(中国中药杂志), 2017, 42(5): 836-843.

[43] YUAN W A, TANG J Y, GAO R, *et al.* Expert consensus on key issues of quality control in clinical trials of new drugs of traditional Chinese medicine[J]. *China J Chin Mater Med*(中国中药杂志), 2021, 46(7): 1701-1705.

[44] LIN Z J, WANG H N. The opportunity and challenge for the pharmacists of traditional Chinese medicine in new drug development under the new regulatory policy[J]. *Chin J New Drugs*(中国新药杂志), 2022, 31(9): 832-835.

[45] AN N, HAN L, CHEN P Y. Reflections on real world research under the evidence system of "three combinations" registration and evaluation of new traditional Chinese medicine[J]. *Chin J New Drugs*(中国新药杂志), 2022, 31(14): 1359-1363.

[46] Chinese Medicine Group, Clinical Epidemiology and Evidencebased Medicine Branch, Chinese Medical Association, HU J Q. Expert Consensus on Clinical Research Methodology of Traditional Chinese Medicine in the New Era[J]. *Med J Peking Union Med Coll Hosp*(协和医学杂志), 2022, 13(5): 783-788.

[47] ZHAO J N, YANG M, CHEN Y X, *et al.* Formation and development of toxicity theory of traditional Chinese medicine[J]. *China J Chin Mater Med*(中国中药杂志), 2010, 35(7): 922-927.

[48] HAN L, SUN Z Y, YANG W, *et al.* The whole-process safety e-valuation and supervision of traditional Chinese medicine[J]. *Chin J Pharmacol Toxicol*(中国药理学与毒理学杂志), 2020, 34(11): 801-810.

[49] ZHANG D, LV J T, ZHANG B, *et al.* Construction and application of four-dimensional and chained research platform for pharmacovigilance of traditional Chinese medicine[J]. *Chin J Pharmacovigil*(中国药物警戒), 2021, 18(5): 416-421.

[50] SONG H B, SHEN C Y. Exploring the safe use and risk management of traditional Chinese medicine —— a case study of polygo-

num multiflorum risk management[J]. *China Food Grug Adm Mag*(中国食品药品监管),2020(12):12-18.

[51] ZHAO J N, YAN L C. Microtox-based fast testing method of comprehensive toxicity of traditional Chinese medicine[J]. *World Chin Med*(世界中医药),2014,9(2):137-140,144.

[52] HUA H, YAN L C, WU S H, *et al.* Study on microtox and safety of honeysuckle and lonicera[J]. *World Chin Med*(世界中医药),2020,15(2):219-224.

[53] ZHENG T J, HAN Y. Quality control strategy of traditional Chinese medicine based on pharmaceutical product lifecycle management[J]. *China J Chin Mater Med*(中国中药杂志),2023,48(5):1407-1412.

[54] GUAN H F, WU C Y, TANG Q, *et al.* Introduction and future trend of cmc guidance for registration of traditional Chinese Medicine[J]. *China Food Drug Adm Mag*(中国食品药品监管),2021,(9):64-69. Doi: 10.3969/j. issn. 1673-5390. 2021. 09. 010.

[55] YANG L W, WANG H N, GENG L, *et al.* Discussion on whole quality control mode of traditional Chinese medicine based on standard decoction[J]. *Chin J Exp Tradit Med Form*(中国实验方剂学杂志),2018,24(8):1-6.

[56] BAI G, ZHANG T J, LIU C X. Research approach and development trend of TCM quality evaluation method for multiple integration based on regulatory science[J]. *Chin Tradit Herb Drugs*(中草药),2022,53(20):6313-6318.

[57] LI H, ZHU J G, YANG P, *et al.* Interpretation of guidance on biological assay of traditional Chinese medicine[J]. *China Food Drug Adm Mag*(中国食品药品监管),2021,(9):88-93

[58] YAN L C, HUA H, LUO X, *et al.* Quality evaluation and toxicity assay for injectable traditional Chinese medicine using Microtox technology[J]. *Acta Pharm Sin*(药学学报),2019,54(12):2189-2194.

[59] XIAO H L. Introduction to FDA's benefit-risk assessment for new drug and biological products guidance for industry (draft)[J]. *Drug Eval Res*(药物评价研究),2022,45(2):210-220.

[60] THE STATE COUNCIL INFORMATION OFFICE OF THE PEOPLE'S REPUBLIC OF CHINA. White Paper on Traditional Chinese Medicine in China [EB/OL]. [2016-12-06]. http://www. scio. gov. cn/ztk/dtzt/34102/35624/35628/Document/1534714/1534714. htm.

[61] XIAO X X, GAN Q, JIANG F, *et al.* Convergence science as a new paradigm and its requirement for open data[J]. *Bull Chin Acad Sci*(中国科学院院刊),2020,35(1):3-10.

[62] PENG S Y, ZHANG L, YANG C, *et al.* Health data sciencedriven research on the integration of Chinese and Western medicine[J]. *Bull Natl Nat Sci Found China*(中国科学基金),2023,37(1):85-91.

[63] ZHAO J N, DAI Y, HUA H, *et al.* "pharmacological spectrum-cloud" characteristics and effectiveness evaluation factors of traditional Chinese medicine for COVID-19[J]. *Pharmacol Clin Chin Mater Med*(中药药理与临床),2020,36(1):2-12.

[64] ZHAO J N, YE Z G. Theory of toxic classification of traditional Chinese medicine and recommendations for revision of China Pharmacopeia(volume 1)[J]. *China J Chin Mater Med*(中国中药杂志),2012,37(15):2193-2198.

[65] ZHAO J N, HUA H, DAI Y, *et al.* Dao-di herbs pharmacology and new ideas of Dao-di herbs standard construction[J]. *China J Chin Mater Med*(中国中药杂志),2020,45(4):709-714.

[66] ZHAO J N, HUA H, YANG A D, *et al.* Generalized science of Chinese material medica-from preventive treatment of disease to Chinese medicine health industry[J]. *China J Chin Mater Med*(中国中药杂志),2018,43(21):4177-4181.

[67] NMPA. The National Conference on Registration Management and Post-marketing Supervision of Traditional Chinese Medicines was held[J]. *J Tradit Chin Med Mag*(中医药管理杂志),2023,31(3):221.

[68] NMPA. Policy interpretation of the special provisions on the registration and administration of traditional Chinese medicines[J]. *Chin J Med Guide*(中国医药导刊),2023,25(2):226-228.

[69] NMPA. Strive to create a new situation in the registration and management of Chinese-style traditional Chinese medicines[N]. China Medical Herald, 2023-02-11 (001). Doi: 10. 38249/n. cnki. nyiya. 2023. 000105.

[70] TU P F, JIANG Y, HE Y, *et al.* Quality control and standard system construction of Chinese crude drugs and its decoction pieces[J]. *China Food Drug Adm Mag*(中国食品药品监管),2022(10):34-45.

[71] ZHAO W, YANG C M, ZHOU S Y, *et al.* Introduction to management and technical requirements for post-market manufacturing process changes of traditional Chinese medicines[J]. *China Food Drug Adm Mag*(中国食品药品监管),2021,(9):100-105.

节选自《中国药学杂志》2023,58(9)

我国高等药学教育改革十年来的创新与实践

姚文兵[1],王欣然[1],樊陈琳[1],宋建飞[1],毕惠嫦[2],杨 波[3],孙建平[4],
宋恭华[5],李 俊[6],崔一民[7],唐伟方[1],孙敏捷[1],高新柱[1]

(1. 中国药科大学,南京 211198;2. 南方医科大学,广州 510515;3. 浙江大学,杭州 310058;
4. 哈尔滨医科大学,哈尔滨 150081;5. 华东理工大学,上海 200237;
6. 安徽医科大学,合肥 230032;7. 北京大学第一医院,北京 100034)

摘要 高等药学教育的高质量发展是实现健康中国战略,满足人民日益增长的健康需求,推动我国生物医药产业发展走向世界的重要基石。笔者以教育部高等学校药学类专业教学指导委员会的视角,回顾总结 2012—2022 年高等药学教育围绕“新药创制人才”和“临床药学服务人才”的培养使命,在药学人才培养模式改革、“四新”教育改革、药学教育教学新基建、高等药学教育质量保障体系等十个方面的创新发展举措,根据党的二十大提出“建设中国式现代化”的命题,对如何建设“中国式高等药学教育现代化”进行展望,提出关键环节创新人才自主培养的改革方向。

关键词 高等药学教育;改革;创新;自主培养

党的十八大以来,党中央将健康中国建设上升为国家战略,把保障人民健康放在优先发展的战略位置。面对我国生物医药产业从仿制为主走向自主创新的高质量发展之路,以及人民群众日益增长的健康需求,在教育部高等学校药学类专业教学指导委员会(简称“药学类教指委”)的带领下,药学院校坚持为党育人,为国育才,积极应变,主动求变,不断深化高等药学教育教学改革,完善药学人才培养模式,全面提高药学人才自主培养质量。

1 2012—2022 年我国生物医药产业发展背景及药学人才需求分析

在过去十年,我国生物医药产业发展快速进入创新跨越式发展的新阶段,化学药、生物药从跟进到局部赶超。《美国制药经理人杂志》公布的 2020 年全球制药企业 50 强名单中,美国和日本分别有 15 和 10 家企业入围,中国有 4 家企业入围,中国医药企业跻身全球制药企业 50 强的数量位列世界第三。我国生物医药产业正稳步从仿制为主走向创新发展的新业态,新药创制的研究水平与标准逐步向国际看齐,临床研究有了量与质的双重飞跃。据 McKinsey & Company and Pharma Projects 全球医药研发贡献度数据统计,2016 年中国在上市前研发贡献度为 4.1%、上市新药数贡献度为 2.5%;而 2020 年上市前研发贡献度上升至 13.9%、上市新药数贡献度上升至 6.0%,中国对全球医药研发贡献度由第三梯队(1%~5%)上升至第二梯队(5%~12%)。“十三五”期间我国在研新药数量跃居全球第二位,1000 余个新药申报临床,47 个国产新药获批上市。诊断试剂、治疗药物、新冠病毒疫苗应急研发和产业化成效突出,出口交货值年均增长 14.8%,创新药国际注册取得突破性进展。尽管我国生物医药产业发展取得重大突破,但产业链“卡脖子”问题依旧突出,产、学、研、医协同创新体制机制仍需完善,行业增长急需培育壮大创新动能。高附加值产品国际竞争优势不强。产业集中度不高,与世界级制药企业相比还有很大差距。仿制药质量控制水平仍需提高,原料药绿色生产和布局问题有待解决[1]。产业整体创新力依旧不足,主要表现在前沿领域原始创新能力不足和成果转化比例低[2]。

产业高速发展带来了人才需求的急剧上升,尤其是药物发现、临床试验设计、生物药制造等方面的高科技人才和复合型人才。为了满足医药行业日益增长的人才需求,推动中国医药产业持续向前发展以及国际化,高等药学教育以培养“懂医精药、善研善成”的药学人才为使命,建立一条既立足国情又引领未来的药学教育发展道路。经过十多年持续努力和积累,在药学人才自主培养的质和量上均取得了显著成效。以药学、临床药学、制药工程 3 个本科专业为例,根据药学类教指委秘书处的统计,

2012 年 3 个专业的办学点数分别为 199、24、262 个,2022 年 3 个专业的办学点数分别增至 255、56、296 个,形成创新药物研发型、制药工程技术型、药学服务型 3 种中国特色的药学类人才培养模式。

然而,中国医药行业发展的新业态、新阶段、新格局对我国药学人才培养也提出了新要求和新挑战。高等药学教育人才供给规模基本达到饱和,但医药产业高学历、高层次的人才稀缺,研发领域人才供需矛盾加剧,供需差距拉大。东部地区依然是我国医药产业人才供需占比最大的区域,中西部区域医药人才缺口扩大[3]。产业应对重大公共卫生事件的能力仍需增强,国家对新药创制人才和药师型人才需求更加紧迫[4]。在医药行业研发与创新领域,解决技术链"卡脖子"瓶颈问题,围绕新机制、新靶点药物的基础研究和转化应用对"善研"的拔尖创新人才培养提出了新要求。产业链条上药物研发、药品制造、药品流通和药学服务 4 个环节都对学历高、专业能力强的高端人才迫切需求。在中国制药工业领域,原料药生产面临绿色环保要求,制剂生产走向智能化、规模化和高端化,专业生产型企业走向节约化生产,对制药工程技术型药学人才培养提出新要求。随着人口老龄化加快,健康中国全面推进,居民健康观念变化、健康消费升级,药品零售新业态呈现从零售到全方位健康管理与服务的需求。随着医药卫生体制改革深化,药学服务模式呈现"两个转变",即从"以药品为中心"转变为"以患者为中心",从"以保障药品供应为中心"转变为"在保障药品供应的基础上,以重点加强药学专业技术服务、参与临床用药为中心"[5]。如何在新形势下持续深化高等药学教育改革,优化药学人才培养模式、创新人才培养体系的整体布局和战略性思考,是提升药学人才培养质量内涵式发展的必然要求。

2 新时代高等药学教育改革创新发展十年代表性成绩

在我国高等教育发展和医药行业发展的新阶段和新挑战的双驱动下,国家出台了一系列改革创新举措。2012 年,教育部启动"本科教学工程",以提高本科教学质量为核心,在"加强质量标准建设、优化专业结构、创新人才培养模式、提高学生实践创新能力、改革体制机制"5 个方面大力提升人才培养水平,以更好地满足国家经济社会发展对应用型人才、复合型人才和拔尖创新人才的需要[6]。2018 年,教育部印发《关于加快建设高水平本科教育全面提高人才培养能力的意见》等文件,实施"六卓越一拔尖"计划 2.0,全面推进新工科、新医科、新农科、新文科的"四新"建设,提高高校服务经济社会发展能力。2020 年,时任教育部高教司司长吴岩(现任教育部副部长)在对《关于加快医学教育创新发展的指导意见》解读中,提出创新"懂医精药,善研善成"药学人才培养模式。在"新医科"教育理念指导下,高等药学院校全面肩负"为党育人、为国育才"的使命担当,积极开展高等药学教育人才培养模式的改革和创新,取得突出成绩。

2.1 落实立德树人的根本任务,打造特色课程思政教学体系

药学类教指委以习近平新时代中国特色社会主义思想为指导,深入学习党的二十大精神,认真贯彻党的教育方针,紧密围绕教育部工作要点和教育部高教司工作要点,带领全国药学院校落实立德树人的根本任务。深入贯彻落实《高等学校课程思政建设指导纲要》精神,加快出台《药学类专业课程思政教学指南》,推动形成药学类人才培养的全员全程全方位育人格局。从服务人类健康和"健康中国"国家战略、爱国主义教育、中国近现代史与药学事业发展史结合等视角将思政教育融入专业课教学各要素,做"润物细无声"的药学类特色课程思政教学改革。组织专家研制《药学类专业课程思政教学指南》,按药学类专业核心课程编撰典型案例,细化专业类课程思政教学指南。组织开展药学类课程思政示范课程微课、课程思政示范课程教师培训和教学能力大赛。加强药学类专业课家国情怀、人文素养、创新能力等核心价值塑造。

2.2 更新高等药学教育人才培养理念,推动 3 种类型药学人才培养模式改革

长期以来,我国药学本科教育体系和人才培养理念主要以仿制药为中心,着重培养制药型人才。随着我国成为全球第二大医药市场和医药卫生事业快速发展的现实国情以及人民健康需求的日益增加,高等药学院校开始重视解决原创药物研发技术

链"卡脖子"瓶颈和"以患者为中心"的理念更新，形成"药学科学"和"药学服务"双轨制人才培养改革思路。根据医学教育创新发展的理念，指导以药学人才培养模式改革和专业建设为主要内容的药学教育高质量发展路径，探索"新医科"教育背景下的"新药科"内涵。全国药学院校根据自身办学定位和特色，制订人才培养目标和方案，总体形成"创新药物研发型""制药工程技术型""药学服务型"3种药学类人才培养模式。以双一流高校为代表的研究型药学院主要培养创新药物研究型人才，通过科教融汇优势，将一流学科的创新能力和人才优势转化为教育资源，典型形式为基础药学拔尖创新人才培养计划、国家基础药学理科基地和国家生命科学与技术人才培养基地。以工科优势高校、地方高校、应用型大学为主体的药学类专业结合区域生物医药产业发展需求，通过产教融合、校企合作方式开展制药工程技术型人才培养，典型形式为卓越工程师教育计划、现代产业学院；以医学院校为主体、临床药学专业为依托，探索以药学服务和药物治疗管理为核心的药师人才培养模式。2018年起在"四新"教育理念指导下，按医学教育创新发展所提出的"懂医精药、善研善成"的药学人才培养要求，各药学院校进一步深化创新型、复合型、应用型药学类人才培养改革，立足一流专业的"双万计划"走不同层次、不同类型的追求卓越教学改革之路。

从2012年到2022年期间，在4年1次的国家级高等教育教学成果奖评选中，药学类院校共获得一等奖1项，二等奖4项，主要聚焦在药师型、创新型药学人才培养模式改革和成果(表1)。

表1 药学类院校在第七、八届国家级高等教育教学成果奖中的获奖情况

等级	获奖项目	完成单位	获奖时间
一等奖	服务健康中国的高等药学教育药师型人才培养体系的研究与实践	中国药科大学	2018
二等奖	"药物研发链"与"专业课程链"双链融合的药学创新人才培养模式构建与实践	暨南大学	2018
二等奖	"国际化示范学院"先行先试，建设本土一流国际化药学人才培养体系	天津大学	2018
二等奖	以行业需求和人才成长为导向，构建全方位、多层次药学终身教育体系	中国药科大学	2014
二等奖	药学综合实践教学新体系的构建与实施	中国药科大学	2014

2.3 面向健康中国战略需要，创建药师型人才培养体系的中国方案

面对人民对药品的主要需求已从"有药可用"转向"用对好药"的结构性变化，在我国药学服务整体发展不平衡、临床药学教育普及化程度不高的现状之下，如何在药师人才培养方面增量又提质，如何培养具有中国特色、世界水平的临床药学高层次人才，是十年来我国医药院校教育研究和改革的重要课题。全国现有临床药学本科和研究生教育办学高校64所(根据非官方统计)，涵盖本、硕、博教育。中国药科大学在2006年创建第1个五年制临床药学专业，牵头探索适合我国国情的药师型人才培养体系，并积极融入国际主流药学教育改革，实现从"自我发展"到"对外输送"。少数高校在临床药学学术学位培养中开展了类似应用型、职业型博士的改革探索。北京大学药学院于2017年起试点培养3年制应用型药学博士。复旦大学药学院开展了"4+4"本博衔接临床药学博士人才培养[7]。实施临床药学人才培养模式改革，在顶层设计上，将"以患者为中心"的指导思想引入并贯穿中国药学教育改革之中，改变我国药学院校长期以来"重药品，轻患者"的教育模式，引领中国药学教育从"单一培养制药型人才"转向"既要培养制药型人才，又要培养药师型人才"，实现了中国高等药学教育整体布局改革。在实践层面上，药师型人才培养体系涵盖以"懂医精药、医药深度融合"的课程体系、建立"药学服务认知实践-仿真药学服务实践-临床药学实践"三阶段药师型人才培养实践教学体系以及"医院、零售药店、高校、药企四位一体"组织管理机制。在师资培养上，一方面建立"药师-教师"双师型队伍，医教协同组织"药物治疗管理(MTM)培训项目""全国临床药学专业本科实践教学师资提高班"提升双师型队伍专业能力，另一方面推进国家留学基金委资助的药学博士(Pharm. D)师资培养项目定向培养临床药学专业师资。在质量保障机制上，制定《临床药学专业教学质量国家标准》《临床药学本科专业办学准入标准》《临床药学专业实践教学基地标准》《临床药学专业实践教学基地教学指南》等一

系列高质量的标准、指南文件，研制《临床药学本科专业认证标准》，稳步组织推进临床药学专业认证。

2.4 面向国家新药自主创新战略，探索基础药学拔尖创新人才培养体系

以双一流高校为代表的药学院校站位在“医药创新的母机、人民健康安全的底牌、国计民生的血脉”的战略高度，立足具有良好人文素养与科学精神、宽厚学科基础、突出创新能力与领导能力的卓越药学家及行业领导者的培养目标，探索基础药学拔尖人才培养模式改革，逐步完成药学拔尖计划从1.0到2.0的跨越式转变。2020年教育部将药学纳入基础学科拔尖计划2.0基地，北京大学、复旦大学、浙江大学、中国药科大学、沈阳药科大学5所高校入选。在培养体系上，围绕“宽口径、厚基础、跨学科”，构建以新药研发为牵引，以学科知识为基础、以通识教育与前沿课程为拓展，以实践教育为深入的“药+X”药学拔尖人才培养体系。北京大学以科研训练、问题学习（PBL）教学、自主学习等灵活教学方式，建设学科前沿与交叉特色课程。浙江大学充分利用学科交叉创新平台资源，以“创新药物研发”为主线设置相关专业课程群，实施“厚基础、宽知识、强能力、重人格”等内容的特色教育，专业教育触及学科前沿，激发学生的主动性和创造性。四川大学设置文理医工跨学科课程，与通识课、思政课、专业课及实践课形成五大金课同频共振，分类开设本硕博连读和校企订单式培养拔尖创新实验班。

复旦大学开设高挑战度课程和科研实践以及开放式荣誉项目，打造“闯关式评价、高挑战培养、全程动态管理”的拔尖培养体系。上海交通大学创新人工智能药学跨学科学程建设，促进跨学科深度融合。

在选拔机制上，创建过程性多元化选拔评价机制。中国药科大学实施长周期、项目式综合选拔路径，创新科研轮转机制，打造“训练-选拔-培养”一体化平台。沈阳药科大学以本硕博连读形成高起点优选生源机制，滚动分流、动态评价保障人才质量。

在管理机制上，以书院制和荣誉教育制度推动拔尖创新人才工作。中国药科大学通过“孟目的学院”的荣誉教育和“慕棣书院”建设，实施“五育”并举、博雅专攻的课堂革命，革新“五育”综合素养第二课堂和实践创新第三课堂，开展经典阅读计划、全球事务研讨等专题项目，组织学生校际交流、开展创新创业等专题培育。浙江大学推行学术大师引领的双导师制，在为学生聘请1名知名教授担任主导师的同时，聘请1名海外知名高校药学领域的学者作为海外合作导师，通过线上课程、深度实习等形式，拓展国际视野，形成国际学术交流能力。

在协同机制上，形成“医药联动，产学研融合”的特色，将新药研发、转化应用、临床研究融入培养全过程。上海交通大学以科技创新工作室为土壤，以创新创业类竞赛为载体，科研成果输出为成效，构建全链条式科技创新体系。复旦大学与上海医药等单位打造产业课程、校企联合团队，共建产学研医药学实践基地。

2.5 建立并完善我国药学类专业质量保障体系，全面建设药学院校质量文化

面对全国近900家药学类办学点层次定位多样化的复杂局面，药学类教指委经过深入调研全方位、多角度了解掌握全国药学类专业办学基本状态和第一手办学数据，以“药学类国家标准”兜住办学质量底线，以“药学类专业认证”推动药学院校提升办学水平实现错位发展，以“药学类一流专业建设”推动药学院校追求卓越教学。

2013年，药学类教指委在教育部“本科专业类教学质量国家标准的研制工作”部署指导下，研制《药学类专业教学质量国家标准》（以下简称《标准》）。《标准》立足建设健康中国、保障国家药品战略安全的高度，充分调研医药行业发展的趋势和需求，以培养与药物研发、生产、流通、管理、质量控制和药学服务等相关的高素质专门人才为目标提出各项人才培养标准，最终形成《药学类专业教学质量国家标准》《临床药学专业教学质量国家标准》和《制药工程专业教学质量国家标准》。《标准》坚持“以学生发展为中心”的教育理念，将定量指标和定性要求相结合，兼顾规范性和灵活性，平衡统一要求和办学特色，鼓励各高校在满足基本要求的基础上根据自身办学定位与学科优势丰富专业建设内涵[8]。2018年教育部举行《普通高等学校本科专业类教学质量国家标准》发布会，药学类教指委主任委员姚文兵代表发言，介绍药学类教指委研制药学类专业、临床药学专业、制药工程专业教学质量国家

标准立足“客观实际和培养全过程”,标准兼顾“规范性和灵活性”,具备“包容性和前瞻性”。从最好的办学点专业认证推进标准落地,带动其他高校积极申请认证达到国标,督促少量达不到国标的办学点所在高校加大投入,经过几年的努力实现质量提升。

药学类教指委积极发挥第三方专家组织作用,坚持“学生中心、产出导向、持续改进”的认证理念,探索与行业紧密结合、具有鲜明药学类专业特色的认证与评估道路。制订《全国药学专业认证标准》《全国制药工程专业认证标准》《全国临床药学专业认证标准》,以及临床药学专业的《全国临床药学本科专业办学准入标准》和《全国临床药学专业实践教学基地标准》《全国临床药学本科专业实践教学基地教学指南(试行)》等,累计完成28个药学专业、8个临床药学专业的认证工作。遵循工程教育专业认证核心理念,持续推进全国制药工程专业的工科人才培养体系建设,2012年以来,先后有43所高校的制药工程专业通过了中国工程教育专业认证。根据教育部“兜住底线、保障合格、追求卓越”的专业认证思路,药学类专业教指委启动药学类专业三级认证体系建设,修订形成药学类专业认证第一级、第二级认证标准,正在研制第三级认证标准,试点线上认证考察新形式。

2.6 以“四新教育”理念指导药学院校抓好教育教学“新基建”

药学类教指委带领药学院校建好高等药学教育“新基建”,通过“抓专业、抓课程、抓教材、抓学习技术方法、抓教师”,实现药学院校高质量办学[9]。

药学一流本科专业建设是国家提升药学高等教育质量、推动卓越药学人才培养的重大战略部署。推进构建“懂医精药”“懂药精工”“文理交叉”的新医科、新工科“药学+X”专业建设布局。举办“适应‘健康中国’战略的药学类专业设置与教学改革研讨会”等相关研讨会议,设置化妆品科学与技术、医疗器械工程、生物医药数据科学以及健康服务与管理等一批新专业。药学一流本科专业建设是国家提升高等药学教育质量、推动卓越药学人才培养的重大战略部署。截至2022年,国家级一流专业药学类专业(包括药学、临床药学和制药工程专业),共计219个办学点。

抓好课程体系、两性一度、课程思政、实践教学4个方面取得显著成效。在教育部实施的一流本科课程和课程思政示范项目建设计划中,认定药学类首批国家级一流本科课程54门,包括17门线上一流本科课程、17门线下一流本科课程、15门线上线下混合式一流本科课程、3门社会实践一流课程、2门虚拟仿真实验教学一流课程。此外,认定药学类首批教育部课程思政示范项目3门。

开启“培根铸魂、启智增慧、适应时代要求”的药学类精品教材建设,强化教材育人功能,完善教材质量监控机制,坚持以科技进步和学科发展驱动教材创新,推动传统教材数字化建设。中国医药科技出版社、人民卫生出版社十年来实施两轮药学类规划教材建设,新编200余部药学类教材,修订出版350余部药学类教材。全国有44种药学类教材入选“十二五”普通高等教育本科国家级规划教材,3本药学类教材荣获首届全国优秀教材建设奖(高等教育类)。

2013年起我国高校开始探索慕课建设。2017、2018年,教育部连续推出1289门国家精品在线开放课程,其中药学类课程17门。在线教育教学逐渐为高校师生所接受。截至2022年,中国大学MOOC、学堂在线、智慧树主流慕课平台上,共运行320门药学类课程,累计学习人数达120万人次。以在线课程推动课堂革命,加快建设以数字化为特征的药学教育新形态,探索满足药学生发展需要的混合式教学新模式。信息技术与教育的深度融合,进一步推进的产业资源进课堂,东西部资源共享、课堂同步。特别是在2020—2022年疫情防控期间,各高校充分利用前期建设的慕课、虚拟仿真实验等教学资源支撑教学工作。2022年,药学类教指委形成《高等学校药学类专业在线教育教学研究报告》,为高校继续开展在线课程建设与应用、教育教学改革提供具体指导性建议。

立足“激发教师教学学术研究,改革人才培养新模式”,持续提高全国药学院校专业负责人和骨干教师的教学学术水平。以虚拟教研室建设为契机,进一步推动医药类高校的资源共享与优势互补,将优质教学资源、教学理念、教学方法辐射中西部高校,推动中国药学教育改革和教师队伍整体质量提高。截至2022年,教育部生物制药专业虚拟教研室、教育部临床药学专业虚拟教研室、教育部药学专业虚拟教研室相继召开启动大会,分别由温州医科大学、哈尔滨医科大学、中国药科大学牵头,联合全国120余所药学类高等院校共同建设生物制药、临床药学、药学专业核心课程。虚拟教研室依托牵头单位学科和专业建设优势,全面推进创新教研形态、加强教学研究、共建优质资源和开展教师培训四大任务。组织召开"全国药学院校教学学术研讨会""全国高校制药工程专业核心课程教学研讨会暨师资培训会"。举办"全国临床药学专业青年教师教学基本功竞赛""高等学校药学类专业青年教师微课教学大赛"和"教学能力大赛",促进教师教学交流和教学水平提升。

2.7 实施创新创业教育,全面提升药学生实践能力和创新创业能力

药学院校着力建设创新创业教育体系。一是形成"国家-省级-校级-院级"覆盖面广、重点突出的"大学生创新创业训练计划体系",倡导以学生为主体开展创新性实践。二是建成一批创新创业教育学院、双创实践教育中心、示范基地及示范高校。三是充实创新创业人才库、(行业)导师库,开发创新创业教育课程。四是各院校积极参与以"i-Gem""互联网+大学生创新创业大赛"为代表的国际、国家级、省级、区域性的创新创业大赛。

为实现"以赛促学,以赛促改,以赛促创",药学类教指委建成三大主流学生赛事——"大学生药苑论坛"(每年1届),全国药学类/中药学类专业大学生实验技能竞赛(每两年1届)和"全国大学生制药工程设计竞赛"(每年1届)。

全国药学/中药学实验教学示范中心联席会议主办全国药学中药学大学生创新创业大赛暨实验教学改革大赛两届。2016年以"发现明日药学之星,构建药学生全球视野"为主题,举办世界大学生药苑论坛(2016 International Forum of Pharmacy Students),来自17个国外院校和46个国内院校的240名药学生代表就各自在本国本校的药学科学研究成果以及药学服务实践心得进行广泛研讨交流。

2.8 抓好整体质量,振兴中西部高等药学教育

中国药科大学、南京医科大学等中央部委所属高校和东部高水平地方高校对口支援中西部高校工作,从学科建设、教育教学改革、科学研究、教师发展、管理水平提升等方面提供全方位支持,极大提高了中西部高等教育自我发展的造血能力和内涵式发展水平,实现了招生规模、科研经费、学位授予点数量等办学指标的快速增长。"赋能教育、连接东西"充分利用东部药学类高校师资与技术优势构建优质教学资源、先进教学理念及师资培训等多维一体的东西部高校优质教学资源共建共享机制。围绕"更新教学理念,强化专业建设,提高办学质量"的主题,召开多期全国药学类骨干师资培训班、制药工程专业核心课程师资培训班、中西部高校生物医药类本科专业骨干师资高级研修班以及药学类本科专业国家标准解读会,提升中西部药学类专业建设水平和教师教学能力。依托5个药学类教育部虚拟教研室建设试点广泛开展药学教育研究交流活动,打造中西部教师教学发展共同体。以慕课资源共享为支点,以同步课堂开设为手段,推动"药学慕课西部行"计划,将多门精品药学慕课通过同步课堂向中西部高校学生推广共享。

2.9 积极建言献策,为高等药学教育改革顶层设计贡献智慧

药学类教指委牵头编写《中国临床药学博士专业学位设置方案报告》,提出"八年一贯制"药师型人才培养模式和临床药学"专业博士"学位类型,填补药学服务领域高层次应用型人才培养空白。加强执业药师政策研究,与国家药品监督管理局执业药师资格认证中心等行业单位合作,共同推进高校药学教育与执业药师培养和准入相衔接,就执业药师的报考条件等提出重要建议。承担中国工程院重大咨询项目子课题"中国药学人才培养战略研究",形成《研究报告》,提出了"产教融合"培养创新药物研发人才的发展路径。接受中国工程院战略研究与咨询重点项目"高端多学科交叉背景医学人才培养模式及实现路径研究"中"'临床医学+医学其他学科'背景高端复合型医学人才培养模式及实现路径"子课题委托开展"临床医学+药学"项目的研究,就构建九年一贯制临床药学高层次人才培养新模式,建立具有中国特色、世界水平的临床药学高层次人才培养体系,形成相关的研究报告,提供政策建

议。“设立药学专业博士”“执业药师报考条件”等部分调研建议已经被采纳，成为正式政策。

围绕“高质量医学人才自主培养”等方面研究主题，形成《落实党的二十大精神，服务健康中国战略（药学教育）》报告，提出“加强药学人才专业核心能力培养，促进学科交叉融合创新，积极推动药学教育发展范式变革，构建基础药学拔尖人才联合培养平台，加快医产学研联合体建设，加快建立医药教育数字化标准，完善数字化教学科学评价体系”等建设，以期为健康中国建设和药学教育高质量发展提供基础性、战略性人才培养支撑。以实际行动贯彻落实国家“科教兴国战略、人才强国战略、创新驱动发展战略”，加快推进医学教育创新发展，推动药学教育高质量发展。

2.10 参与国际治理，为国际药学教育改革提供“中国方案”

药师型人才培养是国际药学教育的主流。中国药学会药学教育专业委员会与全球性权威药学组织——国际药学联合会（FIP）在药师型人才培养领域实现深度合作；牵头北京大学药学院、美国密歇根大学药学院等知名药学院校，成立“中美药学院校药学教育联盟”，纳入中美高级别人文交流机制，服务国家对外战略。2016 年首届“全球药学教育会议”在南京召开，这是全球最高规格的药学教育专门会议之一。来自美国、加拿大、日本、印度等 47 个国家和地区的 561 名全球资深专家参加该会，此次会议是国际药学联合会《药学教育五年行动计划》的核心活动之一，发布了全球药师型人才培养系列纲领性文件，向全世界展示了我国在药学教育、科技及医药工业方面取得的巨大成就和中国药学教育界开放自信的形象，成为中国高等药学教育发展历史上重要里程碑。

由中国药科大学发起，2018 年举办了首届国际药学院长论坛，主题是“药学院校的探索与教育”，国内外包括美国密西根大学、美国明尼苏达大学、澳大利亚莫纳什大学、英国伦敦大学学院、荷兰莱顿大学、日本京都药科大学、韩国国立首尔大学、香港中文大学、澳门科技大学、北京大学、浙江大学、复旦大学、四川大学、山东大学、沈阳药科大学、中山大学、华中科技大学等逾 40 位顶级药学院院长携手探索药学教育发展路径，交流各国药学教育的现状，探讨未来发展。

3 “中国式高等药学教育现代化”改革展望

习近平总书记在党的二十大报告中强调“教育、科技、人才是全面建设社会主义现代化国家的基础性、战略性支撑”，首次对教育、科技、人才进行三位一体的整体部署。将关键医疗技术、药品、设备掌握在自己手里，提高创新药物的可及化，是建设“健康中国”的核心，同时也赋予了高等药学教育改革的历史使命和发展格局。

3.1 重构以临床价值为导向的药学创新型人才培养模式

以仿制药为主体的医药工业利润和增速已明显下降，只有提高创新药在产品结构中的比重，通过技术创新促进医药产业结构性升级，才能使整体产业获得新动能。要实现“跟随式”创新向“引领式”创新迈进，必须加强培养从临床出发进行源头创新的基础研究药学家。目前药学院校的人才培养模式较为单一，缺少“医学 + 基础科学 + 药学”复合型人才和临床研究人才。

首先，要更新药学创新型人才培养理念，将“以患者需求为核心，以临床价值为导向”的药物研发共识转化到创新型人才培养体系改革上，引导学生树立“把临床发现的问题作为基础研究的方向，并将基础研究的成果最终应用于临床服务”的药学基础研究价值观，培养体系上要打破以化学为基础的药学学科基础体系，构建基础医学、生命科学、药学、信息学多学科交融的课程体系，建立“医产教”联合体为创新型人才培养提供基础医学转化科研、临床评价研究和产业转化技术开发等多种实践经历，掌握以人工智能打通新靶点发现、新分子设计到成药性优化的临床前研究能力。

其次，具有研究型附属医院的临床药学专业要探索科学家型药师培养模式，培养既能从事以合理用药为核心的药学服务与药物治疗管理等工作，又能作为药学与临床医学交叉融合的纽带，从事上市后药物临床研究的复合型药学人才，发现药物、医疗器械、诊断试剂等新临床适应证，推进了药物研究的深度和广度，为循证药学提供依据。这将是区别于西方国家单纯以药学服务和药物治疗管理为核心的药师人才培养新模式[10]。

最后，加快深化药学基础学科拔尖人才培养改革，扩大拔尖人才计划辐射范围。当前获批的5家国家基础药学拔尖计划2.0应在人才培养的顶层设计上发挥各自优势，合力实施有组织的基础科学拔尖人才培养模式改革，建立大师级共享课堂、云端书院、第二校园学程、跨校导师组等创新制度，形成拔尖人才培养集成效应。鼓励其他研究型药学院校结合各自办学特色探索生物医药战略科学家培养模式，形成药学拔尖人才培养模式改革的百花齐放。

3.2 产学研深度融合助力卓越制药工程师教育改革

在创新药物研究领域，除传统制药企业外，生物技术公司（Biotech公司）异军突起，“十三五”期间批准的国产化学创新药、生物药约50%来自于Biotech公司。生物技术正在革新传统制药产业。全球生物医药产业数字化转型进程加速，大数据、云计算、物联网及人工智能等新兴技术广泛应用于新药研发数字化、AI辅助新药研发、临床研究管理数字化、真实世界数据应用、数字化生产、供应链数字化管理、电子处方流转、医药数字化营销、数字化医生服务及数字化患者用药服务等场景[11]。FIP建议，要培养具有数字化素养的药学从业人员，确保他们在数字健康变革和创新中保持适应性[12]。因此现有药学类专业需要在医药工交叉融合中焕发新内涵，形成新业态专业培养方向，加强对基础科学、医学、药学、信息技术等复合型研究和产业人才培养，解决生物医药产业中人才的结构性短缺问题。

针对生物医药产业升级的“卡脖子”问题，面向以下3个方向实施“卓越制药工程师”：一是产业化关键技术、核心装备及新型材料的攻关开发；二是转化应用先进技术，促进医药制造业绿色低碳发展，补齐产业链高端配套短板；三是推动生物医药产业的数字化转型，以新一代信息技术赋能医药研发，实现信息技术与生产运营深度融合，发展基于互联网商业新模式、新业态，培养新一代研发工程师、设计工程师、生产工程师和管理工程师。按有组织的科技攻关新形态，探索未来技术学院、现代产业学院产学研融合新型学院形态和育人新模式[13]。研究型药学院校瞄准未来10～15年的生物医药前沿性、革命性、颠覆性技术原创，培养少而精的能够引领未来科技创新的工程科学家储备人才。应用型药学院校应结合地方生物医药经济社会发展需求，与地方政府、行业企业等多主体共建的现代产业学院，培养大批产业需要的高素质应用型、复合型、创新型人才。

3.3 中国高等教育进入普及化发展阶段，推动高等药学教育特征变革

2019年，中国高等教育毛入学率达到51.6%，2021年达到57.8%。进入高等教育普及化发展阶段后，高等药学教育的培养目标、培养要求、教育内涵、培养标准等都会产生一系列区别于高等教育大众化阶段的特点。一是高等药学院校所提供的专业教育将不再局限于与岗位胜任力的匹配性，而是更加注重人的全面发展，满足学生个性化发展需要。专业教育不再局限于院校教育阶段，而是根据工作和成长的需要伴随学习者终身的学习。因此，药学院校一方面在院校教育阶段为学生提供“以学习者为中心”的学习体验，帮助学生掌握终身学习的能力。另一方面需要依托数字化赋能，建立内容多样、高效灵活的综合学习体系，满足不同职业生涯阶段的学习者需要。二是随着知识生产模式变化，药学类专业内涵越来越呈现跨学科、超学科的特点。生物技术、信息技术、人工智能、大数据等与传统药学学科交叉融合，打破学科专业间的壁垒，改造升级传统药学教育出现“新特征”。药学院校不仅要重塑高等药学教育的专业核心课教学和实践体系，更要为学生提供更多跨学科、跨学校、跨界学习的经历，帮助学生掌握合作解决复杂问题的方法，适应行业日新月异的变化。三是第三届世界高等教育大会提出高等教育未来发展的六大基本原则和六大变革方向[14]，将成为创新升级未来十年药学类专业内外质量保障体系建设的指导原则。包括修订更加多元化、体现包容公平的质量框架，保证大学内部和外部的利益相关方更深入参与质量保障过程，形成药学院校特色质量文化。加强“科学主义教育与人文主义教育融合发展”，帮助药学生树立“以患者为中心”的职业观。建立科学评价药学生“创造力”“道德”“社会责任”“团队合作”等学习成果的方法，以及“创新力”和“胜任力”并重的人才培养质量标准，帮助准药学工作者面对日益复杂和充满挑战的未来。

参考文献

[1] MINISTRY OF INDUSTRY AND INFORMATION TECHNOLOGY. Notice on the issuance of the "14th Five-Year Plan" of the development of pharmaceutical industry. [EB/OL]. [2021-12-22]. http://www.gov.cn/zhengce/zhengceku/2022-01/31/content 5671480. htm.

[2] CAd H L, CAd G X. Outlook for the development of China's biomedical industry in 2022[J]. *China Technol*(科技中国),2022,(1):43-46.

[3] ZHI L. 2022 White paper on talent supply and demand in China's pharmaceutical industry[EB/OL]. [2022-05-26]. https://www.sohu.com/a/551369942 121124301.

[4] FAN C L, YAO W B, WU X M, *et al.* Reflections on the reform and development of higher pharmaceutical education in China based on major public health emergencies[J]. *Chin Pharm J*(中国药学杂志),2020,55 (24):2085-2089.

[5] NATIONAL HEALTH COMMISSION, STATE ADMINISTRATION OF TRADITIONAL CHINESE MEDICINE. Opinions of the two departments on accelerating the high-quality development of pharmaceutical services[EB/OL]. [2018-11-21]. http://www.gov.cn/xin-wen/2018-11/28/content 5344128. htm.

[6] MINISTRY OF EDUCATION, MINISTRY OF FINANCE. Opinions on the implementation of the "Undergraduate Teaching Quality and Teaching Reform Project for Colleges and Universities" during the "Twelfth Five-Year Plan" period. [EB/OL]. [2011-07-01]. http://www.mdc.gov.cn/srcsite/A08/s7056/200701/t2007012279761. html.

[7] FAN C L, PANG R, YAO W B. Exploration of reform paths of high-level talents training in clinical pharmacy[J]. *J China Pharm* (中国药房),2023,34(6):746-751.

[8] FAN C L, XU X Y, YAO W B, *et al.* Review, Reflection and Prospect of Accreditation for Pharmacy Education in China[J]. *Pharm J*(中国药学杂志),2022,57(2):154-162.

[9] WU Y. Deepen the construction of the "four new" anddevelop the self- cultivation of talents[J]. *Chongqing High Edu Res* (重庆高教研究),2022,10(3):3-13.

[10] YAO W B. Clinical-oriented, accelerate the training of scientisttype pharmacists[N]. The Health, 2022-01-26 (2).

[11] CHEN H J. Ideas and countermeasures to accelerate the digital transformation of China's biomedical industry [J]. *China Ecoa Trade Her*(中国经贸导刊),2023,(2):68-71.

[12] XU C Y, CHEN W S, ZHAO R S, *et al.* Global pharmaceutical development under the epidemic of COVID-19[J]. *Her Med*(医药导报),2023,42(2):143-149

[13] WU Y. Chinese modernization and the reform, innovation and development of higher education[J]. *China Higher Edu Res*(中国高教研究)2022,(11):21-29.

[14] WU Y. International consensus, Chinese innovation, accurately grasp the key points of the development of higher education in the new era[J]. *China Higher Edu Res*(中国高教研究),2022,(8):7-10,23.

节选自《中国药学杂志》2023,58(10)

中国医院药学学科的建设与发展

刘高峰[1],陈　孝[2],张毕奎[3],赵荣生[4],教海莲[5],屈　建[6],张　玉[7]

(1. 哈尔滨医科大学附属第二医院药学部,哈尔滨 150096;2. 中山大学附属第一医院药学部,广州 510080;
3. 中南大学湘雅二医院药学部,长沙 410011;4. 北京大学第三医院,北京 100191;
5. 北京和睦家医院,北京 100015;6. 中国科学技术大学附属第一医院·安徽省立医院药学部,合肥 230001;
7. 华中科技大学同济医学院附属协和医院,武汉 430022)

摘要　医院药学学科建设永远在路上。本文回顾中华人民共和国成立以来医院药学发展经历的3个阶段:药品匮乏,粗犷管理;以药养医,供大于求;药学服务,创新驱动。医院药学部门主要任务由"找药""进药"到"用药",凤凰涅槃,蜕变重生。医院药学学科逐步产生新理论、新方法、新成就,学科建设取得丰硕的成果:开展"以患者为中心"的临床药学工作、结合临床开展应用研究、推广应用药学新技术、加强药物临床应用管理;医院药学的学术建制与发展;确立临床药学专业学制教育与培养临床药师、医院药学人才队伍建设、发挥中国药学会医院药学专业委员会组织引领作用、评选国家临床药学重点专科建设单位、探讨医院药学学科研究范围与建设内涵、出版医院药学学术期刊、专著及系列培训教材、开展医院药学学术活动与国际交流等;致敬一代代医院药学工作者执着坚守、筚路蓝缕的艰辛历程,铭记老一辈医院药学专家的科学家精神。展望医院药学学科未来的发展趋势,加强临床药学专科建设适应临床医学发展的需求,培养适应新型药学服务模式的药师,推进临床药学实践创新,提升药学服务质量,强化信息技术在临床合理用药中发挥作用,医药协同技术创新满足临床药学服务需要。

关键词　医院药学;学科建设;历史阶段;科学家精神;发展趋势

悠悠风雨七十载,漫漫悬壶济世路。中国医院药学的发展自中华人民共和国成立以来,一路风雨兼程、砥砺奋进[1-2]。从木斗药柜到智慧药房、从小勺分袋到自动分包、从推车送药到管道物流、从手工入库到扫码传送;医院药学部门名称从药房、药局、药剂科到药学部;工作内容从采购供应保障到以患者为中心的药学服务[3];工作职能从调剂、制剂向控制用药风险、药物治疗管理的合理用药转变;临床药学从血药浓度监测、基因检测到个性化服务[1];医院药师从几百人到目前53.1万人[4],药师中硕士、博士学位比例持续上升;临床药师从无到所有医院全覆盖[5],日趋成为合理用药的守门人;药学门诊以药学专科、通科及医-药联合门诊形式渐入医疗机构诊疗科目;家庭药师如雨后春笋,服务千家万户;药学服务从完全人工向信息智能化方向转变,医院药学学科正逐步成为一门迈向临床的学科[6]。

纵览医院药学发展经历的3个阶段,探讨中国医院药学学科的发展历程,传承医院药学工作者艰苦奋斗、不断进取的开拓精神,及时总结有益经验、吸取教训,准确把握医院药学学科发展趋势;以便梳理我国医院药学工作的脉络,明晰亟待解决的问题,客观公正地评价现状,更加理性地思考未来[7]。

1　医院药学的发展历程

中华人民共和国成立以来,中国医院药学的发展经历了3个阶段:一是药品匮乏,粗犷管理:中华人民共和国成立至改革开放前[8],药剂科主要任务是如何"找药"[9];二是以药养医,供大于求:改革开放至21世纪初[10],药剂科主要任务是如何"进药"[1];三是药学服务,创新驱动:20世纪90年代至今,药学部主要任务是如何"用药"[9]。中国医院药学的发展走过了凤凰涅槃,蜕变重生之路。

1.1　药品匮乏,粗犷管理

中华人民共和国成立至改革开放前,我国医院药学处于第一阶段——药品匮乏,粗犷管理[8]。

中华人民共和国成立初期,百废待兴,加之欧美各国对我国实行经济封锁和政治打压,内忧外患。据不完全统计,全国共有269家药厂,仅能生产化学原料药二三十种[11],上市药品不过几百种[5]。1950年统计数据显示,全国仅有2803所医院,全国范围内缺医少药的问题严重[12],药品规格不全、剂型不全、供不应求,不能满足对药品多样化与及时供货的医疗需求[6]，临床上最大的困难就是无药可用[5]。临床科室询问药剂科最多的一句话，就是“你能不能找到药”[9]。此时医院药学的主要精力是用于保障患者的药品供应[12]，四处找药，自己配药[5]。这一时期医院药师严重缺乏，医院药房设备条件差[12]，药师工作是小房间，发药是小窗口，贮药是小药柜，调剂是小转台[2]，药师很难发挥应有的技术，职业地位较低[12]。

1.1.1 解决药品有或无的问题 为适应医疗卫生事业发展的需要，医院药学主要承担药品供给和门诊调剂工作，这决定了当时医院药学以保障供给为主的工作模式。药师的工作主要局限在采购、供应、保管药品、调剂、制剂及药品检验等方面[13]。这个时期医院药学大致可以分为两个不同阶段：20 世纪 70 年代前，基本是以药品调配为主的阶段，按协定处方调配，医院药房中心工作是保障药品供应；70 年代后，是以制剂业务为主的阶段，医院制剂品种从数量到剂型，从西药制剂到中药制剂，都得到较大发展，保障了医疗需求[6]。

以调剂为主的时期：20 世纪 50 年代，我国医院药学的主要业务是按方调配，处方调剂工作量大，手工操作多[6]。一些内服溶液如 10% 氯化铵溶液、5% 溴化钾溶液等，需将浓缩贮备液稀释后发给患者。各种滴眼剂、滴鼻剂均事先装在磨口玻瓶中，临时灌入滴眼瓶、滴鼻瓶中发出。当时临时包装的散剂也较多，也需事先按协定用量包好，凭医师开写的数量发出[14]。不仅费时费力、效率低，且质量不易保证，门诊患者等药时间长[6]。

20 世纪 60 年代后，随着门诊患者增多，原来配方调剂无法满足需求，产生协定处方配药。医生按协定处方内容开方，药师按协定处方规定预先配制，并分装、包装好[15]，减少患者等候时间，不仅提高效率，也利于保障药品质量[2]。改革开放以后，随着国家经济和医疗卫生事业的发展，医院调剂服务也获得相应发展[2]。

以制剂为主的时期：20 世纪 50—60 年代，面临药品和原料匮乏、药品供应短缺、品种单一的局面，许多临床治疗需要的药品只能由医院药房调配[2]。为满足临床用药需求，从基层医院到大型综合性医院都设立制剂室，医院制剂从品种研制、小规模生产到大规模发展[6]。同时开展相应的药检工作。为配合临床开展中西医结合工作，开始研究中西医结合的复方制剂，进行中药制剂改革及有效成分提取，应用制药技术与工艺配制中药片剂、丸剂及注射剂等，弥补当时市场供应的不足[2]。

20 世纪 70 年代以后，由于“文化大革命”，制剂工业处于停顿状态，医院不得不扩大制剂生产以满足临床用药需求[15]。制剂品种从数十种到数百种，剂型从外用、内服制剂到注射剂乃至大输液[6]，在中西医结合的大背景下大搞中草药运动，采、种、制、用中药制剂，使医院制剂室几乎成为小药厂[15]。当时每家省级医院都能生产 200 种左右制剂，主要有眼膏、滴眼剂、滴鼻剂、滴耳剂及口腔科充填剂等[16]。全国性中草药运动促进中草药的广泛发掘和利用，基本上保证防治疾病用药需要。医院制剂为供应不足的药品市场起到拾遗补阙的作用[2]，为发展我国传统医药事业做出不可磨灭的贡献[16]。医院制剂大发展态势持续到 70 年代末，即改革开放前期[6]。

1.1.2 学科建设以服务药剂为核心 在调剂、制剂为主的时期，医院药学处于经验药剂学阶段，学科建设是以药剂学为核心，支持这一工作的基础学科主要为化学[2]。医院药学工作的特点是：处方调剂工作量大且手工操作多；复方制剂处方多以经验方为依据，以原生药或脏器为原料制成的粗制剂比例较大；药物含量测定是质量控制的唯一标准；药师日常业务包揽一切医疗物资供应[2]。

医院制剂的发展促进药品检验和科研的快速发展。医院药剂科成立药检室（分析室）并装备相应的仪器设备（如紫外分光光度计、旋光仪及色谱仪等仪器），控制药品质量；开展新制剂、制剂稳定性及注射剂配伍等研究[14]；制订质量标准与检验方法[6]，促使医院药品检验业务在技术与学术两方面提高到一个新的水平[15]。

围绕“以药品为中心”与“以保障药品供应为中心”开展医院药学工作，门诊调剂、制剂及与制剂相配套的质量监督（分析技术）均得到较大发展，并同步建立起药品供应、制剂管理及门诊调剂管理三大管理模块[13]。

1.1.3 教育体系以培养药剂人才为目标 中华人

民共和国成立初期，教育体系以如何培养药剂人才为目标，依照苏联的教育模式建立起我国药学教育框架，将药科分为高等药学院、系和中等药剂士学校，分别培养药师和药剂士[2]。药学专业学制为4年，并增办两年制专修科[17]。

1.1.4　成果　①提供临床急需药品：20世纪50—60年代以院内制剂研发为主，解决临床用药品种少、疗效不理想等问题。20世纪70年代以中西医结合与中药注射剂开发为主，在继续研发新制剂、新品种、新含量测定方法及质量检验方法的同时，注重中西医结合和挖掘祖国医药宝库，研发出大批中成药和一些中药注射剂，如柴胡注射液一直沿用至今[12]。有些医院制剂疗效确切，作用独特，深受专科医生和患者的喜爱，如北京各医院院内制剂明星产品[2]，见表1。

表1　北京各医院院内制剂明星产品[2]

医院	药品名称	适应证
北京中医医院	红纱条	感染性疮面、顽固难愈性皮肤溃疡
北京协和医院	硅霜	皮肤干裂、瘙痒
北京大学第三医院	鼻炎三号	慢性鼻炎、过敏性鼻炎
北京儿童医院	复幼合剂	儿童性早熟
	青紫合剂	儿童过敏性紫癜
首都儿科研究所	肤乐霜	婴幼儿湿疹
空军总医院	一号霜	一般性的皮肤病，如银屑病、湿疹等
北京大学人民医院	咳嗽合剂	祛痰、止咳
北京医院	维生素E乳	皮肤干裂、瘙痒

②建立药品质量管理体系：除符合《中国药典》标准的制剂外，医院制剂还有协定处方制剂、中药制剂或创新制剂，都必须制订质量标准与检验方法[2]，有严格的操作规程；对于新开发制剂，必须进行动物实验与临床试验，各项指标合乎标准并经卫生部门批准后才能正式投入本院临床使用。

1959年，北京市卫生局组织编写《医院药房制剂操作规程》，收载方剂140余种，质量检验方法借鉴苏联的先进经验，1966年出版修订本[6]。1990年原卫生部组织编写出版《中国医院制剂规范》，并作为全国性的医院制剂质量标准颁布执行[14]；1995年再次修订出版第2版，共收载医院制剂249种[6]。

③助力医药行业新药研发：在特定时期，医院制剂发挥着拾遗补阙的积极作用，始终坚持“控制规模，保证质量，创造特色，开发新药”的医院制剂发展策略，生产制剂品种以补充市场上没有供应而临床需要的药品为主要目标[6]。有些医院制剂疗效确切，深受医患欢迎，已被开发成新药，推向市场[2]，还为后来改革开放时期的制药工业发展打下基础，培养锻炼出一批技术管理人才[16]。

最初研制与开发均始于医院制剂的新药如下：北京协和医院的妇炎宁阴道泡腾片、协和硅霜、B超耦合剂、碳酸钙（协达利）片、戊酸雌二醇（协坤）片[18]；原第一军医大学南方医院（现南方医科大学南方医院）的三九胃泰、正天丸[2]；原湖北医学院附属一院（现武汉大学人民医院）的制霉菌素栓、归芪口服液[19]；解放军第254医院的复方丹参滴丸；解放军第302医院的复方鳖甲软肝片；武汉市儿童医院的龙胆壮骨颗粒；武汉市传染病医院的空心莲子草和空心莲子草（螃蜞菊）注射液被收载于1977年版《中国药典》；杭州市传染病医院的国家四类新药“甘草酸二胺”（商品名为甘利欣）；北京地坛医院的“84消毒液”；其他还有复方氟尿嘧啶多相脂质体、蝮蛇抗栓酶及灭澳灵等新药[2]。

④建立药剂学、化学为主的高等药学教育体系：中华人民共和国成立初期，我国高等教育通过向苏联学习，在短时间内很快就建立起一套相对完整的、与社会主义制度和计划经济体制相适应的高等教育模式，助力我国短期内培养出大批实用型医疗卫生人才，大大缓解了新中国成立初期严重的缺医少药状况[17]。以1950—1957年8年计，高等药学院校毕业生3600余人，约为解放前全国药师登记人数的3倍多[11]。我国高等药学教育模式是以培养制剂生产和处方调配人员、培养“新药研究及制备”的技术型人才为主[20]，采用以药物合成、分析及制剂等为培养目标，即“以药品制造为目的”的化学教育模式[21]。但长此以往，也导致药学学生对口性强、目标单一、基础偏窄，制约了我国药学教育的长期发展[20]。

1.2　以药养医，供大于求

改革开放至21世纪初，我国医院药学处于第二阶段——以药养医，供大于求[10]。

以药养医机制起源于1954年，当时政府财力不足，医疗服务价格偏低，公立医院正常运行难以为继。1954年，国家出台“医院药品价格加成政策”，并在全国医疗机构实施，允许医疗机构在销售药品时，在批发价格基础上进行加成，形成药品零售价格，批零差价即为药品加成，所得全部收入都留给医疗机构。当时规定的药品加成率，西药不得超过15%，中成药不得超过16%，中草药不得超过29%。该政策日后被称为"以药养医"机制[22]。在特定的社会背景下，以药养医机制对医疗事业的发展起到保障作用，但其引发的看病就医问题不容忽视[22]。

1978年改革开放以后，中国政府开始运用经济手段管理卫生事业[22]。1985年是医改元年，核心思路是放权让利，扩大医院自主权。这一阶段，政府财政投入不再增长，公立医院经营理念转向，逐渐开始强调自主经营、自负盈亏，公立医院被推向市场。虽然一系列的卫生政策刺激医院创收，弥补医院收入不足，但是影响医院公益性的发挥[22]。2017年10月18日，党的十九大报告中指出，要全面取消以药养医，健全药品供应保障制度。随着新一轮医改推进，各地逐步取消了药品加成政策。

1.2.1 *以供应为中心，解决效益问题* 20世纪80年代，随着国际前沿制药企业进入中国和国内制药企业迅速发展壮大，药品从过去供不应求变成供大于求[5]，医院药剂科历史性地承担"以药养医"的重任[13]。医院收入约50%来自药品利润，药剂科成为医院经济支柱，主要人力集中在药品采购和制剂工作上，而药学职能工作被大大弱化[13]。

20世纪80年代后，是临床药学为主的阶段，医院药师开展治疗药物监测（therapeutic drug monitoring，TDM）、药物情报咨询、药品不良反应（adverse drug reaction，ADR）监测与报告，参与临床药物治疗，协助医师选用药物、制订合理用药方案等，临床药学逐渐成为医院药学工作的重心，但此阶段临床药学工作关注和研究的重点依然是药物本身，许多工作还属于临床药理学的范畴[23]。

1.2.2 *学科建设是以运营机制、组织结构管理为核心* 在国内的临床药学工作，从20世纪60年代就已开始萌芽：1963年，在制定国家科技十二年规划有关药剂学课题时，曾列入"临床药剂学"内容；1964年，汪国芬、张楠森、钱漪主任药师等在全国药剂学研究工作经验交流会上首先提出开展临床药学工作的建议；1978年，在中国药学会上海市分会临床药学为主的阶段，医院药学以生物药剂学为核心，支持这一工作的基础学科为化学、药理学、药物动力学及计算机技术。医院药学工作的特点：处方调剂工作中更强调合理用药；制剂组方注重科学性研究；用符合药品标准原料生产的制剂增加；药物质量标准中除含量测定外，还注意药物稳定性、药物溶出度及生物利用度的测定；开展体内药物浓度监测；计算机技术应用于医院药学工作；药品与器材供应分开，药品供应工作走向专一化；药师开始接触临床[2]。

1.2.3 *教育体系为重学术轻应用* 20世纪80年代，我国开设临床药学专业，以"药学＋生物学＋医学＋管理学"为培养模式[20]。本科教育多采用四年制，少数学校开设五年制临床药学。专业设置偏重于化学学科和制药工业，药学课程和医学课程没有很好结合[24]。

1.2.4 *成果* ①医院药学：改善实施环境的软硬件：随着国家经济和医疗卫生事业的发展，调剂室由狭小阴暗变为宽敞明亮[2]，调剂设施如药架、药柜、空调、冷藏设备、量具及衡器等也不断更新换代[12]。借助于医院信息系统的建立健全，调剂服务越来越便捷、高效。各级医院调剂服务规模逐步增长。调剂工作制度和操作规范从无到有，逐渐完善[2]。2006年，中国药学会医院药学专业委员会出台《中国优良药房管理规范》（good pharmacy practice，GPP），为药房管理与服务提供行业标准[6]；2010年组织翻译的《美国卫生系统药师协会（ASHP）实践指南汇编（2010版）》，为规范药事管理、拓展药学服务提供重要参考。

除改善硬件环境、普及医院信息系统（hospital informa-tion system，HIS）及优化工作流程外，医院药学调剂服务水平逐渐提高，在调剂的同时，重视对患者用药指导。药师在发药时为患者提供与所配药品相关的信息，包括服药时间、与食物的相互作用、不良反应处理方法及药物贮存方法等，以提高患者药物治疗的依从性、有效性及安全性[2]。

②构建药事管理体系，临床药学得到初步发展：医院药学部门先后承担药品供应、药品调剂、药品检验、质量控制、学术科研、临床药学及药品监管等职能，药学部门的名称从"药房"到"药剂科"，再到"药学部"及"药事部"等（图1），药学部门的新功能相应地萌芽出新名称，反映着与其相适应的功能及发

展方向，适应着当时的客观需求[25]。

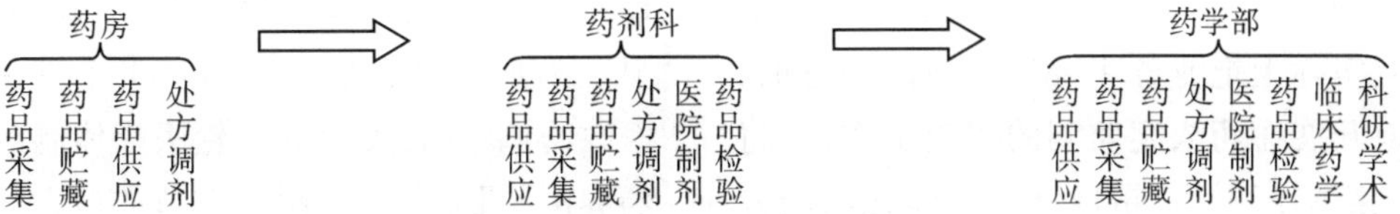

图1　医院药学部门功能发展[25]

国内的临床药学工作，从20世纪60年代就已开始萌芽：1963年，在制定国家科技十二年规划有关药剂学课题时，曾列入“临床药剂学”内容；1964年，汪国芬、张楠森、钱漪主任药师等在全国药剂学研究工作经验交流会上首先提出开展临床药学工作的建议；1978年，在中国药学会上海市分会年会上，汪国芬、张楠森、钱漪等主任药师发表题为“临床药学前瞻”的专题报告[6]；1979年，陈兰英主任药师等第一批医院药学工作者到美国访问，带回临床药学理念；1980年3月，我国著名药学教育家刘国杰教授在《药学通报》发表“国外临床药学的发展和临床药师的培养”的论文，首次明确提出要在我国改革药学教育与培养临床药师的建议[6]；1980年，汪国芬、张楠森主任药师等又撰写“阐述临床药学”和“论临床药学内容的八个方面”等文章，论述临床药学的概念和主要内容[6]；1980—1982年，华西医科大学药学院（现四川大学药学院）、南京药学院（现中国药科大学）、沈阳药学院（现沈阳药科大学）、上海医科大学药学院（现复旦大学药学院）、北京医科大学药学院（现北京大学药学院）等分别举办临床药学进修班[26]，培训临床药学骨干。

1982年，国家卫生部在《全国医院工作条例及医院药剂工作条例》中列入临床药学内容[6]；1983年5月，中国药学会在安徽黄山召开全国首届临床药学学术论文交流和专题讨论会；11月，卫生部在成都召开全国临床药学工作座谈会[6]；1987年，湖北省人民医院、黑龙江省人民医院等12家重点医院作为全国临床药学工作试点单位[6]；1989年，国家教委在华西医科大学试办5年制临床药学专业，培养正规的临床药师。南京军区总医院、北京协和医院、湖南医科大学附属第二医院（现中南大学湘雅二医院）等单位先后多次举办临床药学培训班，为促进临床药学工作开展培养了一大批专业人才[6]；1991年，卫生部在医院分级管理中首次规定三级医院必须开展临床药学工作，并将其作为考核标准之一。随后，北京协和医院、上海华山医院和广东省人民医院等16家医院被卫生部确定为全国临床药学试点单位[6]。

1992年，上海医科大学创刊《中国临床药学杂志》，南京军区总医院陈刚教授等编写专著《治疗药物监测——理论与实践》；卫生部组织医院药学考察组赴美国考察了8家大医院和4所药学院校，学习美国开展临床药学工作的理念与经验[6]；1993年，卫生部在上海医科大学药学院建立临床药学培训中心，面向全国培养临床药学工作人员[6]；2000年，中美临床药学学术交流会议分别在广州、北京、西安及上海举办[6]；2002年，卫生部和国家中医药管理局颁布《医疗机构药事管理暂行规定》（2011年修订为《医疗机构药事管理规定》），明确提出“开展以合理用药为核心的临床药学工作”“逐步建立临床药师制”；2004年，“首届全国药学服务与研究学术会议”在上海召开[6]。

在TDM研究方面，治疗窗窄、血药浓度与临床反应关系明确、国外能够开展监测的品种，我国均具备监测能力。如茶碱、地高辛、洋地黄毒苷、环孢素、氨基糖苷类抗生素、抗癫痫药、抗抑郁药及抗肿瘤药等。南京军区总医院相关工作开展较早、较深入，在TDM与个体化给药的基础上，还进行群体药动学研究，为TDM提供更新、更科学的方法与手段。另外，中南大学湘雅二医院为“急救医学”这门新兴学科充实了药物中毒患者抢救及毒代动力学研究的重要内容。我国用于体内药物分析的仪器也与国外相差无几，如荧光偏振免疫分析、高效液相色谱（HPLC）、气相色谱（GC）及与质谱（MS）的联用技术等[27]。

30年来，我国的临床药学从无到有，并由城市大型医院向基层医院扩展，因地制宜，各具特色，在开展原有的药品采购供应、药品调剂、医院制剂等工作基础上，逐步朝面向患者的临床药学、治疗药物监测及药学服务等方向拓展[6]。但是，我国已开展临床药学的医院实际上把业务主要集中在两个方面：一是有选择地开展血药浓度监测的实验工作，并将测得数据提供给临床医生，帮助制订个体化给药方案；二是开展药物情报服务，向全院的医、药、护、技人员提供药物情报（drug information，DI）。其他如参加临床查房、制订个体化用药方案、控制药物滥用、报告药品不良反应、进行药物咨询等临床药学工作在这一时期尚未很好地开展，成为制约我国临床药学发展的因素[28]。

③逐渐增加临床药学的课程，尝试启动药学教育改革：1987 年，经卫生部同意、国家教委批准，华西医科大学率先在我国设立临床药学专业。2005 年后，随着临床药学事业的发展，对临床药学人才需求的增加，各种形式的临床药学教育逐渐发展[6]。全国至少有 30 家医药院校系又陆续开设临床药学专业或者方向（省市批准，教育部备案）。课程设置更多增加了开展临床药学所需要的医学知识、文献检索、循证医学、沟通与交流及药物治疗学等[29]；而授课老师除院校的师资，更多来自医院的药师与医师；教学方式除传统的老师讲学生听外，采用情景式教学模式，模拟药物咨询、病例讨论、会诊、知识竞赛及专题演讲等综合运用到教学中，极大地提高学生的兴趣与能力。这些改变为医院药学发展提供优秀的人才储备[6]。

1.3　药学服务，创新驱动发展

国内外药学界普遍认为，未来医院药学应是以患者健康为目标、药学服务为重点的药学专业服务工作。20 世纪 90 年代中期，药学服务的理念传入我国，长海医院药学部胡晋红教授提出的“全程化药学服务”（integrated pharmaceutical care）概念获得普遍认同。在这个框架内，药师与患者、医护人员及其他专业人员进行合作，药师增加对药物使用监控的职能，以及为达到改善患者健康和生活质量这个特定目标而提供服务。药学服务包括用药前的宣传教育，用药过程中的顾问、监测及用药后的监测与评价[6]。20 世纪 90 年代至今，我国医院药学处于第三阶段——药学服务，创新驱动，以现代药学与临床药学为支柱，支持这一工作的基础学科为药物治疗学、临床药学、计算机网络信息技术及人工智能（AI）等[2]。

1.3.1　医院药学工作的特点　“以药养医”问题凸显。2006 年 9 月成立的、由 11 个有关部委组成的医改协调小组，发起新一轮医疗体制改革，破除“以药养医”机制是公立医院改革的最大“手术”。2009 年起，取消药品加成开始逐渐进行试点推广[10]。到 2017 年 9 月，全国所有公立医院全部取消药品加成，跨越 60 余年以药养医机制正式退出历史舞台，在医药卫生体制改革的历程中具有划时代意义[22]。药品零加成带动医疗费用整体涨幅的下降[10]。随着以药养医机制的终结，公立医院迎来全面改革的新时代，巩固前期改革成果，进一步健全公立医院维护公益性、调动积极性及保障性持续的运营新机制和科学合理的补偿机制，成为下一步公立医院综合改革的方向[22]。药学服务逐渐走上舞台，医院药师回归本位，更加关注如何用药，这个时候临床科室询问药学部门更多是问“这个药怎么用”[9]。

医疗体制的变化促使药学服务意识增强，医院制剂规模不断缩小，医院药学工作重心也随之从“药物”转移到“患者”，工作模式从传统的“供应保障为主”向“技术服务为主”转变，主要工作内容向药学服务转变[23]。医院药学工作的特点：以临床疗效作为工作质量标准；积极开展药物临床试验研究、临床用药评价、联合用药及药物经济学研究；培养临床药师参与临床药物治疗工作，实施药学服务，发挥合理用药守门人的重要作用；医院药学工作逐步实现机械化、信息化及自动化；药学管理科学化、规范化；计算机的大规模应用及计算机网络化管理极大提高医院药学的工作效率与管理水平[2]；医院药学相关的医教研工作稳步推进，药师在医疗工作中发挥着重要的支撑作用；医院药学教育体系日趋完善，人才队伍建设成效显著，具有硕士、博士学位的药师占比迅速增加，这些都为医院药学学科持续发展奠定了良好的基础。

1.3.2　主要成果　首先，公众安全用药意识日益增强。过去我国用药教育提供者主要是医生和护理人员，药师发挥的作用有限，针对人群也主要是医院患者[30]。随着药学服务工作的逐步深入开展，药师在公众安全用药教育方面正发挥越来越重要的专业作用，助力减少公众不合理用药的危害，推动我国“健康中国”目标的实现[30]。

其次，推进药学服务的政策日益深化。2018年11月，国家卫生健康委与国家中医药管理局联合发布《关于加快药学服务高质量发展的意见》。为进一步转变药学服务模式，提高药学服务水平，满足人民群众日益增长的医疗卫生健康需要，就加快药学服务高质量发展提出以下意见：①进一步提高对药学服务重要性的认识；②推进分级诊疗建设，构建上下贯通的药学服务体系；③加快药学服务转型，提供高质量药学服务；④加强药师队伍建设，充分调动药师队伍积极性；⑤积极推进“互联网+药学服务”健康发展[31]。

第三，推进药学服务政策日益深化。具体表现为：积极推动药师法的立法工作、推进药学服务标准化及落实药事服务费。

①药师法：我国医院药学服务工作正由单纯的“以药品为中心”向“以患者为中心”逐步转变。而开展“以患者为中心”的药学服务仍面临服务观念的转变、患者对药学服务认知度的缺乏、药学人员业务水平有待提高及临床药师的建制等问题，因此亟须法规政策的推动引导和明确规定，引导尚待完善的医院药学服务走向体系化、规范化、合理化[2]。

2017年1月，我国启动“中华人民共和国药师法”立法工作。2017年5月，国家卫生计生委办公厅发布《中华人民共和国药师法（草案征求意见稿）》。2020年以来，采纳各方反馈意见达成一致共识，形成《药师法（送审稿）》。目前正在进行更深入的调研论证，积极会同有关部门进行修改完善[32]。

②药学服务和药事管理标准化：临床药师在临床工作中担任重要职责，是患者用药的宣教者、医嘱制定的参与者、个体化治疗的推行者、问题医嘱的监督者、药物不良反应的报告者、药学知识的普及者[2]。我国临床药师的日常工作就是医嘱审核、药学查房、用药教育、药学监护、药学会诊、药物重整、药品不良反应和用药错误的处理和防范等[5]。

药师深入参与患者的临床治疗工作，使药学服务更专业化及精细化，更易发现用药过程中出现的状况；全程闭环式的服务，更易于药师、医师及护士之间沟通病人用药过程的监护及相关问题[33]；药师在防范高警示药品的风险、发现药物与食物的相互影响、药物与药物的相互作用及不良反应等方面更敏感，更利于患者药物治疗的安全有效[33]；有利于医院药师临床服务能力的提高及临床药学人才梯队建设；明显提高患者对药学服务的满意度[33]。

为加强医疗机构药学服务管理，保障药学服务质量，中国医院协会药事专业委员会牵头编制了《医疗机构药事管理与药学服务》团体标准，基本框架包括总则、临床药学服务、药学保障服务及药事管理4个部分，共有51项标准分册，到目前为止已发布了31项团体标准。在2021、2022年“中国医院质量大会”及2023年“中国医院大会”上，依次发布了前三批标准，第一批发布的9项标准：包括1项总则和8项临床药学服务，分别为《标准框架与体系表》《药学门诊》《处方审核》《药物重整》《用药咨询》《用药教育》《药学查房》《药学监护》及《居家药学服务》；第二批发布的9项标准：包括1项总则、4项临床药学服务、3项药学保障服务和1项药事管理，分别为《标准化工作指南》《药学会诊》《药学病例讨论》《治疗药物监测》《药学科普》《用药监护》《静脉用药集中调配》《医疗机构制剂》及《药品质量管理及控制》；第三批发布的9项标准：包括1项临床药学服务、1项药学保障服务和7项药事管理标准，分别为《互联网医院药学服务》《超说明书用药》《应急药事管理》《药房自动化与信息技术》《用药安全文化建设》《药品使用监测与评价》《特殊管理药品》《抗菌药物》及《抗肿瘤药物》。《医疗机构药事管理与药学服务》团体标准的研究和编制是以患者为中心，围绕药学“服务、保障、管理”等方面而展开的，旨在指导医疗机构实施同质化药学服务、流程化药学保障、规范化药事管理，提升质量、保障安全、优化管理及促进合理用药等方面发挥重要作用[34]。

③药事服务费：药事服务费一词，最早出现于2009年4月出台的《中共中央 国务院关于深化医药卫生体制改革的意见》，“通过实行药品购销差别加价、设立药事服务费等多种方式逐步改革或取消药品加成政策，同时采取适当调整医疗服务价格、增加政府投入、改革支付方式等措施完善公立医院补偿机制”。当时的定义是弥补公立医院取消药品加成的收入损失。2017年1月24日，《国务院办公厅关于进一步改革完善药品生产流通领域使用政策的

若干意见》,要求规范医疗和用药行为,促进药品价格合理,加强药师队伍建设,发挥药师在合理用药方面的作用,并要求统筹药师处方审核和调剂、指导临床用药的医疗服务费用。2018 年,国家卫生健康委员会颁布《医疗机构处方审核规范》,明确药师是处方审核的第一责任人。2019 年 9 月 19 日,国家医保局发布《国家医疗保障局关于政协十三届全国委员会第二次会议第 2343 号(医疗体育类 231 号)提案答复的函》表示,将开展相关服务项目收费政策专题研究,探索适宜的收付费方式,激励药学人员在促进合理用药、减少资源浪费等方面发挥积极作用[35]。

对药学服务收取费用是全球通行的做法,既体现了药学服务的价值,也对行业和学科的健康发展起到了良性促进作用[36]。在我国医改推进过程中,曾有部分地区明确提出增设药事服务费[37],许多地区均在自行探索药事服务收费政策[38-40]。

2023 年 9 月 20 日,国家卫生健康委、国家中医药局和国家疾控局联合下发《全国医疗服务项目技术规范(2023 年版)》[41],设立了药学服务项目,包括:药师门诊诊察、处方/医嘱药品药剂、住院患者个性化用药监护。这标志着药学服务已正式纳入国家医疗服务收费项目。

与其他应用学科的发展受制于基础科学的进步一样,医院药学直接受到其他科学技术发展的影响。目前,高速发展的计算机网络信息技术、先进仪器分析测试技术、医院自动化分包调剂技术、处方药物配伍自动筛查等技术的广泛应用,使医院药学上升到一个新的层次,并使医院药学的工作内容及工作模式继续发生着深刻的变化[6]。另外,各地医院正在大力推广应用药学新技术,包括药品临床综合评价、超说明书用药循证评价决策系统、智慧药学助力药品全流程的闭环管理和药学服务、互联网 + 药学服务、处方前置审核及点评、精准用药设计及静脉用药集中调配等。

2 医院药学学科的建设进展

我国医院药学学科产生很多新理论、新成就及新方法,学科发展进程中涌现许多重要人物与事件,学科建设取得丰硕的成果:开展“以患者为中心”的临床药学工作、结合临床开展应用研究、推广应用药学新技术、加强药物临床应用管理。医院药学的学术建制与发展表现为:确立临床药学专业学制教育与培养临床药师,医院药学人才队伍建设,发挥中国药学会医院药学专业委员会组织引领作用,评选国家临床药学重点专科建设单位,探讨医院药学学科研究范围与建设内涵,出版医院药学学术期刊,专著及系列培训教材,开展医院药学学术活动与国际交流等。各项医院药学工作得到较全面的发展,特别是治疗药物监测与用药个体化、结合临床研究新制剂与新剂型等方面具有中国特色[27]。

2.1 医院药学的新理论、新成就及新方法

2.1.1 开展以患者为中心的临床药学工作 临床药学服务工作已在全国范围内广泛开展,药学服务模式也已逐步实现从“以药品为中心”到“以患者为中心”、从“以保障药品供应为中心”到“在保障药品供应的基础上,以重点加强药学专业技术服务、参与临床用药为中心”的转变,为患者提供优质、安全、人性化的药学专业技术服务。

①开展药学门诊,为患者合理用药护航:药学门诊目前主要包含药学专科门诊、通科门诊或医-药联合门诊 3 种形式,以临床指南、规范及共识等为循证依据,为患者提供包括药物咨询、药物治疗管理(medication therapy management,MTM)、用药依从性评估、药物重整、合理用药指导、不良反应鉴别与处理、健康宣教及随访等一系列药学服务。药学门诊可较大程度地缓解门诊医师压力,协助医师制定更加合理、规范、个体化的用药方案,并通过长期随访,提高患者用药依从性,保障患者安全合理用药(图 2)。

开设药学门诊对以患者为中心的临床药学工作有重要推动作用[42]。有助于提升临床药师业务水平:临床药师与患者直接交流,从交流中发现问题,收集和积累相关的药学知识,不断地提高自身服务质量,以满足患者安全用药的要求;有利于提高临床药师工作积极性:临床药师独立解决问题,药学服务得到患者的接受与认可,可提高临床药师工作积极性;将药学服务与收费相结合:收取药学门诊服务费,既符合医改的要求,也为自身发展奠定基础。

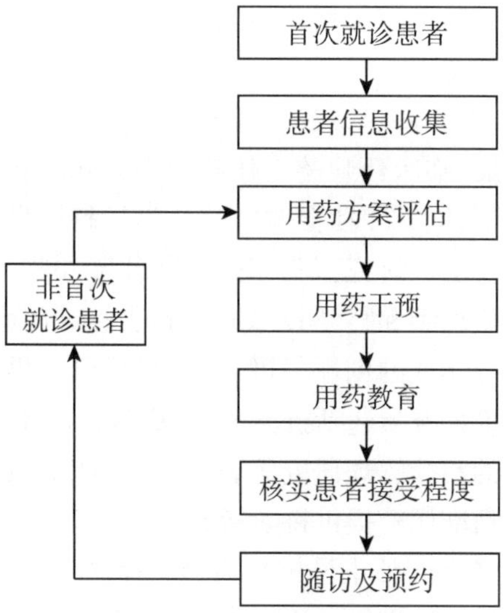

图2　药学门诊服务流程图

②开展前置审方和互联网药学服务：利用前置审方系统，通过对医生开具的不合理处方进行干预，严格执行每张处方都经过药师审核。即医生开具处方后，系统采用“先软件、后人工、先审核、后缴费”的工作模式，将原本取药时的审方流程“前置”，在初始阶段纠正不合理问题处方，补齐传统处方审核模式的短板，成为患者安全用药的前线哨兵。最终将事前审核与事后点评结合起来，实现对处方“事前审核、事中监督、事后评估”的闭环式药事管理模式（图3）。

互联网药学以药学与计算机的交叉为基础，以信息为核心，改变药师与患者沟通即用药咨询等方面单一方式[43-44]，实现优质药学资源的可及性和均衡性，促进以“患者为中心”的医院药学服务模式转变，保障公众用药更加安全、有效、经济、及时、方便[45]。互联网药学在多方面提高了药学服务的内涵，如药物信息科学管理：药物信息的收集保存更加科学高效，减少工作时间，精简优化部门结构；提高药学服务的透明性：医院对药品金额进行公示，提供用药明细；方便患者就诊：利用互联网，建立患者用药档案、预约挂号、预约检查及药物处方开单等，提高诊疗效率；拓宽药学服务范围：通过自动化药房、处方点评系统及处方前置审核系统[46]、患者和药品批号双向物流追踪系统、非住院患者重点监护系统及出院患者随访系统等，切实提升合理用药管控水平和临床药学服务水平。

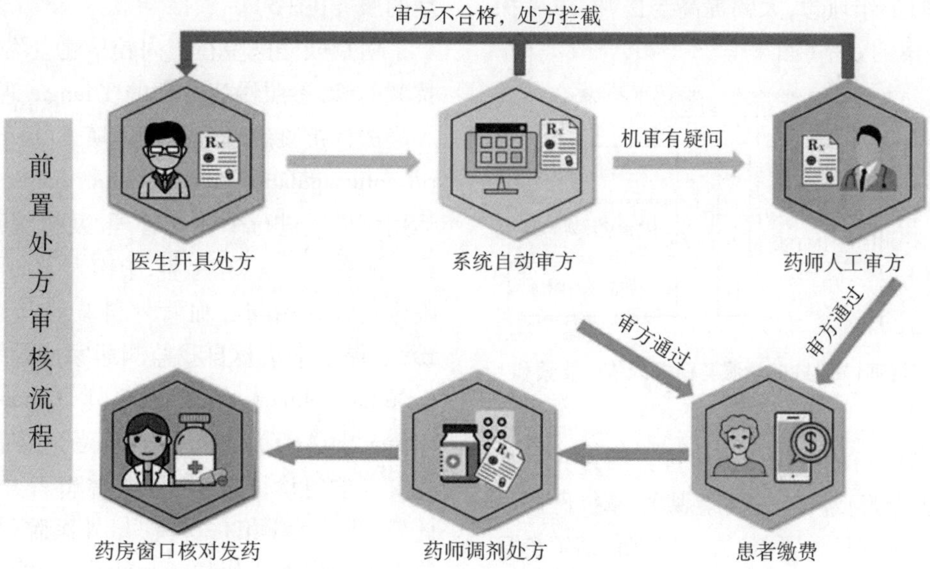

图3　前置处方审核流程图

③深入临床，开展全科药学服务：全科药学服务是临床药师切入临床、扩展服务、发挥更大作用的又一重要契机。全科药学是临床药师工作能力的进一步深化，符合大多数临床工作者对临床药师的真实需求。全科药学服务的特点主要有：服务受众面广，全科药学的服务对象主要包括老年患者、普通人群及临床一线医务工作者，全科药师具备全面完善的知识体系：全科药师知识技能需满足临床深层次的服务需求，注重知识体系的完善、临床用药决策的提高以及协调沟通能力的强化；利于开展临床药学科

研与药物流行病学研究，全科药师能把握药物流行病学的发展方向，汲取药学服务之灵感开展医药结合的科研工作。

④开展MTM规范药学服务模式：MTM服务作为一种成熟的药学服务模式[47]，能够发现和解决患者的用药问题，提高其生存质量[48]，同时具有成本-效益优势[49]，能够减少医疗费用的支出。以MTM规范药学服务模式可以提升药师专业技能、完善医疗机构药学服务内容及流程、提升我国医疗机构药学服务能力建设水平，促进合理用药，主要包括：有利于促进临床药学的发展——开展MTM服务，有利于丰富临床药学工作内容，推动医院临床药学发展，促进三级医院、二级医院及社区医院对患者进行药物治疗、用药指导与教育等药学技术服务的联动；有利于体现临床药学的工作价值—MTM服务改善患者的就医体验与生存质量，提高患者对药学服务的满意度，以MTM服务作为药学服务突破口体现临床药学的工作价值；有利于进一步提高临床药师的沟通能力——MTM强调药师与患者共同制定药物治疗相关行动计划的重要性，体现临床药师"以患者为中心"的工作理念，大幅提高与医师、患者探讨药物治疗方案的效率（图4）。

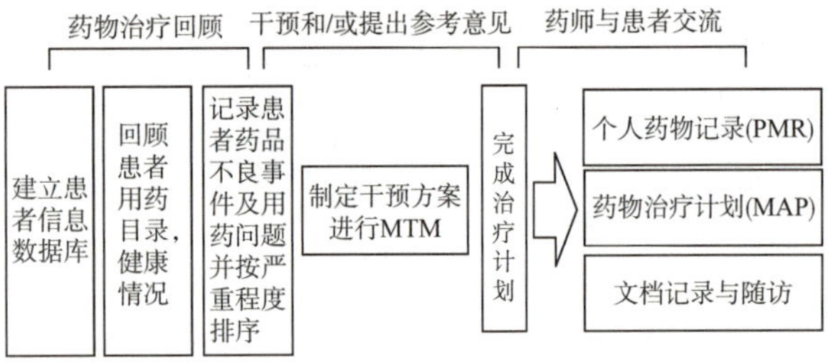

图4 药物治疗管理（MTM）药学服务模式的核心要素和工作流程图

⑤药学科普：药学科普是药学宣教的另一种形式，可以帮助公众形成科学的健康观念，掌握医药学基本技能，提高医药科学素养，从而促进和维护自身健康。有利于提高药师自身的专业水平：促使药师自主学习，丰富药物及临床知识，加深对不合理用药危害的认识；有助于推动药学服务创新：创新药学服务模式是医院药学发展的重要方向，利用互联网、信息化平台及借助平台推送药师科普宣传，有助于提高药学服务的创新性；有助于提高公众药学科学素养：宣传疾病预防、用药科普等医药基本知识、技能，能有效预防及控制用药不当等的发生率，提高大众安全用药意识。

2.1.2 结合临床开展应用研究 随着临床药学的快速发展，临床药师的工作趋向多元化。在新医改的背景下，国家和社会对医院药学学科提出高质量发展的要求。研究型临床药师往往紧扣临床前沿，运用科研思维和科学技术手段解决临床问题，探索药学服务模式的创新，其侧重于将科研成果应用于临床。诸如开展包括抗凝药物、抗菌药物、疼痛及围手术期的治疗管理研究等，从而为临床决策和患者个体化精准用药提供科学指导。

①临床药师主导抗凝药物治疗管理：药师主导的抗凝治疗管理服务逐渐成为抗凝治疗管理中重要的组成部分。在协作模式的抗凝门诊中，药师扮演着重要角色。抗凝治疗管理可以作为药师深入临床开展药学服务及临床药学研究的切入点。药师通过开展回顾性、前瞻性及探索性的临床研究，对患者的抗凝治疗实行分级管理，制定科学化的管理措施。抗凝药物治疗管理的实施分为两个阶段：第一阶段为门诊药物咨询中心的服务；第二阶段为患者离院后的服务（图5）。

南京鼓楼医院在国内较早建立临床药师参与的抗凝门诊，参照慢病管理的Triangle理论，探索建立了华法林抗凝患者分级管理模式（hierarchical warfarin anticoagulation manage-ment mode，HWAMM），并运用该模式进行个体化管理，发挥规范的抗凝管理药学服务[50-51]。2014年，中南大学湘雅二医院抗凝临床药师开始与心血管外科共同开设医药联合门诊，并提出华法林自我监测居家抗凝管理模式（safe multidis-ciplinary APP-assisted remote patient-self-testing，SMART），并指导本地区14家医疗机构开设抗凝药学门诊，对使用华法林患者开展居家管理。此外，北京大学第一医院、阜外医院、福建协和医院等也先后建立药师与医师协作的抗凝门诊，主要对患者开展国际标准化比值（international normalized ratio，INR）即时检测、华法林剂量调整、患者教育、患者随访及基因型检测等内容。香港地区药师为患者提供标准的干预流程并进行了前瞻随机研究，与医师相比，药师提供的抗凝治疗管理服务效率更高，患者花费更少。

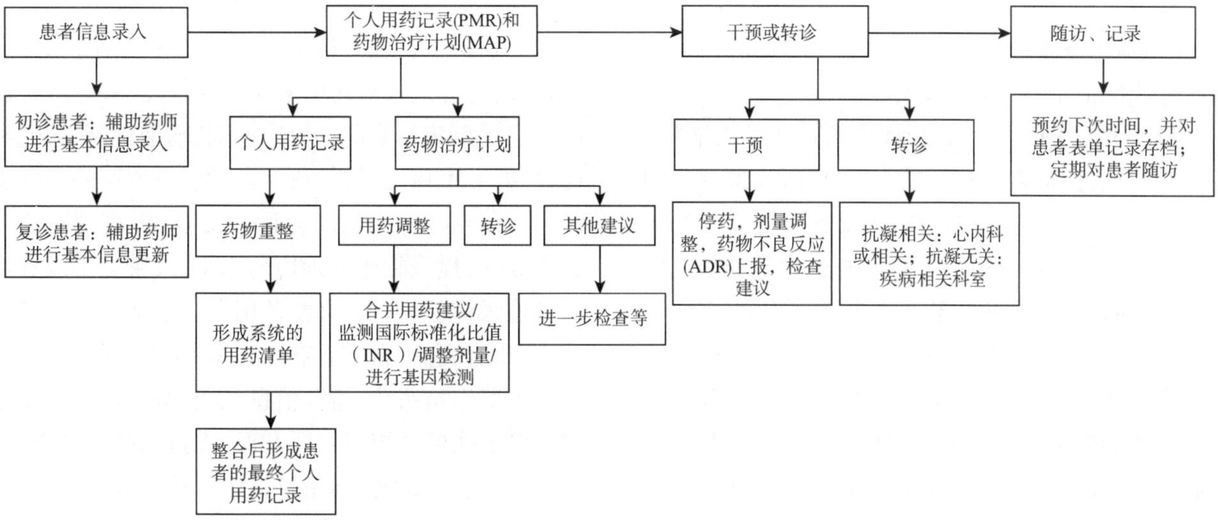

图5　抗凝药师提供 MIM 服务的标准化流程图

②临床药师主导疼痛管理模式：临床药师通过药学门诊，为门诊癌痛患者提供全程化的药学服务，可显著改善门诊癌痛患者的疼痛治疗效果；改善疼痛对患者日常生活、工作、情绪及睡眠等方面产生的影响；降低药物不良反应发生率；提高患者的服药依从性，改善患者的生存质量。在多学科团队协作模式的临床治疗中，住院部临床药师主导的疼痛管理，提高患者疼痛数字评分（numerical rating scale，NRS）、依从性、预后生存质量及满意度等[52]。

疼痛是外科患者围手术期管理的重要环节之一，医师往往更关注于手术技术，药师作为药学专业技术人员，在药物专业知识上具有优势，临床药师在外科开展疼痛管理，提供药学建议、进行用药教育和患者监护，对于缓解疼痛、减少不良反应等方面都有着重要的意义[53]。尤其在骨科手术中。围术期的镇痛管理与加速康复密切相关，药师参与围手术期多模式镇痛管理相对常规镇痛管理可明显减轻患者疼痛，加速康复，减少不良反应发生[54]。由药师主导疼痛管理，进一步加强药师与临床的联系，推动临床药学的发展，并在协助医师制订个体化镇痛方案中发挥重要作用，减轻患者痛苦，充分体现药师的临床价值。

③临床药师参与抗菌药物综合管理：临床药师通过多方面参与临床抗菌药物使用的管理，减少抗菌药物的不合理使用，规范临床抗菌药物的合理应用[55]。临床药师通过分析医院住院患者抗菌药物使用比例、使用强度及Ⅰ类切口手术预防使用抗菌药物等情况，能够针对抗菌药物的临床应用情况定期检查，发现临床抗菌药物使用的问题及薄弱点；通过制定完善的药物分级管理制度，促使抗菌药物的管理更具有层次性与合理性；通过 TDM 和组织临床抗菌药物合理使用培训，促进临床掌握抗菌药物精准的用法用量：通过抗菌药物处方点评及抗菌药物使用情况反馈，能够针对抗菌药物不合理使用问题，包括用药剂量不当、用药方法不当、重复用药、无指征用药、药物联合不当及药物选择不当等，制定有针对性的改善措施，实现管理质量的持续提高。

④临床药师实施临床路径合理用药监管：临床路径是近年来医院引入的新型管理模式，通过有序开展患者入院后的各项医疗服务，加速和规范医疗、护理的各流程，从而提高医院运作效率和医护质量，使患者获得最佳医疗服务并降低资源浪费的方式。临床药师在临床路径制定和实施过程中发挥自身药学专业优势，通过实施药学干预措施，让患者接受更有针对性的药物治疗，能够降低临床不合理用药，提高临床用药的科学性和合理性；提高用药有效性，有利于缩短疗程；改善患者治疗预后情况，减少药品费用；提高患者的满意度，有效降低患者医疗风险。

2.1.3　*推广应用药学新技术*　①药品临床综合评价：药品临床综合评价是药品供应保障决策的重要技术工具，其以人民健康为中心，以药品临床价值为导向，利用真实世界数据和药品供应保障各环节信息开展药品实际应用综合分析，为完善国家药物政策、保障临床基本用药供应与合理使用提供循证证据和专业性卫生技术评估支撑[56]。

2011 年，《中国药品综合评价指南参考大纲》发布，大纲对达托霉素等药品进行综合评价，揭开我国药品临床综合评价的序幕，并于 2015 年更新。2020 年，《中国医疗机构药品评价与遴选快速指南》发布[57-58]，通过客观评价法和卫生技术评估的方法将药品安全性、有效性及经济性等维度的指标进行评分赋值，为医疗机构药品遴选提供指导，也为药品临床综合评价指标体系建设探索思路[59]。为推进药品临床综合评价的实施，国家卫生健康委员会先后发布《关于开展药品使用监测和临床综合评价工作的通知》（国卫药政函〔2019〕80 号）、《关于规范开展药品临床综合评价工作的通知》（国卫办药政发〔2021〕16 号）等文件，并组织制定《药品临床综合评价管理指南（2021 年版试行）》，以指导规范开展药品临床综合评价，促进评价工作标准化、规范化、科学化及同质化[56,60]。围绕技术评价与政策评价两条主线，提出从安全性、有效性、经济性、创新性、适宜性及可及性 6 个维度开展科学规范的药品临床综合评价的管理要求。此外，国家药物和卫生技术综合评估中心联合相关机构制订儿童、心血管病及抗肿瘤等药品临床综合评价技术指南试行版，在技术层面为药品临床综合评价做了指引[61]。各省市亦探索药品临床综合评价的创新模式，制定辖区内药品临床综合评价实施方案和开展相关评价工作，如江苏省的“3 + N”综合评价工作体系[62]。广东、江苏及山东省等运用科研申报方法开展评价实践，湖北省等探索跨区域多中心药品临床综合评价机制建设，充分发挥各省的优势，多出成果。

鉴于药品临床综合评价多学科交叉融合的特点，未来需持续加强评价队伍建设和质量控制技术培训，加强国内外、区域间的技术交流、构建完善多中心、跨区域的质量控制监管平台，创新人机协同的监管模式，加强中央和地方间、区域间信息互联互通，使药品临床综合评价质量管理工作更加高效、便捷及可持续。

②智慧药学助力药品全流程的闭环管理和药学服务：智慧药学是利用大数据、云计算、人工智能、物联网及区块链等新技术，围绕药品供应保障、临床药学服务及药事管理等医院药学的核心工作，构建全流程、信息化及智能化的解决方案[63]。智慧药学已广泛应用于药品采购、储存、调剂、输液配制、分包和运输、处方审核、药物警戒及药学服务等医院药学工作中。信息技术与自动化设备结合，提高医院药学工作效率，提升临床合理用药水平，改善药学服务质量和就医体验感，保障患者用药安全性和有效性。基于 HIS 信息平台和云技术的智慧药学服务平台，与医生工作站系统、检验信息系统、医学影像信息系统及电子病历系统等互联互通，支持药师实时查询，参与临床诊疗，干预和指导临床用药，实现全流程的临床药学服务的智能化应用，加速临床药师以“药”为中心向以“人”为中心的药学服务转型[64-65]。

③互联网 + 药学服务：互联网时代为医疗健康带来了新契机。为实施健康中国战略，落实医药卫生体制改革的部署要求，国家卫生健康委、国家中医药管理局提出关于积极推进“互联网 + 药学服务”健康发展，转变药学服务模式，加快药学服务高质量发展的意见[66]。“互联网 + 药学服务”模式以药学与计算机的交叉为基础，以信息为核心，极大地提高信息传递和更新的速度，改变传统的药学服务模式，为医院药学带来发展新机遇。这标志着医院药学已经进入智慧化发展的新阶段[67]。

基于互联网的医院药学服务平台，通过构建互联网医药门诊药品调剂配送药学服务模式，实现慢性病和常见病的复诊和药学咨询，集问诊、处方、支付及药物配送于一体。同时借助人工智能等技术手段，面向行动不便的老年人、孕产妇及儿童等重点人群提供远程居家药学服务。患者在家线上问询、医生网上开方、药房配药及药品直接快递到家，极大方便患者，也减少患者在医院的聚集，尤其是在 2020—2022 年新型冠状病毒感染疫情期间。“线上 + 线下”药学服务模式的互通结合，多途径多方式指导患者科学合理用药，提供用药知识宣教，解决患者药物使用中遇到的问题。采用智慧药学新技术，坚持“以患者为中心”的理念，积极推进“互联网 + 药学服务”体系建设，是当前药学服务的新实践、新探索及新趋势。

④超说明书用药循证评价决策系统：超药品说

明书用药(off-label drug use)又称"药品说明书外用法""药品未注册用法",是指药品使用的适应证、剂量、疗程、途径或人群等未在药品监督管理部门批准的药品说明书记载范围内的用法。2010年3月,广东省药学会印发《药品未注册用法专家共识》,提出超说明书用药的五大原则;2011年,广东省药学会发起并与中国药学会科技开发中心、北京协和医院共同主编我国第一本超说明书用药学术专著《超药品说明书用药参考》;2015年4月,广东省药学会发布以循证医学为基础的《超药品说明书用药目录(2015年版)》,以后每年一版,现已发布至2022年第8版;为规范我国超说明书用药管理,北京协和医院牵头,广东省药学会与兰州大学循证医学中心组织临床、药学、循证医学、法律及医院管理等多学科专家共同制定《中国超药品说明书用药管理指南(2021)》[68]。

2021年8月20日通过、2022年3月1日生效的《中华人民共和国医师法》,首次将超说明书用药写入法条。该法明确指出,在尚无有效或者更好治疗手段等特殊情况下,医师取得患者明确知情同意后,可以采用药品说明书中未明确但具有循证医学证据的药品用法实施治疗。基于此,正式发布中国第一个"超说明书用药循证评价决策系统(EVIMED系统)",该系统集合人工智能和循证医学技术,可基于任意的超说明书用药问题,自动生成循证评价决策报告并出具推荐等级。超说明书用药循证评价决策系统的启用,标志着超说明书用药的管理工作由建立"规范、标准"阶段,延伸到"评价过程管理"阶段,通过先进的信息和人工智能技术,使超说明书用药管理工作迈上新台阶。

⑤处方前置审核及点评:2018年,国家卫生健康委发布了《医疗机构处方审核规范》,明确指出:"所有处方均应当经审核通过后方可进入划价收费和调配环节,未经审核通过的处方不得收费和调配"。因此,全国各地医疗机构开始了处方前置审核工作。与传统审方模式相比,处方前置审核因处方审核及时,可尽早干预不合理处方,有效保障门急诊和住院患者的用药安全。利用人工智能的深度学习和大数据的挖掘,前置处方审核系统建立不断完善的基于包括药品、病症、病原体及患者基本信息在内的处方点评知识库,以抗菌药物的合理使用预警系统为主,儿童用药、慢性病用药及老年人用药等优先审查的前置处方审核系统,保障合理用药。目前,国内医疗机构通过推行处方前置审核,临床合理用药成效显著。

目前,一些省市开始探索基于智慧药学服务,构建区域审方中心的思路设计和工作模式,实现以区域医疗中心为核心技术组,区域内全覆盖,区域处方集中管理,资源优化配置,实现"跨医院、跨时段、跨科室、跨处方"的多维处方审核模式,同时依托区域信息一体化,从源头上把控全区药事管理工作,大力提高全区合理用药水平。2019年6月,广东省首家区域审方中心在南方医科大学第三附属医院落户,逐步承担广州市天河区41家基层医疗机构的处方审核;浙江省宁波市建设区域药事服务中心,实现区域内规范化、同质化用药管理;上海市普陀区以区域平台处方点评和区域合理用药为基础,构建一套提供智能化的药学辅助服务系统;江苏省苏州市为市区9家三级医疗机构和姑苏区29家社区卫生服务中心建立的区域智能处方审核平台,为患者提供更加多样化、个性化及便捷化的药学服务;2022年11月,广东省药学会发布《广东省区域性远程处方审核中心建设标准(试行)》[69]。远程处方审核中心是实施临床药学工作、提升基层医疗机构临床合理用药水平的重要平台。

⑥精准用药技术:个体化药物治疗(personalized pharma-cotherapy)是精准医疗的重要组成部分,有别于传统群体医学模式下的"千人一方、千人一量"的药物治疗模式,其通过制定基于患者个体病理生理特征的最佳药物治疗方案,实现"一人一药、一人一量"的精准药物治疗。近年来,随着分子生物学、基因组学和生物信息学技术的进步,临床药物个体化治疗已开始利用药物基因组学、TDM等技术获得良好的效果,蛋白组学和代谢组学技术、类器官技术等新兴技术也在药物个体化治疗领域崭露头角[70]。

国家卫生健康委发布的《关于进一步加强用药安全管理提升合理用药水平的通知》(国卫医函〔2022〕122号)提出,通过血药浓度监测、基因检测等,识别用药风险,制定个体化用药方案,优化药物品种选择,精准确定用药剂量[71]。随着临床精准用药需求的日益增长，基于定量药理学理论的“建模与模拟”方法和技术在临床实践中受到越来越广泛的重视和应用。模型引导的精准用药（model-informed precision dosing，MIPD）是通过数学建模与模拟技术，将患者、药物和疾病等相关信息进行整合，指导患者精准用药[72]。相较于经验用药，MIPD 是一种基于患者生理、病理、遗传及疾病等特征制定给药方案的新方法，可提高药物治疗的安全性、有效性、经济性及依从性。MIPD 可定量分析个体差异对药物药动学/药效学（PK/PD）的影响，并结合患者个体特征和治疗目标，制订最佳个体化给药方案。目前，MIPD 较为广泛用于抗感染、器官移植术后抗免疫排斥、抗癫痫、抗精神病、抗肿瘤及抗血栓等药物治疗领域，并有一定的临床循证依据[72-73]。

⑦静脉用药集中调配：静脉输液是临床治疗与抢救患者最常用的给药途径，但不良反应发生率较高，风险较大。静脉用药集中调配是目前较科学、较先进的输液调配工作模式，将各病区普通环境下的分散配制，转移到静脉用药调配中心（pharmacy intravenous admixture services，PIVAS）的洁净环境中集中调配，最大限度地保证输液安全，同时提高了调配人员的工作安全性与舒适度。2010 年发布的《静脉用药集中调配质量管理规范》，明确 PIVAS 工作定位、管理规定和操作规范[74]。我国第一家 PIVAS 于 1999 年在上海运行，截至 2021 年，全国已有 2000 余家医院建立 PIVAS，日均调配量达 840 万至 1600 万袋。因我国静脉用药集中调配行业起步较晚，缺少 PIVAS 建设经验，而且国内医院规模参差不齐、输液调配量大，PIVAS 项目规划和实施面临诸多问题和挑战。国家卫生健康委于 2021 年 12 月发布《静脉用药调配中心建设与管理指南（试行）》，以加强国内医疗机构 PIVAS 的建设和管理，进一步规范临床静脉用药集中调配工作[75-76]。

基于 PIVAS 工作流程，国内有条件的 PIVAS 采用自动化配置（自动摆药系统、智能配液系统、智能分拣系统及自动运送系统等），加强信息化管理系统建设，强化处方审核（人工审核 + 审方软件审核模式），实现药品从医师开具处方到患者用药全程闭环管理模式，提高配制药品的质量和效率，降低输液不良反应的发生率。

2.1.4 *加强药物临床应用管理* ①合理用药考核及监管：合理用药是医疗机构药事管理的目标，是提高医疗质量、保障医疗安全的必然要求。为加强医疗机构合理用药考核，提高医疗机构药事管理水平和医疗质量，国家卫生健康委颁布《关于做好医疗机构合理用药考核工作的通知》（国卫办医函〔2019〕903 号），规定合理用药考核的重点内容至少应包括：“麻、精、毒、放”等特殊管理药品的使用和管理情况；抗菌药物、抗肿瘤药物、重点监控药物的使用和管理情况；公立医疗机构国家基本药物配备使用情况；公立医疗机构国家组织药品集中采购中选品种配备使用情况；医保定点医疗机构国家医保谈判准入药品配备使用情况。各省逐步提高辖区内各级各类医疗机构合理用药考核覆盖率[77]；2020 年 2 月发布《关于加强医疗机构药事管理促进合理用药的意见》（国卫医发〔2020〕2 号）文件，要求加强合理用药监管，每年组织对各省（区、市）处方有关情况按一定比例进行抽查[78]。

同时，为持续提高抗菌药物合理使用水平，国家卫生健康委员会出台《关于持续做好抗菌药物临床应用管理工作的通知》（国卫办医发〔2020〕8 号）、《关于进一步加强抗微生物药物管理遏制耐药工作的通知》（国卫医函〔2021〕73 号）及《遏制微生物耐药国家行动计划（2022—2025 年）》（国卫医函〔2022〕185 号）等政策文件[79-81]。各地将抗微生物药物合理使用情况纳入医院评审、公立医院绩效考核及合理用药考核等工作；增加全国抗菌药物临床应用监测网、细菌耐药监测网入网医疗机构数量，发挥“两网”监测和监管作用。

此外，静脉输液是现代药物治疗的重要给药途径，静脉输液管理被纳入 2021—2023 年国家医疗质量安全改进目标，要求降低住院患者静脉输液使用率和提高住院患者静脉输液规范使用[82-84]。

②强重点品种的临床应用管理：为贯彻落实国务院办公厅《关于加强三级公立医院绩效考核工作的意见》和国家卫生健康委《关于做好辅助用药临床应用管理有关工作的通知》，2019 年 6 月，国家卫生健康委会同国家中医药局发布《第一批国家重点监控合理用药药品目录（化药及生物制品）》（国卫办医函〔2019〕558 号），明确重点监控 20 个品种，加

强其临床应用的全程管理。国家在《关于进一步加强用药安全管理提升合理用药水平的通知》（国卫医函〔2022〕122 号）等文件[85]，提出要加强重点监控合理用药药品、抗微生物药物、抗肿瘤药物、质子泵抑制剂、糖皮质激素、毒麻精放药品、中药注射剂、肠外营养药物、辅助用药等的使用管理，亦陆续发布药物临床使用指南，如《抗菌药物临床应用指导原则（2015 年版）》（国卫办医发〔2015〕43 号）、《国家抗微生物治疗指南》《新型抗肿瘤药物临床应用指导原则（2022 年版）》（国卫办医政函〔2022〕465 号）、《糖皮质激素类药物临床应用指导原则（2023 版）》《质子泵抑制剂临床应用指导原则（2020 年版）》（国卫办医函〔2020〕973 号）、《中药注射剂临床使用基本原则》（卫医政发〔2008〕71 号）、《麻醉药品临床应用指导原则》（卫医发〔2007〕38 号）及《精神药品临床应用指导原则》（卫医发〔2007〕39 号）等指南，指导各类药物的合理使用。为进一步加强我国临床合理用药管理，基于《国家重点监控合理用药药品目录调整工作规程》（国卫办医函〔2021〕474 号）的文件精神[86]，2023 年 1 月，国家卫生健康委员会确定《第二批国家重点监控合理用药药品目录》（国卫办医政函〔2023〕9 号）[87]，对纳入目录的 30 个药品制定完善临床应用指南，明确临床应用的条件和原则，加强合理用药监管。

③关注重点人群，保障全生命周期用药安全：近年来，我国医疗机构药品供应保障及使用管理制度不断完善，合理用药工作有序开展，儿童、妇女及老年人等特殊人群用药需求和安全得到保障。继 2011 年卫生部发布《关于加强孕产妇及儿童临床用药管理的通知》（卫办医政发〔2011〕112 号）后，国家陆续制定相关政策文件，指引重点人群的临床用药管理；2022 年 7 月 27 日，国家卫生健康委员会和国家中医药局联合印发《关于进一步加强用药安全管理提升合理用药水平的通知》（国卫医函〔2022〕122 号）[85]，针对老年人、儿童及孕产妇等特殊人群，强化用药安全管理：建立老年患者用药管理制度，针对不同风险水平的老年患者采取分级管理措施，加强用药交代和提醒；遴选儿童用药（仅限于药品说明书中有明确儿童适应证和儿童用法用量的药品）时，可不受“一品两规”和药品总品种数限制，增加用药范围；针对孕产妇特点，强化合理用药各环节管理，重点关注孕产妇禁用慎用药。

新冠病毒感染疫情期间，部分省份发布《重点人群感染新冠后的居家用药指引》，指导老年人、儿童及孕产妇群体合理用药。针对儿童群体的临床用药，国家先后出台《国家卫生健康委办公厅关于加强儿童抗菌药物临床应用监测和细菌耐药监测工作的通知》（国卫办医函〔2020〕601 号）、《儿童药品临床综合评价技术指南（2022 年版试行）》《关于进一步加强儿童临床用药管理工作的通知》（国卫办医政函〔2023〕11 号）及《已上市药品说明书增加儿童用药信息工作程序（试行）》等文件[88-91]。

④国家基本药物优先使用：基本药物是指满足疾病防治基本用药需求，适应此阶段基本国情和保障能力，剂型适宜，价格合理，能够保障供应，可公平获得的药品。国家基本药物制度是药品供应保障体系的基础，是医疗卫生领域基本公共服务的重要内容。1977 年，世界卫生组织（WHO）发布第 1 版《WHO 基本药物示范目录》，目前全球已有超过 155 个国家颁布其国家基本药物目录，影响超过约 50 亿人。从《国家基本药物目录管理办法（暂行）》（卫药政发〔2009〕79 号）实施以来[92]，我国按照“三年一调整”的原则已颁布 3 版《国家基本药物目录》，现行版本为 2018 年版[93]。经过多年实践，我国基药目录的框架结构逐步优化，但仍有进一步完善的空间。《关于完善国家基本药物制度的意见》（国办发〔2018〕88 号）和《关于进一步加强公立医疗机构基本药物配备使用管理的通知》（国卫药政发〔2019〕1 号）提出强化基本药物“突出基本、防治必需、保障供应、优先使用、保证质量、降低负担”的功能定位，从基本药物的遴选、生产、流通、使用、支付及监测等环节完善政策，全面带动药品供应保障体系建设[94-95]。公立医疗机构从制订药品处方集和用药目录、药品采购及临床药物治疗等环节，优先使用基本药物，并逐年提升基本药物使用占比；同时持续强化基本药物的临床应用管理、动态监测及评估使用情况，开展基本药物临床综合评价。为进一步巩固国家基本药物制度，建立健全国家基本药物目录遴选调整机制，2021 年 11 月，国家卫生健康委员会发布《国家基本药物目录管理办法（修订草案）》公开

征求意见[96]。近年来,国家基本药物制度的建立和实施,对健全药品供应保障体系、保障群众基本用药、减轻患者用药负担发挥着重要作用。

⑤加强用药安全管理:ADR是促进安全用药的重要手段。2019年,新修订《中华人民共和国药品管理法》首次确立"药物警戒制度",并对ADR和有害反应进行监测、识别、评估及控制。从ADR到药物警戒,是从关注药品上市后监管到聚焦药品全生命周期监管的重大进步。药物警戒是药品安全风险监测的高质量发展模式[97]。2019年12月,原山东省临沂市药品不良反应监测中心更名为临沂市药物警戒中心并挂牌,是新修订《药品管理法》实施后成立的国内首家地市级药物警戒中心,开启我国地级市药物警戒工作新征程。《"十四五"国家药品安全及促进高质量发展规划》明确提出要建立健全药物警戒体系。为加强药品上市后安全监管,提升ADR监测能力,国家ADR中心开发"中国医院药物警戒系统(China hospital pharmacovigilance system,CHPS)",一款辅助监测哨点发现、报告及评价药械不良反应/事件获取药械警戒信息的信息化系统。通过智能搜索与主动监测功能,该系统有效提高ADR上报时效性与准确性,从而降低人工监测ADR漏报率,获得国内医疗机构的认可和应用。

2022年7月,为加强用药安全管理,提升合理用药水平,国家卫生健康委员会和国家中医药局联合印发《关于进一步加强用药安全管理提升合理用药水平的通知》(国卫医函〔2022〕122号)[85],提出要强化用药安全制度落实、加强重点药品的使用管理,保障重点人群的用药安全;加强ADR报告和分析,强化监测结果分析及处置,及时研判用药风险并反馈临床。

2.2 医院药学的学术建制与发展

2.2.1 确立临床药学专业学制教育与培养临床药师 我国的临床药学学制教育发展历程大致可以分为以下4个阶段[98]:①启蒙阶段:1980—1989年,这一阶段开始着手推动临床药学教育从无到有的"正"向发展。临床药学学科建设始于卫生部1982年7月修订颁发的"四年制药学专业教学计划"指导性文件。经过卫生部同意和国家教委批准,华西医科大学开设我国第一个五年制临床药学本科专业,并于1989年秋季招收首届临床药学专业本科生,标志着我国临床药学学历教育的起步。华西医科大学罗德诚、陈文彬主编的《临床药物治疗学》(1989年9月),作为当时临床药学专业必修课教材,为后续临床药学教育打下扎实基础;②初步发展阶段:1990—1998年,这一阶段我国开始临床药学专业的试点办学,但由于办学内外条件不够成熟,药学教育界对临床药学人才培养的必要性以及培养成效产生怀疑和否定,1998年因药学各专业合并,停止临床药学专业的本科招生;③全面停办阶段:1999—2005年,这一阶段我国部分药学专业被合并,临床药学专业本科并入药学专业招生。但在该阶段,学界依然坚持临床药学教育研究工作,并陆续开展临床药学方向的研究生教育;4多样化发展阶段:2006年以来,这一阶段我国临床药学教育发展进入百花齐放的蓬勃发展期。

2005年,卫生部发布逐步建立临床药师制政策,引导高等医药院校继续在药学、临床医学本科专业设置临床药学方向的方式,坚持推进高等临床药学本科教育。同时,临床药学研究生教育也得以逐渐展开。此后,我国开设临床药学专业高校数量增长迅速,截至2022年,我国开设临床药学本科专业(方向)的全日制高校共50余所[98]。临床药学学制从4年到7年不等,主要形式有:4年制药学专业下设临床药学方向,如沈阳药科大学;4年制医学专业下设临床药学方向,如扬州大学医学院;5年制医学专业下设临床药学方向,如中国医科大学、大连医科大学、镇江医学院、武汉大学医学院等;5年制临床药学专业,如中国药科大学、四川大学华西药学院、哈尔滨医科大学、首都医科大学、南京医科大学、安徽医科大学、徐州医科大学、广东药学院等学校;6年制临床药学专业方向本硕连读,如北京大学药学院临床药学硕士;7年制临床药学本硕连读,授医学硕士学位,如山东大学。除上6年制与7年制,另有临床药学硕士点和临床药学博士点。

另外,为适应医疗机构开展临床药学工作并逐步建立临床药师制的需要,推动与规范临床药学人才培养工作,2005年11月,卫生部办公厅颁布《关于开展临床药师培训试点工作的通知》与《临床药师培训试点工作方案》,确立临床药师培训的目的、目标、内容、经费、时间及管理等，探索临床药师的在职培养模式与相关政策，并于2005年经评审公布首批19家培训基地医院，2006年32家三级与二级医院获批为卫生部临床药师培训试点基地[2]。截至2022年，共考核通过284家学员培训基地，全国范围内培养临床药师22 426人。

2010年，中国医院协会启动首批临床药师师资培训试点工作，共建立17家师资培训基地，培养2637名临床药师带教师资。

2016年，中华医学会临床药学分会开始组织开展临床药师培训，在全国范围内认定36家师资培训中心、培养带教师资650余名。截至目前，中华医学会临床药学分会在全国范围内已经认定117家学员培训中心，已有92家培训中心正式开展培训工作，覆盖全国18个省、自治区及直辖市，学员中心平均每年培养200余名学员，具备完善的培训制度和培训体系。

2019年，教育部高等学校药学类专业教学指导委员会成立临床药学分委会，进一步充实临床药学分委会专家队伍，规划和推进临床药学专业教学的课程体系、培养体系、基层教学组织及师资建设等。全方位、深改革、重学术，按照高等教育规律和理论，强化教学学术研究，为进一步推动中国药学教育改革，真正培养出符合健康中国发展需求的药学服务人才和临床药学高层次人才做出贡献。

虽然我国临床药学教育已经取得较大发展，但由于各院校的培养目标、学历学位、学制、课程体系、授课方式、实践安排、岗位培训及继续教育等各方面的差异，我国临床药学专业人才的总体培养，还需要注重学位教育与临床药师规范化培训的衔接，从而满足医疗机构对临床药师的需求。

临床药学是医学和药学沟通的桥梁，临床药学教育应重点培养以药物使用评价、药物治疗效果评估及药学服务为特色的人才。我国正在建立临床药学学科标准，优化专业课程设置，将医学和药学知识进行有机整合，加强师资队伍建设，立足于学生的临床和实践能力培养。教学课程注重理论和实践的结合，提倡启发式、案例式、现场式的教学方法及以问题为导向的教学方法；建立以基础医学与药学理论、综合临床运用与药物实践能力、创新能力为考核要点的考核体系，制定临床药学教学质量标准和学生学业质量评定标准，逐步构建具有中国特色的临床药学教育体系，不断完善我国临床药学专业人才培养模式[98-99]。

2.2.2　医院药学人才队伍建设　2002年初，卫生部提出“医院药学及药学部门工作要转型，药师观念与职责要转变”[100]，要实现转型和转变，首先要转变观念，提高对医院药学发展趋势的认识，把药学部门的工作理念切实从以保证药品供应为中心转变到以患者为中心上来[101-102]。

临床药学逐步成为医院药学工作的重心。为应对这种形势要求，需要培养一大批具有临床合理用药能力的药师，充分发挥药师在处方审核、药学服务、精准用药中的作用，参与临床合理用药的全面管理，促进合理用药，保障用药安全[103]。

2005年以来，中国医院协会药事专业委员会（以下简称“药事专业委员会”）受原卫生部委托开展临床药师培训试点工作。通过借鉴国际药学人才培养的先进经验，试点初期即明确试点工作的基本思路、阶段目标、基本内容及工作经费管理等具体事宜，并取得一定成效。2010年3月，时任卫生部部长陈竺在中国医院协会“关于临床药师培训工作汇报”报告上作出批示，对项目试点给予高度评价，并提出要再接再厉，配合公立医院改革试点，取得更大成绩。该项目还荣获中国医院协会医院科技创新奖二等奖。2010年开始，药事专业委员会把成功经验在全国推广；2012年起，随着培训规模和数量不断提升，该项目跨上一个新台阶；针对临床药师培训工作中存在的问题，药事专业委员会对临床药师培训体系进行不断修改完善工作。2016年，药事专业委员会组织全国性调研，根据调研意见，组织专家对临床药师培训体系进一步修改完善，制定加强临床药师制体系建设、完善临床药师培训大纲及考核方案等管理文件，至今已构建完整有效的临床药师培训体系[103]。

除专科临床药师外，还加强全体药师临床用药能力的培养，WHO和国际药学联合会（International Pharmaceutical Federation，FIP）曾共同提出，良好药学教育的结果是培养“八星药师”，即：健康的看护者、决策的制定者、信息的交流者、药学领导者、管理者、研究者、终身学习者以及药学人才培养者[104]。

医院药学的发展需要医、教、研、管全面发展。药师应深入临床，创新药学服务，体现药师价值；临床药学实践是培养高素质应用型药学人才的关键环节，临床药师担负教学任务，有利于将临床药学实践与高校人才培养有机结合，实现医、教协同的目标。科学研究对药学临床实践和人才培养意义重大，是促进学科向上发展的原动力。

医院高质量发展，要求提供高质量药品保障服务、精准化临床药学服务。高质量药学发展政策驱动，要求临床药学学科向注重内涵式建设，提高服务水平、服务质量及服务效率。因此，药事管理和药学服务中应该利用信息化、智能化等手段，使绩效管理达到标准化和流程化，以便在行业内复制推广。

临床药师制是医院药学学科发展的必然，探索适合我国国情的临床药师准入标准，规范临床药师的岗位职责、工作模式、管理制度及评价体系等将进一步助力医院药学人才队伍的建设。

我国医院药学部门除引进知识结构合理、专业扎实的高层次人才外，对医院药学人员进行继续教育也在加强。医院药学部门选派相关人员进行进修学习，定期或不定期组织召开有关医院药学的专题座谈会或研讨会，给药学人员提供学习与交流的机会。开展大量的审方和调剂药师在职教育，调剂岗位大批药师经过审方药师培养，承担审方和处方点评工作。医院药师攻读在职硕士与博士学位人数大大增加[2]，具有硕士、博士学位的药师已占有一定比例。

2.2.3 发挥中国药学会医院药学专业委员会组织引领作用 1990年之前，在中国药学会药剂专业委员会和药事管理专业委员会中，都有医院药学专家担任委员，医院药师根据个人特长和所取得的成就，主要参加上述两个专业委员会的学术活动[2]。

中国药学会于1990年11月批准并在郑州召开医院药学专业委员会成立大会暨学术交流会，名称为中国药学会医院药学分科学会（后更名为中国药学会医院药学专业委员会，以下简称医院药学专业委员会），由北京友谊医院汤光主任药师组建并担任医院药学专业委员会第一届与第二届主任委员；自2001年起，时任北京协和医院药剂科主任李大魁教授担任医院药学专业委员会第三届与第四届主任委员；2011年起，时任北京协和医院药剂科副主任朱珠教授担任医院药学专业委员会第五届与第六届主任委员；2019年起，时任华中科技大学同济医学院附属协和医院党委书记张玉教授担任医院药学专业委员会第七届与第八届主任委员[2]。

1990年，医院药学专业委员会设立3个专业组：传染病药学专业组、计算机药学专业组、儿科药学专业组；2007年成立肿瘤药学学组；2010年，将上述4个专业组更名为：感染药学专业学组、信息药学学组、儿科药学专业学组、抗肿瘤药学专业学组；2011年，成立妇产科药学专业学组、用药安全专家组；2013年成立眼科药学专业学组，启动调剂学学组筹备工作；2015年，成立基层药学学组、疼痛药学学组、非公立医院药学学组[2]。这些学组有利于搭建亚专科学术交流平台，团结和凝聚更多的医院药学人员。各专业学组一至两年定期召开全国性会议或培训班，积极参与编辑出版如《抗感染药学》《儿科药学杂志》《新编实用儿科药物手册》及《镇痛药药物相互作用手册》等学术期刊和专著，扩大医院药学专业委员会的影响力。

作为中国药学会43个专业委员会之一，中国药学会医院药学专业委员会所代表的医务工作者队伍数量最为庞大，目前已达到45.3万人[4]。医院药学专业委员会成立33年来，在历届领导班子的带领下，始终把学术引领、学科建设放在首位，不断拓展学术交流的范围，深化学科建设的内涵，为推动我国医院药学学科发展、临床药学人才队伍建设、临床药学服务规范化和质量提高、国内外医院药学学术交流等做出重要贡献[2]。

医院药学专业委员会历来注重学科建设，不断探讨医院药学学科研究范围，充实学科建设内涵，完成一系列文章：2014年，发表系列论文《我国医院药学学科的建设与发展》；2016年，出版专著《中国医院药学学科发展史》；2019年，发表系列论文《新中国70周年医院药学的发展历程与趋势》；2020年，参与编撰的《中国药学学科史》正式出版发行，从而奠定医院药学学科建设的理论基础。

2005年，编译的《优良药房工作规范》与2007年整理推介的《中国药历书写原则与推荐格式》，体现医院药学专业委员会注重行业建设与提高行业实践水平的决心与行动；2008年，组织完成《国家基本药物制度研究报告》,对推进我国的基本药物制度起到积极促进作用。为明确药师在中国医疗卫生体系中的地位与作用,确保药师切实履行保障患者合理用药与安全用药、保护公众健康的作用,进而促进中国药学事业健康发展,医院药学专业委员会与其他合作单位倡议并启动"药师在中国医疗卫生体系中的地位与作用"合作研究项目,力争发挥学会的资源优势与主导地位,为落实国家医改政策发挥作用;2009 年,中国药学会医院药学专业委员会设立"阿斯利康杯——中国医院药学奖"(2013 年更名为"中国医院药学奖"),包括:优秀团队奖、资深药师成就奖、领导力奖、青年药师优秀奖及创新奖,表彰在医院药学领域做出突出成绩的团队和个人[26]。

医院药学专业委员会持续推进人才培养,完善人才梯队建设机制。先后在学会平台设置"中国医院药学奖"、中国药学会-施维雅青年医院药学创新研究等奖励称号和资助项目,为医院药学人才梯队建设做出重要贡献;2020 年以来,医院药学专业委员会设立科研与人才专项:2021 年,资助重点项目 1 项,面上项目 8 项,青年项目 20 项;2022 年,资助拔尖人才 2 项,优秀人才 3 项,青年人才 5 项。

除学科建设和人才培养方面外,医院药学专业委员会关注医院药学热点,拓展多专业、多领域的交流与合作,扩大医院药学的专业影响力:持续推进高警示药品管理与风险防范,为我国建立有效的用药错误防范措施、推进医疗机构用药安全的持续改进,做了大量研究和普及工作,编写《用药安全时讯》和《中国医学论坛报》"用药安全专栏"等,建立并发布《中国药学会医院药学专业委员会高警示药品推荐目录》;承接中国药学会与国家卫生健康委员会战略合作项目,研究和起草短缺药品分类分级与替代使用技术指南(2019);研究和起草《医疗机构静脉用细胞毒性药物调配质量管理工作规范》,成为中国药学会发布的第一个团体标准;参与健康界的"改善医疗服务行动计划"擂台赛案例评选,鼓励和推动药学服务能力提升;自 2016 年至今,已成功举办 46 期基层一线药师药学服务技能培训班,把专业知识和专家讲座送到基层药师身边;连续多年主办全国青年药师成才之路论坛、全国医院药剂科建设与管理学术研讨会、全国儿科药学学术会议、全国妇产科药学大会、全国眼科药学学术会议、全国非公医疗药学服务研讨会、肿瘤药学大会、全国基层药学学术年会、临床药学实践与个体化治疗研讨会、国际用药安全学术论坛、药学服务网络大讲堂等学术活动,在学习国外同行先进理念、分享国内同行成功经验等方面发挥着宏观引领的作用:坚持每年举办"全国医院药学学术年会",至今已成功举办 32 届,促进医院药学多学科合作、学科建设与发展、药剂部门的服务与管理的创新。

2.2.4 评选国家临床药学重点专科建设单位　国家临床重点专科是涉及临床医疗技术、人才培养、教学科研及辐射引领区域建设的系统工程[105],对于医疗机构提升临床学科水平、优化人才培养等至关重要。卫生部 2010 年将临床药学学科纳入临床专科评选国家重点专科建设单位,这标志着我国临床药学进入快速发展期,在加强临床药学专业人才培养、技术辐射及行业监管等过程中,对临床药学学科的发展起到非常重要的作用,带动国家临床药学学科建设与服务体系的发展和完善[106]。2010 年 12 月,首批评选出北京大学第三医院、中南大学湘雅二医院、哈尔滨医科大学附属第二医院、郑州大学第一附属医院、上海交通大学附属新华医院 5 家医院为全国首批国家临床药学重点专科建设单位。2013 年 12 月,评选出四川省人民医院、中国医科大学附属盛京医院、中山大学附属第一医院、华中科技大学同济医学院附属协和医院、华中科技大学同济医学院附属同济医院、北京协和医院、上海交通大学附属第一人民医院、北京大学第一医院、北京医院、浙江大学医学院附属第一医院、中南大学湘雅三医院、苏州大学附属第一医院等 12 家为第二批国家临床药学重点专科建设单位[107],目前全国共 17 家国家临床药学重点专科建设单位。"十四五"期间,还有许多单位将申报国家临床药学重点专科建设单位作为奋斗目标,进一步推动我国临床药学事业的发展。

从我国开始实行国家临床药学重点专科建设至今已十几年,在这期间,各个项目建设单位都高度重视,投入相应专项配套资金,并在人、财、物等方面给予充分支持,全国各地医院临床药学学科建设已具雏形。作为服务于临床科室并同时直接服务患者的医院重要业务科室,通过重点专科建设,各个重点专科医疗机构，临床药学学科在特色药学服务、临床药学教学、科研及临床药学管理及人才培养等方面得到全方位提高。通过建设创新型临床药学服务与实践，临床药师参与药学门诊、多学科会诊，进一步完善临床药学学科建设与发展。

2.2.5 探讨医院药学学科研究范围与建设内涵 医院药学是一门既古老又年轻的学科，是以患者为中心、药剂学与药物治疗学为基础、临床药学为重点、合理用药为目标的综合性应用学科，研究内容几乎涵盖药学的各分支学科。由于医院药学学科的形成只有几十年时间，学科的性质与定义、内涵与外延、学科领域的界定、学术研究的范围，均需进一步完善[6]。

抓紧医院药学学科建设，完善人才梯队建设。开展药学实践研究，提升药物治疗水平。药学科研是医院药学学科重点发展的特色内容，必须与临床实践结合，与医师合作发挥各自专业特长，提升临床药物治疗水平，促进临床合理用药[108]。医院药学的研究内容主要包括循证药学、药物经济学研究，药事管理政策和药学服务模式研究、TDM 研究、个体化给药方案设计与群体药动学研究、PK/PD 研究、药物-药物相互作用研究及中药临床药学研究等。在传统药学基础上，结合临床工作中面临的各种新任务，不断发展原有医院药学研究方法，并利用新技术不断探索和完善新的医院药学研究已经成为医院药学学科不断发展的动力。

2.2.6 出版医院药学学术期刊、专著及系列培训教材 目前报道医院药学相关的期刊有《中国医院药学杂志》《中国临床药学杂志》《药物不良反应杂志》《中国药学杂志》等多种期刊。

从 1993 年周维书教授主编《现代医院药学》出版以来，有关医院药学的专著不断问世，为医院药学学科建设奠定坚实的基础。为促进我国临床药物治疗学的发展，提高合理用药水平，鼓励青年医院药学工作者学习与总结合理用药经验，出版了一系列专著如《现代药物学》《现代临床药物学》《临床药学系列丛书》《医院药学》等；将国外药学图书翻译在国内出版的也逐渐增多如《古德曼·吉尔曼治疗学的药理学基础》《马丁代尔药物大典》《澳大利亚治疗指南》系列（11 本）、《注射药物相溶性手册》（4 本）及《牛津临床治疗药物学手册》等。这些图书的出版为临床药师培养提供极大帮助。在医院中药学方面，《新编中成药合理应用手册》《中药注射剂不良反应与应对》《中药注射剂不良反应速查》及《中药临床药学》等，对于促进中药（包括中成药及中药注射剂）合理应用以及推动中药临床药学工作开展发挥积极的作用[2]。

近年来，针对临床药学的教材建设迅速发展。2005 年，由人民卫生出版社组织的卫生部“十一五”规划教材——临床药学系列教材于 2007—2008 年出版发行，包括临床药学课程教材 6 种：《临床药理学》《临床药物代谢动力学》《临床药学英语》（新编）《药物治疗学》（新编）《医院药事管理》及《临床药学导论》等，从而推动临床药学教学的规范化；2007 年，《临床药学》成为全国高等医药院校药学类规划教材；2020 年，中国医药科技出版社组织编写全国普通高等医学院校“十四五”药学类专业规划教材，《临床药学概论》入选；2021 年《医院药学》出版发行；2022 年，科学出版社组织编写临床药学专业案例版系列教材即将出版发行。

2.2.7 开展医院药学学术活动与国际交流 中国药学会医院药学专业委员会一直以来重视国际学术交流活动：1993 年，我国首次派代表参加在日本举办的 FIP 年会，并在医院药学组的分组讨论会上宣读有关中国医院药学的报告；2007 年，由 FIP 和中国药学会联合主办的第 67 届大会在北京召开，3000 多名国内外药学同道包括药剂师、药学教育家及科学家参加，是我国首次举办的大规模国际药学会议；2016 年，在南京召开由 FIP 与中国药学会主办的首届“全球药学教育会议”，深入探讨药学教育“以药品为中心向以患者为中心转变”新路径；近年来，中国药师不仅参与 FIP 各种会议，分享国内最新药学动态，也代表中国在 FIP 的不同委员会上（如社区药学与药学教育）参与政策的制定与编写；2018 年，出版《医院药学未来发展的巴塞尔共识（2015 版）释义——中国思考与实践》，巴塞尔共识是 FIP 发布的一项对全球未来医院药学发展展望和规划有着非常重要指导意义的共识，其中也包括对中国医院药学的现况调查。

另外，中国药师积极参与国际药学团体举办的亚洲临床药学大会(Asian Conference of Clinical Pharmacy,ACCP):从1997年首届学术会议在美国桑福德大学举行,到2007年在上海举办的第七届ACCP年会及其十周年的纪念活动,到2022年由日本举办的第21届线上会议,从最初组织有英语交流能力医院药师去学习观摩,到积极组织药师投稿参与壁报交流、口头发言和大会报告,逐年看到中国药师参会影响力不断增强。我国优秀医院药学管理者,如李大魁、袁锁中、朱珠、敖海莲等在ACCP理事会曾扮演重要角色,包括担任轮值主席和秘书长。

近10年来,国际交流更是越发频繁,而且形式更是多样。美国卫生系统药师协会(American Society of Health Sys-tems Pharmacy,ASHP)学术年会、美国临床药师协会(Ameri-can College of Clinical Pharmacy,ACCP)学术年会、美国药师学会年会、日本医疗药学年会及中国香港药学年会等都能看到中国药师身影。参加国际会议的药师回国后均会积极组织汇报研讨活动,分享学习成果,使更多药师能了解国际发展趋势与国外同行的动态,增强创新意识。

新冠病毒感染疫情期间,国际交流并未阻断。疫情之初,医院药学专业委员会便将中国防疫指南翻译为英文,通过FIP官方网页分享给全球的医药同行。另外,还举办多场与国外药学会的线上交流会议,互相交流一线防疫的宝贵经验。

3 弘扬老一辈医院药学专家的科学家精神

历经几代医院药学工作者执着坚守、艰苦奋斗,发扬海纳百川、追求真理的科学精神,我国医院药学事业取得令人瞩目的成就,医院药学学科也呈现出蓬勃发展态势,成绩斐然。特别是老一辈医院药学专家的科学家精神,是我国医院药学工作者的宝贵精神财富。他们中有:胸怀祖国、服务人民的爱国精神如刘国杰教授;勇攀高峰、敢为人先的创新精神如陈刚教授;追求真理、严谨治学的求实精神如张楠森教授;淡泊名利、潜心研究的奉献精神如伍浩教授;集智攻关、团结协作的协同精神如李大魁教授;甘为人梯、奖掖后学的育人精神如陈兰英教授。老一辈专家队伍人才济济,群星闪耀,他们爱国、奉献、治学、修身,是我们学习的榜样。限于篇幅,本文只能药海拾贝,略举6位老一辈医院药学专家的杰出代表简要介绍。

胸怀祖国、服务人民的著名药学教育家、药剂学家——中国药科大学刘国杰教授(1915—2006年),是我国改革药学教育与培养临床药师的倡导者与实践者,终生为药学事业呕心沥血,殚心竭虑,他学识渊博,德艺双馨,"捧着一颗心来,不带半根草去"[109-110]。

勇攀高峰、敢为人先的我国TDM的倡导者与实践者——南京军区南京总医院陈刚教授(1929—1994年),从1978年起,始终把研究重点放在临床合理用药、体液药物浓度测定、临床药效学与药动学的推广及个体化给药方案的设计等方面,从理论到实践为我国TDM的建立与开展起到引领作用[2,111]。

追求真理、严谨治学的我国临床药学倡导人之一、著名的医院药学专家——上海第六医院张楠森主任(1923—2006年),自1978年以来,与汪国芬、钱漪等连续发表《临床药学前瞻》《阐述临床药学》《论临床药学内容的八个方面》等文章,论述临床药学的概念和主要内容,有力推动我国临床药学的开展[2,112]。

淡泊名利、潜心研究的无私奉献者——安徽省立医院伍浩主任(1931—1996年),在医院药学研究领域辛勤耕耘40年,掌握英、日、俄、法4门外语,成为安徽省公认的学科带头人。弥留之际,立下遗嘱,志愿捐献自己的器官,为社会做出最后的奉献,践行了"轻财聚人,律己服人,量宽得人,身先率人"的人生信条[2,113]。

集智攻关、团结协作的我国医院药学发展方向的引领导者——北京协和医院李大魁教授(1944年至今),从事医院药学50年,他在药品管理、药学信息、制剂开发、新药评审、药物不良反应与合理用药,以及药物经济学等方面做出大量研究与杰出贡献,在政府有关部门的管理和决策中具有举足轻重的地位,为医院药学学科建设做出了重要贡献[2,214]。

甘为人梯、奖掖后学的我国临床药学人才培养的先行者——北京协和医院陈兰英教授(1921—2016年),被誉为创新中国药房的第一人,她学识渊博,教书育人,慧眼识珠,堪称伯乐,为医院药学学科培育出一批栋梁之材。于1984年率先开办全国临床药学学习班(1年学制)学员覆盖全国23个省市,共培养200余名毕业生,开创此领域国际合作的先河,为推动我国临床药学工作的开展发挥重要作用[2,115-116]。

4 医院药学学科的未来发展方向

4.1 医院药学发展面临的挑战和机遇

医院药学的使命是致力于通过药物治疗和药学服务实现对患者更好的治疗效果。其核心服务包括:①提供高品质的药学服务;②为患者和医务人员提供循证药物治疗信息;③促进药师成为医疗团队的重要成员;④教育和培训适应未来医疗发展的药师;⑤开展或参与临床用药相关的研究等。这也决定了医院药师的角色是多方面的:①药师应该成为药物治疗的咨询者;②参加多学科疾病治疗团队的成员;③发现和解决药物治疗问题的专家;④药物治疗管理的决策者;⑤帮助优化药物治疗费用和改善医疗支出的管理者和经营者;⑥培养药学专业人才的培育者以及药物治疗技术创新的研究者。

然而,实现这样的使命并不容易,需要我们付出更多的努力。WHO和FIP针对医院药师的职责和角色提出了"八星药师"的标准[104]——健康服务的提供者、沟通者、决策者、管理者、引导者、研究者、教育者、终身学习者,并提出药师必须对药物使用的结果承担更多的责任,同时要不断发展其实践向患者提供更多的药物使用方面的服务,最终实现药物使用的安全、有效及经济。这是对未来药师综合能力的具体要求和药师努力的方向。

同时,还要清醒地认识到,我国的医院药学目前还处在发展阶段,当下还有许多问题需要解决,包括:①药师岗位能力未能完全匹配开展医院药学工作的需求;②许多患者未得到全面正确用药指导;③用药安全事件尚有发生;④不合理用药导致医疗资源的浪费;⑤个体化给药技术需要进一步提高;⑥医院药学信息化、智能化程度较低;⑦医疗大数据管理及挖掘的能力有待提升等。因此,需要思考在这种情况下,如何通过科学化、精细化管理,实现临床治疗水平提升和药学服务质量改善,实现医院药学学科的高质量发展。

4.2 医院药学学科的未来发展方向

近年来,国家卫生健康委员会等部门出台了《关于加快药学服务高质量发展的指导意见》和《关于加强医疗机构药事管理促进合理用药的意见》等一系列政策性文件[66-78]。文件中提到"三个重要":药学部门是医疗机构提供药学专业技术服务的重要部门;药师是提供药学专业技术服务的重要医务人员;以合理用药为核心的药事服务是诊疗活动的重要内容。要求进一步加强医疗机构药事管理,推进药学服务模式的转变,加大药品使用改革力度,全链条推进药品领域改革,提升医疗机构管理水平,促进合理用药,更好地保障人民健康。

4.2.1 构建药学服务新体系,提升药师药物治疗管理水平 ①拓展药学服务范围:根据医疗机构的功能定位和服务特点加大药学人员配备和培训力度。强化临床药师配备,围绕患者需求和临床治疗特点开展专科药学服务。临床药师积极参与临床治疗,为住院患者提供用药医嘱审核、参与治疗方案制订、用药监测与评估以及用药教育等服务。探索实行临床药师院际会诊制度,临床药师积极参与疑难复杂疾病多学科诊疗实践,指导临床精准用药。

②深化药学服务内涵:以患者为中心开展临床药学服务,药师参与临床多学科治疗团队,基于循证药学科学方法提供高质量的临床药物治疗证据,开展临床药物治疗管理,促进多学科交叉融合。开设不同形式的药学门诊,如专科药师门诊、药师-医生联合门诊及药学-多学科联合门诊等,为患者提供用药咨询和指导。药师通过指导患者合理用药以及患者后续药物治疗管理,积极参与慢病管理、特殊人群用药的药学服务,更好地体现药师更多价值。

③创新药学服务技术:充分发挥药学专业技术特长,研究和实践药物治疗新技术,提升精准用药及疾病防治能力。基于治疗药物监测方法,结合多组学及分子技术、群体药动学等药学专业技术,从个体化角度精准治疗和预防疾病、诊断及干预,为临床个体化用药提供技术支持,提升患者用药的有效性、降低不良反应发生。

④丰富药学服务形式:积极推进和发展居家社区药学服务。在家庭医生签约服务等基层医疗卫生服务中,积极开展用药咨询、药物治疗管理、重点人群用药监护、家庭药箱管理及合理用药科普等服务。

在医疗联合体内将医疗机构药师纳入家庭医生签约服务团队，探索为行动不便的老年人、孕产妇及儿童等重点人群开展上门的居家药学服务。积极开展全科医生、社区护士的合理用药知识培训，帮助基层提高药学服务水平。

规范“互联网＋药学服务”。在开展互联网诊疗或远程医疗服务过程中，以药师为主体积极提供在线药学咨询、指导患者合理用药及用药知识宣教等“互联网＋药学服务”。规范电子处方在互联网流转过程中的关键环节的管理，电子处方审核、调配及核对人员必须采取电子签名或信息系统留痕的方式，确保信息可追溯。探索医疗卫生机构处方信息与药品零售消费信息互联互通。探索建立区域药事管理或处方审核平台，提升处方调配事中事后监管水平。

4.2.2 加强临床科研能力，促进临床研究成果转化　加强临床科研培训，结合临床药物治疗开展应用研究。围绕临床药物和药物治疗方案的有效性、安全性及经济性，开展药物评价及药师主导的临床研究［如随机对照试验（RCT）研究、真实世界研究及大数据研究等］，培养研究型临床药师。将临床研究成果转化为指导临床药物治疗的证据、指南及决策支持系统等，改善临床药物治疗结局。

4.2.3 应用信息和大数据技术，加快智慧药学服务进程　充分利用电子健康大数据、人工智能、“互联网＋”及区块链等新型技术，围绕临床药学服务和药事管理等工作，推进医院药学信息系统建设，包括临床治疗决策支持系统（CDSS）、合理用药电子化平台、ADR监测反馈系统及临床药师智能服务系统等建设，加快智慧药学建设进度；全面提高医疗机构的合理用药水平，提高医疗服务质量，保障患者的用药安全。

4.3 医院药学学科高质量发展展望

2021年，国务院办公厅《关于推动公立医院高质量发展的意见》（国办发〔2021〕18号）[7]正式印发，明确了公立医院高质量发展的目标、方向及举措，提出以建立健全现代医院管理制度为目标，强化体系创新、技术创新、模式创新及管理创新，推动公立医院发展方式从规模扩张转向提质增效，运行模式从粗放管理转向精细化管理，资源配置从注重物质要素转向更加注重人才技术要素，为更好提供优质高效医疗卫生服务、建设健康中国提供有力支撑。

在公立医院高质量发展的大背景下，要求医院药学工作者贯彻新发展理念，以制度建设为根本，以内涵建设为核心，以改革创新为动力，推动医院药学学科的高质量发展。重点聚焦在建设高水平的医院药学学科、开展前沿科技创新、打造高质量的人才队伍、实现科学化和精细化管理、提供高水平药学服务等重要方向。

4.3.1 加强临床药学专科建设适应临床医学发展的需求　应明确专科定位、发展目标和学科战略，适应医疗新需求聚焦专科方向开展临床药学专科建设。

明确专科定位：临床药学作为医学和药学的交叉学科，是以提高临床用药质量为目的，以药物与机体相互作用为核心，研究和实践药物临床合理应用方法的综合性应用技术学科。必须坚持以患者为中心、合理用药为核心，临床药师制建设为基础，通过临床药学专业教育，培养应用型人才，在医疗活动中从事与药物治疗相关的服务，保障药品质量，提升临床药物治疗质量，进而提高药学专业技术服务质量，同时，开展基于解决临床用药问题的科学研究，建立以能力、质量、安全及效率为核心的学科体系，推动医院持续健康发展。

聚焦专科方向：药学部门具体负责药品管理、药学专业技术服务和药事管理工作，因此临床药学学科方向也将聚焦以患者为中心，以合理用药为核心的临床药学工作方向：①全流程药品质量管理：应用药品临床综合评价和卫生技术评估等方法遴选药品和制定处方集，建立药品采购、质量检验、转运、配置及临床使用全过程监控的有效机制，实现药品安全全程可控和可追溯：②提升药品专业技术服务技能：加强药学设备自动化建设；利用互联网＋、物联网、大数据及人工智能等新技术，依法审核处方和用药医嘱，进行合理用药教育，为特殊人群提供远程或居家药学服务：开展药学实践研究，提供药物治疗循证证据和药学服务，协同医师确定和选择最佳的药物治疗方案，进行治疗药物监测并提供个体化药物治疗方案设计与实施方案；③加强药事管理信息化与临床药物治疗质量监控：加强临床药物使用的合理性评估，药物不良反应、用药错误和药害事件监测与上报，药物综合评价与卫生技术评估等，积极发展临床药学信息化建设，以实现合理用药提质增效。

临床药学专科建设的核心是提升服务能力、提高药学服务质量及药学研究能力，也是学科评估的重要指标。运用现代管理理念、管理工具、管理方法及管理技术，提升管理精细化、信息化、规范化及科学化水平。充分调动药学人员的积极主动性和创造性，推动原创性新技术、新药品、新证据及新策略等产出，不断推动药学技术进步，增强专科综合竞争力。

4.3.2 培养适应新型药学服务模式的药师 药师是提供药学服务的重要医务人员，是参与临床药物治疗、实现合理用药目标不可替代的专业队伍。医院药学人才是进一步转变药学服务模式，提高药学服务水平的核心要素。

①加强医院药学人才队伍建设：科学设置药学服务岗位，加大药学人员配备力度，提高药学人才的质量。应同时加强在校临床药学教育体系建设和继续教育体系建设，提升药师综合胜任力。改革完善人才评价机制，坚持分层分类评价，注重临床工作质量指标，合理设置评价标准，突出能力导向，建立长效机制。合理设置药学人员服务收费项目，建立以临床需求为导向、符合药事服务特点的绩效考核制度，提高医院药师待遇水平，稳定和壮大医院药师队伍。

②优化医院药学人才培养模式：制定符合中国特色的医院药师培养目标和培养方案，科学设置临床药学专业教学内容、培养模式及考核要求（包括课程设置更新、教学方法创新、教师队伍建设、教学环境改善及考核指标创新等）。积极探索具有中国特色的临床药学专业博士（Pharm D.）培养模式，培养熟悉国家医药卫生体制改革、药物政策、药事法规与监管科学，掌握药物经济学与循证药学、药物流行病学与大数据分析、精准用药等临床药物治疗相关知识，具备较强科研能力的药物治疗专家和临床药学骨干人才。

③积极推进住院药师规范化培训：建立健全住院药师规范化培训制度，建立医院药学毕业后规范化培训体系（包括住院药师规范化培训、临床药师规范化培训、临床药师师资培训、新技术/新方法培训、药师转型与岗位胜任力培训、药师能力等级与绩效考核等），参照临床医生培养模式，积极推进住院药师规范化培训，培养适应合理用药需求的应用型药学人才，促进药师转型与综合药学服务技能的提升，满足人民健康需求。

④加强临床药师专业人才培养：支持医疗机构与高校、行业学（协）会等合作，开展具有针对性、前瞻性的通科和专科临床药学人才培养和师资培养，建立系统化的临床药师培养体系，制定统一的人才培养标准，在培养过程中加强人文素养教育等，培养真正符合社会需求的临床药学人才。

4.3.3 推进临床药学实践创新，提升药学服务质量 在保障药品供应的基础上，重点加强药学专业技术服务，更好地解决创新药学服务模式的问题。

①加强临床用药全流程管理：针对临床用药全流程实施规范化、标准化及信息化管理，保障临床用药安全。以科学的方法和机制进行药品遴选，从源头把控药品质量；充分利用自动化设备提升药品调剂工作的质量与效率；运用信息化技术保证药品使用的各环节信息和操作准确，实现药品全流程可跟踪与追溯，保障药品安全。

②开设药学门诊提供药物治疗管理（MTM）服务：积极开设药学专科、通科门诊或医-药联合门诊，以高质量临床实践指南、规范、共识和治疗原则为依据，针对患者的特点和疾病的临床表现，制定个体化的药物治疗方案，为患者提供用药咨询、指导及药物重整等服务。未来可基于人工智能技术的临床决策支持系统开展用药评估与个体化治疗方案调整，更好地优化患者药物治疗结局。

③积极探索和发展精准用药服务模式：基于医药大数据和循证医学证据研究构建智能临床用药决策系统、个体化精准用药模型、风险预测模型及智能审方系统等，为患者用药效果评估与个体化方案调整提供技术支持，使药学服务更加智能、高效及精准，保证用药更有效、安全及经济。充分利用互联网、物联网、云计算、人工智能技术及各种智能系统、远程系统、可穿戴设备、智能机器人等，构建创新药学服务模式，提高药学服务的及时性、精准性及有效性，实现药学服务提质增效。

④注重临床药学服务内涵深化与外延拓展：推进药学服务向基层医疗卫生机构和患者延伸，推进医联体、药学服务联盟的建设。积极开展“互联网＋智慧药学”服务，如线上用药咨询、居家药学

服务及用药科普平台等，为慢病患者（高血压、糖尿病及肿瘤患者等）、特殊人群（老年人、孕产妇及儿童等）提供居家药学服务，加强用药随访与用药依从性评估，关注药物治疗的临床结局、人文结局及经济解决，实现数字化、远程化及智慧化的药学服务，提升药学服务能力和效率。

⑤加强合理用药绩效管理：加强国家、省级、地市级药学质控中心建设，全面开展公立医院绩效考核，持续完善药事管理质控指标体系；充分利用信息化手段加强质量管理，做好抗菌药物、抗肿瘤药物、重点监控药品及国家集采药品等临床使用管理，加强用药数据监测和绩效考核；同时积极开展真实世界研究与系统评价研究，对药品使用进行综合评价，保障用药管理安全。

4.3.4 强化信息技术在临床合理用药中发挥作用

医疗信息化和智能化是提高医院运行效率、降低管理成本的核心问题。当前医院药学存在业务流程多样、工作任务繁重、管理任务众多及数据来源复杂等，痛点尤为突出。

①加强临床药学信息资源网络建设：构建临床药学服务信息交流平台，扩大临床药师的专业资讯面，缩短信息共享时间，为及时化解临床药学服务中的各种矛盾提供专业性的技术支持。

②加强智慧药事管理信息系统建设：利用软件系统重构、人工智能、运筹学、区块链、即时通信及实时可视化技术，实现高效、自动化地整合当前多源异构数据，基于多源异构药事数据建立实时动态更新的药事管理及预测系统，实现智慧药物治疗、智慧服务及智慧管理“三位一体”的智慧药学建设，打造高效、兼容、便捷及安全的药学服务信息平台，提升优质医疗资源的服务效率。

③加强临床决策支持系统（CDSS）建设：以智慧药学建设为目标，加快信息系统整合集成与互联互通，建立 CDSS，基于语义网络、人工智能及深度学习神经网络算法等前沿技术，以智能决策引擎和医学药学知识图谱为核心，实现精准、高效的智能综合分析与判断，为临床药师推送精准的用药方案，提升临床药师服务能力，规范用药行为，实现有效、安全及经济用药。

④加快发展互联网医疗和远程医疗：基于药学服务的新模式、新技术及新手段，为患者提供看病就医的新体验，为患者提供科学便捷、经济高效及连续的药学照护。

4.3.5 医药协同技术创新满足临床药学服务需要

药学服务是医疗机构诊疗活动的重要内容，基于医药协同的技术创新，促进临床药物治疗和药学服务内涵深化、服务范围拓展、服务质量及效率不断提升，促进临床合理用药、保证患者用药安全。

①体系创新：打造具有创新活力的“临床研究联合体和科技创新联合体”体系，围绕医药协作、科研协作、临床研究机构（CRO）临床试验协作以及疾病特色专科等方向，组建医药协同创新联盟。

②技术创新：协同制药企业、医疗机构、高等院校及科研院所搭建开放、共享的医药协同创新科研平台或院企转化应用开发平台，研发、使用及推广新技术，开发新药、新剂型、新设备及新方法，促进和规范生物医学新技术临床研究的开展，如个体化用药新技术，推动并孵育创新技术的成果转化。同时，积极探索“互联网＋”、区块链及人工智能等技术在药学服务领域的应用，促进药学服务提质高效。

③模式创新：基于床旁证据实践（bedside-evidence-practice，B-E-P）模式，从临床实践中发现问题，应用循证药学方法解决问题，再应用于临床药学实践。利用人工智能、大数据分析、模型拟合、精准用药等新技术及新方法，进一步探索和规范药物治疗和药学服务，促进临床药物治疗水平的提高和药师临床药学服务能力的提升。

④管理创新：管理模式从粗放管理转向精细化管理，资源配置从注重物资要素转向更加注重人力资源发展。医药协同创新有助于进一步实现药学服务模式的“两个转变”，实现药品物流管理、质控管理、药学服务、药学信息、药学研究、综合评价等全流程、一体化、精细化及数字化管理，最优化配置各类资源，充分发挥数字化创新对药学服务提质增效的带动作用，积极推进“互联网＋药学服务”，提升药学服务能力，促进药学服务贴近患者、贴近临床、贴近社会[78]，促进健康高质量发展。

医院药学学科正逐步发展成为一门走向临床的学科，将对发展整个医疗机构与充分保障人民健康产生非常重要的影响。医院药学工作者要不断追求卓越，为百姓合理用药保驾护航，为健康中国增砖添瓦，赓续中国医院药学学科建设。

致谢：本文由中国药学会医院药学专业委员会组织编写。第五、六届主任委员朱珠教授进行了全文审校。

参考文献

[1] QUJ,LIU G F,ZHU Z. The development course and tendency of hospital pharmacy during 70 years of new China(Ⅰ)[J]. *Chin J Hosp Pharm*(中国医院药学杂志),2019,39(24):1-13.

[2] QU J,LIU G F,ZHU Z. History of the Development of Chinese Hospital Pharmacy(中国医院药学学科发展史)[M]. 1st edition. Beijing:China Science and Technology Press,2016:1-416.

[3] SGAO Q L,XU Q Q. ZHANG H N. Discussionon Transformation of Pharmacy Service and NewService Mode in Public Hospital[J]. *Hosp Manag For*,2019,36(6):8-10.

[4] Depantement of Planning,Development,and Informaization,National Health Commosion. Statistical bulletin on the development of health care in China in 2022 [EB/OL]. (2023-10-12). http://www.nhc. gov. cn/guihuaxxs/s3585u/202309/6707c48f2a2b420fbfb739c393fcca92. shtml.

[5] ZHENG J C. The changes of hospital pharmacists in my eyes[N]. *Health News*,2019-01-12.

[6] QU J,LIU G F,ZHU Z,*et al*. The construction and development of hospital pharmacy discipline in China(upper) [J]. *Chin J Hosp Pharm*(中国医院药学杂志),2014,34(15):1237-1246.

[7] QU J. Publication and distribution of "History of the development of Chinese hospital pharmacy"[J]. *Her Med*(医药导报),2017,36(6):645

[8] Analysis of the future development trend of China's pharmaceutical industry in the context of new medical reform. China Industry Information Network[EB/OL]. 2019-01-25.

[9] CHEN S X. The administrative password of the century-old hospital [J]. *Chin Hosp CEO*(中国医院院长),2016,(1):64-67.

[10] KONG Y Y. The historical evolution of China's medical and health system,the root causes of the problem and suggestions for countermeasures[J]. *Dev Res*(发展研究),2018,(10):40-45.

[11] LI J C. 80 years of Chinese pharmacy[J]. *Pharm Bull*(药学通报),1987,2(1):652-656.

[12] ZHAO Z G,ZHU Z,SUN L L,*et al*. Review and prospect of 60 years of hospital pharmacy[J]. *Chin Pharm J*(中国药学杂志),2009,44(19):1465-1469.

[13] SHI G B,HUANG T K. Comment on the transformation of the functions of pharmacy department and pharmacists in hospitals in China [J]. *Chin J Pharm Econ*(中国药物经济学),2007,(5):14.

[14] XIE H M,TANG G. Review of the pharmaceutical development of the hospital after the founding of the People's Republic of China (1949—1990)[J]. *Chin PharmJ*(中国药学杂志),1993,28(4):244-246.

[15] HU J H. Practical Hospital Pharmacy[M]. Shanghai:Shanghai Science and Technology Press,2000:1-10.

[16] MA E L The history,actuality and developmental tactics of hospital preparation in China[J]. *Chin Pharm Aff*(中国药事),2007,21(9):713-715

[17] HUANG Y Q. Influence of Soviet Union on China higher medical education in early stage after foundation of People's Republic of China[J]. *China Higher Med Educ*(中国高等医学教育),2007,(9):26-28.

[18] LI D K. Solid and enterprising,fruitful in spring and autumn[J]. *Med J Peking Union Med Coll Hosp*(协和医学杂志),2010,1(1):18-21.

[19] DU S M,CAI H,TU Z L,*et al*. Review and prospect of hospital preparations[J]. *J Yunyang Med Coll*(郧阳医学院学报),2004,23(2):126-128.

[20] MA N,ZHANG Q S,LENG Y P,*et al*. Building of new model of comprehensive pharmaceutical talents ultivation[J]. *ChinMed Herald*(中国医药导报),2015,12(22):55-58.

[21] JIANG J H,CHEN Y,LI Q G. Analysis of the transformation of pharmaceutical education model in developed countries[J]. *Lishizhen Med Mater Med Res*(时珍国医国药),2011,22(6):1480-1481.

[22] NING Y Y. Spanning 60 years the end of the era of making up for the hospitals with medicine:the past and present history of making up for the hospitals with medicine[J]. *Chin Health*(中国卫生),2017(12):20-23.

[23] QU J. Review and prospect of clinical pharmacy[J]. *Chin J Hosp Pharm*(中国医院药学杂志),2008,28(22):1897-1905.

[24] TANG J. Thoughts on the training of pharmaceutical talents in China in the global environment[J]. *Basic Med Edu*(基础医学教育),2015,17(5):449-450.

[25] ZHUANG S B,HE S B,ZHANG Y F,*et al*. The revelation to the development of hospital pharmacy from the history of names of Chinese pharmacy departmnets[J]. *Chin J Hosp Pharm*(中国医院药学杂志),2017,37(9):787-791.

[26] HOU X L,WU Z A. Review and countermeasures on the development of higher clinical pharmaceutical education in China [J]. *Med Phil*(医学与哲学),2015,36(4A):64-67.

[27] QU J,LIU G F,ZHU Z. The construction and development of hospital pharmacy discipline in China[J]. *Chin J Hosp Pharm*(中国医院药学杂志),2014,34(16):1327-1337.

[28] FANG L,WANG X D. Overview of the development of clinical pharmacy through the publication of literatures in periodicals [J]. *J China Pharm*(中国药房),2010,21(17):1625-1627.

[29] YANG N, HUZ Q, WANG L, *et al*. Survey and analysis of cultivation of clinical pharmacists in china[J]. *Chin J New Drugs*(中国新药杂志), 2013, 22(20): 2453-2458.

[30] ZHAO D H, LV J H, HAN L, *et al*. Investigation of education about safe use of drugs under "Health China"[J]. *Chin J Bone Joint Surg*(中华骨与关节外科杂志), 2017, 10(6); 499-501.

[31] WANG D. Publication of "Opinions on accelerating the highquality development of pharmaceutical services"[J]. *J Tradit Chin Med Manag*(中医药管理杂志), 2018, 26(23): 94.

[32] ZHOU Y T. The National Health Commission has accelerated the legislative process of the Pharmacist Law[J]. *China Drug Store*(中国药店), 2022(8): 14.

[33] LIU Y, MAO M, XU X H, *et al*. Exploration and practice of integrated pharmaceutical care mode[J]. *Pharm Care Res*(药学服务与研究), 2016, 16(5): 366-368.

[34] ZHEN J C, LU J, MEI D, *et al*. Pharmaceutical service standards for medical institutions[J]. *Her Med*(医药导报), 2019, 38(12): 1535-1556,

[35] YAO W. The National Medical Insurance Administration officially replied that the income of pharmacists will increase[EB/OL]. *Cypress Blue*(赛柏蓝), (2019-09-23). https://xueqiu.com/1817480865/124963009.

[36] HAN R, ZHAO Z G. The expert consensus of Chinese pharmaceutical service standards and charges[J]. *Drug Eval*(药品评价), 2016, 13(14): 8-15, 24.

[37] LIU W S. Pharmaceutical services: sinking into this or good opportunity for transformation[J]. *Chin Hosp CEO*(中国医院院长), 2017, 18(18): 51-53.

[38] ZHOU Y B, TIAN Y, HAN R, *et al*. Investigation and analysis of the current situation of implementation and charging of outpa tient pharmaceutical services in China[J]. *Drug Eval*(药品评价), 2017, 14(2): 8-13.

[39] GU S, LAI W H, LIN Q X, *et al*. Research on the charging standards for pharmaceutical services in public hospitals in Guangdong Province[J]. *Pharm Today*(今日药学), 2021, 31(2): 71-73, 77.

[40] Trial implementation of "pharmaceutical service fees" in Fujian Province[J]. *China Drugs Store*(中国药店), 2022(5): 8.

[41] National Health Commission, National Administration Bureau of Traditional ChineseMedicine, National Bureau of Disease Control. Notice on the issurance of technical specofications for national medical service projects (2023 edition) (National Heaith Finance Issue[2023]No. 27)[EB/OL]. (2023-09-28). http://www.nhc.gov.cn/caiwusi/s7785t/202309/914aec9618944ee2b36621d33517e576.shtml.

[42] XU J. CHEN X, CHEN J, *et al*. Practice investigation and quality management conception of pharmacy clinic in medical institutions in Guangdong Province[J]. *Chin J Hosp Admin*(中华医院管理杂志), 2019, 35(7): 571-575.

[43] Opinions of the General Office of the State Council on promoting the development of "Internet + medical health"[N]. China news of traditional Chinese medicine, 2018-05-03.

[44] Opinions of the General Office of the State Council on the establishment of a professional team of professional drug inspectors[J]. *PRC State Council Bull*(中华人民共和国国务院公报), 2019, (21): 33-37.

[45] CHEN G R, MEI K K, SHEN C, *et al*. Practice of the popularization of pediatric pharmaceutical knowledge based on WeChat public platform[J]. *Chin J Hosp Pharm*(中国医院药学杂志), 2020, 40(10): 1157-1160.

[46] Guangdong Pharmaceutical Society. Index of criteria for prescription audit(2019 edition)[J]. *Pharm Today*(今日药学), 2019, 29(7): 433-445.

[47] PELLEGRINO A N, MARTIN M T, TILTON J J, *et al*. Medication therapy management services: definitions and outcomes[J]. *Drugs*, 2009, 69(4): 393-406.

[48] KIM J, PARISH A L Polypharmacy and medication management in older adults[J]. *Nurs Clin North Am*, 2017, 52(3): 457-468.

[49] WEI H T, CUI X L, LIU Y, *et al*. Practical experience and cost-benefit analysis of clinical pharmacists in medication therapy management[J]. *Chin J Mod Appl Pharm*(中国现代应用药学), 2020, 37(15): 1884-1888.

[50] DAI M F, LI S Y, WANG B Y, *et al*. Establishment and practice of Hierarchical warfarin anticoagulation management mode based on Triangle theory[J]. *Chin Pharm J*(中国药学杂志), 2022, 57(21): 1800-1804.

[51] HU R, MIAO S Y, ZHANG X W. Application and research progress of antiplatelet and anticoagulant therapy in peripheral arterial disease[J]. *Eval Anal Drug Use Hosp China*(中国医院用药评价与分析), 2023, 23(5): 619-623.

[52] ZHENG X L, LIN H H, ZHANG L, *et al*. Study on the effect of eharmacists intervention on opioid treatment and management in outpatients with cancer pain under MDT mode[J]. *J ChinaPharm*(中国药房), 2020, 31(6): 750-754.

[53] WU J Y, ZHANG M, WANG R L, *et al*. Surgical pharmacy: knowledge construction for surgical pharmacists[J]. *Pharm Today*(今日药学), 2021, 31(1): 1-8.

[54] HU X, LIU L. The role of clinical pharmacists in the rational use of perioperative analgesics in orthopedics[J]. *Renow Doct*(名医), 2022(3): 33-35.

[55] WANG H, WANG H, YU X, *et al*. Impact of antimicrobial stewardship managed by clinical pharmacists on antibiotic use and drug resistance in a Chinese hospital, 2010—2016: a retrospective observational study[J]. *BMJ Open*, 2019, 9(8): e026072. DOI: 10.1136/bmjopen-2018-026072.

[56] General Office of the National Health Commission. Notice on standardizing the comprehensive clinical evaluation of drugs (Pharmaceutical Administration Release by General Office of the National Health Commission [2021] No. 16) [EB/OL]. (2021-07-21). http://www.nhc.gov.cn/yaozs/s2908/202107/532e20800a47415d84adf3797b0f4869.shtml.

[57] ZHAO ZG, DONG Z J, LIU J P. Guideline for quick drug evaluation and selection in Chinese medical institutions[J]. *Her Med*(医药导报), 2020, 39(11): 1457-1465.

[58] ZHAOZG, DONG ZJ, LIU J P. Guideline for quick drug evaluation and selection in Chinese medical institutions (the secondedition) [J]. *Her Med*(医药导报), 2023, 42(4): 447-456.

[59] YUE X L, LU S, ZHANG L. Research on the construction of comprehensive evaluation system of drugs in China[J]. *Chin J Pharmacovigil*(中国药物警戒), 2023, 20(5): 530-535.

[60] National Health Commission. Notice on carrying out drug use monitoring and comprehensive clinical evaluation (Pharmaceutical Administration Letter by the National Health Commission [2019] No. 80) [EB/OL]. (2019-04-03). http://www.nhc.gov.cn/yaozs/pqt/201904/31149bb1845e4c019a04f30c0d69c2c9.shtml.

[61] National Center for the Comprehensive Assessment of Drugs and Health Technologies. Notice on the release of technical guidelines for the clinical comprehensive evaluation of the drugs for cardiovascular diseases, anti-tumor, and for children [EB/OL]. (2022-06-29). http://www.nhei.cn/nhei/znfb/202206/c01d87a290664b01bf42a9dad769d69f.shtml.

[62] The Health Commission of Jiangsu province. Notice on the issuance of the work plan for the comprehensive clinical evaluation of drugs in Jiangsu Province [EB/OL]. (2019-11-14). http://www.lyg.gov.cn/zglygzfmhwz/ggws/content/34c810b7-1380-43ef-98a6-9edb9ea2c7cb.htm.

[63] ZHANG L. Expert consensus on accelerating the development of intelligent pharmaceutical care during the epidemic of corona virus disease 2019 (2nd edition) [J]. *Clin Med J*(临床药物治疗杂志), 2020, 18(6): 11-25.

[64] ZHAO W M, YU X Y, TIAN K. Thoughts on the development of pharmacists in the field of artificial intelligence [J]. *Health Econ Res*(卫生经济研究), 2019, 36(8): 52-54.

[65] YUAN F, SHEN A Z. Research on the development and application of smart pharmacy in hospitals in China under the new situation [J]. *Econ Admin*(经济师), 2023, 408(2): 237-239.

[66] The National Health Commission, State Administration of Traditional Chinese Medicine. Opinions on accelerating the highquality development of pharmaceutical services (Medical Administration Release by the National Health Commission [2018] No. 45) [EB/OL]. (2018-11-21). http://www.nhc.gov.cn/yzygj/s7659/201811/ac342952cc114bd094feclbe086d2245.shtml.

[67] SU Y C, JIANG Z W. "Internet + pharmaceutical care" mode: practice and reflection [J]. *J China Pharm*(中国药房), 2021, 32(17): 2149-2153.

[68] ZUO W. SUN Y. LIU R. et al. Management guideline for the off-label use of medicine in China (2021) [J]. *Expert Rev Clin Pharmacol*, 2022, 15(10): 1253-1268.

[69] CHEN W Y, FENG H C. Construction standards for regional remote prescription audit center in Guangdong provine (trial implementation) [J]. *Pharm Today*(今日药学), 2023, 33(5): 328-334.

[70] ZHANG F, XU D D, JIAO XD, *et al*. Advances of research on technologies for individualized treatment in clinical drug therapy [J]. *Prog Pharm Sci*(药学进展), 2021, 45(2): 91-99.

[71] The National Health Commission, State Administration of Traditional Chinese Medicine. Notice on further strengthening drug safety management and improving the level of rational drug use (Medical letter by the National Health Commission [2022] No. 122) [EB/OL]. (2022-07-27). http://www.nhc.gov.cn/yzygj/s7659/202207/007020b813ce446ba3cab3258775270a.shtml.

[72] JIAO Z, LI X G SHANG D W, *et al*. Model-guided precise use of medicine: Chinese expert consensus (2021 edition) [J]. *Chin J Clin Pharm Ther*(中国临床药理学与治疗学), 2021, 26(11): 1215-1228.

[73] ZHANG J H, LIU M B, CAI M Z, *et al*. Model-guided precise use of warfarin: Chinese expert consensus (2022 edition) [J]. *Chin J Clin Pharm Ther*(中国临床药理学与治疗学), 2022, 27(11): 1201-1212.

[74] Ministry of Health. The standards of quality management for pharmacy intravenous admixture services (Medical Administration Release by General Office of the Ministry of Health [2010] No. 62) [EB/OL]. (2010-04-20). http://www.nhc.gov.cn/bgt/s10787/201004/09f4230d6bce4f53a857979112850482.shtml.

[75] LYU H M, WU Y P. Discussion on the necessity and key points of the mode of pharmacy intravenous admixture services in China-series articles of interpreting guidelines for the establishment and management of pharmacy intravenous admixure services (XIV) [J]. *Chin J Hosp Pharm*(中国医院药学杂志), 2023, 43(10): 1061-1065.

[76] National Health Commission. Guidelines for the construction and management of pharmacy intravenous admixture services (trial implementation) (Medical Letter by the General Office of the National Health Commission [2021] No. 598) [EB/OL]. (2021-12-10). http://www.nhe.gov.cn/yzygj/s7659/202112/6fc8ae699c1f4fefb9e80a80d4f4fa55.shtml.

[77] General Office of the National Health Commission. Notice on the assessment of rational drug use in medical institutions (Medical Letter bythe General Office of the National Health Commission [2019] No. 903) [EB/OL]. (2019-12-18). http://www.nhc.

gov. cn/yzygj/s7659/201912/5acbea335f5e458ba65a50c779aa62e8. shtml.

[78] National Health Commission, Ministry of Education, Ministry of Finance, *et al*. Opinions on strengthening the management of pharmaceutical affairs in medical institutions and promoting rational drug use (Medical Release by National HealthCommission[2020] No. 2) [EB/OL]. (2020-02-21). http://www. nhc. gov. cn/yzygj/s7659/202002/ea3b96d1ac094c47alfc39cf00f3960e. shtml.

[79] General Office of the National Health Commission. Notice on the continuous management of the clinical application of antibiotics (Medical Release by the General Office of the National Health Commission) [2020] No. 8) [EB/OL]. (2020-07-20). http://www. nhc. gov. cn/yzygj/s3593/202007/8311bda4cf2443dfae4d719f1d0d72da. shtml.

[80] National Health Commission. Notice on further strengthening the management of Antimicrobial drugs to curb resistance (Medical Letter by the National Health Commission [2021] No. 73) [EB/OL]. (2021-04-02). http://www. nhc. gov. cn/yzygj/s7659/202104/7c59c2c5a80f4b468e646c003e14a150. shtml.

[81] National Health Commission, Ministry of Education, Ministry of Science and Technology, *et al*. National action plan for curbing microbial resistance (2022—2025) (Medical Letter by the National Health Commission [2022] No. 185) [EB/OL]. (2022-10-25). http://www. nhc. gov. cn/yzygj/s7659/202210/2875ad7e2b2e46a2a672240ed9ee750f. shtml.

[82] General Office of the National Health Commission. Notice on the issuance of National medical quality and safety improvement goals in 2023 (Medical Administration Letter by the General Office of the National Health Commission [2023] No. 185) [EB/OL]. (2023-02-24). http://www. nhc. gov. cn/yzygj/s7657/202302/a61fc382f3b64c7 e99 dafbf8cf4da8al. shtml.

[83] General Office of the National Health Commission. Notice on the issuance of National Medical Quality and Safety Improvement Goals in 2022 (Medical Letter by the General Office of the National Health Commission [2022] No. 58) [EB/OL]. (2022-03-01). http://www. nhe. gov. cn/yzygj/s3585/202203/ffed3474b1884058841a07c144ad094e. shtml.

[84] General Office of the National Health Commission. Notice on the issuance of National Medical Quality and Safety Improvement Goals in 2021 (Medical Letter by the General Office of the National Health Commission [2021] No. 76) [EB/OL]. (2021-02-09). http://www. nhe. gov. cn/yzygj/s7657/202102/8c53313663284a7ba146648509538ee2. shtml.

[85] National Health Commission. State Administration Bureau of Traditional Chinese Medicine. Notice on further strengthening safety management of drug use and improving the level of rational drug use (Medical Letter by the National Health Commission [2022] No. 122) [EB/OL]. (2022-07-27). http://www. nhc. gov. cn/yzygj/s7659/202207/007020b813ce446ba3cab3258775270a. shtml.

[86] General Office of the National Health Commission. Regulations for adjusting the drug list of the state focuses on monitoring rational use of drugs (Medical Letter by the General Office of the National Health Commission[2021] No. 474) [EB/OL]. (2021-08-30). http://www. nhc. gov. cn/yzygj/s7659/202109/a 91498010ba74db5a752fb1b12d21b98. shtml.

[87] General Office of the National Health Commission. Drug list of the second batch of the state focuses on monitoring rational use of drugs (Medical Administration Letter by the General Office of the National Health Commission[2023] No. 9) [EB/OL]. (2023-01-13). http://www. nhc. gov. cn/xcs/zhengcwj/202301/5b291aaac64b4e56a10f9ea910e11426. shtml.

[88] General Office of the National Health Commission. Notice on strengthening the monitoring of clinical application of antibacterial drugs and bacterial resistance in children (Medical Letter by the General Office of the National Health Commission [2020] No. 601) [EB/OL]. (2020-07-17). http://www. nhc. gov. cn/yzygj/s3593/202007/ecb66ee3e5694fla8f6d29f86163034e. shtml.

[89] National Center for Comprehensive Assessment of Pharmaceutical and Health Technology. Guideline of clinical comprehensive evaluation technology for children's drugs (Trial Implementation2022) [EB/OL]. (2022-06-29). http://www. nhei. cn/nhei/zjjd/202206/90b070c5b3ff4384a57al7c1c4392a94. shtml.

[90] General Office of the National Health Commission. Notice on further strengthening the management of clinical medication in children (Medical Administration Letter by the General Office of the National Health Commission[2023] No. 11) [EB/OL]. (2023-01-16). http://www. nhe. gov. cn/yzygj/s7659/202301/2c86ccde273945e48416clacb2f68687. shtml.

[91] State Food and Drug Administration Bureau. Procedures for adding drug use information of children in marketed dispensatory (Trial implementation) (2023, No. 68) [EB/OL]. (2023-05-29). https://www. nmpa. gov. cn/yaopin/ypggtg/20230531142548157. html.

[92] Ministry of Health, National Development and Reform Commission, Supervision Department of the Ministry of Industry and Information Technology, *et al*. Regulation of the national essential medicine list (Interim) (Pharmaceutical Administration Release by Ministry of Health[2009] No. 79) [EB/OL]. (2009-08-18). http://www. nhe. gov. cn/bgt/s9512/200908/48f65612eb7d4dfcbe10cb78c91c9bde. shtml.

[93] National Health Commission, National Administration Bureau of Traditional Chinese Medicine. Notice on the issuance of the national essential medicine list (2018 edition) (Pharmaceutical Administration Release by the National Health Commission[2018] No. 31) [EB/OL]. (2018-09-30). http://www. nhc. gov. cn/

yaozs/s7656/201810/c18533e22a3940d08d996b588d9 41631. shtml.

[94] General Office of the State Council. Opinions on improving the national essential medicine system(Release by General Office of the State Council [2018] No. 88)[EB/OL]. (2018-09-13). https://www. gov. cn/zhengce/content/2018-09/19/content_5323459. htm.

[95] National Health Commission, National Administration Bureau of Traditional Chinese Medicine. Notice on further strengthening the management of essential drugs in public medical institutions (Pharmaceutical Administration Release by the National Health-Commission[2019] No. 1)[EB/OL]. (2019-01-10). http://www. nhc. gov. cn/yaozs/s7657/201901/b3f6fb3f55314a7faff97386908bd4f4. shtml.

[96] Department of Pharmaceutical Administration, National Health Commission. Regulation of the national essential medicine list (revised draft)[EB/OL]. (2021-11-15). http://www. nhc. gov. cn/wjw/yjzj/202111/068c31b85cb7486b9f77057b3e358aae. shtml.

[97] WANG G P. Research on knowledge system of pharmacovigilance system[J]. *Chin J Mod Appl Pharm*(中国现代应用药学), 2022,39(13):1755-1761.

[98] GUO J R, GUI L, XIANG M, *et al*. Teaching investigation on offeringclinical pharmacy elective course for pharmaceutical students [J]. *China Pharm*(中国药师),2023,26(10):176-180.

[99] LIN Z P, CHEN C T, KANG L, *et al*. Thoughts on the development of clinical pharmacy education in China under the new situation [J]. *Health Vocat Edu*(卫生职业教育),2023,41(2):1-6.

[100] LENG P, SUN W, LI D M, *et al*. Exploration of hospital clinical pharmacy service model[J]. *Chin J Hosp Pharm*(中国医院药学杂志),2008(4):310-311,318.

[101] WU Y P, YAN Q. Perspectives on the orientations of hospital pharmacy and pharmaceutical talents[J]. *J China Pharm*(中国药房),2008,19(22):1687-1689.

[102] CHEN Y, XU Y N, TAO L, *et al*. Reform and exploration of pharmaceutical education system for "Practical and Service-typeTalents"[J]. *Northwest Med Edu*(西北医学教育),2016,24(4):544-547.

[103] ZHEN J C, WU Y P, YAN Q, *et al*. Strengthen the construction of hospital pharmacy talents and build a clinical pharmacist training system that meets the needs of medical reform[J]. *Chin Hosp*(中国医院),2020,24(5):65-67.

[104] Wiedenmayer, Karin, Summers, *et al*. Developing pharmacy practice: a focus on patient care: handbook, 2006 ed. World Health Organization. [DB/OL]. (2006-05). https://apps. who. int/iris/handle/10665/69399.

[105] LIN J X, NING X Y, CAO R, *et al*. Practice of promoting the construction of national clinical key specialty with talent strategy [J]. *Mod Hosp Manag*(现代医院管理),2013,11(5):2-4.

[106] HE X J. LI X B, JIAN L G. The incumbent training mode of clinical pharmacy talents based on theNational Key Project of Specialty of Clinical Pharmacy[J]. *Pharm Edu*(药学教育),2017. 33(3):18-22.

[107] QU J, LIU G F, ZHU Z. The development course and tendency of hospital pharmacy during 70 years of new China(Ⅱ)[J]. *Chin J Hosp Pharm*(中国医院药学杂志),2020,40(1):1-22.

[108] WAN J, SHI S J. Thoughts and experiences of scientific research cooperation breakthrough points between hospital pharmacists and clinicians[J]. *China Pharm*(中国药师), 2016, (8): 1574-1577.

[109] WEI Y. Come with a heart without half a blade of grass—Reminiscence of Mr. Liu Guojie, a pharmacist and pharmaceutical educator[N]. Medical Economics News, 2006-06-09(A08).

[110] HAO M Y. Our family tradition: the 78-year-old professor of Shanghai Jiaotong University still gives students five classes a week, he and his father choose to return to China when the motherland needs them most[N]. Wenuui Daily, 2018-10-01.

[111] ZHU K W. Hospital pharmacy scientist Chen Gang[J]. *Pharm-Bull*(药学通报),1988,23(3):159-160.

[112] LIN L, XU M F. Hospital pharmacy scientist-Chief Pharmacist Zhang Nan-seng[J]. *Chin Pharm J*(中国药学杂志),1996,31(10):625-626.

[113] QU J. Hospital pharmacy scientist-Chief Pharmacist Wu Hao[J]. *Chin Pharm J*(中国药学杂志),1997,32(6):374-375.

[114] YUAN S Z, ZHU Z. The leading figure in the development of hospital pharmacy[J]. *Chin Pharm J*(中国药学杂志),2009,44(2):153-154.

[115] LIU H. 40 Years of Hard Work—Record Professor Chen Lanying of Peking Union Medical College Hospital[J]. *Pharm Bull*(药学通报),1988,23(9):564-567.

[116] ZHANG B, MEI D, LI D K, *et al*. Century Union Centennial Pharmaceutical Affairs—The development history of the pharmacy department of Peking Union Medical College Hospital(世纪协和百年药事——北京协和医院药剂科发展史)[M]. 1st edition. Beijing: China Union Medical University Press, 2022.

[117] General Office of the State Council. Opinions of the General Office of the State Council on promoting high-quality development of public hospitals(Release by General Office of the State Council[2021] No. 18)[EB/OL]. (2021-06-04). https://www. gov. cn/xinwen/2021-06/04/content_5615494. htm.

节选自《中国药学杂志》2023,58(10)

我国中药质量控制模式十年来的实践与探索

马双成，王　莹，魏　锋

（中国食品药品检定研究院，北京 102629）

摘要　中医药从古至今在人类疾病防治中发挥了重大作用，是中华民族的宝贵财富。随着振兴中医药事业战略的逐步实施，中医药产业更是迎来了发展的黄金时期。其中构建科学、合理的中药质量与安全评价体系，建立高质量的标准是促进中医药高质量发展的关键核心。笔者对中药质量标准现有体系及尚存在的问题进行剖析，并梳理了近十年来中药质控领域较为系统的新模式方法，展望了科学技术高速发展的未来中药领域应重点关注的方向，以期为中药质控体系创新与完善建言献策、拓宽思路，为促进中药产品质量提高奠定基础。

关键词　中药；质量控制；有效性；安全性；新模式

从宋·辛弃疾的“云母屏开，珍珠帘闭，防风吹散沉香”到清·蒲松龄的“冬虫夏草名符实，变化生成一气通”，中医药孕育滋生于中华民族的历史长河，秉承着朴素的民族精神，与中华民族深厚的文化底蕴、人文智慧一脉相承。从古至今，中医药在人类疾病防治中发挥了重大作用，是中华民族的宝贵财富。在2019年暴发的新冠病毒感染疫情中，中医药更是运用其辨证施治理论，在疫情防控中发挥了不可替代的重大作用。在2022年世界卫生组织发布的《世界卫生组织中医药救治新冠病毒感染专家评估会报告》充分肯定了中医药抗击新冠疫情的重要贡献。这是中医药的又一次重大实践，也是中医药智慧的体现。同时，近些年来国家对中医药发展的重视程度不断增加，为引导和支持中医药产业的发展，相关部门针对中药产业出台一系列政策，如《中医药发展战略规划纲要（2016—2030年）》于2016年发布，《中华人民共和国中医药法》于2017年正式实施，《中共中央 国务院关于促进中医药传承创新发展的意见》于2019年印发，2021年《关于加快中医药特色发展的若干政策措施》发布。2022年发布的《十四五中医药发展规划》突出了提升中药质控水平是中药研究的主要任务之一[1]。党的二十大报告再一次提到了“促进中医药传承创新发展”。由此可见，近年来振兴中医药事业战略已逐步实施，中医药产业迎来了发展的黄金时期。

中医药高质量发展的关键核心是建立科学合理的中药质量评价体系和高质量的评价标准，只有不断创新和完善中药质量评价模式，才能实现对中医药产业的正向引导，保证中药使用的安全有效。随着分析技术和仪器检测水平的不断提高，近些年来中药质量控制体系已经得到了充分的发展，尤其体现为中药质量标准的完善和质量评价理念的革新。但由于中药成分多样、作用机制复杂，如何采用现代技术有效、合理地去体现中药整体的、辩证的，特异性的理念；同时又兼备药品质控技术应具备的可操作、稳定、准确的特征，一直是制约中药质控体系发展的重要因素。

本文梳理了近十年来中药质控领域形成的较为系统的新模式方法，展望了科学技术高速发展的未来中药领域应重点关注的方向，以期为中药质量评价拓宽思路，为促进中药高质量发展贡献力量。

1　中药质量控制现有模式

随着分析技术的不断发展，中药的质量评价方式逐步从传统鉴别模式（性状、显微）发展为可准确量化的指标成分分析。现有的中药质量控制模式多采用传统经验鉴别与化学成分分析相结合的方式。所谓传统的经验鉴别即通过对中药的外观性状、颜色、气味等形态特征进行初步评价[2]。而自20世纪70年代，随着光谱、色谱技术的不断普及，中药质控模式逐步借鉴化学药、天然药物的质控方法，即对其中的相关成分采用光谱、色谱技术进行测定。这种质控模式一直延续至今，尤其体现在现有的中药质量标准中。以《中国药典》中药材的质控标准为例，质控项目主要包括：名称、来源、性状、鉴别、检查、含量测定等，其中鉴别（如薄层鉴别）及含量测定项多采用光谱或色谱的方法对其中的指标性成分进行定性或定量分析[3]。中成药是中药材的终产品，除了覆盖药材一般检验项目外,还要增加涉及其药品剂型相应的质控项目。综上所述,从现有标准质控的项目来看,药典标准以保证中药产品的安全性、真实性、有效性和稳定可控为主要目标。

从检测技术来看,近些年来新技术、新方法在中药质量控制中的应用显著增加,2000 年前颁布的《中国药典》主要以传统性状、显微鉴别为主结合薄层色谱法以实现对药材的真伪鉴别;自《中国药典》2000 年版以来,色谱法尤其是高效液相色谱法(HPLC)广泛地应用于中药(药材、提取物及中成药)中指标成分的定性及定量分析[4]。据统计,《中国药典》1995 年版仅在化橘红等 5 个品种项下采用 HPLC 进行含量测定,到 2000 年版增加到 105 个品种,到 2005 年版更是在 518 个中药品种项下都采用了 HPLC 法进行分析。HPLC 快速易操作、方法准确稳定、耐用性佳等特点使其成为中药质控的首选方法。

2 中药现有质控模式尚存在的问题分析

总的来说,近些年来中药质控体系在不断的完善与进步。从有效、稳定可控方面,标准收录各品种的指标性成分测定项目数量大大增加;从安全性方面,中药中农药残留、重金属及黄曲霉毒素等检测方法和限度也趋于完善。中药质控体系的完善一定程度上引导和倒逼生产企业从源头上加强生产规范性,促进了中药产品质量的提升,这一点在近十年来全国中药抽检结果数据上有明显体现。2013—2021 年由中国食品药品检定研究院中药民族药检定所(以下简称中检院中药所)统计的我国中药材及饮片总体合格率分别为:64%、68%、75%、77%、84%、88%、91%、96%、97%,呈现合格率逐年提高、稳步向好的趋势[5]。2008—2021 年 18 个中成药国抽品种检验结果表明:18 个品种共计抽检 2149 批次样品按照《中国药典》等国家药品标准进行检测,除牛黄镇惊丸、跌打活血散的合格率分别为 62.5%、82.9%外,其余品种合格率均在 95%以上,甚至有 9 个品种合格率达到 100%,总体市场情况良好[6]。

充分肯定中药质控体系发展的同时,在深入研究中发现中药质控体系仍然存在一些尚未阐明的问题,这也使得现有中药质控体系的合理性受到质疑。主要未阐明的问题在于:①标准中设定的指标成分是否可以有效的反映中药质量。鉴于部分指标成分与中药质量、疗效相关性不明确,认为仅以一个或几个指标成分代表中药质量这种模式,合理性欠佳。并且指标性成分的选择原则也并不清晰,可能是因为此化学成分在某一方面具有活性,或者仅是因为其在药材中含量较高,易被提取。②难以对中药产品的优劣进行评价。标准更多是从真伪方面对产品进行判断,设定的标准限度为低限水平[7]。长期以来,中药产品抽验结果显示其合格率虽高,但深入研究发现中药整体质量重心下移,生产企业以生产出符合《中国药典》要求的产品为目的。故根据中药产品特点,探索影响中药质量的核心因素,厘清中药质量内涵,寻找与中药材或饮片质量属性相关性强、代表性好的指标,建立适用性强、可反映产品真伪优劣、质量可控的检测技术,是中药质量评价的重点研究方向。

3 近十年来中药质量控制模式的发展

鉴于中药成分的多样性及作用机制的复杂性,中药质控体系研究的确面临诸多难题,但广大科研工作者对中药质控模式的探索与革新亦从未停止过。面对中药分析的复杂性,围绕中药质控的关键因素"真实、安全、有效、可控、优劣可分",近些年来形成了一些系统且应用性较强的中药质量控制模式和方法,主要包括以下几个方面。

3.1 有效性和可控性

3.1.1 基于多成分整体分析的中药质控模式 质量控制项中主要以单一化学成分为指标进行质量控制是目前研究中普遍应用的一种方式,然而此模式并不符合中药"多成分、多靶点"的作用特征。对中药质量进行整体控制,更加符合中药复杂体系的特征。从化学成分检测角度讲,要了解中药整体质量,首先要对其物质基础进行探究,近十年学者们多采用高通量质谱技术对其化学成分进行全面解析。但对于中药质控而言,如果德安教授研究团队提出的"深入研究,浅出标准"的思路[8],应在充分吸纳现代科学新技术、新方法研究的基础上,建立科学、准确、可操作性强的中药质量控制方法。中药指纹(特征)图谱、一测多评,对照提取物及双标多测法作为一种准确、可操作性强、在一定程度上可反映中药整体质量情况的技术，在这些年得到了快速的发展。

中药指纹（特征）图谱：中药指纹（特征）图谱是基于中药整体性控制思路出发，多采用色谱技术对其含有的化学成分进行系统的、整体的、专属的表征。现有标准操作方法表现为：特征图谱与对照品保留时间进行整体比较，从而完成对多个成分的鉴别；指纹图谱是将待测样品的测定图谱与对照品或对照品图谱进行整体比较，同时采用相似度软件对其进行量化。《中国药典》2010 年版首次引入中药指纹（特征）图谱技术，至《中国药典》2020 年版其中收载指纹（特征）图谱的数量增加到 73 个[9]。近十年来涉及中药指纹（特征）图谱的学术研究也在不断深入，中药指纹（特征）图谱已成为反映中药内在质量整体性的成熟技术，被广泛应用于中药各类产品，以及生产、加工等各个环节的质量评价中。其优势在于在现阶段大部分有效成分未明确的情况下，尽可能全面的模糊的反映了中药整体质量情况，符合中药复杂体系的特点；并且此技术专属性强、稳定性好、重现性好；还能作为控制同一产品不同批次之间质量均一性的有效工具，反映生产工艺的稳定性。

一测多评、双标多测等替代标准物质法的应用：一测多评法（QAMS）一般是采用一种对照品作为参照物，并建立参照物与各待测组分之间的校正因子（RCF），从而达到通过使用一个对照品即可对多指标进行测定的质控技术。《中国药典》2010 年版首次在黄连的含量测定项中采用 QAMS，即采用一个对照品盐酸小檗碱，测得黄连中巴马汀、黄连碱、表小檗碱、药根碱的含量[10]。至《中国药典》2015 年版 QAMS 的使用扩展到 9 个品种，并在植物提取物（银杏叶提取物）、中成药（咳特灵片等）中均有使用。QAMS 的优势在于化学对照品使用数量减少，简化了操作，降低实验成本，但存在方法在不同仪器、系统中耐用性不佳的问题。鉴于此，孙磊等[11]于 2013 年提出将双标多测法应用于中药的质控分析，所谓双标多测法是使用 2 个对照品，分别用双标线性校正法进行色谱峰定性和 RCF 定量。如有研究[12]以人参皂苷 Rb_2 和人参皂苷 Re 为对照品，同时测定西洋参破壁饮片中的 8 个皂苷类成分，经验证发现此法准确性、重现性均较好。双标多测法的探索研究为解决中药质控中的对照品需求问题提供了一种新的路径，一定程度上弥补了 QAMS 定性与定量误差问题，具有较好的应用前景。

对照提取物的应用：中药对照提取物是指经特定提取工艺制备的含有多种有效成分或指标成分，用于中药材（含饮片）、提取物、中成药等鉴别或含量测定用标准物质。一般来讲对照提取物化学组成比例相对固定，且具有来源信息、制备工艺、理化特性等详细数据。《中国药典》2005 年版首次将对照提取物用于中药的质控标准中，这是从质量标准用对照品方面中药质控体系一次大的飞跃。近十年来，对照提取物的优势逐渐凸显，其在中药质控中的应用也越来越来越广泛，至《中国药典》2020 年版对照提取物的应用已增加至 23 个品种。不同于指纹图谱、一测多评等方法，从技术层面反映中药整体性，对照提取物作为一种整体性的实物参考，具有其突出的优势[12]，表现在：①化学对照品使用数量少，降低成本，更易操作；②不同于对照药材，对照提取物本身是经过提取处理的，故其无需复杂的前处理步骤，操作简单也使得重现性提高；其使用时无需进行复杂的提取净化，操作简便，重现性更好。③在进行指纹图谱及一测多评时，往往需要对其色谱条件的稳定性、耐用性进行深入考察，以保证方法在不同色谱柱及不同实验室条件下可重现，而对照提取物的使用则大大提高了指纹图谱、一测多评等方法的可操作性，有利于这类技术的推广。目前在功劳木（药材）、三七总皂苷（植物提取物）以及银杏叶片（中成药）等品种项下均已使用对照提取物用于质控分析。对照提取物在中药质控中具有很好的发展前景，但目前尚处于起步阶段，其本身制备及标定工作的准确性、批间一致性是此技术推广的关键点，还需进一步开展研究。

3.1.2 基于中药质量标志物（Q-Maker）的中药质控模式 2016 年刘昌孝院士提出了基于“中药质量标志物”的中药质控理念[13]，Q-Marker 以中医理论为基础、以有效性为核心、以成分的特有性为依据，从可测性及可传递溯源等方面为中药质量监管提供参考依据。Q-Marker 是存在于中药材和中药产品

（如饮片、提取物、成药）中固有的或加工制备过程中下形成的，与中药的功能属性密切相关的化学物质。并随着中药 Q-Marker 研究的不断发展，继而提出了 Q-Marker 的五要素，包括："指纹成分-工艺过程可重现性""生物学-有效性、安全性""中药功效-作用机制关联性""质量物质可测性"和"质量标准稳定性"[14]。

通过对近年来有关中药 Q-Marker 研究的归纳总结，白钢等[15]提出 Q-Marker 的研究策略，包括：基于药效与成分相关联的，基于生物效价相关联的，基于药代与有效性相关联的以及基于化学计量学的探索识别中药的 Q-Marker。如基于药代与有效性探索识别 Q-Marker，Zhang 等[16]首先通过了补阳还五汤的处方药味选择了黄芪甲苷 IV、芍药苷、苦杏仁苷、川芎嗪、阿魏酸等 5 种候选 Q-Marker，进而通过其在大鼠体内的药动学研究，发现黄芪甲苷 IV 具有最大的口服生物利用度，且其体内传递性类似于多药动力学行为，最终确定黄芪甲苷 IV 作为此方剂的 Q-Marker。再如郝敏等[17]以莪术饮片为例，对其炮制前后饮片中化学成分的差异性进行分析，结果显示：莪术经过醋炙之后，呋喃二烯等 9 个成分的含量发生变化；同时利用药效学实验、网络药理学分析等确定了与归经相关的质量标志物。近 5 年来，有关中药 Q-Marker 的研究热度不断增加，迄今为止国内外学术期刊发表中英文学术论文达到 400 余篇，相信 Q-Marker 研究思路将为提升中药及其产品质量标准和健全国家药品标准体系产生积极影响。

3.1.3　基于等级区分的中药质控模式　长期以来，中药质量评价只有低限控制这种模式，难以区分质量优劣等级，这也导致劣币驱逐良币、市场公平严重受损，不利于中药产品的高质量发展。部分中药材虽存在商品等级划分，但其评判依据主要为重量、大小、产地等，并未与内在品质真正关联。故构建以质量与安全为核心的质量等级标准是促进中药健康发展、规范市场秩序、驱动行业内部结构升级的有力工具。

近些年来随着市场药用需求以及监管部门对于药材等级评判的关注，关于中药材质量等级的研究越来越多，按照其评判原则主要可分为 4 类：基于性状特征、基于化学分析、基于生物活性以及基于综合分析的质量等级评价模式[18]。中检院中药所魏锋研究员等[7]基于长期以来对中药产品质量的探索研究及标准发展情况，首次提出了"基于传统道地性和现代生产规范性的中药材及饮片质量控制"。道地中药材是指经过中医临床长期应用优选出来的，品质和疗效更好，且质量稳定，具有较高知名度的中药材"。而生产过程的规范性是质量的保证，大多数情况下规范种植的药材质量较优[19]。基于此观点荆文光等[20]以"辨状论质"理论为指导建立的厚朴等级质量标准方法。传统认为优质厚朴"皮厚，肉紫，气辛，油润"，基于传统经验其采用仿生技术对皮厚和颜色进行量化，并与厚朴酚含量相关联，确定了厚朴皮的质量综合评价常数，同时对此常数作为等级评价的合理性采用药效学实验进行验证。

在中成药等级质量评价方面，中检院中药所[21]首次提出了"基于中药对照制剂的中成药质量等级评价"。中药对照制剂系指采用道地、优质、规范加工的原料药材（饮片）和辅料，严格按照制法和生产工艺规程，并遵循药品生产质量管理规范制备的实物对照[22]。中药对照制剂可为衡量样品中某味原料投料的真伪、优劣、多少提供更加客观的依据，还可以提供包括化学成分（群）从原料到制剂的转移率等关键信息。以牛黄清胃丸为研究对象，聂黎行等[23]选择优质、地道的原料，严格按照标准规定的处方量和制法，在 GMP 车间以中试规模制备了牛黄清胃丸对照制剂。同时对多个厂家的样品进行质量分析，并根据结果拟定了牛黄清胃丸一、二等制剂的限度，形成质量等级标准草案。基于对照制剂的中成药质量等级评价方法为中成药质量控制模式的创新与发展做出了积极表率。

3.1.4　基于特征片段的中药质控模式　近年来，随着分子生物学技术、质谱技术的发展，大大扩充了中药质量评价的技术手段，尤其鉴于分子生物学及质谱技术专属性高、靶标性强的特点，此类技术可开发来解决传统性状和化学分析方法难以区分的真伪问题，使得中药质量评价技术水平大大提高。如《中国药典》2010 年版阿胶项下新增了高效液相色谱质谱法（HPLC-MS/MS）法测定对阿胶的特征肽段进行测定，此方法可有效区分驴皮胶、牛皮胶和马皮胶，解决了长期以来市场阿胶掺伪的技术难题；程显隆等采用建立的质谱法对阿胶特征肽段进行测定，解决了长期以来阿胶掺伪牛皮和马匹等杂皮胶的技术难题。《中国药典》2015 年版鹿角胶、龟甲胶项下亦采用了类似的检测手段，大大增加了方法的专属性。

此外，基于中药遗传信息特征的分子生物技术也发展较为迅速，如 DNA 分子标记技术及转录组和蛋白质组等技术。DNA 分子标记技术通过研究 DNA 分子由于插入、缺失、重排、倒位、易位等机制而产生的多态性，能精准地揭示植物遗传物质的变异。目前随机扩增 DNA 多态性、扩增片段长度多态性、限制性内切酶片段长度多态性和 DNA 条形码等 DNA 分子标记技术已广泛应用于药材的基原鉴定和真伪评价[19]。如《中国药典》中采用聚酶链式反应（PCR）-限制性内切酶长度多态性方法鉴别川贝母和其他品种，《中国药典》2020 年版在石斛的霍山石斛这一品种项下亦新增了 PCR 法以区分霍山石斛与其他近似种；现有标准中 PCR 技术主要用于一些贵细类药材的真伪鉴别。近些年来，陈士林教授研究团队对 DNA 条形码技术在中药材鉴定中应用的技术方法和关键问题进行研究，并且提出 DNA 条形码技术作为一种新兴的生物鉴定方法，在动物药材的鉴定中有明显的优势[24]。

3.1.5 基于“等效成分群”的中药质控模式 “等效成分群”是李萍教授研究团队于2014 年提出的中药质控研究假说[25]。

此假说认为中药中虽然含有众多成分，但并非所有成分都其起效，针对某些病症/药效其存在着一组成分确定、含量明确，发挥主要药效的化学成分群。故提出在研究过程中应基于药物的确定疗效，首先进行整体化学成分研究，筛选出潜在的有效成分群，进行定性、定量分析及体内外药效评价；然后结合药效研究，深入量效关系通过统计学迭代出可以代替整体宏观药效的化学成分群，最终将此成分群作为中药质控指标。如 Liu 等[26]在复方丹参滴丸质控标准研究中采用“等效成分群”的思路，采用心绞痛细胞模型及大鼠心肌梗死模型筛选出 18 个化学成分，并对其进行含量测定，对该成分群药效活性进行评价；同时基于抗炎模型，筛选出复方丹参滴丸抗炎活性的等效成分群，即为原儿茶醛、丹参酚、二氢丹参酮 I 等 6 个成分的集合，最终形成此成方制剂的质控标准。

“等效成分群”质控理念是对中药质量控制与评价体系研究的一次有益探索，该策略主要优势体现在：基于中药化学成分的整体性，遵循中药（复方）成分含量原始比例，反映成分（群）在中药整体中的真实状态，根据成分（群）与中药整体的活性差异，评估“部分”对“整体”的贡献，以识别可表征药效的“等效成分群”。此策略体现了中药的整体性，并且筛选的质控指标与药效关联，此理念的提出为中药质量的科学监管提供了新思路。

3.1.6 基于系统生物学技术的中药质控模式 随着交叉学科的发展，基于代谢组学及网络药理学的中药质量评价方法得到了迅速发展。代谢组学是通过分析（定性和定量）生物体内所有代谢物组成来以探索代谢途径，其核心技术是通过监测内源性代谢物的变化来评价中药对机体产生的整体效应。操作步骤为通过比较代谢物组成分图谱的变化，识别生物标志物。代谢组学从整体作用出发最大限度的从中药中获取有关化学成分信息。网络药理学是基于已有文献和数据库，采用生物信息学技术探索化学成分与药效之间的潜在关系，构建“成分-疾病-靶点”关系网，预测关键化学成分，再围绕其建立质量评价方法。如苏联麟等[27]对五味子进行研究，通过 UPLC-Q/TOF-MS 方法检测并比较生、醋五味子饮片中主要化学成分的差异性，结果表明，五味子经过醋炙后，其中的 8 个成分含量发生显著变化，即将其标记为化学标记物；再通过网络药理学进一步明确五味子的主要药效物质，结合化学成分分析，确定五味子饮片质控的指标成分。

近年来兴起的中医方证代谢组学是研究中药方剂有效性及其药效物质基础的整合策略，其以代谢组学技术建立方剂有效性评价体系，揭示证候生物学本质，寻找标志性成分。如王喜军教授研究团队采用中医方证代谢组学对知柏地黄丸等方剂进行研究，最终推测推测丹皮酚、没食子酸、棉子糖、芍药苷、药根碱、泽泻醇 B-单乙酸酯等 6 种体内原型成分为知柏地黄丸治疗肾阴虚证的关键成分[28]。基于系统生物学的质控模式，其优势在于具有整体性和系统性，以药物对机体产生的生物效应为依据，与中医药辨证论治、整体观的理念相符，为中药质控研究开辟了一条新途径。

3.1.7 基于生物活性评价的中药质控模式 生物评价方法是利用细胞、离体组织、器官、整体动物以及相关生物因子等,评价药物的生物活性,包括其有效性和毒性,从而达到药物质量评价的目的[29]。《中国药典》自 2005 年版起,在中药品种中开始收录有关生物活性检测的技术,如水蛭项下采用抗凝血酶活性检测法对其生物活性进行测定;《中国药典》2010 年版编写大纲中则明确提出:"中药的质量标准要逐步由单一指标性成分定性定量测定,向活性有效成分及生物测定的综合检测过渡",并在附录新增了《中药生物活性测定指导原则》,首次指出将生物活性评价方法作为中药质量控制的具体原则[30]。《中国药典》2015 年版新增了"基于基因芯片的药物评价技术与方法指导"和"中药材 DNA 条形码分子鉴定法指导原则",充分肯定了生物测定在中药质量评价体系构建中的作用与价值。

肖小河研究团队提出了以"生物检定法"和"药理学评价体系"评估中药材质量优劣[31],同时构建了泻下、抗炎、止血、抑菌、抗病毒、肝细胞毒价等一系列评价模型,以评价中药材的功效与毒性,并建议在《中国药典》中引入生物效应评测、效应成分指数等评价方法。生物活性测定方法的优势在于,其不以中药复杂的化学体系为切入点,而是将复杂的中药成分作为"黑箱",直接以药效为切入点评价药材品质。但生物活性测定法用于中药质量评价仍存在一些问题,如目前尚缺少生物测定用的中药标准品;对于存在多种适应证的中药,应如何去建立相应的生物活性检测方法;现有生物活性检测方法还较为单一,仅包括抗菌、抗凝血、抗炎等简单药理模型,对于复杂的中医药功效,尚未建立可靠的药理评价模型。虽然生物活性检测法起步较晚,发展尚不完善,但其是中药质量评价体系的重要组成部分。尤其是对于功能主治明确、化学检测方法尚不完善的中药,生物活性检测法是很重要的补充。

3.2 安全性方面

一直以来中药安全性是监管的热点和难点问题,从物质成分方面看,中药中引起药用安全性问题的物质主要包括外源性有害物质和内源性有毒物质。国家药监局于 2023 年 1 月发布的《关于印发进一步加强中药科学监管促进中药传承创新发展若干措施的通知》(国药监药注〔2023〕1 号)在对进一步科学完善中药标准中指出:"合理设置中药中农药残留、重金属与有害元素、真菌毒素等有害物质以及植物生长调节剂等的限量要求和检测方法。加强中药内源性有毒成份检测技术研究和风险评估体系建设,制订符合中药特点的内源性有毒成份限度标准和完善用法用量"。故建立符合中药特点的外源性有害物质和内源性有毒成分的限量标准,以及开展相应的风险评估工作是完善中药标准、提升中药标准管理水平的关键。

3.2.1 基于符合中药使用特点的外源性污染物限量标准 外源性有害物质主要是中药在种植、贮藏、运输等过程中造成的污染,主要包括农药残留、重金属及有害元素、真菌毒素等。近些年来,随着社会对中药用药安全性的不断关注,通过药监部门及研究机构十余年的努力,现有中药标准体系中外源性有害物检测技术及限量标准的更新是递进式逐步完善[32-33]。中检院中药所在国家"十一五""十二五"及"十三五"重大新药创制项目及国家药典会标准提高任务的支持下,通过近十年的努力在建立中药中外源性有害物检测平台的基础上,进一步对外源性污染物最大残留限量标准的修订以及风险评估体系的构建进行研究[34-35],并将其应用于中药中农药、重金属的风险评估工作[36-37]。同时基于风险评估数据,中检院中药所参与修订了《中国药典》2020 年版四部"9302 中药有害残留物限量制定指导原则",结合中药使用特点(考虑中药服用频率和服用年限),提出了有害残留物最大限量的理论计算公式,见公式如下。

$$L = \frac{A \times W}{M \times SF} \times \frac{AT}{EF \times ED} \times \frac{1}{t}$$

式中 L 为最大限量理论值($mg \cdot kg^{-1}$);A 为每日允许摄入量($mg \cdot kg^{-1} bw$);W 为人体平均体重(kg),一般按 63kg 计;M 为中药材(饮片)每日人均可服用的最大剂量(kg);SF 为安全因子,农药的安全因子规定为 100;AT 为平均寿命天数,一般为 365 天 ×70 年;EF 为中药材或饮片服用频率(每年多少天);ED 为一生服用中药的暴露年限;t 为中药材及饮片经煎煮或提取后农药的转移率(%);安全因子是指每日由中药材及其制品中摄取的农药残留量或重金属残留量所占日总暴露量(包括食物和饮用水)的比例。农药的安全因子规定为100,即表示由中药材及其制品中摄取的农药残留量不超过日总暴露量(包括食物和饮用水)的1%;重金属的安全因子为10。同时根据调研数据及国际权威毒理学研究数据,提出了中药中重金属及有害元素的一致性限度指导值,即规定药材及饮片(植物类)中铅不得过5mg·kg^{-1},镉不得过1mg·kg^{-1},砷不得过2mg·kg^{-1},汞不得过0.2mg·kg^{-1},铜不得过20mg·kg^{-1}。

3.2.2 *基于风险评估的内源性有毒有害成分质控体系* 药材内源性毒性物质是指在药用植物(或动物)生长发育过程中经生物代谢形成的一类有毒性的物质,其中化学成分是其主要物质类型[38]。目前关于中药中内源性毒性及安全性的研究基础尚相对薄弱。综合考虑脏器的损害程度、半数致死量、中毒症状以及中毒潜伏期等因素,划分为大毒、有毒、有小毒。据不完全统计,《中国药典》目前收录的有毒中药有83种,如鬼臼、乌头、马钱子、千里光、关木通等具有较强的毒性。现有研究表明,中药中引起毒性反应的成分主要包括:生物碱类、苷类、毒蛋白、萜类及内酯类等。然而83种有毒中药中仅5%有针对其安全指标的限度[39],如千里光项下对其阿多尼弗林碱含量进行控制,要求不得高于0.004%;川乌、草乌等中药材中的乌头碱限量范围规定;马钱子以及含马钱子部分成药中士的宁的限度范围规定;细辛项下马兜铃酸的限度规定,要求马兜铃酸I不得高于0.001%;《中国药典》2020版九味羌活丸标准项下新增了马兜铃酸I的限度检查,采用HPLC-MS/MS法进行测定,规定样品中马兜铃酸I的色谱峰应小于对照品。

然而大多数中药中的毒性成分以及毒性机制尚不清楚,故难以制定其毒性成分的限量值,导致药用安全存在一定隐患。近些年已有学者开展了中药中内源性有毒成分检测方法及限度值的研究,如刘静等[40]建立天仙藤中5种马兜铃酸类成分的LC-MS/MS测定法;杨建波等[41]采用HPLC法同时对何首乌中大黄素8-*O*-*β*-D-葡萄糖苷、大黄素、大黄素甲醚、游离蒽醌和结合蒽醌的含量进行测定;昝珂等[42]采用液质联用技术建立了中药中吡咯里西啶类生物碱的检测方法,并对25种常用中药材进行了吡咯里西啶类生物碱的筛查。由此可见,随着检测手段的发展,中药中毒性成分的检测技术已较为成熟,进一步如何对中药中的毒性成分进行合理评价,同时兼顾效益风险评价原则制定有毒中药科学、合理的限度值,是中药安全性监控所关注的重点问题。

4 中药质控模式创新还应关注的发展方向

综上所述,近十年来中药质量控制模式的瓶颈问题有了很大的突破,质控体系已经向更深层次、更科学合理的方向迈进,通过与现代前沿技术的结合逐渐解决了"丸散膏丹、神仙难辨"以及"有效成分说不清、道不明"的困境。然而中药的发展也是随着人类认知的进步不断向前的,随着新型技术的推进,建立符合中药特点的质控体系还要关注以下一些重点方向。

4.1 *拓展数字化在中药质控体系构建中的应用*

随着网络信息技术的飞速发展,数字化成了中药发展的必然趋势。相较于传统的中药鉴别方法,即评价方式多为模糊化、主观化的评判方法,构建的数字化体系更加具备客观性、规范性,可有效提高中药检验工作效率;且具有远程共享、智能识别等功能。目前已有学者开展了数字化标本馆、数字化标准物质(DRS)及数字化指纹图谱等的研究,并探索将其应用于中药质量评价。①数字标本馆是将各种原标本形态转化成数字信息进行存储,以计算机技术进入标本馆并提供服务,本地用户和远程用户可通过网络平台读取数字标本信息[43]。中药数字标本馆的构建是其应用于质量控制的前提,近些年各研究部门积极开展了相应的工作,如康帅等[44]应用体式荧光显微镜及数码成像技术对覆盆子聚合果及小核果的外观性状(正面观、侧面观、顶面观、基面观、表面构造)及内在构造(横剖面、纵剖面)进行观察和表征,并对此类信息进行数字化表达,为智能识别技术奠定基础。②DRS是实物标准物质的数字化、数据化、互联网化及智能化形式,以实物标准物质,应用于日常中药的定性和定量分析[45]。DRS系统不仅存储了化合物的色谱行为,更存储了大量不同型号规格色谱柱的图谱信息,继而以这些信息为基础,建立适当的模型,供研究者对样品进行定性和定量分析。③数字化指纹图谱是利用数学原理或方法对指纹图谱本质特征进行定义、表达、重组、模拟等处理的过程，将检测方法和仪器检测的信号数据转化为容易鉴别且能揭示中药复杂信息特征的数字化信息[46]。如邹纯才等[47]以大黄为研究对象，利用特征峰的相对保留时间建立了其数字化指纹图谱。

4.2 重视数据统计在中药指标成分识别中的应用

数据统计分析是中药“谱效关系”研究、指标成分识别的重要手段，现有常用的数据分析技术包括：灰色关联度分析、主成分分析、聚类分析、人工神经网络等[30]。一般情况下选择何种方法进行统计分析，主要根据实验目的及使用范围，其中主成分分析、聚类分析多用于判断化学成分对药效贡献的大小。如张华锋等[48]采用聚类分析法研究了北柴胡保肝作用的谱效关系，最终得出保肝生化指标与柴胡皂苷 a、柴胡皂苷 d 具有较高的相关性，认为基于保肝作用应以柴胡皂苷 a、柴胡皂苷 d 作为主要质控指标。灰色关联度分析法、人工神经网络等主要用于预测各成分与药效之间的关联度。如马雯芳等[49]采用人工神经网络法研究滇桂艾纳香止血作用的谱效关系，找到与止血作用密切相关的色谱峰，继而通过人工神经网络 MATLAB 软件建立谱效关系模型，实现在质控过程中，输入指纹图谱信息即可对其止血作用进行质量评价。偏最小二乘回归分析法和多元线性回归法是阐明各化学成分对药效贡献率的分析方法。如徐硕等采用灰色关联度对罗布麻叶指纹图谱与其体外抗氧化活性的谱效关系进行研究，筛选出罗布麻叶抗氧化作用的活性物质主要为绿原酸、金丝桃苷、异槲皮苷、槲皮素和山柰酚等成分。

4.3 基于“真实世界”研究，建立符合临床药用特点的质控标准

中药质量控制的终极目标是保证临床用药的安全有效，故在探索中药质量体系建立中应充分基于临床数据，这是进一步进行中药精准控制的重要举措。如肖小河课题组提出了评价指标与临床疗效关联程度的评控力原则，认为应以临床为导向构建中药质控体系，进而创建了中药质量整合评控力金字塔及中药优质性评价体系。鄢丹等基于临床生物特征谱学构建了中药质量评价体系，如利用等温滴定动态监测技术检测注射用益气复脉（冻干）的质量波动，此体系可与临床“真实世界”的中药疗效整体评价相关联。孙昱等亦提出基于疾病不同阶段的以中药功效为抓手的中药质量评价方法，分阶段进行“药性-功效成分-功效-作用机制”的药性与功效的关联性研究。

4.4 重视传统药效部位成分的研究

中药的传统服方式是水煎煮，煎煮后的药汤中多糖是其主要成分。中药多糖广泛存在于菌类、藻类、根茎类，以及果实种子类等药材中，并被确证具有较强的药理活性。同时中药多糖还是中药中的主要成分，如玉竹、黄精及铁皮石斛等药材中多糖含量达到6%以上。然而，目前构建的中药质控体系中的指标性成分多为小分子化合物，有关中药多糖质控体系的建立尚处于空白状态。现行《中国药典》标准中对于多糖的控制仅采用苯酚硫酸或蒽酮硫酸比色法控制其总量，此法的专属性和准确性均不佳，多糖质控技术的滞后已成为多糖类新药研发的瓶颈问题。随着近十年来研究人员对于中药多糖领域的不断关注，分别提出了糖谱和多糖多元指纹图谱的概念。此类方法运用传统分析技术，同时结合酶解法和数学统计法以达到对多糖结构分析目的。总的来说，中药多糖质控技术是整个中药质量评价的关键组成部分，亦是现有质控体系的薄弱环节，故发展中药中多糖类成分检测技术关乎中药质控体系的完整性。

5 结 语

国家中医药创新战略的重要性赋予了中药质量评价研究重大的契机；离子淌度质谱、质谱成像、二维色谱分离技术等现代前沿技术的蓬勃发展，中药分析领域学者高昂的研究热情，带给了中药质量评价关键问题突破新的希望。“传承精华，守正创新”的发展战略在中医药研究上尤为重要。新时代的中药研究者需继承中医药朴素的人文情怀与整体观哲学思维，同时要以开阔的视野吸纳现代科技的新思路、新技术，促进多学科融合，迎难而上突破关键技术，解决瓶颈问题，为提升中药产品质量，保证人民用药安全，实现中药产业的国际化发展奠定基础。

参考文献

[1] LI T J,BAO YR,WANG S,*et al*. Research progress and application of innovative methods for quality control and evaluation of traditional Chinese medicine[J]. *Chin Tradit Herb Drugs*(中草药),2022,53(20):6319-6327.

[2] LI M,LI H F. Overview of the development of Chinese medicine quality standards[J]. *Xinjiang J Tradit Chin Med*(新疆中医药),2015,33(5):113-115.

[3] Ch. P(2020) Vol I(中国药典2020年版.一部)[S].2020.

[4] ZHOU F R,WANG B Q. Review of improvement & completion course on standard of traditional Chinese medicine in Chinese pharmacopoeia[J]. *Drug Stand China*(中国药品标准),2016,17(1):9-14.

[5] WEI F,CHENG X L,JING W G,*et al*. Some concerns about the standard establishment of Chinese medicinal medicines and decoction pieces[J]. *Chin PharmJ*(中国药学杂志),2022,57(18):1493-1503.

[6] LIU J,LIU Y,ZHENG X W,*et al*. Quality analysis of 18 Chinese patent medicines based on 2008—2021 national drug sampling and inspection[J]. *Mod Chin Med*(中国现代中药),2023,in press.

[7] CHENG X L,GUO X H,LI M H,*et al*. Daodi attribute and production standardization are the key to the formation of the quality attributes of Chinese materia medica[J]. *Mod Chin Med*(中国现代中药),2020,22(7):991-995.

[8] YAO C L,ZHANG J Q,BI Q R,*et al*. Research on quality standards of traditional Chinese medicine and their application in quality testing[J]. *China Food Drug Adm Mag*(中国食品药品监管),2021,212(9):106-115.

[9] YAN H Y,ZOU C C. Progress and prospect of application of traditional Chinese medicine fingerprint (specific chromatogram) in Chinese pharmacopoeia (2010-2020)[J]. *J Southern Med Univ*(南方医科大学学报),2022,42(1):150-155.

[10] JU S S,LI Y L,LIN Z J,*et al*. Present situation analysis and thinking on quality control mode of Chinese materia medica[J]. *Chin J Exp Tradit Med Form*(中国实验方剂学杂志),2022,28(18):269-274.

[11] SUN L,JIN H Y,PANG Y,*et al*. Two reference substance for determination of multiple componentsI-linear correction using Two reference substance for identification of chromatographic peak[J]. *Chin J Pharm Anal*(药物分析杂志),2013,33(8):1424-1430.

[12] CHEN P,JIN H Y,SUN L,*et al*. Application of extractive reference substance in holistic quality control of traditional Chinese medicine[J]. *Chin J Pharm Anal*(药物分析杂志),2016,36(2):185-195.

[13] LIU C X,CHEN S L,XIAO XH,*et al*. A new concept on quality marker of Chinese materia medica: quality control for Chinese medicinal products[J]. *Chin Tradit Herb Drugs*(中草药),2016,47(9):1443-1457

[14] LIU C X. Five-year review on development of quality markers of traditional Chinese medicine[J]. *Chin Tradit Herb Drugs*(中草药),2021,52(9):2511-2518.

[15] BAI G,ZHANG T J,LIU C X. Research approach and development trend of TCM quality evaluation method for multiple integration based on regulatory science[J]. *Chin Tradit Herb Drugs*(中草药),2022,53(20):6313-6318.

[16] ZHANG T J,BAI G,HAN Y Q,*et al*. The method of quality marker research and quality evaluation of traditional Chinese medicine based on drug properties and effect characteristics[J]. *Phytomedicine*,2018,44:204-211.

[17] HAO M. TONG H J. ZHANG J,*et al*. Quality markers research on Chinese herbal pieces; quality evaluation and quality standards of steamed and vinegar-processed pieces of Curcumae Rhizoma[J]. *Chin Tradit Herb Drugs*(中草药),2019,50(19):4673-4682.

[18] QIAN X Y,NIE L X,DAIZ,*et al*. Research progress on evaluation of quality grade of traditional Chinese medicine[J]. *Chin J Pharm Anal*(药物分析杂志),2019,39(10):1724-1737.

[19] ZHAO L Y,SHI M Y,ZHANG Q Y,*et al*. Research progress on quality characteristics and formation mechanism of genuine medicinal materials[J]. *Chin Tradit Herb Drugs*(中草药),2022,53(21):6931-6947.

[20] JIN W G,CHENG X L,LIU A,*et al*. Research on grade classification and high quality and superior effect of Magnolia officinalis decoction pieces based on "quality evaluation through morphological identification" and comprehensive evaluation index[J]. *Chin Tradit Herb Drugs*(中草药),2021,52(8):2285-2293.

[21] NIE L X,QIAN X Y,ZHANG Y,*et al*. Discussion on principle and method for quality rating standard of Chinese patent medicine[J]. *J Shenyang Pharm Univ*(沈阳药科大学学报),2021,38(12):1327-1333.

[22] HU X R,WANG H N,WANG Y D,*et al*. Reflections and suggestions on quality control of Chinese patent medicine[J]. *China Food Drug Administration Magazine*(中国食品药品监管),2021(9):10-15.

[23] NIE L X,DAIZ,MA S C. Guideline principle and technical requirement for preparing traditional Chinese medicine reference drug[J]. *China J Chin Mater Med*(中国中药杂志),2017,42(19):3672-3675.

[24] YAO H,ZHANG H,CHEN S L. Strategies and methods of DNA barcoding medicinal animals in Chinese pharmacopoeia[J]. *Mod Chin Med*(中国现代中药),2019,21(9):1137-1146.

[25] YANG H,QIL W,LI H J,*et al*. "Bioactive equivalent combinatorial components" as defined labeled amount of active constituents for quality control of traditional Chinese medicines[J]. *World Sci*

Technol Mod Tradit Chin Med(世界科学技术-中医药现代化), 2014,16(3):510-513.

[26] LIU P, YANG H. LONG F, et al. Bioactive equivalence of combinatorial components identified in screening of an herbal medicine J]. Pharm Res, 2014, 31(7):1788-1800.

[27] SU L L, LI Y, XU Z, et al. Prediction and analysis of Q-markers between crude and vinegar schisandrae Chinensis Fructus based on multivariate statistical analysis and network pharmacology J. Chin Tradit Herb Drugs(中草药), 2019, 50(19):4643-4653.

[28] LIU S B, SUN H, LU S W, et al. Deciphering Q-Markers of Zhibai Dihuang Pill based on chinmedomics[J]. Acta Chin MedPhar(中医药学报), 2021, 49(10):14-22.

[29] MA W Y, XIE Y Y, WANG Y M, et al. Current situation and prospect of traditional Chinese medicine quality standard control technology on the basis of bioassay methods[J]. Pharm Clin Chin Mater Med(中药与临床), 2018, 9(4):56-62, 55.

[30] WANG S, BAO Y R, LIT J, et al. Discussion on key problems for quality evaluation of traditional Chinese medicines and their analysis methods[J]. J Instr Anal(分析测试学报), 2021, 40(1):132-138.

[31] WANG J B, LI H F, XIAO X H. Bioassay based TCM quality control[J]. World Sci Technol Mod Tradit Chin Med Mater Med(世界科学技术-中医药现代化), 2007, 9(6):36.

[32] MA S C, WANG Y, WEI F. Ideas on future development direction of quality control of traditional Chinese medicine[J]. Chin Pharm J(中国药学杂志), 2021, 56(16):1273-1281.

[33] WANG Y, SHEN M R, LI C, et al. Testing and supervision of pesticide residues in traditional Chinese medicine[J]. China Food Drug Administration Magazine(中国食品药品监管), 2021(10):76-83.

[34] ZUO TT, WANG Y, ZHANG L, et al. Technical guidelines for safety risk assessment of exogenous hazardous residue in traditional Chinese medicine[J]. Chin J Pharm Anal(药物分析杂志), 2019, 39(10):1902-1907.

[35] WANG Y, ZHANG L, ZUO TT, et al. Formulation and research of guidelines for risk assessment of pesticide residues in traditional Chinese medicine[J]. Chin J Pharmacovigil(中国药物警戒), 2021, 18(7):645-648.

[36] WANG Y, GOU Y, ZHANG L, et al. Levels and health risk of pesticide residues in Chinese herbal medicines[J]. Front Pharmacol, 2022, 12:818268.

[37] ZUO T T, JIN H Y, ZHANG L, et al. Innovative health risk assessment of heavy metals in Chinese herbal medicines based on extensive data [J]. Pharmacol Res, 2020, 159:104987.

[38] DUAN Y P, LUO JY, LIU H, et al. Recent advances in analysis of endogenous toxic components in traditional Chinese medicines [J]. China J Chin Mater Med(中国中药杂志), 2018, 43(24):4808-4816.

[39] PAN L, WANG Z T, YANG L. The key scientific problems and the application of modern analytical technology in quality standard of traditional Chinese medicine[J]. Shanghai J Tradit Chin Med(上海中医药杂志), 2020, 54(1):13-20.

[40] LIU J, WU Y X, DAI Z, et al. Simultaneous determination of five aristolochic acid analogues in aristolochiae herba by UHPLC-MS/MS[J]. Chin Pharm J(中国药学杂志), 2022, 57(19):1679-1684.

[41] YANG J B, WANG Q, GAO H Y, et al. Dianthrones of polygoni multiflori radix and polygoni multiflori caulis: a review[J]. Mod Chin Med(中国现代中药), 2022, 24(8):1431-1436.

[42] ZAN K. JIANG H H, JIN H Y, et al. Research progress on quality control of hepatotoxic pyrrolizidine alkaloids in traditional Chinese medicine[J]. Chin J Pharm Anal(药物分析杂志), 2021, 41(4):572-578.

[43] LUAN Y F, GUO XD, WANG B, et al. Constructing digitally-oriented TCM quality standard system[J]. J Pharm Res(药学研究), 2022, 41(8):516-520.

[44] SHI J, WU M H, KANG S, et al. Macroscopic and microscopic identification and digital characterization of rubi fructus[J]. Chin Pharm J(中国药学杂志), 2022, 57(6):420-427.

[45] WANG Q J, SUN L, LIU F, et al. Progress and challenges of reference standards and their new form: digital reference standards (DRS)[J]. Chin Pharm J(中国药学杂志), 2016, 51(18):1537-1544.

[46] ZHU G X, WU C W, LIANG W S, et al. Adance research of digitalization in quality control of Chinese medicine[J]. Chin J Exp Tradit Med Form(中国实验方剂学杂志), 2016, 22(11):225-229.

[47] ZOU C C, FANG H Z, LIU J, et al. Digital chromatographic fingerprinting and its application in the study of traditional Chinese medicine[J]. Heilongjiang J Tradit Chin Med(黑龙江中医药), 2005, 28(5):54-56.

[48] ZHANG H F, LIU J, ZHANG J, et al. Spectrum-effect relationship of Bupleurum chinense for hepatoprotective effect based on cluster analysis and typical correlation analysis [J]. Chin Tradit Herb Drugs(中草药), 2013, 44(19):2696-2702.

[49] MA W F, WANG M Q, JIANG J P, et al. Analysis of the spectrum-effect relationship of hemostatic effect of Blumea riparia based on BP artificial neural network[J]. Chin Tradit Pat Med(中成药), 2020, 42(6):1543-1548.

节选自《中国药学杂志》2023,58(1)

药学研究

Pharmaceutical Research

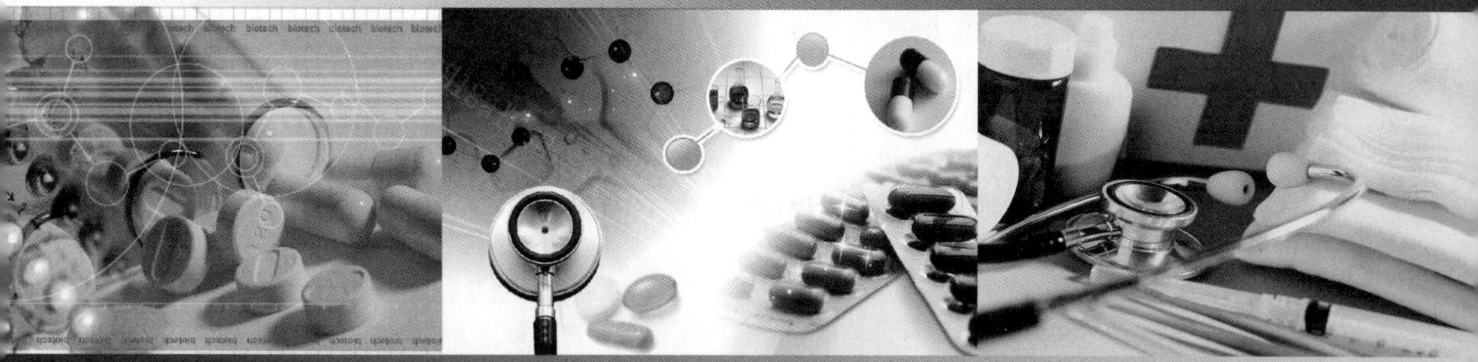

科研成果获奖项目

第十八届中国药学会科学技术奖

一等奖

抗病毒药物创新和产业化研究

中国人民解放军军事科学院军事医学研究院毒物药物研究所　湖南南新制药股份有限公司　浙江海正药业有限公司　浙江华海药业有限公司

钟　武　周辛波　曹瑞源　郑志兵　肖军海
李　微　张世喜　樊士勇　顾　虹　肖　典
杨志清　杨美燕　谢　菲　林丽红　王子豪

面向五种技术路线新冠疫苗质量控制和评价综合技术体系创建和应用

中国食品药品检定研究院

徐　苗　毛群颖　梁争论　高　帆　权娅茹
刘欣玉　胡忠玉　赵　慧　卞莲莲　刘晶晶
吴　星　陈国庆　管利东　贺　倩　贺鹏飞

新药靶点发现及先导物设计关键技术构建和应用

中国人民解放军海军军医大学　上海大学

盛春泉　庄春林　王　培　董国强　缪震元
张万年　何世鹏　武善超　张嘉宝

二等奖

创新药物临床研究综合评价体系建设及推广应用

中国医学科学院北京协和医院

张抒扬　江　骥　胡　蓓　韩晓红　王洪允
赵　芊　郑　昕　陈　锐　刘宏忠　关淑霞
张　弛　田　维　潘　慧

抗耐药革兰氏阳性菌创新药物康替唑胺临床药理学研究及应用

复旦附属华山医院　中国科学院上海药物研究所　上海盟科药业股份有限公司

张　菁　武晓捷　陈笑艳　袁　红　郭蓓宁
吴俊珍　张婴元　孟　健　毋海兰　曹国英
陈渊成　刘世聪　王　雯　郭　燕　赵　旭

盐酸纳布啡及注射液研发及产业化应用

宜昌人福药业有限责任公司

李莉娥　叶　夏　符义刚　郑华章　李仕群
曾华荣　汪　淼　黄小健　向永曜　朱圣姬

三等奖

中药雷公藤新型纳米递药系统关键技术构建与应用

复旦大学附属肿瘤医院　中国人民解放军海军军医大学第一附属医院

刘继勇　顾永卫　唐晓萌　武　鑫　杨　盟
姜良弟　李爱雪　赵语南　李　丹　陈方剑

基于中药-西药联合使用发现中药活性成分抑制对乙酰氨基酚诱导的肝毒性及其机制

上海中医药大学

季莉莉　黄镇林　白庆云　卫梦娟　陆　宾
师　良　郑智勇　庞　纯　盛雨辰　王峥涛

基于芳香类中药渗透促进剂在抗肿瘤树突状细胞疫苗淋巴转移的物质基础及趋向机制研究

沈阳药科大学

王淑君　叶田田　阎晓丹

长链非编码 RNA 在消化系统肿瘤精准治疗中的系列研究

广州市红十字会医院　中山大学肿瘤防治中心　中山大学附属第六医院　汕头大学医学院附属肿瘤医院

张述耀　吴　帆　刘　韬　黎小妍　王百林
赵承宽　刘少杰　陈建良　佘玉奇　黎　丽

基于固相反应的微晶纤维素绿色工艺技术应用研究

安徽山河药用辅料股份有限公司

尹正龙　毕　勇　余　伟　武　蛟　朱　岩
李祥祥

曲咪新乳膏质量再评价关键技术及其应用

广西壮族自治区食品药品检验所

卢日刚　赵　庄　朱健萍　刘庄蔚　梁秋霞
邓　鸣　蒋　洁　杨欣智　潘红炬　吴美芳

何　虹

2022 年中国药学会-施维雅青年医院药学创新研究资助项目——基于移动“癌痛药物治疗管理(MTM)”平台干预改善癌痛患者镇痛疗效的随机对照研究

华中科技大学同济医学院附属协和医院

史　琛　刘金梅　陈　旭　罗　娟　李石军

胡慧平　胡建莉　彭春芬

基于“体药融合”社康中心慢病管理的临床路径与卫生经济学研究

深圳市罗湖区人民医院

刘　江　曹伟灵　张　鹏　许夏燕　叶陈丽

曹耀华　王振兴　郑桂梅　邹绮雯

抗菌药物 PPK/PD-MCS 优化方案平台的建设

苏州大学附属第一医院

杭永付　陈世祺　朱建国　谢　诚　薛　领

高　杰　徐　杰　张　彦

中药饮片不良反应上报系统研究

江西中医药大学附属医院

徐丽芳　郭晓秋　姜　磊　胡勇志　魏志鸿

王兆雷　徐　洁　张　璐

基于大规模多源处方数据的不适当用药判别方法研究

浙江大学医学院附属第一医院

洪东升　李　鑫　王融溶　吕　朵　卢晓阳

倪　剑　章晓莉　顾珏清

通过基于 VPS34 与 NLRP3 调控的自噬-炎症小体信号通路探讨菝葜治疗 CPID 作用机制研究

南方医科大学南方医院

马　云　杨　莉　莫立乾

2022 年度中华中医药学会科学技术奖

一等奖

以状态为核心的中医健康管理模式及关键技术与应用

福建中医药大学　广东固生堂中医养生健康科技股份有限公司　厦门大学　漳州片仔癀药业股份有限公司　厦门越人健康技术研发有限公司

李灿东　杨朝阳　郑　项　罗志明　周常恩

林纬奇　林雪娟　吴长汶　俞　洁　陈淑娇

朱　龙　王　洋　赖新梅　闵　莉　雷黄伟

幽门螺杆菌感染胃炎中西医协作全程诊治方案的创建和应用

北京大学第一医院　北京中医药大学东直门医院　北京中医药大学东方医院　北京积水潭医院　中国中医科学院广安门医院

张学智　叶　晖　蓝　宇　胡伏莲　成　虹

江　锋　韩海啸　刘绍能　黄秋月　陈　瑶

史宗明

络风内动病机理论和冠心病全链条干预新模式的构建与实践

北京中医药大学东直门医院　四川新绿色药业科技发展有限公司　承道智济(北京)科技有限公司　中国人民解放军总医院第七医学中心(原北京军区总医院)

王　显　王硕仁　赵明镜　徐黎明　官　麟

朱海燕　郑相颖　谢予朋　韩文博　杨雪卿

李雪峰　王　凯　任晓霞　王达洋

针刺治疗血管性痴呆的理论创新与临床应用

首都医科大学附属北京中医医院　北京中医药大学　天津中医药大学第一附属医院

刘存志　杨静雯　石广霞　程金莲　于建春

张雪竹　王丽琼　李倩倩　屠建锋　韩景献

中西医结合治疗妇科内分泌疾病多维评估与应用推广体系建设

中国医学科学院北京协和医院　厦门大学　北京中医药大学东方医院

孙爱军　王海滨　王艳芳　金　哲　邓　燕

朱诗扬　张　斌　蹇　顺

慢性骨病中药优势品种研发与上市后再评价关键技

术体系创建及应用

中国中医科学院中药研究所　香港中文大学　北京中医药大学第三附属医院　新疆维吾尔自治区药物研究所　福建中医药大学附属康复医院　中国中药控股有限公司　通化金马药业集团股份有限公司　陕西盘龙药业集团股份有限公司　华润三九医药股份有限公司

林　娜　张彦琼　刘春芳　秦　岭　陈卫衡　杨伟俊　王和鸣　孔祥英　邬　兰　何承辉　徐　颖　周　跃　荆　宇　韩腾飞　潘德林

中医药真实世界数据驱动研究模式的建立与应用

中国中医科学院中医药信息研究所（中医药数据中心）　中国中医科学院　首都医科大学附属北京中医医院　南京中医药大学　上海百岁行药业有限公司　东华医为科技有限公司

赵玉凤　李　鲲　刘清泉　高国建　胡晨骏　张小平　周洪伟　谢佳东　王　健　邵宝平　韩士斌　李　博

基于中药现代化的中药颗粒剂产业化关键技术创新与生产体系的构建

鲁南制药集团股份有限公司　山东省食品药品检验研究院　中国中医科学院医学实验中心　中国中医科学院中药研究所

关永霞　林永强　范建伟　郭　娜　姚景春　程国良　吴宏伟　马庆文　李　冰　高艳红　李艳芳　杜昊忱　孙成宏　崔伟亮　张　微

纯中药治疗 2 型糖尿病“三辨诊疗模式”创建与推广应用

开封市中医院

庞国明　张　芳　朱　璞　王凯锋　李鹏辉　孔丽丽　武　楠　姚沛雨　王志强　周克飞　李方旭　孙　扶　娄　静　翟纪功　高言歌

二等奖

邹氏“补益肾元法”治疗慢性肾脏病的临床应用与转化

南京中医药大学附属医院　南京中医药大学附属南京博大肾科医院　南京市中医院　江苏康缘药业股份有限公司　云南雷允上理想药业有限公司

邹燕勤　王　钢　孙　伟　周恩超　孔　薇　易　岚　曾安平　仲　昱　朱　俊　赵　静

针药结合治疗慢性疼痛关键技术与评价体系的建立与推广

北京中医药大学东直门医院　北京理工大学　四川大学华西医院

田贵华　李　健　商洪才　孙　鑫　李心怡　贺　珂　吴　阳　王美跃

中医肿瘤外治技术体系的创建和推广应用

中日友好医院　山西省中医药研究院　广州中医药大学第一附属医院　南京中医药大学　贵州中医药大学第一附属医院

贾立群　娄彦妮　崔慧娟　刘丽坤　叶小卫　曹　鹏　吴文宇　谭煌英　李　园　邓　博

大数据技术在中医药领域的创新应用

中国中医科学院中医药信息研究所　北京交通大学　湖北省中医院　中国中医科学院广安门医院　南京中医药大学　陕西中医药大学附属医院　中国中医科学院中医临床基础医学研究所

刘保延　王　斌　文天才　张　磊　周雪忠　杨　杰　谢　琪　李晓东　张润顺　胡孔法

基于“扶正解毒”理论抗肿瘤中药新药研发转化与临床应用

中国医学科学院肿瘤医院　甘肃扶正药业科技股份有限公司

冯　利　孙　燕　刘丽星　殷玉琨　李国辉　周光飚　袁　芃　包正学　陈佳阳　常金圆

浙产道地药材炮制工艺质量控制及生产加工示范

浙江中医药大学　浙江中医药大学中药饮片有限公司

张光霁　葛卫红　杜伟锋　楼招欢　李小宁　康显杰　杨　柳　廖广辉　张广顺

中药绿色高效提取浓缩关键技术与工程装备的创制及产业应用

江西中医药大学　成都中医药大学　江西汇仁药业股份有限公司　华润江中制药集团有限责任公司　江西普正制药股份有限公司　江西康恩贝中药有限公司　江西赫柏康华制药设备有限公司

伍振峰　杨　明　钮　犇　王雅琪　王学成
肖军平　慈志敏　罗小荣　钟志坚　耿　熠

中药配方颗粒国家标准及全过程质控体系关键技术创新研究与应用

江阴天江药业有限公司　广东一方制药有限公司　国药集团广东环球制药有限公司　国药集团德众(佛山)药业有限公司　国药集团同济堂(贵州)制药有限公司

王元清　胡奇飞　陈盛君　李　松　过科家
张云天　周海琴　浦香兰　魏　梅　孙冬梅

结直肠癌中医药全程干预的综合方案构建与研究

中国中医科学院西苑医院　北京中医药大学　北京大学肿瘤医院

杨宇飞　刘建平　许　云　薛　冬　吴　煜
费宇彤　李萍萍　张　彤　孙凌云　刘　剑

糖尿病肾脏病中药新药临床试验规范与疗效评价方案

北京中医药大学东直门医院　中日友好医院　杭州市红十字会医院　天津中医药大学第一附属医院　北京大学第一医院

赵进喜　田金洲　王世东　贾　冕　武曦蔼
牟　新　杨洪涛　黄学民　岳　虹　董　超

“通督启神”针法治疗阿尔茨海默病的创新与应用

北京中医药大学　中国中医科学院广安门医院　首都医科大宣武医院　首都医科大附属北京中医医院

李志刚　贾宝辉　周爱红　许安萍　王　鑫
姜　婧　丁　宁　曹　瑾

面向文献理论和临床实践的藏药品质提升创新研究及应用

成都中医药大学　武汉大学　西藏诺迪康药业股份有限公司　宇妥藏药股份有限公司　青海久美藏药药业有限公司

张　艺　孟宪丽　洪学传　范　刚　任东升
赖先荣　温川飙　王小博　张静波　久美彭措

中药配方颗粒智能化制造及质量控制研究

神威药业集团有限公司　河北中医学院　云南神威施普瑞药业有限公司　河北省药品医疗器械检验研究院　石家庄市中医院

牛丽颖　陈　钟　段吉平　高　晗　麻景梅
甄亚钦　安丽娜　高　乐　李军山　张岩岩

基于经筋理论解结止痛技术治疗筋骨痛症的力学机制与临床推广应用

中国中医科学院望京医院　西安市红会医院　北京中医医院平谷医院

赵　勇　秦伟凯　张　宽　董福慧　顾力军
陈彦飞　董永丽　崔秀仁　钟红刚　王德龙

气色形态手诊法的创立及在心脑血管等常见病诊断中的应用

中国中医科学院中国医史文献研究所

刘剑锋　刘　谦　秦培洁　王柳青　国　华
杨　健　狄　颖　王　甜　石雪芹　张凤霞

干细胞诱导分化的中药小分子组方创制

北京中医药大学

徐安龙　吴芬芳　李红梅　桑小普

药用植物萜类功能基因多元适配性鉴定系统创建及应用

首都医科大学　首都医科大学附属北京世纪坛医院　中国中医科学院中药研究所(中药资源中心)

高　伟　苏　平　吴晓毅　周家伟　赵瑜君
童宇茹　张逸风　张夏楠　郭　娟　李　媛

益肾通络法对男性生殖障碍患者的疗效评价及机制探讨

河南省中医院(河南中医药大学第二附属医院) 河南中医药大学第一附属医院 河南中医药大学第三附属医院 郑州市中医院

孙自学 陈建设 张宸铭 樊立鹏 赵莉娜 王祖龙 张 辉 郝高利 刘海锋 邵世营

基于整合论治策略的降尿酸中药研发创新技术平台构建及应用

北京中医药大学

张 冰 林志健 刘小青 王 雨 李文静 黄 晶 褚梦真

借助现代实验技术的放射性肠道损伤中医学理法方药理论体系的构建

中国人民解放军总医院 中国人民解放军军事科学院军事医学研究院

窦永起 王毓国 冯 剑 闫梓乔 汤响林 许成勇 周 维 秦 丽 郝斐然 廖泽彬

《中医病证分类与代码》等4项国家标准修订

上海中医药大学 中国中医科学院中国医史文献研究所 上海师范大学 中日友好医院 广州中医药大学第一附属医院 江苏省中医院 上海中医药大学附属曙光医院

严世芸 朱邦贤 周 强 李照国 朱建平 竺丽明 罗颂平 阎小萍 陈小宁 严隽陶

中成药生产工艺变更研究模式及关键技术创建与应用

中国中医科学院中药研究所 北京中医药大学 鲁南制药集团股份有限公司 鲁南厚普制药有限公司 江西省药品检查员中心

李 慧 林龙飞 姜佳峰 刘宇灵 尹兴斌 孔 慧 王子千 沈庆国 袁晓梅

基于培土清心的特应性皮炎中医诊疗体系创新与应用

广东省中医院

陈达灿 莫秀梅 刘俊峰 林 颖 刘 炽 薛素琴 贾金靖 晏烽根 叶思祺 李红毅

乳腺癌转移中医核心病机的创建及防治研究

上海中医药大学附属龙华医院

刘 胜 韩向晖 孙霃平 叶依依 秦悦农 吴春宇 谢 颖 蒋子威 王 怡 杨 瑞

《中医药文化传播丛书》

天津中医药大学 中国医药科技出版社有限公司

张伯礼 毛国强 阚湘苓 李兰兰 谭秀敏 薄 彤 孔令彬 白迪迪 耿晓娟 陈红梅

《写给老百姓的中医养生书系丛书》

天津中医药大学

于春泉 李 琳 王泓午 雒明池 徐一兰 王 邈 王洪武 周志焕 张大伟

三等奖

益气活血通络法防治缺血性中风病的基础研究与临床应用

黑龙江中医药大学 黑龙江中医药大学附属第二医院 黑龙江中医药大学附属第四医院 黑龙江中医药大学附属第一医院

蒋希成 李洪涛 孙晓伟 周海纯 王东岩 朱路文 白 云 刘 宏

太子参产业发展关键技术与标准化研究及推广应用

贵州中医药大学 中国中医科学院中药研究所 皖西学院 江苏大学 贵州省农作物技术推广总站

周 涛 江维克 肖承鸿 凡 迪 康传志 魏 渊 韩邦兴 蒋靖怡

中药配方颗粒及智能调配系统关键技术研究与应用

四川新绿色药业科技发展有限公司 四川省中医药科学院 成都中医药大学 成都宇亨智能设备科技有限公司 中国中医科学院广安门医院

周厚成 胡昌江 周 翔 周巧敏 陈志敏 曾 瑾 黄世敬 骆科技

青石止痒软膏的研发及抗炎止痒机理研究

北京中医药大学东方医院

李元文　蔡玲玲　张丰川　孙占学　杨碧莲
李　纬　胡　博　李　楠

源自有毒动物药的华蟾素系列制剂品质提升关键技术及应用

中国中医科学院中药研究所　安徽华润金蟾药业股份有限公司
边宝林　司　南　王宏洁　高　波　周严严
唐子尧　魏晓露　杨　健

“爕理阴阳、立法衡通”创新理论构建乳腺炎性疾病诊疗体系及应用

广东省中医院　桂林市中医医院
林　毅　司徒红林　刘晓雁　徐　飚　卓　睿
王志宇　陈前军　文灼彬

基于“肝心和合”理论的动脉粥样硬化性疾病病机演变及推广应用

辽宁中医药大学
于　睿　张　艳　陈文娜　卢秉久　于　游
张　欢　张　颖

基于线粒体氧化应激的通精灵治疗精索静脉曲张致不育的作用及机制研究

浙江中医药大学附属宁波中医院
崔　云　冯　奕　郑军状　吴　骏　杜宝昕
刘　冰

中药浸膏粉吸湿与玻璃化转变理论研究及关键技术应用

江西中医药大学　江西本草天工科技有限责任公司　南昌航空大学　江西杏林白马药业股份有限公司　江中药业股份有限公司
饶小勇　何　雁　刘　微　罗晓健　梁红波
程　林　王乐云　张　尧

基于浊毒理论与血瘀学说论治缺血性中风病的基础研究与临床应用

河北省沧州中西医结合医院　河北省中医院
赵见文　田军彪　张颜伟　闫国强　冯娜娜
王　峰　刘学飞　杨丽静

体现儿童特点的中药品种创新研究模式及关键技术

北京中医药大学　北京中医药大学东直门医院　北京亚东生物制药有限公司　重庆希尔安药业有限公司
曲昌海　倪　健　王俊宏　张　兰　陈　犁
董晓旭　都丽卓　谯志文

系统生物学及整合药理学平台下中药抗肿瘤研究模式构建及推广应用

潍坊医学院附属中医院　烟台大学　山东宏济堂制药集团股份有限公司
庄　静　孙长岗　陈大全　刘丽娟　周　超
刘　存　高春迪　李华瑶

基于“筋束骨”理论摇拔戳手法治疗踝关节损伤/不稳诊疗体系建立与应用

北京中医药大学第三附属医院　北京大学人民医院　北京市大兴区人民医院　北京市丰台中西医结合医院　北京市门头沟区中医医院
陈兆军　徐海林　吴俊德　马占华　刘新民
李永恒　黄阿勇　张晓亮

益气养阴活血法防治缺血中风系列研究及推广应用

广州中医药大学第二附属医院（广东省中医院）　成都中医药大学附属医院　兰州大学　云南生物谷药业股份有限公司　河南中医药大学第一附属医院
蔡业峰　黄　燕　陈绍宏　倪小佳　乔利军
陈耀龙　林艳和　王立新

基于人工智能中医药治疗传染病创新技术研究及应用

广西中医药大学
邓　鑫　梁　健　文　彬　彭佩纯　李玉兰
王　伟　赵晓芳

肺间质纤维化中药新突破——温肺化纤颗粒的全链条创新性研发

江西中医药大学附属医院
刘良倚 柯诗文 吴泽南 莫丽莎 徐 磊
朱国双 邱明亮 李少峰

基于固本逐瘀中医药防治膝骨性关节炎的诊疗体系构建与应用研究
长春中医药大学 大连理工大学 海城市正骨医院
赵长伟 赵文海 张郑瑶 蔡文君 周晓玲
苏纪权 于 栋 李振华

基于抗 H5N1 病毒活性的 5 种特色中药活性成分发现的关键技术构建及拓展应用
中国中医科学院广安门医院 中国人民解放军军事科学院军事医学研究院 吉林华康药业股份有限公司 漯河市中心医院
陈恒文 董俊兴 张 涛 金 虹 尹海龙
李 彬 田 瑛 朱继忠

《黄帝内经》诸湿伤脾病机的共轭机制研究
广州中医药大学 广州医科大学 广州国家实验室
骆欢欢 王新华 陈 颂 王 瑶 郭殷锐
陈地灵 王 剑 王 婷

蔡淦教授运用“补脾胃泻阴火”治疗慢性胃肠病经验及学术思想传承研究
上海中医药大学附属曙光医院
蔡 淦 凌江红 丛 军 林 江 张正利
申定珠 李熠萌 陈明显

浙派中医诊疗常见恶性肿瘤的关键技术与推广
浙江中医药大学附属第一医院 浙江中医药大学
阮善明 孙磊涛 陶方方 黄大未 沈敏鹤
郭凯波 冯妤茜 郑雪儿

中药醒鼻凝胶滴鼻剂外治干预儿童变应性鼻炎的基础与临床研究
福建中医药大学附属人民医院 福建中医药大学
郑 健 艾 斯 庄翔莉 林 雄 王 暄
邱彩霞 吴 博 褚克丹

基于类过敏反应的中药注射剂工艺优化及配伍安全技术创研及应用
天津中医药大学 天津中医药大学第一附属医院 天津市中医药研究院附属医院 天津天士力之骄药业有限公司
张艳军 庄朋伟 石江伟 张秀君 鞠爱春
郑文科 李德坤 李遇伯

尤昭玲教授治疗卵巢疾病学术经验系统研究及其转化应用
湖南中医药大学
刘慧萍 游 卉 熊 桀 尤昭玲 刘文娥
张韫玉 杨 硕 黄姗姗

南药体系传承创新与应用
云南中医药大学 昆明医科大学 中国科学院昆明植物研究所 中国科学院西双版纳热带植物园 广州中医药大学
张荣平 赵荣华 裴盛基 俞 捷 熊 磊
钱子刚 陈兴龙 于浩飞

基于代谢组学针灸治疗慢性萎缩性胃炎的机制研究与临床应用
湖南中医药大学 厦门大学
刘 密 杨宗保 钟 欢 刘 琼 佘 畅
何灏龙 常小荣 朱 伟

高血压病从肝论治的作用机制及证治规律研究
天津中医药大学第二附属医院
王保和 徐 强 赵英强 张 真 柳 威
郑偕扣 张秋月 张 晨

中药粉体改性关键共性技术构建与示范应用
成都中医药大学 四川厚德医药科技有限公司 成都永康制药有限公司 江西中医药大学 成都中医药大学附属医院
张定堃 韩 丽 郭治平 杜晓娟 王 芳
许润春 林俊芝 刘 彬

基于“髓系骨病”理论从髓论治股骨头坏死的基础研究和临床应用

浙江中医药大学附属第一医院　浙江中医药大学

童培建　阮红峰　吴承亮　王萍儿　胡雪琴

施振宇　付方达　徐涛涛

依据单一症状确立病位的中医不寐五神分型及PSG特征等相关研究

新疆医科大学附属中医医院　新疆医科大学

张星平　梁政亭　邓　宁　赵智宏　安艳丽

范秀芳　陈俊逾　肖春霞

基于“正虚毒伏”病机的中医药治疗缓解期急性白血病基础与应用

贵州中医药大学第二附属医院

黄礼明　姚宇红　陈　涛　李秀军　尹尚瑾

罗　珊　宋　娟　陈孟豪

新“浙八味”衢枳壳质量提升与功效挖掘研究及其产业化应用

浙大城市学院　浙江省中医院　衢州市食品药品检验研究院　常山县胡柚研究院　浙江景岳堂药业有限公司

蒋剑平　陈芝芸　宋剑锋　曾玲晖　杨兴良

向　铮　王华刚　汪丽霞

早期股骨头坏死塌陷预防策略——基于风险评估的“病证体结合”辨治体系

中国中医科学院广安门医院

谢利民　于　潼　张振南　李玉彬　白　杨

疲郁人群身心交互机制与中医特色诊疗方案

上海中医药大学附属岳阳中西医结合医院　上海市浦东新区卫生健康委员会

张振贤　郁东海　黄　瑶　叶　盛　李冠武

陈　敏　吴丽丽　蔡之幸

一种组分配伍中药抗缺血性脑损伤作用的研究

湖南中医药大学

黄小平　邓常清　唐映红　丁　煌　杨筱倩

刘晓丹　唐　三　欧阳波

中药注射剂类过敏和溶血不良反应预诊关键技术创新与应用

辽宁中医药大学　哈尔滨珍宝制药有限公司

窦德强　项　峥　徐煜彬　闫久江　冉小库

陈桂荣　韩雪莹　肖　航

《百病养生大全》

上海中医药大学附属龙华医院

肖　臻　彭　欣　田　雨　茅建春　方　泓

王　骁　陈晓旭

《漫话中药》系列科普文创作品

中国人民解放军海军军医大学　上海中医药大学附属岳阳中西医结合医院

张慧卿　王怡超　苏永华　向　兴　龚彦溶

杨葛亮　黄　念

《千年中华膳食养生的智慧——中医与膳食》

广东省中医院　广东科技出版社

杨志敏　林铭铭　宋莉萍　林淑娴　原嘉民

张晓轩　管桦桦　张嘉文

2022年度中华中医药学会科学技术奖·政策研究奖

互联网中医医院建设规范研究与实践

北京中医药学会　中国中医科学院广安门医院

张　红　邓　娟　李　杰　杨　娜　马兆辉

蓝海涛　周建伟　刘堃靖　李　享　李　婧

中医药“一带一路”国际化注册路径与关键技术研究及应用

天士力医药集团股份有限公司

闫凯境　朱永宏　何　毅　张万良　苏　晶

张　利　王　玉　范立君　范　浩　崔　勇

张俊红　郭　佳　高　敬　莫　美

基层中医药人才继续教育模式探索与实践

上海市中医药学会　上海中医药大学　上海中医

药大学附属岳阳中西医结合医院　上海中医药大学附属上海市中西医结合医院　善小公益基金会
胡鸿毅　舒　勤　张　敏　钱燕娟　刘春辉
顾云龙　舒　静　施晓琳　杨　洋　奚之骏
吴永强　何文忠

2022年度中华中医药学会科学技术奖·学术著作奖

一等奖

《中医药学高级丛书·中医内科学》第2版
王永炎　张允岭　鲁兆麟　陈绍宏　郭蓉娟

《中医药大数据与真实世界》
谢雁鸣　王志飞　王连心　黎元元　杨　薇

《气络论》
吴以岭　贾振华　吴相君　高学东　魏　聪

《近代名医医著大成》
王振国　宋咏梅　杨金萍　刘更生　臧守虎

《癌毒:中医病机创新理论研究与应用》
程海波　周仲瑛　吴勉华　沈卫星　李　柳

二等奖

《糖尿病并发症中医诊疗学》
仝小林　连凤梅　倪　青　宋　军　刘文科

《代谢性疾病浊毒论》
李佃贵　张素钊

《新编实用中医男科学》
李曰庆　李海松　王　彬　王继升　代恒恒

《中医骨内科学》
施　杞　王拥军　唐德志　李晓锋　王腾腾

《传承中医五十年——田振国教授从医从教学术思想集》
于永铎　柳越冬　隋　楠　陈　萌　张斯瑶

《当代中医皮肤科临床家丛书》(第三辑)
王　畅　曾碧君　汪海珍　杨志波　罗美俊子

《中医药信息学》
崔　蒙　吴朝晖　乔延江　王映辉　李海燕

《中医药与中华文明系列著作》
苟天林　李　峰　侯中伟　王朝阳　马　捷

《〈伤寒论〉方药剂量与配伍比例研究》
李宇航　郑丰杰　孙　燕　郭明章　刘　敏

《中国冷背药材清源图鉴》
彭华胜　黄璐琦　彭代银　谢　晋　程铭恩

三等奖

《七师秘验》
金　杰　金晨曦　陈海燕　秦润笋　张　岚

《风湿免疫疾病中医特色疗法》
张剑勇　娄玉钤　李满意　邱　侠　钟　力

《银屑病的中医研究》
李　萍　赵京霞　王　燕　周冬梅　陈维文

《临床研究样本含量估算》
吴圣贤

《中医肺三十》
张　伟　田　梅　田　丽　韩　健　卢绪香

《实用整脊手法技术》
王　平　李远栋　李　庆　张君涛　刘爱峰

《阳痿论评注》
金保方　孙大林　蔡　滨　张新东　赵红乐

《脾胃新论》

白长川

《国医大师熊继柏临床现场教学录》
熊继柏　聂　娅　杨国强　姚欣艳　孙相如

《中医药学高级丛书·中医外科学》(第2版)
何清湖　刘朝圣　陈红风　秦国政　张燕生

《吉中强学术经验辑要》
纪文岩　周景想　姜　婷　聂颖颖　宋业琳

《浙江中医临床名家·葛琳仪》
魏佳平

《针刀治杂病》
肖德华　王文德　刘　星

《张西俭脉论脉案集》
张西俭

《连建伟中医传薪录》
连建伟

《李济仁临床医案及证治经验》
李　艳

《鼻病中医特色治法》
阮　岩

《张小萍脾胃气化学说与临证经验》
张小萍

《中医局部特色诊法》
彭清华　彭　俊　李书楠　蒋鹏飞　邓　颖

《苏沈良方研究》
苏　颖　苏　鑫　魏晓光　王利锋　马金玲

《脉动的中医》
许天兴

《中医学入门(中英对照)》
顾　伟　凌昌全　郑国银　白玲玲　高　标

《针法大成》
徐晓红　周　丹　李　铁　王朝辉　张红石

《中医舌诊临床图解》
许家佗　张志枫　崔　骥　屠立平　黄景斌

《常用养生古法选编》
蒋力生　叶明花　章德林

《中国医史博物馆馆藏文物精粹》
张雪亮　侯如艳　董树平

《寒湿论治》
阮诗玮

《中医文化地理论》
彭榕华

《中医病机新论》
于智敏　卢红蓉　赵凯维　于素敏

《新编中药成分学》
许　军　孟繁浩　刘燕华

2022年度中国中西医结合学会科学技术奖(药学相关项目选录)

一等奖

基于药效成分的中药质量控制技术与标准

中国中医科学院中药研究所　山西振东制药股份有限公司　广州白云山和记黄埔中药有限公司　福建承天药业有限公司　昆明龙津药业股份有限公司

王智民　高慧敏　陈两绵　刘晓谦　李安平
王德勤　朱晶晶　秦文杰　闫利华　傅骅钦
冯伟红　樊献俄　李　春　张　伟　张永欣

基于“3M”模式的中成药临床药理创新体系构建与应用

中国中医科学院中医临床基础医学研究所　山东丹红制药有限公司　天津中医药大学　中山大学　南京中医药大学常州附属医院　东南大学　中国中医科学院中药研究所

王永炎　王　忠　赵　超　王跃飞　苏薇薇
申春悌　刘　骏　于亚南　陈炳为　李　兵
郭　剑　姜苗苗

二等奖

中药药物研究用集成器官芯片系统

天津中医药大学　中国科学院上海微系统与信息技术研究所

杨　剑　毛红菊　朱　彦　贺　爽　周　麟
武振华　董鹏志　周　昆　恢嘉楠

注射用丹参多酚酸多维评价产业技术升级体系创研及应用

天津中医药大学　天津天士力之骄药业有限公司　天津中医药大学第一附属医院

张艳军　鞠爱春　李德坤　张　晗　郭　虹
庄朋伟　岳洪水　王蕴华　万梅绪　吕　欣
宋美珍　李　智　张燕欣　张彦明

清热解毒中药与他汀联合治疗重症脑梗死的理论创新与应用

河北医科大学第二医院　邢台市第九医院

张祥建　张培培　张　聪　高长玉　崔丽丽
季　辉　张　兰　杨金波　吉增良　刘　莹
王力娜　苗江永　陈　荣

中药抗炎活性成分快速发现及作用机制探究关键技术构建及应用

黑龙江中医药大学　哈尔滨医科大学

刘　艳　杨炳友　匡海学　王　琦　刘　源
潘　娟　管　伟

益气活血治法方药抗肿瘤关键效应机制研究

南京中医药大学　山东第一医科大学附属省立医院　常州大学　南京市中医院

毕　蕾　陈卫平　王允山　陈鹰娜　李正钧
周芙琼　滕麟鑫　陈飞燕　江玉翠　马艳霞
范茜茜

整合药理模式下的中医药精准抗肿瘤的理论构建与临床应用

山东中医药大学　烟台大学　潍坊医学院

孙长岗　陈大全　庄　静　刘瑞娟　李华瑶
刘　存　高春迪　马笑然　姚　燕　张文峰
王　嘉

不育症生精障碍中医药干预技术体系构建及转化应用

成都中医药大学附属医院　成都中医药大学　河南省中医院(河南中医药大学第二附属医院)

常德贵　尤耀东　李广森　俞旭君　陈建设
阳　方　黄晓朋　陈帝昂　马紫阳　叶乃菁

解毒活血中药配伍抗动脉粥样硬化的疗效评价与机制探讨

中国中医科学院西苑医院　中国中医科学院广安门医院

刘龙涛　吴　敏　史大卓　曹　宇　张晓囡
王松子　陈纪烨　李晓雅　王泽平　于宗良
孙长鑫　李　昕　胡岚清

三等奖

益肾生精法治疗少弱精子症的临床及基础研究

北京中医药大学东直门医院

李海松　王　彬　王继升　党　进　赵　琦
冯隽龙

基于"疾病-功效-成分-靶点"揭示理气活血中药治疗痹证的作用机理及应用

北京中医药大学东直门医院　广州中医药大学　合肥市未来药物开发有限公司

林　生　夏　欢　刘昌辉　叶晓林　夏桂阳
卫晓红　武玉卓　王玲燕　李晋玉　王　贺
袁飞龙

注射用增溶辅料"结构-增溶性-安全性"技术研究及

在中药注射剂中的应用

江西中医药大学　南京威尔药业集团股份有限公司

张海燕　杨　明　陈新国　张　锐　王保成　宋民宪

土家药“七·气”学说在指导土家药血筒药效物质基础研究中的实践

湖南中医药大学

王　炜　李　斌　蔡　雄　余黄合　曹　亮　苏　维　曾　嵘　彭彩云　蒯雨青　盛文兵　杨玉佩

当归明目汤联合抗 VEGF 药物及透明质酸磁流体复合物在眼科疾病治疗中的作用机制

宁波市眼科医院　宁波职业技术学院　中国科学院宁波材料技术与工程研究所

龚　雁　王正才　赵一天　刘小天　廖燕红　郭晓红　陈　侃　吴爱国

创新中药地黄叶总苷治疗慢性肾小球肾炎作用机制研究

中国中医科学院中药研究所　四川美大康药业股份有限公司

边宝林　司　南　张孝奇　梁爱华　王宏洁　赵海誉　周严严　卿光明　李春英　魏晓露　杨　健　高文雅　王梦晓

2022 年中华医学科技奖（药学相关项目选录）

一等奖

抑郁症发病新机制及抗抑郁新靶点研究

浙江大学　北京生命科学研究所

李晓明　胡海岚　罗敏敏　汪　浩　虞燕琴　段树民　崔一卉　王　浩　连　虹

实验室生物安全技术体系创建及其在重大疫情防控中的创新应用

中国疾病预防控制中心病毒病预防控制所　中国疾病预防控制中心　中国医科大学附属第一医院　中国建筑科学研究院有限公司　中国疾病预防控制中心传染病预防控制所　中国合格评定国家认可中心　华北电力大学

武桂珍　高　福　魏　强　刘　军　张　勇　耿文清　曹国庆　李振军　韩　俊　赵赤鸿

基于 RNA 生物学的脑胶质瘤干预靶点研究

中国医学科学院基础医学研究所

彭小忠　袁建刚　韩　为　阴　彬　胡　艳　胡佩珊　谈小超　朱丽媛　卫群芳　杨　彬

胃癌侵袭转移及耐药的发病机制及干预策略的系列研究

南方医科大学南方医院

廖旺军　石　敏　周　锐　曾东强　林　立　王淳邻　吴剑华　黄　琼

T 细胞功能影响肿瘤治疗的机制研究

郑州大学第一附属医院　中国科学院生物物理研究所

张　毅　李　峰　王盛典　高　群　程　亮　王　丹　黎小珠　赵　璇

中东呼吸综合征冠状病毒病原生物学与免疫学研究及关键技术应用

中国疾病预防控制中心病毒病预防控制所　广州医科大学附属第一医院

谭文杰　赵金存　王文玲　肇静娴　陆柔剑　邓　瑶　王延群　黄保英

代表性农药所致脂质代谢异常的机制和干预

南京医科大学　上海市东方医院　生态环境部南京环境科学研究所

顾爱华　蒋兆彦　徐　诚　刘　倩　徐　进　吉贵祥　邵文涛

二等奖

一种银屑病新药芳香烃受体调节剂的研发

北京大学人民医院　北京文丰天济医药科技有限公司　广东中昊药业有限公司　武汉英纳氏药业

有限公司　中南大学湘雅二医院　中国医学科学院北京协和医院　浙江大学医学院附属第二医院
张建中　陈庚辉　蔡　林　李健雄　方　翼
赵　琰　陆前进　孙秋宁　郑　敏　马晓蕾

三等奖

中药防控多重耐药病原菌传播与感染关键技术创新与应用

成都医学院　四川大学　中山大学　北京生泰尔科技股份有限公司　四川农业大学
代　敏　彭　芙　田国宝　邹立扣　孙丰慧
蒲忠慧　郭　维　陈姝娟

2022年度中国民族医药学会科学技术奖·科技进步奖(药学相关项目选录)

一等奖

介入蒙药干细胞移植三位一体治疗糖尿病足的临床研究

内蒙古科技大学包头医学院第一附属医院
穆永旭　胡晓燕　朝鲁门　包巴特尔　闫瑞强
梁　玥　张　磊　李旻辉　张俊清　武晓云
吴常生

二等奖

基于脑肠互动及肝郁脾虚理论内涵探究疏肝健脾方治疗肠易激综合征的机制与应用

广西中医药大学附属瑞康医院
张　涛　潘　锋　陈远能　黄　适　黄晓燕
陈小芬　张馨月　廖美华

脾虚内环境免疫识别机制及临床应用

中山大学附属第一医院
张诗军　孙保国　陈泽雄　陈　燕　项　婷
刘嘉辉　于　玲　王永丹　莫灼锚　胡　浩
张书侨　罗绍驹　李　攀　罗　金　周美玲

化痰散结法防治肠癌前病变的复发癌变的关键技术建立及应用

上海中医药大学附属岳阳中西医结合医院　上海中医药大学　上海现代药物制剂工程研究中心有限公司　上海中医药大学附属普陀医院
付晓伶　郭晓冬　栾　鑫　刘三宏　程志红
熊光苏　邓皖利

针刺和中药组合物在体外受精-胚胎移植中的规范化应用

浙江大学医学院附属妇产科医院　复旦大学附属妇产科医院　北京大学　浙江工商大学
曲　凡　黄荷凤　张　嵘　韩济生　王芳芳
朱宇航　吴琰婷　叶英辉　周　珏　何依菁
戴旻辰　崔　龙　张　弦　吴　琰　潘洁雪

参麦注射液通过调控血红素加氧酶-1表达对重症急性胰腺炎大鼠的保护作用及机制研究

山东中医药大学附属医院
张飞虎　刘　阳　孟宪卿　赵　浩　范开亮
郝　浩　董晓斌　李国臣　李文强　邵旭鹏
田正云　刘委宏　谢　娜　路士华　孔　立

溃结安康汤治疗溃疡性结肠炎的疗效评价及临床研究

辽宁中医药大学附属第三医院
柳越冬　陶弘武　陈计智　田振国　孟宪生
彭　华　许博佳　张　威　于永铎　赵　仑
郝　帅　李　楠　张晓明　臧思源　林亚南

三等奖

基于伏邪理论运用黎药益智仁及其药对复方治疗糖尿病肾病的机制创新研究平台建设项目

海南医学院
谢毅强　李　凯　肖　曼　牛　坤　杨　帆
李　秘　尹德辉　朱　叶　刘英莲　陈应奇
孟庆雯　马天鹏　王　献　刘　畅　张　琳

哈萨克医经验方调脂饮口服方治疗罕玛依兰合(高脂血症)的临床应用

阿勒泰地区中医医院
梅花·尼合买提　加尼亚·卡克尔汗　邓永健
古丽努尔·阿哈提　叶尔扎提·海肉拉

努尔古丽·卡克木　阿依努尔·波拉提
黄安什·阿力帕木什　李建军

益气温阳强心汤对慢性心衰 sST2 NT-proBNP 水平的影响
内蒙古自治区中医医院
张　晶　杨广源　马曙东　杨雨民　米裕青
孙　萍　贾　磊　王久和　张雪峰　杨　皎
赵姝欣

中医药防治小儿反复呼吸道感染的临床和基础研究
上海市中医医院
虞坚尔　薛　征　霍莉莉　张新光　宋辰斐
周亚兵　吴　杰　徐文斐　李利清　白　莉

云南重大肺病中医药治疗体系构建与应用
云南中医药大学第三附属医院
付　义　杨春艳　余晓玲　陈　冰　沈云霞
张爱华　景海卿　苏　婷　刘　青　吴洪波
张俊图

新安健脾通痹方治疗强直性脊柱炎的临床研究及推广应用
安徽中医药大学第一附属医院
刘　健　黄　旦　黄传兵　汪　元　谌　曦
曹云祥　万　磊　姜　辉　纵瑞凯　孙　玥
方妍妍　文建庭

富荣通脉组方治疗糖尿病大血管病变临床研究
河北省沧州中西医结合医院
王振强　吕树泉　乔凯明　王立新　苏秀海
王庆海　张淑芳

异功散治疗慢性病贫血的临床应用及作用机制研究
上海市宝山区中西医结合医院
罗梅宏　郑　秦　姜一陵　石　岭　季玉婷
胡　洁　张爱萍　吴志豪　徐海涛　夏　黎

2022 年度中国民族医药学会科学技术奖·药物创新奖（药学相关项目选录）

一等奖

云南特色民族药物黄秦艽的活性评价与开发利用
中南民族大学　北京中医药大学　青海大学　大理大学　湖北药昇中药科技有限公司　武汉国粹医药科技有限公司
黄先菊　程　寒　武慧超　李啟恩　王　双
陈　晓　汪　洋　马立群　赵　丹　徐　靖
李　竣　佟海英

10 种特色蒙药材 DNA barocoding 分子鉴定方法研究
内蒙古民族大学
包桂花　包书茵　白迎春　萨其儿　敖敦格日乐
梦　月　包同力嘎

以苗药锐猫棍为代表的贵州特色民族药开发基础研究
贵州中医药大学
杨武德　龙　毅　罗国勇　於　祥　张　艳
梁珊珊　郭正红

土家药血筒抗类风湿性关节炎药效物质基础作用机制及纳米靶向载药递送系统研究
湖南中医药大学　湖南大学
王　炜　李　斌　蔡　雄　余黄合　刘　斌
曹　亮　苏　维　曾　嵘　彭彩云　蒯雨青
盛文兵

中药饮片质量评价关键技术研究及应用
北京中医药大学　云南白药集团股份有限公司
国家药典委员会
李向日　王明辉　石上梅　何　轶　徐新房
翟为民　赵崇军　苏　钰　杨　颂　杨成金
林瑞超　王京昆

扶阳方药调控心肌梗死心脏重构作用及分子机制研究
中国中医科学院广安门医院　中华中医药学会
北京中医药大学　上海健康学院附属周浦医院
江西中医药大学
李海霞　郑燕飞　孙永章　赵志宏　李梓宁

焦　倩　孙　迪　陈寅莹　马　婧　李姗姗
陈浩琛　刘立安　林　飞　于大远

基于微透析技术的中药经皮给药系统局部药动学-药效学结合研究及其应用

广州中医药大学　广州市和一医疗科技有限公司　广州中医药大学第三附属医院　南部战区总医院　佛山市中医院　武汉市中医医院

王利胜　张洪坤　吴雪茹　张英丰　谢　波
张义生　黄晓冰　凌家俊　周莉玲　张　艳
周　开　廖卫国　苏安宇　郑昊圳

二等奖

中国动物药品种调查及文献整理研究

宁夏秦杨中医医院

杨仓良　齐英杰　李遇春　李军德　程　方
潘志强　郭兰忠

基于数据挖掘的维药“依提尔菲力类方”(诃子膏)的“方-药-症-量”配伍规律及新候选方研究

新疆维吾尔自治区维吾尔医医院

热甫哈提·赛买提　艾尼瓦尔·塔力甫
伊力范江·库尔班　开比努尔·艾尔肯
买买提依力·如尔买提　伊力卡尔·拜克提亚
迪力夏提·艾力　依力夏提·阿林木

瑶药甘蔗叶系统研究及健康产品开发与产业化应用示范

广西中医药大学

侯小涛　邓家刚　郝二伟　杜正彩　韦　玮
秦健峰　黄慧学　黄大权　和顺利　吴玉强

内蒙古地区少数民族药用植物资源调查与应用研究

内蒙古自治区中蒙医药研究院　内蒙古自治区中医医院　呼伦贝尔蒙医医院　锡林郭勒盟蒙医医院

李旻辉　斯琴巴特尔　张春红　德格吉日呼
席琳图雅　李彩峰　毕雅琼　晓　花

基于特色黎药裸花紫珠片“三位一体”全过程质量控制关键技术研究与推广应用

海南九芝堂药业有限公司　江西省药品检验检测研究院　中国热带农业科学院热带作物品种资源研究所　广西壮族自治区中国科学院广西植物研究所　海南省中医院　中国医学科学院药用植物研究所海南分所　九芝堂股份有限公司

李　伟　黄　胜　刘洋洋　于福来　付辉政
林天东　务勇圣　黄　梅　周志强　颜小捷
颜冬兰　袁　莉　叶惠煊　王芝华　胡丽彬

浙西优势药材资源评价及关键技术研究与规范化应用

浙江省中药研究所有限公司　杭州市农业科学研究院　淳安县临岐中药材产业协会　浙江省农业科学院　浙江理工大学　浙江中医药大学

郑平汉　孙　健　柴伟国　李红俊　夏其乐
韩蕊莲　金雅慧　王志安　夏鹏国　单琪媛
余一搏　商朋杰　俞云林　陈颖君　任江剑

骆驼刺药理活性及药效物质基础研究

新疆维吾尔自治区中药民族药研究所　乌鲁木齐市中医医院

石磊岭　魏鸿雁　凯撒·苏来曼　徐晓琴
贾智超　马晓玲　夏提古丽·阿不利孜　孙　宇
卿德刚　张　娟　宋海龙　贾晓光　陈　刚

艾菲提蒙汤抗动脉粥样硬化的作用及分子机制研究

新疆维吾尔自治区维吾尔医医院　新疆维吾尔自治区卫生健康委员会　新疆维吾尔药业有限责任公司

米热古丽·卡米力　艾合买提·买买提
艾尼瓦尔·塔力甫　李治建　伊力范江·库尔班
热甫哈提·赛买提

现代中药复方制剂芪龙胶囊疗效物质评价及真实世界创新性研究

济宁华能制药厂有限公司　中国中医科学院西苑医院　中国中医科学院中医临床基础医学研究所　山东大学　山东省科学院生物研究所

梁会亮　吕　健　李　振　王志飞　臧恒昌

何秋霞　张　强　张　成　卞宪明　叶素艳
李明伟　张　震　李　坤　廉　慧　唐文婕

金银花产业提质增效关键技术研究及应用推广
深圳市人民医院　深圳市宝安纯中医治疗医院
华润三九医药股份有限公司　湖北医药学院　湖北武当生物医药科技有限公司
曾小斌　葛岚岚　林鹏飞　梅全喜　万浩强
唐旭东　姚　杰　江园园　杜　肖　陈琴华
谢秋杰　李志浩　叶芳健　范文昌　郭菁丹

胡蒜抗心肌缺血的物质基础　作用机制研究及产品开发
中国中医科学院西苑医院　新疆医科大学　新疆胡蒜研究院（有限公司）　新疆大蒜药用研究重点实验室
张金艳　李新霞　肖文浚　李贻奎　史荣梅
宋百灵　陈　坚　刘伟宇　马雪红　刘睿婷
徐少君　张春子　杜　娟　马丽娜　李峰杰

闽产道地药材建泽泻的基础研究及其产业化应用
福建中医药大学　福建承天药业有限公司
吴水生　许　文　杨成梓　褚克丹　黄鸣清
李小艳　傅驿钦　范世明　宋　煜

三等奖

壮药旱田草等5个品种质量评价与标准研究
广西中医药大学
朱　华　蔡　毅　谢凤凤　黎　理　滕建北
苏　健　张　淼　马雯芳　王孝勋　傅　鹏
朱意麟　笪舫芳　梁　雁　颜萍花　唐玉荣

蒙医特色肠疗法之“宝如”剂的主要药效学研究
内蒙古医科大学
布图雅

基于代谢组学技术探究中蒙药治疗高血压病的物质基础及效应机制
山东中医药大学　内蒙古蒙奇药业有限公司
蒋海强　于鹏飞　杨雯晴　王丹阳　叶瀚骏
李运伦　田振华　王小明

蒙药新Ⅱ号对扩张型心肌病患者心脏功能作用机制研究
内蒙古民族大学附属医院
张青山　赵　明　吴国华　陈少青　呼日乐巴特
马奎影　赵　小

三种蒙药复方安全性评价研究
内蒙古民族大学
白梅荣　乌日汉　特日格乐　白翠兰　陈玉花
肖田梅　胡伊力格其　韩晓静

贵州苗药大数据平台与手机APP构建及苗医药应用示范
贵州中医药大学第一附属医院　贵阳市乌当区新天社区卫生服务中心　普定县中医医院　贵州省人民医院
罗　君　唐东昕　赵琳珺　包江平　安仕刚
张丽艳　李　玲　刘　洋　于　佳　杨　兵
李　琳　朱　迪　阮婧华　焦德华　俞　洋

民族药特色品种石榴补血糖浆创研与应用
新疆维吾尔药业有限责任公司
穆丹丹　李　珊　周　琴　鲜开来木·买买江
吕　杨　苏丽艳赛力木江　陈　静　李超杰

木尼孜其赛甫拉有效部位筛选及抗肝损伤作用研究
新疆维吾尔自治区维吾尔医医院　新疆维吾尔药业有限责任公司
艾尼瓦尔·塔力甫　伊力范江·库尔班
米尔尼沙·阿不都热依木　热甫哈提·赛买提
阿肯木江·艾尔肯　李　芸　陶　玲

三白草药效物质基础与质量控制关键技术研究
浙江药科职业大学　南京中医药大学　江苏海洋大学
陈宏降　李　祥　徐春蕾　陈建伟　蔡宝昌
阮洪生　秦昆明　罗益远

川麦冬资源的研究与利用开发
四川中医药高等专科学校　西南科技大学　绵阳市新腾源中药材有限公司
金　虹　江洪波　王化东　黄　毅　何　礼
丁建国　向晓雪　梁雪兰　曾　彬

第二十三届中国专利奖(药学相关项目选录)

金奖

新型冠状病毒 ORF1ab 基因核酸检测试剂盒
广州达安基因股份有限公司
蒋析文　彭海龙　范　建

作为血管生成抑制剂的螺取代化合物
南京爱德程医药科技有限公司　正大天晴药业集团股份有限公司
陈国庆

丁苯酞环糊精或环糊精衍生物包合物及其制备方法和用途
石药集团中奇制药技术(石家庄)有限公司　石药集团恩必普药业有限公司
牛占旗　赵　凯　刘文娟　周桂荣　刘　超
王荣端　苑洪忠　刘英发　白　敏　张　勇
郭文敏

一种以人复制缺陷腺病毒为载体的重组新型冠状病毒疫苗
中国人民解放军军事科学院军事医学研究院　康希诺生物股份公司
陈　薇　吴诗坡　侯利华　张　哲　王步森
郭　强　张金龙　宋小红　付　玲　张　军
陈　旖　赵拯浩　朱　涛　李　荛　莘春林

银奖

检测 SARS-CoV-2 的组合物、试剂盒、方法及其用途
圣湘生物科技股份有限公司
戴立忠　邓中平　谭德勇　刘　佳　颜　进
郭鑫武　纪博知　邓　勇　吴　康　任小梅

抗 HER2 抗体及其缀合物
荣昌生物制药(烟台)股份有限公司
房健民　黄长江　姜　静　姚雪静　李红文
徐巧玉　李壮林

一种治疗小儿食积咳嗽的中药组合物及其制备方法
鲁南制药集团股份有限公司
毕可恩

甲病毒在制备抗肿瘤药物方面的应用
广州威溶特医药科技有限公司
颜光美　肖　晓　胡　骏　李　凯　梁剑开
林　园　张海鹏

水溶性聚合物修饰的 G-CSF 偶联物
江苏恒瑞医药股份有限公司　上海恒瑞医药有限公司
王瑞军　孙长安　姜　涛　王亚里

一种无添加中药材破壁粉颗粒制剂的制备方法
中山市中智药业集团有限公司
成金乐　赖智填　徐吉银　陈勇军　邓　雯
彭丽华　陈炜璇　陈金梅　王义娜　梁燕玲
乔卫林　曹晓俊

一种异鲁米诺衍生物及其制备方法和应用
深圳市新产业生物医学工程股份有限公司
饶　微　杜　凯　刘　蕾　雷斗剑

脊髓灰质炎灭活疫苗及其生产方法
北京生物制品研究所有限责任公司
王　辉　杨晓明　赵玉秀　李爱灵　梁宏阳
刘小娟　赵　硕　董　圆　曾令冰

(盛彧欣)

国家自然科学基金资助项目

2022 年面上项目(药学相关项目选录)

项目编号	项目名称	负责人	依托单位
82274184	补益中药改善 ROS 诱导的急性肺损伤的分子机制研究	白　钢	南开大学
82273914	卒中后 PAK2 低表达的中央记忆型 T 细胞对星形胶质细胞异质性的调控作用和机制研究	白　莹	东南大学
82274053	成都老官山汉墓出土中草药遗存的物种鉴定、驯化及种质溯源研究	白云俊	中国中医科学院中药研究所
82274133	三七皂苷 R1 靶向 S100A8/A9 抑制炎症和线粒体功能障碍减轻心肌缺血再灌注损伤的作用机制研究	包怡敏	上海中医药大学
82274143	黄连碱驱动 Caprin1 相分离抑制 c-Myc 翻译抗肺癌休眠细胞激活的机制研究	毕　凌	上海中医药大学
82273839	基于“逆向免疫学”理论筛选具有交叉保护作用的抗 HCV 抗原表位的研究	边中启	同济大学
82274210	基于 MIF/CD74 通路探讨蒙药“齐顺保利尔”的有效成分改善原发免疫性血小板减少症(ITP)中糖皮质激素介导的巨噬细胞免疫抑制作用机制	布仁巴图	内蒙古民族大学
82273880	难溶性药物共晶在溶出过程中的相转变机制及调控研究	蔡　挺	中国药科大学
82274101	麸炒白芍通过 IL-33/IL-13/IL-1R2 信号轴调控支链氨基酸代谢抑制 T 细胞代谢编程改善过敏性哮喘的机制研究	曹　岗	浙江中医药大学
82274169	SERCA 乳酸化介导急性肺损伤的新机制与凉膈散干预作用研究	曹惠慧	南方医科大学
82273943	新型 WDR5/MYC 结合抑制剂 ZYH-12 抗 C-MYC 扩增型肝细胞癌的作用机制研究	曹　戟	浙江大学
82274152	鲜人参纳米颗粒通过所含神经酰胺-S1P 极化肿瘤相关巨噬细胞的机制研究	曹　萌	南京中医药大学
82274167	清热解毒中药成分黄芩苷通过抑制 PANoptosis 减轻炎症性组织损伤和细胞因子休克综合征的作用及机制研究	查庆兵	暨南大学
82274205	蒙药山沉香抗心肌缺血的药效物质深入解析	柴兴云	北京中医药大学
82273953	SNRPD2/DDX39A_S/c-Myc 可变剪接正反馈环的促肝癌机制及相关抑制剂研究	常存杰	杭州师范大学
82273975	基于铁螯合作用阻断和逆转白色念珠菌唑类耐药的机制与药物发现	常文强	山东大学
82273954	Aurora A-NSD 2 蛋白双向修饰在 t(4;14)型多发性骨髓瘤耐药性产生中的作用和机制研究	陈　兵	南京大学
82274113	姜黄-人参组分“祛邪扶正”仿生递药系统的构建及其抗三阴性乳腺癌协同增效研究	陈　奋	辽宁中医药大学
82273842	靶向 FGF23 的“陷阱样”蛋白抑制剂的设计及其治疗 X 连锁低磷血症的药理机制研究	陈高帜	温州医科大学
82273871	靶向肠道 M 细胞 GP2 受体亲和肽的筛选以及在口服肿瘤疫苗递送中的应用研究	陈冠宇	中山大学
82273793	基于炎性细胞因子调控新型神经病理性疼痛治疗化合物设计合成与生物活性研究	陈国良	沈阳药科大学
82274160	基于线粒体稳态和脂质组学探讨锁阳黄酮类组分干预胰岛素抵抗的作用机制	陈吉航	香港中文大学(深圳)
82273852	基于分子三维图像识别的化合物毒性 QSXR 模型人工智能构建	陈建忠	浙江大学
82274039	红花羟基红花黄色素 A 生源合成途径解析及 SNP 功能标记开发	陈　江	成都中医药大学
82274021	KAT2A/MCT1 调控糖酵解重编程介导肾癌舒尼替尼耐药的机制研究	陈　莉	复旦大学
82274181	青蒿素类药物通过 KAHRP/pfEMP1/PDGFRβ 信号轴保护脑型疟神经血管单元的作用及其机制研究	陈利娜	中国中医科学院中药研究所
82274202	基于 FXR 靶点探讨藏药波棱瓜子木脂素抗 NASH 活性成分及作用机制研究	陈　敏	西南大学
82273941	Vessel co-option 介导贝伐单抗治疗结直肠癌肝转移耐药的机制及克服策略研究	陈敏锋	暨南大学
82274224	机器人驱动的高通量中药新药及其作用靶点筛选新技术建立和示范应用	陈　鹏	中国中医科学院医学实验中心
82274138	人参皂苷 Rk3 基于 AMPK-PGC1α 调控 PC/MCT4 介导的线粒体“丙酮酸-乳酸轴”治疗心衰分子机制研究	陈荣昌	中国医学科学院药用植物研究所
82274134	基于“卵巢-肝/肠轴”FSH/E2-SREBPs 通路的铁皮石斛国草饮改善围绝经期脂代谢紊乱的作用机制研究	陈素红	浙江工业大学
82274150	基于 CTC-中性粒细胞簇的形成探究破血药水蛭破血逐瘀抗肿瘤血行转移的分子基础	陈文星	南京中医药大学
82274124	“芳香开窍”中药石菖蒲改善学习记忆功能的内嗅皮层-海马神经环路机制研究	陈向涛	安徽医科大学
82273833	新型短肽 CH02 促糖尿病难愈性创面血管正常化的机制研究	陈小佳	暨南大学
82273781	具独特机制的黄嘌呤类 PCSK9 下调剂的化学基础与直接靶标确证	陈晓芳	中国医学科学院医药生物技术研究所
82273957	基于 CAF 激活 PGC-1α/POLG 通路促进线粒体生物合成探讨紫草素干预三阴性乳腺癌转移的作用和机制	陈　妍	贵州医科大学
82274115	基于 AQP4 介导星形胶质细胞功能研究芍药甘草汤“酸甘化阴,荣则不痛”的作用机制	陈艳琰	江南大学
82274130	麝香通心滴丸通过微血管内皮 iezo1/PP2A/NLRP3 通路改善冠脉微循环障碍的机制研究	陈　扬	广州中医药大学

（续表）

项目编号	项目名称	负责人	依托单位
82273794	基于天然产物 cyclotheonellazole A 药效团设计与合成急性肺损伤治疗药物的研究	陈　悦	南开大学
82273988	PLAGL2 介导肝细胞焦亡促进非酒精性脂肪性肝病进展的分子机制研究	陈　真	中国药科大学
82273885	新型手性共价有机框架材料设计合成及其手性药物毛细管电色谱分离与电化学检测新方法	陈子林	武汉大学
82274218	调控 TRPV1/AMPK/PGC1-α 轴促进骨骼肌犬尿氨酸分解代谢：白芍拮抗紫杉醇中枢神经毒性的“脑病肌治”机理研究	成小兰	南京中医药大学
82273762	新型 CAR-T 小分子安全开关的设计、合成及其抗实体瘤肿瘤免疫机制研究	程　魁	南方医科大学
82274122	从 PPARγ/miR-199a-5p/Cav-1 介导的神经发生研究黄芪甲苷促进脑缺血损伤修复的机制	储利胜	浙江中医药大学
82273931	利用 PROTAC 技术靶向 CKIP-1/Smurf1 轴促进骨形成治疗骨质疏松症的策略研究	崔春萍	解放军军事科学院军事医学研究院
82274204	诃子活性单体诃子鞣酸干扰 3CLpro 二聚化抑制 SARS-CoV-2 的作用机制研究	崔清华	山东中医药大学
82273823	活性环黄芪醇型黄芪皂苷的生物合成	戴均贵	中国医学科学院药物研究所
82273939	芳烃受体负性调控 γδT17 细胞活化改善免疫性炎症的机制研究	戴　岳	中国药科大学
82273960	基于 TFEB-溶酶体途径激活树突状细胞（DCs）-CD4⁺ T 细胞轴的黄腐酚衍生物 XN-H7 抗肿瘤免疫作用机制研究	邓洪斌	中国医学科学院医药生物技术研究所
82273915	白藜芦醇在不同基因突变患者 ALS-iPS 模型及转基因鼠中的治疗作用及机制研究	邓　敏	北京大学
82273938	LKB1 缺失促进代谢-表观级联反应在 NK 细胞发育与功能障碍的作用及机制	邓有才	陆军军医大学
82274165	五味子木脂素双向调控肠道 FXR 改善糖脂代谢的机制研究	丁丽丽	上海中医药大学
82273949	S1PR4 调控 PD-L1 内吞-再循环在抗肿瘤中的作用及机制研究	丁　玲	浙江大学
82273779	降解 NAMPT 的自噬小体绑定化合物设计合成和生物活性研究	董国强	海军军医大学
82274044	三七抗病品种根际微生物组的选择性调控增强土壤抗病性的机制研究	董林林	中国中医科学院中药研究所
82274100	基于与药效关联的多元因素及“辨状论质”探讨肉苁蓉和酒苁蓉的干燥方式和干燥机制	窦志英	天津中医药大学
82274206	基于麻味受体 TRPV1 的诃子制草乌“麻舌感-毒性-药效”关联分析及火候控制内涵研究	杜　红	北京中医药大学
82273906	cGAS-STING 对星形胶质细胞衰老的调控及其在帕金森病发生中的作用	杜仁红	南京医科大学
82273928	NSUN2 通过介导 SAMD4 m5C 修饰靶向调控 SIRT2 参与心肌肥厚的机制研究	杜伟杰	哈尔滨医科大学
82273917	抗心衰药物新靶标-溶酶体稳态调节因子 TRPML1	杜智敏	哈尔滨医科大学
82274123	天麻钩藤颗粒缓解左旋多巴诱导的帕金森病异动症治疗的作用机理研究	段文君	暨南大学
82273816	LSD1/MAO 特异性激活的喜树碱类 LSD1/TopoI 双重抑制剂的设计合成、抗肿瘤活性评价及协同免疫治疗研究	段迎超	新乡医学院
82273879	手性药物皮肤立体选择性吸收的分子机制研究	方　亮	沈阳药科大学
82274020	基于复合类器官微流控芯片的罗格列酮促进多柔比星脂质体胰腺癌瘤内微渗透及增效作用研究	方　罗	浙江省肿瘤医院
82274157	基于 Rac1 介导的上皮间质转化过程解析异甘草素逆转卵巢癌顺铂耐药的作用及分子机制	房冬冬	上海中医药大学
82273901	基于分子间非共价键作用多黏菌素 E2 组合物的设计、制备及其评价研究	冯　军	上海医药工业研究院有限公司
82273926	β2 肾上腺素受体调控 CD36 介导的心肌细胞和心脏成纤维细胞代谢重塑在心梗后心衰中的双向作用及机制研究	付　琴	华中科技大学
82273853	治疗痛风的重组尿酸酶设计与分子机制研究	付　伟	复旦大学
82273776	基于新冠病毒主蛋白酶结构的环肽抑制剂研究	傅立峰	中国科学院微生物研究所
82273964	Conductin 蛋白翻译后修饰的机制研究及其靶向小分子抑制剂的发现	傅　蓉	中国药科大学
82273830	新骨架抗真菌抗生素共生霉素的生物合成与作用机制探索	甘茂罗	中国医学科学院医药生物技术研究所
82273824	卡萨烷选择性调控糖皮质激素受体 GR 功能的抗炎作用机制与新颖调控剂的设计与发现	高慧媛	沈阳药科大学
82274092	基于“成分谱-表型谱”桥联分析的多基原中药郁金质量控制研究	高　雯	中国药科大学
82274121	制首乌通过调控外周髓系细胞能量代谢改善阿尔茨海默病认知障碍的机制研究	郜　丹	首都医科大学
82273897	CYP3A4 共价抑制剂的高效发现及作用模式表征新体系的构建及其应用	葛广波	上海中医药大学
82273998	利用单克隆中和抗体靶向 Mb 肾毒性早期救治 CS-AKI 的药理机制研究	龚燕华	天津大学
82274208	基于多模态光谱色谱特征融合的藏药渣驯质量评价方法研究	古　锐	成都中医药大学
82274060	基于 TLR4/NF-κB/NLRP3 炎症信号通路研究金灯山根汤抗急性咽炎作用机制及效应成分	顾纪锋	复旦大学
82273846	海洋真菌来源化合物 CHNQD-0803 通过激活 AMPK 对非酒精性脂肪性肝炎的治疗作用和机制研究	顾玉超	中国海洋大学

（续表）

项目编号	项目名称	负责人	依托单位
82274151	基于Ripk1通路调控骨骼肌代谢重编程研究6-姜烯酚抗肿瘤恶病质的作用机制	郭　澄	上海交通大学
82273790	基于真菌CYP51抑制和促真菌ROS生成双重机制的含硒小分子化合物的结构优化及其协同抗真菌作用机制研究	郭　春	沈阳药科大学
82273908	基于生物渗透压调节改善阿尔茨海默病治疗的多靶点药物研究	郭　军	南京中医药大学
82273933	基于丹酚酸A发现的氨肽酶PSAP破坏E-cadherin/β-catenin复合物损伤肠上皮屏障的机制及其靶标属性	郭文洁	南京大学
82274028	三氧化二砷代谢产物调控eIF3d/mTOR轴诱发心肌纤维化的分子机制研究	海　鑫	哈尔滨医科大学
82274077	空间分辨代谢组学和蛋白质组学研究中药经典名方苓桂术甘汤治疗阿尔茨海默病的药效物质基础和作用机制	韩　飞	沈阳药科大学
82274093	基于PXRD和肠道菌群代谢的雄黄不同晶相的质量差异及评价研究	韩　娜	沈阳药科大学
82273907	基于“神经-免疫”交互研究神经元CCL8信号调控选择性突触修剪在NPSLE防治中的作用	韩小娟	南京大学
82274199	基于中医方证代谢组学及血瘀证模型的草乌与三七配伍的减毒增效作用研究	韩　莹	黑龙江中医药大学
82273911	骨-脑轴介导的lipocalin 2/MC4R通路异常在围绝经期抑郁症中的机制研究	何金钢	华中科技大学
82274091	基于体内过程“靶向筛选”中药（香加皮）质量标志物研究	何　俊	天津中医药大学
82273820	三七丰产皂苷Rb1的结构修饰及抗寨卡病毒（ZIKV）活性研究	何严萍	云南大学
82274215	金（山）银花的“物质单元”划分及其动力学与热力学特征研究	贺福元	湖南中医药大学
82273965	PDZK1经调控β-catenin表达对上皮-间充质转化及其对肾癌舒尼替尼耐药性的影响	贺俊崎	首都医科大学
82273832	微生物来源Omicsynins靶向宿主的抗冠状病毒作用和机制	洪　斌	中国医学科学院医药生物技术研究所
82273796	TRPC6离子通道拮抗剂的设计、合成和抗高原低氧诱导型肺动脉高压的机制研究	洪学传	西藏大学
82273898	“All-in-One”荧光传感纳米MOFs用于肿瘤PDT单线态氧检测与疗效放大一体化研究	侯晓虹	沈阳药科大学
82273870	脲酶响应型非抗生素抗生物被膜联合免疫激活自组装纳米胶束的构建及清除幽门螺杆菌作用机制的研究	胡海燕	中山大学
82273760	治疗过敏性疾病相关激酶靶点群的确定及先导化合物发现	胡有洪	中国科学院上海药物研究所
82274126	开心散调控色氨酸双代谢通路改善难治性抑郁症的分子机制	胡　园	解放军总医院
82273811	基于多重诱导策略的蜈蚣内生真菌康宁木霉中靶向抑制ACC新颖甾体-生物碱杂聚体的发现及治疗NAFLD研究	胡正喜	华中科技大学
82273912	自噬PtdIns3K复合物辅助亚基NRBF2调控成体海马神经发生在抑郁症中的作用及机制	胡壮丽	华中科技大学
82273947	MIF核定位抑制ROS促进肿瘤代谢适应和耐药的机制及药靶发现	花　芳	中国医学科学院药物研究所
82274213	藏药俄色通过肠道菌群调控短链脂肪酸改善糖脂代谢紊乱的机制研究	华　桦	四川省中医药科学院
82273838	KIM1介导急性肾损伤的机制及相关治疗药物研究	黄　昆	华中科技大学
82274045	肉苁蓉及盐生肉苁蓉分类修订及品质评价	黄林芳	中国医学科学院药用植物研究所
82274080	从自噬-NLRP3炎症小体途径探讨片仔癀对急性肝炎和脑梗死“异病同治”的药效物质及作用机制	黄鸣清	福建中医药大学
82274203	热淋清颗粒及联合用药抑制细菌黏附和调节宿主免疫干预UPEC致尿路感染的作用及机制研究	黄　勇	贵州医科大学
82274095	基于MRM定量蛋白组学和BP神经网络的蒙药冠心舒通方质量标志物与生物效应定量相关性研究	黄壮壮	陕西国际商贸学院
82273994	绿原酸通过靶向肝窦内皮上TGFbetaR1调控下游ID1介导信号通路改善非酒精性脂肪性肝炎的机制研究	季莉莉	上海中医药大学
82273841	靶向唾液酸-Siglec免疫检查点的唾液酸酶mRNA制剂抗肿瘤免疫研究	季　洋	南方科技大学
82273940	MLH1的ATP酶基因突变或活性降低赋予老年人结直肠肿瘤恶性生物学行为的机制研究	贾平平	首都医科大学
82274200	NK细胞功能相关蛋白MHC-I和MULT-1在雷公藤甲素介导肝脏过度免疫应答中的作用及机制研究	江振洲	中国药科大学
82273893	基于双靶点纳米开关识别策略的双特异性抗体富集检测新技术研究	江正瑾	暨南大学
82273865	乳腺癌脑转移免疫微环境靶向调控递药策略及其相关机制研究	蒋　晨	复旦大学
82273983	基于肝脏支链氨基酸代谢紊乱发现改善NASH新靶标和先导分子	蒋昊文	中国科学院上海药物研究所
82273761	靶向EDPs的新型多肽抑制剂通过调控线粒体功能改善肝纤维化的作用及机制研究	蒋先兴	中山大学
82273991	Nemo样激酶调控肺泡上皮细胞衰老的功能及机制研究	蒋小岗	苏州大学
82273828	蒽环霉素类抗肿瘤化合物的生物合成和高效异源表达	焦瑞华	南京大学
82274046	天然麝香中麝香酮生成机制研究	竭　航	重庆市药物种植研究所

（续表）

项目编号	项目名称	负责人	依托单位
82274146	基于 YAP 与 SREBPs 通路 crosstalk 调控脂质代谢重编程探讨丹参酮逆转奥希替尼获得性耐药的作用机制	金　晶	中山大学
82273905	新型 NMDA 受体部分激动剂 GW201 抗抑郁作用的机制研究	金增亮	首都医科大学
82274054	基于冬凌草的药用植物 I 型二萜合酶催化产物多样性及羟基化机理研究	靳保龙	中国中医科学院中药研究所
82273773	基于靶标结构的新型 HIV-1 逆转录酶变构抑制剂的设计、合成与活性评价	康东伟	山东大学
82274221	基于“体内过程-细胞图谱-直接靶点”策略探讨姜黄素与其代谢产物抗乳腺癌的相互作用机制	康　宁	天津中医药大学
82273784	具有神经兴奋抑制和线粒体稳态调控双重作用的过硫化氢药物及其用于神经病理性疼痛治疗的研究	柯博文	四川大学
82274161	虎杖调控组蛋白 H1.4 抑制高果糖诱导足细胞炎症的机制研究	孔令东	南京大学
82274089	基于自然光驱动“敏化探针-MOFs 纳米酶”可穿戴 PEC 适配体传感器的中药材上多农药残留现场无毒无损智能检测研究	孔维军	首都医科大学
82274177	基于 TMCO1 调控 CXCL13/CXCR5 信号轴探索小檗碱抗类风湿关节炎骨破坏的作用机制	孔祥英	中国中医科学院中药研究所
82274140	益气复脉制剂及活性成分干预 NMMHC Ⅱ A 介导的内皮-心肌交联活动改善心衰的分子机制研究	寇俊萍	中国药科大学
82273834	靶向修饰的胸腺肽 α1 通过 TGF-β 通路增强 PD-1 抑制剂疗效的机制研究	劳兴珍	中国药科大学
82274082	基于原小檗碱型生物碱构-效-性关系构建黄连、延胡索寒热药性的评价方法	雷海民	北京中医药大学
82273802	基于“靶向递送-低氧激活”策略的蟾酥甾二烯抗肿瘤前药研究	雷　敏	中国科学院上海药物研究所
82274029	基于 hERG/CYP3A4 靶点探索药物在缺氧条件下诱发获得性 LQTS 心脏毒性的协同调控机制及安全性评价	李宝馨	哈尔滨医科大学
82273766	高选择性 DDR1 抑制剂的设计、合成与抗干眼症活性研究	李淳朴	中国科学院上海药物研究所
82273980	多黏菌素 S2 通过对细菌内膜的强效作用呈现优异抗革兰氏阴性菌活性的机制研究	李聪然	中国医学科学院医药生物技术研究所
82274106	基于存在状态-限域效应调控研究有机溶液环境下热敏性中药成分的纳滤界面传质行为及分离机制	李存玉	南京中医药大学
82274030	GSDME 介导的非传统细胞焦亡在药物性肝损伤中的作用及分子机制	李冬洁	同济大学
82274058	基于全息数字化的藁本品种辨识研究	李　耿	中国医学科学院药用植物研究所
82274179	扶正救肺方干预 NLRP3 炎症小体活化阻断老龄 COVID-19 患者向重症转化的机制研究	李　耿	广州中医药大学
82273827	基于比较基因组学挖掘策略的新型免疫抑制剂的发现及活性研究	李　航	中山大学
82273847	一种海洋来源激活 NK 抗肿瘤作用候选药物的作用机制研究	李　静	中国海洋大学
82273973	清道夫受体 SCARB2 维持 MYC 活性促进肝癌发生发展的作用及机制研究	李　珂	中国医学科学院医药生物技术研究所
82274148	SNTB1 激活 Wnt/β-catenin 调控肠道干细胞促进肠炎相关性结直肠癌生长的新机制及片仔癀的干预作用研究	李　力	福建省立医院
82274041	IUCN 药用植物受威胁评估的空间方法探索	李利平	中国科学院空天信息创新研究院
82274223	基于质谱成像技术的中药来源吡咯里西啶生物碱原位分析系统构建及应用	李林楠	上海中医药大学
82273976	基于宿主硫氧还蛋白互作蛋白 TXNIP 的 HIV 潜伏调控研究	李　琳	南方医科大学
82273787	N6-甲基腺苷(m6A)识别蛋白 YTHDC1 小分子抑制剂的设计合成与生物活性研究	李琳丽	四川大学
82273986	他克莫司调控 TGF-β/Crat 信号诱导 β 细胞去分化在新发糖尿病中的作用及机制研究	李　璐	浙江大学
82274180	千金苇茎汤通过调控 SCAP/SREBP2/炎症小体轴介导的天然免疫反应治疗呼吸道合胞病毒性肺炎的作用机制研究	李满妹	暨南大学
82273892	α1-和 β3-肾上腺素能受体的荧光探针可视化研究	李敏勇	山东大学
82273873	“热”转“冷”——基于仿生递送体系的动脉粥样硬化免疫微环境重塑策略及机制研究	李　楠	天津大学
82274111	基于扶正祛邪态靶同调策略的多模式疗法集成型组分中药精准靶向纳米递药系统的构建及评价	李鹏跃	北京中医药大学
82273913	溶酶体 TMEM175 钾离子通道新型激活剂的开发及抗帕金森疾病活性研究	李　平	中科中山药物创新研究院
82274129	基于“炎症消散-代谢重塑”偶联探索双氢青蒿素促进多发性硬化髓鞘修复的机制研究	李　琦	中国中医科学院中药研究所
82273789	肺动脉高压新靶点 HSP110/STAT3 探针分子的结构优化与作用机制	李乾斌	中南大学
82274170	通过肥大细胞源性外泌体 Exo-miR-20 调控软骨细胞自噬通路探讨资木瓜总苷抗 RA 关节软骨损伤作用机制	李世刚	三峡大学
82273992	Pellino1 调控细胞衰老促慢性阻塞性肺疾病的作用机制及其化学干预	李　霞	山东大学
82273921	孕期炎症暴露致髓系分化偏倚在子代心脏重构中的作用与机制研究	李晓辉	陆军军医大学
82274186	熟地黄逆转 LSEC 衰老相关分泌表型转化改善肝缺血再灌注损伤的机制研究	李晓骄阳	北京中医药大学

（续表）

项目编号	项目名称	负责人	依托单位
82273843	具有 IgG 和 IgA 效应功能的 X 形双特异性抗体的研发和抗癌机理研究	李　鑫	南开大学
82273856	基于自由能微扰的药/靶亲和力预测新方法开发及在 PDE 新骨架抑制剂发现中的应用	李　哲	中山大学
82273925	基于 PFKP-K736 乙酰化修饰探讨靶向内皮细胞糖酵解代谢的血管内皮应激性衰老干预策略	李卓明	中山大学
82274194	基于 BCAAs 代谢调控的三七治疗缺血性脑卒中的分子机制与物质基础研究	梁　艳	中国药科大学
82274099	“肝脾同治”视域下蓬莪术醋制改善肝脏微循环障碍的炮制增效原理研究	廖　婉	成都中医药大学
82274034	结直肠癌异时性肝转移的预警生物标志物及干预药物研究	林　坚	北京大学
82273765	C-di-GMP G-四链体诱导剂偶联 NO 供体的细菌生物膜抑制及分散双功效药物研究	林　静	暨南大学
82273981	外泌体负载的氮掺杂碳量子点的抗菌性能、作用机制及用于细菌感染性疾病治疗研究	林丽清	福建医科大学
82274176	从“药效表征-靶标网络-药动轮廓”关联模式探索火把花根片异病同治的抗炎免疫原理	林　娜	中国中医科学院中药研究所
82273877	针对系膜增生性肾小球肾炎的序贯式靶向递药系统研究	林　箐	四川大学
82273984	疑核 AMPA 受体 GluR2 亚基调控代谢综合征的中枢胆碱能抗炎机制研究	刘爱军	上海中医药大学
82273971	NNMT/1-MNA/SOX2/IL-1beta 正反馈环路促进癌相关成纤维细胞与结直肠癌细胞相互通讯诱导结直肠癌细胞免疫逃逸的机制及化学预防研究	刘　超	中国药科大学
82274074	蒲黄化瘀药效物质发现及作用机制研究	刘鄂湖	中国药科大学
82273858	新型选择性雌激素相关受体 α（ERRα）激动剂的发现及其抗 2 型糖尿病的作用机制研究	刘桂霞	华东理工大学
82274145	紫草素靶向 PTGS2 诱导阿霉素耐药乳腺癌细胞焦亡的机制研究	刘红姣	广州医科大学
82274103	基于“扶正祛邪”策略的人参细胞外囊泡-雷公藤甲素多元靶向递药系统的构建及抗转移性黑色素瘤作用研究	刘继勇	复旦大学
82274178	青藤碱主动靶向递药系统治疗类风湿性关节炎的减毒增效作用和机制研究	刘建新	湖南医药学院
82273821	天然异戊烯基黄酮的改造及其调控 ATR 激酶抑制肝癌的作用研究	刘庆博	沈阳药科大学
82274201	基于自噬流依赖性稳态维持机制的柴胡总皂苷肝毒性风险因素与损伤机理研究	刘闰平	北京中医药大学
82273997	CCL20 通过受体 Integrin α5/β1 诱导肺成纤维细胞活化促进肺纤维化的机制研究	刘姗姗	中南大学
82274125	基于单细胞测序的刺五加提取物整体调控脑组织微环境中外泌体通讯干预帕金森病的作用研究	刘树民	黑龙江中医药大学
82273783	具有抗耐药作用的 FLT3/IRAK4 双靶点抑制剂的发现、优化及作用机制探索研究	刘　滔	浙江大学
82273920	新型黄芪甲苷衍生物 HHQ16 靶向 MKK4 改善 GATA6 + 内皮细胞功能保护心肌梗死后心力衰竭的作用和机制研究	刘　霞	海军军医大学
82274006	UGT1A1 代谢对吉非替尼特异质毒性的影响及机制研究	刘　勇	大连理工大学
82273788	基于 PPI 关键残基构象设计的选择性 TRF2 小分子抑制剂及其抗肝癌活性与机制研究	刘志国	温州医科大学
82274062	基于“溶出-吸收-代谢”介导及“成分-菌群-内源性代谢物”关联网络研究聪明汤治疗阿尔茨海默病的药效物质及配伍机制	刘志强	中国科学院长春应用化学研究所
82273979	基于 cGAS-STING 信号通路研究 HER2 抑制剂调控呼吸道合胞病毒感染先天性免疫应答的作用机制	刘　忠	暨南大学
82274196	附子乌头类生物碱特异性靶向游离型血红蛋白 β 链诱发心脏毒性的“构-象-量-毒”关系及 S-亚硝基化调控机制	卢琳琳	广州中医药大学
82273812	核酸适配体-多价喜树碱偶联物的设计、合成及其 EGFR 介导的靶向抗肿瘤活性研究	鲁　军	成都中医药大学
82273894	核酸药物分子相互作用研究新方法	陆　峰	海军军医大学
82273768	基于结构的从头药物发现开发 Gli1-DNA 相互作用调控剂及其应用探索	陆朦辰	苏州大学
82273763	克服肿瘤临床耐药的新型 II 型 TRK 抑制剂的设计合成及活性研究	陆小云	暨南大学
82273844	基于肿瘤免疫新靶标 TNFR2 的海蛇新型抗肿瘤活性肽的发现与作用机制研究	陆一鸣	同济大学
82274183	基于免疫微环境中 EZH2 调控自然杀伤细胞探讨逍遥散及其成分组方改善肝纤维化的机制研究	陆奕宇	上海中医药大学
82273813	南极真菌中的笼状聚合蒽醌发现及其靶向诱导 ADH1 自噬降解抗白色念珠菌生物膜机制研究	陆园园	中国药科大学
82274056	药食两用天麻不同功效的药效成分群及其质量分类评价研究	吕光华	成都中医药大学
82273977	阿司匹林靶向细粒棘球蚴 5-HTR/GLUT 轴治疗囊型包虫病的分子机制研究	吕国栋	新疆医科大学
82274068	中药寡糖的抗辐射构效关系研究	马百平	解放军军事科学院军事医学研究院
82273829	新颖套索肽药用分子制备及生物合成研究	马　明	北京大学
82274187	基于 TGR5 受体研究芍药苷重塑肝胆屏障治疗胆汁淤积性肝病的生物学机制	马　骁	成都中医药大学
82273923	DKK2 蛋白在脑缺血再灌注损伤中的作用与机制研究	马寅仲	中国科学院深圳先进技术研究院
82274098	基于“细胞膜通透性-转运蛋白”的醋制增强莪术肝靶向效应调控机制研究	毛春芹	南京中医药大学

（续表）

项目编号	项目名称	负责人	依托单位
82274027	HDAC1 抑制剂西达本胺调控铁死亡减轻癫痫认知障碍神经退变的机制研究	毛小元	中南大学
82274207	基于 NIR-II/MSI 影像学的藏药红景天“调隆通脉”防治缺氧脑损伤的线粒体动力学机制研究	孟宪丽	成都中医药大学
82274192	泽泻调控花生四烯酸代谢-12-脂氧化酶信号-肠道菌群改善肾小管间质肾病的作用机制研究	苗　华	西北大学
82274119	基于“组分-性-效”论的鲜小蓟治疗慢性肾炎的分子机制	苗明三	河南中医药大学
82273876	时序控释型组合药物脂质体用于克服肿瘤干性介导免疫治疗抵抗的研究	莫　然	中国药科大学
82273996	FGF1 通过调控 Notch 介导的肠道干细胞分化缓解炎症性肠病	牛建楼	温州医科大学
82273859	具有 MDM2 和 PARP-1 双重抑制作用的新型抗肿瘤化合物的设计、合成与生物活性研究	牛淼淼	中国药科大学
82273770	靶向 VEGFR3 高选择性抑制剂设计合成,结构优化和抗三阴性乳腺癌淋巴转移作用机制研究	欧阳亮	四川大学
82273775	靶向肿瘤侵袭转移新靶点 GIT1/β-PIX 的小分子抑制剂发现、优化及作用机制研究	欧阳勤	陆军军医大学
82274040	桑叶 DNJ 类多羟基生物碱生物合成途径中关键羟基化过程解析	欧阳臻	江苏大学
82273818	基于 NQO1 靶点及前药策略的丹参酮 IIA 减毒结构类似物设计、合成及抗肿瘤活性研究	潘卫东	贵州医科大学
82274015	SPP1/αvβ3/STAT3 轴调控肿瘤细胞与巨噬细胞串扰在骨转移前列腺癌治疗抵抗中的作用及靶向药物干预	庞晓丛	北京大学
82274114	基于硼酸-二醇特异性识别的中药共递送纳米平台用于细菌性肺炎的声免疫治疗研究	庞　鑫	河南中医药大学
82274043	基于“靶态”表型组与 Stacking 集成学习解析番红花“叶-种球”表里关系构建种球质量预测模型	裴　瑾	成都中医药大学
82274057	清代道地药材基原与产区溯源研究——以清宫御药房黄芪药材文物为例	彭华胜	中国中医科学院中药研究所
82274216	乌头汤基于“肠道屏障-关节轴”治疗类风湿性关节炎的药效物质基础和作用机制研究	皮子凤	长春中医药大学
82274209	壮药“国虾薄”通过调节胆固醇代谢抑制肝癌的作用机制及物质基础研究	朴香兰	中央民族大学
82274067	以玉屏风散为例基于组胺的生物合成代谢途径构建中药抗过敏物质基础评价体系	戚　进	中国药科大学
82274149	基于 Nrf2 调控的铁稳态与氧化还原平衡解析川芎苯酞类成分协同抗急性髓系白血病作用	齐红艺	西南大学
82273866	脂质体阿霉素皮肤毒性的发生机制与干预策略	钱　隽	复旦大学
82273887	基于新型近距诱导反应的活细胞内核酸原位成像方法建立及其在 mRNA 疫苗细胞摄取研究中的应用	钱玲慧	浙江大学
82274008	基于肿瘤炎症微环境研究 CYP2E1 抑制剂 Q01 的抗肝癌作用机制	乔海灵	郑州大学
82274220	鲜用蒲公英拮抗细菌外毒素感染的物质微观结构基础及其关联作用机制	乔宏志	南京中医药大学
82274025	抗精神病药物所致代谢综合征分子标记物挖掘及其机制研究	秦胜营	上海交通大学
82273883	基于肿瘤相关巨噬细胞再编程载体的纳米递送系统构建及促进黑色素瘤免疫治疗研究	邱利焱	浙江大学
82274162	基于“脾主运化”研究太子参总皂苷通过 SCD1/SPT/神经酰胺通路调控脂质代谢治疗睑板腺功能障碍的作用机制	邱　彦	厦门大学
82274211	傣药通关藤 C21 甾体类调控 LIF/PRMT3/HMGA2 信号轴抗结直肠癌作用机制	邱玉玲	天津医科大学
82274013	抑制肝脏 ACLY/ACSS2-乙酰辅酶 A 代谢途径逆转 NAFLD 进程的作用及机制	邱志霞	中国药科大学
82274032	基于 HLA-B * 35:01 的天然药物肝毒性物质基础及其结构-毒效机制研究	饶　泰	中南大学
82273924	基于 lncRNA MIAT/miR-129-1-3p/GRIN2D 调控机制探讨芦丁减轻吡柔比星所致心脏毒性并增敏吡柔比星抗乳腺癌的作用	任立群	吉林大学
82274035	NK1R/5-HT1AR 蛋白相互作用在白癜风发病机制中的角色及干预研究	尚　靖	中国药科大学
82274185	黄芩来源的千层纸素 A 通过 SIRT7/PRMT5 调控 cGAS-STING 通路激活铁自噬诱导肝星状细胞衰老抗肝纤维化的机制研究	邵江娟	南京中医药大学
82273942	去泛素化酶 USP6 调控 RUNX1 重排白血病的作用及机制研究	邵雪晶	浙江大学
82274188	基于蛋白酶体介导的 NF-κB 通路活化研究 PNO1 调控溃疡性结肠炎的新机制及清化肠饮的干预作用研究	沈阿灵	福建中医药大学
82273922	铁死亡介导的 STAT4 激活在腹主动脉瘤发生发展的作用及机制研究	沈甫明	同济大学
82273764	TGR5/SSTR5 双靶策略与化合物探索	沈建华	中国科学院上海药物研究所
82274065	锦灯笼中醉茄内酯类成分的深入挖掘及其干预肺纤维化作用机制	沈　涛	山东大学
82273930	PPM1A 调控 NLRP3/Tau 轴信号通路发现及新型抗 AD 药物先导结构设计	沈　旭	南京中医药大学
82273884	基于氨基酸修饰的离子液体促肠黏膜渗透效应及机制研究	石玉杰	北京大学
82274026	Treg-Exo 通过“CD39-CD73-腺苷轴”介导巨噬细胞选择性极化以促骨折愈合的作用及机制研究	史　琛	华中科技大学
82273936	ATP/腺苷信号轴介导树突状细胞表型转换在类风湿性关节炎疾病中作用机制探索及靶向干预策略	史高娜	中国医学科学院药物研究所

（续表）

项目编号	项目名称	负责人	依托单位
82274075	基于 G 蛋白偶联受体的麻黄平喘多靶点药效物质基础研究	史丽颖	大连大学
82273899	基于医保大数据的药品合理使用监管决策创新方法研究	史录文	北京大学
82274042	石杉碱甲生物合成相关氧化酶的挖掘及功能鉴定	史社坡	北京中医药大学
82274175	无柄灵芝调控 PARP1 介导 MDSCs 招募/分化重塑乳腺癌肺转移前生态位免疫机制	寿旗扬	浙江中医药大学
82273837	基于病毒蛋白质稳态调控的流感疫苗研究	司龙龙	中国科学院深圳先进技术研究院
82274019	$ATB^{0,+}$转运体调控溃疡性结肠炎的作用机制及其靶向干预策略研究	宋飞凤	杭州医学院
82273792	基于 PD-L1 降解的 DHHC3 抑制剂设计合成及抗肿瘤免疫活性研究	宋亚丽	河北大学
82274139	基于"肠-骨髓"轴探讨黄精调控造血干细胞髓系分化偏倚抗免疫衰老的机制	苏　洁	浙江中医药大学
82273937	STING 二聚界面抑制剂 SIP-8 调控 TBK1-NF-κB 轴治疗非酒精性脂肪肝炎的作用和机制	苏　笠	上海大学
82274158	miR-7-5p/c-Myc/LDHA 反馈环路加速糖酵解促进肿瘤微环境酸性诱导肺癌脑转移的机制及莱菔子活性成分的逆转作用	苏　桃	广州中医药大学
82274086	基于肠-脑轴的乳香三萜酸与没药倍半萜类有效部位调控慢性疼痛的协同效应与作用机制研究	宿树兰	南京中医药大学
82273888	基于整合式空间分辨多组学的乳腺癌肿瘤代谢靶点识别新方法研究	孙成龙	齐鲁工业大学
82274069	基于 sEH 和 Keap1 双靶点的分子配伍效应探讨中药旋覆花抗急性肺损伤的药效物质与作用机制研究	孙成鹏	大连医科大学
82274195	COX-2 通路在桂枝茯苓胶囊抗寒凝血瘀证痛经中的机制研究	孙建国	中国药科大学
82273874	基于凋亡小体提升纳米药物肿瘤深部渗透策略及其相关递药机制研究	孙　进	沈阳药科大学
82274081	基于核受体 PPARs 调控的五味子改善代谢相关脂肪性肝病的药效物质基础及机制研究	孙靖辉	北华大学
82273929	髓系分化相关蛋白 Myadm 诱导单核-巨噬细胞极化在肺动脉高压血管重构中的分子机制研究	孙　岚	中国医学科学院药物研究所
82273934	Cullin-5 通过脂滴包被蛋白 Plin5 诱导肺泡巨噬细胞致炎表型介导重症哮喘的机制研究及药靶鉴定	孙　磊	上海交通大学
82274022	OR10G7 错义突变激活 NLRP3 炎症小体致伊马替尼严重皮肤不良反应的机制研究	孙鲁宁	南京医科大学
82274141	双参通冠方调控血瘀证血小板代谢功能的作用机制与功效成分筛选研究	孙明谦	中国中医科学院西苑医院
82273849	Cyclooctatin 型抗肿瘤二萜生物合成途径阐明及化学多样性拓展	孙　鹏	海军军医大学
82273850	筛选设计非共价结合的更低毒性的 CRM1 抑制剂	孙庆祥	四川大学
82274197	柴胡总皂苷激动 PPARs 调控肝脂代谢稳态的"效-毒整合"机制	孙　蓉	山东大学
82274004	肾上腺 cAMP-NR5A1-CYP11A1 通过调控类固醇激素生成促进肝再生的机制研究	孙润彬	南京大学
82273860	小分子载体介导的蛋白表面改性与胞浆递送	台万一	武汉大学
82274159	雷公藤红素通过抑制 Caveolin-1 棕榈酰化修饰促进 GPX4 介导的肾透明细胞癌铁死亡	覃　丽	湖南中医药大学
82274190	基于 HOXA10 SUMO 化修饰研究补肾活血汤改善子宫内膜容受性的机制	汤伟伟	南京中医药大学
82273955	FITM2 介导的内质网膜脂质压力对非小细胞肺癌转移的调控机制及干预研究	汤志远	南通大学
82274116	芪-术-蚤角药配伍干预 CLIC1 膜易位介导侵袭性伪足成熟抗大肠癌转移的机制研究	唐德才	南京中医药大学
82273970	STYK1 与 EGFR 交互调节自噬介导非小细胞肺癌 EGFR-TKI 耐药作用机制的研究	唐景峰	湖北工业大学
82274047	AaWRKY9-AaMYB3-AabHLH3 复合体介导茉莉酸和 ABA 互作调控青蒿素合成的分子机理研究	唐克轩	上海交通大学
82274002	LXRα 作用于 EPT1/ATGL 双向调节肥胖所致脂质代谢稳态失衡的新机制	唐　斓	南方医科大学
82273791	防治肺炎及其并发症的靶向 MyD88 抑制剂的设计、合成及药理作用研究	唐启东	温州医科大学
82274084	基于整合效应的甘草解伊立替康肠毒性量-效-毒关系与物质基础研究	唐于平	陕西中医药大学
82274107	基于膜材料界面保护-超浸润双重功能构筑的中药挥发油油水同相态连续分离机理研究	唐志书	陕西中医药大学
82274173	基于 STING/TGF-β 轴介导的促纤维化微环境研究痰热清注射液减轻肺纤维化的机制	陶　霞	海军军医大学
82274007	基于人工智能的吸入制剂呼吸道沉积分布预测模型	佟振博	东南大学
82274212	基于"肠道菌-胆汁酸-肝代谢"轴的蒙药五味清浊散调节血脂的药效物质基础及作用机制研究	图　雅	中国中医科学院医学实验中心
82273882	逐步屏障逃脱的组织特异性类肽组合脂质纳米复合物用于核酸递送的研究	涂家生	中国药科大学
82273777	S1PR2 拮抗剂设计、合成及其逆转结肠癌对 5-FU 耐药的研究	万升标	中国海洋大学
82273817	红厚壳属吡喃色原酮类化合物 TLR4 抑制构效关系及作用机制研究	汪　豪	中国药科大学
82273848	海绵 *Stylissa massa* 靶向醛糖还原酶 ALR2 的生物碱成分高效发现及作用机制研究	汪　琪	青岛大学
82274155	预知子活性成分 α-常春藤皂苷促进 ACOX2 介导的脂肪酸 β-氧化抑制肝癌脂代谢重编程	汪选斌	湖北医药学院
82274214	五味子木脂素靶向 PXR 受体抗胆红素淤积诱发肝损伤的结构药理学机制及"构-象-效"关系研究	王彩艳	广州中医药大学
82273969	基于 NNMT 调控的 MDMX 转录抑制剂的发现及其抗恶性脑胶质瘤机理研究	王洪波	烟台大学

（续表）

项目编号	项目名称	负责人	依托单位
82274135	速效救心丸通过调控ST2介导的Treg细胞功能抗心肌缺血损伤作用及机制研究	王　虹	天津中医药大学
82274078	基于“多糖受体学说-活性结构域”策略研究阿拉伯半乳聚糖免疫双向调节的构效关系	王辉俊	上海中医药大学
82274182	青蒿素在宿主多器官中抗疟的单细胞机理研究	王继刚	中国中医科学院中药研究所
82273935	Optineurin抑制巨噬细胞抗原呈递缓解免疫介导性肝炎的分子机制研究	王佳佳	浙江大学
82274164	姜主要活性成分6-姜辣素通过“直接结合”与“双通路交叉调控”靶向抑制SCD1改善非酒精性脂肪肝的机制	王建伟	重庆医科大学
82273956	核受体Nur77介导嘧啶从头合成途径调控胃癌恶性进展的作用和机制研究	王军舰	中山大学
82274120	贯叶金丝桃活性成分调节脑血管内皮细胞转运体改善AD认知作用与机制	王来友	南方医科大学
82274097	基于“解热药效”及“微生物动态胁迫响应”的淡豆豉发酵炮制机理研究	王满元	首都医科大学
82274061	基于前列腺上皮屏障研究荨麻治疗BPH的药效物质基础及其透过机理	王梦月	上海交通大学
82273961	前列腺癌关键靶标GPR160的配体调控和信号通路激活机制研究	王明伟	国家新药筛选中心
82274063	基于MRGPRX2新靶点的小柴胡汤抗过敏性哮喘药效物质基础及机制研究	王　楠	西安交通大学
82274072	基于“中药金属配合物-自组装体系”探究麻杏石甘汤辛凉宣肺药效物质基础及方中配伍石膏的科学内涵	王鹏龙	北京中医药大学
82274011	人COMT亚型酶的催化行为差异及其分子机制研究	王　平	上海中医药大学
82274136	基于“线粒体损伤-铁死亡”探究芪参颗粒减轻阿霉素所致心肌损伤的机制	王其艳	北京中医药大学
82274104	冰片修饰人参融合囊泡荷载三氧化二砷经鼻给药系统的构建及其精准靶向治疗脑胶质瘤的研究	王若宁	南京中医药大学
82274088	基于活细胞多靶标成像的木丹颗粒质量标志物研究	王书芳	浙江大学
82273891	黄芩等善清肺热中药中抗病毒性肺炎药效物质的多靶点生物筛选及作用机制研究	王嗣岑	西安交通大学
82274142	基于m6A修饰circ-Nrf2/miR-510/PRDX1轴探索桃红四物汤乳腺癌化学预防作用的分子机制	王　婷	电子科技大学
82274156	醉茄活性成分抑制恶性黑色素瘤转移的作用及其机制研究	王晓萍	中国药科大学
82274171	紫草素下调粘膜型肥大细胞中核受体家族4A抑制食物过敏的研究	王晓宇	上海中医药大学
82274010	基于OATP1B1/3人源化大鼠研究SNP对药物转运的影响及其机制	王　昕	华东师范大学
82273878	靶向阻断神经-肿瘤相互作用的癌症治疗策略研究	王永军	沈阳药科大学
82273967	突破靶向Smoothened抗癌药物的耐药性、并拓展广谱性的药靶基因的筛选和研究	王　宇	深圳大学
82273778	Hsp70与辅伴侣蛋白的PPI的肿瘤靶标确认及其抑制剂研究	王紫千	大连理工大学
82273927	DCN1/Cullin3通过调控Sirt1泛素化蛋白降解影响缺血再灌注心肌细胞自噬流的作用及机制研究	魏　博	郑州大学
82273864	调控分子间结合促进穿膜肽介导蛋白药物无创眼内递送的机理研究	魏　刚	复旦大学
82274050	基于遗传分型、化学成分及表型性状关联分析的华中五味子核心种质构建	魏雪苹	中国医学科学院药用植物研究所
82274217	中药共晶分离技术的关键科学问题研究	魏元锋	中国药科大学
82273799	新型USP7抑制剂的研制及抗结肠癌免疫活性研究	温小安	中国药科大学
82273861	MMP-2酶响应型聚多巴胺递药系统调控小胶质细胞极化促进缺血性脑卒中治疗的作用研究	吴　迪	浙江中医药大学
82273968	RF8负调控肝癌细胞甲硫氨酸代谢逆转肿瘤相关巨噬细胞促癌表型的分子机制研究	吴红茜	中国药科大学
82274137	基于Rab7调控血管平滑肌源性泡沫细胞脂噬探讨瓜蒌薤白药对“从痰论治”动脉粥样硬化的作用机制	吴鸿飞	安徽中医药大学
82274023	ANF逆转NSCLC奥希替尼获得性耐药的作用与机制研究	吴兰香	重庆医科大学
82274055	水生中药三棱性状“以质坚实为佳”的生物学基础及形成机制研究	吴啟南	南京中医药大学
82273867	纳米药物载体外周聚集效应的验证及其诱导手足综合征的机制研究	吴　伟	复旦大学
82273989	IL17RA维持肝星状细胞持续活化的作用机制及其小分子干预	吴兴新	南京大学
82273822	二苯基庚烷-萜类加合物抑制ROCK2抗缺血性脑卒中的作用机制和构效关系研究	吴振龙	暨南大学
82274110	生物传感与系统建模的同仁牛黄清心丸性味关键质量属性与TRPs/T1Rs/T2Rs受体关联发现及机制研究	吴志生	北京中医药大学
82273863	缓控释制剂结构的体内/外定量关系研究	伍　丽	中国科学院上海药物研究所
82274024	PEAR1受体对血小板和血管内皮细胞双重调控作用机制研究及配体发现	向　倩	北京大学
82274131	基于ACE2抑制内皮YAP1增强子研究参附注射液“固脱扶阳”改善急性肺栓塞肺血管重塑的生物机制	肖红丽	首都医科大学
82273895	基于荧光-光热聚合物点/镧系MOF微传感阵列的磷酸二酯酶活性分析新方法及天然抑制剂筛选	肖玉秀	武汉大学
82273948	支链氨基酸转氨酶1(BCAT1)介导EGFR三代抑制剂耐药机制研究	谢　华	中国科学院上海药物研究所
82274189	中药水飞蓟通过SREBP介导脂代谢重编程抑制肾小管上皮细胞铁死亡减轻肾纤维化的机制研究	谢　莹	广州中医药大学
82274064	从DAMPs/PAMPs-FPR1介导的“胰腺-肠-肺”病位传变探讨葛根芩连汤的效应机制	辛贵忠	中国药科大学

（续表）

项目编号	项目名称	负责人	依托单位
82274144	基于肿瘤分化诱导策略探讨肿节风治疗未分化甲状腺癌的机理研究	辛文秀	浙江省肿瘤医院
82274005	青蒿素类药物被 heme 激活后的代谢过程以及耐药疟原虫的代谢防御机制	邢　杰	山东大学
82273982	TrkB-T1-Fam83a 调控糖脂代谢驱动肝再生的作用与机制及靶向 TrkB-T1 的药物筛选	熊　晶	中国药科大学
82273902	CKS1B 在脑缺血损伤中对 MFN2 表达的调控及大麻二酚的干预机制	徐江平	南方医科大学
82274038	以 PC-410 为靶点促进杭白菊活性成分积累的分子逆境仿生策略及其信号调控机制研究	徐茂军	杭州师范大学
82274051	肉苁蓉寄生诱导的寄主植物防御反应及抗性机制研究	徐　荣	中国医学科学院药用植物研究所
82274087	基于化学生物学技术研究盐肤木通过调控 STAT3 靶点抗冠心病的药效物质和作用机制	徐　伟	福建中医药大学
82273990	SHH-HSP90β 轴激活在 NASH 进展中的作用及机制研究	徐晓军	中国药科大学
82273786	基于干扰蛋白多聚策略发现、设计新型 STING 抑制剂及其在自身免疫炎症性疾病中的应用探索	徐晓莉	中国药科大学
82274109	微针介导 API-ILs 共增溶促渗中药阿魏酸-黄芩苷毛囊多重靶向给药系统构建及其对毛囊微环境协同调控机制的研究	徐月红	中山大学
82273807	天然过氧化物 fumitremorgin 的全合成、多样性制备和诱导铁死亡通路的研究	徐泽军	山东大学
82274037	濒危药材关黄柏活性成分小檗碱的生物合成机制研究	徐志超	东北林业大学
82273896	基于“化学衍生化”和“LC-IM-MS”整合策略的新型修饰代谢物发现与分离分析新方法研究	许风国	中国药科大学
82273815	抗 2 型糖尿病新型 PPARα/γ 双激动剂单萜吲哚生物碱的发现及其作用机制研究	续洁琨	北京中医药大学
82273800	基于清道夫受体 SCARB2 的药物化学生物学及药物发现研究	薛司徒	中国医学科学院医药生物技术研究所
82274048	PtWRKY2 转录因子调控半夏高温胁迫响应的分子机理研究	薛　涛	淮北师范大学
82273978	耐碳青霉烯类鲍曼不动杆菌生物被膜形成相关分子互作网络的代数拓扑学研究及治疗意义	薛小燕	空军军医大学
82274225	以银屑病为对象系统研究中药可溶性微针的制备及优化	闫　聪	北京中医药大学
82274070	基于 miRNAs 芯片分析研究仙茅促进成骨分化的物质基础及作用机制	严春艳	广东药科大学
82274033	基于 Sirt1/Nrf2 信号通路介导肝细胞铁死亡探讨克唑替尼肝毒性的机制研究	颜　苗	中南大学
82273999	基于尿素通道 UT-A1 为靶点的新型利尿药的药理学研究	杨宝学	北京大学
82274094	基于 TRP 通路分析的姜厚朴炮制机理及其质量标准研究	杨　滨	中国中医科学院中药研究所
82273881	DCs 靶向自抗原递释系统的构建及其用于 MIRI 修复机制研究	杨春荣	汕头大学
82273985	基于结构信息的非肽类 GLP-1R 激动剂结合口袋解析和药理机制研究	杨德华	中国科学院上海药物研究所
82273966	CircPTK2(hsa_circ_0005273)通过 WTAP 介导 m6A 修饰调控结直肠癌对奥沙利铂敏感性的机制研究	杨洪宝	中国药科大学
82273916	催产素通过促进成体海马神经发生调控成瘾记忆相关神经环路对甲基苯丙胺成瘾记忆再唤起的抑制作用	杨静玉	沈阳药科大学
82273910	脑缺血小胶质细胞传递线粒体碎片介导神经元铁死亡及靶向干预策略研究	杨立朝	厦门大学
82273959	GL-V9 靶向溶酶体的抗非小细胞肺癌作用与机制研究	杨　林	中国药科大学
82274012	基于醛氧还酶催化特征的多索茶碱抗炎抗哮喘新机制的研究	杨　凌	上海中医药大学
82274001	PPARα 激动剂非诺贝特靶向 DRP1 相分离调控线粒体分裂抵抗胆汁淤积性肝损伤的作用机制	杨　潇	南方医科大学
82274018	CK1ε 蛋白介导 PI3K 抑制剂杜韦利西布的肠道毒性机制研究	杨晓春	浙江大学
82273900	反复非平衡结合联合迭代筛选发掘混合物中痕量高亲和力配体的方法及其应用	杨晓兰	重庆医科大学
82274049	地黄液泡特异型 RgMATEs 介导苯乙醇苷类化感物质在细胞内积累的分子机制研究	杨艳会	河南工业大学
82274000	艾曲波帕靶向 PNPO/Wnt 通路抑制多发性骨髓瘤增殖及骨破坏作用和机制研究	杨　烨	南京中医药大学
82273972	ZNF207 增强肝癌细胞干性塑造免疫耐受微环境的机制研究	杨　勇	中国药科大学
82273993	circ-SLC9A6 编码新型蛋白在非酒精性脂肪肝病中的作用及 m6A 修饰对其调控的研究	姚继红	大连医科大学
82274128	血管内皮 HDAC 表观遗传调控血管神经单元功能：黄芪桂枝五物汤抗抑郁新用途和机制研究	姚　琳	山东中医药大学
82273814	为高效定向富集天然药物有效部位构建以离子液体为核心的吸附片“工具箱”及其应用基础研究	姚　舜	四川大学
82273840	肿瘤抗原重编程及其介导“旁观者”T 细胞杀伤肿瘤的作用研究	姚文兵	中国药科大学
82274172	中药活性分子淫羊藿素靶向间充质干细胞治疗白细胞减少症的分子机制研究	叶　霁	海军军医大学
82274193	宿主-菌群共代谢转运系统调控附子心脏毒性的作用及其机制研究	叶　玲	南方医科大学
82273806	羟基红花黄色素 A 生物合成中的 C-糖基转移酶及其催化机制研究	叶　敏	北京大学
82273795	新型靶向 GR 配体结合域(LBD)-螺旋-1 的选择性调控剂的设计与发现及其作用机制研究	易　伟	广州医科大学

（续表）

项目编号	项目名称	负责人	依托单位
82274096	基于生栀子泻温邪实火、炒栀子清郁热与脓毒症双向免疫调节特点探索栀子炮制机理与合理用药	殷放宙	南京中医药大学
82273804	靶向 importin-β1 抗去势抵抗型前列腺癌二萜先导物的发现及作用机制研究	尹　胜	中山大学
82273869	聚合物纳米粒在体理化性质和蛋白冠对提高基因口服递送功效的影响与分子机制及基因口服有效性评价新方法	印春华	复旦大学
82273987	PRRX1b 调控 CXCL2 介导的炎症微环境促进糖尿病肾病肾间质纤维化的分子机制	印晓星	徐州医科大学
82273862	抗病毒疫苗精准调控机体细胞与体液免疫策略及其机制研究	游　剑	浙江大学
82274154	基于 LIF/p38MAPK/PINK1 信号通路探讨中药黄杨中生物碱类抗肝癌作用机制	于海洋	天津中医药大学
82274076	基于色氨酸-犬尿氨酸代谢和脑肠互动异常的陈皮抗抑郁药效物质及作用机制研究	于　猛	中国医学科学院药用植物研究所
82274003	非小细胞肺癌高异质性介导的核苷类抗肿瘤药物耐药机制及逆转耐药研究	余露山	浙江大学
82273886	基于定点突变膜受体 Cell-free 合成生物色谱新方法的 PDGFRβ 抑制剂筛选和结合位点分析	原永芳	上海交通大学
82273798	新型 PCSK9 小分子抑制剂的发现、结构优化及生物活性研究	袁浩亮	中国药科大学
82273810	新型天然产物红波罗花碱 A 靶向 STAT3-SH2 结构域抑制前列腺癌细胞增殖的分子机制研究	袁　星	海军军医大学
82274108	基于仿"苍耳子粘附效应"的载中药挥发油毛刺状中空介孔二氧化硅纳米颗粒的构建、粘附机理及其协同抗菌效应研究	岳鹏飞	江西中医药大学
82273904	中央杏仁核强啡肽/κ 阿片受体系统调控星形胶质细胞激活在慢性疼痛共患焦虑中的作用及机制研究	昝桂影	中国科学院上海药物研究所
82273889	毛细管电泳质谱优效成分和靶点双筛及在中药地榆中的应用	曾　静	西南医科大学
82274017	CD133$^+$ 肝癌干细胞样亚群中 CYP1B1 的表观遗传调控机制及其药物干预研究	曾　苏	浙江大学
82273825	基于骨架跃迁 aurovertin 的结构优化及其对三阴乳腺癌中 Hsp90-DUSP1 信号轴调控机制研究	占扎君	浙江工业大学
82273767	核苷酸转移酶 cGAS 乙酰化修饰抑制剂的设计、合成及抗自身免疫性疾病的机制研究	张　翱	上海交通大学
82273805	基于 STAT1 靶点香叶木素衍生物的设计合成及其抗 NASH 机制研究	张保顺	西南大学
82274174	基于 PRMT6 介导的 Foxo3-PINK1/Parkin 通路研究七叶胆苷 XVII 激活线粒体自噬改善糖尿病肾病的分子机制	张　彬	中国医学科学院药用植物研究所
82274117	基于尿酸介导 NLRP3 通路的菊苣"祛湿除痹"抗蒽环类药物心毒性基础研究	张　冰	北京中医药大学
82274073	基于促 CAF 转化关键信号分子外泌体负载探究白花蛇舌草-半枝莲药对抑制骨肉瘤肺转移的物质基础及机制研究	张　超	中国药科大学
82274102	肠道菌群调控下的蒺藜炒制减毒增效机理研究	张　超	山东中医药大学
82273845	海洋来源丝状真菌中 TDP1 抑制剂的发现及其逆转肿瘤耐药研究	张翠仙	广州中医药大学
82273826	"基因组挖掘-代谢组筛选"指导稀有放线菌新型非核糖体肽类抗生素的挖掘	张　帆	武汉大学
82274059	黄葵调控内源性毒素肾脏合成和转运功能改善他克莫司肾毒性的机理和药效物质研究	张　凤	海军军医大学
82273819	两种纤孔菌属药用真菌中靶向 STAT3 信号通路三萜成分的发现、结构修饰及抗肿瘤活性研究	张　华	济南大学
82274153	隐丹参酮诱导 N2 型中性粒细胞铁死亡发挥抗三阴性乳腺癌作用的机制研究	张莉君	上海中医药大学
82273772	GPX4 激动剂的发现及其抗肾缺血再灌注损伤功能研究	张亮仁	北京大学
82273868	PDC 纳米前药调控脑周细胞治疗阿尔茨海默病研究	张奇志	复旦大学
82273857	靶向中枢 Hv1 通道抑制剂发现及其治疗帕金森疾病功能研究	张乾森	华东师范大学
82273808	诱导铁死亡活性天然产物的发现、优化及其抗肺癌干细胞活性研究	张　泉	南开大学
82273782	芳香酰胺/磺酰胺类微管蛋白/YAP 双重抑制剂作为抗胃癌化合物的设计、合成及机制研究	张赛扬	郑州大学
82273963	铜伴侣蛋白 CCS 调控卵巢癌铁死亡的作用机制及干预研究	张　帅	天津中医药大学
82273785	位阻门控 XO 抑制剂的设计合成、效应评价及机制研究	张廷剑	中国医科大学
82274066	基于 IRS/AKT/FOXO1 和 AR 关联信号通路的滋肾丸治疗肾虚湿热型 BPH 的物质基础及作用机制研究	张　彤	上海中医药大学
82273809	马钱苷衍生物抗抑郁药物先导物的发现及作用机制研究	张维库	中日友好医院
82274052	药用植物物种多样性空间分布特征及其与地理环境之间的关系研究	张小波	中国中医科学院中药研究所
82273958	基于 IGF2BP3-Cox6B2 信号轴靶向能量代谢重构克服 EGFR 靶向药物耐药的作用和机制研究	张小雷	中山大学
82273769	直接靶向 HIF-2α 亚型的肾性贫血治疗新策略：HIF-2α 激动剂的设计、合成及成药性优化研究	张晓进	中国药科大学
82273835	神经元靶向的载药细胞外囊泡的构建及对脑缺血再灌注神经元损伤的保护作用及机制研究	张新科	山东大学

（续表）

项目编号	项目名称	负责人	依托单位
82274163	基于 circNPM1_018 的 Scaffolding 功能及 CBLB-VCAM-1 泛素化调控轴探究麝香酮对胰岛素抵抗状态下单核-内皮细胞粘附的影响机制	张　栩	成都中医药大学
82274147	华蟾毒精靶向 RNA 拓扑异构酶 TOP3β 的抗肿瘤分子机制	张　雪	上海中医药大学
82273974	新型化合物 ATB-152E 的抗结核分枝杆菌活性评价及靶向 HadABC 阻断 FAS-II 脂肪酸合成通路的机制研究	张雪莲	复旦大学
82273890	基于深度学习的血管生成动态监测模型及其用于抗肿瘤药物高通量筛选的研究	张　阳	哈尔滨工业大学
82273780	基于脑缺血期间 NOS/NO 变化规律构建多靶点抗缺血性脑卒中的 NO 调控剂	张奕华	中国药科大学
82274127	抗抑郁新靶点 Connexin43 介导星形胶质细胞的胶质传递及知母宁的干预机制	张　毅	北京中医药大学
82273944	NAC1 促 ADSCs 向 FAP + CAF 样细胞转化的机制及其对卵巢癌大网膜转移的影响	张　熠	苏州大学
82274036	中药药渣固态发酵过程功能微生物种群及其在养分转化中的作用研究	张　英	广州中医药大学
82273771	具有抗肝细胞癌耐药、复发和转移优势的组蛋白去乙酰化酶 11 亚型选择性抑制剂的发现和研究	张颖杰	山东大学
82273919	配体 lncRNA Gm16534 靶向 TLR8 调控巨噬细胞炎症稳态在心肌梗死中的作用及机制研究	张　勇	哈尔滨医科大学
82274031	基于铁过载与 FXR 抑制的交联研究药物性肝损伤的发生机制	张宥偲	天津大学
82273803	新颖槐属生物碱的发现及其靶向 ULK1 蛋白抑制线粒体自噬的抗肺癌机制研究	张玉波	暨南大学
82273946	靶向抑制 PRMT1 重塑前列腺癌肿瘤微环境并提高免疫治疗敏感性的作用机制研究	张元元	中国科学院上海药物研究所
82274090	基于多源信息融合的三七道地性标志物群研究	张子龙	北京中医药大学
82274132	从微管去酪氨酸化影响肌浆网-细胞膜连接研究反式桂皮醛干预心肌肥大的分子机制	章　忱	上海中医药大学
82274112	一石三鸟：甘草酸“药辅合一”协同雷公藤红素抗肥胖型 TNBC 的组分共递送仿生纳米系统研究	章津铭	成都中医药大学
82273945	去泛素化酶 USP2a 调控 B7-H4 促进 EGFR 突变型肺腺癌免疫逃逸的机制及其作为干预新靶点的研究	章　良	苏州大学
82274166	基于 SCFAs-AMPK 信号通路的桑叶“调控肠道菌群-诱导白色脂肪棕色化/棕色脂肪活化”治疗 2 型糖尿病作用机制及其活性成分垂钓研究	赵保胜	北京中医药大学
82274191	从调节整合应激反应研究淫羊藿改善衰老睾丸支持细胞功能减退的机制	赵海霞	三峡大学
82273836	全新从头快速设计靶向 COVID-19 病毒及其突变株 S 蛋白超高亲和力阻断结合蛋白研究	赵　磊	解放军总医院
82273962	基于 Cx43/PARP1 的乳腺癌奥拉帕尼耐药研究及化学干预	赵　丽	中国药科大学
82274085	中药鸦胆子通过 HMGB1 半胱氨酸残基修饰介导免疫激活抗胰腺癌物质基础及作用机制	赵　明	南京中医药大学
82274079	猪苓通过调节肠道菌群抑制 AHR/Wnt1/β-catenin 信号轴改善慢性肾功能衰竭的药效物质基础及机制研究	赵英永	西北大学
82273759	设计合成 MDM2/4 双靶小分子抑制剂和 PROTAC 降解剂，研究其生物活性	赵玉军	中国科学院上海药物研究所
82274168	基于调控 ILC2 分化及活化异常阐释玉屏风散改善孕期应激致子代特应性皮炎易感的作用机制	郑　勔	南京中医药大学
82273831	减毒溶瘤菌激活 TLR4/5 抑制 MMPs 在胰腺癌可视化免疫治疗中的研究	郑金海	湖南大学
82273855	甲氨蝶呤靶向 ENPP1 发挥抗肿瘤免疫作用机制及结构改造研究	郑明月	中国科学院上海药物研究所
82273995	p65 基因启动子区 DNA G-四链体在溃疡性结肠炎中的作用与机制研究	郑小辉	温州医科大学
82274009	基于菌群代谢重塑与肠干细胞命运调控的利福昔明治疗 IBS-D 机理研究	郑　啸	中国药科大学
82273903	贝母乙素激活的 AIM2 炎症小体选择性自噬在缺血性脑损伤中的作用及机制研究	郑艳榕	浙江中医药大学
82274118	基于 p53 调控网络探讨海藻甘草含反药组合在复方中应用对甲状腺肿模型的生物效应与机制	钟赣生	北京中医药大学
82274016	SLC25A33 高甲基化通过抑制糖代谢促进阿托伐他汀所致新发糖尿病的机制	钟诗龙	南方医科大学
82274014	基于肾-耳器官间代谢串扰的药物性耳肾共损机制研究	周　芳	中国药科大学
82273774	新型靶向雌激素受体共激活因子结合位点降解剂研究	周海兵	武汉大学
82273797	新型靶点 USP2 的抑制剂发现和抗肿瘤活性研究	周虎臣	上海交通大学
82273909	α2A/2B-肾上腺素受体偏向激活 Gαs 的激动剂作用位点及其功能相关性研究	周培岚	解放军军事科学院军事医学研究院
82273932	体积调控型阴离子通道 VRAC 抑制剂的发现及其治疗脓毒症合并弥散性血管内凝血的作用与机制研究	周平正	南方医科大学
82274198	基于 ER-Mito 串联稳态解析补骨脂卵泡发育毒性机制及其风险	周　维	解放军军事科学院军事医学研究院
82274071	基于“肠道狄氏副拟杆菌-次级胆汁酸-Th17/Treg 平衡”研究穿山龙治疗类风湿关节炎药效物质及作用机制	周　伟	中国药科大学

（续表）

项目编号	项目名称	负责人	依托单位
82273875	角质形成细胞外泌体作为 miR-145a-5p 载体靶向调控巨噬细胞促进糖尿病创面修复的研究	周小菊	武汉大学
82273854	基于溶酶体靶向嵌合体（LYTAC）的新一代抗体偶联药物（ADC）研究	周辛波	解放军军事科学院军事医学研究院
82273951	靶向 CRBN 抗急性白血病的新分子胶降解剂发现与作用机制研究	周宇波	中科中山药物创新研究院
82273801	抗酒精性肝病先导分子枸杞亚精胺甲素的作用靶点、机制及衍生合成研究	周正群	暨南大学
82273918	UCN2 通过 IL-33/ST2 通路保护糖尿病冠脉内皮功能的作用及机制研究	朱　超	南京医科大学
82273952	BCL9 调控 T 细胞克隆扩增和促进 $CD8^+$ T 细胞杀伤机制研究	朱　棣	复旦大学
82274219	基于一体化肝脏类器官 SERS/FL 技术的中药肝毒性早期预警监测及机制研究：以雷公藤为例	朱　栋	南京中医药大学
82274222	特种膜动态络合机理下的中药水提液天然超分子成分无损分离新策略——以黄连解毒汤为例	朱华旭	南京中医药大学
82273950	肺癌 EGFR 靶向治疗获得性耐药的嘌呤非经典代谢重编程新机制	朱　亮	上海交通大学
82273851	药物与靶标的结合及解离速率常数计算模拟方法发展及应用研究	朱维良	中国科学院上海药物研究所
82273872	自引发气体增强机械力响应可控释药规律的研究	朱　铉	厦门大学
82274105	基于“药辅合一”思想的粒子设计技术提升中药固体制剂挥发油稳定性的研究——以羚珠散为例	邹俊波	陕西中医药大学
82274083	基于线粒体功能及代谢调控的心可舒治疗冠心病心肌缺血的药效物质及作用机制研究	邹忠梅	中国医学科学院药用植物研究所

2022 年重点项目（药学相关项目选录）

项目编号	项目名称	负责人	依托单位
82230114	基于 Tmem74/HCN1 信号的焦虑障碍靶标确证及活性化合物作用机制研究	韩　峰	南京医科大学
82230117	“仙灵骨葆”口服剂型多元释药系统设计的生物药剂学基础研究	贾晓斌	中国药科大学
82230118	复方用药环境下中药免疫特异质肝毒性的协变规律及干预策略研究-以何首乌为例	肖小河	解放军总医院
82230116	Act1-SHP2 复合物介导 IL-17R 信号自激活与炎症慢性化的机制及其药物靶向	徐　强	南京大学
82230115	星形胶质细胞微区域钙活动对缺血性卒中后神经血管耦合的调节作用及药物靶标研究	姚红红	东南大学

2022 年联合基金项目（药学相关项目选录）

项目编号	项目名称	负责人	依托单位
U22A20371	岭南常用中药防治骨质疏松的活性成分及其作用机制研究	高　昊	暨南大学
U22A20383	新型干细胞膜仿生靶向递送系统的构建及其通过脑卒中后血脑屏障的机理及疗效研究	高建青	浙江大学
U22A20378	糖杂环核苷的设计合成、抗肿瘤活性及构效关系研究	郭海明	河南师范大学
U22A20376	基于中医状态学原理探讨肠道菌群移植对 2 型糖尿病的干预作用及舌苔变化的生物效应机制	李灿东	福建中医药大学
U22A20385	基于旁分泌 FGF 信号的抗糖尿病新靶标发现与药物设计	李校堃	温州医科大学
U22A20368	岭南毛冬青 Keap1 新型抗炎分子发现优化及抗炎症性疾病作用机制研究	刘中秋	广州中医药大学
U22A20382	sDR5-Fc 融合蛋白对心梗后心脏免疫微环境的调控作用及机制	马远方	河南大学
U22A20372	Rab 蛋白家族成员调节 AT1R 胞内转运调控高血压及血管重构的系统性研究及清达颗粒的干预作用	彭　军	福建中医药大学
U22A20381	基于“成分-靶点-工艺-药效”网络的中药鸦胆子抗消化系统肿瘤作用研究	宋少江	沈阳药科大学
U22A20369	基于“活性机制-资源评价-代谢合成”的寒地道地药材稀有皂苷应用基础研究	滕春波	东北林业大学
U22A20384	新型载体调控肠粘膜转运提高蛋白多肽口服生物利用度的分子机制研究	王坚成	北京大学
U22A20373	清热消癥法干预“代谢应激-铁死亡”治疗糖尿病肾病效应机制研究	王耀献	北京中医药大学
U22A20375	潞党参为主药的参苓白术方治疗脾肺气虚泄泻的物质基础及调节肠道屏障作用机制研究	魏　玮	中国中医科学院望京医院
U22A20374	基于免疫微环境图谱探讨鸡血藤-雷公藤协同治疗类风湿关节炎/肝癌异病同治物质基础及作用机制研究	肖　诚	中日友好医院
U22A20379	广谱抗冠状病毒小分子抑制剂的鉴定、优化及作用机制研究	肖庚富	中国科学院武汉病毒研究所
U22A20370	黑龙江产中药治疗类风湿关节炎药效物质基础及作用机制研究	杨炳友	黑龙江中医药大学
U22A20380	湖北金丝桃属植物微生态圈中抗病毒药源分子的发现及形成机制研究	张勇慧	华中科技大学
U22A20386	精氨酸酶 2 促肾小管上皮细胞线粒体稳态失衡介导药源性肾损伤及其靶向基因干预研究	左笑丛	中南大学

2022 年国际（地区）合作与交流项目（药学相关项目选录）

项目编号	项目名称	负责人	依托单位
82211540726	中巴传统食药品种肉苁蓉基原物种及寄主植物鉴定与安全性研究	黄林芳	中国医学科学院药用植物研究所
82281340478	2022 NSFC-JSPS-CAS“转化医学与创新药物研究”论坛	孔德新	天津医科大学
82261160656	靶向前列腺素 D2 受体 1 药物发现及其肝再生作用研究	余　鹰	天津医科大学
82211530493	靶向 BRD4 的病毒潜伏促进剂的发现与 HIV 感染功能性治愈策略研究	展　鹏	山东大学
82261138553	21 世纪的肿瘤血清学：从肿瘤浸润 B 细胞免疫组库分析到过继性肿瘤免疫治疗	张宏恺	南开大学
82211530060	基于计算模拟及核磁共振技术的抗哮喘和抗耐药菌的活性化合物优化	朱维良	中国科学院上海药物研究所

2022 年地区科学基金项目（药学相关项目选录）

项目编号	项目名称	负责人	依托单位
82260823	基于体内过程的藏药玛保松汤抗肺间质纤维化物质基础的定向挖掘及作用机制研究	阿呷尔布	西藏大学
82260846	麝香酮介导谷氨酰胺代谢重塑菌群免疫微环境在高原胃肠应激中的作用机制研究	安　娟	青海大学
82260678	东北岩高兰活性成分查尔酮的分离合成及其抑制胆管癌作用机制研究	安仁波	延边大学
82260710	长链非编码 RNA-DLEU2 调控 SLC7a11 介导巨噬细胞铁死亡在动脉粥样硬化的作用及机制研究	白　雪	海南大学
82260835	基于双向发酵策略研究和开发白族民间药倒钩刺	蔡　乐	云南大学
82260743	丛枝菌根真菌降低三七主根砷积累作用机制的研究	曹冠华	云南中医药大学
82260707	二苯甲酮类化合物抗 AD 作用机制及治疗效果研究	曹　光	云南大学
82260733	BaP 通过激活 AhR 调控 FGF-21 和雄激素受体影响非酒精性脂肪肝病的机制研究	常福厚	内蒙古医科大学
82260722	去氢骆驼蓬碱衍生物介导 VEGF 激活自噬延缓囊型棘球蚴病进展机制研究	陈　蓓	新疆医科大学
82260696	趋向淋巴转运的口服 20α-羟基黄体酮甘油三脂前药的构建及转运机制研究	陈春丽	新疆医科大学
82260716	USP15 调控 TGFβ/Smad 信号通路在三阴性乳腺癌干细胞干性中的作用机制及其靶向小分子抑制剂的研究	陈　静	宁夏医科大学
82260697	基于新材料二维 γ-环糊精金属有机骨架为辅料的口腔速溶片的基础研究	陈　文	石河子大学
82260821	基于 Sonic hedgehog 信号通路探讨头顶一颗珠对卒中后认知障碍的保护作用及机制	陈显兵	湖北民族大学
82260816	基于“增溶-促透-抑制外排”策略的苗药灯盏花素多功能纳米晶体复合粒子的构建、稳定化及促口服吸收机制研究	陈颖翀	江西中医药大学
82260724	Cx32 通过调控 Nox4/MRTF-A 正反馈环路抑制糖尿病肾小管间质纤维化的作用及机制研究	陈志泉	广西医科大学
82260746	基于 MYB 基因型与化学表型关联分析的药用淫羊藿遗传机制和群体改良	程春松	中国科学院庐山植物园
82260789	积雪草酸逆转肺癌多药耐药的分子机制及应用基础研究	程齐来	赣南医学院
82260718	CDK12 促进超级增强子驱动的基因转录在结直肠癌肝转移中的作用及机制研究	戴　伟	赣南医学院
82260730	基于 5M-Nrf2/MRPs 远端遥感信号通路的脑-肾轴探究创伤性颅脑损伤致 ARC 的机制	党子龙	兰州大学第一医院
82260758	盐炙橘核改善少弱精子症的药效物质基础及作用机制研究	董发武	云南中医药大学
82260765	基于相态介导及肠黏膜屏障重塑探究粉葛煨制增强“厚肠止泻”的物质基础及作用机制	董欢欢	江西中医药大学
82260838	空间代谢组学融合生物信息学研究蒙药肉豆蔻五味治疗心赫依病的药效物质基础及作用机制	董　玉	内蒙古医科大学
82260728	MSK1 募集 BRG1 上调 HO-1 表达介导急性髓系白血病耐药的机理研究	方　琴	贵州医科大学
82260701	基于磁漂浮微球-SERS 传感器构建及用于地贫突变热点基因分型与基因调控药物作用机制研究	冯　军	广西科技大学
82260847	基于 Wnt 和 NF-κB 通路交叉调控研究薏苡调节痛风性关节炎骨代谢的物质基础与作用机制	俸婷婷	贵州中医药大学
82260773	肋柱花双向调节胃肠动力苦味药性机制研究	付明海	海南医学院
82260709	AMPK 激活通过蛋白翻译后修饰调控胆固醇逆转运的分子机制	高　峰	内蒙古医科大学
82260799	基于影响 TLR4 二聚体的形成探讨白头翁皂苷 B4 治疗肺炎的作用机制研究	高红伟	广西中医药大学
82260781	基于 SIRT6/NF-κB 信号通路探讨淫羊藿次苷Ⅱ抗脑卒中后抑郁的作用机制	高健美	遵义医科大学
82260725	基于肠肝轴 ChREBP/GLUT5&8 通路研究芒果苷元对代谢综合征的防治机制	高丽辉	昆明医科大学
82260810	代谢酶-转运体介导的药用辅料 PEG400 对中药黄酮黄芩苷肝肠代谢处置影响的分子机制	高秀丽	贵州医科大学
82260840	蒙药清肝九味散通过 Fas/FasL 途径调控 HSC 凋亡抗肝纤维化的作用机制研究	戈宏焱	内蒙古民族大学
82260690	井冈山地区岩壁泥炭藓共生真菌中聚酮/非核糖体肽类分子多样性和抗耐药菌活性研究	郭文强	井冈山大学
82260719	EIF3H 通过去泛素化调控 PAK4 促进食管鳞癌细胞干性及顺铂耐药的分子机制	郭小彬	内蒙古自治区人民医院
82260792	基于 SIRT1 调控 ROS 介导的自噬稳态研究黄芪-甘草药对防治三氧化二砷心脏毒性的作用及机制	海　洋	甘肃中医药大学

（续表）

项目编号	项目名称	负责人	依托单位
82260673	安全高效靶向类风湿关节炎治疗的JAK3/Bmx双重共价抑制剂的设计与合成研究	何林洪	广西医科大学
82260815	基于AMPK/Nrf2信号通路调控铁死亡探讨傣药帕崩板抗糖尿病肾病的药效物质与作用机制	何明珍	江西中医药大学
82260843	绞股蓝总皂苷通过调控胆汁酸受体TGR5及FXR改善肝脏免疫炎症的机制研究	何芋岐	遵义医科大学
82260748	半夏根系酚酸类化合物所驱动的生态学效应研究	何志贵	桂林旅游学院
82260714	蒽醌喹唑啉杂合物H靶向抑制EGFR酪氨酸激酶协同干预能量代谢重编程杀灭三阴性乳腺癌新策略	侯华新	广西医科大学
82260794	基于“肝-肠轴”LXR-α介导铁脂代谢紊乱的机制探讨山楂叶黄酮对AS不稳定斑块的影响	胡慧明	南昌医学院
82260763	基于代谢组学技术的蒙药嘎日迪-13靶向神经血管单元治疗“白脉病”质控新模式研究	胡少男	内蒙古医科大学
82260712	缝隙连接蛋白Cx43在红花黄色素调节星形胶质细胞介导的AD病理变化中的作用机理研究	胡艳丽	石河子大学
82260807	基于“m6A修饰-介导Th17/Treg平衡”探讨姜黄素壳聚糖微球治疗溃疡性结肠炎的机制	黄国栋	南昌大学
82260745	基于ATAC-seq策略挖掘穿心莲基因组中调控穿心莲内酯合成的增强子	黄铭坤	中国科学院庐山植物园
82260774	淫羊藿素靶向DJ-1调控PI3K/Akt通路改善帕金森病的作用及机制研究	黄南渠	遵义医科大学
82260740	铁皮石斛ABA合成关键基因DoNCED调控低温胁迫分子机制研究	黄　园	贵州中医药大学
82260689	巴弗洛霉素衍生物的生物合成及其靶向Hippo信号通路抗鼻咽癌细胞的机制研究	黄媛林	广西科学院
82260706	丙泊酚通过延髓腹外侧GABA能系统介导呼吸中枢节律性神经元“兴奋-抑制”效应及其机制	江君丽	遵义医科大学
82260787	基于Brd4/LRRK2/NLRC4/DFNA5L焦亡通路介导的免疫微环境“冷-热”转换探讨槐耳颗粒逆转MSS/pMMR型结直肠癌PD-1抑制剂耐药的效应及机制研究	江群广	南昌大学
82260754	马鹿茸六肽抗ox-LDL介导的动脉粥样硬化的作用机制	姜　宁	湖北民族大学
82260793	中药穿心莲内酯基于STAT1和HSPA5双靶点诱导胶质瘤细胞铁坏死的分子机制研究	姜宇懋	赣南医学院
82260759	藏当归内生细菌诱导其黄酮类化合物积累的作用及其机制研究	姜　钊	西藏民族大学
82260839	基于网络药理学和傣医整体观理论研究傣药薇籽治疗RA的物质基础及作用机制	蒋华夷	云南中医药大学
82260825	基于胆汁酸信号通路的藏药松蒂抗非酒精性脂肪肝药效物质和作用机制研究	蒋　伟	江西中医药大学
82260834	胡桃楸根中萘醌类新化合物调控miR-146a-5p/IRAK1/NF-κB信号通路诱发肺癌细胞凋亡机制研究	金　美	延边大学
82260713	基于“肠道菌群-短链脂肪酸-GPCRs”轴探讨人参皂苷F2抗特应性皮炎的作用机制	金美玲	延边大学
82260803	钩藤总碱治疗阿尔茨海默病的免疫调节机制及其药效物质基础研究	邝　莹	赣南医学院
82260832	白背叶楤木“专主于痰”抑制IL-13介导的黏蛋白MUC5AC分泌治疗哮喘的作用和机制	李宝晶	云南中医药大学
82260761	窄叶鲜卑花萜类物质抑制脂肪酸合成酶活性的降脂作用机制研究	李　斌	江西中医药大学
82260729	基于NF-κB炎症信号通路对P-gp/OAT2的调控探究心脏瓣膜置换术后华法林响应增强的机制	李波霞	兰州大学第一医院
82260777	基于时空分辨组学策略和肠菌靶标研究肉苁蓉多糖对于阿尔茨海默病的治疗作用	李　刚	内蒙古医科大学
82260739	基于全基因组关联分析挖掘草果重要品质性状的关键候选基因	李国栋	云南中医药大学
82260795	二精丸“益精明目”改善糖尿病视网膜神经变性的作用机理研究	李静平	云南中医药大学
82260780	Sirt3及其调控的Warburg效应在淫羊藿苷改善肺动脉高压中的作用机制研究	李利生	遵义医科大学
82260752	基于代谢组学的新型冠状病毒肺炎治疗药物血必净注射液药效物质基础研究	李林珍	贵州医科大学
82260836	基于多学科交叉融合-蒿属常用蒙药材品种整理与研究	李旻辉	内蒙古科技大学包头医学院
82260828	基于mGWAS的藏药日官孜玛质量标志物及其生物合成途径研究	李啟恩	青海大学
82260760	华蟾素活性物质嚏根草配基通过SLC7A11诱导铁死亡抑制结肠癌生长的分子机制研究	李三华	遵义医科大学
82260785	氯化两面针碱抑制SOX9/CTSD转录调控轴诱导的自噬发挥抗膀胱癌作用的分子机制研究	李生华	广西医科大学
82260731	基于药物转运体和代谢酶的高原低氧对药物跨血脑屏障转运的影响	李向阳	青海大学
82260812	基于靶向脂质组学和质谱成像技术研究斑蝥素致大鼠肾毒性的精准生物代谢机制	李晓飞	遵义医科大学
82260682	四种大戟科植物中抗痛风活性分子的发现及作用机制研究	李晓莉	云南大学
82260702	基于固态纳米孔道-手性超分子组装的药物对映异构体分析方法研究	李新春	广西医科大学
82260820	基于调控ROS/TXNIP/NLRP3炎性小体通路探究朝药东当归发挥肺癌化学预防作用的物质基础及作用机制	李雪征	延边大学
82260768	中药浸膏减压干燥过程中的表面结壳机理研究	李远辉	江西中医药大学
82260767	基于“药效-成分-蛋白”差异性开展杜仲“发汗”机理的研究	梁珊珊	贵州中医药大学
82260804	基于lncRNA LOC729867调控炎症通路探讨青蒿琥酯干预非酒精性脂肪性肝病的作用及机制	梁志清	桂林医学院

（续表）

项目编号	项目名称	负责人	依托单位
82260742	菲牛蛭抗血栓相关基因的种内变异及其对抗血栓活性的影响	林恭华	井冈山大学
82260801	豨莶草新型倍半萜 Leocarpinolide B 靶向 NF-κBp65 抑制炎症反应改善类风湿性关节炎的实验研究	令狐克刚	贵州医科大学
82260779	基于线粒体自噬和化学蛋白质组学的荭草活性组分抗心肌缺血再灌注损伤的作用机制研究	刘春花	贵州医科大学
82260717	FXR 调控的铁死亡在乳腺癌侵袭转移中的作用及机制研究	刘方兰	南昌大学
82260708	Src 家族激酶 Lyn 通过 SHIP1/PI3K/Akt 通路调控血小板解聚在血栓形成中的作用与机制研究	刘　刚	贵州医科大学
82260817	基于肠上皮-免疫细胞互作探讨 CHI3L1 在红花多糖对溃疡性结肠炎免疫调节中的作用机制	刘　敏	石河子大学
82260705	基于肠道微生物-NLRP3 炎症小体-色氨酸代谢途径研究金银花多糖改善抑郁作用及机制	刘　萍	遵义医科大学
82260721	Garcinone E 调控 Akt-FoxOs-自噬通路抑制鼻咽癌生长与转移的作用机制研究	刘　夏	广西医科大学
82260824	苗药加姜勒靶向精氨酸脱亚氨酶抗 MRSE 药效物质基础及机制研究	刘　鑫	贵州中医药大学
82260756	白头翁皂苷和肠道菌群互作调控 SCFAs-GPR43-NLRP3 信号通路抗溃疡性结肠炎作用机制研究	刘亚丽	南昌医学院
82260699	肿瘤微环境可变构纳米递释系统多环节促进肿瘤-免疫循环联合治疗乳腺癌的作用及机制研究	刘艳华	宁夏医科大学
82260814	基于 scRNA-seq 技术探索 INC01549/FUS/RANKL 轴在骨肉瘤介导骨溶解中的作用及壮药鸡血藤活性组分芒柄花黄素的干预机制研究	刘　云	广西医科大学
82260735	芳香型中药草果挥发油和 1,8-桉油精含量的全基因组关联分析及候选基因挖掘	卢丙越	红河学院
82260798	基于外泌体 miRNA-seq 探究骨髓微环境间充质干细胞与巨核细胞“交互对话”在 ITP 中作用以及肿节风的干预机制	卢晓南	江西中医药大学
82260813	经“脂肪棕色化-脂代谢”途径探讨蒙药三味檀香抑“心赫依”的物质基础及机制研究	陆景坤	内蒙古医科大学
82260741	杜鹃兰假鳞茎选择性启动单叶芽生长的调控机制研究	吕　享	贵州中医药大学
82260734	TRPV1 激动剂预处理三维间充质干细胞球对糖尿病创面愈合的作用及机制研究	罗　丹	南昌大学
82260692	海洋来源 ascochlorins 类新型破骨细胞分化抑制剂的优化和机制研究	罗小卫	广西中医药大学
82260778	基于肠菌失衡介导的“肠-脑”LPS/TLR4 炎症信号通路探讨葛根素抗抑郁效应机制	马　浩	宜春学院
82260757	探索 HsTx2 通过 ceRNA 抑制致痫炎症的机制	孟步亮	昆明医科大学
82260826	苗药头花蓼通过 TGF-β-TAK1-NF-κB 轴调控 Th17/Treg 平衡对幽门螺杆菌定植的影响及机制研究	莫　非	贵州医科大学
82260849	中药复方药效学相互作用的偏最小二乘结构方程模型定量解析方法研究——以大承气汤为例	聂　斌	江西中医药大学
82260842	基于石斛碱与 ATP6V1A 靶向结合诱导自噬在抗 AD 中的作用及机制研究	聂　晶	遵义医科大学
82260755	基于“鞘脂代谢调节-TRPV1 蛋白表达-神经递质抑制”的贯叶连翘抗偏头痛物质基础及作用机制研究	欧阳辉	江西中医药大学
82260850	基于 C-P4H1 酶底物结合特性的抗肝纤维化中药成分高通量筛选模型构建研究	潘　峰	遵义医科大学
82260676	HDAC6&PD-L1 双靶点抑制剂的设计、合成及抗癌活性研究	彭孝鹏	赣南医学院
82260818	西伯利亚白刺叶黄酮类组分的体内外降脂活性和抗肥胖作用研究	其曼古丽·吐尔洪	石河子大学
82260808	基于 M2 型巨噬细胞外泌体构建负载异钩藤碱的新型纳米载药系统靶向调控急性肺损伤微环境抑制肺纤维化的作用及机制研究	邱　敏	内蒙古科技大学包头医学院
82260674	NASH 治疗新靶点 ASNS 蛋白抑制剂设计合成及其增强肝脏线粒体代谢活性研究	饶　勇	海南大学
82260683	具有苯并呋喃[3,2-b]苯并呋喃骨架活性天然产物 Baeckeins F-I 的全合成及结构修饰研究	邵立东	云南中医药大学
82260700	基于轴手性联萘骨架的新型手性固定相研究及其在手性药物对映体分离中的应用	沈报春	昆明医科大学
82260848	基于粒子自识别的芍药甘草汤自组装纳米粒促吸收机制研究	沈成英	南昌医学院
82260827	基于 Sirt1-Keap1/Nrf2 信号 crosstalk 的艳山姜挥发油改善糖尿病血管内皮衰老的机制研究	沈祥春	贵州医科大学
82260732	基于群体方法的狼疮肾炎患者麦考酚酸的 PK/PD 变异机制及个体化给药研究	盛长城	贵州省人民医院
82260688	基于丝氨酸蛋白酶 FXa 结构与 PROTAC 技术的抗血栓药物的设计、合成与活性研究	石　洋	贵州中医药大学
82260770	缓释水凝胶穴位微针的构建及基于微透析-代谢组学研究其治疗类风湿性关节炎的作用机制	宋信莉	贵州中医药大学
82260764	五味子酒制发挥促眠抗郁的中枢增效共性机理研究	宋永贵	江西中医药大学
82260819	枸杞多糖 CD155 脂质体纳米粒基于 Batf3-Irf8 调控 cDC1s 激发 $CD8^+$ T 细胞抗肿瘤免疫的机制研究	苏春霞	宁夏医科大学

（续表）

项目编号	项目名称	负责人	依托单位
82260811	肠-脑异常调控介导的隔山消活性成分药动差异及其机制研究	孙　佳	贵州医科大学
82260830	民族药鸭嘴花通过IL-36信号通路干预特应性皮炎的物质基础及作用机制研究	孙　赟	云南中医药大学
82260751	基于AGEs/RAGE/NF-κB途径的玳玳花二氢黄酮类化合物对AGEs及其细胞毒性的抑制作用与机制研究	谭　婷	江西中医药大学
82260750	仙草半乳糖醛酸合成关键酶GAE的筛选及功能研究	汤丹峰	广西壮族自治区药用植物园
82260686	具“抗血小板＋神经保护”双重作用的川芎嗪衍生物设计合成及活性研究	汤　磊	贵州医科大学
82260703	辣木异硫氰酸酯通过调控p38MAPK介导的自噬抗皮肤光老化机制研究	田　洋	云南农业大学
82260698	低共熔体系作用下介孔二氧化硅纳米粒的经皮递送特征和机制研究	王承潇	昆明理工大学
82260679	基于环烯醚萜苷的新型类单萜吲哚生物碱合成及其抗阿尔茨海默病活性研究	王福生	大理大学
82260753	深绿卷柏多糖靶向PLK1调控AKT/FOXO3通路介导结直肠癌细胞凋亡机制和药效物质研究	王　刚	遵义医科大学
82260788	沙蟾毒精经c-MYC/Nrf2信号通路抑制结肠癌肺转移的分子机制研究	王　梅	遵义医科大学
82260805	复方仙鹤草通过抗菌肽CRAMP促进侵袭性念珠菌病免疫重建的机制研究	王睿睿	云南中医药大学
82260769	基于TRPV1与PBPK/PD探讨吴茱萸次碱超饱和透皮贴剂贴敷L-NAME诱导高血压大鼠神阙穴降血压的药穴结合效应研究	王　森	遵义医科大学
82260844	基于Bagging算法与Calumenin调控的蒙药新Ⅱ号抑制心肌细胞凋亡改善扩张型心肌病的代谢组学研究	王曦烨	内蒙古民族大学
82260796	基于肠道屏障-内毒素-肝脏免疫微环境途径探究白木通皂苷调节NASH的作用及机制	王晓雅	江西中医药大学
82260762S	CFA为信使激活肺肠共同黏膜免疫途径解析黄芩酒炙“行上焦，清湿热”的效应机制研究	王雅琪	江西中医药大学
82260738	基于根际微生态研究减氮缓解太子参连作障碍的机制	王艳红	贵州中医药大学
82260711	基于DAMPs-NLRP3介导的细胞焦亡与凋亡的相互作用探讨毛蕊异黄酮对缺血性脑卒中的保护机制	王　勇	桂林医学院
82260749	DNA甲基化调控山豆根镉吸收和积累的机理研究	韦　范	广西壮族自治区药用植物园
82260776	广西十大功劳总生物碱基于AKAP12调节突触可塑性的抗抑郁作用机制研究	韦桂宁	广西壮族自治区中医药研究院
82260677	溶酶体靶向的ROS响应型熊果酸类联吡啶钌（Ⅱ）配合物前药的设计合成及克服顺铂耐药作用机制研究	韦健华	桂林医学院
82260747	钙调控山豆根苦参碱生物合成的分子机理研究	韦坤华	广西壮族自治区药用植物园
82260786	基于m6A甲基化修饰调控HO-1探讨荜茇酰胺介导铁死亡逆转肝癌索拉非尼耐药机制研究	韦燕飞	广西中医药大学
82260685	绿木霉中基于CaCdr1p和CaMdr1p抑制作用的新型倍半萜类化合物的发现及其对耐药白色念珠菌药物增敏作用机制研究	温慧玲	赣南医学院
82260772	基于成分群-代谢组-AQPs谱探讨生当归润肠通便和土炒当归固肠止泻的性-效-物关系	吴国泰	甘肃中医药大学
82260715	槐定碱衍生物6j上调ATF3促进肝癌细胞铁死亡的分子机制	吴黎川	广西大学
82260829	基于Rac-1/PAK-1/LIMK1/Cofilin细胞骨架通路探究贵州苗医药方“四大血”影响类风湿性关节炎中性粒细胞迁移的分子机制	吴　宁	贵州医科大学
82260737	连作广藿香根系分泌物介导的根际特异微生物群落构建及其致害机理研究	吴友根	海南大学
82260822	蒙药黑沙蒿中多酚类肥大细胞脱颗粒抑制剂的发现及其抗过敏性鼻炎机制研究	肖　斌	内蒙古医科大学
82260680	丽江山荆子降脂活性成分深入挖掘及其作用机制	肖朝江	大理大学
82260845	基于TLR4/NLRP3信号通路调控巨噬细胞炎性表型的香青兰有效部位抗阿霉素心脏毒性机制研究	邢建国	新疆维吾尔自治区药物研究所
82260802	装载姜黄素干细胞外泌体的构建及其抑制肝缺血再灌注损伤导致的细胞焦亡的机制研究	邢雪琨	桂林医学院
82260723	基于GCN5乙酰化修饰调控TFEB-自噬溶酶体通路探讨辣木籽活性成分MoringaA广谱抗流感病毒的作用及机制	熊永爱	遵义医科大学
82260675	靶向Werner解旋酶的氟代喹唑啉衍生物设计、合成及其抗白血病活性研究	徐必学	贵州医科大学
82260837	Keap1/Nrf2/ARE信号通路介导三七姜挥发油调控线粒体质量影响血管内皮细胞衰老的机制	徐　勤	桂林医学院
82260672	新结构环肽抗生素Lugdunin衍生物的设计、合成及抗菌活性和作用机制研究	闫洁熙	兰州大学第一医院
82260782	基于SIRT1/PGC-1α信号通路-心肌线粒体能量代谢重塑研究淫羊藿次苷Ⅱ抗慢性心力衰竭的作用机制	杨丹莉	遵义医科大学
82260681	基于代谢组学和TGF-β/Smad信号通路的大青叶肾毒性物质和肾损伤机制研究	杨立国	内蒙古民族大学
82260841	彝药美洲大蠊共生链霉菌中新型抗肿瘤活性先导化合物的发掘及其作用机制研究	杨银河	大理大学
82260684	基于5-羟色胺、神经营养因子和炎症因子表达靶向筛选三种花椒属植物中抗抑郁的先导分子	于浩飞	昆明医科大学

（续表）

项目编号	项目名称	负责人	依托单位
82260671	新型苯并咪唑类 PDE10 高选择性抑制剂的抗肺动脉高压药物研究	于艳发	广西医科大学
82260833	基于 AchE 靶点的苗药三两银抗阿尔茨海默病甾体生物碱类化合物发现与作用机制研究	於　祥	贵州中医药大学
82260736	阳春砂与象甲授粉共生体系及其“推-拉”传粉机制研究	岳建军	滇西应用技术大学
82260726	从线粒体动力学稳态角度探究 Asprosin 调控血管内皮胰岛素抵抗的作用及机制	曾国华	南昌大学
82260771	冰片/RVG29 共修饰的丁苯酞层状双氢氧化物鼻-脑靶向多功能纳米递药系统及其抗缺血性脑卒中机制研究	张国松	江西中医药大学
82260693	靶向紫杉醇位点微管抗肿瘤新型稳定剂的发现及其生物活性的评价	张　会	西北师范大学
82260695	治疗 F. nucleatum 细菌肿瘤定植及 T 细胞免疫功能损伤的 Ag 粒子/基因/中药单体共递送多功能靶向纳米药物递送系统及其机制研究	张　婧	江西中医药大学
82260791	基于 PI3K/AKT/PD-L1 信号轴探讨凤仙萜四醇 A 恢复肿瘤微环境中 T 细胞免疫活性抑制前列腺癌细胞增殖机制研究	张俊峰	恩施土家族苗族自治州中心医院
82260691	线粒体靶向化合物 Arthrocolins A-C 抗肿瘤机制研究	张龙龙	云南大学
82260694	深度学习驱动的组蛋白修饰酶抑制剂发现	张芮菡	云南大学
82260720	抗 BCMA 全人源抗体治疗多发性骨髓瘤的药理学机制研究	张书永	赣南医学院
82260800	α-亚麻酸经 GPR120-NF-κB/NLRP3 通路抗糖尿病炎症的机制研究	张晓霞	宁夏医科大学
82260727	京尼平苷调控 TGF-β1-自噬信号通路抑制 EMT 和成纤维细胞表型转化干预肺纤维化作用研究	张　旋	昆明医科大学
82260783	BTF3 介导 HIF-1α 泛素化调控珍珠梅黄酮纳米粒抑制肝癌细胞增殖的糖酵解作用机制	张学武	延边大学
82260766	基于“效-毒网络”分析和斑马鱼模型的新疆白喉乌头炮制减毒机制及抗肝癌毒效作用研究	赵翡翠	新疆医科大学
82260851	miRNA 调控蜈蚣毒液过敏原减低药材致敏性的机制研究	赵　锋	普洱学院
82260790	益气解毒方调控 miR-203a-3p/CCR5 信号轴影响鼻咽癌细胞代谢重编程促进放疗敏感性的作用及机制研究	赵厚育	贵州医科大学
82260687	基于抗菌二萜 B8 系列化合物的制备、构效关系及其作用机制研究	赵　庆	云南中医药大学
82260809	葫芦巴碱通过 JAK2/STAT3 信号通路调控巨噬细胞极化治疗前列腺增生作用的研究	郑　婕	宁夏医科大学
82260744	基于氮素吸收和同化效率研究氮素影响穿心莲内酯合成的机理	钟　楚	广西壮族自治区药用植物园
82260704	基于 mPFC-vlPAG 神经环路探讨抑郁症的发病机制以及(2R,6R)-hydroxynorketamine 快速抗抑郁作用的研究	周迪仑	遵义医科大学
82260784	蛇床子素抑制 m6A 甲基转移酶 METTL3 调控 LATS1/YAP 抑制卵巢癌增殖机制研究	周建龙	广西中医药大学
82260775	Fndc5/irisin 介导四君子汤抗糖尿病认知障碍的“肌-脑对话”机制研究	周宁娜	云南中医药大学
82260806	基于 RIPK1/RIPK3/MLKL 信号通路探讨金钗石斛总生物碱保肝作用新机制	周少玉	遵义医科大学
82260831	基于 TLR4 信号通路探讨黎药瓜馥木属植物抗 RA 物质基础及作用机制研究	周学明	海南师范大学
82260797	Circular RNA-ZNF609/miR-15a-5p 在枸杞多糖抗糖尿病视网膜血管新生中的作用及机制	朱亚飞	宁夏医科大学

2022 年青年科学基金项目(药学相关项目选录)

项目编号	项目名称	负责人	依托单位
82204409	千层纸素调控肠道菌群缓解化疗引起的肠黏膜炎的作用机制研究	白东升	中国药科大学
82204714	从神经肽 CGRP-固有免疫细胞 ILC2 轴探讨地龙治疗哮喘作用及机理研究	包凯帆	南京中医药大学
82204717	基于肠 ILC3-IL-22-肺泡干细胞轴探究鱼腥草多糖抗病毒性肺炎的作用机制	鲍维廉	复旦大学
82204625	盐炙杜仲调控 ASK1/p38/EDC4 信号通路介导上皮细胞-间充质转化抗肾纤维化增效的物质基础及机制研究	鲍旖旎	浙江中医药大学
82204264	靶向 B 亚型 β 冠状病毒 RBD 和 HR1 高保守区的双特异蛋白广谱进入抑制剂的设计及功能研究	毕稳稳	西湖大学
82204589	山萘酚基于 Ephrin B2 新靶点促进牙周膜干细胞成骨分化的机制研究	曹　娇	西安交通大学
82204357	JWA 调控铁死亡治疗帕金森病的机制研究及其小分子药物的药效评估	曹　磊	南京医科大学
82204290	多功能脂质囊泡调控巨噬细胞极化用于治疗伴胰岛素抵抗的肥胖症研究	曹　曦	安徽医科大学
82204388	SPI1-TREM1 通路促巨噬细胞浸润在孕期炎症暴露致子代心脏损伤中的作用及机制研究	曹大岩	陆军军医大学
82204362	GABAA 受体苯二氮䓬新靶点的在体确证及新作用机制研究	曹燕卿	解放军军事科学院军事医学研究院
82204348	P-糖蛋白抑制剂高效筛选方法的建立及逆转阿霉素诱导的多药耐药和心脏毒性研究	曹雨虹	浙江省食品药品检验研究院
82204373	运用 Cre 转基因小鼠及病毒调控技术研究 BDNF-TrkB 通路介导的海马神经发生对甲基苯丙胺成瘾记忆的影响及机制	车晓航	沈阳药科大学
82204223	靶向肝细胞内蛋白质降解的 GalNAc-PROTAC 偶联物研究	陈　贺	天津医科大学

（续表）

项目编号	项目名称	负责人	依托单位
82204640	基于中药性味理论结合多维谱-效关系的白术-茯苓药对协同健脾祛湿作用机理研究	陈　静	温州医科大学
82204689	石斛有效成分毛兰素靶向 GGT7-GSH/Glutamate 信号轴增强索拉非尼诱导的铁死亡逆转肝癌索拉非尼耐药的机制研究	陈　鹏	浙大城市学院
82204688	科罗索酸通过抑制外泌体 lncRNA MSTRG. 292666. 16 上调 PTEN 延缓非小细胞肺癌奥希替尼耐药的分子机制	陈　锐	上海中医药大学
82204570	含呋喃环紫苏单萜合成关键基因的鉴定	陈　莎	中国中医科学院中药研究所
82204364	抑制 HRH1 调控内质网稳态在青光眼视神经变性中的作用与机制研究	陈　伟	复旦大学
82204257	抗阿尔茨海默病活性鸟巢烷二萜高效挖掘	陈保送	中国科学院微生物研究所
82204253	新型抗生物膜形成的淀粉样六肽聚合机制及构效关系解析	陈冬茹	中山大学
82204647	腺苷酸激酶 5 在人参皂苷改善认知功能障碍中作用的研究	陈飞燕	南京中医药大学
82204473	齐墩果酸衍生物 DKS26 调控 AMPK/NRF2 信号通路改善非酒精性脂肪性肝病的作用及分子机制研究	陈菲菲	浙江大学
82204280	抗肺炎新型选择性 GR 调节剂的筛选和活性评价	陈海轶	浙江大学
82204658	乳铁蛋白修饰负载天麻钩藤饮外泌体通过自噬干预帕金森病的作用机制研究	陈鸿旭	河北中医学院
82204328	内源性硫化氢触发的无背景 SERS 纳米探针的构建及其在肿瘤分析诊断中的应用	陈嘉明	厦门大学
82204464	新型 PI3K 抑制剂靶向 PI3K p85α 蛋白抑制呼吸道合胞病毒膜融合的分子机制研究	陈立峰	暨南大学
82204350	癫痫不同阶段产生的海马成体新生颗粒细胞在癫痫发作中的异质性作用及机制研究	陈立颖	浙江大学
82204498	基于 3D 类器官瘤和定量药理模型研究晚期胰腺癌的个体化药物治疗策略	陈文君	浙江大学
82204286	基于沙门氏菌的多功能双载药靶向系统的联合抗肿瘤治疗	陈雯霏	四川大学
82204555	丹参中合成羟基丹参酮 IIA 的 CYP450 基因的挖掘和功能鉴定	陈雪菲	浙江中医药大学
82204378	苦参碱衍生物 MASM 靶向核糖体蛋白 RPS5 调控 A1 型星形胶质细胞极化治疗多发硬化症的机制研究	陈亚萍	福建中医药大学
82204321	非晶固体分散体的物相结构对药物溶出行为和药动学规律的影响及其机制研究	陈跃杰	中央民族大学
82204624	基于质谱成像及其空间分辨代谢组学研究郁金醋炙入肝的"引药归经"科学内涵	陈志敏	成都中医药大学
82204575	黄芩 WRKY 响应脱落酸信号参与干旱胁迫调控黄芩苷生物合成的分子机制	程　林	吉林农业大学
82204353	中缝正中核 5-HT 能神经元在颞叶癫痫中的多样性作用及机制研究	程鹤鸣	浙江中医药大学
82204323	磁共振/光声双模态成像介导的肿瘤微环境响应增效光热/光动力体系用于鼻咽癌的诊疗研究	程燕芳	南方医科大学
82204401	基于异甘草酸镁维持肠上皮屏障发现的调控肠上皮细胞-巨噬细胞交互的机制研究	崔　建	南京中医药大学
82204512	肝损伤状态下 FXR 激动剂脱靶产生肝毒性的分子靶标和机制研究	崔　双	中国药科大学
82204395	琥珀酸受体 SUCNR1 在心力衰竭发病过程中的作用及机制研究	崔宏图	北京大学
82204301	经皮微环境响应的药物脂肪酸离子对的促透动力学及其机制研究	崔虹霞	大连医科大学
82204533	非酒精性脂肪性肝病药物开发新靶点 CSDE1 调控 IRE1α-XBP1 通路的作用及机制研究	崔佳佳	中南大学
82204762	藏药甘肃蚤缀 β-咔啉生物碱类 TβRI 抑制剂的发现及其抗肺纤维化作用机制研究	崔玉磊	临沂大学
82204565	基于艾叶品质形成过程的腺毛发育与黄酮合成共调控基因挖掘与鉴定	崔占虎	河南大学
82204358	脑星形胶质细胞在抗抑郁新药盐酸羟哌吡酮快速起效中的作用和机制研究	代　威	解放军军事科学院军事医学研究院
82204220	靶向 GSDMD 蛋白新型抑制剂的发现、设计、合成及其在治疗炎症焦亡相关疾病中的研究	代　祯	成都大学
82204213	LSD1 靶向 T 细胞免疫激活剂的发现及其抗胃癌活性研究	代兴杰	郑州大学
82204217	具有抗体募集功能的 FGFR1 拮抗肽的化学酶法合成、抗肿瘤活性及其作用机制研究	戴士杰	温州医科大学
82204719	岩藻多糖 JHCF4 通过调控 PON1/HDL/NF-κB 轴治疗酒精性肝损伤机制研究	戴雨霖	长春中医药大学
82204274	基于海洋生物碱 eudistomin U 的两亲性二聚体设计合成及抗 MRSA 机制研究	淡文佳	潍坊医学院
82204371	小胶质细胞 Kctd12 调控突触修剪在生命早期应激所致成年社交行为障碍中的作用及机制	邓思龙	华中科技大学
82204355	小胶质细胞 SIRPα 调控星形胶质细胞的激活在帕金森病病理中的作用及机制研究	丁　馨	南京中医药大学
82204518	抑制 OPTN 阻断肝星状细胞激活缓解肝纤维化的分子机制研究	丁海樱	浙江省肿瘤医院
82204337	基于 LAD2-CMC/HPLC-MS 的活性化合物筛选及慢性荨麻疹评价研究	丁园园	西安交通大学
82204273	基于结构挖掘和多肽偶联技术设计、合成具有治疗 CIN 活性的新型 Phenylahistin 衍生物及其构效关系研究	丁忠鹏	临沂大学
82204550	中药一叶萩品质成分的立体选择性形成机制研究	董　璐	暨南大学
82204404	GPR3/β-arrestin2 信号轴代谢重编程巨噬细胞的机制研究	董　婷	山东大学
82204399	小檗碱通过"Akkermansia 菌-人源二型大麻素受体(CB2)-AMPK"轴发挥降脂功效的分子机制研究	董超然	中国医学科学院药物研究所

（续表）

项目编号	项目名称	负责人	依托单位
82204332	新型靶向 KRAS·G12C 荧光探针的构建及其在胰腺癌突变细胞中的成像分析应用研究	董高攀	新乡医学院
82204466	抗炎药保泰松降低细菌对抗生素敏感性的作用及机制研究	董立民	首都医科大学
82204509	X 射线辐射激活 Nrf2 信号通路促进阿帕替尼代谢的分子机制研究	董世奇	中国医学科学院放射医学研究所
82204665	基于 NF-κB/IL-6/STAT3 通路对中性粒细胞的调控探讨黄芪甲苷改善脑缺血损伤的作用机制	窦宝凯	山东第一医科大学
82204711	基于 p53 介导的铁死亡双途径研究化湿败毒方改善肾损伤的药效物质基础及协同作用机制	杜　霞	中国中医科学院中药研究所
82204708	桑叶水提物通过肠道微生物介导 LPS-eCBs 循环对 2 型糖尿病的改善作用及分子机制	杜　岩	徐州医科大学
82204722	青藤碱下调 G 蛋白偶联受体 CMKLR1 治疗类风湿关节炎的机制	杜　宇	上海交通大学
82204494	粘附类 G 蛋白偶联受体 Gpr126 在常染色体显性遗传多囊肾病发生发展中的作用与机制研究	杜亚琴	北京大学
82204327	自调控“失活-激活”的超支化聚前药纳米药物的制备及药效评价	段　晓	长治医学院
82204478	ACSL4 介导肝细胞铁死亡驱动非酒精性脂肪性肝病进展的分子机制研究	段静静	中国药科大学
82204339	基于纳米抗体荧光生物传感器-微流控芯片一体化分析系统的炎症性肠病抗体药物即时检测(POCT)新方法研究	樊　芳	海军军医大学
82204260	埃博拉病毒保护性 mRNA 抗体的理性设计与功能验证	范鹏飞	解放军军事科学院军事医学研究院
82204467	表面黏附基因 sdrE 高表达致万古霉素治疗 MRSA 感染患者细菌学疗效失败的机制研究	范亚新	复旦大学
82204454	锌指蛋白 ZHX2 调控肿瘤相关巨噬细胞浸润致三阴乳腺癌免疫治疗耐药的机制研究	房文通	南京医科大学
82204394	Sepp1-ApoeR2 途径保护脑缺血再灌注损伤后血管内皮屏障的分子机制研究	费禹翔	中国药科大学
82204759	基于 MAZ 调控 ROCK1-AMPK 轴影响肝脏脂质合成探究黔产民族药老鹰茶抗 NAFLD 的作用机制	冯　娟	深圳技术大学
82204738	丹酚酸 B 通过调控 ECM1-xCT-GPX4 抑制肝细胞铁死亡减轻肝纤维化的作用机制研究	付亚东	中国科学院分子细胞科学卓越创新中心
82204758	藏木香活性成分土木香内酯靶向 AKR1C1 抑制非小细胞肺癌转移的作用机制研究	付之文	华中科技大学
82204281	关节腔软骨靶向的 siRNA 长效递送系统的构建及其抗骨关节炎研究	傅　玉	西南大学
82204347	靶向共价小分子片段库的构建及其靶点活性研究	盖聪昊	海军军医大学
82204645	何首乌活性成分调节肠道微生物代谢产物 SCFA 和炎症微环境改善阿尔茨海默病小鼠模型的认知和行为障碍	高　岩	首都医科大学
82204365	胶质-脑膜淋巴通路清除老化星形胶质细胞的机制	高俊英	南京医科大学
82204351	新型化合物 GW117 通过 5-HT2C 受体抗焦虑作用的机制研究	高娜娜	首都医科大学
82204577	野黄芩苷合成黄酮羟化酶(CYP450)的催化机制及定向进化研究	高冉冉	中国中医科学院中药研究所
82204763	基于“双心同治”特色潜力的藏药八味沉香散抗心肌缺血的药效与分子机制研究	高小力	北京中医药大学
82204744	落新妇苷结合 KLF4 增强间充质干细胞的免疫调节功能减缓糖尿病肾病进展的机制研究	耿晓东	解放军总医院
82204698	SIRT5 驱动 FOXO3a 去乙酰化保护卵母细胞免受氧化损伤改善早发性卵巢功能不全及坤泰成方干预作用	贡磊磊	首都医科大学
82204397	PKCε-Rab11 介导 KCNQ1 通道膜蛋白下调促进血管紧张素 II 诱导的心肌肥厚致心律失常的机制研究	勾向博	天津理工大学
82204180	采用羟基磷酸化策略提高抗菌肽生物活性的构效关系研究	缑三虎	兰州大学
82204298	基于细胞膜流动性调控与载体多重功能化策略的肽类药物口服递送研究	苟靖欣	沈阳药科大学
82204526	替莫唑胺联合 IL-6 受体单抗通过 PDH 重编巨噬细胞代谢改善胶质母细胞瘤免疫抑制的机制研究	古嘉瑜	暨南大学
82204313	Gal-3 受体靶向过饱和递药系统诱导小胶质细胞 M1-M2 转型逆转帕金森病中枢神经炎症探讨	关　健	沈阳药科大学
82204528	IgM 对长循环脂质体体内性能的定量调节机制及其在抗肿瘤精准治疗中的应用	官　娟	复旦大学
82204398	宫内不良环境致子代心血管损伤的表观遗传学机制研究	管　潇	重庆医药高等专科学校
82204674	中药活性成分大花旋覆花素靶向去泛素化酶 USP7 抑制 Wnt/β-catenin 通路抗胃癌的机制研究	管晓庆	浙江省肿瘤医院
82204182	选择性 ACK1 抑制剂的设计、合成及抗肿瘤活性研究	郭　靖	暨南大学
82204245	假龙胆属药用植物中新颖萜类成分发现及其免疫抑制活性研究	郭　凯	成都中医药大学
82204325	新型酰化高直链玉米淀粉的构建及其对改善骨质流失的生物效应评价	郭　梅	齐鲁工业大学
82204433	miR-936/Pim-3 激活 ANKRD18A/Src/Nrf2 通路，导致肝癌索拉菲尼耐药的作用及机制研究	郭　切	青岛大学

（续表）

项目编号	项目名称	负责人	依托单位
82204603	基于"单细胞转录组测序-HTS2高通量筛选"联用新策略的地榆治疗溃疡性结肠炎药效物质基础研究	郭大乐	成都中医药大学
82204618	"BCA-HCR"双重信号放大策略的中药中多种真菌毒素高灵敏快速同步检测研究	郭梦月	中国医学科学院药用植物研究所
82204432	氟伐他汀通过靶向CYP4Z1逆转乳腺癌化疗耐药的作用及其机制研究	郭倩倩	郑州大学
82204442	GL-V9抑制HERC2介导的NCOA4降解诱导结直肠癌细胞铁死亡作用机制的研究	郭永健	中国药科大学
82204750	体内过程整合靶向活性成分辨识体系栀子治疗关节炎药效物质基础研究	郭瑜婕	湖北中医药大学
82204638	基于免疫-代谢标志物表征的补骨脂特异质肝损伤易感人群辨识研究	郭玉明	解放军总医院
82204668	基于Lnc RNA PVT1调控PI3k/Akt/NF-κB通路研究槲皮素-3-O-β-D-葡萄糖醛酸苷稳定动脉粥样硬化易损斑块的作用机制	国旭丹	河北中医学院
82204338	基于仿生矿化磁性配体垂钓的中药活性成分筛选新方法	韩　强	清华大学
82204429	靶向LSD1的新型PROTAC降解剂的设计、合成及抗肺癌活性研究	韩　欣	浙江大学
82204696	鲜黄芪来源纳米囊泡引导顺铂"归肺经、脾经"新辅助免疫治疗三阴性乳腺癌的机制研究	韩　暄	南京中医药大学
82204340	靶向共性效应分子构建SERS传感体系评价药物杂质的遗传毒性	韩凌飞	中国药科大学
82204671	脑络欣通促进核受体RXRα/PPARγ调控Nestin蛋白对大鼠缺血性脑卒中后神经保护作用机制研究	何　玲	安徽中医药大学
82204712	紫草素通过SOCS1-CDC42轴缓解类风湿关节炎合并肺间质病变的作用及机制	何莲花	广州中医药大学
82204502	针对新型抗结核药物治疗方案肝毒性机制的生理药代动力学-毒效学模型研究	何庆烽	复旦大学
82204305	基于中性粒细胞胞外诱捕网调控的仿生递送系统设计及其用于缺血性脑卒中治疗的研究	何文秀	山东大学
82204519	短链脂肪酸Butyrate抑制xCT蛋白增敏铁死亡治疗结直肠癌的机制研究	贺　颖	湖州师范学院
82204320	VSMC/Mφ靶向型仿生纳米载体的构建及抗动脉粥样硬化机制研究	贺建华	中国药科大学
82204636	中药复杂组分多元无定形相的转晶机制及抑晶策略研究	衡伟利	中国药科大学
82204408	SAVI疾病相关STING突变体小分子抑制剂的作用机制与功能研究	洪　泽	中国药科大学
82204541	靶向Her2的CAR-T细胞通过"焦亡-炎症"通路致肺损伤的机制研究	侯　睿	徐州医科大学
82204235	色胺酮治疗溃疡性结肠炎的代谢研究和靶向前药设计合成	侯宝龙	陕西中医药大学
82204423	恶性胸水通过fibronectin激活integrin/SRC通路诱导肺癌EGFR-TKI耐药	侯鹏聪	上海交通大学
82204416	基于药物微生物组学的仑伐替尼抗肝细胞癌疗效个体化机制与增效策略研究	侯晓莹	江汉大学
82204606	"谱效结合"联合"磁珠富集"技术发现中成药"诺迪康胶囊"降脂降糖的效应物质及其作用机制研究	侯旭东	上海中医药大学
82204686	澳洲茄碱通过乳酸化修饰DDIT3下调PD-L1表达抑制非小细胞肺癌免疫逃逸的机制研究	胡　诚	上海中医药大学
82204542	化疗致周围神经病变的新机制：Rac1异常泛素化致巨噬细胞胞葬功能障碍	胡　亮	南京医科大学
82204420	莲子心新碱调控STING抗T细胞恶性肿瘤的作用机制研究	胡　珀	南京中医药大学
82204336	高效无损整合的细胞膜药物筛选材料及中药中P-gp抑制剂的筛选研究	胡　琪	西安交通大学
82204495	孕期咖啡因暴露导致胎盘脂肪酸转运功能降低的发生机制及干预靶标研究	胡　文	武汉大学
82204363	外侧缰核中乙酰胆碱M1和M2受体对抑郁样行为的联合调控机制	胡　枭	北京大学
82204681	砷剂药物靶向抑制B细胞淋巴瘤蛋白的作用机制研究	胡绪乔	暨南大学
82204354	GSDMD炎症小体抑制基序和抗神经炎症药物的研究	胡颖超	南京医科大学
82204516	HMGB1介导的线粒体自噬在达沙替尼诱导皮肤毒性中的作用及机制研究	胡誉怀	浙江大学
82204622	何首乌致胆汁淤积肝损伤中其主要成分二苯乙烯苷的协同增强作用机制研究	黄　娟	广州中医药大学
82204218	靶向HDAC3/SIAH2蛋白复合物的HDAC3降解剂的作用机制、结构改造及非酶活功能介导的抗炎活性研究	黄　敏	沈阳药科大学
82204418	山姜素通过靶向AKR1B10阻碍肝细胞癌前期病变的药理活性及机制研究	黄　帅	首都医科大学
82204238	天然谷氨酰胺代谢拮抗剂6 Diazo-5-oxo L norleucine(DON)前药的设计、合成及抗肺癌活性研究	黄慧丹	皖南医学院
82204231	基于Neferine骨架的新型HSF1靶向降解剂的设计、合成及抗肺癌增殖、转移活性评价	黄均荣	深圳大学
82204283	光控式脉冲级联释药核壳微针用于增敏肿瘤免疫疗法的研究	黄领领	浙江大学
82204427	ENO2/PEP/HDAC10/β-catenin信号轴介导肿瘤抗血管生成药物耐药的作用机制和克服策略研究	黄茂华	暨南大学
82204574	ZoWRKY调控土壤高湿度下生姜6-姜酚合成的分子机制	黄孟军	重庆文理学院
82204587	基于"A. Muciniphila-SCFA-Nrf2/HO-1/NLPR3"通路探索中药天麻多糖改善AD的药效物质基础研究	霍江燕	中国科学院上海药物研究所
82204569	MYB转录因子调控潞党参"菊花心""优形"及基于党参多糖的"优质"特征形成的分子机制	吉姣姣	山西医科大学

（续表）

项目编号	项目名称	负责人	依托单位
82204422	棕榈酰化修饰调控 ABCB1 介导的肿瘤细胞多药耐药的机制研究	纪　宁	天津医科大学
82204258	基于受体偏好型-膜结合型白介素-2 的新一代 T 细胞疗法	纪德重	北京大学
82204741	基于 STK38/MAPK/ERK 轴探讨半夏泻心汤通过铁死亡途径干预溃疡性结肠炎的机制研究	纪万里	上海健康医学院
82204685	兴安升麻活性成分 Cimigenoside 基于 γ-分泌酶/NICD/Notch-PXR 轴逆转三阴性乳腺癌耐药的作用机制研究	贾　辉	沈阳医学院
82204275	红树植物海漆来源的甘遂烷型 FXR 激动剂发现、结构优化及其抗 NASH 活性研究	江仲平	海南大学
82204716	五达颗粒下调 circZEB1 重平衡细胞因子改善术后肠麻痹的分子机制研究	蒋　志	广州中医药大学
82204417	靶向 TLR2 抑制三阴乳腺癌侵袭转移的小分子抑制剂的鉴定及机制研究	解　青	南方医科大学
82204776	低共熔溶剂纤维素基固载益生菌球构建及转化富集牛蒡子木脂素类成分机理研究	金　爽	黑龙江中医药大学
82204649	青藤碱调控 CRMP2 磷酸化介导的巨噬细胞极化干预类风湿关节炎慢性疼痛的机制研究	金　艳	浙江中医药大学
82204179	针对 FLT3 突变型急性髓性白血病的新型 CHK1/FLT3 双靶抑制剂的发现和构效关系研究	金婷婷	浙江大学
82204326	聚乙二醇-多肽偶联物用于抵抗囊性纤维化肺部细菌感染研究	鞠晓燕	中国科学院理化技术研究所
82204597	基于“功效成分（群）-肠道菌群-TMAO/胆汁酸代谢”核心关系的丹参-红花配伍治疗冠心病的药效物质基础及作用机制研究	瞿　城	南京中医药大学
82204452	TNFα 诱导下 ESM1 通过协调 VEGF-VEGFR/DLL4-Notch 信号网促进肿瘤贝伐单抗耐药的分子机制研究	康楠楠	中国药科大学
82204229	黄芪甲苷调控硒蛋白 P 通过 AMPK/ACC-NOX2 通路治疗 NAFLD 的机制和功能研究	柯旖旎	浙江大学
82204629	苓桂术甘汤联合肝癌干细胞 niche 多策略靶向递送系统防-治原发性肝癌的机制研究	孔　亮	辽宁中医药大学
82204402	选择性阻断 TRADD 与 TRAF2 结合抑制内皮细胞活化减少类风湿关节炎血管翳形成	蒯佳婕	安徽医科大学
82204751	基于 MSK2 介导的细胞自噬探析吴茱萸汤减毒配伍作用机制	赖成材	解放军军事科学院军事医学研究院
82204620	基于植物脂质组学的南、北五味子的对比研究及其醋制品“生熟异用”内涵的机制解析	兰　岚	上海市食品药品检验研究院
82204329	基于四面体 DNA 分子机器的阿尔茨海默病活细胞 tau 蛋白成像及其磷酸化抑制剂筛选研究	黎　娜	广西医科大学
82204190	靶向 Cevipabulin 位点的微管蛋白降解剂的设计、合成及其抗 βⅢ 微管蛋白过表达引起的耐药活性研究	黎　勇	四川大学
82204777	冰片同分异构体“开窍”与 MSC 膜仿生纳米级联靶向递药系统逆转 MGMT 介导的胶质母细胞瘤耐药研究	黎　哲	上海中医药大学
82204236	新型钩吻生物碱二聚体通过调控 NLRP3 炎症小体抗帕金森病的构效关系和作用机制研究	黎尼平	暨南大学
82204271	海蛇选择性 TNFR1 拮抗肽 Hydrostatin-SN10 治疗脓毒症的作用及其机制研究	李　安	海军军医大学
82204740	基于细胞周期 pRb 信号通路探讨粉防己有效成分抗特发性肺纤维化的作用机理	李　晗	中国中医科学院中药研究所
82204539	尼洛替尼通过分子伴侣介导的自噬选择性降解 Nrf2 诱导肝脏毒性的作用机制研究	李　慧	浙江大学
82204359	钙内流通过 NALCN 引起钠离子紊乱在七氟烷全麻后苏醒期躁动中的机制研究	李　佳	西安交通大学
82204247	两亲性甾体咔啉 AKR1C3/CYP17 双靶点抑制剂的设计、合成及其抗肿瘤机制研究	李　健	长治学院
82204266	基于 FADD/RIPK1 相互作用的海洋萜类小分子的结构优化及抗 AD 活性研究	李　娇	同济大学
82204700	桑叶中 1-DNJ 结合 AdipoRs 激活 AMPK/PPARα 介导的脂联素信号通路改善糖尿病心肌病	李　捷	空军军医大学
82204400	组蛋白去乙酰化酶 HDAC3/核因子 IL-33 介导短链脂肪酸丁酸钠防治川崎病冠状动脉损伤的分子机制	李　梦	汕头大学
82204204	丁酰胆碱酯酶抑制剂的设计及其调控胃饥饿素以治疗阿尔茨海默病的机制研究	李　琦	青岛大学
82204529	香菇多糖调节巨噬细胞极化修复受损结肠黏液屏障治疗溃疡性结肠炎的分子机制	李　强	华中科技大学
82204558	强还原土壤灭菌法对人参连作锈腐病趋重发生的缓解作用及其机理研究	李　琼	长春中医药大学
82204210	基于天然来源生物碱的新型 PARP-1/FTase 双靶点抑制剂的设计、合成及抗 KRAS 突变肺癌的机制研究	李　帅	承德医学院
82204484	GPR55/PSA-NCAM1 通过调节肠神经元突触可塑性缓解腹泻型肠易激综合征的分子机制	李　晰	空军军医大学
82204656	逍遥散调控抑郁模型大鼠外周血淋巴细胞嘌呤合成代谢紊乱的机制研究	李　肖	山东中医药大学
82204308	基于 GSH 梯度的脂质体主动载药法的构建与评价研究	李　阳	重庆医科大学
82204437	天然产物 GUTK 诱导 USP36-MnSOD 信号通路抑制静止期前列腺癌激活的作用机制研究	李　洋	上海中医药大学
82204465	LY-125 抑制抗菌新靶标脂多糖转运蛋白 LptE 的分子机制研究	李　玥	首都医科大学
82204595	基于肠源性尿毒素 IS 时空代谢网络调控的防己黄芪汤延缓慢性肾病进展效应成分研究	李爱平	山西大学
82204513	雷公藤红素调控 FXR/LXR 胆汁酸-固醇代谢重构改善 NASH 的作用机制及靶点研究	李大鹏	四川大学

（续表）

项目编号	项目名称	负责人	依托单位
82204726	黄精多糖通过调控中性粒细胞 NETs 形成及 NETs-免疫细胞对话抗溃疡性结肠炎的作用及机制	李芬芬	浙江中医药大学
82204463	白念珠菌 Eno1 蛋白在白念珠菌铁稳态调控中的作用机制研究	李立平	同济大学
82204747	口服中药多糖经肠淋巴系统吸收新途径的动力学研究	李利锋	香港浸会大学
82204639	基于“文献研究-药效验证-现代技术佐证”三维整合的桃仁归肺经研究	李玲玲	河南中医药大学
82204631	基于炎症趋化的毛兰素递释系统的构建及其对脉络膜新生血管的靶向抑制作用研究	李清清	西安交通大学
82204677	基于鞘脂代谢阐释苇茎汤增强非小细胞肺癌抗 PD-1 免疫治疗效果的机理研究	李润泽	广州中医药大学
82204727	基于 Siglec-1/IκBα 信号通路的中药小分子物质筛选及其抗 COPD 炎症反应作用机制研究	李森森	黄淮学院
82204268	Nrf2 海洋肽类激动剂防治铜绿假单胞菌生物膜感染中的作用机制研究	李西会	浙江海洋大学
82204690	关黄柏通过调控脂质代谢途径抑制肿瘤微环境形成的抗前列腺癌药效物质基础与作用机制研究	李先娜	黑龙江中医药大学
82204310	双重评估预测质子泵抑制剂与 pH-依赖型 BCS2 类药物相互作用的药动学模型研究	李晓婷	延边大学
82204278	基于人工智能的激酶药物发现和多重药理学分析方法研究	李叙潼	中国科学院上海药物研究所
82204670	基于心脏常驻巨噬细胞介导的线粒体稳态调控探讨益气活血方在心肌梗死后心脏修复中的作用机制	李雪丽	中国中医科学院医学实验中心
82204202	新型苯基呋喃类 P-gp 抑制剂-叶酸缀合物的设计合成及靶向逆转乳腺癌多药耐药活性研究	李亚胜	安徽医科大学
82204194	靶向激动 HIF-2α 的噻唑并[2,3-d]嘧啶酮类衍生物的设计、合成及生物活性研究	李迎君	南方科技大学
82204477	5,7,3′,4′-tetramethoxyflavone 降低巨噬细胞炎症从而促进脂肪细胞米色化的机制研究	李泳佳	江苏大学
82204571	环烯醚萜生物合成途径 II 上关键 CYP450 氧化酶的挖掘和功能研究	李缘君	河南中医药大学
82204599	基于质谱成像的芪参颗粒抗心衰药效物质病灶区时空分布及靶向性研究	李月婷	北京中医药大学
82204531	铜稳态失衡在非小细胞肺癌化疗耐药中的作用及调控机制研究	李粤琴	中南大学
82204662	葛根通过调控 ASM-NLRP3 信号通路改善炎症微环境修复糖尿病血管内皮损伤的机制研究	连大卫	福建中医药大学
82204448	光活化金丝桃素通过 CALR/ROS/Caspase3/GSDME 信号轴诱导三阴性乳腺癌细胞焦亡分子机制研究	梁　臣	徐州医科大学
82204267	海洋来源粉蝶霉素类通过上调分子伴侣 PRDX1 抑制 EGFR 信号诱导肾癌细胞凋亡的机制研究	梁　至	华南理工大学
82204628	低胎盘渗透的蒿甲醚仿生靶向纳米制剂的抗疟作用研究	梁剑铭	广州中医药大学
82204458	E3 泛素连接酶 TRIM59 通过泛素化修饰激活 Akt 信号通路在肺腺癌奥希替尼耐药中的机制研究	梁曼曼	皖南医学院
82204732	芥酸调控 IgSF 黏附分子表达在防治流感继发性细菌感染的作用机制研究	梁晓丽	广州医科大学
82204772	基于空间调控网络的参芪扶正方抗心肌缺血损伤整合作用机制研究	廖　杰	浙江大学
82204548	黄花蒿 ADS 基因串联重复调控青蒿素生物合成的机制研究	廖保生	广州中医药大学
82204376	SLC7A11 泛素化调控铁死亡介导脑出血继发性脑损伤的机制研究	廖儒佳	桂林医学院
82204396	LIMA1-LDLR 调控 LDL 跨内皮细胞转运促进斑块形成的作用机制	林　苗	南方医科大学
82204426	CRMP2-CXCL10 轴调控肿瘤相关巨噬细胞募集抑制乳腺癌转移的作用机制研究	林彬燕	南京中医药大学
82204637	基于“溶液结构-体内移行-效应表现”阐释葛根芩连汤“微观结构”降血糖作用的制剂特征研究	林龙飞	中国中医科学院中药研究所
82204383	肝脏特异性敲除 KLF12 改善非酒精性脂肪肝和动脉粥样硬化形成及其机制研究	林晓纯	华南理工大学
82204393	组蛋白乙酰化转移酶 KAT7 在血管衰老中的作用及表观遗传机制研究	林忠晓	广州医科大学
82204199	靶向病毒 RNA 聚合酶的新型高选择性核苷类化合物的结构改造及抗流感活性评价	刘　超	山东大学
82204733	基于人工智能药物设计及网络药理学研究猴耳环提取物 S20b 抗耐药菌作用机制	刘　翀	中南大学
82204764	基于藏医方证代谢组学及网络靶标的藏药五味勒哲汤散治疗真布病的药效物质及作用机制研究	刘　川	西华大学
82204248	广藿香醇型倍半萜增强宿主细胞降解性防御发挥抗流感病毒作用的机理研究	刘　丹	昆明理工大学
82204335	抗生素治疗药物监测及耐药症候一体化阵列传感技术研究	刘　江	哈尔滨工业大学
82204314	基于簇效应激活 STING 蛋白的抗肿瘤 mRNA 疫苗递送系统研究	刘　玲	徐州医科大学
82204216	新型 VISTA 小分子抑制剂的发现、结构优化与抗脑胶质瘤免疫治疗研究	刘　鎏	中国药科大学
82204532	基于群体药动、FcγR Ⅱ A 基因变异及与免疫细胞相互作用的利妥昔单抗治疗淋巴瘤的精准用药研究	刘　澍	中山大学
82204678	基于靶点“钩钓”策略的中药藤黄诱导肿瘤细胞焦亡靶点群鉴定及分子机制研究	刘　扬	北京大学
82204721	盐酸青藤碱通过 IL-6/STAT3/XBP-1 通路调节内质网应激抑制浆细胞性乳腺炎进展的机制研究	刘　洋	西安交通大学

（续表）

项目编号	项目名称	负责人	依托单位
82204441	Ly6c + CD8 $^{+}$ T 细胞：溶瘤病毒 M1 抗癌的新型免疫细胞学机制	刘 洋	中山大学
82204447	MVP/IRF7 通路介导肝癌对溶瘤病毒 M1 的抵抗性研究	刘 莹	中山大学
82204412	肿瘤相关成纤维细胞分泌 NRG1 调控非小细胞肺癌 EGFR-TKI 耐药机制及治疗策略研究	刘 哲	蚌埠医学院
82204757	基于空间代谢组学技术的诃子炮制解毒机制及京大戟毒性机理研究	刘冰冰	南京中医药大学
82204672	丹参水溶性提取物关键成分治疗缺血性脑卒中的直接靶点发现和机制研究	刘丹丹	中国中医科学院中药研究所
82204780	基于复杂生物网络模块的中药生物评价标准品分子机制研究——"江栀子"抗 HBV 为例	刘方舟	中国中医科学院中医药信息研究所
82204576	五味子联苯环辛烯型木脂素核心骨架形成的关键酶 CYP450 功能鉴定及催化机制研究	刘久石	中国医学科学院药用植物研究所
82204552	雷公藤红素前体木栓酮关键合成元件的挖掘、改造与人工进化研究	刘巨钊	浙江中医药大学
82204265	靶向降解透明质酸的功能增强型 CAR-T 治疗胰腺癌的效果和机制研究	刘茂玄	中国科学院深圳先进技术研究院
82204567	糖基转移酶 RpUGT71 催化掌叶大黄蒽醌苷类化合物合成及机制研究	刘蒙蒙	河北大学
82204203	GLUT1/HIF-1α 双靶向抗癌药物的发现及靶向机理研究	刘胜男	天津大学
82204187	针对冠状病毒 Nsp16/Nsp10 复合物抑制剂的先导化合物发现与优化	刘同超	中国科学院上海药物研究所
82204534	D. formicigenerans 菌通过调控 FoxP3-Treg 影响 PD-1 抑制剂所致免疫相关不良反应的机制研究	刘文辉	中南大学
82204445	Complement C6 蛋白抑制 DNA 损伤修复增敏甲状腺乳头状癌放射性碘治疗的作用及其机制	刘宇佳	杭州医学院
82204241	基于 PD-L1 基因启动子 DNA G-四链体靶点的天然抗肿瘤生物碱类成分研究	刘玉霜	中国药科大学
82204749	一种基于多组合技术五味子木脂素抗 AD 大鼠 PK-PD 模型建立策略的研究	刘媛媛	山东第一医科大学
82204746	黄芪-大黄"益气降浊"促进线粒体脂肪酸氧化抗肾脏纤维化的机制研究	柳敏娜	解放军联勤保障部队第九四〇医院
82204684	黄精多糖与 TRAIL 协同增强抗肿瘤免疫反应的作用及机制研究	龙婷婷	四川大学
82204564	基于多维度的枸杞属药用植物遗传结构及果实质量特征研究	卢有媛	宁夏医科大学
82204496	CYP1A 通过羧酸酯酶 1 调控胆固醇稳态的作用和机制研究	鲁 健	上海交通大学
82204181	靶向 ER 与 TrxR 双靶点分子的设计、合成及抗 ER 阳性乳腺癌生物活性研究	路云龙	南京中医药大学
82204590	基于 lncRNA-ANRIL 探讨白头翁皂苷 B4 改善痛风性关节炎炎性反应的作用机制	吕 尚	江西中医药大学
82204692	淫羊藿次苷 II 靶向 RelA 调控 LCN2 介导铁死亡逆转乳腺癌 CDK4/6 抑制剂耐药机制研究	吕俊远	遵义医科大学
82204469	多肽 ACPM5B 调控自噬在阴道上皮细胞抗白色念珠菌感染中的作用与机制研究	栾 婷	南京医科大学
82204705	当归多糖上调肝细胞 ERRα 促脂肪酸氧化改善 NAFLD 的机制研究	罗 立	华中科技大学
82204306	基于半互穿聚合物网络空间拓扑结构的高效经皮给药系统构建与分子机制研究	罗 正	北华大学
82204730	复方罗汉果清肺颗粒调节线粒体抗病毒信号（MAVS）通路降低流感病毒"易感性"的机制和物质基础研究	罗 卓	广西医科大学
82204503	表面工程化细菌跨血脑屏障转运机制及脑胶质瘤治疗研究	罗会龙	上海交通大学
82204633	基于"仿生伪装-逐级响应"的黄芪甲苷/姜黄素集成纳米系统的构建及抗结直肠癌研究	罗开沛	成都中医药大学
82204425	肿瘤相关星型胶质细胞源性外泌体激活 NKCC1 诱导替莫唑胺耐药机制研究	罗兰馨	空军军医大学
82204262	AI 技术指导下新型杵臼模式的 PD-1/LAG-3 双功能抗体设计及作用机制研究	罗龙龙	解放军军事科学院军事医学研究院
82204228	海绵来源 Manoalide 二倍半萜类抗肿瘤先导化合物的发现	罗祥超	上海交通大学
82204610	基于金属组学和肠道微生态的生石膏及白虎汤解热药效物质及作用机制研究	骆 璐	中国中医科学院中药研究所
82204360	基于 Sigma-1 受体探索中缝背核-内侧前额叶皮层长环路介导抗抑郁作用及其机制研究	麻 慧	解放军军事科学院军事医学研究院
82204551	艾中萜类合酶介导的代谢途径与其品质相关性研究	马 蕊	河南中医药大学
82204380	大室壁瘤减容术后残余心脏重构的逆转：达格列净的疗效和机制研究	马思原	南方医科大学
82204729	基于"连环穿透"策略构建"双肽一体式"中药纳米递送系统：用于类风湿性关节炎的深度抗炎及分子机制研究	马莹慧	吉林医药学院
82204646	冬凌草甲素激活 GABAAR/GABARAP 通路治疗精神分裂症的作用及其机制	毛智豪	南方医科大学
82204524	牛黄酸介导肿瘤与肿瘤相关成纤维细胞代谢串扰逆转曲妥珠单抗耐药的机制研究	茅昌飞	南京医科大学
82204522	IL-6 抑制肾 OAT3 对败血症早产儿美罗培南药动学的影响机制及基于生理药动学模型的给药方案优化研究	么雪婷	北京大学
82204635	新型 pH 敏感性抗氧化纳米颗粒包裹水蛭素用于缺血性脑卒中的治疗研究	梅 婷	北京中医药大学
82204691	野黄芩苷通过调控内皮细胞 TNFR2-RUNX1 信号通路促进三阴性乳腺癌血管正常化的机制研究	梅茜钰	浙江省中医药研究院

（续表）

项目编号	项目名称	负责人	依托单位
82204654	基于糖代谢重编程介导的小胶质细胞极化探讨五味子木脂素抑制 AD 神经炎症的作用机制	门丽慧	吉林大学
82204205	以佐剂 DNA 为骨架的模拟多糖疫苗合成新策略:金黄色葡萄球菌糖疫苗的合成和免疫活性研究	孟　帅	海南大学
82204382	泽泻醇 B 抑制 TRIM25 对肠道 GPER 的泛素化降解抗绝经后动脉粥样硬化的机制研究	孟庆海	南京中医药大学
82204778	声光联合驱动下的中药蟾酥新型纳米平台的靶向抗癌机制研究	孟祥瑞	成都中医药大学
82204579	中药火麻仁基原植物大麻的性别分子标记开发与鉴定研究	孟祥霄	中国中医科学院中药研究所
82204209	新型 4′-氰基核苷的设计合成、抗 HIV 活性及双靶点的机制研究	孟勇刚	郑州大学
82204630	基于统计模型-数值模拟的环糊精有序包合调控方法与机制研究	明良山	江西中医药大学
82204295	纳米-髓系细胞“间谍”系统逆转转移前生态位提高 HCC 转移防治效果	牟伟伟	山东大学
82204485	PPARα 信号在溃疡性结肠炎粘液屏障重塑中的作用及机制研究	那淑芳	武汉大学
82204771	海螵蛸仿生骨膜的构建及其促成骨作用机制的研究	韦源青	南京中医药大学
82204661	基于赖氨酸 2-羟基异丁酰化修饰探讨人参皂苷 Rg3 对心肌肥厚能量代谢调控的影响	倪晶宇	天津中医药大学
82204192	烯酰基-酰基载体蛋白还原酶(InhA)抑制剂的设计、合成与抗结核药理活性研究	年　永	南京中医药大学
82204561	利用工业大麻代谢网络数据库挖掘大麻素合成和调控新机制	宁　康	中国中医科学院中药研究所
82204309	基于自融合细胞衍生的杂化囊泡在抗病毒感染与抗炎中的研究	牛播宁	华中科技大学
82204557	构建枯草芽孢杆菌 UDP-糖基供体底盘细胞合成人参皂苷	牛腾飞	上海中医药大学
82204754	白鲜皮中柠檬酮代谢活化后共价修饰蛋白质致肝毒性机制研究	潘　洁	贵州医科大学
82204596	基于 SPR-MS/NMR 技术的曼陀罗叶靶向 TOM1 蛋白治疗 AD 的有效成分发现及作用机制研究	潘　娟	黑龙江中医药大学
82204694	虎杖苷通过靶向 GSK3β/β-catenin 途径重塑肿瘤免疫微环境从而逆转乳腺癌紫杉醇耐药的作用机制研究	潘博宇	天津医科大学
82204436	周细胞通过 IL-31/OSMR 旁分泌信号增强胃肠间质瘤细胞对伊马替尼耐药的机制研究	潘京华	暨南大学
82204520	甘草酸苷降低万古霉素所致急性肾损伤的作用及机制研究	潘坤明	复旦大学
82204279	靶向 CLIP1-LTK 融合蛋白的小分子抑制剂筛选和药物设计	潘培辰	浙江大学
82204285	靶向 $FAP\alpha^{+}$-CAF 的酶敏感纳米粒调节肿瘤微环境以提高白蛋白紫杉醇纳米粒瘤内递送的研究	庞　宁	北京大学
82204593	基于酰基肉碱代谢的丹参-川芎药对抗缺血性中风配伍增效组分发现及作用机制研究	庞汉青	扬州大学
82204460	基于全转录组分析发现靶向抑制 Jab1/Csn5 增强三阴性乳腺癌对 PARP 抑制剂敏感性的研究	彭　鑫	天津医科大学
82204291	基于自身有机室温磷光性质的药物纳米晶的体内命运可视化研究	彭亚运	中国药科大学
82204601	基于三组分系统 HptRSA 调控 UhpT 研究草果单萜抗甲氧西林金黄色葡萄球菌的药效物质与作用机制	蒲忠慧	成都医学院
82204346	GjCCD4a 影响西红花苷异源高效合成机制研究	浦香东	安徽医科大学
82204608	基于线粒体自噬与细胞焦亡途径探讨温郁金抗阿尔茨海默病的药效物质基础与作用机制研究	齐　钰	温州医科大学
82204486	长春胺靶向 GPR40 抗肺纤维化的机制研究	钱民怡	南京中医药大学
82204177	TGR5 别构激动剂的设计、合成及其生物活性研究	钱明成	常州大学
82204523	miRNA-214 通过抑制外排转运体改善卵巢癌铂类耐药的机制研究	秦　一	苏州大学
82204300	精准细胞器靶向纳米粒共递送 IL-12 mRNA 和 TLR7/8 激动剂用于乳腺癌的协同免疫治疗研究	秦蒙蒙	北京大学
82204530	基于肠道菌群调控花生四烯酸代谢-NLRP3 炎症通路探讨金丝桃素治疗抑郁症的作用及机制	秦琰杰	华中科技大学
82204468	亲脂性吡喃鎓盐调控内质网-线粒体联接复合物介导抗白念珠菌的作用及其机制研究	秦玉璘	复旦大学
82204322	“非降解性”siEGFR 纳米复合物跨越血脑屏障抗脑胶质瘤的作用及机制研究	邱　崇	中国中医科学院中药研究所
82204311	基于代谢组学设计的谷氨酰胺修饰的脂质体给药系统用于宫颈癌的治疗研究	冉　瑞	重庆医科大学
82204389	ZFP91/BAP31 途径促缺血性脑卒中星形胶质细胞线粒体功能障碍的机制研究	任凯迪	郑州大学
82204609	基于肠菌介导氨基酸代谢的核桃仁极性部位治疗 AD 的药效物质和机制研究	任舒蒙	沈阳药科大学
82204497	新型四价铂纳米胶束肿瘤细胞转运及相关机制研究	荣　荣	中国科学院上海药物研究所
82204504	抗体偶联药物 T-DM1 的药效代谢性分子机制研究	桑　花	复旦大学
82204563	葛根素含量相关候选基因挖掘及其功能分析	尚小红	广西壮族自治区农业科学院
82204483	巨噬细胞源性 ALDH2 通过调节自噬途径抑制 NLRP3 炎性小体在溃疡性结肠炎中的作用及机制研究	邵柏棕	解放军总医院
82204479	杨梅醇促进脂肪棕色化干预肥胖的靶标蛋白和作用机制研究	沈胜楠	中国中医科学院中药研究所

（续表）

项目编号	项目名称	负责人	依托单位
82204341	基于诱导多能干细胞（iPSC）三维细胞模型的同位素标记示踪线粒体能量代谢揭示灯盏生脉的药效物质和作用机制	生 宁	中国医学科学院药物研究所
82204737	茵陈五苓散通过调控 Sphk1 与 Sirt1 信号通路改善对乙酰氨基酚肝毒性的作用机制研究	师 良	上海中医药大学
82204183	基于配体导向催化剂的定点偶联新方法实现定点抗体药物偶联物研究	施 伟	中国科学院上海药物研究
82204583	海洋中药毛蚶新蛋白 ASP-3 抗肝癌构效关系及分子作用机制研究	石 慧	暨南大学
82204195	新型共享新生抗原肽-STING 激动剂偶联物的构建、免疫抗肿瘤活性及作用机制研究	石 炜	中国药科大学
82204239	蛇根草属植物中新颖异胡豆苷生物碱的发现及其选择性 B 淋巴细胞抑制作用	石宝宝	中南民族大学
82204212	新型 GSK-3β/铜离子双靶点抑制剂的设计、合成及抗 KRAS 突变型结直肠癌活性研究	石小龙	济宁医学院
82204554	丹参蛋白磷酸酶 SmAPP1 介导 ABA 促进丹酚酸生物合成的分子机制	时 敏	浙江中医药大学
82204521	TCP1 调控 c-Myc 介导脂肪酸代谢重编程影响肝癌索拉非尼耐药的机制研究	时程程	郑州大学
82204372	岛叶皮质-鼻周皮质环路对记忆准确性的调控作用及机制研究	宋 奇	广州医科大学
82204374	核剪切因子 hnRNPK 介导 AD 小鼠模型中环状 RNA 转录后调控的新机制	宋成寰	上海交通大学
82204536	基于 GSK3B 基因多态性的达格列净肾保护效应个体差异的分子机制研究	宋金方	江南大学
82204370	PM20D1 促进星形胶质细胞吞噬活性参与帕金森病发生发展的机制研究	宋南姗	南京中医药大学
82204261	基于光动力-免疫疗法和重塑肿瘤微环境的长效人血清白蛋白纳米诊疗制剂的协同抗肿瘤研究	宋新蕾	山东大学
82204680	淫羊藿素调控肿瘤胞外基质和免疫检查点的效应及其在抗肝癌的作用机制研究	宋鑫华	首都医科大学
82204679	基于 BNIP3/HIF-1α 通路介导 CSCs 干性维持探讨夏枯草总黄酮抑制肝癌复发的作用机制	宋亚刚	河南中医药大学
82204462	脂肪酸合酶抑制剂 PTM 在 JAK2V617F 突变型 MPN 中的应用及机理研究	苏 孟	湖南大学
82204568	洋地黄毒苷 14β 羟基活性基团形成相关 CYP450 羟化酶基因功能研究	苏 平	中国中医科学院中药研究所
82204703	黄芪甲苷通过抑制 TRPC6/Ca^{2+} 信号介导的代谢重编程治疗糖尿病肾病肾小球纤维化的机制研究	苏 涌	安徽医科大学
82204226	田基黄中 PXR 小分子激动剂的发现及其抗胆汁淤积性肝损伤研究	苏海国	中山大学
82204765	基于 NLRP3-细胞焦亡的藏药漆赛尔桑当松汤“异病同治”效应物质及作用机制研究	苏锦松	成都中医药大学
82204543	糖皮质激素抑制 MACF1 干扰 FGFRs 囊泡运输调控 BMSCs 分化参与骨质疏松发生的分子机制	苏佩红	西安医学院
82204307	细菌纳米海绵药物构建含有嵌合抗原受体和 sting 通路激活的超级巨噬细胞发挥协同抗肿瘤的研究	孙 磊	华东师范大学
82204196	靶向 CA 六聚体亚基界面的新型抗 HIV-1 先导化合物的发现研究	孙 林	山东大学
82204366	基于 miR-30a-5p/SIRT1/ADAM10 信号通路抗阿尔茨海默病的药物发现及机制研究	孙 婷	中国医学科学院医药生物技术研究所
82204318	硫属杂化键驱动二聚体前药稳定组装和智能激活的机制研究	孙丙军	沈阳药科大学
82204224	新型 BRD4/ULK1 双靶点抑制剂的设计、合成及抗白血病耐药机制研究	孙德娟	沈阳药科大学
82204731	青钱柳黄酮调控细胞分裂 Z 环形成和抑制耐甲氧西林金黄色葡萄球菌生长的机制研究	孙美灵	四川大学
82204391	异氟烷处理激活 STIM1 介导的 SOCE 通路诱发心肌 CASQ1 缺失小鼠心律失常的机制研究	孙志朋	潍坊医学院
82204602	基于中药材全蝎毒腺多肽组学的抗癫痫多肽发现及其功能机制研究	覃陈虎	湖北医药学院
82204250	抗癌症干细胞天然产物 6-HHS 的全合成、构效关系与作用机制研究	覃双林	湖北科技学院
82204695	基于 YAP 蛋白的 O-GlcNAc 糖基化修饰探讨四氢姜黄素抗膀胱癌作用的分子机制	谭蕊蓉	四川省中医药科学院
82204472	宿主靶向抗甲型流感病毒药食同源天然产物的发现及机制研究	唐 克	中国医学科学院药物研究所
82204614	基于定量核磁的红景天属药材数字指纹图谱构建及质量控制新方法研究	唐 宇	浙江大学
82204185	靶向离子通道 Piezo1 小分子激动剂的设计、合成与抗骨质疏松功能研究	唐海荣	上海交通大学
82204246	丹参中新型 AG/PTP1B 双靶点抑制剂的筛选、优化与活性评价	唐红进	安徽工程大学
82204582	靶向分析甾体激素生物合成通路的八子补肾胶囊治疗肾阳虚证绝经后骨质疏松症的体内药效物质研究	唐曦阳	暨南大学
82204616	基于“限进-有序”磁性纳米复合材料的中药材中多组分真菌毒的吸附机理和高通量分析技术研究	唐振涛	成都中医药大学
82204650	人参皂苷调控 GGGGCC 重复序列相分离干预 ALS 的机制研究	滕 叶	长春中医药大学
82204233	滇西八角中靶向 GOT2 蛋白的木脂素类成分发现及其抗肝癌干细胞作用机制研究	田新慧	上海中医药大学
82204178	基于炎症微环境调控的新型 EED 抑制剂的发现和抗多发性硬化症作用研究	童乐仙	浙江大学
82204710	从抑制 ERK/p-PPARγ（S273）通路角度研究罗格列酮配伍连翘苷改善胰岛素抵抗分子机制	童小慧	安徽中医药大学
82204559	bHLH 转录因子调控雷公藤松香烷型二萜天然产物合成的机制研究	屠李婵	浙大城市学院

（续表）

项目编号	项目名称	负责人	依托单位
82204724	基于 Syk 激酶靶向调控探讨 Dolichosin A 治疗类风湿关节炎的机制研究	屠言贝	江苏大学
82204344	显著促进南方红豆杉干细胞紫杉醇生物合成关键转录因子的鉴定及其分子机制研究	宛　雯	江苏师范大学
82204540	Asb2/Srf/Jph2 信号下调介导的细胞钙超载在阿霉素心脏毒性中的作用及机制研究	万国兴	湖北医药学院
82204244	金属催化的石杉碱甲直接结构修饰及抗阿尔茨海默病活性研究	万琳茜	四川大学
82204667	基于 Beclin 1-Vps34 相互作用探讨人参皂苷 Rb1 防治脑缺血再灌注损伤的机制研究	汪光云	安徽中医药大学
82204742	肠道菌群调控色氨酸代谢平衡靶向 Wnt 信号通路在小檗碱防治结肠炎相关结直肠癌中的作用机制	汪梦霞	顺德职业技术学院
82204623	基于"活性成分群体内暴露-效应-IDO1 表达"动态关联研究盐菟丝子补肾安胎的炮制增效机理	汪小莉	安徽中医药大学
82204276	基于 NF-κB 通路抑制的涠洲岛火山口真菌中新颖硫代化合物的发现和抗肿瘤活性研究	王　聪	广西民族大学
82204627	枳实汁制白术"健脾通便"的物质转化及"肠菌-色氨酸代谢"介导机制研究	王　芳	江西中医药大学
82204361	背外侧隔核 GPR75 在抑郁样行为中的作用及神经环路机制研究	王　浩	南京中医药大学
82204573	益母草双螺环-半日花烷二萜环氧桥的形成机制研究及应用	王　健	中国中医科学院中药研究所
82204450	欧前胡素靶向 Hedgehog-GLI2 抑制肿瘤生长的作用及机制研究	王　娟	上海大学
82204242	黄柄曲霉中细胞松弛素类 T 型钙通道活性成分的发现及结构优化	王　莉	成都中医药大学
82204666	地榆单体 MOG 通过非 TPO/c-MPL 依赖的 lncMKD/HIF-1β/NF-E2 通路促进巨核细胞分化的机制研究	王　龙	西南医科大学
82204745	基于肠道菌群-SCFAs-AMPK 途径的茯苓多糖改善 CKD 大鼠肾间质纤维化的机制研究	王　明	西北大学
82204683	牛蒡根中二咖啡酰奎宁酸化合物 3,4-DCQA 靶向 SREBP-1 增敏索拉非尼促进肝细胞癌铁死亡的机制研究	王　舒	中国医科大学
82204269	靶向 α7 乙酰胆碱受体芋螺毒素多肽偶联药物的合成及其抗肿瘤和镇癌痛活性研究	王　帅	重庆医科大学
82204375	松果菊苷调控 circFAF1 介导的 α-突触核蛋白自噬清除途径改善帕金森病的神经元保护机制研究	王　旺	南京中医药大学
82204211	PDEδ 自噬降解剂的设计、合成及抗 KRAS 突变肿瘤的活性研究	王　蔚	海军军医大学
82204252	聚酮抗生素 branimycin 的生物合成途径及相关酶功能研究	王　文	南京大学
82204406	SNX10 和 Cav1.2 互作在炎性肠病肠上皮屏障功能障碍中的作用及机制研究	王　旭	复旦大学
82204594	基于"肠道菌-PEPT1"的致炎肽代谢途径研究中药五倍子改善结肠炎的药效物质及作用机制	王　妍	大连医科大学
82204617	以肠道菌群调节作用识别的枸杞多糖关键结构要素为中心的质控策略研究	王　莹	中国食品药品检定研究院
82204779	基于竞争性配体垂钓策略的大黄中抑制 UGT1A1 的毒性物质群发现研究	王　颖	北京中医药大学
82204197	新型 HPK1 小分子抑制剂的设计、合成和抗肿瘤活性研究	王　震	中国科学院上海有机化学研究所
82204699	基于咪唑丙酸调控酶和 AMPK 激酶研究黄芩汤对二甲双胍降糖的增敏机制	王爱婷	首都医科大学
82204414	ADORA2a⁺巨噬细胞通过 RELA 形成免疫抑制性微环境促进结直肠癌化疗耐药及其分子机制	王彩琴	中山大学
82204657	靶向激活 GABAA 受体及调控 Glu-GABA 系统平衡的沉香倍半萜促睡眠作用机制研究	王灿红	中国医学科学院药用植物研究所
82204428	肿瘤周细胞 TCAF2 促进结直肠癌肝转移作用机制及其靶向治疗策略研究	王晨然	暨南大学
82204592	一贯煎促肝细胞白蛋白合成的药效物质及作用机制研究	王方园	上海中医药大学
82204254	基于异源表达策略北里孢菌中抗耐药菌化合物的发现及其活性研究	王贵阳	中国医学科学院医药生物技术研究所
82204292	活益生菌孢子搭载的"自调式"O_2 传送器靶向肠道 HIF-2α 治疗非酒精性脂肪肝病	王浩然	南京中医药大学
82204232	新型联吡啶类 STAT3 抑制剂的设计合成及抗乳腺癌作用研究	王金慧	浙江大学
82204386	靶向 SNX13 减轻神经元损伤在脑缺血中的作用及机制研究	王静欢	复旦大学
82204553	丹参药用有效成分累积对乙烯的响应与 SmEIN3 转录因子介导作用研究	王乐然	浙江中医药大学
82204431	APR-246 通过调控 ATF3 诱导肉瘤铁死亡的作用与机制研究	王丽媛	北京大学
82204709	基于线粒体重构的人参皂苷 S-Rg3 促成肌分化缓解糖尿病性肌少症的机制研究	王曼莹	长春中医药大学
82204222	新型噌啉酮类 GLP-1R 小分子激动剂的结构优化与降糖活性研究	王瑞峰	山西医科大学
82204480	基于巨噬细胞代谢重编程的异甜菊醇钠抗炎症性肠病作用及机制研究	王善平	广州医科大学
82204675	大黄素/比伐卢定凝胶膀胱灌注体系对膀胱肿瘤脂质代谢的调控作用研究	王书鹏	深圳大学
82204770	基于深度元学习与视觉信息的硫熏干姜智能质量监测方法研究	王天舒	南京中医药大学
82204761	基于 Nrf2/SIRT3 通路研究藏药三果汤散药效物质"调降"重塑线粒体功能对睡眠剥夺认知损害的保护机制	王文军	成都中医药大学
82204676	岩大戟内酯 B 通过 miR-503-5p 介导的 VEGFA/VEGFR2 通路抑制三阴性乳腺癌生长转移的作用机制研究	王文平	中日友好医院
82204227	多靶点抗阿尔茨海默病的新颖丁二酸苄酯苷的快速发现与构效关系研究	王晓娟	兰州大学

（续表）

项目编号	项目名称	负责人	依托单位
82204748	茯苓多糖通过调节肠道菌群-胆汁酸-肠 FXR/FGF15 轴改善非酒精性脂肪性肝病的机制研究	王妍妍	安徽中医药大学
82204475	9-PAHSA 通过调控 SIRT1 介导的线粒体氧化应激改善糖尿病性动脉粥样硬化的机制研究	王彦梅	南京大学
82204774	基于磷酸化组学研究桃红四物汤对急性缺氧认知损伤的防护作用及机制	王一豪	解放军军事科学院军事医学研究院
82204535	LINC-PINT/SRSF1 通路在鼻咽癌顺铂治疗中的作用及机制	王幼鸿	厦门市儿童医院（复旦大学附属儿科医院厦门医院）
82204259	GDF15 通过 CD48 介导肿瘤相关巨噬细胞亚型转变促进肝癌免疫逃逸的分子机制研究	王昭维	空军军医大学
82204284	联合 PROTAC 技术与气体治疗自组装纳米粒促进肿瘤细胞铁死亡的药物递送体系研究	王振杰	南方医科大学
82204706	吴茱萸调控炎症微环境重塑尿酸稳态的抗痛风机制研究	王智磊	成都中医药大学
82204652	基于 TBK1 介导的线粒体自噬途径探讨好忘方改善 AD 的作用与机制研究	王子颖	暨南大学
82204580	五味子木脂素组分抑制认知相关脑区中小胶质细胞 M1 型极化治疗阿尔茨海默病的药效物质及机制研究	韦梦莹	浙江大学
82204392	肠道菌群代谢物丁酸调节 VSMC 表型转化在主动脉夹层中的作用及机制研究	卫　哲	江南大学
82204237	靶向 NLRP3 炎症小体挖掘华泽兰中泽兰素多聚体抗抑郁活性先导化合物	尉小琴	三峡大学
82204330	基于质谱新方法的糖蛋白药物位点特异性 N-糖精细结构四维研究	魏　娟	上海交通大学
82204303	基于脂质纳米圆盘形貌的蛋白冠调控与体内高效递送	魏晓丽	复旦大学
82204702	加味芍药甘草汤通过激活 mPRα 抑制 ERα 治疗高泌乳素血症的作用和机制研究	魏媛怡	广州医科大学
82204451	靶向调控 BCL6-ALOX5 信号通路协同铁死亡诱导剂抑制弥漫大 B 细胞淋巴瘤的机制研究	文　毅	中山市人民医院
82204316	肺部吸入树突状细胞仿生 mRNA 疫苗激发呼吸道粘膜和特异性免疫的基础理论和关键技术研究	乌　兰	沈阳药科大学
82204377	利用代谢组学及分子模拟技术的蒙药额尔敦-乌日勒提高 Aβ1-40 诱导阿尔茨海默病模型大鼠学习记忆能力的活性成分及机制研究	乌汉其木格	内蒙古自治区国际蒙医医院
82204387	利拉鲁肽通过 miR-27a-3p/CSE/H2S 轴驱动巨噬细胞极化在逆转心肌肥厚中的作用及机制研究	吴　迪	大连医科大学
82204632	基于分子混合强化技术的丹参药对难溶性成分自组装纳米粒组装规律及构效传递机制研究	吴　凯	北京中医药大学
82204367	中枢 GPR55 在阿尔茨海默病海马突触可塑性损伤中的作用及机制研究	吴　县	安徽医科大学
82204434	基于动态蛋白质互作网络的 ALK 抑制剂耐药机制研究及治疗新策略	吴正钢	南京医科大学
82204315	共无定形系统“逆老化”现象及机制研究	伍文奇	温州医科大学
82204607	基于“成分-靶点-肠肺轴”的莪术油等效成分群抗急性肺损伤效应机制研究	武玉卓	北京中医药大学
82204449	m6A 甲基化阅读器 YTHDF1 抑制铁死亡促进肝癌索拉非尼耐药的机制研究	向玉珂	广州医科大学
82204419	ALK 抑制剂通过降解致癌融合蛋白 EWS-FLI1 抗尤文氏肉瘤的作用及机制研究	项森峰	浙江大学
82204453	孕激素衍生物 Org OD 02-0 通过 mPRα 介导下调肺腺癌细胞中 PD-L1 表达的分子机制及治疗意义	肖　铜	中南大学
82204368	川芎嗪介导 Npas3 转录调控 miR-212-5p 表达减轻脑创伤后铁死亡的机制研究	肖　啸	四川大学
82204648	参枣健脑方激活 APP/PS1 双转基因小鼠海马神经发生的线粒体动力学作用机制研究	肖洪贺	辽宁中医药大学
82204598	基于代谢组学与靶标垂钓技术的厚朴降糖药效物质发现与作用机制研究	肖娉婷	中国药科大学
82204499	二甲双胍在类风湿性关节炎模型中的代谢处置特征及其由转运体介导调控的分子机制研究	谢　聪	南方医科大学
82204566	土壤微生物对丹参根部丹参酮类成分含量的影响机制研究	熊　丰	中国中医科学院中药研究所
82204230	地衣内生真菌 Xylaria sp. 中新颖次级代谢产物的挖掘及其抗血栓活性的研究	徐　珂	山东大学
82204493	线粒体活性氧启动的选择性铁自噬在 LPS 所致急性肾损伤中的作用	徐　申	安徽医科大学
82204673	黄芪甲苷通过下调 EREG 蛋白抑制肿瘤干细胞逆转非小细胞肺癌紫杉醇耐药的机制研究	徐　伟	上海中医药大学
82204424	以黄连素为轴向配体的新型四价铂前药的抗肿瘤机制研究	徐贝贝	厦门大学
82204193	新型苯并噻吩类 GPX4 抑制剂的类药性优化及其诱导铁死亡抗肿瘤多药耐药研究	徐从军	海南大学
82204381	高盐环境中 THBS1 表达的动态变化及其对 Kcnt2 的调节在内皮细胞功能中的作用及机制研究	徐芳芳	中国科学技术大学
82204584	基于蛋白热转变分析和代谢组学鉴定丹参抗缺血缺氧靶点群及作用机制研究	徐腾飞	浙江大学
82204302	工程化 NK 细胞-表观遗传纳米药物背包激活细胞焦亡用于自增强肿瘤免疫治疗	徐晓宇	中国科学院深圳先进技术研究院
82204324	丝素蛋白介观结晶新策略提升抗体药物理化稳定性和肺部递送效率的作用机制研究	徐莹颖	福建医科大学
82204379	己糖激酶 2 对缺血性脑卒中后血管生成的作用与机制研究	徐哲琦	海军军医大学

（续表）

项目编号	项目名称	负责人	依托单位
82204659	基于H3组蛋白乳酸化修饰的穿心莲内酯抗主动脉瓣膜钙化机制研究	许　康	湖北中医药大学
82204505	聚乙二醇类辅料调控Kupffer细胞极化的结构-暴露量-效应关系及机制研究	许　莉	上海中医药大学
82204488	TT02通过巨噬细胞外囊泡miR-122/Wnt途径拮抗石英诱导肺纤维化的机制研究	许春杰	中国医学科学院医药生物技术研究所
82204734	从WFDC2诱发的炎症微环境紊乱探讨广藿香阻断幽门螺杆菌所致SPEM恶性进展的作用及机制	许艺飞	广州中医药大学
82204585	基于体内代谢和肠-肝-肾轴研究白头翁皂苷B4治疗高尿酸血症作用和机制	薛亚茹	中国科学院上海药物研究所
82204619	基于体内代谢产物"谱-量-效"3D分析的厚朴"下气除满"药效物质研究	薛珍珍	中国中医科学院中药研究所
82204430	路路通酸多重靶向TRAF1/2/6抗结直肠癌的分子机制研究	闫　蓉	上海中医药大学
82204655	二氢杨梅素调控FoxO3a-neuropeptide W通路改善HPA轴功能抗抑郁作用的机制研究	闫凤侠	暨南大学
82204739	甘草香豆素调控FAM134B介导的内质网-线粒体自噬改善APAP肝损伤的机制研究	闫明珠	中国医学科学院药用植物研究所
82204492	ELABELA新型多肽类似物通过FOXO1/miR-322/Klotho信号轴抑制肾脏纤维化的作用及机制研究	闫志斌	浙江理工大学
82204471	可利霉素上调EEF1D抑制流感病毒复制的作用及机制	颜海燕	中国医学科学院医药生物技术研究所
82204626	蜜炙促进黄芪活性成分"溶出溶解"过程相态转化及其增效机制研究	杨　冰	中国药科大学
82204768	基于调控MDSCs的黄芪甲苷仿生递送系统改善肿瘤微环境协同增强非小细胞肺癌免疫治疗研究	杨　刚	上海交通大学
82204263	基于CE-SELEX的组合效能适配体鸡尾酒体系构建及其抗冠状病毒应用研究	杨　歌	中国医学科学院医药生物技术研究所
82204415	细胞膜穿孔及能量转运抑制双重作用的靶向谷氨酰胺转运体2抗肝癌多肽的设计、活性及机制研究	杨　光	暨南大学
82204720	灯盏花甲素通过下调TCF4抑制Syk通路抗哮喘气道炎症作用及机制研究	杨　慧	南京中医药大学
82204334	基于D2R、5-HT2AR及H1R多靶点的抗精神病中药活性成分筛选研究	杨　柳	西安交通大学
82204546	新型人源肿瘤异种移植模型的构建及其在原发性肝癌精准治疗中的应用探索	杨　龙	南开大学
82204501	肾小管UGT1A9代谢途径诱导NAD+补救合成在达格列净抗糖尿病肾病肾小管EMT中的作用研究	杨　娜	南京大学
82204191	基于晶体结构的高选择性JAK2-JH2变构抑制剂的设计、合成及其抗骨髓增生性肿瘤(MPNs)活性研究	杨　涛	四川大学
82204693	华蟾蜍精抑制STAT3-PIM1-G6PD干预磷酸戊糖途径诱导DNA损伤发挥抗肝癌作用机制研究	杨爱琳	滨州医学院
82204578	基于比较代谢组学和转录组学研究款冬花"紫红色佳"的品质形成机制	杨冰月	陕西中医药大学
82204511	肝损伤状态下脑犬尿氨酸代谢通路的激活及其在肝性脑病认知/记忆功能障碍中的作用	杨捍宇	中国药科大学
82204588	基于"谱-效-靶"关联策略探究金芪降糖片抗糖尿病的药效物质及作用机制	杨乐乐	珠海澳大科技研究院
82204718	基于miR-203a-Caspase-4/11/B焦亡通路的连翘苷抗内毒素炎症机制研究	杨丽玲	暨南大学
82204725	基于自噬-p62/Keap1/Nrf2途径狼毒双高色原酮减轻急性肺损伤的作用及机制研究	杨颜滋	浙江中医药大学
82204221	BET和AKT双靶点抑制剂的设计、合成及抗mCRPC机制研究	杨一飞	烟台大学
82204704	SCAP-SREBPs/NLRP3通路介导肾脏脂质沉积和炎症在糖尿病肾病中的作用及贞术调脂方的干预机制	杨祎琦	广东药科大学
82204642	基于肠嗜铬细胞对5羟色胺的调节探究感夜性中药"以律复律"治疗失眠的性效机制	杨熠文	上海中医药大学
82204600	基于超分子自组装技术探讨"十八反"药对芫花-甘草治疗肝癌腹水的物质基础及作用机制	杨玉琴	北京中医药大学
82204615	超临界流体色谱-离子淌度质谱辨识重楼甾体皂苷同分异构体抗肿瘤成分	杨远贵	陕西中医药大学
82204682	异银杏双黄酮靶向降解细胞周期激酶CDK6发挥抗肝癌活性的分子机制研究	姚　杰	暨南大学
82204189	非肝脏OATP1B3转运的低毒鹅膏环肽设计、合成及其构效关系研究	姚贵阳	复旦大学
82204510	靶向肿瘤细胞产生的SIA-IgG的治疗性抗体作用机制及药动学/药效学研究	姚庆宇	北京大学
82204760	基于PK-PD和直接靶标发现的藏药羌活治疗RA精准构型药效物质识别及作用机制研究	姚雅琦	天津中医药大学
82204605	苗药喔嘎良中异海松烷类二萜抗真菌活性及作用机制研究	叶江海	贵州中医药大学
82204407	胡蜂蜂毒肽Polybia-MPII抑制NLRP3炎症小体活化的功能和分子机制研究	叶祥东	湖北医药学院
82204331	基于HPAEC-PAD-MS/MS联用方法的β-葡聚糖序列结构解析及其构效关系研究新策略	易　琳	苏州大学
82204256	端粒酶抑制剂β-rubromycin的生物合成与组合生物合成研究	易理伟	南华大学
82204297	"微环境-亚细胞"双重维度调控代谢的抗肿瘤转移治疗	易小利	四川大学

（续表）

项目编号	项目名称	负责人	依托单位
82204713	Ninj1/ATF4 通路在太子参环肽 B 抑制炎性微血管损伤改善糖尿病视网膜病变中的作用机制研究	尹厚发	浙江大学
82204572	紫苏醛-香芹酮复配防治中药仓储害虫的“鸡尾酒”效应机制研究	尤春雪	天津农学院
82204487	ARF 鸟苷酸交换因子 BIG1 介导 ACSL4 依赖性铁死亡在非酒精性脂肪性肝炎中的作用及机制研究	游　艳	复旦大学
82204613	基于外周油酰胺代谢的早期抑郁症生物标志物及柴胡-白芍药对药效物质基础研究	于　静	湖南中医药大学
82204349	M3 胆碱受体调控小胶质细胞可塑性及其介导视神经保护作用	于　平	上海交通大学
82204288	电场-低共熔溶剂介导的药物晶型与形貌调控及其作用机制研究	于　帅	齐鲁工业大学
82204456	基于类器官的药物靶点确证：靶向 HER2 治疗库欣病的作用与机制研究	于浩滢	南方医科大学
82204769	基于“分子转换-超分子串联传感”的中药中黄曲霉毒素的预警方法研究	于卉娟	天津中医药大学
82204508	低氧微环境诱导滑膜成纤维细胞代谢酶 UGT1A1 高表达参与类风湿关节炎耐药及其调控机制	于瑞红	重庆医科大学
82204459	基于 eTAT 递送系统的新型肿瘤疫苗免疫策略的研究	于思远	厦门大学
82204443	UBE2Q1 调控 AML 细胞抗原呈递作用及分子机制研究	于小轩	南京中医药大学
82204669	基于肾源外泌体传递 miRNA 探讨真武汤“从肾论治”治疗慢性心力衰竭的生物学机制	于英莉	天津中医药大学
82204457	协同负载阿霉素和 miR-31-5p 抑制剂的工程化外泌体对肺腺癌治疗和耐药逆转的影响及机制研究	余凤强	福建医科大学
82204766	土家药血筒抑制 IL-23/IL-17/NF-κB 通路抗 RA 骨破坏药效作用机制研究	余黄合	湖南中医药大学
82204525	抑瘤素 M 通过抑制铁死亡减轻心肌缺血再灌注损伤的机制研究	余美玲	南方医科大学
82204272	基于结构糖组学的低分子量岩藻聚糖硫酸酯治疗代谢综合征的构效关系研究	俞琰垒	浙江工业大学
82204723	益母草总生物碱抑制 HIF-1α 介导的 MCs 活化抗过敏性哮喘机制研究	袁　满	上海中医药大学
82204707	茯苓多糖通过“肠道菌群-SCFAs-GPRs”途径促进白色脂肪组织棕色化改善肥胖的作用机制研究	袁静静	安徽中医药大学
82204507	基于生理模型的儿童 ALL 长春新碱体内相互作用及其 PK-PD 协同调控机制研究	袁雅文	上海交通大学
82204293	利用细胞的营养争夺能力差异实现硼药在恶性肿瘤细胞中的精准定位	岳春燕	南京大学
82204369	Sirt2 促进少突胶质前体细胞分化在 AD 白质损伤和认知障碍的作用机制研究	臧彩霞	中国医学科学院药物研究所
82204660	田蓟苷激活 PINK1/Parkin 介导的线粒体自噬在抗心肌缺血再灌注损伤中的机制研究	曾　诚	浙江大学
82204421	IFNGR1/MHC1 + 亚型黏膜黑色素瘤的鉴定及其对免疫治疗敏感性的机制研究	曾汉林	上海交通大学
82204342	基于高分辨活性轮廓分析的中药 AChE/GSK3β 双靶点抑制剂高内涵筛选研究	翟蔓华芸	暨南大学
82204735	基于 PGAM5 调控 Hax1 翻译后修饰探讨异甘草素抗药物性肝损伤的作用机制	翟晓涵	大连医科大学
82204756	金花茶在结肠癌中基于调控铁死亡“抑癌-增敏”的药效物质基础及机制研究	张　帆	广西中医药大学
82204356	基氯胺酮通过背内侧前额叶皮质 PV + 神经元对 ACTH 抑郁模型小鼠工作记忆的调控及抑郁相关工作记忆改变的机制探究	张　谨	北京大学深圳研究生院
82204206	模块化点击化学库导向的 NLRP3 炎症小体抑制剂的设计合成及抗炎活性研究	张　瑅	安徽医科大学
82204240	基于海洋天然产物 phidianidine B 的 hnRNP A2/B1 抑制剂的设计、合成及其抗肿瘤活性研究	张　娟	济南大学
82204752	TNF-α 通过鞘磷脂酶/神经酰胺通路介导何首乌致肝损伤易感性的作用机制研究	张　乐	西南民族大学
82204506	普雷沃氏菌介导 NASH 患者 OATP 调控机制研究	张　雷	北京大学
82204439	m6A 甲基转移酶 METTL3 修饰 MAPK1 mRNA 介导巨噬细胞极化调控乳腺癌细胞耐药的机制研究	张　明	大连医科大学
82204664	基于分子伴侣介导的自噬（CMA）调控 NLRP3 炎症小体降解探讨银杏内酯 C 抗动脉粥样硬化的作用机制	张　瑞	山东第一医科大学
82204556	人参皂苷合成对温度-水分复合调控的分子生态响应机制研究	张　涛	长春中医药大学
82204586	基于膜朝向可控修饰磁珠和光交联探针垂钓川西獐牙菜抗肝纤维化活性成分和作用靶点	张　雅	空军军医大学
82204728	基于脑膜获得性免疫微环境稳态探讨黄芪“益元气”改善认知功能障碍的机制	张　艳	成都大学
82204476	基于肠肝轴 FXR 通路探讨芒果苷调节胆汁酸代谢的抗 MAFLD 作用和机制	张　勇	海南医学院
82204390	YTHDF2 通过 m6A 修饰介导新铁自噬轴 NCOA4/TRPML1 调节铁死亡改善心肌梗死的作用及机制研究	张　越	广东药科大学
82204461	“再教育”肿瘤相关巨噬细胞增强 PI3K 抑制剂 ZSTK 抗前列腺癌的研究	张　哲	天津医科大学
82204611	基于“成分-含量-功效”和“菌-肠-肺”轴关联分析策略的双黄连抗流感病毒性肺炎功效物质基础研究	张凤祥	广西师范大学
82204411	靶向激动核受体亚家族 1D 组成员 1/2 促进溶瘤病毒抗肝癌的效应及其机制研究	张家毓	中山大学
82204773	基于受体蛋白系统筛选的复方天麻颗粒配伍机制探索	张嘉昕	西北大学

（续表）

项目编号	项目名称	负责人	依托单位
82204612	基于TDP-43异位沉积探讨桔梗皂苷D改善阿尔茨海默病神经元损伤的药效及机制	张竞天	吉林农业大学
82204208	基于苯二氮䓬类药物结构基础构建抗脑胶质瘤铂/金配合物	张琚政	桂林医学院
82204225	夜香牛中具有NF-κB和STAT3双信号通路抑制作用倍半萜内酯的分离及抗胶质瘤活性研究	张孟科	武汉大学
82204184	基于非经典环化策略的新型阿片环肽的化学构建及药理学鉴定	张梦娜	兰州大学
82204255	双组分系统调控蛋白CrsB对抗肿瘤药物安丝菌素生物合成的调控机制研究	张佩佩	山东第一医科大学
82204304	基于衰老细胞抑制及清除的仿生纳米药物的构建及其逆转动脉粥样硬化斑块的研究	张齐雄	电子科技大学
82204634	基于小檗碱/黄芩素自组装体的线粒体靶向仿生纳米粒抗脑缺血再灌注损伤及其机制研究	张姗姗	浙江中医药大学
82204317	一体双翼"蝶形"前药纳米组装体用于协同增效肿瘤免疫治疗的研究	张申武	沈阳药科大学
82204500	PXR调控YAP乙酰化、泛素化促进肝增大与肝再生的分子事件与机制研究	张帅帅	南方医科大学
82204214	单线态氧介导的可控化雌激素受体α光敏降解剂的构建及其抗乳腺癌活性研究	张思龙	武汉科技大学
82204384	MAP3K2通过诱导血管平滑肌细胞表型转换促进主动脉夹层形成及机制研究	张亭亭	中山大学
82204438	基于化学生物学的桂皮醛衍生物靶向ENO1抗黑色素瘤的机制研究	张伟怡	新疆医科大学
82204219	用于卤代芳杂环砌块合成的黄素依赖型卤化酶的挖掘与重塑	张文鹤	沈阳药科大学
82204403	HIF-1α通过调控糖酵解途径促进类风湿关节炎滑膜组织中IL-1β修饰NETs的形成	张贤政	安徽医科大学
82204643	祛风湿毒性中药临床应用的风险评价与预警研究	张晓朦	北京中医药大学
82204312	原位凝胶植入剂相转变过程中的聚合物结晶行为及药物释放机制	张晓伟	中国医科大学
82204289	铁死亡联合化疗/声动力治疗的多功能纳米粒在肺癌治疗中的作用及机制研究	张雅楠	山东大学
82204352	基于神经血管单元细胞通讯网络定量数学建模的帕金森病认知障碍新机制研究	张怡轩	南京医科大学
82204547	雷公藤甲素生源途径上五元不饱和内酯环活性基团形成的分子机制	张逸风	首都医科大学
82204515	具核梭杆菌代谢产物丁酸-S1P激活S1PR2介导DPD表达上调而引发结直肠癌卡培他滨固有性耐药的机制研究	张宇航	北京大学
82204644	基于肺部苦味受体的苦味中药桔梗"清肺化痰"抗气道炎症有效成分及作用机制研究	张宇昕	中央民族大学
82204446	NRF2/SLC7A11介导的氨基酸代谢重编程在非小细胞肺癌获得性耐药中的作用及其机制研究	张雨霏	复旦大学
82204333	普氏菌-胆汁酸代谢轴介导的FOLFOX抗结肠癌疗效个体化机制研究	张语馨	南京大学
82204697	基于DNMT1-STING-STAT3反馈环路探讨黄芪甲苷抑制MDSC分化提高KL突变NSCLC肿瘤免疫检查点效应机制研究	张志宏	北华大学
82204243	藏药砂生槐种子中抗HBV活性生物碱的发现及其构效研究	张治军	昆明理工大学
82204545	基于细胞信号转导网络系统建模方法的卒中治疗靶标虚拟筛选研究	赵　宸	南京医科大学
82204641	基于FAK关联"交感神经系统-同/异源黏附"研究柴胡-黄芩调控慢性应激抑制肿瘤转移的效用机制	赵　凡	南京中医药大学
82204653	汉桃叶皂苷调控SERCA2b介导的氧化/硝化应激治疗神经病理性疼痛的作用机制研究	赵　芳	中国药科大学
82204249	高良姜靶向XOR改善MAFLD活性二苯庚烷成分的定向发现及作用机制研究	赵　玲	武汉轻工大学
82204251	肠道厌氧菌产新颖鞘磺脂及其免疫调节活性研究	赵　阳	深圳湾实验室
82204287	构建功能性纳米药物递送系统协同增效治疗缺血再灌注急性肾损伤及机制研究	赵　奕	中山大学
82204490	新型JAK2/FLT3抑制剂马来酸氟诺替尼通过调控GCR核转运降低激素耐药治疗噬血细胞性淋巴组织细胞增生症的机制研究	赵艾琳	四川大学
82204753	基于ERα-SREBP2-HMGCR通路探讨重楼皂苷Ⅰ扰乱雌激素介导的脂质代谢致雌性动物肝毒性机制	赵崇军	北京中医药大学
82204200	具有GluN2C亚型选择性的NMDA受体抗抑郁小分子调节剂的开发	赵法宝	山东大学
82204474	GIPR剪接变异体介导的偏向性信号转导对其药理和生理机制的影响	赵丰辉	中国科学院上海药物研究所
82204743	紫草素抑制DNMT甲基转移酶促进Treg分化调节过敏性哮喘的作用机制研究	赵梅珍	深圳市龙岗区耳鼻咽喉医院
82204604	基于"药-菌-内源性代谢物"互作策略探究马齿苋治疗溃疡性结肠炎的物质基础及作用机制	赵宁宁	华北理工大学
82204282	双硫仑/亚铁前药型脑胶质瘤靶向递送系统介导铁死亡及免疫治疗的研究	赵鹏飞	浙江大学
82204299	运用跨尺度元动力学-粗粒化模拟技术研究固体分散体的分子结构和稳定性机制	赵倩倩	重庆医科大学
82204413	PROTAC靶向降解BRAF V600E突变蛋白调控黑色素瘤T细胞免疫响应的作用及分子机制研究	赵文彬	浙江大学
82204294	基于白芨多糖的互穿网络聚合物水凝胶用于预防宫内粘连的作用及其机制研究	赵晓曄	西安交通大学
82204444	DKK-1诱导的肿瘤微环境NK细胞PD-1表达在肝癌化疗后二次进展中的作用机制及干预药物研究	赵雅蔚	吉林大学
82204481	海洋来源的新型坏死性凋亡抑制剂在克罗恩病中的治疗作用和机制研究	赵亚星	同济大学

（续表）

项目编号	项目名称	负责人	依托单位
82204514	基于同位素标记和 LC-MS 联用技术研究双氢青蒿素在红细胞内代谢机制	赵一帆	中国中医科学院中药研究所
82204405	AXL + SIGLEC-6 + 树突状细胞通过分泌 BLys 促进类风湿关节炎关节软骨破坏的作用和机制研究	赵英杰	安徽医科大学
82204319	靶向肝星状细胞的"隐身"基因递送系统用于肝纤维化的治疗研究	赵永梅	南通大学
82204527	基于母体-胎儿 PBPK 模型的洛匹那韦/利托那韦在妊娠群体的精准用药研究	郑　亮	安徽医科大学
82204755	基于 HIF-1α-NCOA4-FTH1 信号轴调控肝星状细胞铁自噬和 LIP 紊乱探讨莪术醇抗肝纤维化的作用机制	郑　洋	广西中医药大学
82204455	NU2058 靶向 RanBP3/β-catenin 通路抑制结直肠癌发生发展的作用机制研究	郑灿灿	广州医科大学
82204591	基于"代谢-免疫"信号感应探索定喘汤治疗哮喘气道炎症的作用机制	郑佳逸	中国药科大学
82204767	以 VEGF-B 为靶点的香青兰有效部位抗阿霉素心脏毒性有效成分及作用机制研究	郑瑞芳	新疆维吾尔自治区药物研究所
82204440	AK123879 诱导 PSMD10 表达促进肾癌细胞培唑帕尼耐药的机制研究	郑心怡	复旦大学
82204482	Rh-1 通过抑制 Cullin-2 neddylation 稳定 HIF-1α 保护肠道黏膜屏障的机制研究	钟海静	暨南大学
82204345	长春花磷酸化转运蛋白 CrABCG1 调控萜类吲哚生物碱紫外辐射下积累的机制研究	钟卓珩	浙江理工大学
82204470	血根碱通过线粒体-ROS 途径发挥抗真菌作用的机制研究	仲　华	海军军医大学
82204687	基于血管正常化介导的肿瘤免疫重塑研究人参皂苷 Rd 靶向抑制内皮细胞 GLUT1 增强免疫疗效	仲崇金	南京中医药大学
82204562	名贵毛皮动物-蓝狐(Alopexlagopus)废弃胆汁活性成分功效与功能定位研究	周　博	黑龙江中医药大学
82204343	基于环糊精-大环芳烃结构的手性-非手性双重分离功能固定相的制备及应用研究	周　励	沈阳医学院
82204201	基于 ROS 触发的心肌和血管保护双重作用的硫化氢供体设计、优化及抗 MIRI 活性研究	周　孟	贵州医科大学
82204775	基于糖皮质激素受体-BDNF 通路探讨黄芩-白术药对改善产前应激所致子代认知功能障碍的作用机制	周　倩	天津中医药大学
82204198	新型 HDAC、蛋白酶体双靶点抑制剂的发现及其逆转多发性骨髓瘤耐药活性研究	周　易	山东第一医科大学
82204410	雷公藤红素靶向 RACK1 调控整合素-机械力传导通路抗肺纤维化的机制研究	周　禹	中国医学科学院药物研究所
82204651	基于 Keap1 介导的 4-HNE 上调探讨五味子总木脂素治疗 AD 的作用机制	周　元	浙江中医药大学
82204560	干旱胁迫下 SmNAC 家族转录因子促进丹酚酸积累的作用机制研究	周　正	海军军医大学
82204537	GPX4 苏木化修饰在环磷酰胺诱导的化疗相关认知障碍中的作用和机制研究	周灿灿	同济大学
82204186	针对糖尿病高活性、高选择性 DYRK1A 抑制剂的发现研究	周海山	中国科学院合肥物质科学研究院
82204549	茶茱萸属植物中(9β-H)-海松烷在薏苡生态种植中选择性除草的作用机制研究	周俊飞	南京中医药大学
82204538	sEH 表达抑制与过氧化物酶体易位对丙戊酸钠肝毒性影响的比较研究	周露萍	浙江省肿瘤医院
82204385	以血小板 Migfilin 为靶点的透膜肽段设计与抗血栓活性机制研究	周洋帆	郑州大学
82204215	靶向降解 HIV-1 逆转录酶的 PROTAC 分子的设计、合成与生物活性评价	周忠霞	山东大学
82204621	基于多维化学物质组的"淡豆豉打鲜生地"炮制机理研究	朱　慧	南京中医药大学
82204207	氧代亚乙基类广谱 Sarbecovirus 亚属冠状病毒 3CL 蛋白酶抑制剂的研究	朱　梅	中国医学科学院医药生物技术研究所
82204296	基于滞留时间和渗透系数比的接触镜眼部生物药剂学分类系统及定量构效关系研究：以抗青光眼药物为例	朱　强	南通大学
82204491	芹菜素靶向结合 TSC2 抑制常染色体显性遗传性多囊肾病囊泡生长的机制研究	朱　帅	南京医科大学
82204517	ETV4 通过转录激活 CD274 在调控肿瘤免疫逃逸和 PD-1 抑制剂疗效中的作用机制研究	朱　涛	浙江大学
82204663	人参皂苷 Rb3 调控 AMPK/OPA1 信号通路促进神经干细胞增殖和分化治疗缺血性脑卒中的分子机制研究	朱　婷	青岛大学
82204544	工程化巨噬细胞体内命运的定量药理研究	朱　校	复旦大学
82204701	基于 PDZK1/URAT1/NLRP3 轴探讨猫须草治疗高尿酸血症的作用机制研究	朱春胜	郑州大学
82204270	基因导向的海洋链霉菌 Streptomyces sp. LC13 中次级代谢产物的挖掘和 bacaryolane C 的生物合成研究	朱宏杰	山东大学
82204188	针对 xDFG 区突变耐药的新型 TRK 靶向小分子的设计、合成与抗肿瘤活性研究	朱华健	中国药科大学
82204736	金花清感颗粒及芦丁抑制 NETs 及其介导的免疫血栓形成减轻脓毒症的机制研究	朱艳慧	河南中医药大学
82204581	结合"效应细胞垂钓-分子印迹敲除"策略发现防己黄芪汤抑制类风湿关节炎成纤维样滑膜细胞异常增殖和侵袭的药效成分	朱泳妍	南方医科大学
82204715	蟾蜍甾烯靶向 PDE4D 抑制皮肤炎症性成纤维细胞活性改善特应性皮炎的分子机制研究	朱雨雨	南京中医药大学
82204489	ALOX5AP-SHH-CPT2 轴调控脂肪酸 β 氧化促进非酒精性脂肪性肝病的作用和机制研究	祝小云	中南大学
82204435	Tubulin-β III eccDNA 启动子重构在微管蛋白介导乳腺癌紫杉醇耐药中关键作用的机制研究	庄满娇	广东医科大学
82204277	自体肝细胞体外基因编辑治疗威尔逊氏病及细胞移植后组织定植研究	邹昊玉	解放军军事科学院军事医学研究

科研机构简介

↗ **广东省中药研究所** 广东省中药研究所(以下简称“中研所”)始建于1955年,前身是广东省中医药研究委员会和广东省中医药研究所。1986年加挂广东南药研究所牌子,时归广东省食品药品监督管理局管理。1998年与广东食品药品职业学院合并。1999年被省人民政府纳入69家省直属的全民所有制科研机构管理范围。2012年被划为公益三类事业单位。2016年随学院成建制划转广东省教育厅管理。曾下辖管理海南南药场(建于1959年,海南建省后移交海南省管理)和广东湛江南药实验场(建于1964年,1998年移交湛江市管理,研究所与其保持业务指导关系),曾建有国家药品管理局中药材情报中心站和中药材杂志编辑部(1978年创刊,1998年移交给国家食品药品监督管理局中药材信息中心站管理)。2017年,引进社会力量参与投资运营。2019年被广东省科技厅认定为新型研发机构。

广东省中药研究所位于广州市天河区智慧城核心区,拥有总面积达12 000多平方米的12层现代化科研大楼。注册资金1000万元。下设研发中心(下辖药品与保健品研究中心、化妆品研究中心、南药资源研究中心)、检测中心、运营中心、财务中心、行政人事中心等部门,取得了省质量技术监督局颁发的《检验检测机构资质认定证书》,担负“开展中药领域基础性、前瞻性和公益性科研工作;承担中央和省下达的南药及其他重点药物研究任务;推进开展中药材种植与加工研究,中药及相关产品研发,技术转让及产业化、技术服务和技术转让,生物医药工程设计咨询和职业技能培训”等任务。

广东省中药研究所现有员工71人,其中博士及博士后10人、硕士14人、中高级职称22人,另外特聘了一批具有国际、国内拔尖水平的50位专家顾问助力研发,形成结构合理的专业技术团队。已建立科技专家企业工作、博士工作站、博士后创新实践基地及多所大学的研究生培养基地。广东省中药研究所曾主持了广东和海南省地区第三次国家中药资源普查,参与第四次国家中药资源普查,是国家南药开发试验基地、广东特产中药材GAP实验基地、南药种质资源库、广东省生物种质资源库,建有华南药用植物多样性保育中心、广东省南药资源保护与利用工程中心、广东省南药现代农业科技创新中心、岭南药材规范化生产综合服务平台、广东省中药研究所检测中心等技术平台,同时与中山大学、华南农业大学等高校及企业建立产学研合作模式,牵头组建与南药相关的协会、学会、联盟、成果转化基地、教育基地等创新平台和成果转化载体,为中药尤其是南药科研工作的顺利开展奠定了坚实基础。

在南药资源研究方面,广东省中药研所究先后承担了广东省科技厅“广东特色及进口南药种质基因库建设”“南药种质基因库建设”“广东南药种植技术服务中心的建设”、广东省中医药局“岭南药材规范化生产综合服务平台建设研究”、广东高校工程技术研究中心“南药资源保护与利用工程技术开发中心”等建设项目。依托这些项目,目前已建成10 000平方米的中药资源库、200平方米的智能温室和1间组培室等设施;科研人员利用多年积累的经验与掌握的各项技术已成功引种和保存1200多种南药资源,其中包括30多种进口南药,100多种岭南道地药材的原植物,200多种广东地方用药药材的原植物,600多种岭南地区、热带地区野生药用植物,所有这些资源已整理编写了名录和科技专著,同时建立了广东生物种质资源南药部分的共享数据;建立了集种源鉴定、生理检测、结构鉴定为一体的种质资源保藏中心、分子生物学实验中心,具备强大的南药种质资源保藏与研究能力。

在中药材规范化种植方面,根据国家和广东省关于实现中药现代化的战略构想,充分发挥广东省中药研所究科研优势,先后承担国家计委“广东南药开发试验基地”、国家科技支撑计划项目“铁皮石斛等3种中药材GAP基地优化升级和综合开发利用研究”和“砂仁等5种中药材规范化生产关键技术研究”、国家发展和改革委员会“名贵道地药材化橘红高技术产业化示范工程项目”、农业部“穿心莲DUS测试指南的研制”、粤港“道地南药(檀香、广藿香等)品种选育和种苗快繁关键技术研究及示范基地建设”、广东省科技厅“广东省特产中药材GAP研究”、广东省中医药局“广东主产药材产区分布、产量及历史演替的调查研究”等重大专项课题的研究任务。对多种重要的广药资源状况进行了调查研究,掌握了大量关于这些药材主产地的气候、土壤、水质、生态及药材品质和产量的第一手资料。

广东省中药研究所建有国家南药开发试验基地、华南药用植物多样性保育中心、广东省现代农业(南药)科技创新中心、广东省中药材产业化基地、广东省新型研发机构、高新技术企业、CMA 和 CNAS 资质的检测中心、广东省博士工作站等 39 个技术平台;制定 51 个标准,先后承担国家省市科技项目 68 项,与多家企事业单位建立良好的合作关系,具备较强的中药产品开发能力。

广东省中药研所近年来开展了多种药物质量标准研究、中药材鉴定和中药材有效成分测定等横向和纵向课题的检验检测工作。完成的课题有“广藿香色谱指纹图谱及广藿香酮标准品制备方法研究”“广藿香(油)标准提取物质量标准研究”“T/GDGAA 0001-2018 同方高丽参标准”“银杏指纹图谱研究及主要有效成分测定”“玄参及其破壁粉粒的指纹图谱研究”“何首乌的指纹图谱研究”“乐脉颗粒指纹图谱研究及主要有效成分的测定”“广东海风藤的指纹图谱研究”“喜树指纹图谱研究及主要有效成分的测定”“五指毛桃的主要有效成分测定”等。

广东省中药研所先后承担完成国家、省部级科研项目几十项,包括国家自然科学基金委员会“银杏叶的微量内酯成分及其构效关系研究”“唐松草中环菠萝蜜烷型三萜皂苷选择性增敏唐松草碱的作用机制研究”等项目,荣获多项国家教委、国家中医药管理局及省政府颁发的科技成果奖。其中“栽培南药春砂仁高产的隐蔽技术”获国家教委优秀科技成果奖;“白豆蔻引种栽培技术”“中药材仓虫调查研究”“海马人工养殖的研究”等获广东省政府三等奖;“巴戟天高产栽培技术研究”获国家教委科技成果二等奖;“巴戟天高产栽培技术推广”获国家星火奖二等奖;“槟榔红脉穗螟生物学特性及防治研究”“檀香引种栽培技术推广”获广东省政府二等奖;“槟榔炭疽病的防治研究”获国家中医药管理局科技进步三等奖;“沉香人工结香技术”获广东省医药科技进步二等奖;“得力胶囊”获广东省医药科技进步三等奖;“优质牛大力 GAP 栽培技术研究与示范推广”获得广东省农业农村厅农业技术推广二等奖。

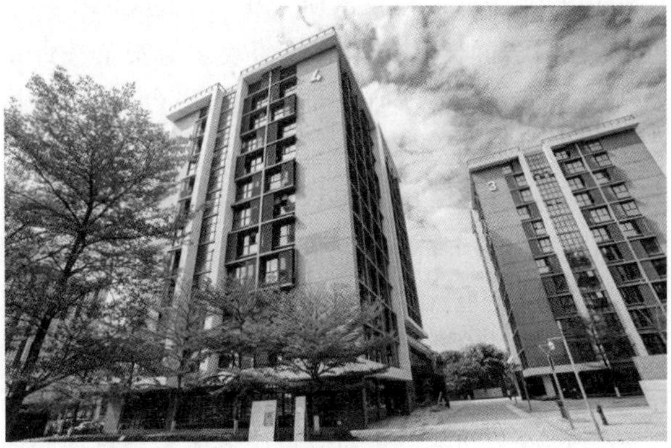

科研大楼

地址:广州市天河区高唐路 229 号 4 栋

电话:020-89285780

邮箱:gdtcm@ gdtcm. org. cn

重庆市中药研究院　重庆市中药研究院创建于 1930 年,前身为原国民政府中央工业试验所,现为重庆市科技局直属副厅局级事业单位,是国内成立时间较早、规模较大、学科配套齐全、标本收藏最多的省级中药专业科研机构。全院设有中药生药、中药种植、中药化学、中药药理毒理、冬虫夏草、大健康创新等 10 个研究所(中心),9 个行政职能部门、7 个全资或参股成果转化实体、2 个区县科研分支机构。另挂有重庆市中药博物馆牌子,现馆藏药用植物、动物、矿物标本约 35 万份,是全国青少年科普教育基地、纽约世界植物标本馆万维网的网络成员馆。

全院在职职工 205 人,其中管理人员 30 人,专业技术人员 164 人,工勤人员 10 人;高级职称人员有 79 人,其中正高级专家 28 人;具有博士学位人员 35 人,硕士学位人员 46 人(其中在读博士 9 人);享受国务院政府特殊津贴专家 4 人,省部级以上学术技术带头人及后备人选 6 名,重庆英才计划创新领军人才 2 人、创新创业示范团队 3 个、重庆市有突出贡献中青年专家 2 人、重庆百名工程技术高端人才 2 人,“西部之光”访问学者 10 人。

重庆市中药研究院拥有中药鉴定学、中药生药学、中药化学 3 个国家中医药管理局重点学科,中药资源学重庆市重点实验室、中药健康学重庆市重点实验室、重庆市中药良种选育与评价工程技术研究中心、重庆市中药药学评价工程技术研究中心、重庆市药物安全评价工程技术研究中心、重庆市中药大健康工程技术研究中心、中药药效学与安全性评价重庆市工程实验室7个省部级科研平台，以及中国中医科学院中药资源中心重庆分中心、国家发展改革委濒危药材繁育国家工程实验室、国家药品监督管理局重庆市药物安全评价中心、中国合格评定国家认可委员会重庆市中药质量分析检测中心、国家中医药管理局中药药理实验室、国家中医药管理局中药化学实验室、国家中医药管理局国家基本药物中药原料资源动态监测和信息服务体系等科技服务平台，形成了中药资源、良种选育、药材种植、新药及健康产品研发、药物质量标准研究、药物安全性评价等涵盖中药全产业链的科技服务体系。

经过90余年的积累研究院已成为全国最大的中药专业科研机构和重庆市中药研发的主要技术支撑力量之一。先后开发了地奥心血康、肝康宁、白血宁、火把花根片、甲基斑蝥胺片、还少丹、复脉定、天府可乐等60余个极具影响力和深受市场欢迎的中药新产品，受企业委托开发新药及各类产品数百个，推广科技成果300余项，开发的中药复方提取新工艺——大孔树脂吸附分离技术在全国约60%的中药制药企业中推广应用，参与抗疟新药青蒿素的研究，提纯率达到95%，为全国的临床研究做出了重大贡献；主参编《四川中药志》《重庆药用植物名录》《名贵药材鉴别》等学术专著40余部，在国际国内各级刊物发表论文2000余篇，《四川中药志》被誉为"当代本草纲目"；先后培育出"渝青1号"（青蒿）、"渝蕾1号"（金银花）、"茗葛1号"（葛根）、"渝玄参2号"（玄参）等11个中药材新品种，技术支撑石柱黄连、酉阳青蒿等获得国家"地理标志产品"称号，常年服务于重庆及周边省市各中药材主产区县，每年培训中药材种植、加工技术人员3000人次以上，累计为中药材主产区县创造产值超过100亿元。同时，与10余个省区市及日本、韩国、印度等国家建立了科技交流合作关系，与重庆邮电大学、重庆医科大学、重庆大学、北京中医药大学、成都中医药大学等联合培养硕士及博士研究生。

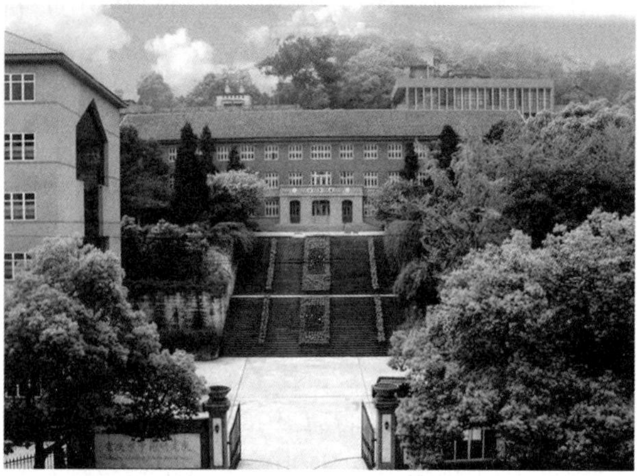

重庆市中药研究院

地址：重庆市南岸区黄桷垭南山路34号
邮编：400065
电话：023-89029198，89029001
传真：023-89029008

江西省中医药研究院 江西省中医药研究院成立于1958年3月，是江西省卫生健康委员会直属科研机构，属公益一类事业单位。主要从事中医和中西医结合临床医学、中药新药及健康相关产品开发、中药资源保护及开发利用、中药原料质量监测、中药质量标准、中医药信息文献研究及中医药政策研究。截至目前，全院现有在职职工129人，包括专技人员114人，其中专技人员平均年龄为37.0岁，40岁以下的青年专技人员77人，占比为67.5%；聘有正高级职称4人，副高级职称18人；专技人员中拥有本科及以上学历的占94.7%，拥有硕士研究生以上学历的占55.3%，其中博士2人。

研究方向：主要从事中医和中西医结合临床医学、中药新药及健康相关产品开发、中药资源保护及开发利用、中药原料质量监测、中药质量标准、中医药信息文献研究及中医药政策研究。

科研平台：国家中医药管理局授予的中医药文献检索中心南昌分中心、"中药药理"和"中药分析"两个三级实验室、江西省中药原料质量监测技术服务中心以及农业农村部批准的国家中药材产业技术体系南昌综合试验站（部级平台）；江西省发改委批准的江西省中药资源保护与开发利用工程研究中心、省科技厅批准的江西省中药质量标准工程技术研究中心；江西省中医药学会、江西省中西医结合学会、江西省中医药志愿者联合会、江西省中医药标准化技术委员会的挂靠单位（省级平台）；省卫健委授予的“江西省中药资源协同创新中心”；省中医药管理局授予的江西道地特色中药材标准化重点研究室、中药材种质选育繁育重点研究室；江西中医药大学中医学、中药学研究生联合培养基地（厅级平台）。

成立以来，研究院先后承担省级以上纵向课题近300余项，其中“艾灸至阴穴矫正胎位的临床规律及作用原理的探讨”“应用寒温统一的热病理论治疗急症的研究”“痹痛定涂膜剂的研究”“中药防治老年人心舒张功能不全的临床及实验研究”“流行性出血热休克瘀（湿）热内闭外脱证的临床研究”等30余项研究获省级以上科技成果奖励。先后为省内外百余家企业提供中药新药研究、制剂工艺、质量标准提高、药理毒理试验等技术服务，获生产批件80余项、中药新药研制证书19个，中药标准被收入《中华人民共和国药典（2010年版）》1项、《国家中成药标准汇编（2002年版）》10项、《江西省中药材标准（2014年版）》12项。研究院与青峰药业有限公司合作开展的“中药大品种喜炎平注射液全面质量保障体系建立及应用”项目，作为第二完成单位获2015年度江西省科学技术进步一等奖；主持完成的“中药新药‘温胃舒泡腾片”项目，作为第一完成单位荣获2007年度江西省南昌市科学技术奖进步奖二等奖；与江西康恩贝天施康药业有限公司合作开展的“中药‘肠炎宁’新制剂开发与产业化”项目，作为第一完成单位荣获2021年度江西省科学技术奖进步奖三等奖。

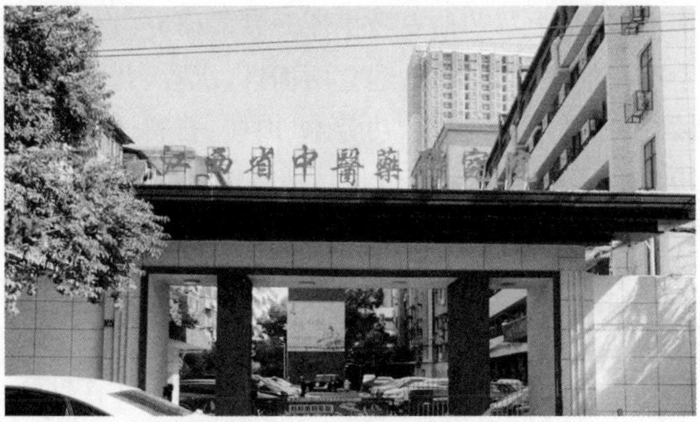

江西省中医药研究院

地址：江西省南昌市文教路529号
邮编：330077
电话：0791-88511921

云南省中医中药研究院 云南省中医中药研究院是云南省卫生健康委员会直属的公益一类事业单位，成立于1979年。主要职责为开展中医、中药、民族医药、名老中医学术思想、中医药事业发展政策、规划等研究；开展基层中医药技术标准研究并提供技术培训和指导。现内设中医药防治艾滋病研究中心、附属医院、中药研究中心、民族民间医药研究中心、《云南中医中药杂志》编辑部、中心实验室等业务科室，组织人事科（纪检监察室）、办公室、财务科、科教科等管理科室。内设“云南省名老中医研究中心”“云南省中医药防治艾滋病研究中心”2个原云南省卫生厅授牌研究机构。现有五台路2号、学府路139号、环城东路169号3个办公区。

云南省中医中药研究院现事业编制90人。现有在职职工77人，其中副高以上专业技术人员19人（正高8人）、中职专业技术人员30人。现有云南省名中医、荣誉名中医3人、享受国务院特殊津贴专家1人；云南省高层次人才培养支持计划“名医”专项1人、云南省中医药学科带头人培养对象2人、全国中药特色技术传承人才培训项目培养对象1人、全国中医药创新骨干人才培训项目培养对象1人、全国中医临床特色技术传承骨干人才培训项目培养对象1人、云南省中医临床优秀人才研修项目培养对象4人、高层次中医药人才培养对象（后备人才）1人。

研究院配置了病毒载量、流式细胞、多道生理、气相色谱、液相色谱、自动生化仪、基因组测序分析系统、智能活细胞工作站、激光共聚焦平台、舌面脉信息采集体质辨识系统、三重四级杆复合线性离子阱质谱仪等检测及研究设备，具有完备的院内制剂胶囊、散、丸和液体剂型生产设备和生产车间。研究院自参加国家财政部、卫生部、国家中医药管理局中医药免费治疗艾滋病试点项目以来，借助艾滋病临床治疗平台，以中医药艾滋病防治研究为主要领域突破，带动多学科、多领域科研发展，获得了各级各类科研立项81项，其中国家自然科学基金立项资助项目12项，部局级立项资助项目12项，省级立项资助项目24项，省级立项不资助项目23项，国家“十一五”“十二五”艾滋病中医药治疗子课题项目10项。

研究院依托名医师带徒、云南优秀青年中医师培养、云南创新型领军人才培训项目以及全员学历提升工程，培养出云南省中医药防治艾滋病科研团队、云南省名老中医临床经验继承研究团队、民族民间医药研究团队、药理药效研究团队等核心研究团队。培养博士研究生 5 名，硕士研究生 8 人。

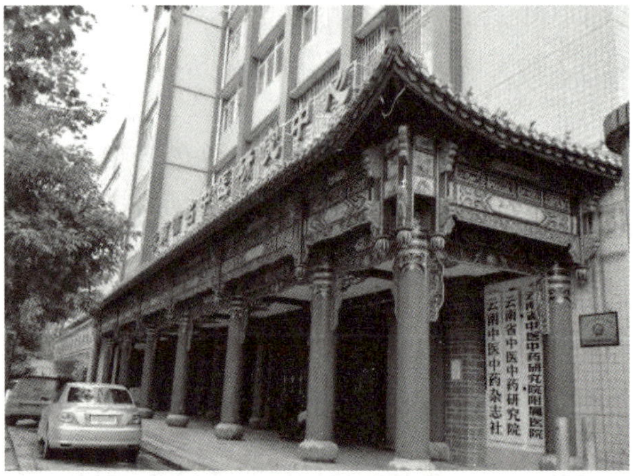

云南省中医中药研究院

地址：昆明市学府路 139 号

电话：0871-65116195

邮箱：ynszyyjy@ 126. com

广西壮族自治区中医药研究院 广西壮族自治区中医药研究院成立于 1956 年，是广西成立最早、规模较大、学科较齐全、综合实力较强，主要从事中药、民族药的开发研究以及中药临床用药前的药学、药理、毒理试验研究的专业机构。“八五”期间被国家中医药管理局定为全国十大中医药院所之一。占地 30 亩，建筑面积 24 200 平方米。现有在职人员 188 人，其中医药卫生专业技术人员 157 人，药学专业高级职称 44 人、中级职称 50 人。

主要业务：中药新药、天然药物、化学药、功能食品、日化用品等新产品开发；药品生产工艺与质量标准制订研究，药品检测，波谱测试；天然药物化学成分、有效部位和活性成分研究，结构解析，标准对照品制备；生药学鉴定，药材加工炮制，药材规范化种植研究；中药防治心血管、神经、消化、呼吸等系统疾病及其免疫生化、抗炎、抗肿瘤等药效学研究，药物代谢研究和药物毒理学研究；开设门诊部，以中医药民族医药为特色，开设有中医科、针灸推拿科、中医骨伤科等诊疗及公共卫生服务。

平台建设方面，拥有中（壮）药分析国家中医药科研三级实验室、广西中药质量标准研究重点实验室、广西中药产业技术创新战略联盟、西南特色民族药物开发国家地方联合工程研究中心、广西千亿元产业中药新药研发中心、广西中药新药开发与药物安全性评价工程技术研究中心、广西壮瑶医药与医养结合人才小高地、广西科技创新“金源单位”、广西科技文献共享与服务平台（传统医药类）、中医药文化宣传基地。

同时拥有高分辨液相色谱质谱联用仪、三重四级杆液质联用仪、气相色谱质谱联用仪、高效液相制备色谱系统、超高效液相色谱仪、气相色谱仪、毛细管电泳系统、全自动蛋白印迹定量分析系统、小动物活体光学成像系统、自动生化仪、实时荧光定量 PCR 仪等先进的实验仪器和设备 428 台（套）。

广西中医药研究院是广西第三次中药资源大普查的主要技术指导单位，通过广西第三次中药资源大普查，查明广西共有中药资源 4623 种，明确了一大批广西优势、特色及道地中药材的基源及资源情况，如肉桂、八角、龙眼肉、千年健、山豆根、巴戟天、苏木、龙血树、砂仁、海马等，并在调查的过程中发现 100 多种世界上首次发现并命名的植物新种。建立了药用植物标本馆，1990 年被《世界植物标本馆索引》第 8 版收录。现藏有各种标本 10 万余份，瓶装标本 4000 余瓶，涉及 284 科 1498 属共 5120 种；其中，广西药用植物 4000 多种。收藏有模式标本 456 种共 1100 多份。近 20 年来重点开展中药材规范化种植示范、种质资源收集与评价、品种整理与质量标准规范化、中草药信息数据库开发等研究，建成广西中草药信息管理系统，建立两面针、沉香、九里香、化橘红、鸡骨草、苦丁茶、功劳木、肉桂、石斛、灵香草等 10 多种药材上万亩规范化种植基地。

独立研发“降压灵”“肝炎灵”“脑心宁”“蛇药”等一大批驰名区内外的新药，其中“降压灵”片成为 20 世纪 60 年代我国主要的降压药；“肝炎灵”成为广西首个获得专利授权保护的新药，在江苏省投产，产生了显著经济效益；“脑心宁”在广东投产，也产生了良好效益；灵峰金鸡胶囊、四味脾胃舒颗粒、参红祛瘀散结胶囊等产品年销售额突破亿元；其他，如防治风湿病和风湿性关节炎的风湿药酒与驱风痛，防治慢性支气管炎有效新药卜白合剂，防治矽肺新药黄根片，具有显著抗广谱抗癌作用的长春碱、美登新、卫康醇注射液，防治痛症的新药广肌松片，具有驱蛔作用的苦楝素、苦楝乙素，半合成延胡素乙素，广西蛇药、清火口胶等研制，均获得国家或自治区级科研成果奖。

研究院历年承担国家、省部和厅局级科研项目550多项，独立和联合开发新产品110多个。主编和参编专著79部（册），发表学术论文1500多篇。申请发明专利82件，获得发明专利授权37件，转让发明专利件8件。荣获各级科技奖励79项，其中国家级3项，省部级46项。

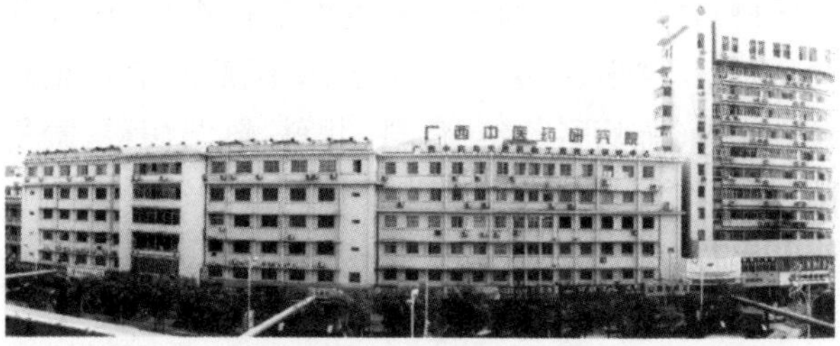

广西中医药研究所

地址：中国广西南宁市东葛路20-1号

邮编：530022

电话：(86)771-5867737　传真：(86)771-5867737

↗ **四川省中医药科学院**　四川省中医药科学院的前身是包括国药研究在内的原中国国民政府工商部中央工业实验所，1930年在南京水西门成立。2006年四川省中医药研究院和四川省中药研究所合并，成立四川省中医药研究院（四川省中药研究所）。2007年，更名为四川省中医药科学院（四川省中药研究所）。四川省中医药科学院集中医药科研攻关、成果转化、临床医疗、产业推进、高端智库服务于一体，是四川实施国家中医药综合改革示范区建设、推动中医药强省的科技力量省级队的中医药综合性科研机构。

四川省中医药科学院拥有干部职工1724人，其中享受国务院政府特殊津贴专家26人，中组部西部之光访问学者4人，天府青城、峨眉计划专家9人，四川省中医药院士后备人才3人，四川省有突出贡献的优秀专家12人，四川省学术和技术带头人及后备人选35人，四川省十大名中医2人，四川省名中医38人，全国老中医药专家学术经验继承工作指导老师7人，四川省卫生健康首席专家2人、四川省领军人才7人，四川省卫健委突出贡献专家3人，四川省中医药管理局学术和技术带头人44人。四川省中医药科学院设置7个业务所（中心），下属独立核算的3个法人单位，建有5个国家中医药管理局、省级中医药科研重点平台。

四川省中医药科学院实验设备主要包括动物CT、便携式动物超声、动物荧光免疫定量分析仪、小动物运动轨迹跟踪系统、裂隙灯显微镜、无创肺功能仪、小动物心电图机、小动物无创血压检测系统、动物尿液分析仪、凝血分析仪、全自动血液流变分析仪、全自动多功能酶标仪、微循环检测系统分析仪、电子压痛仪、智能热板仪、光热尾痛测试仪、足趾容积测试仪、多功能诱咳引喘仪、动物全自动生化分析仪、动物血液细胞分析仪等。

四川省中医药科学院拥有电子数据库8个，包括CNKI中国学术期刊数据库、博硕士学位论文数据库、万方医学数据库、超星图书数据库、维普数据库、中国中医药数据库、万方科慧平台数据库、PubMed数据库、中国植物志数据库等。

四川省中医药科学院建有四川省博士后科研工作站、四川省博士后创新实践基地，与西南医科大学等高校联合申报中医药硕士授位点3个。与中国药理学会共同主办中药药理学专门学术刊物《中药药理与临床》。

四川省中医药科学院自1980年以来先后承担各级各类科研课题500余项，共获科技成果奖200余项，其中国家级、部省级以上获奖成果97项，厅局级100余项，在中国国内外公开刊物发表论文1000余篇，编辑出版中医药专著50余部。在新药研究开发方面，共获临床批件和新药证书60余项。承担各级科研项目150余项，其中国家级20余项，省部级60余项，创新中药研发项目30余项。其中包括："川产紫杉醇及其注射液的新药研究"项目获四川省科学技术进步一等奖；"中药抗内毒素作用——中医解毒法实质研究"项目获四川省科学技术进步一等奖；"66种常用中药材质量标准及其对照品的研究"项目获国家科技进步奖二等奖；"优质高效中药品种示范研究——芍甘多苷胶囊的研制"项目获四川省科学技术进步二等奖;“颈椎病(神经根型)五联综合方案循证及评价研究”项目获四川省科学技术进步二等奖;“三十二味川产道地药材适宜种植区域研究”项目获四川省科学技术进步二等奖;“川产道地药材川牛膝、川芎和红花的质量标准规范化研究”项目获四川省科学技术进步二等奖。

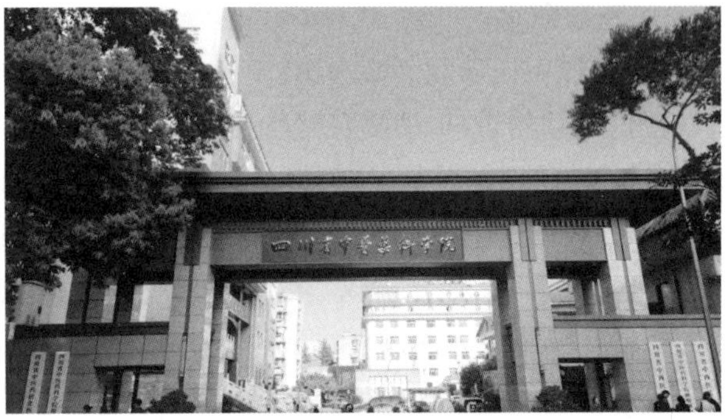

四川省中医药科学院

地址:四川省成都市人民南路4段51号

邮编:610041

电话:028-85224425

吉林省中医药科学院 吉林省中医药科学院始建于1958年10月,原吉林省中医研究所,1962年更名为吉林省中医中药研究所,1984年11月变更为吉林省中医中药研究院,2003年加挂吉林省中西医结合医院,2007年9月正式更为现名吉林省中医药科学院。吉林省中医药科学院历经60余年的发展与积淀,已形成集中医药科研、临床、教学和社会服务于一体的专门机构。目前已形成红旗院区、自由院区、高新院区及长新院区四位一体的建设格局,总占地面积4.6万平方米,总建筑面积8.6万平方米。吉林省中医药科学院是国家中医药管理局首批全国七所重点中医药研究基地之一、卫生部首批中药临床药理基地、国家保健食品注册检验机构、国家技术转移示范机构、中国中医药文献检索中心长春分中心、全国职工职业道德标兵先进单位,同时也是吉林省首批博士后创业基地、省院共建的吉林省创新医药公共服务平台的依托单位、吉林省现代中药产业创新战略联盟理事长单位。先后获批国家中医药传承创新工程省级中医药科研机构项目建设单位、第二批国家中医临床研究基地项目建设单位、国家区域中医(老年病科)诊疗中心建设单位和国家中医药传承创新中心项目建设单位。

医科院现有专业技术人员663人,其中高级专业技术人员316人,专业技术一级岗位1人,专业技术二级岗位12人,专业技术三级岗位21人。首届全国名中医1人,享受国务院政府特殊津贴22人,卫生部突出贡献中青年专家1人,新世纪百千万人才工程国家级人选2人,全国优秀中医临床人才4人,全国老中医药专家学术经验继承工作指导老师7人,吉林省政府终身教授1人,省高级专家5人,省突出贡献中青年专业技术人才28人,省拔尖创新人才22人,省市名中医23人,博士生导师8人、硕士生导师67人。现有国家卫健委重点专科1个(老年病科),国家中医药管理局重点学科4个(中药化学、中药药理学、中医老年病学、中医痹病学)、重点专科6个(肺病科、老年病科、儿科、风湿病科、康复科、肾病科),吉林省中医药管理局重点学科11个、重点专科20个。

医科院现有国家发改委中医药健康产品研发与检测国家地方联合工程研究中心等21个国家级科研平台,省政府“吉林省创新医药公共服务平台”等52个省级科研平台。多年来,承担国家级项目118项、省部级项目383项。获科技奖励220项,其中国家科技进步奖3项、吉林省科技进步一等奖3项、中华中医药学会一等奖1项、吉林省科技进步二等奖及中华中医药学会奖二等奖71项。获得发明专利71项、临床批件42项、国家新药证书38项。实现成果转化176项,2015年,被科技部评为国家技术转移示范机构。

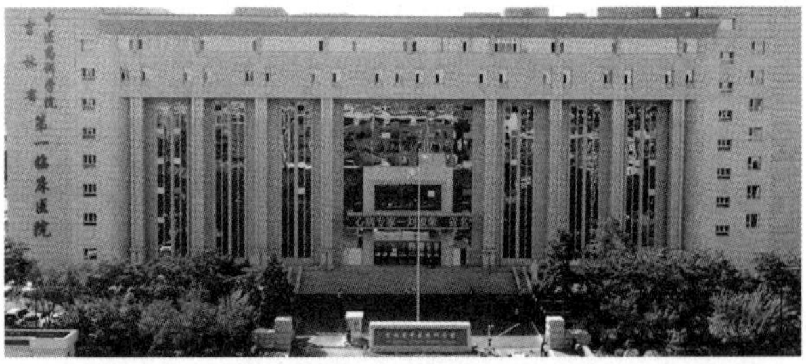

吉林省中医药科学院

地址:吉林省长春市朝阳区工农大路1745号

邮编:130021

电话:0431-86816801

(盛或欣)

药学教育

Pharmaceutical Education

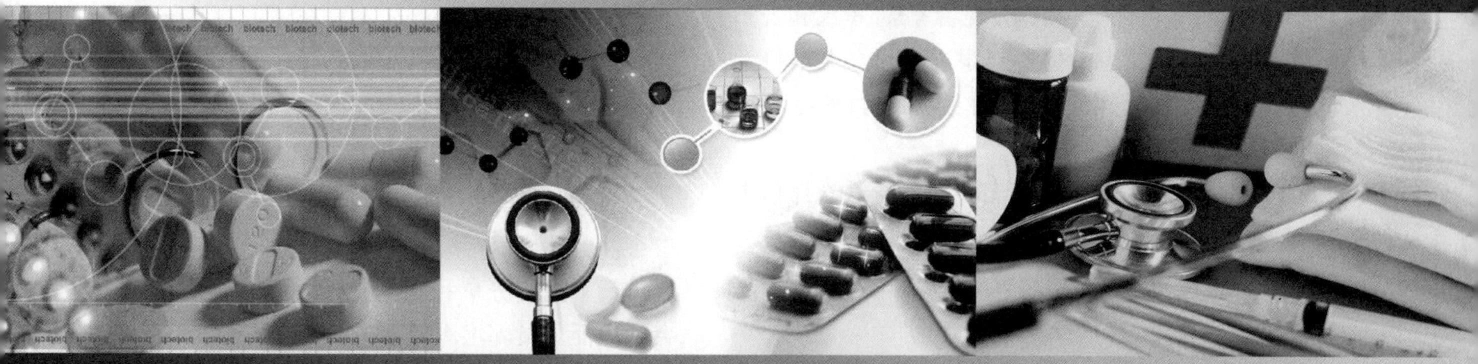

教育指导与研究

↗ 药学类本科专业认证工作程序修订发布 为适应专业认证工作的新形势，规范专业认证工作，教育部高等学校药学类专业教学指导委员于2022年5月发布《全国药学类本科专业认证工作程序》（2022年修订），进一步优化认证程序，明确认证要求。

药学类本科专业认证的基本程序包括申请与受理、专业自评、自评报告审阅、现场考察、审议和公布认证结论、认证状态的保持与跟进。药学类本科专业认证在学校自愿申请的基础上开展，目前已开展药学、临床药学专业的认证。

药学类专业认证由教育部高等教育教学评估中心会同教育部高等学校药学类专业教学指导委员会组织实施，是继国家工程教育专业认证、师范类专业之后实施的医学教育专业认证中的一类。2022年度广西医科大学等4所高校通过药学专业认证，自2016年开展认证试点以来，28所高校申请并通过药学类专业认证。

↗ 四川省药学会成立药学教育专委会 2022年1月14日—16日，四川省药学会药学教育专委会正式成立，并主办首届药学人才培养交流会，以促进四川省各药学院校、医药企业共同交流药学人才培养经验。本次会议采取线下集中讲座讨论的方式举办，四川省药学会药学教育专委会及药学类专业教学指导委员会委员、省内药学相关院校专家及药企代表共计40余人参加了会议。四川大学华西药学院副院长何勤教授、成都中医药大学药学院副院长邓赟教授、成都医学院药学院院长许小红教授、成都大学药学院院长郭晓强教授分别就各学院在一流专业建设、一流药学人才培养等方面的探索与实践经验向参会代表做了报告与分享。好医生药业集团董事长耿福能先生、凉山州第二人民医院药学部主任雷雯、四川省执业药师学会秘书长杨蓉、四川大学华西药学院副院长何勤教授等参会专家就校企联合培养专项高端药学人才、临床药学人才的培养思路、基层医院药学人才的发展、执业药师能力和水平的持续提升等方面进行了热烈讨论。

四川省作为中医药大省，对药学人才的需求非常旺盛。在四川省药学会的领导和推动下，成立了四川省药学教育专委会，委员共50人，分别来自本科院校、高职、企业、行业协会，着力提升四川省药学人才培养水平，加强校企人才培养协同，更好地为医药行业服务。

↗ 陕西省高校教指委召开药学类一流专业建设研讨会 2022年7月21日，由陕西中医药大学主办、西安交通大学承办的陕西省高等学校教学指导委员会药学类一流专业建设研讨会暨年度第一次全体委员会在西安交通大学创新港校区召开。陕西省药学类工作委员会全体委员及会员单位成员，西安交通大学、陕西中医药大学、西北大学等十余所高校代表参会。会议围绕“新时代药学类一流专业建设”主题进行了报告分享和现场交流，由药学类工作委员会副主任委员郭增军教授主持。

在专业建设与人才培养交流报告环节，西安交通大学药学院副院长方宇教授以《精品牵引、科教融合、国际视野：一流药学专业内涵建设创新与实践》为题，围绕建设背景、建设理念及建设成效三方面报告了近五年来药学院紧扣“健康中国”和“新医科”的战略需求，提出并发展了“精品工程牵引、科教协同创新、本研贯通培养、国际视野熏陶”的一流药学专业理念，构建并实施了“1大理念、2段融合、3元结合、4项支撑”的一流专业建设模式，获得了“一流人才脱颖而出、创新能力大幅跃升、国际视野全球胜任、名师名课辐射全国、建设经验同行推广”的建设成效，该校药学专业2020年入选国家一流专业建设点。陕西中医药大学药学院院长唐于平教授以《砥砺风雨五十载，润泽药苑铸辉煌》为题，从专业建设指导思想、团队与平台建设、人才培养模式、课程建设与教学改革、创新创业教育和存在问题及措施六个方面进行介绍。陕西中医药大学药学院始终以新高教40条为引领，扎实践行“医药结合、继承创新、实践为重、能力优先”的人才培养理念。学院重视人才培养模式的创新改革，提出了3+1分阶段培养、辅导员+学业导师、分阶段学业水平测试等新模式；制定实施了药学院课程负责人制度，围绕中药学专业核心课程开展课程综合改革；依托陕西省首批双创试点学院，汇聚多方资源为人才培养搭建多元双创平台，显著提升中药学专业学生创新思维和能力；同时提出了专业建设中存在的问题，如生源质量、专业思想不稳固、改革模式成熟度较低及教学质量保障体系闭环尚未完全形成等。房敏峰教授以西北大学药学人才培养实践为主题进行了题为《西北大学中药学专业建设概况》的交流报告，报告主要围绕西北大学中药学专业人才培养方案修订和实施展开，重点将专业课程体系构建做了详细汇报，同时报告还围绕招生、人才培养方案修订、课程改革、跨专业授课、考核形式改革、教改项目申报、实践平台建设、虚拟教研实践、教学成果奖申报等方面，系统介绍了学校的相关改革措施和取得的显著成效。

↗ 粤港澳高校中医药基础课程教育联盟成立

2022 年 5 月 21 日，由广州中医药大学、香港中文大学和澳门科技大学共同举办的“粤港澳高校中医药基础课程教育联盟”启动大会暨中医药基础教育发展论坛在广州中医药大学举行。中央政府驻港联络办广东联络部、中央政府驻澳联络办广东联络部、广东省教育厅港澳台事务办公室负责人，澳门科技大学、香港中文大学、暨南大学、南方医科大学等兄弟院校代表以及广州中医药大学师生代表 100 余人出席了大会，约 3000 人通过线上同步观看大会直播。

广州中医药大学党委书记张建华、校长王伟表示，“粤港澳高校中医药基础课程教育联盟”的建立，将在建设粤港澳大湾区中医药高地、促进中医药领域深度交流协作等方面起到积极的推动作用。香港中文大学校长段崇智、澳门科技大学代表朱依谆均表示，依托“粤港澳高校中医药基础课程教育联盟”，进一步加强三校在中医药领域的交流合作，共同推动中医药传承创新。大会举办《海外疾病中医药防护指南》新书发布仪式，并对中医药基础教育发展论坛研究生学术论文一等奖获奖者颁奖。

↗ 长三角高校举办临床药学教学能力及本科生临床药学技能邀请赛 2022 年 10 月 22 日，长三角高校临床药学教学能力及本科生临床药学技能邀请赛顺利开展，由江苏、上海、安徽、浙江四地联办，采取线上线下相结合的模式。大赛旨在提升本科生整体专业素质，引导广大相关技术人才加强专业理论知识及专业实践技能的学习，全面提高药学服务水平。

临床药学技能邀请赛的参赛队有安徽医科大学代表队、徐州医科大学代表队、上海交通大学代表队、温州医科大学代表队和南京医科大学代表队，考生先向模拟病人问诊，再进行用药教育，最后回答评委提问。临床药学教学能力竞赛，参赛选手的成绩由两部分组成，教学表现占 70%，教学设计占 30%。本次大赛提升了学生的专业知识素养，增强了学生药学服务实践能力，也考验了教师的临床药学教学能力。

↗ 第五届东北地区药学院院长高峰论坛召开

2022 年 12 月 18 日，由沈阳药科大学主办、吉林大学和长春中医药大学共同承办的第五届东北地区药学院院长高峰论坛顺利召开。大会主题为“加强药学学科和专业建设，提高药学人才培养质量”，来自 22 所高校药学院院长、书记线上参加了会议。

沈阳药科大学程卯生校长致辞并介绍学校近年来的发展情况。教育部高等学校药学类专业教学指导委员会主任委员、中国药科大学副校长姚文兵教授作了题为《立足行业特色建设一流药学学科和一流药学专业》的主题报告。北京大学药学院副院长叶敏教授以《北京大学药学拔尖创新人才培养的探索》为题，吉林省药品审评中心审评员樊艳霞以《药品注册流程及相关法规介绍》为题作特邀报告。各院校的 10 位嘉宾分别作了关于人才培养、科学研究方面的报告，大会围绕药学学科建设和人才培养面临的问题进行了热烈讨论。

东北地区药学院院长高峰论坛是由沈阳药科大学发起，旨在推进东北地区药学事业发展的年度论坛。论坛历经五年的发展，影响力不断扩大，已经成为东北地区药学学科发展建设的重要平台，有效地促进了东北地区药学院校的药学教育与科研经验的交流，充分发挥了药学教育的辐射作用。

药学院校(系)

设置药学相关专业的高等院校概况 截至2023年6月,全国设置药学相关专业(共15个专业:药学、临床药学、药物制剂、药物化学、药物分析、药事管理、中药学、中药制药、中药资源与开发、海洋药学、中草药栽培与鉴定、藏药学、蒙药学、制药工程、生物制药)的普通高等院校共有502所(见表1),其中综合院校157所,医药院校105所,理工院校115所,师范院校72所,农业院校30所,民族院校10所,财经院校10所,林业院校2所;语言院校1所。

502所本科院校的地区分布:华北地区62所(其中北京市12所、天津市14所、河北省19所、山西省11所、内蒙古自治区6所);东北地区50所(其中辽宁省21所、吉林省14所、黑龙江省15所);华东地区159所(其中江苏省35所、浙江省25所、上海市11所、安徽省24所、山东省38所、江西省12所、福建省13所);华中地区84所(其中河南省29所、湖南省24所、湖北省31所);华南地区47所(其中广东省29所、广西壮族自治区15所、海南省3所);西南地区56所(其中重庆市9所、贵州省14所、四川省18所、云南省13所、西藏自治区2所);西北地区42所(其中陕西省18所、甘肃省12所、青海省2所、宁夏回族自治区4所、新疆维吾尔自治区6所)。

502所本科院校的管理体制分布:教育部主管36所,工业和信息化部主管2所,卫健委主管1所,国家民委主管6所,国务院侨办主管2所,新疆生产建设兵团主管2所,解放军原总后勤部主管3所,省、自治区、直辖市主管446所。

表1 2020年设置有药学相关专业的普通高等院校(498所)

学校名称	主管	学校类型	所在地	专业设置	专业创建年份
安徽大学	安徽省	综合	安徽	生物制药(生命科学学院)	2016
安徽工程大学	安徽省	理工	安徽	生物制药(生物与化学工程学院)	2015
安徽工业大学	安徽省	理工	安徽	制药工程(化学与化工学院)	2008
安徽科技学院	安徽省	理工	安徽	药学、药物制剂、中药学(食品药品学院);生物制药	2001
安徽理工大学	安徽省	理工	安徽	药学(医学院);制药工程(化学工程学院)	2001
安徽农业大学	安徽省	农业	安徽	生物制药(生命科学学院)	2002
安徽师范大学	安徽省	师范	安徽	生物制药(生命科学学院)	2015
安徽新华学院	安徽省	综合	安徽	药学、药物制剂、制药工程(药学院)	2006
安徽医科大学	安徽省	医药	安徽	药学、临床药学、中药学、药物制剂(药学院)	1997
安徽医科大学临床医学院	安徽省	医药	安徽	药学、生物制药(药学系)	2005
安徽中医药大学	安徽省	医药	安徽	药学、药物制剂、药物分析、中药学、中药资源与开发、制药工程、生物制药(药学院)	1974
安康学院	陕西省	综合	陕西	制药工程(化学化工学院)	2015
安阳工学院	河南省	理工	河南	制药工程(化学与环境工程学院)	2020
安阳师范学院	河南省	师范	河南	制药工程(化学化工学院)	2007
宝鸡文理学院	陕西省	师范	陕西	制药工程(化学化工学院)	2003
蚌埠学院	安徽省	理工	安徽	制药工程、生物制药(生物与食品工程学院)	2005
蚌埠医学院	安徽省	医药	安徽	药学、药物分析、临床药学(药学院)	2001
北方民族大学	国家民委	民族	宁夏	制药工程(化学与化学工程学院)	2007
北华大学	吉林省	综合	吉林	药学(药学院)	2002
北京城市学院	北京市	综合	北京	药学、中药学(生物医药学部)	2006
北京大学	教育部	综合	北京	药学(医学部药学院)	1941
北京化工大学	教育部	理工	北京	制药工程(生命科学与技术学院)	2000
北京理工大学	工业和信息化部	理工	北京	制药工程(化工与环境学院)	2002
北京联合大学	北京市	综合	北京	制药工程(生物化学工程学院)	2000
北京师范大学	教育部	师范	北京	药学(化学学院)	2015
北京石油化工学院	北京市	理工	北京	制药工程、生物制药、药物分析(化学工程学院)	2007
北京协和医学院	卫健委	医药	北京	药学	2015
北京中医药大学	教育部	医药	北京	药学、中药学、中药制药(中药学院)	1960

（续表）

学校名称	主管	学校类型	所在地	专业设置	专业创建年份
北京中医药大学东方学院	河北省	综合	河北	中药学、中药制药、中草药栽培与鉴定、药学、药事管理（中药学院）	2005
滨州学院	山东省	综合	山东	生物制药（生物与环境工程学院）	2016
滨州医学院	山东省	医药	山东	药学、制药工程、生物制药（药学院）；中药学	2004
亳州学院	安徽省	综合	安徽	中药学、药学、制药工程、药物分析、药物制剂、生物制药（中药学院）	2016
沧州交通学院	河北省	理工	河北	制药工程（化学与制药工程学院）	2019
常熟理工学院	江苏省	综合	江苏	生物制药（生物与食品工程学院）	2014
常州大学	江苏省	理工	江苏	药学、制药工程、生物制药（制药与生命科学学院）	2002
常州大学怀德学院	江苏省	综合	江苏	制药工程（机械与化学工程系）	
长春工业大学	吉林省	理工	吉林	制药工程（化学工程学院）	2002
长春工业大学人文信息学院	吉林省	理工	吉林	制药工程（制药工程系）	2007
长春科技学院	吉林省	综合	吉林	中药学（医药学院）	
长春人文学院	吉林省	综合	吉林	中药资源与开发（健康福祉学院）	2004
长春中医药大学	吉林省	医药	吉林	药学、药物制剂、中药学、中药制药、中药资源与开发、制药工程、生物制药（药学院）；药事管理（管理学院）	1980
长沙学院	湖南省	理工	湖南	生物制药（生物与环境工程系）	2013
长沙医学院	湖南省	医药	湖南	药学、药物制剂、药物分析（药学院）	2002
长治学院	山西省	综合	山西	药物化学（化学系）	2018
长治医学院	山西省	医药	山西	药学、中药学（药学系）	2002
巢湖学院	安徽省	师范	安徽	生物制药（化学与材料工程学院）	2014
成都理工大学	四川省	理工	四川	制药工程（材料与化学化工学院）	2002
成都大学	四川省	综合	四川	药学、制药工程（药学与生物工程学院）	2003
成都医学院	四川省	医药	四川	药学、药物制剂（药学院）；生物制药（生物医学系）；中药学	1993
成都中医药大学	四川省	医药	四川	药学、药物制剂、中药学、中药资源与开发、制药工程（药学院）；藏药学（民族医药学院）	1959
重庆大学	教育部	综合	重庆	药学、制药工程（化学化工学院）	2002
重庆第二师范学院	重庆市	师范	重庆	药物分析、药学（生物与化学工程学院）	2017
重庆工商大学	重庆市	综合	重庆	制药工程（环境与资源学院）	2010
重庆科技学院	重庆市	理工	重庆	制药工程（化学化工学院）	2010
重庆理工大学	重庆市	理工	重庆	药学、制药工程（药学与生物工程学院）	2003
重庆文理学院	重庆市	综合	重庆	制药工程、药学（药学院）	2008
重庆医科大学	重庆市	医药	重庆	药学、临床药学、药物制剂（药学院）；中药学、中药制药（中医药学院）	1996
承德医学院	河北省	医药	河北	中药学、药学（中药学系）	2002
赤峰学院	内蒙古自治区	综合	内蒙古	药学（医学院）	2007
滁州学院	安徽省	师范	安徽	制药工程（材料与化学工程学院）	2011
川北医学院	四川省	医药	四川	药学、临床药学（药学院）	2010
大理大学	云南省	综合	云南	药学、临床药学、药物制剂（药学与化学学院）	1997
大连大学	辽宁省	综合	辽宁	中药学（医学院）；制药工程（生命科学与技术学院）	2000
大连工业大学	辽宁省	理工	辽宁	生物制药（生物工程学院）	2021
大连理工大学	教育部	理工	辽宁	药学、制药工程（制药科学与技术学院）	2002
大连民族学院	国家民委	民族	辽宁	制药工程（生命科学学院）	2010
大连医科大学	辽宁省	医药	辽宁	药学、临床药学（药学院）；生物制药（基础医学院生物技术系）	1993
大连医科大学中山学院	辽宁省	医药	辽宁	药事管理（管理学院）；中药学（药学院）	2013
大庆师范学院	黑龙江省	综合	黑龙江	生物制药（生物工程学院）	2012
德州学院	山东省	综合	山东	制药工程、生物制药（医药与护理学院）	2011
滇西应用技术大学	云南省	综合	云南	中药资源与开发、中药学（傣医药学院）	2018
东北大学	教育部	综合	辽宁	生物制药（生命科学与健康学院）	2018
东北农业大学	黑龙江省	农业	黑龙江	制药工程（生命科学学院）	2003
东北师范大学	教育部	师范	吉林	药学（生命科学学院）	2014
东华理工大学	江西省	理工	江西	生物药制（化学与材料学院）	2022
东南大学	教育部	综合	江苏	化工与制药类（制药工程）（化学化工学院）	2001
东南大学成贤学院	江苏省	综合	江苏	药事管理、制药工程（化学与制药工程系）	2007

（续表）

学校名称	主管	学校类型	所在地	专业设置	专业创建年份
佛山科学技术学院	广东省	综合	广东	药学（医学院）	2005
福建农林大学	福建省	农业	福建	中药资源与开发（蜂学学院）；制药工程（植物保护学院）	2003
福建医科大学	福建省	医药	福建	药学、临床药学、药物制剂、生物制药（药学院）	2000
福建中医药大学	福建省	医药	福建	药学、药物制剂、中药学、制药工程（药学院）	1988
福州大学	福建省	理工	福建	制药工程（化学学院）	2001
阜阳师范学院	安徽省	师范	安徽	生物制药（生物与食品工程学院）	2015
复旦大学	教育部	综合	上海	药学（药学院）	1936
甘肃农业大学	甘肃省	农业	甘肃	中草药栽培与鉴定、生物制药（农学院）	2003
甘肃医学院	甘肃省	医药	甘肃	中药学（中医药系）	2016
甘肃中医药大学	甘肃省	医药	甘肃	药学、药物制剂、中药学、中药资源与开发、中草药栽培与鉴定、中药制药（药学院）；藏药学（藏医学院）	1985
赣南医学院	江西省	医药	江西	药学、中药学、制药工程（药学院）	2005
广东工业大学	广东省	理工	广东	制药工程（轻工化工学院）	2003
广东海洋大学	广东省	农业	广东	制药工程（理学院）	2002
广东药科大学	广东省	医药	广东	药学、临床药学、药物制剂、药物化学、药物分析、药事管理、制药工程（药科学院）；中药学、中药制药、中药资源与开发、中草药栽培与鉴定（中药学院）；海洋药学、生物制药（生命科学与生物制药学院）	1978
广东医科大学	广东省	医药	广东	药学、中药学、临床药学、中药制药（药学院）	2003
广东财经大学华商学院	广东省	财经	广东	中药学（华商健康医学院）	2019
广西大学	广西壮族自治区	综合	广西	制药工程、生物制药、药学（化学化工学院）	2004
广西科技大学	广西壮族自治区	理工	广西	药学（医学院）；制药工程（生物与化学工程学院）	2004
广西民族大学	广西壮族自治区	民族	广西	中药制药、制药工程（化学化工学院）	2006
广西民族师范学院	广西壮族自治区	师范	广西	制药工程、药物分析（化学与生物工程学院）	2009
广西师范大学	广西壮族自治区	师范	广西	制药工程（化学与药学学院）	2006
广西师范大学漓江学院	广西壮族自治区	综合	广西	制药工程（理学系）	
广西医科大学	广西壮族自治区	医药	广西	药学、临床药学、中药资源与开发（药学院）	2001
广西中医药大学	广西壮族自治区	医药	广西	药学、药物制剂、制药工程、临床药学、中药学（药学院）	1974
广西中医药大学赛恩斯新医药学院	广西壮族自治区	医药	广西	药学、药物制剂、中药学	2002
广州大学	广东省	综合	广东	生物制药（生命科学学院）	2018
广州医科大学	广东省	医药	广东	药学、临床药学、中药学（药学院）	2003
广东华商学院	广东省	综合	广东	中药学（健康医学院）	2021
广州南方学院	广东省	综合	广东	中药学、中药制药（中医药健康学院）	2021
广州中医药大学	广东省	医药	广东	药学、药物制剂、中药学、中药制药、中药资源与开发、制药工程、临床药学（中药学院）	1975
贵阳学院	贵州省	综合	贵州	制药工程、药学（食品与制药工程学院）	1999
贵州中医药大学	贵州省	医药	贵州	药学、药物制剂、中药学、中药制药、中草药栽培与鉴定、制药工程、生物制药、中药资源与开发（药学院）	1975
贵州中医药大学时珍学院	贵州省	医药	贵州	中药学、药物制剂、生物制药（医药学部）	2005
贵州大学	贵州省	综合	贵州	药物制剂、制药工程、药学（药学院）；中草药栽培与鉴定（农学院）	2002
贵州工程应用技术学院	贵州省	师范	贵州	制药工程（化学工程学院）	2015
贵州理工学院	贵州省	理工	贵州	制药工程、生物制药（制药工程学院）	
贵州民族大学	贵州省	民族	贵州	药学、中药资源与开发、制药工程（民族医药学院）	2006
贵州师范学院	贵州省	师范	贵州	制药工程（化学与材料学院）	2012
贵州医科大学	贵州省	医药	贵州	药学、药物制剂、中药学、临床药学（药学院）；药事管理（医药卫生管理学院）	1973
贵州医科大学神奇民族医药学院	贵州省	医药	贵州	药学、中药学（药学院）	2005
桂林医学院	广西壮族自治区	医药	广西	药学、临床药学、药物制剂（药学院）	1976
哈尔滨理工大学	黑龙江省	理工	黑龙江	制药工程（化学与环境工程学院）	2004
哈尔滨商业大学	黑龙江省	财经	黑龙江	药学、中药学、制药工程（药学院）	1976
哈尔滨师范大学	黑龙江省	师范	黑龙江	制药工程（化学化工学院）	2009

（续表）

学校名称	主管	学校类型	所在地	专业设置	专业创建年份
哈尔滨医科大学	黑龙江省	医药	黑龙江	药学、临床药学、药物制剂、药物分析、中药学（药学院）	2001
海军军医大学	中国人民解放军原总后勤部	医药	上海	药学、中药学（药学院）	1949
海南大学	海南省	综合	海南	药学（海洋学院）；化工与制药类（制药工程）（材料与化工学院）	2003
海南师范大学	海南省	师范	海南	制药工程（化学与化工学院）	2003
海南医学院	海南省	医药	海南	药学、中药学、海洋药学、临床药学（药学院）	2001
邯郸学院	河北省	师范	河北	制药工程（化学化工与材料学院）	2013
杭州师范大学	浙江省	师范	浙江	药学（医学院）；制药工程（材料与化学化工学院）	2001
合肥工业大学	教育部	理工	安徽	制药工程（生物与医学工程学院）；药学	1996
合肥师范学院	安徽省	师范	安徽	制药工程（化学与化学工程学院）；生物制药	2011
河北北方学院	河北省	医药	河北	药学、药物制剂、制药工程（药学系）；中药学（中医学院）	2002
河北大学	河北省	综合	河北	药学、药物制剂、中药学（药学院）	1996
河北工业大学	河北省	理工	天津	制药工程（化工学院）	1998
河北工业大学城市学院	河北省	理工	天津	制药工程	2005
河北科技大学	河北省	理工	河北	药学、药物制剂、制药工程（化学与制药工程学院）	1993
河北科技大学理工学院	河北省	理工	河北	药学类（药学、药物制剂）、化工与制药类（含制药工程）（工学二部）	2003
河北农业大学	河北省	农业	河北	中药学（农学院）；制药工程、药学（生命科学学院）	2003
河北师范大学	河北省	师范	河北	药学（化学与材料科学学院）	2010
河北外国语学院	河北省	语言	河北	中药学、生物制药（国际医学院）	2018
河北医科大学	河北省	医药	河北	药学、临床药学、药物制剂、药物分析、药物化学、生物制药、中草药栽培与鉴定（药学院）	1972
河北中医学院	河北省	医药	河北	中药学、中药资源与开发、药学、制药工程、中药制药（药学院）	2013
河池学院	广西壮族自治区	综合	广西	制药工程（化学与生物工程学院）	2010
河南城建学院	河南省	理工	河南	生物制药（生命科学与工程学院）	2012
河南大学	河南省	综合	河南	药学、临床药学、药物制剂、中药学（药学院）	1958
河南大学民生学院	河南省	财经	河南	药学、药物制剂（医学院）	2005
河南工业大学	河南省	理工	河南	制药工程（生物工程学院）	2011
河南科技大学	河南省	理工	河南	药学（医学院）；制药工程（化工与制药学院）；生物工程类（含生物制药）（食品与生物工程学院）	2003
河南科技学院	河南省	师范	河南	制药工程（化学化工学院）	2002
河南科技学院新科学院	河南省	理工	河南	制药工程（化学工程系）	2011
河南理工大学	河南省	理工	河南	药学（医学院）	2012
河南农业大学	河南省	农业	河南	药物制剂（牧医工程学院）；中药学（农学院）；制药工程（植物保护学院）	2002
河南师范大学	河南省	师范	河南	制药工程（化学化工学院）	2010
河南中医药大学	河南省	医药	河南	药学、药物制剂、中药学、中药制药、中药资源与开发、制药工程（药学院）	1959
河西学院	甘肃省	综合	甘肃	药学（医学院）	2014
菏泽学院	山东省	综合	山东	制药工程、生物制药、药学（药学院）	2009
黑龙江八一农垦大学	黑龙江省	农业	黑龙江	制药工程（生命科学技术学院）	2004
黑龙江大学	黑龙江省	综合	黑龙江	制药工程（化学化工与材料学院）；生物制药（生命科学学院）	2002
黑龙江中医药大学	黑龙江省	医药	黑龙江	药学、药物制剂、药物分析、中药学、中药制药、中药资源与开发、制药工程（药学院）	1972
衡水学院	河北省	综合	河北	中草药栽培与鉴定（生命科学学院）	2022
湖北大学	湖北省	综合	湖北	药学（生命科学学院）；制药工程	2012
湖北第二师范学院	湖北省	师范	湖北	生物制药（化学与生命科学学院）	2014
湖北工程学院	湖北省	综合	湖北	药学（生命科学技术学院）	2011
湖北工业大学	湖北省	理工	湖北	制药工程（食品与制药工程学院）；生物制药	2000
湖北科技学院	湖北省	综合	湖北	药学、药物制剂、临床药学（药学院）	1996
湖北理工学院	湖北省	理工	湖北	药学、生物制药（医学院）	2004
湖北民族学院	湖北省	民族	湖北	中药学（中医药学院）；制药工程（化学与环境工程学院）；生物制药（生物科学与技术学院）	2002
湖北恩施学院	湖北省	理工	湖北	中药学（中医药学院）	2005
湖北医药学院	湖北省	医药	湖北	药学、中药制药、制药工程（药学院）；中药学	2002
湖北医药学院药护学院	湖北省	医药	湖北	药学、制药工程	2005

（续表）

学校名称	主管	学校类型	所在地	专业设置	专业创建年份
湖北中医药大学	湖北省	医药	湖北	药学、药物制剂、中药学、中药制药、中药资源与开发、制药工程（药学院）	1971
湖南科技大学	湖南省	综合	湖南	制药工程（化学化工学院）	2008
湖南科技大学潇湘学院	湖南省	综合	湖南	制药工程	2010
湖南科技学院	湖南省	综合	湖南	制药工程（化学与生物工程学院）	2009
湖南理工学院	湖南省	理工	湖南	制药工程、药学（化学化工学院）	2002
湖南理工学院南湖学院	湖南省	理工	湖南	制药工程（建筑与化学工程系）	2005
湖南农业大学	湖南省	农业	湖南	中药资源与开发（园艺园林学院）	2005
湖南师范大学	湖南省	师范	湖南	药学（医学院）；制药工程（化学化工学院）	2002
湖南师范大学树达学院	湖南省	师范	湖南	药学（医学系）、制药工程（理工系）	2004
湖南文理学院	湖南省	师范	湖南	制药工程、药学（化学与材料工程学院）	2019
湖南文理学院芙蓉学院	湖南省	综合	湖南	药物分析（理学系）	2019
湖南医药学院	湖南省	医药	湖南	药学、中药学（药学院）	2015
湖南中医药大学	湖南省	医药	湖南	药学、药物制剂、中药学、中药资源与开发、制药工程（药学院）	1975
湖南中医药大学湘杏学院	湖南省	医药	湖南	药学、药物制剂、中药学、制药工程（药学部）	2005
湖州师范学院	浙江省	师范	浙江	制药工程（生命科学学院）	2004
湖州师范学院求真学院	浙江省	师范	浙江	制药工程（生命科学系）	2005
华北理工大学	河北省	综合	河北	药学、药物制剂、中药学（药学院）	1998
华北理工大学冀唐学院	河北省	医药	河北	药学（药学系）	2005
华东理工大学	教育部	理工	上海	药学、药物制剂、制药工程（药学院）	1952
华南理工大学	教育部	理工	广东	制药工程（化学与化工学院）；生物制药（生物科学与工程学院）	1997
华南农业大学	广东省	农业	广东	制药工程（材料与能源学院）	2004
华侨大学	国务院侨办	综合	福建	药学（生物医学学院）；制药工程（化工学院）	2003
华中科技大学	教育部	综合	湖北	药学、临床药学（同济医学院药学院）、生物制药（生命科学与技术学院）	1972
怀化学院	湖南省	综合	湖南	制药工程（化学与材料工程学院）、生物制药（生物与食品工程学院）	2004
淮南师范学院	安徽省	师范	安徽	生物制药（生物工程学院）	2014
淮阴工学院	江苏省	理工	江苏	制药工程（化学工程学院）	2002
淮阴师范学院	江苏省	师范	江苏	生物制药（生命科学学院）	2020
黄冈师范学院	湖北省	师范	湖北	制药工程（化学化工学院）、中药学（李时珍中医药学院）、药学	2002
黄河科技学院	河南省	理工	河南	药学、药物制剂（医学院）	2004
黄淮学院	河南省	师范	河南	制药工程（化学化工系）	2014
黄山学院	安徽省	师范	安徽	制药工程（化学化工学院）	2004
吉林大学	教育部	综合	吉林	药学、临床药学（药学院）；药物制剂、生物制药（生命科学学院）	1993
吉林大学珠海学院	广东省	综合	广东	药物制剂、中药学、制药工程（化学与药学系）；药物分析	2006
吉林化工学院	吉林省	理工	吉林	药物制剂、制药工程、生物制药（化学与制药工程学院）	1997
吉林农业大学	吉林省	农业	吉林	中药学、中药资源与开发、中草药栽培与鉴定（中药材学院）；制药工程（生命科学学院）	1958
吉林农业科技学院	吉林省	农业	吉林	药物制剂、中药学、中药资源与开发、中草药栽培与鉴定（中药学院）；制药工程、生物制药（生物与制药工程学院）	2004
吉林医药学院	吉林省	医药	吉林	药学、药物制剂、生物制药、中药学（药学院）	1986
吉首大学	湖南省	综合	湖南	制药工程、药学、中药学（药学院）；	2011
济南大学	山东省	综合	山东	药学、制药工程、生物制药（生命科学与技术学院）	2002
济宁学院	山东省	师范	山东	生物制药	2015
济宁医学院	山东省	医药	山东	药学、药物制剂、中药学、制药工程、生物制药、临床药学（药学院）	2000
暨南大学	国务院侨办	综合	广东	药学、中药学、生物制药、临床药学（药学院）；药学（国际学院）	2001
佳木斯大学	黑龙江省	综合	黑龙江	药学、药物分析、制药工程（药学院）	1976
嘉兴学院	浙江省	财经	浙江	药学（医学院）；化工与制药类（制药工程）（生物与化学工程学院）	2000
嘉应学院	广东省	综合	广东	药学（医学院）	2005
江汉大学	湖北省	综合	湖北	药学（医学院）	2012
江汉大学文理学院	湖北省	财经	湖北	药学	2015
江南大学	教育部	综合	江苏	制药工程、药学（药学院）	2003

（续表）

学校名称	主管	学校类型	所在地	专业设置	专业创建年份
江苏大学	江苏省	综合	江苏	药学、药物制剂、制药工程（药学院）	1998
江苏第二师范学院	江苏省	师范	江苏	生物制药（生命科学与化学化工学院）	2016
江苏海洋大学	江苏省	理工	江苏	药物制剂、制药工程、药物分析（药学院）	2002
江苏师范大学	江苏省	师范	江苏	制药工程（化学化工学院）；生物制药（生命科学学院）	2002
江西科技师范大学	江西省	师范	江西	药学、药物制剂、制药工程、生物制药（药学院）	2004
江西农业大学	江西省	农业	江西	制药工程（生物科学与工程学院）	2003
江西师范大学	江西省	师范	江西	生物制药（生命科学学院）	2021
江西中医药大学	江西省	医药	江西	药学、药物制剂、中药学、中药制药、中药资源与开发、制药工程（药学院）；药学（经济与管理学院）	1973
江西中医药大学科技学院	江西省	医药	江西	药学、药物制剂、中药学、中草药栽培与鉴定、制药工程（药学系）	2005
荆楚理工学院	湖北省	理工	湖北	制药工程（化工与药学院）	2005
锦州医科大学	辽宁省	医药	辽宁	药学、临床药学（药学院）	2002
井冈山大学	江西省	综合	江西	药学（基础医学与药学院）	1993
九江学院	江西省	综合	江西	药物制剂（医学院）；药学、制药工程、生物制药（药学与生命科学学院）	1998
凯里学院	贵州省	综合	贵州	药学（大健康学院）	2011
空军军医大学	中国人民解放军原总后勤部	医药	陕西	药学（药学系）	2000
昆明理工大学	云南省	理工	云南	制药工程（生命科学与技术学院）	2000
昆明学院	云南省	综合	云南	药学（医学院）；生物制药	2004
昆明医科大学	云南省	医药	云南	药学、临床药学、药物制剂（药学院）	1996
昆明医科大学海源学院	云南省	医药	云南	药学（药学系）；中药学	2005
兰州大学	教育部	综合	甘肃	药学、临床药学（药学院）	1959
兰州交通大学	甘肃省	理工	甘肃	生物制药（生物与制药工程学院）	2020
兰州理工大学	甘肃省	理工	甘肃	制药工程（生命科学与工程学院）	2004
兰州信息科技学院	甘肃省	理工	甘肃	制药工程（健康工程学院）	2022
乐山师范学院	四川省	师范	四川	制药工程（新能源材料与化学学院）	2015
丽江旅游文化学院	云南省	综合	云南	药学（医学院）	2019
丽水学院	浙江省	师范	浙江	生物制药（生态学院）	2012
辽宁大学	辽宁省	综合	辽宁	制药工程（药学院）	2003
辽宁何氏医学院	辽宁省	医药	辽宁	药学、制药工程（药学院）；药事管理	2011
辽宁科技学院	辽宁省	理工	辽宁	制药工程（生物医药与化学工程学院）	2004
辽宁师范大学	辽宁省	师范	辽宁	药学、药物化学（化学化工学院）	2004
辽宁医学院医疗学院	辽宁省	医药	辽宁	药学	2005
辽宁中医药大学	辽宁省	医药	辽宁	药学、药物制剂、中药学、中草药栽培与鉴定、制药工程、中药制药（药学院）	1973
辽宁中医药大学杏林学院	辽宁省	医药	辽宁	中药学、中药资源与开发、制药工程（药学系）；药事管理	2005
聊城大学	山东省	综合	山东	制药工程、生物制药、药学（药学院）	2011
临沂大学	山东省	综合	山东	药学、制药工程、中药学、中草药栽培与鉴定（药学院）	2005
岭南师范学院	广东省	师范	广东	制药工程（化学化工学院）	2004
陇东学院	甘肃省	师范	甘肃	生物制药	2015
鲁东大学	山东省	综合	山东	生物制药	2015
陆军军医大学	中国人民解放军原总后勤部	医药	重庆	药学（药学院）	2007
洛阳师范学院	河南省	师范	河南	制药工程（食品与药品学院）	2016
绵阳师范学院	四川省	师范	四川	生物制药（生命科学技术学院）	2013
闽江学院	福建省	理工	福建	制药工程	2017
牡丹江师范学院	黑龙江省	师范	黑龙江	制药工程（生命科学与技术学院）	2009
牡丹江医学院	黑龙江省	医药	黑龙江	药学、药物制剂、制药工程（药学院）	2003
南昌大学	江西省	综合	江西	药学、临床药学（医学部）；制药工程、药物化学（资源环境与化工学院）	2001
南昌大学科学技术学院	江西省	综合	江西	制药工程（理工学科部）	2005
南方医科大学	广东省	医药	广东	药学、临床药学、药物制剂（药学院）；中药学、中药制药、制药工程（中医药学院）	1951
南华大学	湖南省	综合	湖南	药学、药物制剂（药学与生命科学学院）；制药工程（化学化工学院）	2002

（续表）

学校名称	主管	学校类型	所在地	专业设置	专业创建年份
南华大学船山学院	湖南省	理工	湖南	药学、制药工程	2003
南京大学金陵学院	江苏省	综合	江苏	制药工程（化学与生命科学学院）	2016
南京工业大学	江苏省	理工	江苏	药学、药物制剂（药学院）；制药工程（生物与制药工程学院）	1996
南京工业大学浦江学院	江苏省	综合	江苏	药物制剂	2006
南京理工大学	工业和信息化部	理工	江苏	化工与制药类（含制药工程）（化工学院）	1997
南京理工大学泰州科技学院	江苏省	理工	江苏	制药工程（化工学院）	2006
南京林业大学	江苏省	林业	江苏	生物制药（化学工程学院）	2003
南京农业大学	教育部	农业	江苏	中药学（园艺学院）	1996
南京师范大学泰州学院	江苏省	师范	江苏	制药工程（化学与生物工程学院）	2009
南京医科大学	江苏省	医药	江苏	药学、临床药学（药学院）	2002
南京医科大学康达学院	江苏省	综合	江苏	药学、药物制剂（药学部）	2007
南京中医药大学	江苏省	医药	江苏	药学、药物制剂、中药学、中药制药、中药资源与开发、制药工程（药学院）；药事管理（卫生经济管理学院）	1960
南京中医药大学翰林学院	江苏省	综合	江苏	药学、药物制剂、药事管理、中药学、中药资源与开发、制药工程、生物制药	2007
南开大学	教育部	综合	天津	药学（药学院）	2002
南通大学	江苏省	综合	江苏	药学、药物制剂（药学院）	2005
南通大学杏林学院	江苏省	综合	江苏	药学（药学系）	
南阳理工学院	河南省	理工	河南	中药学（张仲景国医国药学院）	2008
南阳师范学院	河南省	师范	河南	制药工程（化学与制药工程学院）	2006
内蒙古工业大学	内蒙古自治区	理工	内蒙古	制药工程（化工学院）	2002
内蒙古科技大学包头医学院	内蒙古自治区	综合	内蒙古	药学（药学院）	2005
内蒙古民族大学	内蒙古自治区	综合	内蒙古	药物制剂、蒙药学（蒙医药学院）	1987
内蒙古农业大学	内蒙古自治区	农业	内蒙古	制药工程、中草药栽培与鉴定（生命科学学院）	2006
内蒙古医科大学	内蒙古自治区	医药	内蒙古	药学、临床药学、药物制剂、中药学、中药资源与开发、制药工程（药学院）；蒙药学（蒙医药学院）	1977
宁波大学	浙江省	综合	浙江	药学（材料科学与化学工程学院）	2022
宁德师范学院	福建省	师范	福建	药学	2017
宁夏大学	宁夏回族自治区	综合	宁夏	制药工程（化学化工学院）	2002
宁夏理工学院	宁夏回族自治区	综合	宁夏	制药工程（文理学院）	2014
宁夏医科大学	宁夏回族自治区	医药	宁夏	药学、临床药学、中药学（药学院）	2002
平顶山学院	河南省	师范	河南	药学（医学院）	2012
莆田学院	福建省	综合	福建	药学（药学与医学技术学院）	2002
齐鲁工业大学	山东省	理工	山东	药物制剂、制药工程（化学与制药工程学院）	2002
齐鲁理工学院	山东省	理工	山东	中药学、生物制药、制药工程（医学院）	2018
齐鲁师范学院	山东省	师范	山东	制药工程	2015
齐鲁医药学院	山东省	医药	山东	药学、药物制剂、中药学、生物制药（药学院）	2009
齐齐哈尔大学	黑龙江省	综合	黑龙江	制药工程（化学与化学工程学院）	2001
齐齐哈尔医学院	黑龙江省	医药	黑龙江	药学、中药学、药物制剂、临床药学、制药工程（药学院）	2003
钦州学院	广西壮族自治区	综合	广西	生物制药	2015
青岛大学	山东省	综合	山东	药学（药学院）	2002
青岛科技大学	山东省	理工	山东	药物制剂、制药工程（化工学院）	1997
青岛农业大学	山东省	农业	山东	药学、制药工程（化学与药学院）	2002
青海大学	青海省	综合	青海	药学、中药学、藏药学（医学院）；制药工程（化工学院）	2001
青海民族大学	青海省	民族	青海	药学、药物制剂、藏药学（药学院）	2002
清华大学	教育部	理工	北京	药学（药学院）	2009
曲阜师范大学	山东省	师范	山东	制药工程（化学与化工学院）	2011
曲靖师范学院	云南省	师范	云南	制药工程（化学与环境科学学院）	2016
泉州师范学院	福建省	师范	福建	制药工程（化工与材料学院）	2014
三峡大学	湖北省	综合	湖北	药学（医学院）；制药工程（生物与制药学院）	2010

（续表）

学校名称	主管	学校类型	所在地	专业设置	专业创建年份
三峡大学科技学院	湖北省	理工	湖北	制药工程	2015
厦门大学	教育部	综合	福建	药学（药学院）	2003
厦门华厦学院	福建省	综合	福建	制药工程	2015
山东大学	教育部	综合	山东	药学、制药工程、临床药学（药学院）	1925
山东大学威海分校	教育部	综合	山东	药学（海洋学院）	
山东第一医科大学	山东省	医药	山东	药学、临床药学、药物制剂、中药学、药物化学（药学院）；制药工程（化学与制药工程学院）；生物制药（生命科学学院）	2002
山东理工大学	山东省	理工	山东	制药工程（生命科学学院）	2016
山东农业大学	山东省	农业	山东	中药资源与开发（农学院）；制药工程（农药方向）（植物保护学院）；制药工程（兽药方向）（动物科技学院）	2002
山东农业工程学院	山东省	农业	山东	中药资源与开发（林业工程学院）	2020
山东科技大学	山东省	理工	山东	生物制药（化学与生物工程学院）	2021
山东师范大学	山东省	师范	山东	制药工程（化学化工与材料科学学院）	2004
山东现代学院	山东省	综合	山东	药学、中药制药、中药学（药学院）	2016
山东协和学院	山东省	医药	山东	中药学（医学院）	2019
山东中医药大学	山东省	医药	山东	药学、药物制剂、中药学、中草药栽培与鉴定、制药工程（药学院）	1976
山西大同大学	山西省	综合	山西	制药工程（化学与环境工程学院）	2014
山西农业大学	山西省	农业	山西	中药资源与开发（生命科学学院）；制药工程（农学院）	2005
山西医科大学	山西省	医药	山西	药学、临床药学、中药学、药物制剂（药学院）；生物制药（基础医学院）	1980
山西中医药大学	山西省	医药	山西	药学、药物分析、中药学、制药工程、生物制药、中药制药、药事管理（中药学院）	2000
汕头大学	广东省	综合	广东	药学（医学院）	2019
陕西服装工程学院	陕西省	理工	陕西	制药工程、生物制药（医药工程学院）	2011
陕西国际商贸学院	陕西省	财经	陕西	药学、药物制剂、中药学、制药工程（医药学院）	2002
陕西科技大学	陕西省	理工	陕西	制药工程、药学（食品与生物工程学院）	1985
陕西科技大学镐京学院	陕西省	理工	陕西	药物制剂（医药工程学院）	2006
陕西理工大学	陕西省	理工	陕西	制药工程（生物科学与工程学院）	2022
陕西中医药大学	陕西省	医药	山西	药学、药物制剂、中药学、中药制药、中药资源与开发、制药工程（药学院）	1978
上海大学	上海市	综合	上海	生物制药（生命科学学院）	2019
上海工程技术大学	上海市	理工	上海	药物化学、制药工程（化学化工学院）	2003
上海海洋大学	上海市	农业	上海	生物制药（食品学院）	2015
上海健康医学院	上海市	医药	上海	药学、药物分析（药学院）	2015
上海交通大学	教育部	综合	上海	药学、临床药学（药学院）	2000
上海理工大学	上海市	理工	上海	药物制剂、化工与制药类（医疗器械与食品学院）	2003
上海应用技术大学	上海市	理工	上海	制药工程（化学与环境工程学院）	2006
上海中医药大学	上海市	医药	上海	药学、中药学（中药学院）	1972
商洛学院	陕西省	综合	陕西	制药工程（生物医药与食品工程学院）	2006
商丘师范学院	山东省	师范	山东	制药工程（化学化工学院）	2018
邵关学院	广东省	师范	广东	药学	2018
邵阳学院	湖南省	理工	湖南	制药工程（生物与化学工程系）	2014
绍兴文理学院	浙江省	师范	浙江	药学（化学化工学院）	2002
绍兴文理学院元培学院	浙江省	师范	浙江	药学（医药与健康系）	2005
深圳大学	广东省	综合	广东	药学（医学部）	2012
深圳技术大学	广东省	理工	广东	药学、中药学、生物制药（医学部）	2020
沈阳化工大学	辽宁省	理工	辽宁	制药工程（制药与生物工程学院）	2002
沈阳化工大学科亚学院	辽宁省	理工	辽宁	制药工程（化学工程系）	2005
沈阳农业大学	辽宁省	农业	辽宁	中草药栽培与鉴定（园艺学院）	2004
沈阳药科大学	辽宁省	医药	辽宁	药学、药物制剂、药物分析（药学院）；药物化学、制药工程（制药工程学院）；临床药学、生物制药（生命科学与生物制药学院）；中药学、中药制药、中药资源与开发（中药学院）；药事管理（工商管理学院）	1931
沈阳医学院	辽宁省	医药	辽宁	中药学（中医药学院）	2020

（续表）

学校名称	主管	学校类型	所在地	专业设置	专业创建年份
石河子大学	新疆生产建设兵团	综合	新疆	药学、中药学、制药工程、临床药学(药学院)	1984
石家庄学院	河北省	师范	河北	药物制剂、制药工程、药物分析(化工学院)	2004
首都医科大学	北京市	医药	北京	药学、临床药学(化学生物学与药学院)；中药学(中医药学院)	2002
四川大学	教育部	综合	四川	药学、临床药学(华西药学院)；制药工程(化学工程学院)	1932
四川理工学院	四川省	理工	四川	制药工程、生物制药(化学工程学院)	2002
四川农业大学	四川省	农业	四川	药学、药物制剂(动物医学院)、中草药栽培与鉴定(农学院)	2002
四川文理学院	四川省	综合	四川	制药工程(化学化工学院)	2010
苏州大学	江苏省	综合	江苏	药学、中药学、生物制药(药学院)	1996
宿州学院	安徽省	综合	安徽	药学(生物与食品工程学院)	2017
绥化学院	黑龙江省	综合	黑龙江	制药工程(食品与制药工程学院)	2007
塔里木大学	新疆生产建设兵团	综合	新疆	生物制药(生命科学学院)	2016
台州学院	浙江省	综合	浙江	制药工程、生物制药、药学(医药化工学院)	2002
太原工业学院	山西省	理工	山西	制药工程(化学与化工系)	2003
太原科技大学	山西省	理工	山西	制药工程(化学与生物工程学院)	2005
太原理工大学	山西省	理工	山西	药物制剂、制药工程(化学化工学院)	1996
泰山学院	山东省	综合	山东	制药工程(化学化工学院)	2011
泰州学院	江苏省	师范	江苏	制药工程、生物制药(医药与化学化工学院)	2015
天津大学	教育部	理工	天津	药学(药物科学与技术学院)；制药工程(化工学院)	1998
天津工业大学	天津市	理工	天津	制药工程(环境与化学工程学院)	2004
天津科技大学	天津市	理工	天津	制药工程(生物工程学院)	2001
天津理工大学	天津市	理工	天津	制药工程(化学化工学院)	2000
天津农学院	天津市	农业	天津	生物制药(基础科学学院)	2006
天津仁爱学院	天津市	综合	天津	制药工程(能源与化工学院)	2021
天津商业大学	天津市	财经	天津	药事管理、制药工程(生物技术与食品科学学院)	2001
天津天狮学院	天津市	综合	天津	药学	2015
天津医科大学	天津市	医药	天津	药学、临床药学、药物制剂、生物制药(药学院)	1978
天津医科大学临床医学院	天津市	医药	天津	药学(法学药学系)	2005
天津中医药大学	天津市	医药	天津	药学、临床药学、药物制剂、中药学、中药制药、中药资源与开发、制药工程(中药学院)	1985
通化师范学院	吉林省	师范	吉林	药物制剂、中药学(制药与食品科学学院)	2000
铜仁学院	贵州省	综合	贵州	制药工程(材料与化学工程学院)	2010
皖南医学院	安徽省	医药	安徽	药学、药物制剂、制药工程、临床药学、生物制药(药学院)	2003
皖西学院	安徽省	师范	安徽	药物制剂、制药工程(生物与制药工程学院)；中药学	2004
潍坊学院	山东省	综合	山东	制药工程(生物与农业工程学院)	2011
潍坊医学院	山东省	医药	山东	药学、中药学(药学院)；生物制药(生物科学与技术学院)	2004
温州大学	温州市	综合	浙江	生物制药(生命与环境科学学院)	2016
天水师范学院	甘肃省	师范	甘肃	生物制药(生物工程与技术学院)	2016
温州医科大学	浙江省	医药	浙江	药学、中药学、临床药学、生物制药(药学院)	2001
温州医科大学仁济学院	浙江省	医药	浙江	药学、中药学(药学部)	2005
文山学院	云南省	师范	云南	制药工程、中药学(三七医药学院)	2014
无锡太湖学院	江苏省	综合	江苏	药学	2022
梧州学院	广西壮族自治区	综合	广西	制药工程(化学工程与资源再利用学院)	2010
武昌理工学院	湖北省	理工	湖北	制药工程、药学(生命科学学院)	2011
武汉大学	教育部	综合	湖北	药学、生物制药(药学院)	1993
武汉东湖学院	湖北省	理工	湖北	生物制药(生命科学与化学学院)	2013
武汉工程大学	湖北省	理工	湖北	药物制剂、制药工程(化工与制药学院)	1972
武汉工程大学邮电与信息工程学院	湖北省	理工	湖北	药物制剂、制药工程(化工与材料学部)	2005
武汉工商学院	湖北省	财经	湖北	生物制药(环境与生物工程学院)	2014
武汉科技大学	湖北省	理工	湖北	药学(医学院)	2004
武汉科技大学城市学院	湖北省	理工	湖北	药物制剂、药学(医学部)	2012

（续表）

学校名称	主管	学校类型	所在地	专业设置	专业创建年份
武汉理工大学	教育部	理工	湖北	制药工程、生物制药（化工化学与生命科学学院）	2000
武汉理工大学华夏学院	湖北省	理工	湖北	制药工程、生物制药（化学与制药工程系）	2005
武汉轻工大学	湖北省	理工	湖北	药物制剂、制药工程、生物制药（生物科学与技术学院）；药学（医学与健康学院）	2002
武汉生物工程学院	湖北省	理工	湖北	中药学、制药工程、药学、生物制药（药学院）	2005
武夷学院	福建省	综合	福建	药学	2020
西安交通大学	教育部	综合	陕西	药学、制药工程、临床药学（医学院）	1971
西安理工大学	陕西省	理工	陕西	制药工程（理学院）	2002
西安培华学院	陕西省	财经	陕西	药学（医学院）	2006
西安外事学院	陕西省	综合	陕西	药学、中药学（医学院）	2015
西安文理学院	陕西省	综合	陕西	生物制药（生物与环境工程学院）	2020
西安医学院	陕西省	医药	陕西	药学、中药学（药学院）	1994
西北大学	陕西省	综合	陕西	制药工程（化工学院）；药学（生命科学与医学部）	1937
西北民族大学	国家民委	民族	甘肃	制药工程（化工学院）	2003
西北农林科技大学	教育部	农业	陕西	制药工程（植物保护学院）	2002
新疆科技学院	新疆维吾尔自治区	理工	新疆	药学	2021
西北师范大学	甘肃省	师范	甘肃	制药工程（生命科学学院）	2002
西藏大学	西藏自治区	综合	西藏	药学（医学院）	2005
西藏藏医药大学	西藏自治区	医药	西藏	藏药学、中药制药（藏药系）	2001
西昌学院	四川省	综合	四川	制药工程	2015
西华大学	四川省	综合	四川	制药工程（食品与生物工程学院）	2002
西南大学	重庆市	综合	重庆	药学、制药工程（药学院）	2002
西南交通大学	教育部	理工	四川	制药工程（生命科学与工程学院）	2002
西南科技大学	四川省	理工	四川	制药工程（生命科学与工程学院）	2002
西南民族大学	国家民委	民族	四川	药学、药物制剂、中药学、制药工程（药学院）；藏药学（藏学学院）	2002
西南医科大学	四川省	医药	四川	药学、临床药学、中药学（药学院）	2001
厦门医学院	福建省	医药	福建	药学、生物制药、中药学（药学系）；海洋药学	2016
香港中文大学（深圳）	广东省	综合	广东	药学（药学院）	2019
湘南学院	湖南省	理工	湖南	药学、临床药学（药学院）	2004
湘潭大学	湖南省	综合	湖南	药学（化学学院）；制药工程（化工学院）	2001
湘潭大学兴湘学院	湖南省	综合	湖南	制药工程（工程系）	2005
新疆农业大学	新疆维吾尔自治区	农业	新疆	药学（食品科学与药学学院）	2003
新疆农业大学科学技术学院	新疆维吾尔自治区	农业	新疆	药学（生物科学系）	2007
新疆医科大学	新疆维吾尔自治区	医药	新疆	药学、临床药学（药学院）；中药学（中医学院）	1978
新疆医科大学厚博学院	新疆维吾尔自治区	医药	新疆	药学	2015
新乡学院	河南省	理工	河南	制药工程、生物制药、药学（药学院）	2007
新乡医学院	河南省	医药	河南	药学、药物制剂、临床药学（药学院）；生物制药	2002
新乡医学院三全学院	河南省	医药	河南	药学、药物制剂（药学院）；生物制药（生命科学与技术学院）	2004
信阳农林学院	河南省	农业	河南	制药工程、中药资源与开发、生物制药、中草药栽培与鉴定（制药工程学院）	2015
信阳师范学院	河南省	师范	河南	生物制药（生命科学学院）	2011
徐州医科大学	江苏省	医药	江苏	药学、临床药学、药物制剂（药学院）	2001
许昌学院	河南省	理工	河南	制药工程、生物制药（食品与药学院）	2015
烟台大学	山东省	综合	山东	药学、制药工程（药学院）	2000
烟台理工学院	山东省	理工	山东	药学（仪器与生物工程学院）	2021
榆林学院	陕西省	理工	陕西	中草药栽培与鉴定（生命科学学院）	2021
延安大学西安创新学院	陕西省	综合	陕西	制药工程（医学系）	2006
延边大学	吉林省	综合	吉林	药学类（药学、药物制剂）（药学院）	1976
盐城工学院	江苏省	理工	江苏	制药工程（化学化工学院）	2005
盐城师范学院	江苏省	师范	江苏	制药工程、生物制药（药学院	2005
燕京理工学院	河北省	综合	河北	制药工程（化工与材料工程学院）	2019

（续表）

学校名称	主管	学校类型	所在地	专业设置	专业创建年份
扬州大学	江苏省	综合	江苏	药学(医学院)；制药工程(化学化工学院)；生物制药(生命科学与技术学院)	2000
扬州大学广陵学院	江苏省	综合	江苏	制药工程、生物制药(化工与医药系)	2007
宜宾学院	四川省	综合	四川	制药工程(化学与化工学院)	2008
宜春学院	江西省	综合	江西	药学、制药工程(化学与生物工程学院)	2002
右江民族医学院	广西壮族自治区	医药	广西	药学、中药学(药学院)	2003
玉林师范学院	广西壮族自治区	师范	广西	制药工程、生物制药(生物与制药学院)	2006
云南大学	云南省	综合	云南	制药工程、药学(化学科学与工程学院)	2002
云南经济管理学院	云南省	财经	云南	药学、中药学(医学院)	2015
云南民族大学	云南省	民族	云南	药物分析、制药工程(民族医药学院)	2009
云南农业大学	云南省	农业	云南	中草药栽培与鉴定(农学与生物技术学院)	2002
云南师范大学	云南省	师范	云南	制药工程(化学化工学院)	2010
云南中医药大学	云南省	医药	云南	药学、药物制剂、中药学、中药资源与开发、中草药栽培与鉴定、制药工程、生命制药(中药学院)	1978
枣庄学院	山东省	综合	山东	制药工程、生物制药(生命科学学院)	2010
张家口学院	河北省	综合	河北	药学	2015
肇庆学院	广东省	综合	广东	制药工程(化学化工学院)	2003
浙江大学	教育部	综合	浙江	药学、药物制剂(药学院)；制药工程(化学工程与生物工程学院)	1913
浙江大学城市学院	浙江省	理工	浙江	药学(医学院)	2005
浙江大学宁波理工学院	浙江省	理工	浙江	制药工程(生物与化学工程学院)	2005
浙江工业大学	浙江省	理工	浙江	药学、药物制剂、中药学、制药工程(药学院)；生物制药	1997
浙江海洋大学	浙江省	农业	浙江	药学(食品与医药学院)	2005
浙江科技学院	浙江省	理工	浙江	制药工程(生物与化学工程学院/轻工学院)	2002
浙江理工大学	浙江省	理工	浙江	生物制药(生命科学学院)	2010
浙江农林大学	浙江省	林业	浙江	中药学(林业与生物技术学院)	2002
浙江师范大学	浙江省	师范	浙江	药学(生化学院)	2020
浙江师范大学行知学院	浙江省	综合	浙江	中药学(理学院)	2022
浙江万里学院	浙江省	理工	浙江	生物制药(生物与环境学院)	2014
浙江中医药大学	浙江省	医药	浙江	药学、药物制剂、中药学、中草药栽培与鉴定、临床药学(药学院)	1986
浙江中医药大学滨江学院	浙江省	医药	浙江	药学、药物制剂、中药学、制药工程	
郑州大学	河南省	综合	河南	药学、药物制剂(药学院)；制药工程(化学与能源学院)	1992
郑州工业应用技术学院	河南省	理工	河南	药学、药物制剂(药学院)	2001
郑州师范学院	河南省	师范	河南	中药资源与开发(生命科学学院)	2016
中北大学	山西省	理工	山西	制药工程(化工与环境学院)	2003
中国海洋大学	教育部	综合	山东	药学(医药学院)	1997
中国计量大学	浙江省	理工	浙江	药学(生命科学学院)	2004
中国石油大学胜利学院	山东省	理工	山东	药学	2017
中国药科大学	教育部	医药	江苏	药学、临床药学、药物制剂、药物化学、药物分析(药学院)；药事管理(国际医药商学院)；中药学、中药制药、中药资源与开发(中药学院)；海洋药学、生物制药(生命科学与技术学院)；制药工程(工学院)	1936
中国医科大学	辽宁省	医药	辽宁	药学、临床药学、药物制剂、制药工程(药学院)	2003
仲恺农业工程学院	广东省	农业	广东	中草药栽培与鉴定(农业与生物学院)	2020
中南大学	教育部	综合	湖南	药学(药学院)；制药工程(化学化工学院)	1996
中南民族大学	国家民委	民族	湖北	药学、药物制剂、药物分析(药学院)；生物制药(生命科学学院)	2003
中山大学	教育部	综合	广东	药学(药学院)	1995
中山大学新华学院	广东省	综合	广东	药学(药学系)	2005
中央民族大学	国家民委	民族	北京	制药工程、中药学(药学院)	2002
周口师范学院	河南省	师范	河南	河南生物制药(生命科学与农学学院)	2016
遵义医科大学	贵州省	医药	贵州	药物制剂、药学、临床药学、制药工程、中药学(药学院)	1997
遵义医科大学医学与科技学院	贵州省	医药	贵州	药学、药物制剂、制药工程(药学系)	2003

↗ **中国药科大学定点帮扶十年成果丰硕** 十年来,中国药科大学始终坚持将定点帮扶作为一项重大政治任务,通过健全组织领导、全校参与、选人派人三个机制,突出规划引领、产业带动、绿色生态三个导向,构建科技研发、资源招引、人才培养三个平台,聚焦标准种植、现代加工、多元康养三个环节,帮助陕西省镇坪县持续提升中药首位产业,不断增强内生动力,走出了一条生态立县、产业强县、旅游兴县特色发展之路。2022 年 10 月,教育部网站以《中国药科大学定点帮扶十年成果——发挥药学特色聚焦中药产业助力药乡振兴》为题,回顾展现了中国药科大学十年来帮扶陕西省镇坪县,顺利打赢脱贫攻坚战,推进乡村振兴的丰硕成果和有效经验。

中国药科大学定点帮扶十年成果

——发挥药学特色聚焦中药产业助力药乡振兴

2012 年底,中国药科大学承担起定点帮扶陕西省安康市镇坪县脱贫致富、乡村振兴的光荣使命,十年来,学校坚持围绕镇坪道地中药材资源,发挥以"双一流"学科中药学为核心的大药学学科优势,全力推动中药产业全链条发展,帮助镇坪于 2018 年在全市率先实现脱贫摘帽。镇坪中药产值到"十三五"末占全县 GDP 的 34%,被确定为县域"首位"产业;基层治理持续改善,获评省级村"两委"换届工作先进县、省级平安建设先进县等。

健全三个机制,扛起帮扶责任。一是健全组织领导机制。学校始终坚持将定点帮扶工作作为重大政治任务和"一把手"工程,校党委书记亲自挂帅督战,书记、校长担任学校定点帮扶工作领导小组双组长。校领导班子成员 31 人次赴镇坪实地调研指导工作。二是健全全校参与机制。打造"院镇共建、支部结对、党员结亲"帮扶模式,7 个学院党委、30 个教工党支部与镇坪全部 7 个镇党委、30 个重点村级党支部结对共建。镇坪遭遇洪灾后,全校第一时间捐赠救灾款 109 万元。三是健全选人派人机制。坚持"硬选人、选硬人",结合镇坪发展需求以及干部素质能力,先后选派专家教授 5 人、处级干部 1 人、骨干教师 3 人到镇坪挂职,真正做到尽锐出战。

突出三个导向,找准发展路径。一是突出规划引领导向。编制《镇坪县中药产业发展规划》《安康市生物医药产业发展规划》等产业规划,为镇坪发展把脉开方,一张蓝图绘到底。二是突出产业带动导向。引入振兴药业等龙头企业 3 家,培育中药材加工企业 8 家,支持农业合作社、联合体等经营主体 30 余个,帮助实现"造血"功能,有效带动县域经济增长。三是突出绿色生态导向。践行"两山"理论,依托镇坪优越的生态环境,大力发展中药材种植、中药康养旅游等绿色产业、美丽经济,实现生态经济化、经济生态化。

构建三个平台,破除发展瓶颈。一是构建科技研发平台。在镇坪建立"秦巴中药材研究中心""中药配方颗粒工程技术研究中心""乡村振兴产业研究中心"等科研平台,累计投入科研资金 1100 万元,开展中药材质量鉴定、种质改良等课题研究 40 余项,帮助"镇坪黄连"成功通过国家地理标志农产品认证,"黄连 1 号""黄连 2 号"新品种获陕西省科技进步三等奖。研发金丝皇菊茶饮、黄连护眼罩、百合面膜、伸筋草浴包等大健康产品 20 余种。二是构建资源招引平台。举办镇坪中药产业招商引资、招才引智推介会,促成江苏恒瑞医药、南京圣和药业等 40 余家企业以及 20 余名专家学者与镇坪达成产业、人才合作协议,推动陕澳合作中医药产业园项目,实现资源"走进来",品牌"走出去"。三是构建人才培养平台。通过高考专项累计录取镇坪籍学生 24 人,已毕业 13 人,其中博士 1 人、硕士 1 人。在镇坪设立"乡村振兴继续教育服务站",建设在线课程 14 门,累计培训基层干部、专技人员、新型农民 6000 余人次。推动江苏食品药品职业技术学院参与组团帮扶,在应用型人才培养等方面实现优势互补。

聚焦三个环节,增强发展动能。一是聚焦种植业标准化。大力推广中药材科技种植、绿色种植,采用"企业 + 合作社 + 农户"组织形式,建成中药材规范化、标准化种植基地 14 个,发展种植面积 14.5 万亩,实现全县中药材总产量 1.28 万吨,年产值 1.8 亿元。二是聚焦加工业现代化。支持镇坪中药产业孵化园、中药科创园等园区建设,加快产业聚集。积极引进安康普欣药业等龙头企业入驻镇坪飞地园区,实现"县上建基地、飞地做加工、区域拓市场"。三是聚焦康养业多元化。通过以商招商,先后引进落地"飞渡峡中药康养小镇""南江湖康养旅游扶贫示范区"等重大康养旅游项目,带动建成 4A 级景区

1个，培育旅游名镇1个、民宿旅游村10个，形成集中药文化体验、中药养生观光、中药主题康养等于一体的全域旅游发展大格局。

中国药科大学推进基础药学人才培养 近年来，中国药科大学认真学习贯彻习近平总书记关于教育的重要论述，牢记为党育人、为国育才的使命，坚持"四个面向"、践行"四个服务"，围绕药学基础学科人才培养，深化人才培养模式改革。2020年学校成立孟目的学院，探索实施药学拔尖人才特色化培养。2021年中国药科大学进入教育部基础学科拔尖学生培养计划2.0基地，围绕人才培养新要求，在完善科学遴选机制、推动五育综合素质培养、构建多元评价机制方面进行了有效探索。2022年7月8日，教育部网站以《中国药科大学深化改革、探索创新，积极推进基础药学人才培养》为题，报道中国药科大学基础药学人才培养改革工作。文章从实行立体选拔，完善科学遴选机制；坚持五育并举，强化综合能力培养；推行多元评价，提升人才培养质量三个方面介绍了中国药科大学药学基础学科人才培养创新举措。

实行立体选拔，完善科学遴选机制。长周期、过程化设计选拔路径，通过综合选拔、专项提优、轮训互选三个阶段开展基础药学人才遴选，注重选拔机制的过程性和长效性。设置"生涯规划—文创设计—文献研读—强体计划—素质拓展—主题讨论—公益服务—校史学习—学术研讨—总结汇报"等多样性考评环节，突出对学生综合素质的考察，注重选拔机制的多元性和开放性。开设"拔尖训练营"，注重对思想品德、社会服务、劳动实践、人文素养等要素的考核，加强党史学习、时政研讨、公益服务等学习培训，帮助学生牢固树立家国情怀、服务意识和奉献精神，提升选拔机制的教育性和融合性。创新沉浸式师生双选模式，实施跨学科实验室科研轮训，鼓励学生在多学科背景下熟悉创新药物研发关键环节，树立药学整体观，加强选拔机制的精准性和适应性。建立绿色通道，组织专家对具有特殊才能的学生进行综合评价，为各类人才提供发展广阔空间。

坚持五育并举，强化综合能力培养。成立"孟目的学院""孟目的书院"，构建集开放式阅览室、党团活动室、多功能厅、导师工作室、健身设施等于一体的"一站式"学生社区工作站，为学生成长成才提供优良环境。邀请院士、国家教学名师等专家教授百余人担任学生导师，实施"一人一方案"的个性化人才培养。邀请专业教师与研究生、本科生共组师生志趣团队，共同开展交流研讨，发挥导师引领和朋辈帮扶作用。创新"五育"素养课堂，聚焦"身心健康、融合创新、经典阅读、公益实践、领导力提升、实践育人、美育实践、劳动育人"等培育模块，开展"药缘"科普讲座、教授茶餐会、导师领读经典、"孟阅金陵"美育实践、拔尖计划公益行等活动，进一步提升学生综合素养能力。建设科研与实践创新课堂，从临床界、工业界、科学界交叉领域寻找"关键问题"，统筹学校、医院及企业资源，打造"科学家—医生—工程师"实践教学团队，在科研实验室开展项目式教学，在创新型医药企业及医院建立实践教育基地，开展涵盖医药临床认知、工程实践和科技创新的实践式教学，促进产教研深度融合，为培育药学拔尖人才奠定坚实基础。

推行多元评价，提升人才培养质量。围绕"专业基础—科研实践—五育素养"三个模块，建立"三位一体"综合评价机制，严把人才培养质量出口关。建立课程教师、科研导师、学工团队、行业专家的多方评价团队，发挥多方评价优势，提升人才质量评价的全面性与科学性。推进课堂教学评价改革，降低期末考试等评价占比，增加学术演讲、小组讨论、作业汇报、课后调研、阶段测试、经验分享、自主阅读等过程性教学环节，强化课堂教学过程性评价。搭建学生自我评价平台，鼓励学生自主设计展示成长历程，记录学习收获，促进自我提升。

复旦大学药学院举办新药创制论坛 2022年11月26日，由复旦大学药学院主办，上海市药物研发协同创新中心、复旦大学校友会光华生命健康分会、复旦大学张江研究院协办的"2022复旦新药创制论坛"在上海张江成功举办。本次论坛采取线上、线下相结合的方式，聚焦新药创制，围绕疾病靶标和药物发现、药物递送和新药评价的主题，研讨如何充分整合药学、基础医学、临床医学、生命科学、化学、人工智能和大数据等方面研究力量和资源，在新靶标、新机制、新化合物、新技术等方面寻求突破，实现从模仿创新到原始创新的跨越。论坛致力于打通“基础研究-新药创制-成果转化”三大环节之间的壁垒，建设新药创制生态圈，推动我国新药创制事业的源头创新、持续创新和循环创新。

陈凯先院士作了题为“生物医药创新发展和人工智能技术”的主旨报告，介绍了大数据和人工智能技术在推动原创药物研究中所发挥的重要作用，总结改革开放以来我国生物医药发展成就和挑战，指出科学研究需沉下心来，夯实基础，发挥我国特色优势，做出更多能转化的原创新药。复旦大学人工智能创新与产业研究院院长漆远教授、复旦大学肿瘤研究所所长邵志敏教授、华东理工大学副校长李剑教授、华领医药技术（上海）有限公司首席医学官张怡女士分别以“人工智能制药的发展与应用”“三阴性乳腺癌复旦分型及治疗”“衰老精准可视化诊断与治疗”“华堂宁——全球首创中国首发”为主题做了大会报告，带来了不同领域的最新研究进展。

大会另设两个分论坛，分别围绕“疾病靶标和药物发现”和“高校创新药物转化的机遇与挑战”主题进行了深入交流。本次会议共有线上线下 1.4 万人参会，促进了不同学科的交叉融合，为各领域专家学者提供了学习交流的平台。

南京医科大学“脑科学与药学前沿”高峰论坛 2022 年 12 月 7 日，第五届金陵“脑科学与药学前沿”高峰论坛在南京医科大学举行。本次论坛旨在围绕脑科学与药学科学发展前沿、脑疾病关联医药学研究新进展及国民健康重大需求，交流科研工作的最新成果，促进学科人才的培养。国内脑科学和药学领域著名专家段树民院士、蒋建东院士、各个高校与医院的 30 余位专家及教授、校内外师生受邀线上或线下参加了论坛。

本次论坛由南京医科大学主办，南京医科大学药学院、南京医科大学脑科学研究所、南京医科大学附属脑科医院承办，中国神经科学学会脑血管功能与疾病分会、中国微循环学会微循环药物研究专委会、江苏省心脑血管药物重点实验室、江苏省高校国际合作联合实验室协办。来自全国各个高校与医院的著名脑科学与药学相关的专家学者进行了 2 场精彩的大会报告与 30 场分会学术专题报告，参会专家学者围绕新冠与抗感染、情感障碍疾病的靶点与生物标志物、衰老与精准干预、脊髓损伤与再生、脑卒中保护、神经退行性疾病与药物开发等学术前沿问题及学科热点问题进行了成果的分享，交流了创新的思维与观点。

脑科学是当前世界各国科技竞争焦点之一，我国于 2021 年 9 月正式启动“中国脑计划”。本次论坛为我国脑科学与药学的发展提供了富有建设性的系统观点和丰富的研究成果，提出了脑科学研究的新模型、新视角、新思路等，加强了该校的学科建设，有效融合临床与药学专家和骨干师资力量，着力培养高水平拔尖医药人才。

清华大学与国药集团签署战略合作协议 2022 年 12 月 29 日，清华大学校长王希勤在京与国药集团董事长刘敬桢会谈并举行战略合作协议签约仪式。清华大学副校长曾嵘、王宏伟，国药集团副总经理董增贺、晋斌出席。双方将在多个领域达成全面深入的实质性合作，提升高科技成果转化和产业化水平，推动生命健康创新链、产业链、人才链深度融合，打造科技创新高地的合作，进一步推动我国生物医药产业高质量发展。清华大学医学学科带头人黄天荫和医学院、药学院、科研院、技术转移院、国内合作办负责人，以及清控科创智运科技公司等相关单位负责人；国药控股、国药中生、国药国际、国药医疗、国药中生北京公司以及总部相关部门负责人参加活动。

广东药科大学推动国际产学研用融合发展 2022 年 12 月，广东药科大学牵头“校校、校企、校院”携手，与俄罗斯巴什基尔国立医科大学、中国联通广东分公司、广州医药股份有限公司、岭南中药饮片有限公司、广州安必平医药科技股份有限公司、汕头市医学科学院开展战略合作，搭平台拓渠道育人才，共推产学研用融合发展。

学校自 2018 年起与俄罗斯巴什基尔国立医科大学建立了良好的合作交流关系。两校作为中俄医科大学联盟的重要成员，依托联盟举办高水平学术会议、开展疫情防控学术交流，为中俄乃至全球抗疫贡献力量。2020年11月13日两校合作举办“新型冠状病毒肺炎21世纪的流行病”国际学术交流会，取得了良好社会反响。今后将深化在师资交流、学生联合培养及科学研究等方面合作。

学校与联通广东分公司共推“智慧医疗”，与中国联通的智慧医疗军团在国际化的人才培养、智慧医疗等方面开展务实合作，吸引投入220万元在学校建设融产学研合作洽谈、数字化产品体验于一体的“体验空间”。广州医药股份有限公司在学校设立“百万奖助学金”，聚焦培养面向国际的药品流通领域人才，同时开展联合打造学术交流品牌等合作。除传统中医药领域合作外，我校还将在海洋药学这一新兴领域把学校的学科优势和汕头市的海洋药物资源优势有机对接，与汕头市医学科学院开辟合作共赢新领域。学校与岭南中药饮片有限公司共建院内制剂开发联合实验室，继续优化共建原有实习基地，该公司在学校设立50万奖助学金，用于奖励学习和创新创业成绩突出以及资助经济上困难的学生。

长期以来，广州药科大学充分发挥“大药学、大健康”学科专业优势，突出人才链与产业链高度融合的特色，与地方政府以及国内外高校、科研院所、企业开展广泛合作，打造了产学研用合作广药大品牌，先后建成了国家级科技企业孵化器、广东药科大学-香港大学创新研发平台（中山），近日获批全省6个省级大学科技园之一，吸引了众多高校、企业和科研院所加入合作队伍。

第二批全国高校黄大年式教师团队名单 2022年1月27日，教育部公布第二批全国高校黄大年式教师团队名单，共有来自全国高校的200个团队入选，团队负责人来自各个领域的领军科学家和知名学者，其中药学领域有6个教师团队入选。

第二批全国高校黄大年式教师团队（药学领域）

高校	团队名称	团队负责人
北京中医药大学	临床中药学教师团队	张　冰
中国药科大学	生药学教师团队	李　萍
天津中医药大学	省部共建组分中药国家重点实验室教师团队	张伯礼
南京中医药大学	中药资源学教师团队	段金廒
温州医科大学	药学教师团队	李校堃
成都中医药大学	系统中药传承创新教师团队	彭　成

专业建设

设置药学相关本科专业的高校专业点概况 截至2023年6月，高等院校设置药学的本科专业点为257个，临床药学的本科专业点为56个，药物制剂的本科专业点为106个，药物化学的本科专业点为9个，药物分析的本科专业点为23个，药事管理的本科专业点为16个，中药学的本科专业点为119个，中药制药的本科专业点为26个，中药资源与开发的本科专业点为38个，海洋药学的本科专业点为4个，中草药栽培与鉴定的本科专业点为22个，藏药学的本科专业点为5个，蒙药学的本科专业点为2个，制药工程的本科专业点为284个，生物制药的本科专业点为123个。

开办药学专业的高校（258个）：安徽科技学院、安徽理工大学、安徽新华学院、安徽医科大学、安徽医科大学临床医学院、安徽中医药大学、蚌埠医学院、北华大学、北京城市学院、北京大学、北京师范大学、北京协和医学院、北京中医药大学、北京中医药大学东方学院、滨州医学院、长春中医药大学、长沙医学院、长治医学院、亳州学院、常州大学、承德医学院、成都大学、成都医学院、成都中医药大学、赤峰学院、重庆大学、重庆第二师范学院、重庆理工大学、重庆文理学院、重庆医科大学、川北医学院、大理大学、大连理工大学、大连医科大学、第二军医大学、第三军医大学、第四军医大学、东北师范大学、佛山科学技术学院、福建医科大学、福建中医药大学、复旦大学、甘肃中医药大学、赣南医学院、广东药科大学、广东医科大学、广西大学、广西科技大学、广西医科大学、广西中医药大学、广西中医药大学赛恩斯新医药学院、广州华商学院、广州医科大学、广州中医药大学、贵阳学院、贵州医科大学神奇民族医药学院、贵州中医药大学、贵州大学、贵州民族大学、贵州医科大学、桂林医学院、哈尔滨商业大学、哈尔滨医科大学、海南大学、海南医学院、杭州师范大学、合肥工业大学、河北北方学院、河北大学、河北科技大学、河北科技大学理工学院、河北农业大学、河北师范大学、河北医科大学、河北中医学院、河南大学、河南大学民生学院、河南科技大学、河南理工大学、河南中医学院、河西学院、菏泽学院、黑龙江中医药大学、湖北大学、湖北工程学院、湖北科技学院、湖北理工学院、湖北医药学院、湖北医药学院药护学院、湖北中医药大学、湖南理工学院、湖南师范大学、湖南师范大学树达学院、湖南文理学院、湖南中医药大学、湖南中医药大学湘杏学院、华北理工大学、华北理工大学冀唐学院、华东理工大学、华侨大学、华中科技大学、黄河科技学院、吉林大学、吉林医药学院、吉首大学、济南大学、济宁医学院、暨南大学、佳木斯大学、嘉兴学院、嘉应学院、江汉大学、江汉大学文理学院、江南大学、江苏大学、江西科技师范大学、江西中医药大学、江西中医药大学科技学院、井冈山大学、九江学院、凯里学院、昆明学院、昆明医科大学、昆明医科大学海源学院、兰州大学、聊城大学、辽宁何氏医学院、辽宁师范大学、锦州医科大学、辽宁医学院医疗学院、辽宁中医药大学、临沂大学、牡丹江医学院、南昌大学、南方医科大学、南华大学、南华大学船山学院、南京工业大学、南京医科大学、南京医科大学康达学院、南京中医药大学、南京中医药大学翰林学院、南开大学、南通大学、南通大学杏林学院、内蒙古科技大学包头医学院、内蒙古医科大学、宁波大学、宁德师范学院、宁夏医科大学、平顶山学院、莆田学院、齐齐哈尔医学院、青岛大学、青岛农业大学、青海大学、青海民族大学、清华大学、三峡大学、厦门大学、山东大学、山东大学威海分校、山东现代学院、齐鲁医药学院、山东中医药大学、汕头大学、山西医科大学、山西中医药大学、陕西国际商贸学院、陕西科技大学、陕西中医药大学、上海健康医学院、上海交通大学、上海中医药大学、韶关学院、绍兴文理学院、绍兴文理学院元培学院、深圳大学、深圳技术大学、沈阳药科大学、石河子大学、首都医科大学、四川大学、四川农业大学、苏州大学、宿州学院、台州学院、泰山医学院、天津大学、天津天狮学院、天津医科大学、天津医科大学临床医学院、天津中医药大学、皖南医学院、潍坊医学院、温州医科大学、温州医科大学仁济学院、无锡太湖学院、武昌理工学院、武汉大学、武汉工程大学、武汉科技大学、武汉科技大学城市学院、武汉轻工大学、武汉生物工程学院、武夷学院、西安交通大学、西安培华学院、西安外事学院、西安医学院、西北大学、西藏大学、西南大学、西南民族大学、西南医科大学、香港中文大学（深圳）、湘南学院、湘潭大学、新疆科技学院、新疆农业大学、新疆农业大学科学技术学院、新疆医科大学、新疆医科大学厚博学院、新乡学院、新乡医学院、新乡医学院三全学院、徐州医学院、烟台大学、烟台理工学院、延边大学、扬州大学、宜春学院、右江民族医学院、云南大学、云南大学旅游文化学院、云南经济管理学院、云南中医药大学、张家口学院、浙江大学、浙江大学城市学院、浙江工业大学、浙江海洋大学、浙江师范大学、浙江中医药大学、浙江中医药大学滨江学院、郑州大学、郑州工业应用技术学院、中国海洋大学、中国计量学院、中国石油大学胜利学院、中国药科大学、中国医科大学、中南大学、中南民族大学、中山大学、中山大学新华学院、遵义医学院、遵义医学院医学与科技学院。

开办临床药学专业的高校(56个)：安徽医科大学、蚌埠医学院、川北医学院、重庆医科大学、大理大学、大连医科大学、福建医科大学、广东药科大学、广东医科大学、广西医科大学、广西中医药大学、广州医科大学、广州中医药大学、桂林医学院、贵州医科大学、哈尔滨医科大学、海南医学院、河北医科大学、河南大学、湖北科技学院、华中科技大学、吉林大学、暨南大学、济宁医学院、锦州医科大学、昆明医科大学、西南医科大学、兰州大学、南昌大学、南方医科大学、南京医科大学、内蒙古医科大学、宁夏医科大学、齐齐哈尔医学院、山东大学、上海交通大学、山西医科大学、沈阳药科大学、石河子大学、首都医科大学、四川大学、泰山医学院、天津医科大学、天津中医药大学、温州医科大学、皖南医学院、西安交通大学、湘南学院、新乡医学院、新疆医科大学、徐州医科大学、浙江中医药大学、中南大学、中国药科大学、中国医科大学、遵义医学院。

开办药物制剂专业的高校(106个)：安徽科技学院、安徽新华学院、安徽医科大学、安徽中医药大学、亳州学院、成都医学院、成都中医药大学、大理大学、福建医科大学、福建中医药大学、甘肃中医药大学、广东药科大学、广西中医药大学、广西中医药大学赛恩斯新医药学院、广州中医药大学、贵州医科大学、贵州中医药大学、贵州大学、贵州中医药大学时珍学院、桂林医学院、哈尔滨医科大学、河北北方学院、河北大学、河北科技大学、河北医科大学、河南大学、河南大学民生学院、河南农业大学、河南中医学院、黑龙江中医药大学、湖北科技学院、湖北中医药大学、湖南中医药大学、湖南中医药大学湘杏学院、华北理工大学、华东理工大学、江苏海洋大学、黄河科技学院、吉林大学、吉林大学珠海学院、吉林化工学院、吉林农业科技学院、吉林医药学院、济宁医学院、江苏大学、江西科技师范大学、江西中医药大学、江西中医药大学科技学院、九江学院、昆明医科大学、辽宁中医药大学、牡丹江医学院、南方医科大学、南华大学、南京工业大学、南京工业大学浦江学院、南京医科大学康达学院、南京中医药大学、南京中医药大学翰林学院、南通大学、内蒙古民族大学、内蒙古医科大学、齐鲁工业大学、齐鲁医药学院、齐齐哈尔医学院、青岛科技大学、山东中医药大学、山西医科大学、陕西国际商贸学院、陕西科技大学镐京学院、陕西中医药大学、上海理工大学、沈阳药科大学、石家庄学院、四川农业大学、太原理工大学、泰山医学院、天津医科大学、天津中医药大学、通化师范学院、皖南医学院、皖西学院、武汉工程大学邮电与信息工程学院、武汉科技大学城市学院、武汉轻工大学、西南民族大学、新乡医学院、新乡医学院三全学院、徐州医学院、延边大学、云南中医药大学、长春中医药大学、长沙医学院、浙江大学、浙江工业大学、浙江中医药大学、浙江中医药大学滨江学院、郑州大学、郑州工业应用技术学院、中国药科大学、中国医科大学、中南民族大学、重庆医科大学、遵义医学院、遵义医学院医学与科技学院。

开办药物化学专业的高校(9个)：长治学院、广东药科大学、河北医科大学、辽宁师范大学、南开大学、山东第一医科大学、上海工程技术大学、沈阳药科大学、中国药科大学。

开办药物分析专业的高校(23个)：安徽中医药大学、北京石油化工学院、蚌埠医学院、亳州学院、重庆第二师范学院、广西民族师范学院、广东药科大学、桂林大学、哈尔滨医科大学、河北医科大学、黑龙江中医药大学、湖南文理学院芙蓉学院、江苏海洋大学、佳木斯大学、山西中医药大学、上海健康医学院、沈阳药科大学、石家庄学院、云南民族大学、长沙医学院、中国药科大学、中南民族大学、珠海学院。

开办药事管理专业的高校(16个)：北京中医药大学、北京中医药大学东方学院、大连医科大学中山学院、东南大学成贤学院、广东药科大学、贵州医科大学、湖北中医药大学、辽宁何氏医学院、辽宁中医药大学杏林学院、南京中医药大学、南京中医药大学翰林学院、山西中医药大学、沈阳药科大学、天津商业大学、长春中医药大学、中国药科大学。

开办中药学专业的高校(119个)：安徽科技学院、安徽医科大学、安徽中医药大学、北京城市学院、北京中医药大学、北京中医药大学东方学院、滨州医学院、亳州学院、长治医学院、成都医学院、成都中医药大学、承德医学院、重庆医科大学、大连大学、大连医科大学中山学院、第二军医大学、福建中医药大学、甘肃医学院、甘肃中医药大学、赣南医学院、广东财经大学华商学院、广东药科大学、广东医科大学、广西医科大学、广西中医药大学、广西中医药大学赛恩斯新医药学院、广州南方学院、广州中医药大学、贵州中医药大学、贵州中医药大学时珍学院、贵州医科大学、贵州医科大学神奇民族医药学院、哈尔滨商业大学、哈尔滨医科大学、海南医学院、河北北方学院、河北大学、河北农业大学、河北外国语学院、河北中医学院、河南大学、河南农业大学、河南中医学院、黑龙江中医药大学、湖北民族学院、湖北恩施学院、湖北医学院、湖北中医药大学、湖南医药学院、湖南中医药大学、湖南中医药大学湘杏学院、华北理工大学、黄冈师范学院、吉林大学珠海学院、吉林农业大学、吉林农业科技学院、吉林医药学院、济宁医学院、暨南大学、吉首大学、江西中医药大学、江西中医药大学科技学院、昆明医科大学海源学院、辽宁中医药大学、辽宁中医药大学杏林学院、临沂大学、南方医科大学、南京农业大学、南京中医药大学、南京中医药大学翰林学院、南阳理工学院、内蒙古医科大学、宁夏医科大学、齐鲁理工学院、齐鲁医药学院、齐齐哈尔医学院、青海大学、山东现代学院、山东协和学院、山东中医药大学、山西医科大学、山西中医药大学、陕西国际商贸学院、陕西中医药大学、上海中医药大学、沈阳药科大学、沈阳医学院、深圳技术大学、石河子大学、首都医科大学、苏州大学、泰山医学院、天津中医药大学、通化师范学院、皖西学院、潍坊医学院、文山学院、温州医科大学、温州医科大学仁济学院、武汉生物工程学院、西安外事学院、西安医学院、西南民族大学、西南医科大学、厦门大学、新疆医科大学、右江民族医学院、云南经济管理学院、云南中医药大学、长春科技学院、长春中医药大学、浙江工业大学、浙江农林大学、浙江师范大学行知学院、浙江中医药大学、浙江中医药大学滨江学院、中国药科大学、中央民族大学、遵义医科大学。

开办中药制药专业的高校(26 个):北京中医药大学东方学院、北京中医药大学、长春中医药大学、重庆医科大学、辽宁中医药大学、天津中医药大学、山东现代学院、山西中医药大学、沈阳药科大学、陕西中医药大学、南京中医药大学、南方医科大学、江西中医药大学、湖北中医药大学、湖北医药学院、黑龙江中医药大学、河北中医学院、河南中医学院、甘肃医学院、贵州中医药大学、广州南方学院、广州中医药大学、广西民族大学、广东药科大学、广东医科大学、中国药科大学。

开办中药资源与开发专业的高校(38 个):安徽中医药大学、长春人文学院、长春中医药大学、成都中医药大学、滇西应用技术大学、福建农林大学、甘肃中医药大学、广东药科大学、广西医科大学、广州中医药大学、贵州民族大学、贵州中医学院、河北中医学院、河南中医学院、黑龙江中医药大学、湖北中医药大学、湖南农业大学、湖南中医药大学、吉林农业大学、吉林农业科技学院、江西中医药大学、辽宁中医药大学、辽宁中医药大学杏林学院、南京中医药大学、南京中医药大学翰林学院、内蒙古医科大学、山东农业大学、山东农业工程学院、山东中医药大学、山西农业大学、陕西中医药大学、沈阳药科大学、天津中医药大学、西藏藏医药大学、信阳农林学院、云南中医药大学、郑州师范学院、中国药科大学。

开办海洋药学专业的高校(4 个):广东药科大学、海南医学院、厦门医学院、中国药科大学。

开办中草药栽培与鉴定专业的高校(22 个):北京中医药大学东方学院、甘肃农业大学、甘肃中医药大学、广东药科大学、贵州中医药大学、贵州大学、衡水学院、吉林农业大学、吉林农业科技学院、江西中医药大学科技学院、辽宁中医药大学、临沂大学、内蒙古农业大学、山东中医药大学、沈阳农业大学、四川农业大学、信阳农林学院、榆林学院、云南农业大学、云南中医药大学、浙江中医药大学、仲凯农业工程学院。

开办藏药学专业的高校(5 个):成都中医药大学、甘肃中医药大学、青海民族大学、青海大学、西藏藏医药大学、西南民族大学。

开办蒙药学专业的高校(2 个):内蒙古民族大学、内蒙古医科大学。

开办制药工程专业的高校(284 个):安徽工业大学、安徽理工大学、安徽新华学院、安徽中医药大学、安康学院、安阳师范学院、安阳工学院、宝鸡文理学院、蚌埠学院、蚌埠医学院、北方民族大学、北京化工大学、北京交通大学海滨学院、北京理工大学、北京联合大学、北京石油化工学院、滨州医学院、亳州大学、长春工业大学、长春工业大学人文信息学院、长春中医药大学、常州大学、常州大学怀德学院、成都理工大学、成都大学、成都中医药大学、重庆大学、重庆工商大学、重庆科技学院、重庆理工大学、重庆文理学院、滁州学院、大连大学、大连理工大学、大连民族学院、德州学院、东北农业大学、东南大学、东南大学成贤学院、福建农林大学、福建中医药大学、福州大学、赣南医学院、广东工业大学、广东海洋大学、广东药科大学、广西大学、广西科技大学、广西民族大学、广西民族师范学院、广西师范大学、广西师范大学漓江学院、广西中医药大学、广州中医药大学、贵阳学院、贵州中医药大学、贵州大学、贵州工程应用技术学院、贵州理工学院、贵州民族大学、贵州师范学院、哈尔滨理工大学、哈尔滨商业大学、哈尔滨师范大学、海南大学、海南师范大学、邯郸学院、杭州师范大学、合肥工业大学、合肥师范学院、河北北方学院、河北工业大学、河北工业大学城市学院、河北科技大学、河北科技大学理工学院、河北农业大学、河北中医学院、河池学院、河南工业大学、河南科技大学、河南科技学院、河南科技学院新科学院、河南农业大学、河南师范大学、河南中医学院、菏泽学院、黑龙江八一农垦大学、黑龙江大学、黑龙江中医药大学、湖北大学、湖北工业大学、湖北民族学院、湖北医药学院、湖北医药学院药护学院、湖北中医药大学、湖南科技大学、湖南科技大学潇湘学院、湖南科技学院、湖南理工学院、湖南理工学院南湖学院、湖南师范大学、湖南师范大学树达学院、湖南文理学院、湖南中医药大学、湖南中医药大学湘杏学院、湖州师范学院、湖州师范学院求真学院、华东理工大学、华南理工大学、华南农业大学、华侨大学、怀化学院、江苏海洋大学、淮阴工学院、黄冈师范学院、黄淮学院、黄山学院、吉林大学珠海学院、吉林化工学院、吉林农业大学、吉林农业科技学院、吉首大学、济南大学、济宁医学院、佳木斯大学、嘉兴学院、江南大学、江苏大学、江苏师范大学、江西科技师范大学、江西农业大学、江西中医药大学、江西中医药大学科技学院、荆楚理工学院、九江学院、昆明理工大学、兰州理工大学、兰州信息科技大学、乐山师范学院、辽宁大学、辽宁何氏医学院、辽宁科技学院、辽宁中医药大学、辽宁中医药大学杏林学院、聊城大学、临沂大学、岭南师范学院、洛阳师范学院、闽江学院、牡丹江师范学院、牡丹江医学院、南昌大学、南昌大学科学技术学院、南方医科大学、南华大学、南华大学船山学院、南京大学金陵学院、南京工业大学、南京理工大学、南京理工大学泰州科技学院、南京师范大学泰州学院、南京中医药大学、南京中医药大学翰林学院、南阳师范学院、内蒙古工业大学、内蒙古农业大学、内蒙古医科大学、宁夏大学、宁夏理工学院、齐鲁工业大学、齐鲁理工学院、齐鲁师范学院、齐齐哈尔大学、齐齐哈尔医学院、青岛科技大学、青岛农业大学、青海大学、曲阜师范大学、曲靖师范学院、泉州师范学院、三峡大学、三峡大学科技学院、厦门华厦学院、山东大学、山东理工大学、山东农业大学、山东师范大学、山东中医药大学、山西大同大学、山西农业大学、山西中医药大学、陕西服装工程学院、陕西国际商贸学院、陕西科技大学、陕西理工大学、陕西中医药大学、商洛学院、商丘师范学院、上海工程技术大学、上海理工大学、上海应用技术学院、邵阳学院、沈阳化工大学、沈阳化工大学科亚学院、沈阳药科大学、石河子大学、石家庄学院、四川大学、四川理工学院、四川文理学院、绥化学院、台州学院、太原工业学院、太原科技大学、太原理工大学、泰山学院、泰山医学院、泰州学院、天津大学、天津工业大学、天津科技大学、天津理工大学、天津仁爱学院、天津商业大学、天津中医药大学、铜仁学院、皖南医学院、皖西学院、潍坊学院、文山学院、梧州学院、武昌理工学院、武汉工程大学、武汉工程大学邮电与信息工程学院、武汉理工大学、武汉理工大学华夏学院、武汉轻工大学、武汉生物工程学院、西安交通大学、西安理工大学、西北大学、西北民族大学、西北农林科技大学、西北师范大学、西昌学院、西华大学、西南大学、西南交通大学、西南科技大学、西南民族大学、湘潭大学、湘潭大学兴湘学院、新乡学院、信阳农林学院、许昌学院、烟台大学、延安大学西安创新学院、盐城工学院、盐城师范学院、燕京理工学院、扬州大学、扬州大学广陵学院、宜宾学院、宜春学院、玉林师范学院、云南大学、云南民族大学、云南师范大学、云南中医药大学、枣庄学院、肇庆学院、浙江大学、浙江大学宁波理工学院、浙江工业大学、浙江科技学院、浙江中医药大学滨江学院、郑州大学、中北大学、中国药科大学、中国医科大学、中南大学、中央民族大学、遵义医学院、遵义医学院医学与科技学院。

开办生物制药专业的高校(123 个):北京石油化工学院、安徽大学、安徽工程大学、安徽科技学院、安徽农业大学、安徽师范大学、安徽医科大学临床医学院、安徽中医药大学、蚌埠学院、滨州学院、滨州医学院、亳州学院、常熟理工学院、常州大学、长春中医药大学、长沙学院、巢湖学院、成都医学院、大连工业大学、大连医科大学、大庆师范学院、德州学院、东北大学、东华理工大学、福建农林大学、福建医科大学、阜阳师范学院、甘肃农业大学、广东药科大学、广西大学、广州大学、贵州中医药大学、贵州理工学院、贵州中医药大学时珍学院、九江学院、合肥师范学院、河南城建学院、河南科技大学、菏泽学院、黑龙江大学、河北外国语学院、河北医科大学、湖北第二师范学院、湖北工业大学、湖北理工学院、湖北民族学院、华南理工大学、华中科技大学、怀化学院、淮南师范学院、淮阴师范学院、吉林大学、吉林化工学院、吉林农业科技学院、济南大学、吉林医药学院、济宁学院、济宁医学院、暨南大学、江苏第二师范学院、江苏师范大学、江西科技师范大学、江西师范大学、兰州大学、兰州交通大学、昆明学院、丽水学院、聊城大学、陇东学院、鲁东大学、绵阳师范学院、南京林业大学、南京中医药大学翰林学院、齐鲁理工学院、齐鲁医药学院、钦州学院、山东科技大学、山西医科大学、山西中医药大学、陕西服装工程学院、塔里木大学、上海

大学、上海海洋大学、沈阳药科大学、四川理工学院、苏州大学、泰山医学院、泰州学院、台州学院、深圳技术大学、天水师范学院、天津农学院、天津医科大学、皖南医学院、潍坊医学院、温州大学、温州医科大学、武汉大学、武汉东湖学院、武汉工商学院、武汉理工大学、武汉理工大学华夏学院、武汉轻工大学、武汉生物工程学院、西安文理学院、新乡医学院、新乡医学院三全学院、厦门医学院、新乡学院、信阳农林学院、信阳师范学院、许昌学院、盐城师范学院、扬州大学、玉林师范学院、云南中医药大学、枣庄学院、浙江工业大学、浙江理工大学、浙江万里学院、中国药科大学、中南民族大学、周口师范学院。

2022 年新增药学相关本科专业点名单 2023 年 4 月，教育部公布 2022 年度普通高等学校本科专业备案和审批结果。据统计，新增药学相关本科专业点 38 个，其中药学 10 个、药物制剂 1 个、临床药学 3 个、药事管理 2 个、药物分析 3 个、中药学 5 个、中草药栽培与鉴定 3 个、制药工程 4 个、生物制药 7 个，详见表 1。

表 1 **2022 年新增药学相关本科专业点名单**

学校名称	专业名称	专业代码	学位授予门类	修业年限	备注
江南大学	药学	100701	理学	二年	二学位
北京中医药大学东方学院	药学	100701	理学	四年	
中国医科大学	药学	100701	理学	二年	二学位
辽宁中医药大学	药学	100701	理学	二年	二学位
无锡太湖学院	药学	100701	理学	四年	
台州学院	药学	100701	理学	四年	
宁波大学	药学	100701	理学	四年	
湖南理工学院	药学	100701	理学	四年	
湖南文理学院	药学	100701	理学	四年	
云南大学	药学	100701	理学	四年	
亳州学院	药物制剂	100702	理学	四年	
中国医科大学	临床药学	100703TK	理学	二年	二学位
华中科技大学	临床药学	100703TKH	理学	五年	合作办学专业
浙江中医药大学	临床药学	100703TK	理学	五年	
北京中医药大学东方学院	药事管理	100704T	理学	四年	
山西中医药大学	药事管理	100704T	理学	四年	
北京石油化工学院	药物分析	100705T	理学	四年	
石家庄学院	药物分析	100705T	理学	四年	
湖南文理学院芙蓉学院	药物分析	100705T	理学	四年	
浙江师范大学行知学院	中药学	100801	理学	四年	
吉首大学	中药学	100801	理学	四年	
广西医科大学	中药学	100801	理学	四年	
遵义医科大学	中药学	100801	理学	四年	
西安外事学院	中药学	100801	理学	四年	
衡水学院	中草药栽培与鉴定	100806T	理学	四年	
内蒙古农业大学	中草药栽培与鉴定	100806T	理学	四年	
临沂大学	中草药栽培与鉴定	100806T	理学	四年	
江南大学	制药工程	081302	工学	二年	二学位
齐鲁理工学院	制药工程	081302	工学	四年	
陕西理工大学	制药工程	081302	工学	四年	
兰州信息科技学院	制药工程	081302	工学	四年	
皖南医学院	生物制药	083002T	工学	四年	
亳州学院	生物制药	083002T	工学	四年	
安徽医科大学临床医学院	生物制药	083002T	工学	四年	
福建农林大学	生物制药	083002T	工学	四年	
东华理工大学	生物制药	083002T	工学	四年	
江西科技师范大学	生物制药	083002T	工学	四年	
深圳技术大学	生物制药	083002T	工学	四年	

2022年撤销药学相关本科专业点名单 2023年4月，教育部公布2022年度普通高等学校本科专业备案和审批结果。据统计，撤销药学相关本科专业点12个，其中药学1个、药物分析1个、中药资源与开发2个、制药工程7个、生物制药1个，详见表2。

表2 2022年撤销药学相关本科专业点名单

学校名称	专业名称	专业代码	学位授予门类	修业年限
吉林农业大学	药学	100701	理学	四年
福建医科大学	药物分析	100705T	理学	四年
江西农业大学	中药资源与开发	100802	理学	四年
云南农业大学	中药资源与开发	100802	理学	四年
温州医科大学	制药工程	081302	工学	四年
淮北师范大学	制药工程	081302	工学	四年
湖北恩施学院	制药工程	081302	工学	四年
湘南学院	制药工程	081302	工学	四年
凯里学院	制药工程	081302	工学	四年
贵阳信息科技学院	制药工程	081302	工学	四年
西北大学现代学院	制药工程	081302	工学	四年
浙江海洋大学	生物制药	083002T	工学	四年

沈阳药科大学新增两个学士学位授权专业 2022年5月，辽宁省人民政府学位委员会发布《关于公布2022年辽宁省新增学士学位授权专业名单的通知》，沈阳药科大学医疗产品管理、食品质量与安全两个专业顺利通过评审，增列为学士学位授权专业。至此，学校招生的21个本科专业全部获得学士学位授予权。

学校高度重视新增学士学位授权专业评审工作，本次获批的两个本科专业自开办以来，紧紧围绕《辽宁省学士学位授权与授予管理办法》《辽宁省学士学位授权专业审核标准》和《普通高等学校本科专业类教学质量国家标准》，从专业定位、师资队伍、培养方案与课程设置、教学条件、质量保障等方面不断加强专业基础条件和内涵建设，严格按照评审程序和要求，经医疗器械学院、功能食品与葡萄酒学院分别组织专业自评、学校组织校内外专家评审、校学位评定委员会审核和省学位委员会审批等程序，两个专业顺利获批。

沈阳药科大学入选国家级、省级一流本科专业建设点名单

序号	专业名称(门类)	获批级别	获批年度
1	药学(医)	国家级一流本科专业建设点	2019
2	中药学(医)	国家级一流本科专业建设点	2019
3	临床药学(医)	国家级一流本科专业建设点	2019
4	制药工程(工)	国家级一流本科专业建设点	2019
5	生物工程(工)	国家级一流本科专业建设点	2019
6	药物化学(医)	国家级一流本科专业建设点	2020
7	药物制剂(医)	国家级一流本科专业建设点	2020
8	药物分析(医)	国家级一流本科专业建设点	2021
9	药事管理(医)	国家级一流本科专业建设点	2021
10	中药制药(医)	国家级一流本科专业建设点	2021
11	生物制药(工)	国家级一流本科专业建设点	2021
12	中药资源与开发(医)	省级一流本科专业建设点	2019
13	环境科学(工)	省级一流本科专业建设点	2019
14	生物医学工程(工)	省级一流本科专业建设点	2019
15	葡萄与葡萄酒工程(工)	省级一流本科专业建设点	2019
16	食品科学与工程(工)	省级一流本科专业建设点	2020
17	应用化学(工)	省级一流本科专业建设点	2020
18	工商管理(管)	省级一流本科专业建设点	2020
19	市场营销(管)	省级一流本科专业建设点	2020

学位与研究生教育

2022 年药学学术学位授权点名单

序号	学科代码	学科名称	单位名称	所在地	授权级别
1	1007	药学	北京大学	北京市	博一
2	1007	药学	清华大学	北京市	博一
3	1007	药学	北京理工大学	北京市	硕一
4	1007	药学	北京化工大学	北京市	硕一
5	1007	药学	北京协和医学院	北京市	博一
6	1007	药学	首都医科大学	北京市	博一
7	1007	药学	中国科学院大学	北京市	博一
8	1007	药学	中国食品药品检定研究院	北京市	硕一
9	1007	药学	南开大学	天津市	硕一
10	1007	药学	天津大学	天津市	博一
11	1007	药学	天津科技大学	天津市	硕一
12	1007	药学	天津医科大学	天津市	硕一
13	1007	药学	天津中医药大学	天津市	硕一
14	1007	药学	河北大学	河北省	硕一
15	1007	药学	河北科技大学	河北省	硕一
16	1007	药学	河北医科大学	河北省	硕一
17	1007	药学	河北北方学院	河北省	硕一
18	1007	药学	山西大学	山西省	硕一
19	1007	药学	山西医科大学	山西省	博一
20	1007	药学	内蒙古医科大学	内蒙古自治区	硕一
21	1007	药学	大连理工大学	辽宁省	硕一
22	1007	药学	沈阳化工大学	辽宁省	硕一
23	1007	药学	中国医科大学	辽宁省	硕一
24	1007	药学	辽宁医学院	辽宁省	硕一
25	1007	药学	大连医科大学	辽宁省	硕一
26	1007	药学	沈阳药科大学	辽宁省	博一
27	1007	药学	吉林大学	吉林省	博一
28	1007	药学	延边大学	吉林省	硕一
29	1007	药学	吉林农业大学	吉林省	硕一
30	1007	药学	长春中医药大学	吉林省	硕一
31	1007	药学	北华大学	吉林省	硕一
32	1007	药学	长春生物制品研究所	吉林省	硕一
33	1007	药学	佳木斯大学	黑龙江省	硕一
34	1007	药学	东北林业大学	黑龙江省	硕一
35	1007	药学	哈尔滨医科大学	黑龙江省	博一
36	1007	药学	黑龙江中医药大学	黑龙江省	博一
37	1007	药学	哈尔滨商业大学	黑龙江省	硕一
38	1007	药学	复旦大学	上海市	博一
39	1007	药学	同济大学	上海市	硕一
40	1007	药学	上海交通大学	上海市	博一
41	1007	药学	华东理工大学	上海市	博一
42	1007	药学	华东师范大学	上海市	博一
43	1007	药学	上海医药工业研究院	上海市	博一
44	1007	药学	第二军医大学	上海市	博一
45	1007	药学	上海大学	上海市	硕一
46	1007	药学	上海工程技术大学	上海市	硕一

（续表）

序号	学科代码	学科名称	单位名称	所在地	授权级别
47	1007	药学	南京大学	江苏省	博一
48	1007	药学	苏州大学	江苏省	博一
49	1007	药学	南京工业大学	江苏省	硕一
50	1007	药学	江南大学	江苏省	硕一
51	1007	药学	江苏大学	江苏省	硕一
52	1007	药学	南通大学	江苏省	硕一
53	1007	药学	南京医科大学	江苏省	博一
54	1007	药学	徐州医学院	江苏省	硕一
55	1007	药学	南京中医药大学	江苏省	硕一
56	1007	药学	中国药科大学	江苏省	博一
57	1007	药学	扬州大学	江苏省	硕一
58	1007	药学	浙江大学	浙江省	博一
59	1007	药学	浙江工业大学	浙江省	硕一
60	1007	药学	温州医科大学	浙江省	硕一
61	1007	药学	浙江中医药大学	浙江省	硕一
62	1007	药学	浙江省医学科学院	浙江省	硕一
63	1007	药学	安徽医科大学	安徽省	博一
64	1007	药学	安徽中医药大学	安徽省	硕一
65	1007	药学	皖南医学院	安徽省	硕一
66	1007	药学	厦门大学	福建省	博一
67	1007	药学	福州大学	福建省	硕一
68	1007	药学	福建医科大学	福建省	硕一
69	1007	药学	福建中医药大学	福建省	硕一
70	1007	药学	华侨大学	福建省	硕一
71	1007	药学	南昌大学	江西省	硕一
72	1007	药学	山东大学	山东省	博一
73	1007	药学	中国海洋大学	山东省	博一
74	1007	药学	济南大学	山东省	硕一
75	1007	药学	潍坊医学院	山东省	硕一
76	1007	药学	泰山医学院	山东省	硕一
77	1007	药学	山东中医药大学	山东省	硕一
78	1007	药学	青岛大学	山东省	硕一
79	1007	药学	烟台大学	山东省	硕一
80	1007	药学	滨州医学院	山东省	硕一
81	1007	药学	郑州大学	河南省	硕一
82	1007	药学	河南工业大学	河南省	硕一
83	1007	药学	河南中医学院	河南省	硕一
84	1007	药学	新乡医学院	河南省	硕一
85	1007	药学	河南大学	河南省	硕一
86	1007	药学	武汉大学	湖北省	硕一
87	1007	药学	华中科技大学	湖北省	博一
88	1007	药学	武汉轻工大学	湖北省	硕一
89	1007	药学	武汉理工大学	湖北省	硕一
90	1007	药学	湖北中医药大学	湖北省	硕一
91	1007	药学	中南民族大学	湖北省	硕一
92	1007	药学	湖南大学	湖南省	博一
93	1007	药学	中南大学	湖南省	博一
94	1007	药学	湖南中医药大学	湖南省	硕一
95	1007	药学	南华大学	湖南省	硕一
96	1007	药学	中山大学	广东省	博一
97	1007	药学	暨南大学	广东省	博一
98	1007	药学	广州中医药大学	广东省	硕一

（续表）

序号	学科代码	学科名称	单位名称	所在地	授权级别
99	1007	药学	广东药学院	广东省	硕一
100	1007	药学	南方医科大学	广东省	博一
101	1007	药学	五邑大学	广东省	硕一
102	1007	药学	华南师范大学	广东省	硕一
103	1007	药学	广西中医药大学	广西壮族自治区	硕一
104	1007	药学	广西医科大学	广西壮族自治区	硕一
105	1007	药学	广西大学	广西壮族自治区	硕一
106	1007	药学	海南大学	海南省	硕一
107	1007	药学	海南医学院	海南省	硕一
108	1007	药学	重庆大学	重庆市	博一
109	1007	药学	重庆医科大学	重庆市	硕一
110	1007	药学	第三军医大学	重庆市	博一
111	1007	药学	四川大学	四川省	博一
112	1007	药学	西南交通大学	四川省	硕一
113	1007	药学	西南医科大学	四川省	硕一
114	1007	药学	成都学院	四川省	硕一
115	1007	药学	贵阳医科大学	贵州省	硕一
116	1007	药学	贵阳大学	贵州省	硕一
117	1007	药学	遵义医学院	贵州省	硕一
118	1007	药学	昆明医科大学	云南省	硕一
119	1007	药学	大理学院	云南省	硕一
120	1007	药学	云南中医学院	云南省	硕一
121	1007	药学	西安交通大学	陕西省	硕一
122	1007	药学	第四军医大学	陕西省	博一
123	1007	药学	西北工业大学	陕西省	硕一
124	1007	药学	陕西科技大学	陕西省	硕一
125	1007	药学	兰州大学	甘肃省	博一
126	1007	药学	青海民族大学	青海省	硕一
127	1007	药学	宁夏医科大学	宁夏回族自治区	硕一
128	1007	药学	石河子大学	新疆维吾尔自治区	硕一
129	1007	药学	新疆医科大学	新疆维吾尔自治区	博一
130	100703	生药学	辽宁中医药大学	辽宁省	博二
131	100703	生药学	上海中医药大学	上海市	硕二
132	100703	生药学	江西中医药大学	江西省	硕二
133	100703	生药学	湖南师范大学	湖南省	硕二
134	100705	微生物与生化药学	北京中医药大学	北京市	硕二
135	100705	微生物与生化药学	北京师范大学	北京市	硕二
136	100705	微生物与生化药学	河北农业大学	河北省	硕二
137	100705	微生物与生化药学	南京师范大学	江苏省	硕二
138	100705	微生物与生化药学	湖北大学	湖北省	硕二
139	100705	微生物与生化药学	华南师范大学	广东省	硕二
140	100705	微生物与生化药学	西南大学	重庆市	硕二
141	100705	微生物与生化药学	重庆理工大学	重庆市	硕二
142	100705	微生物与生化药学	贵州大学	贵州省	硕二
143	100705	微生物与生化药学	兰州理工大学	甘肃省	硕二

注:硕一代表一级学科硕士授权点,硕二代表二级学科硕士授权点;博一代表一级学科博士授权点,博二代表二级学科博士授权点。

2022 年中药学学术学位授权点名单

序号	学科代码	学科名称	单位名称	所在地	授权级别
1	1008	中药学	首都医科大学	北京市	硕一
2	1008	中药学	北京协和医学院	北京市	硕一
3	1008	中药学	北京中医药大学	北京市	博一
4	1008	中药学	北京师范大学	北京市	硕一
5	1008	中药学	中国科学院大学	北京市	硕一
6	1008	中药学	中国中医科学院	北京市	博一
7	1008	中药学	中央民族大学	北京市	硕一
8	1008	中药学	天津中医药大学	天津市	博一
9	1008	中药学	承德医学院	河北省	硕一
10	1008	中药学	河北中医学院	河北省	硕一
11	1008	中药学	河北大学	河北省	硕一
12	1008	中药学	山西医科大学	山西省	硕一
13	1008	中药学	山西中医学院	山西省	硕一
14	1008	中药学	内蒙古医科大学	内蒙古自治区	硕一
15	1008	中药学	内蒙古民族大学	内蒙古自治区	硕一
16	1008	中药学	辽宁中医药大学	辽宁省	博一
17	1008	中药学	沈阳药科大学	辽宁省	博一
18	1008	中药学	吉林农业大学	吉林省	硕一
19	1008	中药学	江苏大学	江苏省	硕一
20	1008	中药学	长春中医药大学	吉林省	博一
21	1008	中药学	哈尔滨商业大学	黑龙江省	博一
22	1008	中药学	黑龙江省中医研究院	黑龙江省	硕一
23	1008	中药学	黑龙江中医药大学	黑龙江省	博一
24	1008	中药学	上海交通大学	上海市	硕一
25	1008	中药学	华东理工大学	上海市	硕一
26	1008	中药学	上海中医药大学	上海市	博一
27	1008	中药学	第二军医大学	上海市	博一
28	1008	中药学	南京农业大学	江苏省	硕一
29	1008	中药学	南京中医药大学	江苏省	博一
30	1008	中药学	中国药科大学	江苏省	博一
31	1008	中药学	浙江大学	浙江省	硕一
32	1008	中药学	温州医科大学	浙江省	硕一
33	1008	中药学	浙江中医药大学	浙江省	博一
34	1008	中药学	华中科技大学	湖北省	硕一
35	1008	中药学	安徽医科大学	安徽省	硕一
36	1008	中药学	福建中医药大学	福建省	硕一
37	1008	中药学	江西中医药大学	江西省	博一
38	1008	中药学	山东中医药大学	山东省	博一

（续表）

序号	学科代码	学科名称	单位名称	所在地	授权级别
39	1008	中药学	河南中医药大学	河南省	博一
40	1008	中药学	河南大学	河南省	硕一
41	1008	中药学	安徽中医药大学	安徽省	博一
42	1008	中药学	湖北中医药大学	湖北省	博一
43	1008	中药学	中南民族大学	湖北省	硕一
44	1008	中药学	湖南中医药大学	湖南省	硕一
45	1008	中药学	湖南省中医药研究院	湖南省	硕一
46	1008	中药学	广州中医药大学	广东省	博一
47	1008	中药学	广东药科大学	广东省	硕一
48	1008	中药学	南方医科大学	广东省	博一
49	1008	中药学	西南大学	重庆市	硕一
50	1008	中药学	重庆医科大学	重庆市	硕一
51	1008	中药学	西南医科大学	四川省	硕一
52	1008	中药学	成都中医药大学	四川省	博一
53	1008	中药学	贵阳中医学院	贵州省	硕一
54	1008	中药学	云南中医学院	云南省	硕一
55	1008	中药学	广西中医药大学	广西壮族自治区	硕一
56	1008	中药学	西北大学	陕西省	博一
57	1008	中药学	西北农林科技大学	陕西省	硕一
58	1008	中药学	陕西中医药大学	陕西省	硕一
59	1008	中药学	陕西师范大学	陕西省	硕一
60	1008	中药学	第四军医大学	陕西省	博一
61	1008	中药学	甘肃中医药大学	甘肃省	博一
62	1008	中药学	新疆医科大学	新疆维吾尔自治区	硕一

注：硕一代表一级学科硕士授权点，硕二代表二级学科硕士授权点；博一代表一级学科博士授权点，博二代表二级学科博士授权点。

2022 年药学专业学位授权点名单

序号	学科代码	学科名称	单位名称	所在地	授权级别
1	1055	药学硕士	安徽医科大学	安徽省	硕士
2	1055	药学硕士	安徽中医药大学	安徽省	硕士
3	1055	药学硕士	北京大学	北京市	硕士
4	1055	药学硕士	北京协和医学院	北京市	硕士
5	1055	药学硕士	首都医科大学	北京市	硕士
6	1055	药学硕士	中国科学院大学	北京市	硕士
7	1055	药学硕士	解放军总医院	北京市	硕士
8	1055	药学硕士	福建医科大学	福建省	硕士
9	1055	药学硕士	兰州大学	甘肃省	硕士
10	1055	药学硕士	中山大学	广东省	硕士
11	1055	药学硕士	广州医科大学	广东省	硕士
12	1055	药学硕士	广东药科大学	广东省	硕士
13	1055	药学硕士	南方医科大学	广东省	硕士
14	1055	药学硕士	广西医科大学	广西壮族自治区	硕士
15	1055	药学硕士	桂林医学院	广西壮族自治区	硕士
16	1055	药学硕士	河北大学	河北省	硕士
17	1055	药学硕士	河北科技大学	河北省	硕士
18	1055	药学硕士	河北医科大学	河北省	硕士

（续表）

序号	学科代码	学科名称	单位名称	所在地	授权级别
19	1055	药学硕士	华北理工大学	河北省	硕士
20	1055	药学硕士	郑州大学	河南省	硕士
21	1055	药学硕士	河南中医药大学	河南省	硕士
22	1055	药学硕士	黑龙江中医药大学	黑龙江省	硕士
23	1055	药学硕士	武汉大学	湖北省	硕士
24	1055	药学硕士	武汉理工大学	湖北省	硕士
25	1055	药学硕士	湖北科技学院	湖北省	硕士
26	1055	药学硕士	湖北轻工大学	湖北省	硕士
27	1055	药学硕士	湖北医药学院	湖北省	硕士
28	1055	药学硕士	三峡大学	湖北省	硕士
29	1055	药学硕士	华中科技大学	湖北省	硕士
30	1055	药学硕士	吉林大学	吉林省	硕士
31	1055	药学硕士	延边大学	吉林省	硕士
32	1055	药学硕士	苏州大学	江苏省	硕士
33	1055	药学硕士	南京医科大学	江苏省	硕士
34	1055	药学硕士	徐州医科大学	江苏省	硕士
35	1055	药学硕士	南京中医药大学	江苏省	硕士
36	1055	药学硕士	中国药科大学	江苏省	硕士
37	1055	药学硕士	江西中医药大学	江西省	硕士
38	1055	药学硕士	宜春学院	江西省	硕士
39	1055	药学硕士	中国医科大学	辽宁省	硕士
40	1055	药学硕士	锦州医科大学	辽宁省	硕士
41	1055	药学硕士	大连医科大学	辽宁省	硕士
42	1055	药学硕士	沈阳药科大学	辽宁省	硕士
43	1055	药学硕士	内蒙古医科大学	内蒙古自治区	硕士
44	1055	药学硕士	宁夏医科大学	宁夏回族自治区	硕士
45	1055	药学硕士	山东大学	山东省	硕士
46	1055	药学硕士	滨州医学院	山东省	硕士
47	1055	药学硕士	山东中医药大学	山东省	硕士
48	1055	药学硕士	青岛大学	山东省	硕士
49	1055	药学硕士	烟台大学	山东省	硕士
50	1055	药学硕士	潍坊医学院	山东省	硕士
51	1055	药学硕士	山西医科大学	山西省	硕士
52	1055	药学硕士	西安交通大学	陕西省	硕士
53	1055	药学硕士	第四军医大学	陕西省	硕士
54	1055	药学硕士	复旦大学	上海市	硕士
55	1055	药学硕士	上海交通大学	上海市	硕士
56	1055	药学硕士	华东理工大学	上海市	硕士
57	1055	药学硕士	第二军医大学	上海市	硕士
58	1055	药学硕士	上海大学	上海市	硕士
59	1055	药学硕士	四川大学	四川省	硕士
60	1055	药学硕士	电子科技大学	四川省	硕士
61	1055	药学硕士	成都医学院	四川省	硕士
62	1055	药学硕士	西南交通大学	四川省	硕士
63	1055	药学硕士	天津大学	天津市	硕士
64	1055	药学硕士	天津医科大学	天津市	硕士
65	1055	药学硕士	武警后勤学院	天津市	硕士
66	1055	药学硕士	天津中医药大学	天津市	硕士
67	1055	药学硕士	新疆医科大学	新疆维吾尔自治区	硕士

（续表）

序号	学科代码	学科名称	单位名称	所在地	授权级别
68	1055	药学硕士	石河子大学	新疆维吾尔自治区	硕士
69	1055	药学硕士	昆明医科大学	云南省	硕士
70	1055	药学硕士	大理大学	云南省	硕士
71	1055	药学硕士	云南中医学院	云南省	硕士
72	1055	药学硕士	西北农林科技大学	陕西省	硕士
73	1055	药学硕士	兰州理工大学	甘肃省	硕士
74	1055	药学硕士	浙江大学	浙江省	硕士
75	1055	药学硕士	浙江工业大学	浙江省	硕士
76	1055	药学硕士	温州医科大学	浙江省	硕士
77	1055	药学硕士	重庆医科大学	重庆市	硕士
78	1055	药学硕士	第三军医大学	重庆市	硕士

2022 年中药学专业学位授权点名单

序号	学科代码	学科名称	单位名称	所在地	授权级别
1	1056	中药学硕士	安徽医科大学	安徽省	硕士
2	1056	中药学硕士	安徽中医药大学	安徽省	硕士
3	1056	中药学硕士	首都医科大学	北京市	硕士
4	1056	中药学硕士	北京中医药大学	北京市	硕士
5	1056	中药学硕士	北京城市学院	北京市	硕士
6	1056	中药学硕士	福建中医药大学	福建省	硕士
7	1056	中药学硕士	甘肃农业大学	甘肃省	硕士
8	1056	中药学硕士	甘肃中医药大学	甘肃省	硕士
9	1056	中药学硕士	暨南大学	广东省	硕士
10	1056	中药学硕士	广州中医药大学	广东省	硕士
11	1056	中药学硕士	广东药科大学	广东省	硕士
12	1056	中药学硕士	广西中医药大学	广西壮族自治区	硕士
13	1056	中药学硕士	贵阳中医学院	贵州省	硕士
14	1056	中药学硕士	承德医学院	河北省	硕士
15	1056	中药学硕士	河北中医学院	河北省	硕士
16	1056	中药学硕士	河南中医药大学	河南省	硕士
17	1056	中药学硕士	河南大学	河南省	硕士
18	1056	中药学硕士	黑龙江中医药大学	黑龙江省	硕士
19	1056	中药学硕士	哈尔滨商业大学	黑龙江省	硕士
20	1056	中药学硕士	黑龙江省中医研究院	黑龙江省	硕士
21	1056	中药学硕士	武汉大学	湖北省	硕士
22	1056	中药学硕士	华中科技大学	湖北省	硕士
23	1056	中药学硕士	湖北中医药大学	湖北省	硕士
24	1056	中药学硕士	吉林农业大学	吉林省	硕士
25	1056	中药学硕士	长春中医药大学	吉林省	硕士
26	1056	中药学硕士	南京农业大学	江苏省	硕士
27	1056	中药学硕士	南京中医药大学	江苏省	硕士
28	1056	中药学硕士	中国药科大学	江苏省	硕士
29	1056	中药学硕士	扬州大学	江苏省	硕士
30	1056	中药学硕士	浙江中医药大学	浙江省	硕士
31	1056	中药学硕士	江西中医药大学	江西省	硕士
32	1056	中药学硕士	辽宁中医药大学	辽宁省	硕士
33	1056	中药学硕士	沈阳药科大学	辽宁省	硕士
34	1056	中药学硕士	山东中医药大学	山东省	硕士

（续表）

序号	学科代码	学科名称	单位名称	所在地	授权级别
35	1056	中药学硕士	山西大学	山西省	硕士
36	1056	中药学硕士	山西中医学院	山西省	硕士
37	1056	中药学硕士	西北大学	陕西省	硕士
38	1056	中药学硕士	陕西中医药大学	陕西省	硕士
39	1056	中药学硕士	第四军医大学	陕西省	硕士
40	1056	中药学硕士	上海中医药大学	上海市	硕士
41	1056	中药学硕士	第二军医大学	上海市	硕士
42	1056	中药学硕士	成都中医药大学	四川省	硕士
43	1056	中药学硕士	天津中医药大学	天津市	硕士
44	1056	中药学硕士	新疆医科大学	新疆维吾尔自治区	硕士
45	1056	中药学硕士	云南中医学院	云南省	硕士
46	1056	中药学硕士	西南大学	重庆市	硕士

《研究生教育学科专业目录(2022 年)》公布

2022 年 9 月 14 日，国务院学位委员会和教育部印发《研究生教育学科专业目录(2022 年)》，自 2023 年起实施。2023 年下半年启动的新一轮研究生招生、培养工作按新版目录进行。

本目录在原《学位授予和人才培养学科目录(2011 年颁布，2018 年修订)》基础上编制形成，分为学科门类、一级学科和专业学位类别，是国家进行学位授权审核与学科专业管理、学位授予单位开展学位授予与人才培养工作的基本依据，适用于硕士博士学位授予、招生培养，学科专业建设和教育统计、就业指导服务等工作。目录中学科门类代码为两位阿拉伯数字，一级学科和专业学位类别代码为四位阿拉伯数字，一级学科按所属学科门类授予学位(交叉学科门类除外)，代码第三位从“5”开始的为专业学位类别，专业学位类别按其名称授予学位，名称后加“ * ”的仅可授硕士专业学位，其他可授硕士、博士专业学位。

新版目录有 14 个门类，共有一级学科 117 个。医学门类下设 11 个一级学科，6 个专业学位类别，其中药学、中药学为一级学科，设中药专业学位类别。医学门类(代码 10)目录如下：

10 医学

1001 基础医学(可授医学、理学学位)

1002 临床医学(同时设专业学位类别，代码为 1051)

1003 口腔医学(同时设专业学位类别，代码为 1052)

1004 公共卫生与预防医学(可授医学、理学学位)
1005 中医学
1006 中西医结合
1007 药学(可授医学、理学学位,同时设专业学位类别,代码为1055)
1008 中药学(可授医学、理学学位)
1009 特种医学
1011 护理学(可授医学、理学学位)
1012 法医学
1053 公共卫生
1054 护理*
1056 中药*
1057 中医
1058 医学技术
1059 针灸*

药学博士专业学位进入研究生教育学科专业目录 2022年9月,药学博士专业学位(代码:1055)进入新一轮《研究生教育学科专业目录(2022年)》,自2023年起实施。药学类别专业学位可授予硕士、博士专业学位,这是我国药学高等教育在人才培养方面的重大突破,开启了我国医药产业高层次应用型人才培养的新篇章。

药学博士专业学位(Professional Pharmaceutical Doctor,简称PPD),是面向我国药学产业转型升级和实施"健康中国"战略需要而设置的一种高级专业学位,与现行的药学博士学术学位(Ph. D)处于同一层次,但在培养目标、准入要求、课程设置、毕业要求等方面有所区分。药学博士专业学位的设置将解决新药研发过程中关键技术的转化、新药临床试验的设计与实施,以及个体化用药精准治疗技术开发应用等领域有扎实药学基础和复合型知识背景的急需高层次应用型人才问题。

药学博士专业学位增设论证工作历时两年,在行业主管部门国家药品监督管理局指导下,中国药科大学研究生院作为全国药学专业学位研究生教育指导委员会秘书处挂靠单位,牵头北京大学、复旦大学、山东大学、四川大学、浙江大学、南京医科大学、沈阳药科大学等单位,组织召开多场论证会,征询各方专家意见,形成论证报告及培养方案。

2022年全国药学专业学位研究生教育精品课程

课程名称	课程负责人	学校	课程类型
生物药学与转化医学	李校堃	温州医科大学	线上线下混合式课程
化学生物学研究与进展	郭　栋	徐州医科大学	线上线下混合式课程
天然产物结构研究法	高慧媛	沈阳药科大学	线上线下混合式课程
药学前沿	毕　毅	烟台大学	线上线下混合式课程
天然药物导论	陈海霞	天津大学	线上线下混合式课程
临床药理学	阳　洁	广西医科大学	线上线下混合式课程
高级临床药学实践概论	赵明沂	沈阳药科大学	线上线下混合式课程
药事法规实务	胡　明	四川大学	线上线下混合式课程
管理研究方法论	黄　哲	沈阳药科大学	线上线下混合式课程
临床药物治疗学	刘滔滔	广西医科大学	线上线下混合式课程
药物信息学	方　浩	山东大学	线上课程
执业药师培训	李　乐	石河子大学	线上课程
药物创新导论	李玉艳	中国药科大学	线上课程
药品价值与经济性评价	唐文熙	中国药科大学	线上课程
药物非临床研究的思路和方法	卢　娜	中国药科大学	线上课程

中国药科大学专业学位研究生基地建设成效明显 中国药科大学自2011年开始招收专业学位硕士研究生,至2023年8月已拥有5个专业学位硕士点,1个专业学位博士点,建成152家专业学位研究生实践基地,其中国家级示范基地5家,重大基地2家,校级基地34家,院级基地120余家。

中国药科大学基地培养学生的学制为3年,其培养模式为"0.5+2.5",即学生在学校开展半年的理论课学习,随后赴基地开展两年半的专业实践,开展项目研究。

在学生培养方面，学校实行双导师制（校内、校外导师共同指导），推行胜任岗位挑战的“项目贯通”式培养模式，依托基地发布的新药研发与评价、药物质量控制、药物临床使用、药品注册与监管等方向的行业一线项目，实施项目贯通联合培养，将项目管理和学生培养环节有机融合。在基地培养的专业学位硕士研究生将在攻读硕士学位阶段接触并承担药学行业一线研究工作。

基地为学生提供了丰富的学习条件与科研资源（包括各种科研数据库、仪器设备等），同时提供完成科研任务所需的经费支持，安排研究生参与科技重大专项等国家级和省级重点科研项目。制定了较为完善的规章管理制度，包括《联合培养研究生管理暂行办法》《研究生学位论文开题报告暂行规定》《联合培养研究生中期考核实施暂行规定》《联合培养研究生攻读学位期间发表论文的规定》《研发中心培训管理规程》《研发中心分级人才培养方案》等，保障学生在基地实践过程中的培养质量。

清华大学获批药学一级学科博士学位授权点 2022 年 7 月 12 日，国务院学位委员会发布《关于下达 2021 年审核增列的博士、硕士学位授权点名单的通知》，清华大学药学一级学科博士学位授权点名列其中。该学位授权点的设立是清华药学学科建设和人才培养的重要里程碑，对优化人才培养架构，完善清华学位授权点布局，实现药学高层次人才培养目标具有深远意义。

清华大学 2009 年设立药学本科学位授权点，2011 年获批药学一级学科硕士学位授权点，由此分别拉开了清华药学本科教育和研究生培养的序幕。清华大学 2015 年 12 月成立清华大学药学院，经过几年的快速发展，药学院建立了一支国际一流的师资队伍，取得了丰硕的科学研究成果，形成了特色鲜明的学科布局，培养了大批德才兼备的优秀人才。药学一级学科博士学位授权点的设立，标志着清华大学形成药学本、硕、博一体化教育教学体系，药学学科发展和人才培养迈入历史新阶段。

中国药科大学启动专业学位研究生培养管理系统 为提升专业学位研究生培养质量，中国药科大学定制开发了具有鲜明行业特色的全程可视化专业学位研究生培养管理系统，打造了集“基地遴选管理、导师团队组建、过程性考核、出口质量控制”为一体的信息化平台。该系统通过三层管理，即通过流程管理、过程管理和成效管理，保障项目制专业学位研究生培养成效。

该系统于 2022 年 6 月启动实行，近 90 家专业学位研究生实践基地负责人、基地校外导师以线上线下的形式参加启动活动。在专业学位研究生培养过程中，该校坚持构建“大基地”的理念，推进专业学位研究生联合培养基地建设，与行业企业建立联合培养基地开展专业学位联合培养，以教育链推动人才链，以人才链构筑创新链，以创新链引领产业链；坚持“项目制”为导向，在培养过程中融入最基本的知识体系，同时设计变化的课程模块，建立“全过程管理”体系。

四川大学与科伦药业建立研究生联合培养基地 2022 年 10 月 13 日，四川大学—科伦药业研究生联合培养基地授牌、产业导师聘任仪式暨师生交流会在科伦研究院召开。四川大学研究生院、华西药学院、科伦药业相关领导出席，科伦药业人力资源总监黄涛主持仪式。

科伦药业是中国医药行业的领军企业，是目前四川省唯一入选《国家产教融合型企业名单》的创新企业，已与华西药学院合作共建 6 期科伦本科生班。为适应国家和学校对专业学位研究生培养的新要求，进一步推进药学人才培养的产教融合，培养社会与企业需要的专业人才，在前期本科生订单式联合培养的基础上，四川大学开启研究生人才培养新模式，建立“四川大学—科伦药业研究生联合培养基地”，首届招收 5 名专业学位硕士研究生，创新性建立“三导师制”，为每名学生配置学业导师（学院）+ 产业导师（企业）+ 人力资源导师（企业）。

此次校企合作是面向国家发展重大战略，面向行业产业当前及未来人才重大需求，做出的一次研究生人才培养模式积极探索，目标是培养基础理论扎实、实践创新能力突出、综合素质优秀的高层次应用型专门人才。

上海市举办“中医药传承与创新”研究生学术论坛 2022年10月28日—29日，由上海市教育委员会、上海市学位委员会、中华中医药学会主办，上海中医药大学、中华中医药学会改革与发展研究分会、上海中医药大学研究生院、研究生会承办的2022年上海市“中医药传承与创新”研究生学术论坛暨中华中医药学会改革与发展研究分会学术年会在上海中医药大学召开。

中华中医药学会副秘书长陈俊峰，上海市人大教科文卫委员会主委、中华中医药学会改革与发展研究分会主委徐建光，国医大师、上海中医药大学终身教授严世芸，中国科学院院士、校创新中药研究院院长林国强，校高质量发展研究院院长苏钢强，上海市教育委员会高教处处长、市学位委员会办公室主任束金龙，校长季光等采取线上线下结合形式出席，舒静副校长主持开幕式。上海中医药大学研究生院、党委校长办公室及各二级学院负责人、教师、研究生等现场参加，累计近9000人次全国中医药院校的师生、中华中医药学会改革与发展研究分会会员通过网络直播观看。

季光作《病证结合推动中西医结合融合发展》主题报告，介绍了病证结合在推动中西医结合融合发展中的运用，表示基本证候PRO量表实现证候的精准判别、基于疗效共响应实现疾病-证候疗效一体化精确评价，证候靶向药物研发实现复方组合药物精细研发共同实现精准证候医学。苏钢强作《新时代中医药现代化战略思考》主题报告，提出中医药现代化发展要与国家现代化同步，中医药现代化是与时俱进、不断发展的历史过程，守正原创思维是中医药现代化发展基点，创新是中医药现代化必由之路。严世芸作《圆机活法与中医临床辨证思路》主题报告，强调病机分析是中医临床辨证治疗思路和思维方法的关键，是中医学界长期关注的领域。此外，论坛还邀请了来自不同领域的专家进行主题汇报。

在优秀论文获奖交流会上，获奖学生分享各自的优秀论文，展现了中医药学子的卓越风采。专家们对获奖学生的优秀论文进行点评，对青年中医学子的学习成果给予肯定。会上进行了首届“济德杯”中医药国际研究生学术论坛颁奖仪式。论坛收到来自14个国家27个单位的国际学生的112篇论文投稿，其中24名学生脱颖而出。

在大会的主题发言环节，陈凯先作题为《中药现代化与中药创新》的讲座，中国工程院院士、国医大师石学敏作《针灸国际化规范化发展》主题讲座，美国大西洋中医学院院长傅迪教授、广州中医药大学周华教授就中医药在美国的应用，中药标准化发展等问题进行交流发言。

本次会议设立“中医药创新发展”与“研究生交流”两个分论坛，来自英国、马耳他、比利时、加拿大、希腊的专家，在线就中医药在当地的发展等问题开展专题交流。在研究生论坛中，12名论文获奖研究生进行获奖论文汇报。

天津大学药学院构建研究生国际化培养机制成效显著 天津大学药学院积极推进药学研究生国际化教学改革，挖掘在研究生教育教学中的特色与优势，深化教学改革，不断提升人才培养质量。

学院秉承“本土培养、全球发展”的理念，立足国家需求，在顶层设计和执行层面将研究生国际化培养作为系统工程，在高度国际化的平台上研究与借鉴国际先进的研究生指导机制，并结合中国实际情况优化、改良，使之更符合中国本土国情，培养具有家国情怀、全球视野、创新精神和实践能力的卓越人才，设计并实践了以“专业素养（Professionalism）、师者匠心（Mentorship）、学生至上（Graduates）、生态环境（Environment）”即“PMGE”为核心的药学研究生国际化培养机制。

该院围绕“导师”和“学生”这两个研究生培养最重要的主体双方制定新政，以外因作用内因，培育育人土壤，打造了具有创新精神、国际竞争力的药学高端人才培养范式。该院“立足国家需求，构建以“PMGE”为核心的药学研究生国际化培养机制”的实践于2022年12月被天津市教委评选为市级教学成果特等奖。

复旦大学药学院举办博士生学术论坛 为营造学术良好氛围，激发科研创新活力，拓宽学生学术视野，鼓励更多研究生相互学习、博采众长，更好实现校际间学术沟通和人文交流，复旦大学药学院携手上海交通大学药学院、海军军医大学药学院和华东理工大学药学院于2022年11月27日在上海张江成功举办"聚焦新靶点、新分子、新技术，助推药物创新和转化"主题博士生学术论坛，现场有来自四所高校的近百名师生参会。

海军军医大学药学院院长盛春泉以《抗真菌药物设计和新药发现》为题做主旨报告，他以自己的博士研究为主题，介绍了重要真菌感染的发病症状以及严重危害性，对抗真菌药物研究的关键性科学问题进展及代表性新技术、新靶点、新药物进行了重点讲解。他鼓励同学们尽早进入实验室，不但可以锻炼动手操作能力，也可以在撰写科研文本的过程中训练思维，打好科研基础。华东理工大学科学技术发展研究院副院长任国宾带来了《基于药物晶体工程技术的改良与创新》的主旨报告，介绍了药物晶体学工程这一比较新兴的学科概念，说明了学科交叉的重要性，着重强调了药物与临床实践之间的联系。

本次论坛前期征集到来自复旦大学、上海交通大学、海军军医大学、华东理工大学、厦门大学等各院系各专业共63份投稿作品，经过第一轮通讯评审，共有14位同学脱颖而出，来到现场进行演讲汇报。演讲内容涉及肿瘤、癫痫、靶向治疗等主题，每一位同学都展示出了硕博期间优秀的科研成果，现场的学术氛围浓厚，为各个学校药学院的硕博研究生提供了展示自我、共同进步的平台。

↗ 广东药科大学在硕士学位论文抽检工作中取得突出成绩 2023年2月，广东省学位委员会通报2022年度全省硕士学位论文抽检结果，广东药科大学成绩突出，被抽检硕士学位论文连续第9年合格率100%，优秀率全省排名并列第一。

学位论文是衡量研究生培养单位培养质量的最重要指标之一。近年来，该校坚持不懈严抓研究生教育，以立德树人为根本，深入贯彻习近平新时代中国特色社会主义思想，完善思政教育体系，打造思政教育品牌；加强质量保障体系建设，出台和修订多份研究生管理文件，保障了招生、培养、学位授予、学生管理全流程、各环节的质量；提升办学层次和水平，强化学科引领，突出特色优势，优化学位点布局，彰显我校"以药为主、药医结合、药工结合，多学科协调发展"办学特色；打破导师资格终身制，实行导师招生资格年度审核制，形成了一支相对年轻化具有较高学术水平研究生导师队伍；加强研究生课程体系建设，注重专业与思政课程、课程思政相结合，打造研究生课程"金课"；建立引进第三方权威机构进行学术不端行为检测和100%盲审等制度，促进研究生教育内涵式发展。

↗ 全国药学专业学位研究生教育指导委员会召开三届一次会议 为推动我国药学专业学位研究生教育高质量发展，全国药学专业学位研究生教育指导委员会三届一次会议于2022年6月29日在线上召开。教指委副主任委员中国药科大学副校长、研究生院院长陆涛，副主任委员、国家药品监督管理局药品稽查专员王平，秘书长、中国药科大学研究生院常务副院长丁锦希，国家药典委员会秘书长兰奋、山东大学创新药物研究院主任刘新泳、中国科学院大学上海药物所所长李佳、复旦大学药学院院长李聪、广东药科大学副校长张陆勇、上海交通大学药学院院长张翱、武汉大学教授周海兵、中山大学临床药理研究所所长黄民等教指委委员和秘书处工作人员参加会议。

会议研讨认为，当前研究生教育已全面进入高质量发展阶段，教指委要面向世界科技前沿、面向经济主战场、面向国家重大需求、面向人民生命健康，培养药学专业学位人才，并提出了三方面的建议：一是对接需求，培养行业亟须的现代化人才；二是协同创新，走产教融合双赢之路；三是全球视野，建立三个维度的质量观。秘书长丁锦希教授作《2022年全国药学专业学位研究生教育指导委员会主要工作》专题报告，汇报了教指委2022年开展的各项工作。

与会委员针对《药学专业学位论文基本要求》和"全国药学专业学位研究生教育系列公益云讲座"等内容进行了深入交流和探讨。

↗ 全国药学专业学位研究生教育系列公益云讲座举办 在全国药学专业学位研究生教育指导委员会的指导下，由中国学位与研究生教育学会主办、中国药科大学研究生院承办，分别于2022年8月30日、

10月10日成功举办2期全国药学专业学位研究生教育系列公益云讲座，该系列活动共吸引了127家培养单位、逾1200人次师生参加。

第1期云讲座主题为“案例开发与教学”，授课报告有南京师范大学陈学军教授《教学案例开发的过程、方法与标准》、成都医学院吴敏副教授《工业药学决策型案例的撰写与课堂实施》、南京大学医学院附属鼓楼医院卞晓洁副主任药师《临床药学硕士专业学位教学案例设计》、兰州大学药学院罗臻副教授《管理药学教学案例创编及应用实践》。

第2期讲座主题为“核心课程建设”，授课报告有浙江大学杨波教授《新形势下的新药审评与注册课程建设》、中国药科大学李博副教授《药品标准实务研究生课程的设计和建设》、中国药科大学国际医药商学院副院长茅宁莹教授《医药企业管理理论与实务课程建设交流》、复旦大学药学院张雪梅教授《基于LCCD理念和一致性建构原则的临床药动学核心课程创新设计与实践》，讲座涉及药学专业学位研究生四门核心课程。

举办全国药学专业学位研究生教育系列公益云讲座，旨在推动全国药学专业学位研究生培养院校的师资培训工作，搭建案例教学交流的平台，提高全国药学专业学位研究生培养院校教师的案例教学质量和药学专业学位研究生的培养质量。

国际交流

中外合作办学概况 截至2022年底，经教育部批准的与药学教育相关的中外合作办学项目共15个；其中，中外合作本科教育项目14项，中外合作外国（境外）博士学位教育项目1项。中国医科大学-贝尔法斯特女王大学联合学院、河南中医药大学管理科大联合学院2所为不具有法人资格的中外合作办学机构。

中外合作办学单位

1. 机构名称：中国医科大学-贝尔法斯特女王大学联合学院（China Medical University-The Queen's University of Belfast Joint College）

中方：中国医科大学

外方：The Queen's University of Belfast, UK（英国贝尔法斯特女王大学）

机构属性：不具法人资格

机构地址：辽宁省沈阳市沈北新区蒲河路77号

办学层次和类别：本科学历教育

学制：4年

办学规模：在校生450人（每年1期，在中国医科大学年度招生规模内统筹安排）

招生起止年份：2014年—2030年（每年1期）

招生方式：纳入国家普通高等学校招生计划，参加全国普通高等学校统一入学考试，并符合相关招生录取规定和要求

开设专业：药物制剂（100702H）；生物技术（071002H）

颁发证书：中方——普通高等教育本科毕业证书、学士学位证书

外方——Bachelor of Science（理学学士学位证书）

许可证编号：MOE21UKA02DNR20141586N

许可证有效期：2034年12月31日

2. 机构名称：河南中医药大学管理科大联合学院（Joint Institute of Management and Science University at Henan University of Chinese Medicine）

中方：河南中医药大学

外方：Management and Science University, Malaysia（马来西亚管理与科学大学）

机构属性：不具有法人资格

机构地址：河南省郑州市郑东新区金水东路156号

办学层次和类别：本科学历教育

本科：4年

办学规模：在校生960人（本科生每专业每年招收120人，在河南中医药大学招生计划内统筹安排）

招生起止年份：2022年—2036年（每年1期）

招生方式：纳入国家普通高等学校招生计划，参加全国普通高等学校统一入学考试，严格执行国家统一招生政策，与河南中医药

大学招收中国籍学生执行相同招生政策和标准

开设专业:药学(100701H);制药工程(081302H)

颁发证书:中方——本科:河南中医药大学本科毕业证书、学士学位证书

外方——Bachelor of Pharmacy(Honours)药学(荣誉)学士学位证书

Bachelor of Science in Pharmaceutlcal Technology (Honours)制药技术(荣誉)学士学位证书(学生获得外方学位证书不以出国一段时间为必要条件)

许可证编号:MOE41MYA02DNR20222296N

许可证有效期:2042 年 6 月 30 日

中外合作办学项目

1. 上海中医药大学与英国伦敦城市大学合作举办药学专业本科教育项目

中方:上海中医药大学

外方:London Metropolitan University, UK(英国伦敦城市大学)

办学层次和类别:本科学历教育

学制:4 年

每期招生人数:60 人(在上海中医药大学年度招生规模内统筹安排)

招生起止年份:2003 年—2021 年(每年 1 期)

招生方式:纳入国家普通高等教育招生计划,参加全国普通高等学校统一入学考试,并符合相关招生录取规定和要求

开设专业或课程:药学(专业代码:100701H)

颁发证书:中方——普通高等教育本科毕业证书、学士学位证书

外方——无

批准书编号:MOE31GB2A20030542O

批准书有效期:2025 年 12 月 31 日

2. 常州大学与爱尔兰国立大学梅努斯合作举办制药工程专业本科教育项目

中方:常州大学

外方:National University of Ireland, Maynooth, Ireland(爱尔兰国立大学梅努斯)

办学层次和类别:本科学历教育

学制:4 年

每期招生人数:50 人

招生起止年份:2011 年—2014 年、2015 年—2019 年(每年 1 期)

招生方式:纳入国家普通高等学校招生计划

开设专业或课程:制药工程(专业代码:081302H)

颁发证书:中方——普通高等教育本科毕业证书、学士学位证书

外方——Baccalaureatus in Arte Ingeniaria(工学学士学位证书)(赴国外学习者)

审批机关:教育部

批准书编号:MOE32IE2A20111171N

批准书有效期:2023 年 12 月 31 日

3. 南京中医药大学与澳大利亚格里菲斯大学合作举办生物制药专业本科教育项目

中方:南京中医药大学

外方:Griffith University, Australia(澳大利亚格里菲斯大学)

办学层次和类别:本科学历教育

学制:4 年

每期招生人数:120 人

招生起止年份:2011 年—2014 年、2015—2019 年(每年 1 期)

招生方式:纳入国家普通高等学校招生计划

开设专业或课程:生物制药(分子生物学-药物研制)(专业代码:083002TH)

颁发证书:中方——普通高等教育本科毕业证书、学士学位证书

外方——Bachelor of Biomolecular Science(分子生物学学士学位证书)(赴国外学习者)

批准书编号:MOE32AU2A20111176N

批准书有效期:2023 年 12 月 31 日

4. 南京工业大学与爱尔兰塔拉理工学院合作举办制药工程专业本科教育项目

中方:南京工业大学

外方:Institute of Technology Tallaght, Ireland(爱尔兰塔拉理工学院)

办学层次和类别:本科学历教育

学制:4 年

每期招生人数:80 人(在南京工业大学年度招生规模内统筹安排)

招生起止年份:2014 年—2022 年(每年 1 期)

招生方式:纳入国家普通高等学校教育招生计划,参加全国普通高等学校统一入学考试,并符合相关招生录取规定和要求

开设专业或课程:制药工程(专业代码:081302H)

颁发证书:中方——普通高等教育本科毕业证书、学士学位证书

外方——Bachelor of Science in Pharmaceutical Science(制药科学专业理学学士学位证书)(赴国外学习 1 年者)

批准书编号:MOE32IE2A20131451N

批准书有效期:2026 年 12 月 31 日

5. 中国药科大学与英国斯特拉斯克莱德大学合作举办药学专业本科教育项目

中方:中国药科大学

外方:University of Strathclyde, Glasgow, UK(英国斯特拉斯克莱德大学)

办学层次和类别:本科学历教育

学制:4 年

每期招生人数:50 人(在中国药科大学年度招生规模内统筹安排)

招生起止年份:2014 年-2021 年(每年 1 期)

招生方式:纳入国家普通高等学校教育招生计划,参加全国普通高等学校统一入学考试,并符合相关招生录取规定和要求

开设专业或课程:药学(专业代码:100701H)

颁发证书:中方——普通高等教育本科毕业证书、学士学位证书

外方——Bachelor of Science Honours Degree(理学荣誉学士学位证书)(赴国外学习 1 年者)

批准书编号:MOE32UK2A20131547N

批准书有效期:2025 年 12 月 31 日

6. 天津中医药大学与英国诺丁汉大学合作举办临床药学专业本科教育项目

中方:天津中医药大学

外方:University of Nottingham, UK(英国诺丁汉大学)

办学层次和类别:本科学历教育

学制:5 年

每期招生人数:50 人(在天津中医药大学年度招生规模内统筹安排

招生起止年份:2015 年—2019 年(每年 1 期)

招生方式:纳入国家普通高等学校教育招生计划,参加全国普通高等学校统一入学考试,并符合相关招生录取规定和要求

开设专业或课程:临床药学(专业代码:100703TKH)

颁发证书:中方——普通高等教育本科毕业证书、学士学位证书

外方——Bachelor of Science with Honors in International Pharmacy(国际药学专业荣誉理学学士学位证书)(赴国外学习 2 年者)

批准书编号:MOE12UK2A20141654N

批准书有效期:2024 年 12 月 31 日

7. 合肥师范学院与爱尔兰阿斯隆理工学院合作举办制药工程专业本科教育项目

中方:合肥师范学院

外方:Athlone Institute of Technology, Ireland(爱尔兰阿斯隆理工学院)

办学层次和类别:本科学历教育

学制:4 年

每期招生人数:60 人(在合肥师范学院年度招生规模内统筹安排)

招生起止年份:2015 年—2018 年(每年 1 期)

招生方式:纳入国家普通高等学校教育招生计划,参加全国普通高等学校统一入学考试,并符合相关招生录取规定和要求

开设专业或课程:制药工程(专业代码:081302H)

颁发证书:中方——普通高等教育本科毕业证书、学士学位证书

外方——无

批准书编号:MOE34IE2A20141616N

批准书有效期:2022 年 12 月 31 日

8. 石家庄学院与韩国又石大学合作举办制药工程专业本科教育项目

中方:石家庄学院

外方:Woosuk University,Korea(韩国又石大学)

办学层次和类别:本科学历教育

学制:4 年

每期招生人数:90 人(在石家庄学院招生规模内统筹安排)

招生起止年份:2018 年—2022 年(每年 1 期)

招生方式:纳入国家普通高等教育招生计划,参加全国普通高等学校统一入学考试,并符合相关招生录取规定和要求

开设专业或课程:制药工程(专业代码:081302H)

颁发证书:中方——普通高等教育本科毕业证书、学士学位证书

外方——Woosuk University, Korea(韩国又石大学)(赴外方学习 1 年者)

批准书编号:MOE13KR2A20171844N

批准书有效期:2026 年 12 月 31 日

9. 长春中医药大学与韩国大邱韩医大学合作举办生物制药专业本科教育项目

中方:长春中医药大学

外方:Daegu Haany University,Korea(大邱韩医大学)

办学层次和类别:本科学历教育

学制:4 年

每期招生人数:120 人(在长春中医药大学年度招生规模内统筹安排)

招生起止年份:2019 年—2023 年(每年 1 期)

招生方式:纳入国家普通高等学校招生计划,参加全国普通高等学校统一入学考试,并符合相关招生录取规定和要求

开设专业或课程:生物制药(专业代码:083002TH)

颁发证书:中方——普通高等教育本科毕业证书、本科学位证书

外方——无

批准书编号:MOE22KR2A20181916N

批准书有效期:2027 年 12 月 31 日

10. 吉林医药学院与韩国建阳大学合作举办生物制药专业本科教育项目

中方:吉林医药学院

外方:Konyang University, South Korea(韩国建阳大学)

办学层次和类别:本科学历教育

学制:4 年

每期招生人数:120 人(在吉林医药学院年度招生规模内统筹安排)

招生起止年份:2020 年—2024 年(每年 1 期)

招生方式:纳入国家普通高等教育招生计划,参加全国普通高等学校统一入学考试,并符合相关招生录取规定和要求

开设专业或课程:生物制药(083002TH)

颁发证书:中方——普通高等教育本科毕业证书、学士学位证书

外方——无

批准书编号:MOE22KR2A20192026N

批准书有效期:2028 年 12 月 31 日

11. 温州医科大学与韩国全南国立大学合作举办药学专业博士学位教育项目

中方——温州医科大学

外方——Chonnam National University,Korea(韩国全南国立大学)

办学层次和类别:外国(境外)博士学位教育

学制:3 年

每期招生人数:博士研究生 20 人

招生起止年份:2019 年—2022 年(每年 1 期)

招生方式:自主招生

开设专业或课程:药理学(专业代码:100701H)

颁发证书:中方——无

外方——Doctor of Philosophy(in Pharmacy)药学博士

批准书编号:MOE33KR1A20181963N

批准书有效期:2025 年 12 月 31 日

12. 沈阳药科大学与美国特莱恩大学合作举办生物医学工程专业本科教育项目

中方——沈阳药科大学

外方——Trine University (Angola,IN),USA(美国

特莱恩大学)
办学层次和类别:本科学历教育
学制:4 年
每期招生人数:120 人
招生起止年份:2021 年—2025 年(每年 1 期)
招生方式:纳入国家普通高等教育招生计划,参加全国普通高等学校统一入学考试,并符合相关招生录取规定和要求
开设专业或课程:生物医学工程(专业代码:082601H)
颁发证书:中方——普通高等教育本科毕业证书、学士学位证书
外方——Degree of Bachelor of Science (理学学士学位证书)
批准书编号:MOE21USA02DNR20202084N
批准书有效期:2029 年 12 月 31 日

13. 中国药科大学与英国曼彻斯特大学合作举办临床药学专业本科教育项目
中方——中国药科大学
外方——University of Manchester, UK(英国曼彻斯特大学)
办学层次和类别:本科学历教育
学制:5 年
每期招生人数:64 人(由中国药科大学通过招生计划增量安排)
招生起止年份:2021 年—2026 年(每年 1 期)
招生方式:纳入国家普通高等教育招生计划,参加全国普通高等学校统一入学考试,并符合相关招生录取规定和要求
开设专业或课程:临床药学(专业代码:100703TKH)
颁发证书:中方——普通高等教育本科毕业证书、学士学位证书
外方——Bachelor of Science Honours Degree(理学荣誉学士学位证书)(赴境外学习两年者)
批准书编号:MOE32UKA02DNR20202087N
批准书有效期:2031 年 12 月 31 日

14. 贵州医科大学与希腊雅典大学合作举办药学专业本科教育项目
中方——贵州医科大学
外方——The National and Kapodistrian University of Athens, Greece(希腊雅典大学)
办学层次和类别:本科学历教育
学制:4 年
每期招生人数:100 人
招生起止年份:2021 年—2025 年(每年 1 期)
招生方式:纳入国家普通高等教育招生计划,参加全国普通高等学校统一入学考试,并符合相关招生录取规定和要求
开设专业或课程:药学(专业代码:100701H)
颁发证书:中方——普通高等教育本科毕业证书、学士学位证书
外方——无
批准书编号:MOE52GRA02DNR20202110N
批准书有效期:2029 年 12 月 31 日

15. 贵州中医药大学与英国利兹贝克特大学合作举办药物制剂专业本科教育项目
中方——贵州中医药大学
外方——Leeds Beckett University, UK(英国利兹贝克特大学)
办学层次和类别:本科学历教育
学制:4 年
每期招生人数:120 人
招生起止年份:2021 年—2025 年(每年 1 期)
招生方式:纳入国家普通高等教育招生计划,参加全国普通高等学校统一入学考试,并符合相关招生录取规定和要求
开设专业或课程:药物制剂(专业代码:100702H)
颁发证书:中方——普通高等教育本科毕业证书、学士学位证书
外方——Bachelor of Science in Biomedical Sciences(生物医学科学理学学士学位证书)(赴境外学习一年者)
批准书编号:MOE52UK2A20212161N
批准书有效期:2029 年 12 月 31 日

吉林大学药学院举办全球胜任力提升课程 为提升学生的学术素养,拓展学生的国际视野,提高人

才培养的国际化水平，推动提升药学一流学科建设，吉林大学于2022年2月16日举办为期一周的“吉大药学学子全球胜任力提升课程”。课程共邀请5位在药学领域有较高学术水平的外籍教授，分别是哈佛大学的Sophia Koutsogiannaki教授、约翰霍普金斯大学的Diana Baptiste教授、美国东北大学的周朝晖教授、哥本哈根大学的穆惠玲教授以及莫纳什大学的肖志成教授。课程采用线上授课方式，共计10学时，面向药学院全体师生，每次讲座配一名驻课青年教师。5位教授分别从药物研发、药理机制、研究方法、科研选题等角度，结合新冠病毒感染等热点问题为同学们带来不同专题讲座。在提问互动环节中，同学们踊跃发言，参与师生累计超过1000人次。此次课程为师生搭建了国际合作科研平台，为推动进一步的国际科研合作奠定了良好的基础。

↗ 上海中医药大学与德国汉堡大学合作培养首批硕士生毕业　2022年3月，上海中医药大学与德国汉堡大学中医中心合作培养的第一批中医药专业硕士生毕业。该研究生联合培养项目是欧洲地区首个高层次中医教育项目，德国汉堡大学中医中心为毕业生举行毕业庆典。

在完成三年学业，接受了针灸、推拿和药物疗法培训等六个学期的强化学习后，首批2名毕业生获得证书。上海中医药大学与德国汉堡大学医学院于2004年建立合作关系，2017年由国际教育学院与汉堡大学中医中心签订研究生培养合作协议，2018年3月该研究生项目面向欧洲地区正式开展研究生的招生工作，目前在学学生14人。

↗ 南京中医药大学国际中医药学院建设获得突破　2022年4月29日，南京中医药大学的中国-瑞士中医药中心（苏黎世）获得瑞士联邦政府瑞士认证委员会（Swiss Accreditation Council）通知，该中心的瑞士高等中医药学院（Swiss TCM Academy）通过大学资格认证。

中国-瑞士中医药中心（苏黎世）由南京中医药大学与瑞士明道集团合作共建，2016年首次获得国家中医药管理局国际合作专项建设项目立项，后于2018—2021年连续四年获得立项，是海外中医药中心的优秀代表。多年来，学校与中心齐心协力、精诚合作，共同为中医药文化国际传播和海外中医药高等教育事业积累了经验。

目前，我国有多所院校在海外建设中医药中心。瑞士高等中医药学院通过瑞士大学资格认证，是南京中医药大学“十四五”国际化战略的一项重要成果，将提供学士、硕士、博士课程和中医专业培训等课程。

↗ 中国药科大学推进来华留学生高等教育质量认证工作　中国药科大学深入贯彻落实《教育部等八部门关于加快和扩大新时代教育对外开放的意见》《来华留学生高等教育质量规范（试行）》等文件精神，积极协调推进中国药科大学来华留学质量认证工作。

来华留学生高等教育提质增效是高等教育内涵式发展的要求，是学校国际化办学的重要组成部分。学校积极凝练并发挥学校学科发展特色，优化学校留学生管理，推动形成全校一盘棋的工作格局。2022年5月30日，该校召开“来华留学生高等教育质量认证”动员会暨工作推进会，详细解读认证工作的背景、认证规则、指标体系以及认证工作的具体任务，通报和夯实认证工作。

来华留学生高等教育质量认证是教育部委托中国教育国际交流协会作为第三方评估机构开展的合格性评估工作。来华留学生质量认证工作整体安排分为学校培训、自评自改、自评审议和现场审查、整改提高四个阶段。学校以认证工作为契机，进一步完善来华留学工作顶层设计，健全中国药科大学来华留学治理体系，加强来华留学质量保障体系建设。

↗ 成都中医药大学举办杏林国际周活动　2022年10月24日，成都中医药大学2022年杏林国际周开幕，国际周旨在构建开放的高等教育体系，营造国际化教育环境，推动通识教育、专业教育、语言培训深度交叉，培育具有国际视野、全球竞争力的高素质人才。活动以“云游世界名校”为主题，分为“世界名校课程体验系列讲座”和“2022中加中医药学术研讨会”。其中，世界名校课程体验系列讲座设人文素养与国际交流、传统医药、基础与临床医学、药学等四个板块。来自10个国家/地区的39位资深专家，带来不同主题的学术盛宴，开阔了师生的国际视野。

↗ **中国药科大学与扬子江药业集团共建留学生产教融合教育中心** 2022 年 11 月 7 日，中国药科大学与扬子江药业集团在江苏省泰州市举行签约仪式，孔令义副校长和徐浩宇董事长共同签署《国际化战略合作协议》，校企及地方政府代表共同为“中国药科大学留学生产教融合教育中心”揭牌。

近年来，中国药科大学倡导和鼓励开放式发展方向，紧密结合“一带一路”共建国家和地区的资源优势和中医药国际化、知名药企国际合作过程中的人才需求，不断推动留学生培养与国内知名药企协同合作，打好“产学研用”组合拳，推进产教融合、科教融汇，将国际化人才培养、国际学生实训实习、服务科技创新等功能有机结合，推进教育链、人才链、创新链、产业链有机衔接。为进一步服务“健康丝绸之路”建设，落实“一带一路”倡议，助推中医药“走出去”、知名药企“走出去”，中国药科大学和扬子江药业集团为留学生们提供了一个深入药企实习实训、感知中国医药企业蓬勃发展的平台。

↗ **广东药科大学举办第 28 届中日健康学术研讨会** 2022 年 12 月 5 日，第 28 届中日健康学术研讨会在广州药科大学举行，会议采用线上和线下相结合的方式召开。日本大阪滋庆学园常务理事、校长桥本胜信及大阪医疗技术学园专门学校教务处、药学系、中国中心负责人，广东药科大学校长翟理祥、副校长杨全及国际交流与合作处、科技处、团委、临床药学院负责人参加研讨会，会议主题为“新冠病毒感染症的变化与治疗对策”。广东药科大学临床药学院刘梁喆老师以《新冠病毒的演化历程》为题，介绍新冠病毒的流行状况、国内外常用新冠病毒分类方法和演变过程以及防控措施的变化。大阪医疗技术学园专门学校药学系主任驹井亘作题为《日本新冠病毒感染症的变化与治疗对策》的报告，介绍日本新冠病毒流行情况及治疗策略。

↗ **南京医科大学药学院举办国际天元药学云讲堂** 2022 年 12 月 15 日，南京医科大学药学院成功举办“第二届国际天元药学云讲堂”。本次云讲堂邀请来自法国波尔多大学、瑞士迪德罗大学、瑞士日内瓦大学及西班牙巴塞罗那微电子研究所的多位国际知名学者，在线汇报了医学、药学、药物化学等领域的前沿科技成果，并与参会师生做了广泛而深入的交流探讨。在校留学生、兄弟高校师生、附属医院医务人员及国内外从事医药研究的科研工作者 150 多人参加学习。本次活动为学校师生提供了积极参与国际学术交流学习的平台，增进了师生与国外专家教授的国际交流，开拓了师生的国际化视野，大力推动了学校的科技创新与人才的培养。

↗ **广东药科大学承办 2022 年海上丝绸之路国际产学研用合作会议** 2022 年 12 月 17 日，由教育部学校规划建设发展中心主办，广东省教育厅和广东药科大学承办的“2022 年海上丝绸之路国际产学研用合作会议——现代医学、中医药与防疫合作”在广东药科大学举办。会议以“聚焦生物医药产业发展，加强国际产学研用合作”为主题，旨在深化国际产学研用合作，推进我国生物医药事业可持续发展，助力构建全球高质量合作伙伴关系。会议通过线下线上相结合的方式进行，广东省教育厅一级巡视员朱超华、广东药科科学党委书记刘晟、俄罗斯巴什基尔国立医科大学校长瓦伦丁·巴普洛夫院士为大会致辞，来自中国、俄罗斯、美国、英国、加拿大等国家的 16 位海内外院士、专家和企业代表做主旨报告，7000 多名师生及代表参加了会议。

来自中国、俄罗斯、美国、英国、澳大利亚等国家的 16 位海内外院士、专家和企业代表做主旨报告，专家围绕中医药发展、免疫代谢、肿瘤治疗、新冠疫苗开发等领域的最新研究成果、未来发展趋势等展开学术研讨。刘良院士作题为《人工智能助力中医药发展》的报告，指出中医药学需要集成应用多学科的先进技术与方法开展融合创新研究，需要以中医药为主体的多学科结合创新型人才队伍，建立数字化、工程化、智能化的精准中医药个体化诊疗系统；巴普洛夫院士作题为《细胞技术发展和同种异体移植的前景》的报告，介绍激活体内干细胞和细胞治疗是再生医学技术的基础，肿瘤相关巨噬细胞会阻碍化疗药物到达肿瘤，在肿瘤发生和治疗中起到重要作用;上海交通大学苏冰教授作题为《雷帕霉素靶蛋白介导的免疫代谢调控与新冠疫苗研发》的报告,分享课题组发现雷帕霉素靶蛋白 Sin1-mTORC 介导的免疫代谢可调控 B 细胞及 T 细胞的发育和功能;美国俄克拉荷马大学李敏教授作题为“胰腺癌新疗法的开发”的报告,分享了实验室研发一种靶向锌转运蛋白 ZIP 信号通路治疗胰腺癌的新策略;英国牛津大学 Carina Joe 博士作题为《发挥科学的影响力:制造数十亿剂疫苗,拯救数百万人的生命》的报告,介绍其所在团队开发牛津/阿斯利康疫苗的案例及经验等。

为进一步加快和扩大教育对外开放,教育部于 2018 年创办国际产学研用合作会议,搭建中外高校、科研院所、企业合作对接平台,推进全球教育链、人才链、创新链、产业链衔接,迄今已初步形成江西、黑龙江、吉林、辽宁、陕西、福建等 6 省牵头,覆盖 15 个省区和新疆生产建设兵团的产学研用协同开放新格局。

职业与继续教育

中国药科大学获批教育部国家级职业教育“双师型”教师培训基地 2022 年 12 月,教育部办公厅公布国家级职业教育“双师型”教师培训基地(2023—2025 年)名单,中国药科大学获批国家级职业教育“双师型”教师培训基地(药品与医疗器械类),这是中国药科大学获批的首个国家级师资培训基地。

为深入贯彻党的二十大精神,落实中共中央办公厅、国务院办公厅印发的《关于推动现代职业教育高质量发展的意见》要求,推进职普融通、产教融合、科教融汇,教育部面向全国高校遴选认定国家级职业教育“双师型”教师培训基地。中国药科大学由继续教育学院牵头,联合湖南食品药品职业学院、江西省医药学校、河南应用技术职业学院、药大制药有限公司 4 家核心成员单位,集中药品与医疗器械专业优势力量,整合校内外优质教育教学资源,共同规划基地建设、开发设计培训项目、建立质量评价体系,合力打造高质量职业教育“双师型”教师培训基地。

基地紧密结合新时代医药产业发展对医药人才培养的具体需求,积极探索“双师型”教师素质提升路径,完善基地组织架构与制度建设,共育共享专业培训教师团队,持续发挥合作共同体成员单位在培训工作中的优势及特点,努力打造专业化、规模化、区域化的职业教育“双师型”教师培训体系。

广东药科大学获批 4 项继续教育质量提升工程建设项目 2023 年 6 月,广东省公布 2022 年继续教育质量提升工程建设类项目评审结果,广东药科大学获批 4 项,有力地推动学校的继续教育教学改革和内涵建设。其中,获批示范性继续教育基地 1 项:“打造医学人才培育高地,助力健康中国战略建设——新医科示范性继续教育基地”;优质继续教育网络课程 2 项:“三全育人视野下基于 OBE 的优质继续教育网络课程《医学伦理学》”和“依托学堂在线平台融入思政元素建设优质继续教育网络课程《急危重症护理学》”;继续教育教学改革与研究实践项目 1 项:“基于成果导向理念的《老年护理学》继续教育课程思政教学研究与实践”。

药物生产与流通

Drug Production, Supply and Distribution

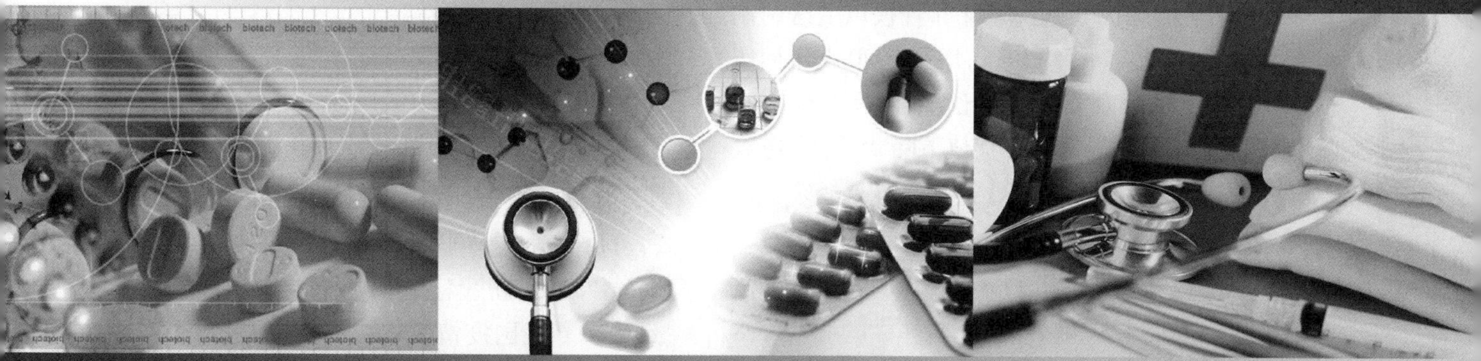

医药工业

2022 年概况

2022 年，面对严峻复杂的国内外形势与挑战，各地区各部门在党中央坚强领导下，高效统筹疫情防控和经济社会发展，有效实施稳经济一揽子政策和接续措施，巩固工业企业效益企稳回升基础，为推动 2023 年工业经济运行整体好转打下坚实基础。

根据国家统计局数据，2022 年规模以上医药制造业增加值比上年下降 3.4%，增速比 2021 年回落 28.2 个百分点；实现营业收入比上年下降 1.6%，实现利润下降 31.8%，出口交货值下降 25.1%，应收账款增长 13.6%，亏损企业亏损额增加 18.6%。

一、整体指标增速下滑，各子行业走势分化

2022 年规模以上医药工业增加值同比下降 1.5%；医药工业规模以上企业实现营业收入 33 633.7 亿元，同比增长 0.5%；实现利润 5153.6 亿元，同比下降 26.3%。以上 3 项增速指标分别低于全国工业整体增速 5.1、5.4 和 22.3 个百分点。造成主要经济指标增速下滑的主要原因有：一是新冠疫苗销售大幅下降。2021 年新冠疫苗形成很大的行业增量，2022 年由于疫情防控形势变化，新冠疫苗销售大幅下降，生物药品子行业营业收入同比下降 32.8%，利润同比下降 69.4%，成为医药工业经济指标下滑的主要原因。如果把疫苗制造业剔除，其余子行业的营业收入、利润合计同比增长分别为 7.1% 和 1.3%。二是疫情对药品消费和供给都产生不利影响。2022 年全国医疗卫生机构全年总诊疗人次同比下降 1.5%，根据中国药学会统计，样本医院用药金额同比下降 3.4%，明显低于上年水平。尽管部分疫情防控相关药品销量增长，如 12 月部分企业解热镇痛、呼吸类药品销售额大幅增加，但难以抵消疫情造成的全年医院用药金额减少和部分企业停工停产的影响。三是化学药品制剂增长放缓。化学药品制剂是营业收入和利润占比最大的子行业。随着国家和地方药品集中带量采购深入实施，纳入集采范围的产品覆盖面不断扩大，整体价格进一步下降。2022 年化学药品制剂子行业营业收入同比增长仅为 1.9%，利润同比增长 0.9%，拖累医药工业整体增速。四是中药行业利润下降。中成药生产、中药饮片加工 2 个子行业营业收入同比增长分别为 5.6%、5.5%，但利润却分别同比下降 1.1%、31.9%。下降的重要原因是中药材涨价，比如荆芥、连翘等防疫相关品种价格大幅上涨，导致企业成本上升。

各子行业运行呈现分化态势。相对上述生物药品、中药、化学药品制剂等子行业的经济指标出现负增长或低增长，化学原料药、医疗器械、卫生材料及医药用品、制药专用设备等子行业实现了较高速增长，成为医药工业全年营业收入能够保持正增长的重要力量。其中，化学原料药营业收入同比增长 15.0%，利润同比增长 18.4%，主要驱动因素是部分大宗原料药价格好于上年，解热镇痛、激素、抗感染类原料药出口旺盛，原料药 CDMO 业务高速增长。医疗器械营业收入同比增长 11.9%，利润同比增长 17.2%，新冠检测试剂是促进增长的主要力量，2022 年我国疫情防控核酸检测常态化，新冠核酸检测试剂和抗原检测试剂也大量出口国际市场，促使相关企业业绩大幅增长。由于防护用品继续保持了较为旺盛的需求，卫生材料及医药用品子行业的营业收入和利润分别同比增长 11.9%、20.3%。医药产业链高端配套产品发展取得积极进展，制药专用设备子行业的营业收入和利润分别同比增长 19.6%、17.9%，药用辅料包材子行业的营业收入和利润分别同比增长 9.9%、0.8%。

二、新药获批数量减少，新冠药物上市加快

全行业新药研发投入继续保持高强度，在研新药管线不断丰富。根据三季报披露情况，A 股医药上市公司研发费用总额同比增长 24.4%，15 家医药上市公司研发投入超 10 亿元。2022 年国内企业首次申请新药 IND 品种数量达 518 个，23 个创新药提交上市申请（NDA），继续保持了较高的产出。全年共有 24 款国产新药获批上市，其中常规获批的有 17 个，附条件上市或紧急使用的新冠防治药品 7 个，相较 2021 年 44 款国产新药获批，上市新药数量有所减少。从产品类型看，17 个常规获批品种包括 6 个化学药、4 个生物药和 7 个中药。从治疗领域看，产品适应证覆盖肿瘤、免疫类疾病、病毒感染等诸多领域。其中，生物药新药卡度尼利单抗注射液

(PD-1/CTLA-4 双抗)是首个国产双功能抗体,化学药多格列艾汀片是全球首个葡萄糖激酶激活剂(GKA)药物,中药新药淫羊藿素软胶囊是中药现代化的重磅创新成果。

表1 2022 年获批上市的国产新药

序号	名称	产品类型	公司	适应证
1	淫羊藿素软胶囊	中药 1.2 类	珅诺基医药	肿瘤
2	奥木替韦单抗注射液	生物药	华北制药	狂犬病毒感染
3	斯鲁利单抗注射液	生物药	复宏汉霖	肿瘤
4	替戈拉生片	化学药	罗欣药业	反流性食管炎
5	瑞维鲁胺片	化学药	恒瑞医药	肿瘤
6	卡度尼利单抗注射液	生物药	康方药业	肿瘤
7	普特利单抗注射液	生物药	乐普生物	肿瘤
8	广金钱草总黄酮胶囊	中药 1.2 类	人福医药	输尿管结石
9	多格列艾汀片	化学药	华领医药	2 型糖尿病
10	散寒化湿颗粒	中药 3.2 类	康缘医药	化湿解毒
11	盐酸托鲁地文拉法辛缓释片	化学药	绿叶制药	抑郁症
12	林普利塞片	化学药	璎黎药业	肿瘤
13	甲苯磺酰胺注射液	化学药	红日药业	肿瘤
14	黄蜀葵花总黄酮提取物/口腔贴片	中药 1.2 类	康恩贝	口腔溃疡
15	苓桂术甘颗粒	中药 3.1 类	康缘药业	健脾利湿
16	芪胶调经颗粒	中药 6.1 类	安邦制药	气血两虚证
17	参葛补肾胶囊	中药 1.1 类	华春生物	抑郁症

新冠疫苗和药物开发加快推进。共有 6 款疫苗被纳入新冠防疫序贯加强免疫接种紧急使用,包括:康希诺的全球首款吸入用新冠疫苗,万泰生物的国内首款鼻喷式新冠疫苗,丽珠、三叶草、威斯克、神州细胞的重组蛋白新冠疫苗等。国家药监局附条件批准真实生物的阿兹夫定片增加新型病毒感染适应证,成为国内首款具有自主知识产权的口服小分子新冠治疗药物。此外,君实生物的氢溴酸氘瑞米德韦片、先声药业的先诺特韦片/利托那韦片两款新冠口服药物也在 2023 年 1 月底附条件批准上市。另有多个 mRNA 疫苗、化学新药进入了不同的临床研究阶段。

表2 2022 年获批新冠相关适应证的国产疫苗和药物(含附条件上市和紧急使用授权)

序号	药品名称	公司	
1	阿兹夫定片	真实生物	特别审批/附条件批准
2	重组新型冠状病毒疫苗(5 型腺病毒载体吸入剂型)	康希诺	紧急使用
3	重组新冠病毒融合蛋白疫苗	丽珠单抗	紧急使用
4	重组新冠病毒融合蛋白疫苗	三叶草	紧急使用
5	重组新冠病毒融合蛋白疫苗(sf9 细胞)	威斯克	紧急使用
6	重组新冠病毒融合蛋白疫苗(二价 S 三聚体)	神州细胞	紧急使用
7	重组新冠病毒融合蛋白疫苗(流感病毒载体)鼻喷剂型	万泰生物	紧急使用

三、产业链短板受到重视,补链强链取得进展

我国医药工业产品门类齐全,产品种类多、产量大、产业配套能力强,但是产业链存在短板和弱项,一些关键技术、原辅料、包装材料、设备耗材、仪器试剂对外依存度高。这些短板产品(技术)中,少量是国内生产仍处于空白,大部分是国内已经解决有无问题,但工艺技术水平、产品质量性能和国际先进水平比仍存在差距,严重依赖进口。随着经济全球化遭遇逆流,以及疫情影响下部分进口产品不能及时供应,产业链短板问题进一步制约产业发展。在此背景下,围绕产业链短板布局和加大投入的企业日渐增多,一些制药企业开始主动与上游企业协作,针对产业短板弱项进行补链强链,这一态势在 2022 年更加显著。生物药产业链上游从事生物反应器、培养基、层析系统及填料、过滤耗材等产品开发的企业增多,国产化水平得到提高,越来越多的国产产品进入了下游生物药企业的供应链。药品包装和药用辅料行业快速发展,企业综合实力稳步提升,中硼硅玻璃管等产品质量和产能提升,预灌充注射器等先进包装实现规模化生产销售;新型药用辅料领域国内企业产品附加值不断提高,口服缓控释制剂、复杂注射剂、吸入制剂用辅料均有企业在 CDE 完成登记。制药设备、仪

器试剂等领域国产产品逐步向高端发展，已经有一批产品在质量性能方面达到进口同类产品水平。

四、医药出口规模下降，创新药出海成果突出

2022 年医药工业规模以上企业实现出口交货值 4037.8 亿元（不含制药装备），同比下降 15%。根据中国医药商会统计，2022 年医药健康产品出口额 1295.5 亿美元，同比下降 13.7%。主要原因是随着全球疫情防控形势变化，新冠疫苗、诊断试剂、口罩、防护服等防疫类产品国际市场需求大幅下滑，例如新冠疫苗出口额同比下降 93.7%，口罩出口额同比下降 72.9%。在产品结构方面，西药、医疗器械出口额占比较高，分别为 49.6% 和 45.6%，西药原料、制剂出口额创历史新高，其中原料药出口额 517.9 亿美元，同比增长 24%，制剂出口 66.1 亿美元，同比增长 10%。在市场结构方面，欧盟、美国、东盟是我国医药健康产品前三大出口市场，出口金额分别为 289.5 亿美元、213.3 亿美元、136.8 亿美元，合计占比 49.4%。

医药跨境交易活跃。根据公开资料，2022 年我国医药企业跨境交易项目以创新药、技术平台为主，License in 项目约 80 个，交易总金额约 57 亿美元。License out 项目数量约 47 个，交易总金额约 270 亿美元。多个国内企业自境外引进的创新药获批上市，包括基石引进的艾伏尼布片，豪森药业引进的伊奈利珠单抗注射液，石药集团引进的度维利塞胶囊等，丰富了企业的产品组合。创新药授权出海成果显著，创新能力逐步得到海外认可。科伦药业与默沙东的 95 亿美金交易高居 2022 年全球医药行业合作授权交易榜首，康方生物与 Summit 的交易创出首付款历史新高。

国产药品出海成绩突出。传奇生物和杨森公司合作开发的靶向 BCMA 的 CAR-T 疗法西达基奥仑赛在美国获批上市，成为国内企业主导开发的第二个在美国上市的新药品种，并在欧盟批准附条件上市。2023 年 1 月绿叶制药自主研发的利培酮缓释微球注射剂获得美国 FDA 批准上市，是首个根据 505b2 条款在美国获批上市的中枢神经系统新药。仿制药方面，2022 年共有 18 家企业获得美国 FDA 的 73 件 ANDA 批文（62 个品种），其中注射剂及高技术壁垒制剂产品明显增多，占比超过总量的一半。获得 ANDA 批文数量前三位的企业分别是华海药业，复星医药，健友股份，3 家合计占比超过总量的一半。

五、区域发展各具特色，产业集群优势明显

全国各省、市、区高度重视医药产业发展，都将生物医药列为本地区的发展重点，出台政策措施支持产业做优做强。2022 年全国约有三分之二的省份医药工业规模以上企业营业收入同比增长超过全国平均水平，13 个省份医药工业规模以上企业营业收入超过 1000 亿元，其中排名前五的省份分别是江苏、山东、广东、浙江、河南。东部省份利用资金、技术、人才和信息优势，继续发挥引领作用，营业收入合计占全国比重接近 60%。一些中西部省份医药工业发展迅速，中部的河南、湖北、湖南、江西、安徽和西部的四川、重庆等 7 省市营业收入合计占比接近 30%。目前我国医药工业已基本形成以京津冀、长三角、粤港澳大湾区、成渝经济圈等为核心的产业集群，集群资源互补，产业链深度融合，区域协同发展不断向纵深推进。医药工业重点省份以江苏为例，2022 年江苏医药工业规模以上企业数量超过全国的 10%，新获批药品和医疗器械数量均位居全国第一，营业收入和利润同比增长情况不但在省内位列所有工业行业前列，也显著好于全国医药工业平均水平。

六、医改政策深入实施，重塑生态鼓励创新

党的二十大报告在健全社会保障体系、推进健康中国建设等方面为新时期医药行业发展指明了方向。《深化医药卫生体制改革 2022 年重点工作任务》提出加快构建就医和诊疗新格局，深入推广三明医改经验，着力增强公共卫生服务能力，深入推进医药卫生高质量发展。多项和医药工业相关的“十四五”规划发布，《“十四五”生物经济发展规划》首次以“生物经济”为主题制定规划，《“十四五”中医药发展规划》推动中医药传承创新进入新阶段。

国家药品集中带量采购扩大实施范围。第七批集采组织完成，60 个品种平均价格降幅 48%。至此，国家药品集采累计成功采购药品 294 种。高值耗材方面，完成骨科脊柱类耗材集采，中选产品平均价格降幅 84%；组织冠脉支架接续采购，中选产品平均价格、中选产品数量、参加的医疗机构数量以及采购总量均有所增加。地方层面集采品种覆盖面更宽，中成药、生物制品和一些独家产品分别纳入了集

采范围。2022 年国家医保药品目录调整，共有 111 个药品新增进入目录，3 个药品被调出，目录内药品总数达到 2967 种。121 个药品谈判或竞价成功，总体成功率 82.3%，创历年新高。其中 20 个国产新药、7 个罕见病用药、22 个儿童用药、2 个基本药物被成功纳入目录。医保“双通道”政策持续细化，全国所有省份均制定了“双通道”管理的政策措施，有利于患者在零售药店方便快捷购买“双通道”药品。

国家药监局制定《药品管理法实施条例（修订草案征求意见稿）》并公开征求意见，《疫苗生产流通管理规定》进一步明确了疫苗 MAH 的总体责任要求，对规范疫苗委托生产、储存、配送和进出口有着重大意义。《药品网络销售监督管理办法》对药品网络销售管理、平台责任履行、监督检查措施及法律责任作出了规定，网络售药进入规范化、严监管的新时期。此外，药监局还发布了一系列药品临床研究指导原则，进一步明确了临床试验技术标准，科学引导企业合理开展药物研发。

七、医药投融资市场趋冷，四季度有所复苏

受资本市场环境变化、医药行业政策调整、创新药赛道竞争白热化等因素影响，A 股和港股医药板块出现估值下调，生物医药企业 IPO 也频频破发，医药企业 IPO 节奏放缓。2022 年医药工业领域（含医疗器械）共有 55 家企业在 A 股、港股上市，总计募集资金超 700 亿元。科创板成为企业上市主阵地，共 22 家企业上市，6 家企业通过“18A”规则在香港上市。二级市场的变化已经传导到一级市场，医药领域 VC/PE 热度明显下降。据不完全统计，2022 年前三季度，生物医药领域（含医疗器械）共完成 VC/PE 投融资项目约 700 起，累计金额约 620 亿元，融资金额较去年下降约 38%。很多研发型生物技术公司面临融资难的问题，转而通过控制研发投入和压缩在研项目维持运营，对医药创新产生不利影响。四季度医药领域投融资出现复苏迹象，2022 年 12 月生物医药领域，国内发生投融资事件 37 起，环比增加 32.14%；投融资金额 6.91 亿美元，环比增长 17.72%。

八、部分企业出现亏损，创新转型效果初显

在行业政策不断调整、市场竞争加剧、要素成本提高的形势下，企业经营和发展分化严重，部分企业保持了快速增长，但总体上经营困难的企业增多，企业亏损面进一步扩大。2022 年规模以上医药工业企业中，亏损企业占到 20.1%，亏损面较上年增长 1.2 个百分点，亏损额同比增长 18.5%。作为行业优势企业的上市公司也出现发展分化的情况，根据上市公司三季报，很多优势企业的营业收入或利润出现下降。行业龙头企业规模扩大、实力增强，成为行业稳定增长的基石。根据上市公司公告等公开信息，预计 2022 年国内营业收入达到 100 亿元以上的工业企业将超过 30 家。

研发投入强度在 10% 以上的企业越来越多，研发布局较早的药企陆续有创新产品上市放量，创新药贡献的收入占比不断扩大，多家代表性的大型药企创新药收入已经接近或超过仿制药。恒瑞医药坚持创新驱动转型，已进入新一轮产品上市周期。康缘药业加快中药传承创新，连续获批中药创新药。新兴企业快速发展，成为推动行业增长的重要力量。在医保政策的助力下，信达生物、百济神州等创新药企业不断扩大新药销售规模。CXO 产业成为医药工业的新生力量，药明康德、凯莱英为代表的 CRO/CDMO 企业销售快速增长。受益于行业研发投入和固定资产投资加大，药品上游供应链催生了一批专精特新企业，产品质量性能达到进口同类产品水平。

九、形势严峻面临挑战，韧性强劲奋发笃行

国际形势方面，全球局势复杂多变，发达国家经济增速预期回落，贸易形势不容乐观，世界经济增长动能正在趋缓。随着各国逐渐放宽新冠疫情防控措施，防疫类产品需求将持续减弱，医药出口将恢复至疫情前水平。美国生物技术和生物制造行政命令的潜在风险和长期影响不容忽视，需要密切关注政策演变并积极应对。有利的方面是国际人员往来不再受到疫情防控措施限制，出国交流、抢夺订单为出口贸易带来活力，之前受到冲击的供应链也趋于稳定。

国内形势方面，随着疫情防控形势发生变化，前期受到抑制的医疗需求将逐步释放，医院用药金额预计会恢复到 8% 以上的增速。中国人口结构发生变化，随着老龄化进程加快，人均预期寿命提升，人们对健康的需求和消费会越来越高。在健康中国建设、制造强国建设以及“十四五”有关规划的指导下，国家将出台一系列稳定经济增长的政策措施，例如医疗新基建政策，对医院更新改造医疗设备给予财政贴息贷款支持，预计将带动千亿需求。全面实行股票发行注册制改革，有利于生物医药企业融资。在医改政策方面，药品审评审批制度改革，仿制药一致性评价持续推进，药品耗材集中带量采购常态化实施，创新药及时纳入医保目录，分级诊疗体系不断完善，县域优质医疗卫生资源加快扩容，第二批国家重点监控合理用药目录发布，基本药物目录调整，这些政策将会影响终端市场用药结构，推动医药工业深化供给侧结构性改革。

虽然2022年医药工业经济运行指标不及预期，但回顾过去三年抗疫历程，防护用品、呼吸机、新冠疫苗、检测试剂、治疗药物等医药产品不仅满足国内14亿人需求，还为全球抗疫做出了重要贡献。三年来医药工业规模以上企业营业收入和利润的复合增长率分别为8.8%和14.2%，这些成绩是全行业共同努力奋斗的结果。2023年是全面贯彻落实党的二十大精神的开局之年，也是实施“十四五”规划承上启下的关键之年，医药工业面临高质量发展和稳增长的重要任务，全体医药同仁要踔厉奋发，勇毅笃行，加快落实“十四五”规划，加快创新驱动，推动我国从制药大国迈向制药强国。

十、化学制药行业生产情况

根据协会统计信息专业委员会采集的化学药品原料药和化学药品制剂生产数据，化学原料药的生产基本保持稳定，主要大类中，抗感染类药物产量比上年增长3%；解热镇痛药物产量增长16.1%；维生素类产量增长10.6%；葡萄糖（口服+注射）产量与上年基本持平。

在新冠病毒感染疫情、药品集中带量采购、医保政策改革等影响下，化学药品制剂中的主要五大类剂型中，粉针剂完成1 053 003万瓶，比上年下降11.5%；注射液完成756 830万支，下降3%；输液完成1 282 102万瓶，增长6.3%；片剂完成37 894 450万片，下降5.4%；胶囊完成10 021 317万粒，下降7.6%。

十一、化学药品进出口情况

2022年，我国统筹国内国际两个大局，统筹疫情防控和经济社会发展，统筹发展和安全，外贸进出口顶住多重超预期因素的冲击，规模再上新台阶，质量稳步提升。根据海关总署数据，2022年我国货物贸易进出口总值42.1万亿元人民币，比2021年增长7.7%。其中，出口24.0万亿元，增长10.5%；进口18.1万亿元，增长4.3%。

根据海关总署数据，重点跟踪的104个化学药品2022年共有103个品类化学药品出口，出口金额比上年增长13.0%。其中，化学原料药出口71个品类，出口数量增长10.5%，出口金额增长15.7%，出口均价增长4.7%；化学药品制剂出口32个品类，出口金额增长7.7%。2022年化学原料药、化学药品制剂出口金额分别占化学药品出口金额的67.7%、32.3%。2022年化学药品对全球各大区域出口金额有增有减，按洲际分布可分为三个层次。第一层次是亚洲和欧洲，全年对亚洲和欧洲出口金额占比分别比上年回落1.0个和0.6个百分点；第二层次是北美洲和南美洲，全年对北美洲出口金额占比回落0.7个百分点，对南美洲上升2.2个百分点；第三层次是非洲和大洋洲，全年对非洲出口金额占比上升0.1个百分点，对大洋洲出口占比与上年持平。

从经济区域方面观察，2022年对“一带一路”区域出口额仅低于对亚洲的出口额，高于对其他各洲出口额；对“区域全面经济伙伴关系协定”（RCEP）区域出口额分别高于上述第二层次各洲出口额；对东盟区域出口额分别高于上述第三层次各洲出口额。

表3　2022年各主要区域出口情况

区域	出口金额比上年增长（%）	平均价格比上年增长（%）
亚洲	10.1	-6.0
欧洲	10.9	8.7
北美洲	7.4	25.7
南美洲	39.7	15.3
非洲	14.2	-1.0
大洋洲	10.5	0.1

资料来源：中国海关总署

2022年重点化学药品出口到190个国家和地区。对美国出口突破30亿美元，对印度出口超过20亿美元，对德国和巴西出口分别超过10亿美元；除上述4国外，对39个国家出口额达到亿美元级，其中金额提升较大的国家是奥地利、法国、墨西哥、新加坡和阿联酋；对65个国家出口额达到千万美元级，其中金额提升较大的国家是斯威士兰、朝鲜、沙特阿拉伯和乌干达。

2022 年我国外贸实现了新的突破，进出口规模、质量、效益同步提升。数据显示，首次实现重点化学药品出口金额大于进口金额；重点化学药品 2022 年度出口增长率明显高于我国外贸出口平均增长率。从国内供货方面，出口供货稳中有升。抗感染类、维生素类、抗生素中间体、解热镇痛类、呼吸类化学原料药出口供货明显形成量减价升卖方市场特征。

2023 年，化学药品进出口应保持韧性强、潜力大、活力足，长期向好的基本面不动摇，在原料药保质增效尽展优势的同时，追求制剂药品的提质增利，追求优质制剂发挥高附加值的出口贡献。

（中国医药企业管理协会）

2022 年度中国医药工业百强企业解读

2023 年 11 月 18 日，在第 40 届全国医药工业信息年会上，备受瞩目的“2022 年度中国医药工业百强榜”正式发布。作为中国医药工业的优秀代表，百强企业是行业发展的标杆和中流砥柱，更彰显着中国医药产业的主体发展趋势。通过对百强企业的深度解析，不仅可以对我国医药产业发展规律及趋势做出总结，更有助于企业在发展战略中进行有益的借鉴参考。

一、“落”与“升”：百强数字的两大逻辑

1. 高基数下的营收回落

2022 年百强企业主营业务收入 10 332. 1 亿元，同比下降 4. 0%，尽管这个数字看似不容乐观，却充分体现了医药行业独有的特征与坚韧。这是因为 2022 年疫情虽在持续，但大规模疫苗接种已于 2021 年基本完成，剔除与新冠疫苗强相关的营收数据后，2022 年百强企业主营业务收入规模增长 6. 2%，高于我国工业增加值增速和 GDP 增速。由此可见，新冠疫苗供需的变化对百强企业近两年收入和利润的影响不容小觑，而在国际形势风起云涌、产业进入转型阵痛的当下，百强企业的总体发展依然颇具韧性。与此同时，从时间维度看，在过去十年里百强企业主营业务收入实现翻倍，年间复合增长率达 7. 0%，这也充分诠释了百强企业的坚韧特性。

2. 百强门槛持续提升

2022 年，百强企业主营业务收入在医药工业中的占比为 30. 7%，相对 2021 年呈现小幅下降，但较“十三五”之初的 23% 增长明显，行业集中度稳步提升的趋势不变。2022 年百强门槛提高至 33. 9 亿元，与上一年相比提高了 8. 0%，头部企业规模持续增大。纵观新晋企业，不同路径的发展成绩跃然纸上。默克制药（江苏）是默克集团践行根植和服务中国市场的战略，在欧洲以外建设的最大生产基地，已实现甲巯咪唑片、左甲状腺素钠片、盐酸二甲双胍缓释片等多个产品本地化生产，从 2016 年底工厂正式落成，到 2022 年收入突破性增长并首次进入百强名单，仅用了短短 5 年多时间。健康元通过资源整合、调整产品结构、加大国际认证等措施，实现高端特色原料药业务稳步提升，排名由 2021 年的 103 位一举跃升至 65 位。哈药集团不断加强市场和消费洞察研究，通过开发电商渠道、改革营销体系等措施，再塑保健品业务，强劲的业绩增长使其飙升了 37 个位次，表现亮眼。明德生物、安旭生物、硕世生物和振德医疗等企业则凭借深耕行业多年的技术积累、质量优势及制造能力，在疫情期间为国内外市场提供疫情防控相关产品，带动业绩大幅提升，成功跻身百强。

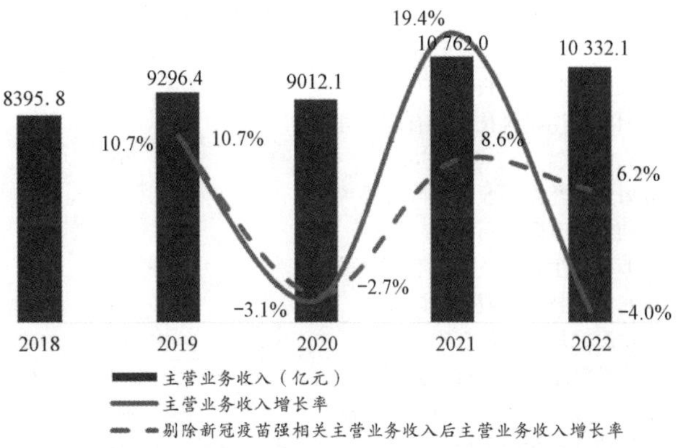

图 1　2018—2022 年百强企业主营业务收入规模及增速

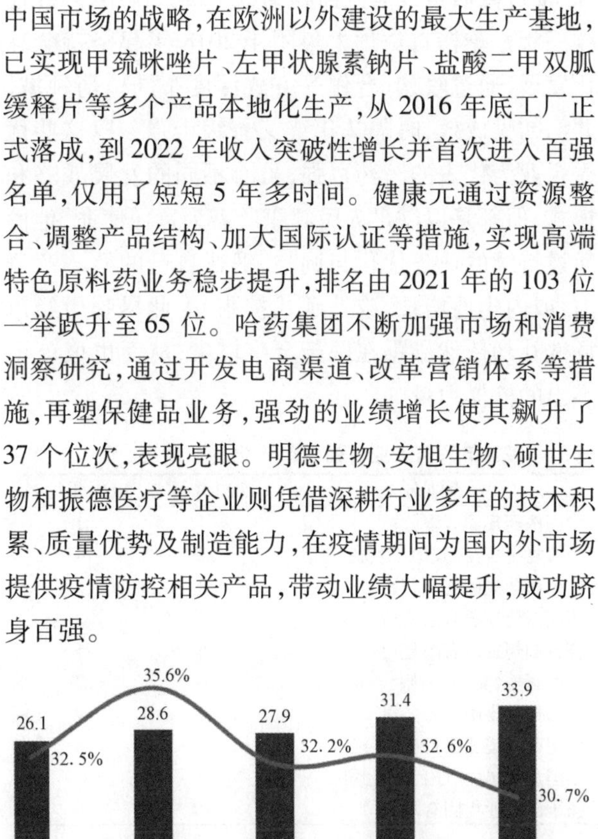

图 2　2018—2022 年百强门槛和行业集中度变化情况

表 4　2022 年医药工业百强名单新晋企业情况

企业名称	2022 年排名
武汉明德生物科技股份有限公司	32
杭州安旭生物科技股份有限公司	53
默克制药(江苏)有限公司	63
健康元药业集团股份有限公司	65
哈药集团有限公司	67
江苏硕世生物科技股份有限公司	74
东富龙科技集团股份有限公司	75
振德医疗用品股份有限公司	76
奥美医疗用品股份有限公司	79
山东金城医药集团股份有限公司	97
深圳信立泰药业股份有限公司	99

3. 十强更迭彰显定力与活力

十强企业是我国医药工业的领头羊,历来备受关注。虽然近年来十强名单已趋于稳定,但个别新晋企业的出现以及十强位次的更迭,无不彰显着百强企业群体的战略定力与竞争活力。国药集团作为医药行业的国家队,在药械供应保障、科技自立自强、推进高质量发展方面起到骨干带头作用,因此连续三年稳踞榜首。远大集团于 2018 年起坚持全球化发展,通过收购、合作等方式深度布局核药领域,并已初见成效,时隔 2 年终又晋级十强。以这些优秀企业为代表的医药百强,虽有不同的发展战略和模式,但都是以满足人民健康所需为责任使命,他们通过持续的业务优化与调整,锻造自己的核心竞争力,或内生性增长,或外延式扩张,因此尽管历经市场洗礼却依然雄踞在医药金字塔尖,从而也成就了杰出的榜样力量。

表 5　2022 年医药工业百强名单十强企业情况

企业名称	2022 年排名	2021 年排名
中国医药集团有限公司	1	1
上海复星医药(集团)股份有限公司	2	4
广州医药集团有限公司	3	3
华润医药控股有限公司	4	2
齐鲁制药集团有限公司	5	5
上海医药(集团)有限公司	6	7
石药控股集团有限公司	7	9
修正药业集团股份有限公司	8	8
中国远大集团有限责任公司	9	12
扬子江药业集团有限公司	10	6

4. 出口交货值落中有升

2022 年,百强企业出口交货值同比下降 16.9%,其主要原因在于上一年全球防疫物资的供应带动了当年出口交货值的大幅提升,而 2022 年正在逐步回归常态。整体数值虽有回落,但从具体企业来看仍不乏亮点。一方面,受部分原料药产品价格上涨带动,解热镇痛类、激素类、抗感染类原料药出口旺盛,以九洲药业为代表的企业原料药出口增长明显。另一方面,随着我国制药企业国际化走向深层次,制剂类产品国际市场拓展稳中向好。海普瑞凭借肝素产业链优势,重点产品在国际市场地位领先,2022 年依诺肝素钠制剂在欧洲市场销量增长约 20%,在美国市场销量增长逾 100%。华海药业作为拓展国际市场的先导制药企业,超 86 个产品获得美国 ANDA 批准文号,2022 年制剂海外销售收入 9.7 亿元,同比增长 23.7%。出口交货值是衡量我国医药企业参与国际市场分工的重要标尺,从中间体、原料药,到特色原料药、制剂的出口,历经数十年转型升级,"中国制药"已具备更强的国际市场竞争力。

二、"聚"与"分":百强格局的双向趋势

1. 区域格局下集聚效应显著

经过多年发展,我国医药产业已形成长三角、京津冀、珠三角、成渝经济圈等核心产业集聚区,百强企业的分布也充分体现了区域的产业集聚效应。2022 年,百强企业中的 55 家集中于长三角和京津冀地区,贡献了主营业务收入的 60.7% 和利润的 65.1%。具体来看,京津冀地区中,北京是国内最大的医药研发制造中心之一,集聚了众多央企国企总部及外资企业,市内百强企业主营业务收入规模居全国第一。长三角地区中浙江省百强企业数量最多,有 15 家企业,作为原料药出口大省,浙江省出口交货值稳居国内首位;江苏省百强企业数量和主营业务收入规模均为全国第二,已形成错位竞争、差异化发展的空间布局,南京、连云港、泰州、苏州等多市医药产业均已形成规模并各具特色,企业创新持续走强,百强企业研发费用全国最高。纵观优势区域医药产业发展历程,不难发现政策、金融、人才、信息、营商环境等起到了重要的支撑作用,是医药产业发展的有力保障。

2. 市场格局下规模分化明显

2022 年,共 30 家百强企业实现主营业务收入过百亿,较上一年度增加 2 家新贵,占百强企业总体主营业务收入的 63.8%,充分体现了两极分化下的强者恒强。这也高度契合近年来的政策导向和市场逻辑,由于头部企业拥有多方面多层次的资源禀赋和核心竞争力,更能匹配创新驱动、高质量发展的要素需求,因此也更具竞争优势和发展潜力。

表6　2022年各地区百强企业情况

地区	主营业务收入占比(%)	利润占比(%)	研发费用占比(%)	百强企业数量占比(%)
长三角	32.0	33.4	40.5	36.0
京津冀	28.6	31.7	23.5	19.0
珠三角	7.8	4.1	7.2	7.0
成渝	3.1	2.1	4.3	4.0
其他	28.4	28.8	24.5	34.0

三、百强发展的四大动能

1. 创新:科技创新驱动行业发展

创新是医药行业发展的永恒主题。“十四五”以来,我国医药创新成果显著,截至2023年6月,共有77个国产创新药和118个创新医疗器械获批上市。百强企业作为产业发展的引领者,在研发投入、管线布局、技术平台建设、研发模式优化等方面均代表着行业发展的最前沿。

从研发费用看,2018—2022年百强企业研发投入逐年增加,2022年平均研发费用为7.8亿元,同比增长4.9%。除了加大研发费用投入外,企业愈发重视管线管理和研发风险的控制。近几年,在创新药去同质化氛围影响下,部分缺乏核心创新能力的企业逐渐回归理性,头部企业也积极调整研发策略,更加重视产品的差异化开发。这是医药产业创新的内在需求,也是我国创新药研发走向良性循环的必经阶段,既有利于优化国内创新药竞争格局,提升国产创新药的国际地位,更能真正实现创新驱动下的医药工业高质量发展。

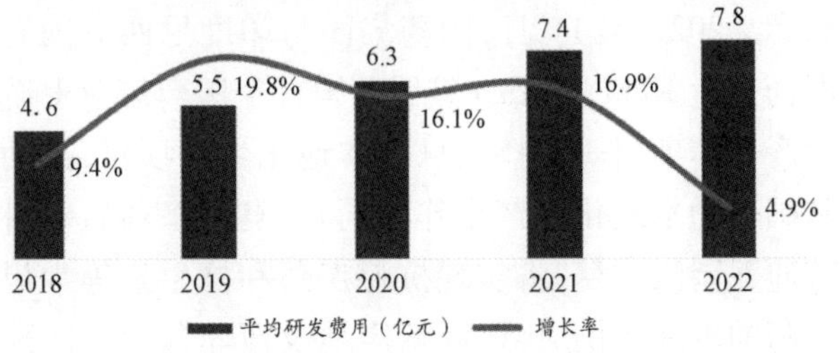

图3　2018—2022年百强企业平均研发费用

从研发强度看,2022年百强企业平均研发强度为6.8%,其中研发费用TOP10企业平均研发强度11.4%,高于医药制造业研发强度的3.6%。研发费用大于10亿元的企业有20家,占百强研发费用的67.1%,其中研发费用TOP10企业占47.4%,充分体现了头部企业对产业创新的拉动作用,也进一步印证了创新要素向头部企业集聚,从而带动行业集中度提升的产业逻辑。

表7　2022年百强企业中研发费用TOP10企业的研发强度

研发费用TOP10企业	研发强度
江苏恒瑞医药股份有限公司	23.0%
中国医药集团有限公司	7.6%
上海复星医药(集团)股份有限公司	12.0%
正大天晴药业集团股份有限公司	18.8%
石药控股集团有限公司	13.6%
齐鲁制药集团有限公司	11.2%
上海医药(集团)有限公司	7.0%
深圳市东阳光实业发展有限公司	29.8%
四川科伦药业股份有限公司	9.8%
华润医药控股有限公司	5.3%

从创新成果看,2022年共有17个国产创新药获批上市,其中百强企业获批上市的创新药包括:奥木替韦单抗注射液(华北制药)、瑞维鲁胺片(恒瑞医药)、斯鲁利单抗注射液(复星医药)、盐酸托鲁地文拉法辛缓释片(绿叶制药)、广金钱草总黄酮胶囊(人福医药)、甲苯磺酰胺注射液(红日药业)和黄蜀葵花总黄酮口腔贴片(康恩贝制药)。创新药的成功上市提升了我国患者用药可及性,为增进人民健康福祉提供了重要保障。如斯鲁利单抗注射液的上市为小细胞肺癌患者带来了可及性更佳的治疗选择,而我国首个重组全人源抗狂犬病毒单克隆抗体药物奥木替韦单抗注射液的上市改变了狂犬病被动免疫制剂供应不足的困境。此外,大量的创新药处于临床研究和申请上市阶段,为未来医药产业创新发展夯实了基础。

研发创新需要持续的资源投入和足够的时间沉淀,短期内对企业收入和利润构成压力,但却是产业创新发展、企业转型升级的重要推动力。如先声药业以研发创新作为发展的核心驱动力,多年来持续加大研发投入，已实现多款创新药在国内获批上市。2022 年企业创新药销售收入增长显著，同比增长率达到 32.3%，占企业总收入的 65.3%，成功转型为创新型生物制药公司。

2. 补链：锻长补短提升产业链韧性

我国医药工业产品门类齐全，种类多、产量大、产业配套能力强，但在原始创新能力、产业化关键技术、高端医疗器械医用装备核心部件及材料等方面仍存在短板。《“十四五”医药工业发展规划》明确提升产业链稳定性和竞争力，补齐产业链关键短板。在此背景下，越来越多的企业围绕产业链短板进行布局或加大投入，如生物药产业链上游的生物反应器、培养基、层析系统及填料、过滤耗材等。医药装备领军企业楚天科技，不仅在制药装备领域颇具竞争优势，还积极布局一次性生物反应器及相关耗材、填料介质等产业链关键技术，通过技术突破补齐产业链短板，助推我国生物技术发展。锻长补短，不仅是基于市场供需和产业发展需要，也体现了企业开拓进取的蓬勃活力，更加印证了百强企业的责任与担当。

3. 升级：智改数转培育壮大新动能

在医药领域，智改数转正在引发新一轮的产业变革，涉及药物研发、临床试验、生产制造和商业营销等各个环节，将推动我国医药工业企业提质增效，为医药行业培育壮大新的发展动能。

在药物研发方面，人工智能在药物发现领域被用于靶标识别、先导优化、代谢动力学预测和临床试验构建等各个环节，国内企业已加快布局，如云南白药与华为签署协议，将在人工智能药物研发领域开展交流和合作；复星医药与英矽智能开展战略合作，共同推进人工智能驱动的多靶点药物研发。

在生产制造方面，华润医药、恒瑞医药、齐鲁制药等众多百强企业早已推进生产智能化、数字化建设，并持续加强。在工业和信息化部公布的智能制造示范工厂揭榜单位和优秀场景名单中，已有多家百强企业入选。

专栏 1：2022 年度智能制造示范工厂揭榜单位名单

百强企业/子公司名称：天士力医药集团股份有限公司

揭榜任务名称：现代中药智能制造示范工厂

典型场景名称：1. 智能在线检测；2. 工艺动态优化；3. 智能仓储；4. 工艺数字化设计；5. 物流实时监测与优化；6. 生产计划优化；7. 工业知识软件化；8. 市场快速分析预测

专栏 2：2022 年度智能制造优秀场景名单

百强企业/子公司名称	典型场景名称
天津天士力现代中药资源有限公司	先进过程控制
华润双鹤药业股份有限公司	质量精准追溯；智能仓储
安徽华润金蟾药业有限公司	质量精准追溯
华润三九（枣庄）药业有限公司	先进过程控制
华润三九（雅安）药业有限公司	精益生产管理
石家庄四药有限公司	产品数字化研发与设计
江西科伦药业有限公司	智能在线检测
宜昌人福药业有限责任公司	数据驱动服务

4. 合作：国际化发展迎来新机遇

党的二十大强调要“推进高水平对外开放”。2022 年，我国医药企业新产品、新技术出海进入爆发期，无论是交易数量还是单笔交易金额，均创历史新高。这一年，科伦药业、先声药业、复星医药、济民可信、三生制药等多家企业均有新产品或新技术实现海外授权，其中科伦药业完成 3 次与默沙东的授权合作，总交易金额近 118 亿美元，深刻印证了我国医药企业创新实力。与此同时，多家企业积极引进境外新产品并成功推向市场，如豪森药业引进的伊奈利珠单抗注射液于 2022 年 3 月获批上市，为罕见病视神经脊髓炎谱系疾病患者带来新的治疗选择。

在政策引导下，我国医药企业愈发重视共建“一带一路”国家的投资合作，积极开拓新兴医药市场，以相对适中的价格、优质的质量和服务造福更多患者。2022 年 11 月，国药集团与印度尼西亚国有医药企业 Kimia Farma 签署两国首个医药产业上游生产合作项目——扑热息痛本地化生产项目，推动基础药物本地化生产合作。同月，复星医药启动科特迪瓦园区项目，将实现抗疟疾药和抗生素等常规用药的本地化供应，以降低当地及西非其他地区药品短缺风险。百强企业在“一带一路”国家和地区本地化生产合作的快速发展，体现了我国医药企业高质量走出去、积极参与国际合作的意愿和努力，为加快打造产业协同发展新格局、构建人类卫生健康共同体贡献力量。

（郭　文　苏　红）

表 8　2022 年度中国医药工业百强榜

位次	企业名称	位次	企业名称
1	中国医药集团有限公司	51	圣湘生物科技股份有限公司
2	上海复星医药（集团）股份有限公司	52	天津红日药业股份有限公司
3	广州医药集团有限公司	53	杭州安旭生物科技股份有限公司
4	华润医药控股有限公司	54	浙江医药股份有限公司
5	齐鲁制药集团有限公司	55	浙江康恩贝制药股份有限公司
6	上海医药（集团）有限公司	56	石家庄四药有限公司
7	石药控股集团有限公司	57	华立医药集团有限公司
8	修正药业集团股份有限公司	58	先声药业有限公司
9	中国远大集团有限责任公司	59	山东鲁抗医药股份有限公司
10	扬子江药业集团有限公司	60	瑞阳制药股份有限公司
11	江西济民可信集团有限公司	61	东北制药集团股份有限公司
12	拜耳医药保健有限公司	62	浙江九洲药业股份有限公司
13	正大天晴药业集团股份有限公司	63	默克制药（江苏）有限公司
14	江苏恒瑞医药股份有限公司	64	玉溪沃森生物技术有限公司
15	诺和诺德（中国）制药有限公司	65	健康元药业集团股份有限公司
16	赛诺菲（中国）投资有限公司	66	华兰生物工程股份有限公司
17	辉瑞制药有限公司	67	哈药集团有限公司
18	四川科伦药业股份有限公司	68	悦康药业集团股份有限公司
19	阿斯利康制药有限公司	69	信达生物制药（苏州）有限公司
20	威高集团有限公司	70	浙江仙琚制药股份有限公司
21	丽珠医药集团股份有限公司	71	江苏康缘药业股份有限公司
22	西安杨森制药有限公司	72	北京泰德制药股份有限公司
23	长春高新技术产业（集团）股份有限公司	73	楚天科技股份有限公司
24	新和成控股集团有限公司	74	江苏硕世生物科技股份有限公司
25	石家庄以岭药业股份有限公司	75	东富龙科技集团股份有限公司
26	人福医药集团股份公司	76	振德医疗用品股份有限公司
27	珠海联邦制药股份有限公司	77	上海创诺医药集团有限公司
28	山东步长制药股份有限公司	78	神威药业集团有限公司
29	上海罗氏制药有限公司	79	奥美医疗用品股份有限公司
30	杭州默沙东制药有限公司	80	青峰医药集团有限公司
31	鲁南制药集团股份有限公司	81	辰欣科技集团有限公司
32	武汉明德生物科技股份有限公司	82	四川好医生攀西药业有限责任公司
33	华北制药集团有限责任公司	83	烟台绿叶医药控股（集团）有限公司
34	江苏豪森药业集团有限公司	84	上海莱士血液制品股份有限公司
35	江苏济川控股集团有限公司	85	葵花药业集团股份有限公司
36	天津市医药集团有限公司	86	仁和（集团）发展有限公司
37	浙江华海药业股份有限公司	87	浙江京新药业股份有限公司
38	普洛药业股份有限公司	88	江苏恩华药业股份有限公司
39	北京诺华制药有限公司	89	漳州片仔癀药业股份有限公司
40	费森尤斯卡比（中国）投资有限公司	90	施慧达药业集团（吉林）有限公司
41	山东新华制药股份有限公司	91	上海勃林格殷格翰药业有限公司
42	浙江东方基因生物制品股份有限公司	92	山东齐都药业有限公司
43	天士力控股集团有限公司	93	山西亚宝投资集团有限公司
44	深圳市海普瑞药业集团股份有限公司	94	百特（中国）投资有限公司
45	深圳市东阳光实业发展有限公司	95	中国医药健康产业股份有限公司
46	沈阳三生制药有限责任公司	96	烟台东诚药业集团股份有限公司
47	浙江海正药业股份有限公司	97	山东金城医药集团股份有限公司
48	成都倍特药业股份有限公司	98	苏中药业集团股份有限公司
49	云南白药集团股份有限公司	99	深圳信立泰药业股份有限公司
50	艾康生物技术（杭州）有限公司	100	成都康弘药业集团股份有限公司

表 9　2022 年度中国化药企业百强榜

位次	企业名称
1	江苏恒瑞医药股份有限公司
2	中国生物制药有限公司
3	上海医药集团股份有限公司
4	石药控股集团有限公司
5	齐鲁制药集团有限公司
6	上海复星医药(集团)股份有限公司
7	江苏豪森药业集团有限公司
8	四川科伦药业股份有限公司
9	健康元药业集团股份有限公司
10	华东医药股份有限公司
11	鲁南制药集团股份有限公司
12	人福医药集团股份公司
13	上海现代制药股份有限公司
14	华润双鹤药业股份有限公司
15	绿叶生命科学集团
16	联邦制药国际控股有限公司
17	江苏先声药业有限公司
18	浙江华海药业股份有限公司
19	远大医药(中国)有限公司
20	苦涪药业股份有限公司
21	浙江医药股份有限公司
22	浙江新和成股份有限公司
23	浙江海正药业股份有限公司
24	成都康弘药业集团股份有限公司
25	深圳市海普瑞药业集团股份有限公司
26	深圳信立泰药业股份有限公司
27	华北制药集团有限责任公司
28	瑞阳制药股份有限公司
29	山东新华制药股份有限公司
30	悦康药业集团股份有限公司
31	贝达药业股份有限公司
32	江苏恩华药业股份有限公司
33	海思科医药集团股份有限公司
34	成都倍特药业股份有限公司
35	辰欣科技集团有限公司
36	四环医药控股集团有限公司
37	南京健友生化制药股份有限公司
38	浙江仙琚制药股份有限公司
39	石家庄四药有限公司
40	东北制药集团股份有限公司
41	浙江京新药业股份有限公司
42	施慧达药业集团(吉林)有限公司
43	亿帆医药股份有限公司
44	海南普利制药股份有限公司
45	山东齐都药业有限公司
46	哈尔滨誉衡药业股份有限公司
47	中国医药健康产业股份有限公司
48	哈药集团股份有限公司
49	烟台东诚药业集团股份有限公司
50	山东金城医药集团股份有限公司
51	江苏奥赛康药业有限公司
52	山西振东健康产业集团有限公司
53	四川汇宇制药股份有限公司
54	山东鲁抗医药股份有限公司
55	黑龙江澳利达奈德制药有限公司
56	南京优科制药有限公司
57	浙江天宇药业股份有限公司
58	山东华鲁制药有限公司
59	海南海灵化学制药有限公司
60	浙江司太立制药股份有限公司
61	西藏诺迪康药业股份有限公司
62	浙江海翔药业股份有限公司
63	常州千红生化制药股份有限公司
64	安徽丰原药业股份有限公司
65	湘北威尔曼制药股份有限公司
66	成都天台山制药股份有限公司
67	哈尔滨三联药业股份有限公司
68	成都苑东生物制药股份有限公司
69	西安力邦制药有限公司
70	湖南九典制药股份有限公司
71	一品红药业股份有限公司
72	山东达因海洋生物制药股份有限公司
73	珠海润都制药股份有限公司
74	江西富祥药业股份有限公司
75	宁波美诺华药业股份有限公司
76	青岛黄海制药有限责任公司
77	珠海亿胜生物制药有限公司
78	李氏大药厂控股有限公司
79	常州四药制药有限公司
80	罗欣药业集团股份有限公司
81	重庆莱美药业股份有限公司
82	山西仟源医药集团股份有限公司
83	海南海药股份有限公司
84	华仁药业股份有限公司
85	昆明积大制药股份有限公司
86	湖北省宏源药业科技股份有限公司
87	海南中和药业股份有限公司
88	重庆医药健康产业有限公司
89	江苏吴中医药集团有限/土司
90	天津力生制药股份有限公司
91	青岛双鲸药业股份有限公司
92	重庆华邦制药有限公司
93	江苏联环药业集团有限公司
94	康普药业股份有限公司
95	四川金石亚洲医药股份有限公司
96	北京协和药厂有限公司
97	江西珍视明药业有限公司
98	沈阳兴齐眼药股份有限公司
99	康芝药业股份有限公司
100	海口奇力制药股份有限公司

表 10　2022 年度中国中药企业百强榜

位次	企业名称	位次	企业名称
1	广州医药集团有限公司	51	广州市香雪制药股份有限公司
2	华润三九医药股份有限公司	52	上海神奇制药投资管理股份有限公司
3	中国中药控股有限公司	53	山西广誉远国药有限公司
4	步长制药	54	上海绿谷制药有限公司
5	石家庄以岭药业股份有限公司	55	山东宏济堂制药集团股份有限公司
6	云南白药集团股份有限公司	56	精华制药集团股份有限公司
7	济川药业集团有限公司	57	万邦德医药控股集团股份有限公司
8	北京同仁堂股份有限公司	58	成都地奥制药集团有限公司
9	天士力医药集团股份有限公司	59	山东凤凰制药股份有限公司
10	天津市医药集团有限公司	60	西安世纪盛康药业有限公司
11	浙江康恩贝制药股份有限公司	61	哈尔滨市康隆药业有限责任公司
12	江苏康缘药业股份有限公司	62	九信中药集团有限公司
13	太极集团有限公司	63	湖南方盛制药股份有限公司
14	葵花药业集团股份有限公司	64	贵州三力制药股份有限公司
15	仁和药业股份有限公司	65	中山市中智药业集团有限公司
16	昆药集团股份有限公司	66	贵阳新天药业股份有限公司
17	天津红日药业股份有限公司	67	南京同仁堂药业有限责任公司
18	漳州片仔癀药业股份有限公司	68	广西金嗓子有限责任公司
19	神威药业集团有限公司	69	湖南汉森制药股份有限公司
20	东阿阿胶股份有限公司	70	河南太龙药业股份有限公司
21	华润江中制药集团有限责任公司	71	兰州佛慈制药股份有限公司
22	摩臣药业集团有限公司	72	吉林华康药业股份有限公司
23	广东众生药业股份有限公司	73	特一药业集团股份有限公司
24	好医生药业集团有限公司	74	吉林省集支益盛药业股份有限公司
25	河南羚锐制药股份有限公司	75	金河藏药股份有限公司
26	黑龙江珍宝岛药业月跗有限公司	76	重庆华森制药股份有限公司
27	九芝堂股份有限公司	77	金花企业(集团)股份有限公司西安金花制药厂
28	上海和黄药业有限公司	78	深圳海王药业有限公司
29	西藏奇正藏药股份有限公司	79	广东嘉应制药股份有限公司
30	桂林三金药业股份有限公司	80	南京圣和药业股份有限公司
31	广西梧州中恒集团股份有限公司	81	广东太安堂药业股份有限公司
32	株洲千金药业股份有限公司	82	北京汉典制药有限公司
33	北京中证万融医药投资集团有限公司	83	天地恒一制药股份有限公司
34	苏中药业集团股份有限公司	84	广东罗浮山国药股份有限公司
35	吉林万通药业集团有限公司	85	山东孔圣堂制药有限公司
36	京都念慈菴总厂有限公司	86	陕西汉王药业股份有限公司
37	成都百裕制药股份有限公司	87	陕西盘龙药业集团股份有限公司
38	江西青峰药业有限公司	88	安徽九华华源药业有限公司
39	亚宝药业集团股份有限公司	89	江西百神药业股份有限公司
40	雷允上药业集团有限公司	90	浙江维康药业股份有限公司
41	健民药业集团股份有限公司	91	浙江永宁药业股份有限公司
42	贵州益佰制药股份有限公司	92	云南生物谷药业股份有限公司
43	海南葫芦蛙药业集团股份有限公司	93	贵州威门药业股份有限公司
44	贵州百灵企业集团制药股份有限公司	94	红云制药集团股份有限公司
45	吉林敖东药业集团股份有限公司	95	华佗国药股份有限公司
46	马应龙药业集团股份有限公司	96	云南植物药业有限公司
47	浙江佐力药业股份有限公司	97	昆明龙津药业股份有限公司
48	上海凯宝药业股份有限公司	98	广州诺金制药有限公司
49	福胶集团	99	广西壮族自治区花红药业集团股份公司
50	重庆希尔安药业有限公司	100	李时珍医药集团有限公司

表 11　2022 年度中国生物医药企业 20 强

位次	企业名称	位次	企业名称
1	百济神州(北京)生物科技有限公司	11	上海莱士血液制品股份有限公司
2	重庆智飞生物制品股份有限公司	12	北京天坛生物制品股份有限公司
3	长春高新技术产业(集团)股份有限公司	13	通化东宝药业股份有限公司
4	信达生物制药(苏州)有限公司	14	甘李药业股份有限公司
5	上海君实生物医药科技股份有限公司	15	中山康方生物医药有限公司
6	荣昌生物制药(烟台)股份有限公司	16	山东泰邦生物制品有限公司
7	沈阳三生制药股份有限公司	17	四川远大蜀阳药业有限责任公司
8	云南沃森生物技术股份有限公司	18	江苏康宁杰瑞生物制药有限公司
9	华兰生物工程股份有限公司	19	科兴生物制药股份有限公司
10	深圳康泰生物制品股份有限公司	20	百奥泰生物制药股份有限公司

表 12　2022 年度中国 CXO 企业 20 强

位次	企业名称	位次	企业名称
1	无锡药明康德新药开发股份有限公司	11	南京药石科技股份有限公司
2	药明生物技术有限公司	12	普洛药业股份有限公司
3	杭州泰格医药科技股份有限公司	13	上海皓元医药月 9 份有限公司
4	康龙化成(北京)新药技术有限公司	14	维亚生物科技(上海)有限公司
5	凯莱英医药集团(天津)股份有限公司	15	睿智医药科技股份有限公司
6	南京金斯瑞生物科技有限公司	16	缔脉生物医药科技(上海)有限公司
7	北京昭衍新药研究中心股份有限公司	17	北京阳光诺和药物研究股份有限公司
8	浙江九洲药业股份有限公司	18	杭州百诚医药科技股份有限公司
9	重庆博腾制药科技股份有限公司	19	成都先导药物开发股份有限公司
10	上海美迪西生物医药股份有限公司	20	天津市汉康医药生物技术有限公司

表 13　2022 年度中国医疗器械(含 IVD)企业 20 强

位次	企业名称	位次	企业名称
1	深圳迈瑞生物医疗电子股份有限公司	11	东软医疗系统股份有限公司
2	上海联影医疗科技有限公司	12	健帆生物科技集团股份有限公司
3	山东威高集团医用高分子制品股份有限公司	13	广州万孚生物技术股份有限公司
4	乐普(北京)医疗器械股份有限公司	14	迈克生物股份有限公司
5	上海微创医疗器械(集团)有限公司	15	蓝帆医疗股份有限公司
6	郑州安图生物工程股份有限公司	16	广东凯普生物科技股份有限公司
7	深圳市新产业生物医学工程股份有限公司	17	深圳开立生物医疗科技股份有限公司
8	深圳华大基因科技有限公司	18	大博医疗科技股份有限公司
9	江苏鱼跃医疗设备股份有限公司	19	欧普康视科技股份有限公司
10	中山大学达安基因股份有限公司	20	三诺生物传感股份有限公司

表 14　2022 年度中国生物医药(含血液制品、疫苗、胰岛素等)企业 20 强

位次	企业名称	位次	企业名称
1	百济神州(北京)生物科技有限公司	11	上海莱士血液制品股份有限公司
2	重庆智飞生物制品股份有限公司	12	北京天坛生物制品股份有限公司
3	长春高新技术产业(集团)股份有限公司	13	通化东宝药业股份有限公司
4	信达生物制药(苏州)有限公司	14	甘李药业股份有限公司
5	上海君实生物医药科技股份有限公司	15	中山康方生物医药有限公司
6	荣昌生物制药(烟台)股份有限公司	16	山东泰邦生物制品有限公司
7	沈阳三生制药股份有限公司	17	四川远大蜀阳药业有限责任公司
8	云南沃森生物技术股份有限公司	18	江苏康宁杰瑞生物制药有限公司
9	华兰生物工程股份有限公司	19	科兴生物制药股份有限公司
10	深圳康泰生物制品股份有限公司	20	百奥泰生物制药份有限公司

表 15　2023 年中国医药研发产品线最佳工业企业(前 30)

位次	企业名称	位次	企业名称
1	江苏恒瑞医药股份有限公司	16	浙江康恩贝制药股份有限公司
2	齐鲁制药集团有限公司	17	江苏奥赛康药业有限公司
3	江苏豪森药业集团有限公司	18	石家庄四药有限公司
4	四川科伦药业股份有限公司	19	北京泰德制药股份有限公司
5	上海医药集团股份有限公司	20	青峰医药集团有限公司
6	正大天晴药业集团股份有限公司	21	沈阳三生制药有限责任公司
7	江苏康缘药业股份有限公司	22	悦康药业集团股份有限公司
8	罗欣药业集团股份有限公司	23	亚宝药业集团股份有限公司
9	浙江海正药业股份有限公司	24	深圳信立泰药业股份有限公司
10	四川百利天恒药业股份有限公司	25	成都苑东生物制药股份有限公司
11	先声药业有限公司	26	山西振东健康产业集团有限公司
12	石药控股集团有限公司	27	广州白云山医药集团股份有限公司
13	鲁南制药集团股份有限公司	28	上海现代制药股份有限公司
14	海思科医药集团股份有限公司	29	浙江博锐生物制药有限公司
15	瑞阳制药股份有限公司	30	浙江仙琚制药股份有限公司

表 16　2023 年中国医药工业最具投资价值企业(前 20)

位次	企业名称	位次	企业名称
1	云南白药集团股份有限公司	11	昆明积大制药股份有限公司
2	修正药业集团股份有限公司	12	迈威(上海)生物科技股份有限公司
3	丽珠医药集团股份有限公司	13	内蒙古双奇药业股份有限公司
4	葵花药业集团股份有限公司	14	海南葫芦娃药业集团股份有限公司
5	好医生药业集团有限公司	15	贵州益佰制药股份有限公司
6	上海和黄药业有限公司	16	德琪(浙江)医药科技有限公司
7	津药达仁堂集团股份有限公司	17	浙江佐力药业股份有限公司
8	上海迪赛诺医药集团股份有限公司	18	上海青赛生物科技股份有限公司
9	南京正科医药股份有限公司	19	南京中山制药有限公司
10	海南普利制药股份有限公司	20	广东嘉博制药有限公司

表 17　2023 年中国医药工业最具成长力企业(前 10)

位次	企业名称	位次	企业名称
1	江西济民可信集团有限公司	6	浙江九洲药业股份有限公司
2	山东鲁抗医药股份有限公司	7	广东众生药业股份有限公司
3	扬子江药业集团江苏龙凤堂中药有限公司	8	重庆希尔安药业有限公司
4	施慧达药业集团(吉林)有限公司	9	山东齐都药业有限公司
5	金陵药业股份有限公司	10	江苏联环药业股份有限公司

表 18　2023 年中国医药新锐创新力量(前 10)

位次	企业名称	位次	企业名称
1	百济神州有限公司	6	广州润尔眼科生物科技有限公司
2	信达生物制药(苏州)有限公司	7	迪哲(江苏)医药股份有限公司
3	上海君实生物医药科技股份有限公司	8	华领医药技术(上海)有限公司
4	江苏晟斯生物制药有限公司	9	苏州亚盛药业有限公司
5	四川汇宇制药股份有限公司	10	瀚晖制药有限公司

表 19　2023 年中国医药服务最具竞争力企业(前 10)

位次	企业名称	位次	企业名称
1	无锡药明康德新药开发股份有限公司	6	山东百诺医药股份有限公司
2	杭州泰格医药科技股份有限公司	7	广州玻思韬控释药业有限公司
3	百度健康(北京)科技有限公司	8	南京科默生物医药有限公司
4	则正(上海)生物科技有限公司	9	康龙化成(北京)新药技术股份有限公司
5	上海博志研新药物研究有限公司	10	博济医药科技股份有限公司

(郭　文　苏　红)

医药商业

2022 年概况

一、发展概况

2022 年药品流通行业积极贯彻落实商务部《关于"十四五"时期促进药品流通行业高质量发展的指导意见》，进一步优化网络布局，创新经营模式，加快数字化转型，提高供应链韧性，医药流通效率和综合服务能力显著提升。

1. 行业规模

2022 年，全国药品流通市场销售规模稳中有升。统计显示，全国七大类医药商品销售总额 27 516 亿元，扣除不可比因素同比增长 6.0%，增速同比放缓 2.5 个百分点。其中，药品零售市场销售额为 5990 亿元，扣除不可比因素同比增长 10.7%，增速同比加快 3.3 个百分点。药品批发市场销售额为 21 526 亿元，扣除不可比因素同比增长 5.4%。

截至 2022 年底，全国共有药品经营许可证持证企业 64.39 万家。其中，批发企业 1.39 万家，零售连锁企业 6650 家、下辖门店 36 万家，零售单体药店 26.33 万家。

2. 行业效益

2022 年，全国药品流通直报企业主营业务收入 20 935 亿元，扣除不可比因素同比增长 6.7%，增速同比放缓 2.6 个百分点，约占全国七大类医药商品销售总额的 86.0%；利润总额 474 亿元，扣除不可比因素同比增长 5.3%，增速同比加快 0.9 个百分点；平均毛利率 7.8%，同比上升 0.4 个百分点；平均费用率 6.8%，同比上升 0.1 个百分点；平均利润率 1.6%，同比下降 0.1 个百分点；净利润率 1.5%，同比下降 0.1 个百分点。

3. 销售品类与渠道

按销售品类分类，西药类销售居主导地位，销售额占七大类医药商品销售总额的 69.2%，其次中成药类占 14.9%、中药材类占 2.3%，以上三类占比合计为 86.4%；医疗器材类占 8.4%，化学试剂类占 0.8%，玻璃仪器类占比不足 0.1%，其他类占 4.4%。

按销售渠道分类，2022 年对生产企业销售额 164 亿元，占销售总额的 0.6%，同比上升 0.1 个百分点；对批发企业销售额 7616 亿元，占销售总额的 27.6%，同比上升 0.3 个百分点；对终端销售额 19 691 亿元，占销售总额的 71.6%，同比下降 0.4 个百分点；直接出口销售额 45 亿元，占销售总额的 0.2%，与上年基本持平。

在对终端销售中，对医疗机构销售额 13 539 亿元，占终端销售额的 68.8%，同比下降 2.1 个百分点；对零售终端和居民零售销售额 6152 亿元，占终端销售额的 31.2%，同比上升 2.1 个百分点。

4. 销售区域分布

2022 年，全国六大区域销售额占全国销售总额的比重分别为：华东 36.4%，中南 27.2%，华北 14.9%，西南 13.4%，东北 4.2%，西北 3.9%。其中，华东、中南、华北三大区域销售额占全国销售总额的 78.5%，同比上升 0.2 个百分点。长江经济带地区销售总额占全国销售总额的比重为 49.9%，同比上升 0.3 个百分点。三大经济区销售额占全国销售总额的比重分别为：京津冀经济区 12.5%，同比下降 0.1 个百分点；长江三角洲经济区 26.7%，同比上升 0.1 个百分点；珠江三角洲经济区 10.6%，同比上升 0.2 个百分点。

2022 年销售额居前 10 位的省（区、市）依次为：广东、北京、江苏、上海、浙江、山东、河南、安徽、四川、湖北。同 2021 年相比，除江苏、上海位序略有升降，其他各省位序保持稳定；上述省市销售额占全国销售总额的 65.4%，同比上升 0.2 个百分点。

5. 所有制结构

在全国药品流通直报企业中，国有及国有控股药品流通企业主营业务收入 12 945 亿元，占直报企业主营业务总收入的 61.9%，实现利润 300 亿元，占直报企业利润总额的 63.2%。股份制企业主营业务收入 7059 亿元，占直报企业主营业务总收入的 33.7%，实现利润 148 亿元，占直报企业利润总额的 31.2%。外商及港澳台投资企业主营业务收入占直报企业主营业务总收入的 2.0%，实现利润占直报企业利润总额的 4.3%。私营企业主营业务收入占直报企业主营业务总收入的 1.3%，实现利润占直报企业利润总额的 0.7%。

6. 医药物流配送

据不完全统计,2022 年全国医药物流直报企业(424 家)配送货值(无税销售额)18 891 亿元(具有独立法人资质的物流企业配送货值占 73.8%),共拥有 1298 个物流中心,仓库面积约 1389 万平方米,其中常温库占 25.2%、阴凉库占 71.9%,冷库容积为 149 万立方米;拥有专业运输车辆 17 033 辆,其中冷藏车占 19.2%,特殊药品专用车占 1.2%。自运配送范围在省级及以下的企业数量占 80.8%;配送范围覆盖全国的企业数量占 4.0%。委托配送范围在各级行政区域较为均衡,承担全国、跨区域、跨省、省内、市内及乡镇范围配送的企业数占比在 11% ~19%。在物流自动化及信息化技术方面,88.8% 的企业具有仓库管理系统,82.4% 的企业具有电子标签拣选系统,69.5% 的企业具有射频识别设备。

7. 医药电商

据不完全统计,2022 年医药电商直报企业销售总额为 2358 亿元(含第三方交易服务平台交易额),占同期七大类医药商品销售总额的 8.6%。其中,第三方交易服务平台交易额 709 亿元,占医药电商销售总额的 30.1%;B2B(企业对企业)业务销售额 1531 亿元,占医药电商销售总额的 64.9%;B2C(企业对顾客)业务销售额 118 亿元,占医药电商销售总额的 5.0%。订单总数 25 489 万笔,其中第三方交易服务平台订单数 4551 万笔,订单转化率 95.8%;B2B 订单数 7197 万笔,订单转化率 97.4%;B2C 订单数 13 741 万笔,订单转化率 95.0%。第三方交易服务平台网站活跃用户量 48 万;B2B 网站活跃用户量 104 万;B2C 网站活跃用户量 7779 万,平均客单价 155 元,平均客品数约 5 个。B2B 日出库完成率 98.0%,B2C 日出库完成率 97.6%。B2B 电商业务费用率 7.1%,B2C 电商业务费用率 19.3%,均高于行业平均费用率。B2B 与 B2C 销售结构差异较为明显,B2B 业务主要集中在西药类,其次是中成药;而 B2C 业务主要集中在西药类、医疗器材类,其次是其他类、中成药类。

8. 上市企业

2022 年,药品流通行业 28 家上市公司实现主营业务收入的总和为 17 346 亿元(其中分销业务 13 477 亿元,占比 77.7%;零售业务 1742 亿元,占比 10.0%),同比增长 8.7%,与 2021 年相比增速有所回落,增速比直报企业平均增速高 2.0 个百分点。以分销为主的上市公司平均毛利率为 11.0%,比上年增加 0.1 个百分点;三项费用率之和为 7.5%,比上年下降 0.1 个百分点;平均净利率为 2.4%。以零售为主的上市公司平均毛利率为 35.1%,比上年下降 0.8 个百分点;三项费用之和为 27.6%,比上年下降 1.6 个百分点;平均净利率为 5.4%。

年终最后一个交易日市值总计 5347 亿元,平均市值为 191 亿元,比 2021 年最后一个交易日的平均市值 169 亿元高 22 亿元。其中,市值超过 200 亿元的企业有 10 家,分别是华东医药、上海医药、国药控股、益丰药房、大参林、华润医药、中国医药、九州通、老百姓和国药股份。2022 年,28 家医药流通行业上市公司共披露 53 起与医药流通业务相关的投资并购活动,涉及金额 62 亿元。

9. 社会经济贡献

2022 年,全国药品流通行业年度销售总额相当于第三产业增加值的 4.3%,与上年持平。其中,药品零售总额占社会消费品零售总额的 1.4%,同比上升 0.2 个百分点;相当于第三产业增加值的 0.9%,与上年持平。2022 年,全国药品流通直报企业纳税额(所得税)为 105 亿元,扣除不可比因素同比增长 1.0%;全行业从业人数约为 657 万人,扣除不可比因素同比增长 3.0%。在抗击新型病毒感染疫情中,药品流通行业始终展现高度责任与担当,全力精准打通医药物资供应链。2022 年 12 月,各地“四类药”和抗原检测试剂盒等短时供需矛盾突出,布洛芬、连花清瘟等部分品类出现销售激增、库存不足、价格波动。药品流通行业积极参与药品供应保障,行业协会发挥桥梁纽带作用,协助开展市场监测和形势会商,号召坚守工作岗位、保障市场供应、维护市场秩序,加大农村供应等;批发企业克服上游货源不足、部分地区物流不畅等困难,多方筹措药物,加大配送频次;零售药店采取拆零销售、24 小时营业、送药下乡等方式,千方百计满足群众购药需求,切实守护人民群众生命安全和身体健康。

二、运行特点

1. 行业集中度持续提升

从销售情况看，大型药品批发企业销售持续增长、增速放缓。2022 年，前 100 位药品批发企业主营业务收入同比增长 6.7%，增速下降 2.4 个百分点。其中，4 家全国龙头企业主营业务收入同比增长 8.7%，增速下降 3.1 个百分点；前 10 位同比增长 8.0%，增速下降 3.2 个百分点；前 20 位同比增长 7.0%，增速下降 2.8 个百分点；前 50 位同比增长 6.9%，增速下降 2.5 个百分点。中国医药集团有限公司主营业务收入为 5529 亿元，是首家主营收入超过 5000 亿元的大型药品流通企业；第 2～4 位的上海医药集团、华润医药商业集团、九州通医药集团主营业务收入均超过千亿元。

从市场占有率看，药品批发企业集中度有所提高。2022 年，药品批发企业主营业务收入前 100 位占同期全国医药市场总规模的 75.2%，同比提高 0.7 个百分点；占同期全国药品批发市场总规模的 96.1%。其中，4 家全国龙头企业主营业务收入占同期全国医药市场总规模的 45.5%，同比提高 1.3 个百分点；前 10 位占 57.0%，同比提高 0.2 个百分点；前 20 位占 65.0%，同比提高 0.4 个百分点；前 50 位占 71.7%，同比提高 0.8 个百分点。

截至 2022 年末，药品零售企业连锁率为 57.8%，比上年提高 0.6 个百分点。2022 年销售额前 100 位的药品零售企业销售总额 2184 亿元，占全国零售市场总额的 36.5%，同比提高 0.9 个百分点。其中，前 10 位销售总额 1337 亿元，占全国零售市场总额的 22.3%，同比提高 1.2 个百分点；前 20 位销售总额 1607 亿元，占全国零售市场总额的 26.8%，同比提高 1.3 个百分点；前 50 位销售总额 1976 亿元，占全国零售市场总额的 33.0%，同比提高 1.3 个百分点。

2. 专业化服务持续拓展

2022 年，行业不断提升专业化服务水平，积极拓展医疗器械、第三方医药物流等业务，推动多业态协同联动，强化业务一体化管理。药品批发企业积极开展医院院内物流管理、智慧后勤、创新支付、云仓后台服务支持等供应链服务，开设新特药输注中心、建设“医 + 药”健康服务平台，为医疗机构提供多场景、多模式的专业化服务，为患者提供治疗和用药便利。药品零售企业围绕患者和消费者健康需求，持续提升专业服务能力，提供多元健康服务。

3. 网络销售管理趋于规范

2022 年，《药品网络销售监督管理办法》《药品网络销售禁止清单（第一版）》《关于做好〈药品网络销售监督管理办法〉贯彻落实工作的通知》《互联网诊疗监管细则（试行）》等一系列医药监管政策与规章相继实施，促进了药品网络销售、医药电商的规范发展。药品流通行业线上线下融合发展，B2B、B2C、O2O 市场模式加速创新，医药电商交易规模持续增长，进入发展“快车道”。

三、趋势展望

1. 药品批发企业持续完善城乡供应网络，增强综合服务能力

药品批发企业持续完善县乡村三级药品供应与配送网络，加快“渠道下沉、城乡联动”一体化发展，提升药品供应“最后一公里”服务能力。同时，利用数字技术持续赋能，发挥渠道优势，助力工业企业药品上市推广、仓储和运输管理、品牌营销等；通过提供信息系统、组织药师培训，助力零售药店优化品类结构，提升药事服务能力；开展院内物流管理，助力医院提高药品耗材等精细化管理水平，药品供应保障能力和药品流通效率持续提升。

2. 零售药店经营能力持续提升，更好满足人民健康需求

随着国家医保谈判药品“双通道”管理机制的完善和定点零售药店纳入门诊统筹等政策的实施，零售药店将不断提升对接医保信息平台、电子处方流转平台等信息化建设水平，健全药品储存和配送体系，配备专业人才对患者开展合理用药指导。同时，零售药店持续探索专业化、数字化、智能化转型路径，积极拓展服务范围，开展健康体检、慢病自测、药事服务与慢病管理，对特药疾病患者提供咨询服务和跟踪回访，逐步从以商品销售为中心向以消费者服务为中心转型，更好满足人民群众日益增长的健康需求。

（商务部市场运行和消费促进司）

表 20　2022 年区域总销售统计表

序号	地区	销售总额（万元）	西药类销售占比（%）	中成药类销售占比（%）	中药材类销售占比（%）
	全国合计	**275 164 739**	**69.20**	**14.86**	**2.26**
1	广东省	29 175 539	66.20	13.79	3.21
2	北京市	20 820 798	57.96	19.84	2.88
3	江苏省	20 783 796	77.27	13.20	1.41
4	上海市	20 714 711	67.31	10.35	3.17
5	浙江省	19 186 694	72.72	15.32	3.53
6	山东省	16 640 274	72.81	9.49	3.28
7	河南省	15 017 529	67.07	16.37	1.73
8	安徽省	12 847 755	72.63	16.81	0.35
9	四川省	12 708 362	74.82	15.28	2.30
10	湖北省	11 997 290	72.56	7.21	1.26
11	湖南省	10 895 181	73.77	15.12	2.91
12	云南省	10 663 704	61.64	10.33	1.02
13	重庆市	9 487 676	65.99	16.60	2.74
14	河北省	8 030 782	68.25	16.56	2.14
15	辽宁省	5 679 614	81.13	13.10	0.67
16	山西省	5 549 952	64.02	12.52	0.94
17	天津市	5 544 067	65.61	19.58	0.93
18	福建省	5 353 063	71.92	11.53	2.82
19	广西壮族自治区	5 202 984	72.28	13.44	2.14
20	陕西省	4 929 818	79.19	15.13	1.02
21	江西省	4 547 022	64.13	21.84	2.37
22	贵州省	3 453 889	56.82	19.85	1.97
23	吉林省	3 209 000	73.29	22.14	0.81
24	黑龙江省	2 732 127	63.26	30.04	2.97
25	海南省	2 538 099	69.16	23.02	0.50
26	新疆维吾尔自治区	2 318 037	72.84	22.76	0.53
27	甘肃省	1 732 057	56.80	30.93	4.28
28	宁夏回族自治区	1 362 951	73.23	14.05	1.84
29	内蒙古自治区	1 183 133	85.42	7.72	0.87
30	西藏自治区	518 459	7.55	91.99	0.06
31	青海省	340 377	70.24	14.52	6.65

表 21　2022 年西药类区域销售统计表

序号	地区	西药类销售总额（万元）	区域销售比重（%）
	全国合计	**190 410 698**	**100.00**
1	广东省	19 314 861	10.14
2	江苏省	16 058 888	8.43
3	浙江省	13 952 917	7.33
4	上海市	13 943 772	7.32
5	山东省	12 115 941	6.36
6	北京市	12 068 015	6.34
7	河南省	10 072 926	5.29
8	四川省	9 507 878	4.99
9	安徽省	9 331 374	4.90
10	湖北省	8 705 364	4.57
11	湖南省	8 037 689	4.22
12	云南省	6 573 590	3.45
13	重庆市	6 260 563	3.29
14	河北省	5 480 679	2.88
15	辽宁省	4 607 943	2.42

（续表）

序号	地区	西药类销售总额（万元）	区域销售比重（%）
16	陕西省	3 903 919	2.05
17	福建省	3 849 805	2.02
18	广西壮族自治区	3 760 857	1.98
19	天津市	3 637 502	1.91
20	山西省	3 553 140	1.87
21	江西省	2 915 903	1.53
22	吉林省	2 351 908	1.24
23	贵州省	1 962 433	1.03
24	海南省	1 755 305	0.92
25	黑龙江省	1 728 380	0.91
26	新疆维吾尔自治区	1 688 457	0.89
27	内蒙古自治区	1 010 590	0.53
28	宁夏回族自治区	998 094	0.52
29	甘肃省	983 777	0.52
30	青海省	239 073	0.13
31	西藏自治区	39 154	0.02

表 22　2022 年中成药类区域销售统计表

序号	地区	中成药类销售总额（万元）	区域销售比重（%）
	全国合计	**40 892 478**	**100.00**
1	北京市	4 130 373	10.10
2	广东省	4 023 232	9.84
3	浙江省	2 940 249	7.19
4	江苏省	2 744 051	6.71
5	河南省	2 458 906	6.01
6	安徽省	2 159 619	5.28
7	上海市	2 143 334	5.24
8	四川省	1 941 306	4.75
9	湖南省	1 647 524	4.03
10	山东省	1 579 949	3.86
11	重庆市	1 574 544	3.85
12	河北省	1 329 838	3.25
13	云南省	1 101 348	2.69
14	天津市	1 085 514	2.65
15	江西省	993 243	2.43
16	湖北省	864 795	2.11
17	黑龙江省	820 760	2.01
18	陕西省	745 806	1.83
19	辽宁省	743 890	1.82
20	吉林省	710 386	1.74
21	广西壮族自治区	699 505	1.71
22	山西省	694 960	1.70
23	贵州省	685 430	1.68
24	福建省	617 180	1.51
25	海南省	584 277	1.43
26	甘肃省	535 757	1.31
27	新疆维吾尔自治区	527 567	1.29
28	西藏自治区	476 910	1.17
29	宁夏回族自治区	191 498	0.47
30	内蒙古自治区	91 303	0.22
31	青海省	49 426	0.12

表 23　2022 年中药材类区域销售统计表

序号	地区	中药材类销售总额（万元）	区域销售比重（%）
	全国合计	**6 213 399**	**100.00**
1	广东省	937 851	15.09
2	浙江省	678 087	10.91
3	上海市	656 927	10.57
4	北京市	599 949	9.65
5	山东省	546 126	8.79
6	湖南省	317 217	5.11
7	江苏省	293 662	4.73
8	四川省	292 887	4.71
9	重庆市	259 570	4.18
10	河南省	259 183	4.17
11	河北省	171 608	2.76
12	湖北省	151 658	2.44
13	福建省	150 821	2.43
14	广西壮族自治区	111 238	1.79
15	云南省	108 999	1.75
16	江西省	107 840	1.74
17	黑龙江省	81 091	1.31
18	甘肃省	74 166	1.19
19	贵州省	68 167	1.10
20	山西省	52 285	0.84
21	天津市	51 316	0.83
22	陕西省	50 064	0.81
23	安徽省	45 100	0.73
24	辽宁省	38 279	0.62
25	吉林省	25 992	0.42
26	宁夏回族自治区	25 116	0.40
27	青海省	22 630	0.36
28	海南省	12 685	0.20
29	新疆维吾尔自治区	12 317	0.20
30	内蒙古自治区	10 236	0.16
31	西藏自治区	332	0.01

表 24　2022 年医疗器材类区域销售统计表

序号	地区	医疗器材类销售总额（万元）	区域销售比重（%）
	全国合计	**23 202 193**	**100.00**
1	广东省	3 994 779	17.22
2	北京市	2 135 781	9.21
3	河南省	2 099 596	9.05
4	湖北省	1 759 486	7.58
5	山东省	1 638 084	7.06
6	上海市	1 504 105	6.48
7	江苏省	1 283 997	5.54
8	重庆市	1 177 479	5.07
9	浙江省	981 052	4.23
10	山西省	979 154	4.22
11	河北省	707 266	3.05
12	天津市	703 383	3.03
13	福建省	581 294	2.51
14	四川省	571 663	2.46
15	湖南省	549 426	2.37
16	广西壮族自治区	506 643	2.18
17	江西省	408 468	1.76
18	贵州省	350 254	1.51
19	安徽省	208 540	0.90
20	云南省	204 791	0.88
21	辽宁省	201 783	0.87
22	海南省	121 958	0.53
23	宁夏回族自治区	90 237	0.39
24	甘肃省	84 026	0.36
25	新疆维吾尔自治区	83 441	0.36
26	吉林省	73 750	0.32
27	黑龙江省	69 927	0.30
28	内蒙古自治区	56 583	0.24
29	陕西省	52 032	0.22
30	青海省	22 285	0.10
31	西藏自治区	931	0.00

表 25　2022 年药品批发企业主营业务收入 100 强

序号	企业名称	主营业务收入（万元）	序号	企业名称	主营业务收入（万元）
1	中国医药集团有限公司	55 289 624	51	泰州医药集团有限公司	274 278
2	上海医药集团股份有限公司	23 190 312	52	上海康健进出口有限公司	270 162
3	华润医药商业集团有限公司	18 222 111	53	西藏神威药业有限公司	269 046
4	九州通医药集团股份有限公司	14 028 203	54	湖南达嘉维康医药有限公司	267 004
5	重药控股股份有限公司	6 765 718	55	山东新华医药贸易有限公司	262 458
6	南京医药股份有限公司	5 007 409	56	贵州康心药业有限公司	247 724
7	广州医药股份有限公司	4 923 329	57	葵花药业集团（海南）医药科技有限公司	243 784
8	深圳市海王生物工程股份有限公司	3 783 486	58	四川金仁医药集团有限公司	234 141
9	华东医药股份有限公司	3 771 459	59	浙江来益医药有限公司	233 581
10	中国医药健康产业股份有限公司	3 759 265	60	四川本草堂药业有限公司	231 968
11	浙江英特集团股份有限公司	3 053 491	61	康泽药业股份有限公司	227 918
12	嘉事堂药业股份有限公司	2 621 979	62	四川贝尔康医药有限公司	221 979
13	云南省医药有限公司	2 318 500	63	上海海吉雅医药有限公司	221 548
14	安徽华源医药集团股份有限公司	2 232 846	64	葵花药业集团医药有限公司	213 563
15	鹭燕医药股份有限公司	1 941 197	65	浙江华通医药集团有限公司	209 692
16	广西柳药集团股份有限公司	1 904 167	66	广州采芝林药业有限公司	206 738
17	江西南华医药有限公司	1 713 401	67	贵州科开医药有限公司	204 332
18	四川科伦医药贸易集团有限公司	1 445 495	68	上海荣恒医药有限公司	203 238
19	瑞康医药集团股份有限公司	1 231 128	69	浙江恩泽医药有限公司	201 194
20	中国北京同仁堂（集团）有限责任公司	1 133 678	70	云南云红药业有限公司	193 753
21	罗氏（上海）医药贸易有限公司	984 883	71	片仔癀（漳州）医药有限公司	174 069
22	哈药集团医药有限公司	898 054	72	海南晴川健康科技有限公司	172 417
23	陕西医药控股集团派昂医药有限责任公司	850 542	73	必康润祥医药河北有限公司	172 405
24	重庆桐君阁股份有限公司	816 086	74	山西亚宝医药经销有限公司	167 623
25	湖北人福医药集团有限公司	815 929	75	兰州强生医药集团有限公司	158 902
26	江苏康缘医药商业有限公司	796 654	76	浙江英诺珐医药有限公司	158 788
27	江西汇仁医药贸易有限公司	796 571	77	江苏澳洋医药物流有限公司	154 713
28	青岛百洋医药股份有限公司	749 443	78	上海龙威医药有限公司	154 117
29	江苏省医药有限公司	729 524	79	海南新天元药业有限公司	148 964
30	礼来贸易有限公司	689 425	80	张家口市华佗医药经营有限公司	139 804
31	石药集团河北中诚医药有限公司	678 260	81	昆明滇虹药业销售有限公司	137 833
32	江苏先声药业有限公司	517 552	82	必康百川医药（河南）有限公司	134 722
33	津药太平医药有限公司	506 432	83	商丘市新先锋药业有限公司	134 367
34	天津中新药业集团股份有限公司医药公司	491 224	84	红惠医药有限公司	131 628
35	浙江省医药工业有限公司	485 307	85	海南德仁药业有限公司	131 029
36	修正药业集团营销有限公司	467 807	86	云南省久泰药业有限公司	129 877
37	浙江震元股份有限公司	413 350	87	兰州佛慈西城药业集团有限责任公司	125 957
38	创美药业股份有限公司	410 641	88	云南医药工业销售有限公司	124 358
39	默克雪兰诺（北京）医药经营有限公司	394 871	89	常熟市建发医药有限公司	118 368
40	四川合纵药易购医药股份有限公司	385 918	90	浙江珍诚医药科技有限公司	117 235
41	昆药集团医药商业有限公司	373 771	91	云南佳能达医药有限公司	114 084
42	齐鲁医疗投资管理有限公司	360 000	92	威海市天福医药有限公司	113 192
43	云南东骏药业有限公司	354 902	93	淄博众生医药有限公司	111 671
44	东北制药集团供销有限公司	347 556	94	上海上虹医药有限公司	106 290
45	厦门片仔癀宏仁医药有限公司	334 172	95	江西仁翔药业有限公司	104 829
46	江西五洲医药营销有限公司	328 272	96	西安藻露堂药业集团有限责任公司	102 410
47	北京双鹤药业经营有限责任公司	313 332	97	深圳中联广深医药（集团）股份有限公司	102 042
48	吉林万通药业集团药品经销有限公司	297 836	98	重药控股湖南博瑞药业有限公司	98 345
49	福建省医药集团有限责任公司	289 641	99	浙江长典医药有限公司	96 946
50	海尔施生物医药股份有限公司	279 313	100	桐君堂药业有限公司	94 736

表 26　2022 年药品零售企业销售总额 100 强

序号	企业名称	销售总额（万元）	序号	企业名称	销售总额（万元）
1	国药控股国大药房有限公司	2 577 658	51	中山市中智大药房连锁有限公司	75 178
2	大参林医药集团股份有限公司	2 212 809	52	上海得一大药房连锁有限公司	73 231
3	老百姓大药房连锁股份有限公司	2 051 477	53	华润苏州礼安医药连锁总店有限公司	70 007
4	益丰大药房连锁股份有限公司	1 938 178	54	杭州华东大药房连锁有限公司	69 841
5	一心堂药业集团股份有限公司	1 474 685	55	无锡汇华强盛医药连锁有限公司	68 134
6	健之佳医药连锁集团股份有限公司	729 206	56	仁和药房网(北京)医药科技有限公司	68 027
7	漱玉平民大药房连锁股份有限公司	718 471	57	安徽丰原大药房连锁有限公司	67 529
8	中国北京同仁堂(集团)有限责任公司	717 773	58	杭州九洲大药房连锁有限公司	63 876
9	上海华氏大药房有限公司	510 509	59	青岛德信行惠友大药房有限公司	61 211
10	河南张仲景大药房股份有限公司	441 022	60	江苏大众医药连锁有限公司	59 497
11	好药师大药房连锁有限公司	360 170	61	廊坊市百和一笑堂医药零售连锁有限公司	58 891
12	柳州桂中大药房连锁有限责任公司	316 947	62	山西荣华大药房连锁有限公司	55 220
13	德生堂医药股份有限公司	272 524	63	湖北用心人大药房连锁有限公司	53 587
14	重庆和平药房连锁有限责任公司	271 180	64	浙江华通医药连锁有限公司	53 500
15	四川正和祥健康药房连锁有限公司	270 754	65	常州人寿天医药连锁有限公司	52 945
16	上海医药大健康云商股份有限公司	262 021	66	苏州雷允上国药连锁总店有限公司	52 612
17	瑞人堂医药集团股份有限公司	253 836	67	武汉东明药房连锁有限公司	51 426
18	江西黄庆仁栈华氏大药房有限公司	239 604	68	杭州胡庆余堂国药号有限公司	50 233
19	河北华佗药房医药连锁有限公司	238 888	69	广西一朝心阳一心大药房有限责任公司	48 420
20	天济大药房连锁有限公司	208 057	70	上海医药嘉定大药房连锁有限公司	46 561
21	深圳市南北药行连锁有限公司	199 472	71	云南白药大药房有限公司	44 666
22	贵州一树药业股份有限公司	183 212	72	四川圣杰药业有限公司	43 147
23	临沂市仁和堂医药(连锁)有限公司	179 213	73	宁波彩虹大药房有限公司	41 757
24	山东燕喜堂医药连锁有限公司	172 110	74	四川全泰堂药业有限公司	40 573
25	成都泉源堂大药房连锁股份有限公司	170 814	75	海宁市老百姓大药房有限责任公司	40 275
26	重庆市万和药房连锁有限公司	159 924	76	宜宾天天康大药房零售连锁有限责任公司	39 785
27	吉林大药房药业股份有限公司	148 404	77	四川省巴中怡和药业连锁有限责任公司	38 226
28	南京医药国药有限公司	145 359	78	黑龙江华辰大药房连锁有限公司	37 168
29	贵州一品药业连锁有限公司	142 368	79	绵阳科伦大药房连锁有限公司	34 670
30	湖南千金大药房连锁有限公司	135 132	80	黑龙江泰华医药集团有限公司	34 443
31	浙江震元医药连锁有限公司	127 930	81	浙江天天好大药房连锁有限公司	33 286
32	重庆鑫斛药房连锁有限公司	123 180	82	青岛百洋健康药房连锁有限公司	32 946
33	杭州海王星辰健康药房有限公司	122 367	83	银川美合泰医药连锁有限公司	32 328
34	叮当智慧药房(北京)有限公司	119 775	84	开封市百氏康医药连锁有限公司	27 502
35	上海第一医药股份有限公司	119 679	85	山西仁和大药房连锁有限公司	25 996
36	江苏润天医药连锁药房有限公司	119 370	86	嘉兴市万寿堂医药连锁股份有限公司	25 344
37	江西洪兴大药房连锁有限公司	113 801	87	康泽药业连锁有限公司	25 155
38	哈尔滨人民同泰医药连锁有限公司	112 716	88	济宁新华鲁抗大药房有限公司	25 155
39	广州医药大药房有限公司	110 936	89	绵阳太极大药房连锁有限责任公司	25 000
40	广州健民医药连锁有限公司	110 658	90	云南省玉溪医药有限责任公司	24 772
41	浙江英特怡年药房连锁有限公司	109 210	91	上海余天成药业连锁有限公司	23 931
42	山东立健药店连锁有限公司	103 045	92	江西省萍乡市昌盛大药房连锁有限公司	22 510
43	江苏康济大药房连锁有限公司	96 991	93	四川麦德凯大药房有限公司	22 306
44	湖南达嘉维康医药产业股份有限公司	88 578	94	易心堂大药房连锁股份有限公司	22 278
45	深圳市麦德信药房管理有限公司	85 524	95	广西梧州百姓大药房连锁有限公司	21 044
46	四川杏林医药连锁有限责任公司	80 513	96	山东德信堂医药连锁有限公司	20 542
47	北京高济百康大药房有限公司	79 524	97	义乌市三溪堂国药馆连锁有限公司	20 371
48	陕西众信医药超市连锁股份有限公司	77 831	98	四川高济康健堂医药连锁有限公司	19 369
49	河北神威大药房连锁有限公司	77 386	99	上海南汇华泰药店连锁总店	19 335
50	武汉马应龙大药房连锁股份有限公司	76 604	100	四平神农大药房连锁股份有限公司	18 254

（商务部市场运行和消费促进司）

医院药学

Hospital Pharmacy

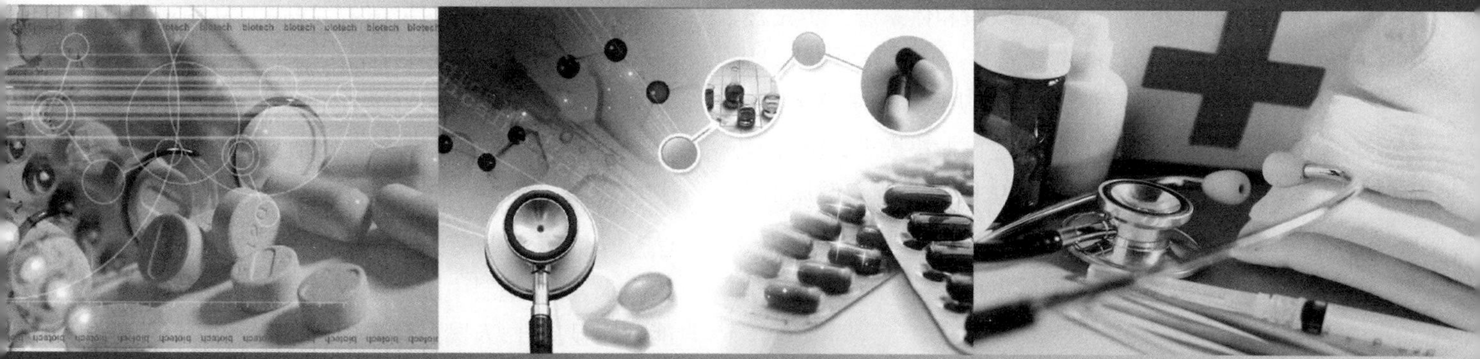

医院药事管理

↗“十四五”中医药发展规划(节选) 为贯彻落实党中央、国务院关于中医药工作的决策部署,明确“十四五”时期中医药发展目标任务和重点措施,依据《中华人民共和国国民经济和社会发展第十四个五年规划和2035年远景目标纲要》,制定本规划。

发展目标。到2025年,中医药健康服务能力明显增强,中医药高质量发展政策和体系进一步完善,中医药振兴发展取得积极成效,在健康中国建设中的独特优势得到充分发挥。①中医药服务体系进一步健全;②中医药特色人才建设加快推进;③中医药传承创新能力持续增强;④中医药产业和健康服务业高质量发展取得积极成效;⑤中医药文化大力弘扬;⑥中医药开放发展积极推进;⑦中医药治理水平进一步提升。

主要任务。(1)建设优质高效中医药服务体系。①做强龙头中医医院;②做优骨干中医医院;③做实基层中医药服务网络;④健全其他医疗机构中医药科室。(2)提升中医药健康服务能力。①彰显中医药在健康服务中的特色优势;②提升中医药参与新发突发传染病防治和公共卫生事件应急处置能力;③发展少数民族医药;④提高中西医结合水平;⑤优化中医医疗服务模式。(3)建设高素质中医药人才队伍。①深化中医药院校教育改革;②强化中医药特色人才队伍建设;③完善落实西医学习中医制度。(4)建设高水平中医药传承保护与科技创新体系。①加强中医药传承保护;②加强重点领域攻关;③建设高层次科技平台;④促进科技成果转化。(5)推动中药产业高质量发展。①加强中药资源保护与利用;②加强道地药材生产管理;③提升中药产业发展水平;④加强中药安全监管。(6)发展中医药健康服务业。①促进和规范中医药养生保健服务发展;②发展中医药老年健康服务;③拓展中医药健康旅游市场;④丰富中医药健康产品供给;(7)推动中医药文化繁荣发展。①加强中医药文化研究和传播;②发展中医药博物馆事业;③做大中医药文化产业。(8)加快中医药开放发展。①助力构建人类卫生健康共同体;②深化中医药交流合作;③扩大中医药国际贸易。(9)深化中医药领域改革。①建立符合中医药特点的评价体系;②健全现代医院管理制度;③完善中医药价格和医保政策;④改革完善中药注册管理;⑤推进中医药领域综合改革。(10)强化中医药发展支撑保障。①提升中医药信息化水平;②建立国家中医药综合统计制度;③加强中医药法治建设;④深化中医药军民融合发展。(国务院办公厅,2022年3月)

↗基层中医药服务能力提升工程“十四五”行动计划(节选) 基层中医药(含少数民族医药)服务是中医药发展的根基,是维护人民群众健康的基础保障。“十三五”时期,在党中央、国务院坚强领导下,各地区、各部门全面贯彻《中华人民共和国中医药法》,全面落实中央关于促进中医药发展的各项政策要求,加大基层中医药工作力度,基层中医药服务能力明显提升,人民群众看中医的公平性、可及性和便利性得到明显改善。截至2020年底,99%的社区卫生服务中心、98%的乡镇卫生院、90.6%的社区卫生服务站、74.5%的村卫生室能够提供中医药服务,85.38%的社区卫生服务中心和80.14%的乡镇卫生院设立中医综合服务区,中医药为缓解群众看病就医问题发挥了重要作用。为贯彻落实《关于促进中医药传承创新发展的意见》《“健康中国2030”规划纲要》《关于加快中医药特色发展若干政策措施》《关于实现巩固拓展脱贫攻坚成果同乡村振兴有效衔接的意见》,持续推进基层中医药高质量发展,持续提升基层中医药服务能力,在总结“十三五”基层中医药服务能力提升工程实施情况的基础上,编制本行动计划。具体目标是到2025年,基层中医药实现五个“全覆盖”:①县办中医医疗机构(医院、门诊部、诊所)基本实现全覆盖,80%以上的县级中医医院达到“二级甲等中医医院”水平;②社区卫生服务中心和乡镇卫生院中医馆实现全覆盖,鼓励有条件的地方对15%的社区卫生服务中心和乡镇卫生院中医馆完成服务内涵建设;③基层中医药服务提供基本实现全覆盖,100%社区卫生服务中心、乡镇卫生院能够规范开展10项以上中医药适宜技术,100%社区卫生服务站、80%以上村卫生室能够规范开展6项以上中医药适宜技术；④基层中医药人才配备基本实现全覆盖，社区卫生服务中心和乡镇卫生院中医类别医师占同类机构医师总数比例超过25%，100%社区卫生服务站、80%以上的村卫生室至少配备1名能够提供中医药服务的医务人员；⑤基层中医药健康宣教实现全覆盖，所有县级区域依托县级医院设置中医健康宣教基地，推动中医药健康知识普及。重点任务是：①完善基层中医药服务网络；②推进基层中医药人才建设；③推广基层中医药适宜技术；④提升基层中医药服务能力；⑤加强基层中医药管理能力；⑥深化基层中医药健康宣教和文化建设；⑦稳步推进基层中医药改革。（国家中医药局 国家卫生健康委 国家发展改革委 教育部 财政部 人力资源社会保障部 文化和旅游部 国家医保局 国家药监局 中央军委后勤保障部卫生局，2022年3月）

深化医药卫生体制改革2022年重点工作任务（节选） 开展药品耗材集中带量采购工作。扩大采购范围，力争每个省份国家和地方采购药品通用名数合计超过350个。国家层面开展一批脊柱类高值医用耗材集中带量采购。对国家组织采购以外用量大、采购金额高的药品耗材，指导各省份至少各实施或参与联盟采购实施1次集中带量采购，提高药品、高值医用耗材网采率。落实药品耗材集中采购医保资金结余留用政策，完善结余留用考核，激励合理优先使用中选产品。研究完善对抗菌药物等具有特殊性的药品集采规则和使用方案。加强医用耗材价格监测。

加强综合监管。加强医药领域价格监管。制定药品经营和使用质量监督管理办法、药品网络销售监督管理办法。推进药品使用监测信息网络建设和药品编码应用，2022年力争覆盖所有二级及以上公立医疗机构和80%的政府办社区卫生服务中心、乡镇卫生院。扎实推进全国统一医保信息业务编码动态维护和深化应用。

强化药品供应保障能力。持续深化审评审批制度改革，加快有临床价值的创新药上市。持续推进仿制药质量和疗效一致性评价工作。优化国家基本药物目录，完善目录管理机制。完善公立医疗机构优先配备使用基本药物政策，鼓励城市医疗集团、县域医共体等建立药品联动管理机制，促进上下级医疗机构用药衔接。健全药品协同监测机制，强化药品短缺分级应对。加强小品种药（短缺药）集中生产基地建设。加强罕见病用药保障。健全药品临床综合评价工作机制和标准规范，将评价结果作为医疗机构用药目录遴选、上下级用药衔接等的重要依据。分类推进医疗器械唯一标识实施工作，深化唯一标识在监管、医疗、医保等领域的衔接应用。探索完善药品流通新业态新模式。

推动中医药振兴发展。推进中医药综合改革。开展医疗、医保、医药联动促进中医药传承创新发展试点。选择部分地区开展医保支持中医药发展试点，推动中医特色优势病种按病种付费。推进中西医协同"旗舰"医院建设和重大疑难疾病中西医临床协作试点项目。加强基层医疗卫生机构中医药服务能力建设，力争实现全部社区卫生服务中心和乡镇卫生院设置中医馆、配备中医医师。（国务院办公厅，2022年5月）

国家卫生健康委药事管理与药物治疗学委员会成立 为进一步加强医疗机构药事管理，促进合理用药，发挥专家技术支持作用，国家卫生健康委决定成立国家卫生健康委药事管理与药物治疗学委员会。委员会主要职责包括：研究我国医疗机构药事管理的发展现状，提出政策建议；围绕建立完善医疗机构的药品遴选、采购、使用、评价等制度提供技术支持；推动药物治疗相关临床诊疗指南和药物临床应用指导原则的实施；促进建立完善我国药学服务体系，加强药师队伍建设，规范并发展药学服务；调查处理重大的群体性药害事件；承担国家卫生健康委交办的其他工作等。（国家卫生健康委办公厅，2022年3月）

国家卫生健康委药事管理与药物治疗学委员会名单 （按姓氏笔画排序）

顾　问

宁　光　国家代谢性疾病临床医学研究中心

尚　红　国家医学检验临床医学研究中心

赵玉沛　北京协和医院

钟南山　国家呼吸医学中心
高润霖　国家心血管病中心
蒋建东　中国医学科学院
赫　捷　国家癌症中心
主任委员
张抒扬　北京协和医院
副主任委员
史录文　北京大学药学院
李为民　四川大学华西医院
郑军华　上海交通大学医学院附属仁济医院
倪　鑫　首都医科大学附属北京儿童医院
甄健存　北京积水潭医院
颜　青　国家卫生健康委医院管理研究所
委　员
(一)临床医学组
于凯江　哈尔滨医科大学附属第一医院
万　军　武汉大学人民医院
马小军　北京协和医院
马晓春　中国医科大学附属第一医院
王行环　武汉大学中南医院
王贵强　北京大学第一医院
文飞球　深圳市儿童医院
方力争　浙江大学医学院附属邵逸夫医院
石远凯　中国医学科学院肿瘤医院
冉献贵　阜阳市人民医院
毕宇芳　上海交通大学医学院附属瑞金医院
吕传柱　海南医学院第一附属医院
朱鹏立　福建省立医院
刘　薇　天津市儿童医院
杜兆辉　上海市浦东新区上钢社区卫生服务中心
李小兵　重庆市精神卫生中心
李桂梅　山东省立医院
肖永红　浙江大学医学院附属第一医院
吴一龙　广东省人民医院
余昌胤　遵义医科大学附属医院
沈　琳　北京大学肿瘤医院
张　伟　南昌大学第一附属医院
陆前进　中国医学科学院皮肤病医院
陈江华　浙江大学医学院附属第一医院
岳寿伟　山东大学齐鲁医院
赵增仁　河北医科大学第一医院
胡必杰　复旦大学附属中山医院
顾　民　南京医科大学第二附属医院
党爱民　中国医学科学院阜外医院
黄宇光　北京协和医院
黄国英　复旦大学附属儿科医院
黄晓军　北京大学人民医院
龚四堂　广州市妇女儿童医疗中心
董　强　复旦大学附属华山医院
程剑剑　河南省人民医院
(二)临床药学组
丁玉峰　华中科技大学同济医学院附属同济医院
于　倩　吉林大学中日联谊医院
于鲁海　新疆维吾尔自治区人民医院
王亚峰　青海省人民医院
王晓玲　首都医科大学附属北京儿童医院
尹　桃　中南大学湘雅医院
卢晓阳　浙江大学医学院附属第一医院
伍俊妍　中山大学孙逸仙纪念医院
刘丽宏　中日友好医院
刘茂柏　福建医科大学附属协和医院
刘滔滔　广西医科大学第一附属医院
李国辉　中国医学科学院肿瘤医院
吴　晖　昆明医科大学第一附属医院
旷南岳　新疆生产建设兵团医院
张　玉　华中科技大学同济医学院附属协和医院
张　波　北京协和医院
张文周　河南省肿瘤医院
张抗怀　西安交通大学第二附属医院
张志清　河北医科大学第二医院
陈　楠　郑州人民医院
泽　碧　西藏自治区人民医院
封宇飞　北京大学人民医院
赵志刚　首都医科大学附属北京天坛医院
赵荣生　北京大学第三医院
胡　欣　北京医院
胡建新　江西省人民医院
俞淑文　山东大学齐鲁医院
黄品芳　福建医科大学附属第一医院
葛卫红　南京鼓楼医院

董亚琳　西安交通大学第一附属医院
熊爱珍　南昌大学第二附属医院
(三)药事管理组
王春革　天津市眼科医院
吕富荣　重庆医科大学附属第一医院
刘世坤　中南大学湘雅三医院
杜　光　华中科技大学同济医学院附属同济医院
杨宏昕　内蒙古自治区人民医院
吴玉波　哈尔滨医科大学附属第四医院
宋燕青　吉林大学第一医院
张伶俐　四川大学华西第二医院
张幸国　宁波市北仑区人民医院
张晓坚　郑州大学第一附属医院
张淑慧　河北省人民医院
陈　孝　中山大学附属第一医院
陈晓宇　广西壮族自治区人民医院
钟明康　复旦大学附属华山医院
侯锐钢　山西医科大学第二医院
姜　玲　安徽省立医院
费广鹤　安徽医科大学第一附属医院
贾乐川　宁夏医科大学总医院
葛　斌　甘肃省人民医院
童荣生　四川省人民医院
缪丽燕　苏州大学附属第一医院
(四)政策研究组
丁锦希　中国药科大学
付　强　国家卫生健康委卫生发展研究中心
孙利华　沈阳药科大学
李思进　山西医科大学第一医院
林丽开　武汉大学医院管理研究所
岳小林　首都医科大学宣武医院
徐英春　北京协和医院
崔一民　北京大学医学部
翟晓辉　国家卫生健康委医疗管理服务指导中心

《临床急需药品临时进口工作方案》《氯巴占临时进口工作方案》颁布　2019年以来,国家短缺药品供应保障工作会商联动机制牵头单位国家卫生健康委与各成员单位通力协作,加快短缺药品供应保障体系建设,加大工作力度,重点保障基本药物和急(抢)救、重大疾病、妇儿专科等领域用药。为进一步完善药品供应保障政策,满足人民群众对于氯巴占等国外已上市、国内无供应的少量特定临床急需药品需求,并以此为契机形成一套较为完整的临床急需药品临时进口方案,国家卫生健康委、国家药监局依照《中华人民共和国药品管理法》有关规定,联合制定印发《临床急需药品临时进口工作方案》和《氯巴占临时进口工作方案》)。《临床急需药品临时进口工作方案》适用于国内无注册上市、无企业生产或短时期内无法恢复生产的境外已上市临床急需少量药品。其中,临床急需少量药品包括用于治疗罕见病的药品;用于防治严重危及生命疾病,且尚无有效治疗或预防手段的药品;用于防治严重危及生命疾病,且具有明显临床优势的药品。两个方案的制定与公布,有利于稳妥解决患者少量特定医疗需求问题,对于指导医疗机构规范临床使用,保障患者用药安全具有重要意义。(药物政策与基本药物制度司,2022年6月)

《遏制微生物耐药国家行动计划(2022—2025年)》发布　2022年10月25日,国家卫健委、国家药监局等13个部门联合发布《遏制微生物耐药国家行动计划(2022—2025年)》,提出坚持预防为主、防治结合、综合施策的原则,聚焦微生物耐药存在的突出问题,创新体制机制和工作模式,有效控制人类和动物源主要病原微生物耐药形势。到2025年,应对微生物耐药的国家治理体系基本完善,公众微生物耐药防控相关健康素养大幅提升,医疗卫生和动物卫生专业人员微生物耐药防控能力显著提高,人类和动物抗微生物药物应用和耐药监测评价体系更加健全,抗微生物药物合理应用水平进一步提升,微生物耐药防控的科学技术研究进一步加快、国际交流与合作深入推进。

该行动计划要求2022—2025年主要达成以下指标:①医疗机构内耐药菌感染及社区获得性耐药菌感染发生率持续下降。②人类和动物源主要病原微生物的耐药率持续降低或耐药增长率下降。③城乡居民对微生物耐药问题的知晓率和感染预防、抗微生物药物合理应用知识的正确率均达到80%,使用行为的正确率达到60%;全国中小学生微生物耐药、感染预防和抗微生物药物合理应用的健康教育达到全覆盖。④全国医务人员、规模养殖场执业兽医抗微生物药物合理应用的培训实现全覆盖，知识掌握正确率达到80%以上。⑤全国二级以上医疗机构门诊抗菌药物处方和住院抗菌药物医嘱的适宜率均达到75%以上。⑥药品零售企业凭处方销售抗微生物处方药物的比例达到100%；兽药经营企业凭兽医处方销售兽用抗微生物药物的比例达到80%。⑦人类、动物抗微生物药物应用和耐药监测网络覆盖率持续提高；抗微生物药物应用和耐药评价体系更加健全。⑧研发上市全新抗微生物药物1~3个；研发新型微生物诊断仪器设备和试剂5~10项。⑨初步建立适合我国实际的临床抗微生物药物敏感性折点标准体系。（国家卫生健康委，2022年10月）

《药物临床依赖性研究技术指导原则（试行）》发布 药物临床依赖性研究是具有潜在滥用风险的新药上市前的重要研究内容，我国尚无专门技术要求对此类研究进行规范管理。在国家药品监督管理局的部署下，药审中心组织制定了《药物临床依赖性研究技术指导原则（试行）》。根据《国家药监局综合司关于印发药品技术指导原则发布程序的通知》（药监综药管〔2020〕9号）要求，于2022年9月26日发布，并发布之日起施行。（国家药审中心，2022年9月26日）

《不明原因儿童严重急性肝炎诊疗指南（试行）》发布 2022年3月以来，全球多个国家和地区报告了不明原因儿童严重急性肝炎（acute severe hepatitis of unknown aetiology in children，ASHep-UA），且重症病例占比较高，引起广泛关注。目前该病病因不明，我国暂无相关病例报告。为提前做好医疗救治准备，国家卫生健康委组织制定了《不明原因儿童严重急性肝炎诊疗指南（试行）》。指南提示在肝炎期进行对症治疗，酌情选用护肝药物，有胆汁淤积者可使用熊去氧胆酸片。（国家卫生健康委办公厅，2022年6月）

《猴痘诊疗指南（2022年版）》发布 2022年5月以来，世界多个非流行国家报告了猴痘病例，且存在社区传播。为提前做好猴痘医疗应对工作准备，提高临床早期识别和规范诊疗能力，国家卫生健康委会同国家中医药管理局组织制定了《猴痘诊疗指南（2022年版）》。指南提示，国内尚无特异性抗猴痘病毒药物，主要是对症支持和并发症的治疗。可根据中医“审因论治”、“三因制宜”原则辨证施治，临床症见发热者推荐使用升麻葛根汤、升降散、紫雪散等；临床症见高热、痘疹密布、咽痛、多发淋巴结肿痛者推荐使用清营汤、升麻鳖甲汤、宣白承气汤等。（国家卫生健康委办公厅 国家中医药管理局办公室，2022年6月）

药品调配与采购

国家医保药品目录概况 《国家基本医疗保险、工伤保险和生育保险药品目录（2021年）》收载西药和中成药共2860种，其中西药1486种，中成药1374种，年内新纳入药品74个。另含中药饮片892种。自2018年国家医保局成立以来，连续4次开展医保药品目录准入谈判，累计将250种药品通过谈判新增进入目录，价格平均降幅超过50%。2021年，协议期内221种谈判药报销1.4亿人次。通过谈判降价和医保报销，年内累计为患者减负1494.9亿元。药品采购：2021年，全国通过省级药品集中采购平台网采订单总金额10 340亿元，比2020年增加1028亿元。其中，西药（化学药及生物制品）8315亿元，中成药2025亿元，分别比2020年增加794亿元和234亿元。医保目录内药品8259亿元，占网采订单总金额的79.9%。2021年，开展三批国家组织药品集中带量采购，涉及122个品种，平均降价52%。开展国家组织人工关节集采，髋关节平均价格从3.5万元降到7000元左右，膝关节平均价格从3.2万元降至5000元左右，平均降价82%。（国家医疗保障局，2022年6月）

《关于加强医药集中采购领域知识产权保护的意

见》发布　为深入贯彻党中央、国务院关于全面加强知识产权保护的决策部署，落实国务院关于进一步完善医药产品集中采购的知识产权保护机制，构建协调统一的信息共享机制，从源头防范侵权行为发生的要求，鼓励医药领域创新发展，优化营商环境，结合知识产权系统和医疗保障系统在知识产权保护和医药集中采购工作中的合作基础，加强在医药集中采购领域中知识产权保护，提出如下意见。一是建立协调机制：①建立会商机制；②明确联络机构；③加强信息共享。二是加强业务协作：①建立企业自主承诺制度；②做好纠纷化解引导工作；③加强协作制止侵权；④分析研判重点产品。三是加强工作保障：①开展联合调研；②开展业务培训；③加强宣传引导。（国家知识产权局 国家医保局，2022 年 12 月）

↗《关于加强医药集中采购领域知识产权保护的意见》政策解读　2022 年 12 月，国家知识产权局、国家医疗保障局联合印发了《关于加强医药集中采购领域知识产权保护的意见》（以下简称《意见》）。《意见》第一条至第三条从建立会商机制、明确联络机构、加强信息共享三个方面积极建立协调机制。一是进一步建立医药集中采购领域知识产权保护协调会商机制。同时，指导地方知识产权管理部门和医疗保障部门在日常工作中积极拓宽交流沟通的渠道和方式。二是分别由国家知识产权局知识产权保护司和国家医疗保障局医药价格和招标采购司作为日常联络机构，牵头负责两部门日常联络，并指导地方知识产权管理部门和医疗保障部门建立相应的协调机制。三是对集中带量采购和挂网采购中涉及知识产权纠纷的有关药品和医用耗材，互相通报相关医药产品信息和知识产权信息，切实维护社会公众和权利人合法权益。《意见》第四条至第七条从建立企业自主承诺制度、做好纠纷化解引导工作、加强协作制止侵权、分析研判重点产品等四个方面加强具体业务协作。一是事前防范侵权风险。各地医疗保障部门应指导医药集中采购机构建立完善企业自主承诺制度。企业在参加集中带量采购或申报平台挂网时，应自主承诺相关产品不存在相关知识产权侵权的情形。二是依法高效解决侵权纠纷。医药集中采购机构可告知相关当事人向知识产权管理部门请求处理或向人民法院起诉，知识产权管理部门依法高效处理有关案件。医药集中采购机构根据有关部门公布的信息，核验挂网采购产品资质，发现明确存在侵权行为的，要依法依规及时撤网。三是完善侵权案件办结后处理机制。知识产权管理部门将相关案件办理文书及时抄送医疗保障部门。医疗保障部门指导医药集中采购机构依法处理，对正在申报平台挂网的涉案侵权产品，不予挂网；对已在平台挂网或已在集中带量采购中选的涉案侵权产品及时采取撤网、取消中选资格等措施制止侵权行为。四是加强重点产品分析研判。对拟开展集中带量采购的规模较大、关注度高的重点产品，开展知识产权相关信息交换，加强知识产权风险分析研判，以供采购过程中参考。《意见》第八至十条从开展联合调研、开展业务培训、加强宣传引导三个方面就加强工作保障提出要求。一是开展联合调研，对医药领域知识产权保护相关普遍性、趋势性问题加强研究。二是探索建立同堂培训机制，通过共同组织开展培训交流活动等方式，提升医药领域知识产权综合保护水平。三是共同加强保护知识产权宣传工作，营造尊重创新、保护知识产权的良好社会氛围。（国家知识产权局 国家医保局，2022 年 12 月）

↗ 关于完善国家组织药品（胰岛素专项）集中带量采购和使用配套措施的通知　为贯彻落实党中央、国务院关于常态化制度化开展药品集中带量采购的决策部署，平稳实施国家组织药品集中采购（胰岛素专项）中选结果，紧密结合胰岛素生产、采购、配送、使用特点，落实好各项配套措施，促进中选产品及时稳定供应、安全顺畅使用，确保改革红利惠及广大患者。现就有关工作通知如下：①规范胰岛素平台挂网工作；②做好医保支付政策衔接；③促进医疗机构合理用药；④落实医疗机构激励约束政策；⑤强化履约情况监测。（国家医疗保障局　国家卫生健康委办公厅，2022 年 4 月）

↗ 核酸检测价格配合疫情防控降低检测成本和费用下调　国家医保局办公室、国务院应对新型冠状病毒感染疫情联防联控机制医疗救治组印发《关于进一步降低新冠病毒核酸检测和抗原检测价格的通知》，要求各地在6月10日前将新冠病毒核酸检测单人单检降至不高于每人份16元，多人混检降至不高于每人份5元。《通知》明确，各地下调后的价格是公立医疗机构对外提供核酸检测服务的最高限价，检测机构实际收费可以低于政府指导价，但不得上浮。对于政府组织大规模筛查和常态化检测的情况，考虑到规模效应和基层组织、志愿者对成本的分担作用，检测机构按照更低的费用标准提供服务，即多人混检按照不高于每人份3.5元的标准计费。此外，根据各地新冠病毒抗原检测试剂的最新集中采购中选结果，要求下调公立医疗机构对外提供抗原检测服务的计费标准。服务项目的政府指导价格从5元/次降至2元/次，“服务项目价格+抗原检测试剂”的封顶标准从15元/次降至6元/次。（国家医保局，2022年5月）

↗《2022年国家基本医疗保险、工伤保险和生育保险药品目录调整工作方案》发布 《2022年国家基本医疗保险、工伤保险和生育保险药品目录调整工作方案》及相关文件正式公布，标志着自国家医保局成立以来的第五轮国家医保药品目录调整工作正式启动。本次调整具有以下特点：一是优化了申报范围，向罕见病患者、儿童等特殊人群适当倾斜。贯彻落实《政府工作报告》“加强罕见病用药保障”要求，对罕见病用药的申报条件没有设置“2017年1月1日后批准上市”的时间限制，同时增加了纳入国家鼓励仿制药品目录、鼓励研发申报儿童药品清单的药品可以申报今年医保目录。二是完善了准入方式，非独家药品准入时同步确定支付标准。解决非独家药品由于个别企业价格较高导致该通用名药品无法纳入目录问题。借鉴谈判原理，由专家测算确定医保支付意愿，然后企业自主报价，只要有一家企业参与且报价低于医保支付意愿，该通用名就可纳入目录，并以最低报价作为该通用名的支付标准（如最低报价低于医保支付意愿的70%，以医保支付意愿的70%作为支付标准）。国家医保局将指导地方探索完善管理措施，支持同通用名下价格不高于支付标准的品种优先使用，有效减轻患者负担，更好发挥保障功能。三是改进了续约规则，更利于稳定预期。将非独家药品（无论协议是否到期），以及已经历过两个协议期（4年）但支付标准和支付范围均无变化的独家药品纳入常规目录管理；对今年调整医保支付范围但对基金影响预算不大（未超1倍）的药品也可以简易续约。上述做法有利于稳定企业和社会各方面预期。四是优化了工作流程，评审更加科学高效。基于专家评审环节的工作日趋成熟，申报药品数据资料更加全面，将评审环节优化整合为综合组和专业组专家共同联合评审。今年对进目录的药品数量，有没有预期的计划？近年来，随着药品审评审批制度改革，我国获批的新药数量不断增多。从医保部门的角度，一方面希望更多更好的药品能够尽早上市、尽早纳入医保支付范围、尽早让患者获益；另一方面，我国还是一个发展中国家，基本医保筹资水平非常有限，2021年居民医保人均筹资只有900元左右，且其中三分之二来源于财政补助。因此，必须牢牢把握“保障基本”的制度定位，重点将临床价值高、价格合理、能够满足基本医疗需求的药品纳入目录。在今年的调整中，我们将继续严格把握有关标准、条件，也请社会和申报企业保持合理预期。（国家医保局，2022年6月）

↗做好支付方式管理子系统DRG/DIP功能模块使用衔接 为落实《DRG/DIP支付方式改革三年行动计划》（医保发〔2021〕48号），加快建立管用高效的医保支付机制，推进DRG/DIP支付方式改革向纵深发展，国家医保局依托全国统一的医保信息平台开发了DRG/DIP功能模块基础版。2022年4月起，选择部分省级医保信息平台测试，按照DRG/DIP有关技术规范，结合本地数据，调整有关规则、参数、传输、使用、安全等功能；2022年6月底前，选择部分新开展DRG/DIP支付方式改革地区，试用全国统一医保信息平台DRG/DIP功能模块；2022年11月底前，实现DRG/DIP功能模块在全国落地应用。DRG/DIP功能模块属于“基础约束”，地方要严格按照已有功能应用尽用、个性需求能配则配、订制开发最小必须、差异需求国家审核的要求开展落地应用，确保地方个性化开发既有弹性又安全可控，整体统一。未完成DRG/DIP支付信息系统建设的地区，必须使用全国统一医保信息平台提供的DRG/DIP功能模块，不得以任何形式和理由重复建设。已完成DRG/DIP支付信息系统建设的地区，由省级医保局设置过渡期并制定过渡方案，期间做好原系统与省级医保信息平台的衔接，确保DRG/DIP分组结果、结算规则能够导入到省级医保信息平台，实现DRG/DIP结算。要充分做好转换使用全国统一医保信息平台DRG/DIP功能模块的准备，加强评估，确保功能适用、好用。（国家医疗保障局，2022年4月）

进一步做好医疗服务价格管理工作 为进一步贯彻落实党中央、国务院关于医疗服务价格工作的决策部署，结合深化医疗服务价格改革试点精神，稳妥有序做好现阶段医疗服务价格工作，强化基本医疗服务公益属性，促进医疗服务创新发展，保障群众获得高质量、有效率、能负担的医疗卫生服务。①强化医疗服务价格宏观管理和动态调整；②扎实做好医疗服务价格日常管理工作；③突出体现对技术劳务价值的支持力度；④新增价格项目着力支持基于临床价值的医疗技术创新；⑤提升现有价格项目对医疗技术的兼容性；⑥正确处理医疗服务价格和医药集中采购的关系；⑦提高医疗服务价格工作的主动性、科学性、规范性。（国家医保局，2022年7月）

关于印发医保定点医疗机构药学、技术人员统一编码规则和方法的通知 为加快推进统一的医保信息业务编码标准，形成全国“通用语言”，根据《国家医疗保障局关于印发医疗保障标准化工作指导意见的通知》（医保发〔2019〕39号）有关要求，国家医疗保障局研究制定了医保定点医疗机构药学、技术人员统一编码规则和方法，请认真贯彻落实。（国家医保局，2022年7月）

关于印发医保中药配方颗粒统一编码规则和方法的通知 为加快推进统一的医保信息业务编码标准，形成全国“通用语言”，根据《国家医疗保障局关于印发医疗保障标准化工作指导意见的通知》（医保发〔2019〕39号）有关要求，国家医疗保障局研究制定了医保中药配方颗粒统一编码规则和方法，请认真贯彻落实。（国家医保局，2022年7月）

《医疗机构药品遴选指南》发布 为促进医疗机构药品遴选工作规范开展，提升医疗机构药事管理水平，促进患者在疾病药物治疗中安全、有效、经济、适宜地使用药品，制定《医疗机构药品遴选指南》。该指南的构建严格遵循了（美国国家科学院）医学研究所关于指南的最新定义，并以世界卫生组织（WHO）标准指南制定方法学为基本依据。在指南构建的过程中，基于德尔菲法构建《医疗机构药品遴选指南》研究问题，并设计了以10个一级指标、30个二级指标为核心的药品遴选评价体系，评估指标按其属性及主要证据来源可划分为研究型指标和政策型指标。其中研究型指标采用GRADE方法评价问题证据体系的质量，政策型指标按照《立法法》进行证据分级。在此基础上，应用循证医学方法建立各项指标的评价方法和内容，并通过专家共识法形成推荐意见，最终形成医疗机构药品遴选的标准型指南。《医疗机构药品遴选指南》于2019年4月由天津医科大学总医院发起，并在国际实践指南注册平台（International Practice Guidelines Registry Platform）进行注册（注册号IP-GRP-2019CN030）。该指南联合了中国药学会医院药学专业委员会、中国药学会科学传播专业委员会、中国药学会循证药学专业委员会、中国药师协会药品临床评价工作委员会，汇聚全国23个省、直辖市多个学科的68位专家共同制定。［中国药房，2022，33（7）：769-776］

全国医疗机构制剂现状调研及问题分析 在国家药事管理专业质控中心的组织下，采用网络调查的形式，对各省（区、市）和新疆生产建设兵团的二级及以上综合医院填报的2019年全国医疗机构制剂相关指标数据进行统计分析。结果：在全国4639家医院中，具有制剂批准文号的医院占9.36%，设立制剂室的医院占8.15%。医疗机构制剂生产/获批比（常规生产制剂品种数与具有制剂批准文号制剂品种数的比值）的平均值为0.72，有41.52%的医院该比值集中于0.9～1。医疗机构制剂的主要生产方式为医院自产，且医院级别越高，其自产与委托加工相结合的生产方式占比越高，委托加工的占比越低。在有制剂批准文号的医院中，拥有中药制剂的占比最高（73.66%），其次为普通化学制剂

(69.93%)。从医疗机构制剂年产值看,三级医院高于二级医院,民营医院高于公立医院,且其与医疗机构制剂生产方式、生产品种以及医院是否设立制剂室有关。医疗机构制剂在区域发展上呈现出华中、华北、华南地区高于东北、西北、西南地区的趋势。结论:目前我国医疗机构制剂以医院自产为主,制剂类型较单一,且存在各级别各地区医疗机构制剂发展不平衡、制剂规模缩小的问题。建议医院重视医疗机构制剂创新,尤其是疗效确切的特色制剂的发展,充分发挥其"拾遗补缺"的作用;同时,要加强对制剂调拨的政策支持、重视区域制剂中心的建立。[中国药房,2022,33(05):513-518]

↗ 医疗机构制剂中心建设的策略分析 医疗机构制剂作为市售药品的重要补充,其疗效确切、针对性强、能够显著发挥医院优势和专科特色,但从目前发展现状来看,也面临诸多困境。近年来,国家鼓励有条件的中医医院成立区域中药制剂中心。本文通过对医院制剂发展现状和制剂中心建设模式进行分析,提出医院制剂中心建设策略,从制剂室建设资源整合层面和政策层面,破解当前阻碍医院制剂发展的难题,促进医院制剂的发展。[中药与临床,2022,13(06):84-8]

↗ 新形势下医疗机构中药制剂的发展现状与策略思考 梳理医疗机构中药制剂相关法律法规,调研其发展现状,基于SWOT法进行现状分析和发展策略思考。相关法规的出台极大地促进了医疗机构中药制剂的发展,但仍需完善。医疗机构中药制剂发展优势明显、机遇较好,但也存在软硬件设施不足,工艺、质量、管理水平较低、科研重视不够等问题,同时面临的监管压力和外部挑战也突出。完善相关法规,组建区域制剂中心,加强中药制剂内涵建设和外延发展,实现积极、健康、可持续发展。[中国医院药学杂志,2023,43(03):323-327]

↗ 影响医院中药制剂质量的因素及提高医院中药制剂质量的建议思考 本文以影响医院中药制剂质量的因素及提高医院中药制剂质量的建议为研究方向。影响医院中药制剂质量的因素主要以原材料制作工艺、工艺用水、包装物料为主,为提高医院中药制剂质量,应加强采购人员对中药制剂识别能力,在采购过程中根据中药制剂处方正确识别中药制剂的所需原材料质量,避免购买劣质中药。同时医院药剂师要对原材料药材进行"三检"确保材料的质量,即采购、用前、用后的检验。在环境方面应根据我国《医院制剂室验收标准》标准进行布置。在包装方面,要建立起一套包装物料的加工流程,避免浪费,减少制作成本,确保产品的质量。每位配制人员应在资深药师的带领下,熟练掌握生产流程的原理、程序及操作规程,并在生产中强化责任感,建立精细化生产质量观念。[中国现代药物应用,2022,16(21):191-194]

↗ 中药临方制剂在综合性医院中的应用 在综合性医院实施以中药临方制剂为代表的中药个体化精准用药服务,是推进医疗服务模式创新、促进中医药传承和提升医疗服务质量的重要手段。文章从中药临方制剂特点、常用剂型及相关政策法规等层面,讨论了综合性医院开展中药临方制剂的意义、可行性和存在的困难,提出了综合性医院发展中药临方制剂在硬件设施、人员技术水平、制备工艺等方面需采取的具体措施,对推动综合性医院中药临方制剂规范化、制度化和标准化发展进行了积极探讨。[中医药管理杂志,2022,30(17):112-114]

↗ 药品带量采购对芜湖市中医医院质子泵抑制剂使用的影响 分析药品带量采购后对芜湖市中医医院质子泵抑制剂(PPIs)使用情况的影响,为药品带量采购工作的执行和医院药事管理提供参考。该文以2020年11月份为政策执行点,分别调取医院信息系统(HIS)药品带量采购前(2019年5月—2020年10月)与药品带量采购后(2020年11月—2022年4月)PPIs的使用数据,按照给药途径进行分类,采用药物经济学方法回顾性分析药品供应目录、价格、销售数量、金额、用药频度(DDDs)、日均费用(DDC)变化情况。结果药品集中带量采购政策执行后,PPIs口服剂型消耗量保持稳定,销售金额下降22.09%,注射剂型消耗量下降45.22%,销售金额下降61.16%,中选品种用药频率大幅度提高,日治疗费用大幅度降低。调查结果显示,药品集中带量采购后,切实减轻了患者的用药负担,有效地节省了医保资金,促进了临床的合理用药。[现代药物与临床,2022,37(07):1603-1611]

↗ 医院机构中药制剂特色发展的SWOT分析 探寻新形势下医疗机构中药制剂可持续发展的战略,彰显医疗机构中药制剂的特色优势,为临床患者提供高质量的服务,推动医院中药制剂向新药的研发转化,促进和提高医院药学工作的建设发展。文章以首都医科大学附属北京中医医院中药制剂发展为例,利用SWOT分析法,探讨新形势下医疗机构中药制剂发展过程中存在的各种问题,从而探寻医疗机构中药制剂特色优势可持续发展的战略。在新形势下,医疗机构中药制剂发展受到内、外部因素的影响,优势与劣势并存,机遇与挑战互生,医疗机构中药制剂工作应该把握住机遇,顺势而为,秉承"传承精华、守正创新"的发展理念,深入挖掘、梳理、发挥特色优势,弥补发展中的不足。确立了行之有效的中药制剂可持续发展的战略,进一步促进医院药学工作的建设发展。[时珍国医国药,2022,33(06):1372-1375]

↗ 广东省医院制剂质量标准提高现状及问题浅析 本文基于广东省医院制剂近年质量标准提高工作概况,结合广州中医药大学第一附属医院制剂质量标准提高工作及在注册中发现的常见问题及原因,总结提高医院制剂质量标准的对策,探讨医院制剂发展思路。经过本轮质量标准提高工作,广东省医院制剂的质量控制水平有较大提高,但医院制剂普遍存在硬件建设投入大、利润低、研究人才匮乏、新制剂研发难度大等困难。建议政府部门制订促进医院制剂发展的政策,医疗机构加强软硬件建设、特色制剂的研发与新药转化,注重开展医院制剂的不良反应监测,不断提升医院制剂的安全性、有效性和质量可控性,共同促进医院制剂的可持续发展。[中国医药导刊,2022,24(05):450-453]

↗ 医院中药制剂生产与质量控制要点浅析 规范医院制剂生产,提高制剂质量控制水平,使医院制剂规范化和标准化,是促进医院制剂发展的重点。医院中药制剂是近年来医院制剂重点发展方向,也为开发中药创新药提供更多候选药物。医院中药制剂主要以传统剂型为主,新剂型开发较少,生产与质量控制技术薄弱。为生产临床安全有效的医院中药制剂产品,本研究结合医院制剂生产与质量控制现状及实践工作经验,从医院中药制剂生产环境、人员、物料、设备、文件与配制管理、质量检验等关键环节质量控制要点进行阐述,并分类介绍医院中药制剂前处理工序,口服固体制剂、口服液体制剂、外用液体制剂以及外用半固体(固体)制剂的生产过程关键质量控制要点,为医院中药制剂生产与质量控制提供思路借鉴。[中国医药导刊,2022,24(05):454-459]

↗ 医疗机构中药制剂成果转化的现状及难点 医疗机构(医院)中药制剂发展至今,有较为丰富的人用经验,而基于人用经验的中药新药研发是中医药的优势,也是发展的趋势。随着新的法规以及针对中药人用经验整理和总结的技术要求进一步明晰,中医临床实践在中药新药注册审评中的作用日益显现。如何有效、充分地开发利用中医药独特优势的原创资源并实现成果转化,是中医药工作者需要深入思考和解决的关键问题。本研究从医院中药制剂转化为中药新药的优势以及新政策等方面,阐述医疗机构中药制剂成果转化的现状,从临床成果转化的观念、临床价值、临床数据、质量标准等方面说明医院中药制剂新药转化的难点并提出建议,以期为日后更多优质的医院中药制剂转化为中药新药提供参考。[中国医药导刊,2022,24(05):466-469]

↗ 医院制剂中心GMP规范下教学模式建立与实践的探索 探索医院制剂中心对药学毕业实习生教学模式建立与实践,总结了医院制剂中心药师培训带教方法及培训内容。同时结合制剂的专业特点,将每个制剂的工作环节设计成规范化表格和教案的形式,建立了医院制剂培训体系。通过系统化、规范化医院制剂中心教学培训模式,强化评估考核,有利于药学实习生快速掌握相关知识,使整个培训带教工作井然有序,规范进行,取得了较好的培训效果。制剂中心的培训体系在培训目标、培训制度、考核等方面持续改进,优化药学毕业实习生的专业知识和技

能，为促进医院制剂发展储备力量。[中国药学杂志,2022,57(07):585-588]

"4 +7"带量采购对乌鲁木齐市第四人民医院 5-羟色胺再摄取抑制剂抗抑郁药使用情况分析 对"4 +7"带量采购 5-羟色胺再摄取抑制剂(SSRIs)抗抑郁药的使用情况进行分析，为医院药事管理提供参考。调取乌鲁木齐市第四人民医院信息系统(HIS)中带量采购实施后 1 年(2019 年 11 月 20 日—2020 年 11 月 20 日)和实施前 1 年(2018 年 11 月 19 日—2019 年 11 月 19 日)医院 SSRI 类抗抑郁药的使用数量、销售金额、用药频度(DDDs)、日均费用(DDC)等进行分析。"4 +7"带量采购政策实施后，帕罗西汀的销售金额显著下降，艾司西酞普兰使用片数有所增长。帕罗西汀的 DDDs 值与去年持平，艾司西酞普兰的 DDDs 值有小幅的增长。帕罗西汀与艾司西酞普兰的 DDC 值与去年同期相比均有明显下降。"4 +7"采购政策实施后，乌鲁木齐市第四人民抑郁症患者的用药负担显著下降。[现代药物与临床,2022,37(03):627-631]

11 种液体医院制剂微生物限度方法的研究 根据 2020 年版《中华人民共和国药典》四部通则 1105、1106 的规定进行方法适用性试验。需氧菌、霉菌和酵母菌采用平皿法、薄膜过滤法或中和剂法进行方法适用性试验；控制菌采用常规法进行方法适用性试验。结果：根据不同液体制剂的特性，制订合适的检验方法，各试验菌的回收结果均在 0.5 ~ 2，控制菌的检验方法可行。结论：建立 11 种液体医院制剂的微生物限度方法，为有效控制医院液体制剂质量、保障用药安全提供参考。[中国医药科学,2022,12(03):133-136]

药品临床评价研究

《抗肿瘤药品临床综合评价技术指南(2022 年版试行)》专家解读 ①技术指南为规范开展抗肿瘤药品临床综合评价提供重要参考。药品临床综合评价是促进药品回归临床价值的基础性工作，是巩固完善基本药物制度的重要措施，是健全药品供应保障制度的具体体现。《"健康中国 2030"规划纲要》《关于完善国家基本药物制度的意见》《关于开展药品使用监测和临床综合评价工作的通知》《关于规范开展药品临床综合评价工作的通知》等文件对药品临床综合评价提出了明确要求，新一轮党和国家机构改革将开展药品临床综合评价确定为卫生健康部门的法定职责。各级卫生健康行政部门要坚持以人民健康为中心，坚持新发展理念，以药品临床价值为导向，不断增强药政管理领域补短板、强弱项的紧迫感和责任感，加快建立健全药品使用监测与临床综合评价标准规范和工作机制，不断完善国家药物政策，提升药品供应保障能力，促进科学、合理、安全用药。技术指南围绕《药品临床综合评价管理指南(2021 年版试行)》中组织管理及实施流程要求，根据我国抗肿瘤药品临床应用实践与药物供应保障政策实施现况，重点聚焦我国抗肿瘤药品临床使用和技术评价存在的实际问题，结合临床诊疗实际进展，参考借鉴国际抗肿瘤药品评估有益做法和经验，以期为各开展抗肿瘤药品临床综合评价工作主体提供技术规范和流程指引，推动全国抗肿瘤药品临床综合评价工作的科学化、同质化、规范化，最终为国家抗肿瘤药品供应保障制度完善及相关政策制定提供决策依据。②指南出台为解决抗肿瘤药物临床应用实际问题提供重要抓手，随着药品优先审评审批、国家医保谈判和药品集中采购等多项举措的实施，抗肿瘤药物的可及性不断提高，肿瘤患者的用药负担不断降低。然而，抗肿瘤药物临床使用仍旧存在诸多亟待解决的问题。新药如雨后春笋般地上市并在临床广泛应用，新型抗肿瘤药物临床证据不断积累，药品说明书和临床用药指南在不断更新，临床治疗策略也在不断变化。面对上述问题，如何科学、合理、经济地为肿瘤患者选择药物显得尤为重要。技术指南从安全、有效、经济、创新、适宜、可及六个维度，结合国内外成熟经验，详细阐述了抗肿瘤药物综合评价的评价内容、指标与方法，为抗肿瘤药品临床综合评价工作的落地实施提供了方法学路径，为临床合理用药提供科学依据。③指南内容充分运用卫生技术评估等多学科的理论和方法并兼顾实践需求。本技术指南包括前言、正文、中英文对照表、编委会和附件五大部分。其中,正文部分运用卫生技术评估等多学科的理论和方法,并结合抗肿瘤药品临床综合评价的实践特点依次撰写,其特色和亮点主要体现在以下四个方面:一是在评价内容与维度方面,注重突出评价维度与指标选取的科学性,坚持评价应围绕安全性、有效性、经济性、创新性、适宜性、可及性6个维度开展。《指南》强调安全性、有效性是评价的核心维度,除特定情况,建议所有抗肿瘤药品的临床综合评价均开展安全性评价和有效性评价。同时,考虑到《指南》的可操作性,明确了各维度下评价指标、定义、数据资料来源、数据选取优先级等内容。二是在评价设计方面,注重突出评价设计的规范性。《指南》明确决策问题、评估角度、目标人群、对照药品、评价维度及指标、研究方法的设定依据,特别强调应遵循PICOS原则对评价主题进行合理设计。三是在评价方法方面,注重充分利用真实世界数据。《指南》重点强调真实世界研究中偏倚的控制方法,系统罗列出国际上通用控制偏倚的描述性分析方式和统计分析方法。同时,明确抗肿瘤药品经济学评价中各类参数(安全性数据、有效性数据、成本数据、健康效用值)与真实世界数据的对应关系和转化处理方式,供《指南》使用人员参考。四是基于多准则决策分析的药品综合价值判断方面,注重突出药品临床综合评价评审环节的实操性。本《指南》以多准则决策分析理论为基础,明确了建立专家组、药品信息介绍、维度和指标审阅、维度和指标赋权、指标赋分、分值计算、综合评判、形成推荐意见共八个步骤的药品多维度价值判断操作流程,保障评价环节和评审环节的有效衔接,使指南更加科学、规范和实用。

↗《药物临床研究有效性综合分析指导原则(试行)》发布 为指导申办者按照ICH M4E(R2)通用技术文档(CTD)模块5第5.3.5.3节的要求对药物临床研究进行有效性综合分析,以尽可能全面系统地展现药物的有效性特征,国家药监局药审中心组织制定了《药物临床研究有效性综合分析指导原则(试行)》,自发布之日起施行。(国家药品监督管理局药审,2022年1月)

↗《儿童用药口感设计与评价的技术指导原则(试行)》发布 进一步鼓励儿童用药研发生产,满足儿童用药需求,保障儿童用药安全,在国家药品监督管理局的部署下,药审中心组织制定了《儿童用药口感设计与评价的技术指导原则(试行)》,自发布之日起施行。(国家药监局药审中心,2022年11月)

↗药物安全性评价GLP规范与SOP的关系及完善质量体系初探 在药物非临床安全性评价良好实验室规范(GLP)体系下依据规范产生的标准操作规程(SOP),构成了GLP机构运行的基本体系架构,且在药物非临床安全性评价机构的持续性组织运行和试验实施过程中不断吸收获得的新经验、认知,并借鉴其他机构、行业、不同体系中的良好实践做法,融入到现有体系内,促进和引领质量管理体系持续改进,以满足日益严格的监管机构及委托方的合规性要求。依据国内外GLP相关的指导原则,分析GLP规范与SOP的关系,并提出完善SOP质量管理体系的途径,以期为药物非临床安全性机构优化、提升质量管理体系提供参考。[药物评价研究,2022,45(08):1684-1688]

↗地舒单抗不良反应信号挖掘与分析 调取美国FDA不良事件报告系统(FAERS)中地舒单抗2015年至2020年的数据,采用报告比值比法和比例报告比法进行信号挖掘,分析其不良反应发生情况。结果:共得到不良反应信号158个,其中107个未在说明书中收录。不良反应发生频次较高的主要集中在肌肉骨骼疾病、全身整体疾病、胃肠疾病和代谢及营养疾病方面;不良反应信号较强的主要集中在肿瘤、肌肉骨骼疾病、内分泌疾病等方面;同时发现了一些未收录于说明书中的不良反应,如口腔良性肿瘤、甲状旁腺功能亢进、碱性磷酸酶降低、高胆固醇血症、关节炎等。本文提示,临床使用地舒单抗时应重点关注肌肉骨骼疾病、全身整体疾病、肿瘤、胃肠疾病和代谢及营养疾病等方面的不良反应,并采取一定的预防和治疗措施,减少不良反应带来的伤害。[中国医院药学杂志,2022,42(15):1573-1577]

↗ 妊娠期抗甲状腺药物应用的安全性评价 收集厦门大学附属中山医院2016年1至2020年12月收治的妊娠期甲亢患者的临床资料，分别根据妊娠期使用ATDs后甲状腺功能(简称“甲功”)情况以及妊娠期ATDs暴露情况进行分组，比较各组组内安全性指标的差异。共收集102例孕产妇及其分娩的103例新生儿的资料，按3种不同情形分组并进行安全性评价，结果显示：①妊娠期甲亢组的早产发生率比甲功正常组更高($P<0.05$)；②妊娠早期使用甲巯咪唑治疗组(M组)比使用丙硫氧嘧啶治疗组(P组)的新生儿出生缺陷发生率更高($P<0.05$)；③P组中，妊娠中晚期使用丙硫氧嘧啶治疗组(PP组)的肝功能异常发生率高于妊娠中晚期使用甲巯咪唑治疗组(PM组)，但两者之间的差异无统计学意义($P<0.05$)。以上3组组内之间其余安全性评价指标比较，均无统计学差异($P<0.05$)。妊娠期甲亢和ATDs的应用均可能对孕产妇和新生儿的安全性产生影响。因此建议妊娠期甲亢应合理选择ATDs开展个体化治疗，同时注意监测相关实验室指标以及ATDs的不良反应，以保障整个妊娠期治疗的安全性和有效性。[中国医院药学杂志，2022，42(11)：1138-1141，1146]

↗ 基于循证医学证据和药物经济学模型的中成药临床综合评价 以全国合理用药监测网统计的2016—2020年山东省监测点医院中成药用药金额排名前10位的活血化瘀类中药注射剂为例，采用卫生技术评估结合客观评价法构建综合评价指标体系，基于循证医学证据和药物经济学模型对10种中药注射剂进行安全性、有效性与经济性的综合评价，并进行量化赋分。研究发现，10种中药注射剂的量化评估最终分值在26~37分之间；注射用红花黄色素在治疗脑梗死和冠心病心绞痛方面的综合得分最高，银杏二萜内酯葡胺注射液和舒血宁注射液在治疗冠心病方面的综合得分最高。由此可知，基于循证医学证据和药物经济学模型的中成药临床综合评价方法，可更加明确中成药的临床综合价值，促进临床合理用药，为下一步医保目录、基药目录调整和集采相关药物决策提供依据。[中国药房，2022，33(15)：1870-1875]

↗ 儿童药品适口性临床评价的研究设计及统计分析要点 药物适口性，包括药物的口感、味道、气味和余味等，会影响儿童用药依从性，从而影响治疗效果。因此，开展儿童药品适口性临床评价在儿童药物研发过程中应受到重视。本研究团队曾针对某种药品开展儿科药物适口性临床评价试验，发现儿童药品适口性临床评价可以通过良好的研究设计得以有效开展，具有可行性。基于前期研究，本文详细阐述了儿童药品适口性临床评价的试验设计及相关方法学注意事项，可为相关研究需要提供方法学依据及参考案例。[中国药物评价，2022，39(03)：189-193]

↗ 老年患者应用利奈唑胺注射液的安全性评价 选取2020年9月—12月应用利奈唑胺注射液的老年患者病例，收集整理患者的年龄、性别、用药信息与药物不良反应(ADR)的出现时间、累及器官/系统、关联性评价以及转归情况，统计ADR发生率。检索中国知网、万方、维普等数据库中关于老年患者利奈唑胺ADR的文献，并与医院调查结果进行汇总分析。结果：共纳入病例148例，其中50例(33.78%)病例出现了利奈唑胺相关ADR，共60例次。累及的器官/系统以血液系统(血小板减少症38.33%、血红蛋白减少16.67%、白细胞减少10.00%)、消化系统(恶心6.67%、腹泻8.33%)、皮肤及其附件(皮疹11.67%)为主。数据库文献中与利奈唑胺相关ADR共计196例次，以血液系统ADR最为常见(64.29%)。结论：老年患者应用利奈唑胺注射液的安全性较好，但血液系统ADR的出现比例相对较高，应注意监测血细胞水平。[中国临床药理学杂志，2022，38(11)：1255-1257]

↗ 集中带量采购政策下山东省调脂药物临床综合评价专家共识 在集中带量采购常态化制度化开展的背景下，积极组织开展药物临床综合评价工作至关重要。截至2022年3月，已纳入国家和山东省集中带量采购的调脂药物共有5个。为积极推动医疗机构规范开展调脂药物的临床综合评价，由山东第一医科大学附属省立医院牵头，以山东省医院协会为依托，山东省19家三级甲等医院共同参与，运用德尔菲法，通过3轮专家意见调查及广泛讨论，制定了《集中带量采购政策下山东省调脂药物临床综合评价专家共识》。该共识采用百分制量化评估，从药学特性、有效性、安全性、经济性、适宜性、可及性、创新性、其他属性共8个维度，对山东省集中带量采购涉及的15个调脂药物进行了临床综合评价，并根据分值形成不同的推荐级别。本共识的制定将有助于医疗机构在集中带量采购背景下合理配备和使用调脂药物，从而更好地满足国家政策需求，不断提高药事服务质量。[中国药房，2022，33(15)：1793-1798]

血液病患者伏立康唑治疗药物监测临床应用分析和经济学评价 利用医院电子病历系统和医院信息管理系统回顾性收集某三甲医院血液科2019年1月1日至2020年12月31日期间住院并接受伏立康唑治疗的血液病患者的基本信息及用药情况。系统检索国内外侵袭性真菌感染循证预防和诊疗指南，采用AGREEⅡ工具评价纳入指南的质量，归纳总结高质量指南中与伏立康唑临床应用相关的推荐意见，制定伏立康唑临床应用评价标准，分析纳入研究的血液病患者伏立康唑临床应用情况和用药合理性。研究显示，①伏立康唑临床用药有效率高，不良反应发生率也较高，不良反应临床症状较轻。目前国内外发表的循证指南对伏立康唑临床应用的推荐意见较为一致。临床应用过程中存在伏立康唑用药不合理情况，主要为伏立康唑用法用量不合理，需要进一步提高合理用药水平。②各国指南对伏立康唑TDM的推荐意见并不一致，伏立康唑TDM的最佳实践方法亟需更高质量的研究验证。伏立康唑TDM临床应用中存在采样时间不合理、剂量调整不合理等情况。临床药师应积极参与临床伏立康唑个体化用药指导，推广伏立康唑TDM规范化培训。③伏立康唑TDM操作规范的前提下，在血液病患者中开展伏立康唑TDM具有经济性，结论尚需更多结合中国国情的多中心、样本量大的研究进行验证。(福建医科大学，2022)

泊沙康唑注射液在侵袭性真菌病高危患者中的药代动力学和安全性评价 纳入中国10家医院血液病中心65例侵袭性真菌感染的高危受试者，分为A组20例，B组45例。A组受试者第1～10d给予泊沙康唑注射液300 mg(第1d，bid；第2～10d，qd)；第11～28d能耐受口服的受试者转为泊沙康唑口服混悬液给药200mg，tid。B组第1～5d给予泊沙康唑注射液300mg(第1d，bid；第2～5d，qd)；第6～28d，能耐受口服的受试者转为泊沙康唑口服混悬液200mg，tid。观察PK指标、安全性指标及疗效指标。结果显示，58例PK数据集(A组17例、B组41例)中，有57例的受试者静脉给药第3 d的C_{min}值在500～2500ng/ml；A组、B组转为口服混悬液后，口服混悬液的C_{min}值变异比静脉注射液的更大[CV：30.60%～49.95%(静脉)；25.21%～87.42%(口服)]；A组静脉给药后第10天的T_{max}与原研产品研究结果类似，C_{max})、C_{min}、C_{avg}和AUC_{0-24h}略高于原研产品研究结果。泊沙康唑的暴露与药物相关的不良事件发生率无明显关联，与原研结论基本一致。泊沙康唑注射液疗效肯定，安全可靠，PK参数与原研一致，可作为侵袭性真菌感染的高危患者的预防药物。[中国临床药理学杂志，2022，38(10)：1101-1105]

COVID-19常用抗病毒药物有效性及安全性系统评价/网状Meta分析 本研究探讨了法匹拉韦、瑞德西韦、阿比多尔、洛匹那韦/利托那韦在治疗不同临床分型COVID-19有效性及安全性差异，同时探讨阿比多尔治疗非重型COVID-19患者的疗效并分析其影响因素，为COVID-19抗病毒药物个体化治疗选择提供参考。该文根据制定的检索策略与纳排标准筛选四种抗病毒药物治疗COVID-19的临床研究文献。对纳入文献进行质量评价，提取重要信息。利用网状meta分析方法绘制两两比较森林图及概率排序图比较四种抗病毒药物治疗全临床分型及非重型COVID-19的有效性及安全性差异。基于武汉汉阳国博方舱医院病例资料，采用倾向性评分匹配法回顾性分析阿比多尔对缩短非重型COVID-19患者核酸转阴及住院时间的作用并探讨其影响因素。研究发现：①基于全临床分型结果：在有效性方面，除瑞德西韦在住院时间上优于洛匹那韦/利托那韦外，四种抗病毒药物在核酸转阴时间、第14天胸部CT改善、住院时间、死亡人数、新增需机械通气/ECMO 人数方面均无统计学差异。瑞德西韦在疗效上作为最优药物的频数最多。在安全性方面：任何不良反应发生率：法匹拉韦、洛匹那韦/利托那韦标准化支持治疗。洛匹那韦/利托那韦瑞德西韦；严重不良反应发生率：法匹拉韦标准化支持治疗、瑞德西韦；肾功异常发生率：阿比多尔、洛匹那韦/利托那韦法匹拉韦；消化道功能异常发生率：洛匹那韦/利托那韦标准化支持治疗。除上述外，安全性指标药物两两比较间差异均无统计学意义。标准支持治疗在安全性上作为最优药物的频数最多。基于非重型分析结果：除洛匹那韦/利托那韦在消化道异常发生率高于阿比多尔，其余均无统计学差异。②回顾性研究结果：在核酸转阴时间方面：对于轻型患者，阿比多尔组优于标准化支持治疗组。对普通型患者，两组之间无统计学意义；在住院时间方面：对于轻型及普通型患者，阿比多尔组与标准化支持治疗组之间均无统计学差异。单因素分析结果显示，性别、年龄、合并症对其疗效的影响均无统计学意义。研究提示，阿比多尔、洛匹那韦利托那韦、法匹拉韦、瑞德西韦单药联合标准化支持治疗，与标准化支持治疗相比疗效无明显优势，且不良反应发生率相对较高；同样经回顾性研究分析阿比多尔联合标准化支持治疗对缩短非重症 COVID-19 核酸转阴及住院时间与标准化支持治疗无显著优势。上述四种抗病毒药物在新冠病毒感染临床应用中应更加谨慎。（电子科技大学，2022）

↗ 儿童药品临床综合评价方法研究——以儿童抗过敏药物为例 以儿童抗过敏药物为例，从主题遴选、评价内容与维度、评价指标、评价方法及评价结果报告等环节探索医疗机构开展儿童药品临床综合评价的方法。在开展儿童药品临床综合评价时，可在国家临床综合评价相关指南指导下，按照重要性、相关性以及可评估性三大原则遴选评价主题，然后围绕安全性、有效性、经济性、适宜性、可及性、创新性 6 个维度，开发建立适宜的评价指标体系，对待评药品进行定性及定量数据整合分析。在评价中，应围绕儿童临床基本用药实践及决策需求，规范、科学、合理地定义不同维度证据所需的核心指标集和标准数据集，规范收集和使用真实世界数据，并结合其他类别证据，真正发挥其在我国儿童药品临床综合评价中的优势作用。［中国药房，2022，33（02）：142-145］

↗ 他汀类药物联合依折麦布用于冠心病患者治疗的有效性和安全性评价 检索北京安贞医院 HIS 系统中 2018 年 1 月至 2019 年 4 月门诊及住院数据库，筛选出住院就诊记录后 3 ~ 5 周有门诊复查记录的病例。根据病例所使用的他汀类药物分为中强度他汀组、中强度他汀联用依折麦布组及高强度他汀组。比较门诊记录与住院记录血脂指标变化及变化率，并以门诊记录的低密度脂蛋白胆固醇（LDL-C）值，评估病例降脂目标达成率，对比各组降脂疗效的差距。以门诊记录病例中谷草转氨酶（AST）、谷丙转氨酶（ALT）以及肌酸激酶（CK）值超过正常上限 2 倍及 3 倍的人数，评估各组安全性差异。共有 371 例患者纳入研究。联用组降脂目标达成率显著高于中、高强度他汀组；联用组 LDL-C 绝对变化、相对变化均显著优于中、高强度他汀组（$P < 0.05$）；安全性无显著差异（$P < 0.05$）。研究显示，对于冠状动脉粥样硬化性心脏病患者的降脂治疗，中强度他汀联用依折麦布治疗方案降脂效果优于中、高强度他汀单用，且安全性无显著差异。［中国医院药学杂志，2022，42（05）：538-543］

↗ 国家医保目录内外抗肿瘤类创新药物临床效果比较 收集整理 2017 年 1 月 1 日—2020 年 8 月 31 日间我国创新药物市场中上市的肿瘤领域创新药物清单，分析各年度上市数量、种类、适应证的变化情况；检索 Pubmed 和 Web of Science 数据库中 2017 年至调研时影响因子较高的英文期刊，搜集发表的以安慰剂为对照的系统综述类文章；提取研究药物临床主要结果的合并效应量指标，采用 Bucher 法间接比较医保目录内外药物的合并效应量。结果 2017 年 1 月 1 日—2020 年 8 月 31 日肿瘤领域国内市场共上市 52 个创新药物，数量呈现明显增长态势，涵盖非小细胞肺癌、乳腺癌、黑色素瘤等 19 个具体适应证。共检索到 38 个创新药物临床结果的合并效应量，其中医保目录内的有 23 个，医保目录外的有 15 个。间接比较结果显示医保目录内的盐酸安罗替尼胶囊、巴瑞替尼等在无进展生存期(progression-freesurvival,PFS)上的效果与该领域的目录外药物相比较差,且差异具有统计学意义($P<0.05$)。肿瘤领域内创新药物竞争激烈,现行医保目录内存在部分药品临床效果劣于目录外药物,应针对目录进行动态调整和对比分析。[复旦学报(医学版),2023,50(01):122-128]

◪ 中药痕量药效物质:中药创新药物的重要来源
中药成分异常复杂,除了主含量成分外,还藏匿着大量未知的痕量新型成分,它们不但具有极其特殊的新颖结构特征,而且具有显著的生物活性,为中药关键药效物质的重要组成部分和中药创新药物的重要宝库。该综述从痕量药效物质研究的瓶颈入手,强调了发现、获取和评价技术是开展痕量药效物质研究的关键,整理了2001—2021年发表在国际期刊*Organic Letters*上来源于中草药的新颖结构痕量化合物,并总结了来源于8味中药的痕量活性成分的上市药物及相关痕量药效物质的新发现、新进展,以期为中药药效物质基础及中药创新药物研究提供参考。[中国中药杂志,2022,47(07):1705-1729]

◪ 奥沙利铂临床使用合理性及安全性评价 回顾性调查评价皖南医学院弋矶山医院奥沙利铂临床应用合理性和安全性。利用医院信息系统随机抽取2019年1—12月皖南医学院弋矶山医院使用奥沙利铂病例120例,分别从药物使用指征、溶媒、用法用量、不良反应等信息分析其临床使用的合理性及安全性。120例患者中,适应证与说明书相符45例(37.50%),超说明书用药75例(62.50%),奥沙利铂使用符合指南推荐118例(98.33%),其中肺癌使用奥沙利铂不符合说明书及指南推荐,奥沙利铂的给药剂量、给药途径、溶媒选择均符合说明书推荐。55例患者出现不良反应,主要累及造血系统42例(35.00%)、消化系统34例(28.33%)和神经系统毒性8例(6.67%)。奥沙利铂在临床应用中存在超说明书用药情况,应加强用药管理,做好实时跟踪和信息反馈,促进临床合理用药。[临床合理用药杂志,2022,15(01):151-154]

◪ 中国血友病药物经济学评价研究的现状与展望
2018年血友病被纳入中国《第一批罕见病目录》,药物可及性与可负担性是血友病患者面临的最大困难,因此,全面评估血友病药物的成本与疗效是促进药物合理使用的重要手段。本研究在梳理血友病药品审评审批与医保准入现状的基础上,系统检索国内外公开发表的血友病药物经济学评价研究,全面分析国内血友病药物经济学研究的文献质量、评价内容及面临的挑战,最后从开发血友病专用模型、多途径获取患者健康效用值、制订罕见病特有意愿支付阈值等三个方面提出今后研究展望,以期为国内开展血友病药物经济学评价研究提供参考与借鉴。[罕见病研究,2022,1(04):468-473]

◪ 血栓通胶囊防治心脑血管疾病的药物经济学评价 探讨采用血栓通胶囊防治心脑血管疾病的经济性。选取2017年1月至2020年1月芜湖市第二人民医院收治的400例心脑血管疾病患者作为研究对象。为了探讨采用血栓通胶囊防治心脑血管疾病的经济性,本研究挑选了4种典型的心脑血管疾病:心绞痛、心力衰竭、脑梗死、高血压,各100例患者。将每种患者随机分为试验组与对照组,各50例。并在其经过治疗基本痊愈后,进行防治,试验组服用血栓通胶囊防治,对照组服用阿司匹林和辛伐他汀防治,比较两组患者的防治效果、不良反应,并对其进行药物经济学分析。两组防治有效率比较,差异无统计学意义($P<0.05$)。试验组不良反应发生率与对照组比较,差异无统计学意义($P<0.05$)。试验组药物成本明显低于对照组,差异有统计学意义($P<0.05$)。调查发现,使用血栓通胶囊可以明显减少患者不良反应发生,对心脑血管疾病的防治效果也较好,且使用的药物成本较低。[中国药物经济学,2022,17(10):18-21]

◪ 中成药防治重大慢性病的药物经济学评价体系构建 分析中成药防治重大慢性病药物经济学评价存在的问题,以问题为导向,探索可用于系统评价中成药防治重大慢性病的药物经济学理论、工具和方法,构建相关药物经济学评价体系。中医药防治重大慢性病有优势,这种独特优势需要在药物经济学评价中得到挖掘、体现和证明。中成药的药物经济学评价近年来获得了一定发展，但是中成药防治重大慢性病优势的药物经济学评价仍存在理论和方法学方面的不足，简单套用化学药的经济学评价指标及技术很难真实、全面地体现中成药的价值。应该围绕中成药药物经济学特有属性，挖掘中成药“治未病”和发挥人体自身调节作用的经济学价值指标，统筹考虑中成药药物经济学在研究设计、研究角度、目标人群、干预措施和对照选择、研究时限、评价方法等方面的特殊性，并通过系统建模、真实世界研究以及建立体现中医药特点的中医生命质量评价量表，全面、综合地反映中成药防治重大慢性病的经济学价值，从而更好地体现中成药防治重大慢性病的优势。［中国药房，2022，33(17)：2060-2064］

高血压患者使用血管紧张素Ⅱ受体拮抗剂类药物的药物经济学系统评价 系统评价血管紧张素Ⅱ受体拮抗剂(ARB)类药物治疗高血压的经济性。检索中国期刊全文数据库、万方数据知识服务平台、Pubmed 和 WebofScience 等数据库，收集使用 ARB 类药物治疗高血压患者的经济学评价研究，检索时限为建库至2021年3月。共纳入19篇文献，其中4篇为英文文献，15篇为中文文献；英文文献3篇为高质量文献，1篇为一般质量文献，中文文献除一篇为高质量文献外，其他均为低质量文献；英文文献均采用 Markov 模型或决策树模型且进行了敏感性分析。中文文献绝大部分研究时限短，只对短期的降压临床有效率进行成本-效果分析，同时成本信息仅包括药品费用或另加检查费用，成本涵盖范围窄。纳入的3篇中高质量英文文献均表明奥美沙坦较其他 ARB 类降压药物具有成本-效果优势。其次，纳入的1篇英文文献和绝大部分中文文献表明，坎地沙坦相比氯沙坦、厄贝沙坦和替米沙坦，更具有成本-效果优势，但只有一篇英文文献为高质量文献，其他均为低质量文献。此外，除奥美沙坦、坎地沙坦外，替米沙坦与其他 ARB 比较，6篇文献表明替米沙坦具有成本-效果优势，仅1篇为厄贝沙坦较替米沙坦经济，但上述均为低质量文献。基于目前高血压患者使用 ARB 类药物经济学评价，奥美沙坦可能更具成本-效果优势，其次可能为坎地沙坦和替米沙坦。国外相关研究质量高，国内相关研究质量普遍偏低，可参考价值有限，在角度确定、成本识别、评价方法及效果指标选择方面有待提高，以进一步为相关决策者提供较可靠的科学判断依据。［中国药物经济学，2022，17(08)：56-62］

糖尿病治疗药物经济学研究进展 治疗糖尿病药物品种繁多，本文就糖尿病治疗药物经济学研究进展进行综述，为医师在遴选治疗方案时提供药物经济学的帮助。通过查阅国内外已有文献，对不同类别的药物内部或之间进行药物经济学研究。研究总结为不同类别的糖尿病治疗药物经济性差别大，综合多因素选择治疗方案，对之后研究与选择有协助作用。［中国药物经济学，2022，17(07)：111-116］

靶向整合素通路——从信号通路到治疗策略 2023年1月2日，北京大学药学院药事管理与临床药学系崔一民教授团队在 *Nature* 子刊 *Signal Transduction and Targeted Therapy* 杂志在线发表了题为“Targeting integrin pathways: mechanisms and advances in therapy”的综述。该综述系统回顾了整合素研究的历史进程，介绍了整合素及其介导的下游信号转导，以及整合素在多种疾病发生发展过程中发挥的重要作用，并深度解析了整合素靶向药物的开发趋势及未来临床研究、基础研究和转化研究的重点。这篇综述介绍了整合素的结构、分类和信号转导，着重强调了整合素在肿瘤、纤维化疾病、心血管疾病、传染病、自身免疫病等不同疾病进展中所发挥的功能，并总结了靶向整合素疗法的最新临床研究进展，包括小分子、抗体、多肽、抗体偶联药物(ADC)、多肽偶联药物(PDC)、嵌合抗原受体T细胞(CAR-T)免疫疗法及显像剂等。该综述最后讨论了关于整合素基础研究、临床研究和转化研究的未来发展方向，为靶向整合素药物及显像剂研发提供新思路。

我国国产和进口同类肿瘤靶向药的价格、有效性及安全性评估 2022年12月，清华大学药学院杨悦课题组在国际知名的柳叶刀子刊 *The Lancet Regional Health-Western Pacific* 在线发表了题为《我国国产和进口同类抗肿瘤靶向药的评估:价格、有效性和安全性方面的比较研究》的研究长文。研究发现,我国国产同类抗肿瘤靶向药不仅在价格方面显著优于进口,在有效性和安全性方面同样达到了相当水平。该研究纳入了2010年—2022年获批上市的12组同靶点同适应证的国产和进口抗肿瘤靶向药(每组至少1个国产和进口抗肿瘤靶向药)。研究结果显示国产和进口同类抗肿瘤靶向药自上市以来月治疗费用分别降低了71%和62%,这主要由于国家医保药品价格谈判的重要作用。与进口抗肿瘤靶向药相比,国产同类抗肿瘤靶向药的首发上市和最新的月治疗费用中位数均显著低于进口抗肿瘤。同时,国产和进口同类抗肿瘤靶向药在有效性和安全性方面并无显著差异。

临床合理用药

↗“合理用药·中国行动”第三届全国经验交流大会 2022年7月30日,“合理用药·中国行动”第三届全国经验交流大会在福建省厦门市召开。来自全国各地卫生健康行政部门的管理者,医疗机构药事管理者和药学服务专业人员,药物经济学、卫生经济学、医疗保障等领域的专家学者齐聚一堂,共享合理用药先进经验,共商今后促进合理用药水平提升的对策建议。大会邀请国家卫生健康委医政医管局有关负责人,针对合理用药相关政策进行权威解读;并设置13个分会场,分别围绕药事管理、药学服务、药品保障、专科用药等合理用药的不同主题,邀请相关领域专家展开深入探讨,加快推动合理用药工作高质量发展。本届大会由国家卫生健康委医政医管局指导、健康报社主办,福建省卫生健康委等卫生行政部门和多家医疗机构支持协办。

↗以合理用药绩效管理促进医院高质量发展 合理用药是保障医疗质量与安全的重要举措之一。通过设置合理用药绩效考核指标,管控重点药品涉及的科室及医生,审核处方、医嘱优化药物治疗方案,动态监测与超常预警异常用药,限制重点监控药品用量以及实时公示药品使用情况等一系列管控方法,2017年—2021年次均药品费用均保持在较低水平,处方合格率总体上升;2021年门急诊次均药品费用和住院次均药品费用均较2020年下降,处方合格率达99.05%,合理用药绩效指标整体完成情况良好,达到了预期目标。还需继续加大抗菌药物合理使用管理力度,强化临床药师实时审核医嘱,优化抗感染治疗方案等。[中国卫生质量管理,2022,29(12):47-50]

↗生物制剂治疗类风湿关节炎合理用药中国专家共识 生物制剂在类风湿关节炎(RA)治疗中的应用越来越广泛。生物改善病情抗风湿药物(bDMARDs)为传统合成改善病情抗风湿药物(csDMARDs)疗效不佳或不耐受的RA患者提供了新的治疗选择。在我国获批上市治疗RA的bDMARDs包括肿瘤坏死因子-α抑制剂、白细胞介素-6受体抑制剂、选择性T细胞共刺激调节剂和其他生物制剂。但是,尚无从药学角度出发,针对生物制剂治疗RA的临床实际问题,比较全面系统的合理用药专家共识。为此,我国RA诊疗及相关领域专家依据国内外研究证据和临床实践经验,结合中国患者的特点,在深入研讨的基础上制订了本共识。从生物制剂的合理选药、给药、转换用药,以及联合用药、合并疾病患者和特殊人群用药的注意事项等方面,为广大医务人员和患者合理使用生物制剂治疗RA提供参考。[中国新药杂志,2022,31(21):2174-2184]

↗郑州大学附属儿童医院处方前置审核系统的运行实践与分析 该文通过审方系统提取郑州大学附属儿童医院2021年4月至2022年3月的门急诊处方,回顾性分析处方前置审核系统判定医师初次开方合格情况、系统判定医师提交处方合格情况,系统判定最终处方合格率情况;比较审方系统建立前后处方合格率;分析假阳性和假阴性处方类型。系统审核处方3 065 146张。系统判定医师初次开方平均合格率为93.55%,判定医师提交处方平均合格率为97.38%,判定最终处方平均合格率为98.01%。审方系统应用后处方合格率为98.44%,

高于审方系统应用前的 96.69%,差异有统计学意义($\chi^2=581.635$,$P=0.000$)。假阳性处方以用法用量不适宜、联合用药不适宜、遴选药物不适宜、临床诊断与用药不符最为常见;假阴性处方以重复用药、遴选药物不适宜、联合用药不适宜、超说明书用药、用法用量不适宜最为常见。调查发现,儿童医院特色处方前置审核系统的建立及持续维护,可促进临床合理用药,提高门诊处方合格率,降低患儿用药风险。[中国药事,2022,36(12):1430-1437]

↗ 药师对处方前置审核系统的优化实践 对处方前置审核系统进行优化,为其他医院优化处方前置审核系统提供参考。对系统提示较多的尼可地尔片与长效硝酸酯类药物联用的问题进行数据调研与文献检索,判断系统提示是否是假阳性。尼可地尔片可以与长效硝酸酯类药物联用,两者联用提示重复用药是处方前置审核系统中的假阳性问题。处方前置审核系统存在一定的假阳性提示,为满足处方前置审核工作的需要,应不断优化系统里的审方规则。[中国处方药,2022,20(09):80-81]

↗ 中成药处方审核的证据体系与通用规则构建研究 在 2018 年中成药处方点评专家共识的基础上,结合审方工作实践,归纳提炼用于中成药处方审核的证据源。基于常用中成药和常见不合理处方范例,确定中成药审方的原则和通用规则。结果:构建完成了“八合一”的中成药审方知识储备和证据体系,包括中医药基本理论、药品说明书及其修订内容、《中国药典》、国家行政主管部门颁布的指导原则和合理用药警示信息、中医指南和专家共识、临床案例、现代科学角度的非临床研究成果、网络媒体的相关信息。依据上述证据体系,形成了中成药处方适应证审核、药品遴选审核、联合用药审核和用法用量审核的原则和通用规则库,并且以 38 个常用中成药的 54 项审核内容为例进行了解读与示范。建成了综合性、标准化的中成药处方审核证据体系和通用规则库,为该项工作的规范发展提供参考。[中南药学,2022,20(08):1713-1720]

↗ 处方前置审核中审方药师的能力培养与案例分析 总结处方前置审核中审方药师的能力培养经验,并介绍审方药师参与用药干预的典型案例。对 2020 年 10 月至 2021 年 10 月在玉溪市人民医院采用“处方前置审核系统 + 审方药师”的审核模式,从药学相关专业知识培训,中英文医学检索工具、数据库和网站的使用培训及临床思维和沟通能力等方面培养审方药师的审方能力,通过构建审方药师能力评价表对其能力进行考核。审方药师经过一年的能力培养,其处方(医嘱)合理率、医师主动修改问题处方(医嘱)占比和医师对审方药师干预的接受率呈上升趋势,审方药师的不合理处方(医嘱)干预平均时长呈缩短趋势,处方(医嘱)干预率呈下降趋势。除论文发表(属于加分项)外,审方药师能力评价表平均得分显著提高,由 2020 年 10 月的 45.2 分提高至 2021 年 10 月的 97.6 分。[中国药房,2022,33(15):1893-1897]

↗ 医院门诊药房不合理处方分析 通过对医院门诊药房处方进行统计分析,使门诊医师的用药更加准确,从而减少患者的用药差错,做到合理用药,提高疗效。随机抽取新泰市人民医院 2021 年第一季度 1 月—3 月的 3000 张处方资料,进行分析与整理,参照《中国药典》《处方管理办法》以及药品说明书等进行处方审核和点评,进行合理性和适宜性的分析。结果:3 000 张处方中不合理的有 260 张(占比 8.67%),不合理处方的类型主要体现在处方临床诊断不全、药品的用法用量不合理、临床诊断与适应证不相符、重复用药、药品的给药途径不适宜以及无慢病诊断下处方超量等方面。该院的门诊处方合格率需要进一步提高,通过对处方的审核和点评,使临床医师的用药更加合理安全有效,进而确保患者的用药安全,做到合理安全有效的用药,使患者的权益得到进一步的保障。[基层医学论坛,2022,26(22):129-131]

↗ 创新药师处方审核模式干预临床中药不合理应用 近年来,随着人们对于中药文化的接受与认可程度不断提升,中药处方在临床治疗中的应用亦更加广泛。我国 2009 年颁布的《国家基本药物目录》相关条例罗列 307 种药物制剂中,中药类药物占比率超过33%。但公众对中药类处方缺乏足够的了解，以及不同医师间技术水平的差异，使得中药处方在临床治疗中存在不合理情况。本文基于河南省骨科医院的实践研究，通过初期查阅大量文献，深入了解并分析相关的法规及政策并结合医院临床用药的实际情况，经过不断的探索研究以及实践，依托HIS系统，首次以行政干预为手段，用了处方三级点评模式，使智能化点评与人工点评相结合，促使点评工作的规范化、系统化。通过比较该院2019年5月—10月与2020年5月—10月门诊以及住院医嘱中每月各1000张的中药饮片、中成药以及中药注射剂的回顾性处方点评结果，发现在人工与智能相结合的点评及干预下，各类以中药为主药的药物在临床中的应用都更为规范化、合理化。其中中药饮片处方不合格率由23.41%下降至5.61%（$P<0.05$），中成药处方不合格占比由22.50%降至7.00%（$P<0.05$），中药注射剂处方不合格占比由25.6%下降至6.35%（$P<0.05$）。由此可见，在新的点评模式下，医院的各类处方合格率均有明显的提升，通过药师的主动干预，既保障了患者的用药安全，又提高了医院合理用药的水平，大大降低不良事件发生的概率。[湖南中医药大学，2022]

◪ 医疗机构中药处方前置审核规则的优化与实践 总结我院合理用药监测系统在中药处方前置审核中存在的审核规则不适宜问题，并针对性地修订审核规则、规范审方流程。抽取2020年第2季度（审核规则优化前）和2021年第4季度（审核规则优化后）门急诊的全部中成药和中药饮片处方的审核数据，比较审核规则优化前后的处方合理率和干预有效率并统计不合理问题。结果显示，审方系统对中药处方的审核适用性较差，存在审方系统与医院信息系统中的中药饮片名称不统一或不规范、剂量范围设置不合理、重复用药的审核逻辑过于机械化、“十八反”“十九畏”审核过于严格、特殊人群用药安全警示缺乏的问题。针对上述问题，规范了中药饮片名称，优化了中药饮片的剂量范围、中成药用法用量、重复用药、药物相互作用、特殊人群用药禁忌等审核规则。审核规则优化后，中成药处方合理率从97.38%上升至98.17%（$P<0.05$），干预有效率从42.86%提高至79.71%（$P<0.05$）；中药饮片处方合理率从47.98%上升至79.29%（$P<0.05$），干预有效率从11.17%提高至29.13%（$P<0.05$）。平均每月中药超多日用量、超剂量范围、药物相互作用、特殊人群药物禁忌不合理问题数均显著下降（$P<0.05$）；重复用药不合理问题数组间比较差异虽无统计学意义（$P<0.05$），但有下降趋势。不合理问题总数也大幅减少（$P<0.05$）。研究表明，审核规则优化措施能改善审方系统对中药处方的审核适用性，提高处方审核质量和合理用药水平，但用药适应证的相关审核规则和中药处方干预有效率有待进一步完善和提高。[中国药房，2022，33（12）：1506-1512]

◪ 基于门诊处方前置审核系统的麻醉药品和精神药品用药规则精细化设置与实施效果评价 利用临床合理用药智能管理系统，对麻醉药品和精神药品的适应证、用法用量、疗程等进行精细化设置；通过分析麻醉药品和第一类精神药品处方退费率以及第二类精神药品处方合格率，评价精细化用药规则的实施效果。门诊麻醉药品和第一类精神药品处方退费率由11.80%降低到2.47%（$P<0.05$），第二类精神药品处方合格率由87.62%提升至97.19%（$P<0.05$）。结论：通过麻醉药品和精神药品用药规则的精细化设置，规范了医院麻醉药品和精神药品的管理，促进了临床合理用药。[中国医院药学杂志，2022，42（09）：935-939]

◪ 新冠病毒感染肺炎患者使用奈玛特韦片/利托那韦片组合包装的用药分析及合理性评价 分析奈玛特韦片/利托那韦片组合包装（Paxlovid）的使用情况，以期为临床合理用药提供参考。采用回顾性研究方法，对作为新冠病毒感染肺炎救治定点医院期间（2022年4月—6月）使用Paxlovid的病例进行全样本点评，从药物适应证、用法用量、给药时机、用药疗程、联合用药等方面评价其用药合理性。结果显示使用Paxlovid的病例共计203例，其中136例用药不合理，用药不合理率67.00%。不合理使用情况共发生180例次，用法用量不适宜117例次（65.00%），其中给药频次不适宜100例次（55.56%），给药方式不适宜10例次(5.56%),用药剂量不适宜3例次(1.67%),给药时机不适宜3例次(1.67%),疗程不适宜1例次(0.56%);联合用药不适宜47例次(26.11%);适应证不适宜16例次(8.89%)。Paxlovid临床用药存在不合理情况,应加强监管和干预,促进临床合理用药,保障患者用药安全。[中国药物应用与监测,2022,19(05):331-334]

基于三甲复审实践的合理用药信息化管理体系的构建和应用 以三甲复审为契机,建立完善某院合理用药信息化管理体系,促进临床合理用药。结合三甲复审药事管理核心条款要求,对抗菌药物、糖皮质激素和质子泵抑制剂等药品合理使用进行信息化管控和专项处方点评等措施,通过对比实施管控前后抗菌药物、糖皮质激素和质子泵抑制的使用率、处方前置审核合理率等指标的变化,评价其应用效果。某院从2021年12月起逐步建立完善抗菌药物、糖皮质激素和质子泵抑制剂等特殊管制药品合理应用的信息化管理路径,实施管控后,Ⅰ类切口手术抗菌药物预防使用率(2022年6月:28.30%)低于30%;急诊患者糖皮质激素静脉输液使用率(2022年6月:1.93%)、住院患者质子泵抑制剂注射剂静脉使用率(2022年6月:29.62%)也相应呈下降趋势;处方前置审方合理率从94.13%上升到96.69%,助力医院顺利通过三甲复审。应用合理用药信息化管理路径对抗菌药物、糖皮质激素和质子泵抑制剂等药品实行管控后,进一步提升医院合理用药和药学服务水平,具有可推广性。[今日药学,2022,32(09):686-689]

DRG付费系统下医院合理用药管理新模式探索 适应疾病诊断相关分组(DRG)付费系统,探索合理用药管理新模式,为患者提供精准有效的药学服务。分析医院药剂科基于PDCA循环法实施临床路径和前置审方管理成效,制订相关管理制度和标准操作流程,借助智能管理系统实现多部门联动下的创新管理模式。处方前置审核系统审核出的假阳性处方率从实施前的13.60%降至实施后的5.60%,假阴性处方率从实施前的5.20%降至实施后的1.80%。应用PDCA循环法建立了DRG主要亏损病种的个性化临床路径。调查显示,应用PDCA循环法实施前置审方和临床路径管理,有效规范了临床用药,促使医院更好地适应DRG医保付费系统,同时保障患者用药安全,促进药学服务高质量发展。[中国药业,2022,31(20):14-17]

中药注射剂不合理用药及医嘱审核干预效果 分析中药注射剂不合理用药情况,为临床合理使用中药注射剂提供参考。选择2019年1月—12月山东第一医科大学第一附属医院/山东省千佛山医院静脉药物调配中心(PIVAS)药师调剂过程中发现的中药注射剂不合理医嘱491份,采用回顾性分析方法,分析中药注射剂的品种、分类、不合理医嘱类型及不合理医嘱审核干预的结果。491份中药注射剂不合理医嘱中,清热解毒类占60.29%,活血化瘀类占38.29%,抗肿瘤及扶正类占1.43%;注射用血塞通(冻干)、灯盏细辛注射液、黄芪注射液及苦碟子注射液干预效果显著,而痰热清注射液不合理医嘱干预效果最差;不合理医嘱类型中,溶媒量少占比最高(63.55%),其次为超剂量使用(28.94%),其中配伍禁忌、操作失误、溶媒选择不适宜、重复给药及未单独使用不合理用药类型干预效果好,而溶媒量少、超剂量使用及给药频次不当干预效果不明显。提示医院在使用中药注射剂的过程中存在诸多不合理现象,需加强对中药注射剂使用的监督与管理。[临床合理用药杂志,2022,15(23):155-158]

医院门诊抗菌药处方点评及合理用药情况分析 对医院门诊开具的20 152份抗菌药处方进行点评,归纳不合理用药情况,提出预防改进方法。回顾性分析2020年1月—12月江苏大学附属医院门诊开具的抗菌药处方20 152份。依据《处方管理标准》与《中国药典》以及药品使用说明书等,利用Excel表格对抗菌药处方点评结果进行归纳总结,内容包括开具科室、诊断、药物名称、数量、给药途径、频率、存在问题等。从中筛选不合理用药处方,分析存在的问题,具体内容包括各科室抗菌药处方使用情况、临床常用抗菌药物种类及常见的不合理用药类型,同时提出具针对性的改进建议。研究发现,开具抗菌药处方最多的科室包括儿科、泌尿科、呼吸科、耳鼻喉科。临床常用抗菌药物包括阿奇霉素、罗红霉素、头孢菌素类、万古霉素。筛选出抗菌药物应用不合理处方共计 1 581 份，不合理处方占总处方量百分比为 7.85%，常见不合理用药类型包括用药频次不适宜、诊断不明、无指征用药、适应证不适宜及用药禁忌。医院筛选出抗菌药物使用不合理率为 7.85%，临床应予以重视并积极改进，以确保患者用药安全。[临床合理用药杂志，2022，15(20)：12-14，18]

紫杉醇注射液不良反应及临床合理用药分析

分析紫杉醇注射液的不良反应及临床合理用药情况。选取 2019 年 8 月至 2020 年 8 月山东国欣颐养集团淄博医院接收的恶性肿瘤患者 60 例，患者均接受紫杉醇注射液治疗，分析其不良反应发生情况。发现 60 例恶性肿瘤患者的骨髓抑制发生率 > 脱发发生率 > 胃肠道反应发生率 > 四肢麻木发生率 > 肌肉及关节疼痛发生率 > 血液系统疾病 > 肝脏毒性发生率 > 心脏毒性发生率 > 过敏反应发生率，提示紫杉醇注射液临床应用过程中可导致严重不良反应，用药期间应针对相关不良反应为患者实施预防性用药管理，提升紫杉醇注射液临床应用的合理性及安全性。[临床合理用药杂志，2022，15(20)：170-172]

从辅助用药管理角度分析中药注射剂的应用合理性　了解国家中医临床研究基地河北省中医院中药注射剂的临床使用情况，为促进中药注射剂的合理应用提供参考。利用河北省中医院信息系统，抽查 2019—2021 年住院患者医嘱含中药注射剂的病历，每月随机抽取 100 份，共抽取病历 3600 份，对该院 34 个品种 41 个品规的中药注射剂使用情况进行回顾性点评与分析。结果发现，3600 份住院病历中，合理使用中药注射剂的病历有 2406 份，用药合理率为 66.83%。不合理用药主要涉及活血化瘀类中药注射剂；不合理用药主要表现为适应证不适宜、超疗程用药、溶剂剂量不适宜、未冲管、中西药配伍不适宜、给药途径不适宜和遴选药物不适宜。提示中药注射剂在医院的应用非常广泛，不合理用药现象也比较严重，应参照辅助用药管理经验，采取综合干预措施，逐步规范中药注射剂的临床应用，保证患者用药安全。[中国医院用药评价与分析，2022，22(06)：750-753]

药物经济学在我国“新医改”药事管理中的应用

探讨药物经济学在我国“新医改”药事管理中的应用。将医院 2018 年实施传统的药事管理，设为管理前；2019 年将药物经济学运用于“新医改”药事管理中，设为管理后。比较管理前后药事管理平均评分、医护人员药事工作效率、平均成本费用。结果显示，管理后药品管理、药学保健、调剂管理、信息服务、制剂管理、其他管理评分高于管理前($P<0.05$)。管理后临床合理用药、合理配置资源、控制药物成本、合理制定药价、积极研究新药、合理制定处方评分均高于管理前($P<0.05$)。管理前后平均成本费用比较，管理后平均药品费用、平均治疗总费均低于管理前($P<0.05$)。研究提示，将药物经济学运用于我国“新医改”药事管理中，能促进“新医改”的顺利推行，促进临床合理用药，改善医院药师管理效果、药事工作效率，降低患者用药成本。[中医药管理杂志，2022，30(19)：129-131]

中成药防治重大慢性病的药物经济学评价体系构建　分析中成药防治重大慢性病药物经济学评价存在的问题，以问题为导向，探索可用于系统评价中成药防治重大慢性病的药物经济学理论、工具和方法，构建相关药物经济学评价体系。中医药防治重大慢性病有优势，这种独特优势需要在药物经济学评价中得到挖掘、体现和证明。中成药的药物经济学评价近年来获得了一定发展，但是中成药防治重大慢性病优势的药物经济学评价仍存在理论和方法学方面的不足，简单套用化学药的经济学评价指标及技术很难真实、全面地体现中成药的价值。应该围绕中成药药物经济学特有属性，挖掘中成药“治未病”和发挥人体自身调节作用的经济学价值指标，统筹考虑中成药药物经济学在研究设计、研究角度、目标人群、干预措施和对照选择、研究时限、评价方法等方面的特殊性，并通过系统建模、真实世界研究以及建立体现中医药特点的中医生命质量评价量表，全面、综合地反映中成药防治重大慢性病的经济学价值，从而更好地体现中成药防治重大慢性病的优势。[中国药房，2022，33(17)：2060-2064]

基层医疗机构合理用药评价研究 2022 年 12 月，北京大学药事管理与临床药学系史录文与管晓东团队在临床感染性疾病权威期刊 *Clinical Microbiology and Infection* 在线发表了题为“Inappropriate antibiotic prescribing in primary healthcare facilities in China：a nationwide survey，2017—2019”的研究成果。史录文与管晓东团队通过实地调研收集了 2017—2019 年全国 6 个省份 269 家基层医疗机构的 641732 张处方，研究发现其中 32.7% 处方包含至少一种抗菌药物，在抗菌药物处方中，高达 70.5% 的处方被判定为“不合理”，20.6% 为“潜在合理”，仅 4.8% 为“合理”，“不合理”抗菌药物费用占比高达 66.8%。急性上呼吸道感染、急性支气管炎和非感染性胃肠炎是最常见的不应使用抗菌药物的疾病类别，占抗菌药物不合理处方的 68.9%。使用的所有抗菌药物中 82.2% 为广谱抗菌药物，第二代头孢菌素、第三代头孢菌素和青霉素与酶抑制剂的复方制剂是最常用的广谱抗菌药物。最常见的窄谱抗菌药物包括第一代头孢菌素、硝基咪唑类和氨基糖苷类。研究结果提示，中国基层抗菌药物滥用问题依然严峻，不合理抗菌药物处方造成高昂的不必要药物费用支出。研究发现，随着细菌对抗菌药物耐药性不断增强以及新型抗菌药物研发速度的下降，耐药细菌感染将成为未来十年的重要健康威胁。规范抗菌药物的合理使用，减少抗菌药物的不合理用药是延缓细菌耐药进程的重要前提。目前我国二三级医院中超过一半的抗菌药物处方不合理，基层医疗机构中抗菌药物滥用现象可能更加严重。当前针对基层的抗菌药物使用评估通常是针对少数选定的适应证、特定患者亚组、有限的地理区域，尚缺乏全国范围内抗菌药物使用合理性的总体评估。

药物警戒管理

《国家药品不良反应监测年度报告(2022 年)》发布 国家药品不良反应监测中心组织编撰、发布《国家药品不良反应监测年度报告(2022 年)》。报告指出，2022 年全国药品不良反应监测网络收到《药品不良反应/事件报告表》202.3 万份，其中，收到新的和严重药品不良反应/事件报告 64.2 万份，占同期报告总数的 31.7%；收到严重药品不良反应/事件报告 26.4 万份，占同期报告总数的 13.0%。持有人、经营企业和医疗机构是药品不良反应报告的责任单位。其中，按照报告来源统计，2022 年来自医疗机构的报告占比达 87.6%，来自经营企业的报告占 8.1%。报告显示，2022 年药品不良反应/事件报告涉及的化学药品中，例次数排名前 5 位的类别依次为抗感染药、肿瘤用药、心血管系统用药、镇痛药、电解质/酸碱平衡及营养药。2022 年严重药品不良反应/事件涉及化学药品中，报告数量最多的为肿瘤用药，占 35.1%；其次是抗感染药，占 27.8%。按严重报告占本类别报告比例计算，肿瘤用药的严重报告比例最高，为 46.0%，其次是免疫系统用药，为 19.1%。从化学药品类别上看，抗感染药报告数量仍居于首位，占比继续保持下降趋势；肿瘤用药占比持续升高，其严重报告构成比居首位，提示临床应始终关注该类药品的风险。总体来说，与 2021 年相比，2022 年药品不良反应/事件报告情况未出现显著变化。2022 年药品不良反应/事件报告中，女性多于男性，性别比为 0.87:1。从不良反应涉及患者年龄看，14 岁及以下儿童患者占比再次出现下降，占比为 7.8%，总体安全性依然良好；65 岁及以上老年患者占比仍然保持升高趋势，为 32.3%。提示临床应持续加强对老年患者的安全用药管理。

全国药品不良反应监测评价工作会议召开 2022 年 3 月 24 日，2022 年全国药品不良反应监测评价工作会议召开。会议全面贯彻落实 2022 年全国药品监督管理暨党风廉政建设工作会议精神，总结 2021 年全国药品不良反应监测评价工作，深入分析形势，研究部署 2022 年重点工作。国家药品不良反应监测中心主任沈传勇作 2021 年全国药品不良反应监测评价工作报告。河北、上海、江苏、浙江、广东、新疆省级监测机构作交流发言。国家药品监督管理局党组成员、副局长赵军宁出席会议并讲话。会议由国家药品不良反应监测中心党委书记薛光华主持。会议采取线上线下相结合的方式，国家药品监督管理局药品监管司、医疗器械监管司、化妆品监管司有关负责人出席会议，国家药品不良反应监测中心领导班子成员和相关人员在主会场参会。各省、自治区、直辖市及新疆生产建设兵团药品监督管理局，计划单列市、副省级城市药品监管部门，各省、自治区、直辖市及新疆生产建设兵团药品不良反应监测中心，解放军药品不良反应监测中心，解放军医疗器械不良事件监测中心，卫健委计划生育药具不良反应监测中心，浙江省医疗器械不良事件监测中心，计划单列市、副省级城市药品不良反应监测机构相关人员在分会场参会。

◪ 医疗机构药物警戒体系建设专家共识 《中华人民共和国药品管理法》第十二条规定，“国家建立药物警戒制度，对药品不良反应及其他与用药有关的有害反应进行监测、识别、评估和控制”。药物警戒贯穿从药物研发到使用的全生命周期，其核心思想是防控用药风险，保障患者与公众安全。医疗机构是药品使用的主要场所，是药物警戒活动的关键参与方，其药物警戒体系构建是国家药物警戒制度建设的重要一环。当前，正值我国药物警戒制度实施的起步阶段，为推动医疗机构药物警戒体系建设，国内药物警戒监测机构、相关学术团体、高等医药院校、杂志社和社会公益组织共同发起，邀请相关领域的专家学者们共同研讨，集思广益，辨析药物不良反应/事件、用药安全和药物警戒等的重要理念以及前沿发展，编写了《医疗机构药物警戒体系建设专家共识》，提出了较为系统的医疗机构药物警戒体系建设的原则与方法，以期对医疗机构药物警戒体系建设有所帮助。[中国药物应用与监测，2022，19(03)：135-144]

◪《药物警戒检查指导原则》印发 为落实《中华人民共和国药品管理法》《中华人民共和国疫苗管理法》有关建立药物警戒制度的要求，指导药品监督管理部门科学规范开展药物警戒检查工作，国家药监局组织制定了《药物警戒检查指导原则》。①各省级药品监督管理部门要强化组织领导和统筹协调，建立健全工作机制，推进药物警戒体系和能力建设，全面加强药物警戒各项工作；②各省级药品监督管理部门要督促指导本行政区域内药品上市许可持有人进一步完善药物警戒体系，规范开展药物警戒活动，确保持续符合《药物警戒质量管理规范》，切实履行药物警戒主体责任；③各省级药品监督管理部门要结合本行政区域监管实际，在日常监管工作中纳入药物警戒检查相关内容，科学制定检查计划，有序高效组织实施，工作中可进一步细化相关工作内容、完善相关工作要求，切实落实属地监管责任；④本《药物警戒检查指导原则》自发布之日起施行，原国家食品药品监管总局于2015年7月2日印发的《食品药品监管总局关于印发药品不良反应报告和监测检查指南(试行)的通知》同时废止。(国家药监局，2022年4月)

◪ 药物警戒数字化研究的知识图谱分析及其启示 通过分析药物警戒数字化研究领域的文献，总结该领域研究热点及演化趋势并提出启示。在Web of Science数据库检索2002—2022年全球药物警戒数字化研究领域的核心文献，利用CiteSpace V软件对其时间分布、空间分布、关键词共现、关键词聚类、关键词突现进行知识图谱分析。研究共纳入1103篇文献，近5年发文量高速增长，发文数量最高的国家是美国、中国、英国、法国及意大利，发文数量最高的机构是乌普萨拉监测中心、法国国家健康与医学研究院及美国食品药品监督管理局。研究热点聚焦于药物不良反应信号检测、药物安全与风险评估、报告系统与数据库信息挖掘等方面，未来研究趋势为探索社交媒体、深度学习、人工智能、物联网等在药物警戒中的应用。药物警戒数字化研究处于发展阶段，构建药物警戒数字生态体系、加强多元复合型人才培养力度、优化药物警戒数字化技术三大措施有助于提高药物警戒的效率和水平。[中国现代应用药学，2022，39(22)：3009-3013]

◪ 药物警戒制度的知识体系分析 新修订《中华人民共和国药品管理法》确立“药物警戒制度”，对药物警戒制度知识体系的梳理和设计，有利于实现药品不良反应监测方式的转型升级和提升药物警戒真实世界证据应用水平。基于国内外药物警戒实践经验、相关制度逻辑关系等分析，本文提出了药物警戒分品种、分部门和分渠道的技术科学知识体系框架，以凸显具有中国特色的传统中医药和现代医学相并存的医疗卫生服务特征和信息化时代要求。药物警戒制度知识体系的应用场景包括ADR监测方式转变、药物警戒信息机制建设、社会共治和专业协会决策支持等。[中国现代应用药学，2022，39(13)：1755-1761]

基于药物警戒视角的河南省中药不良反应实证分析　运用描述性分析、χ^2检验、z检验和二元logistic回归分析对河南省中药不良反应监测数据进行实证分析。组织机构方面，中药不良反应报告以医疗机构为主要报告单位，生产经营企业报告较少，其中不同报告主体对药物不良反应的评价差异有统计学意义；风险管理方面，既往史($\beta=1.10$，$P=0.04$)与注射途径给药($\beta=2.22$，$P<0.01$)是严重不良反应发生的危险因子。提升河南省中药药物警戒水平应从组织机构与风险管理两方面着手，建议加强药物警戒相关宣传培训以提升药品全产业链相关人员的药物警戒意识与能力、关注报告主体的专业性，同时重点关注患者既往史与给药途径等方面以进行风险管理，实现患者既往史等信息的互联互通。[广东药科大学学报，2022，38(04)：23-27]

基于WHO药物警戒指标对我国药物警戒体系现状的评价　通过WHO发布的27个监测体系的绩效评价核心指标，包括10个结构指标，9个过程指标和8个效果评价指标，评估和分析我国药物警戒体系的现状与差距。结果：我国已经建立较为完善的药物警戒体系，目前与WHO评价标准的主要差距表现在：①药物警戒课程教育及培训体系存在不足；②ADR表单中缺少对治疗无效及用药错误报告的分析；③药品上市许可持有人落实药物警戒的主体责任程度不够；④缺少对于药物相关问题导致的人员健康以及经济损失的系统性评估。结论：我国药物警戒体系指标大多数与WHO的要求相符合。未来我国仍需从药物警戒教育培训、ADR报告的质量管理、药物相关问题的健康及经济损失报告以及自主信号挖掘方面进一步进行完善。[药物流行病学杂志，2022，31(05)：303-308]

药品上市许可持有人药物警戒检查探讨——基于山东省药品不良反应报告和监测检查情况　2019年新修订的《药品管理法》明确国家建立药物警戒制度，国家药监局也陆续发布了《药物警戒质量管理规范》《药物警戒检查指导原则》等法规文件，为药品上市许可持有人落实药物警戒主体责任提供了明确的标准和操作指南。2020年，山东省依据《药品不良反应报告和监测管理办法》《药品不良反应报告和监测检查指南(试行)》等要求，对辖区51家药品上市许可持有人药品不良反应报告和监测工作情况进行了检查。本文通过对检查发现的问题、缺陷情况进行分析，探讨持有人在药品不良反应报告和监测工作基础上，开展药物警戒工作存在的主要问题和困难，提出推动持有人落实药物警戒主体责任、加强药物警戒工作的相关建议。[中国食品药品监管，2022，(05)：100-107]

国内外药物警戒研究现状与热点的文献计量学分析　在Web of Science和中国知网数据库中检索药物警戒相关文献，检索时限均为建库起至2021年3月31日。采用Excel 2019软件、CiteSpace 5.7R2软件对年度发文量、研究者、国家/地区、机构以及关键词的共现、聚类和突现情况进行可视化处理并分析。结果与结论共纳入国外文献5422篇、国内文献966篇，国内外发文量均呈逐年增加趋势。国外研究者之间的合作较为紧密，而国内研究者合作较少。各国之间构建了密切的合作网络，主要集中在欧美等国。我国在该研究领域虽起步较晚，但自2018年起呈现较为迅猛的发展态势且持续至今。国内文献中，发文量较高的主要为国家药品监督管理机构、研究所及高校，但各机构合作关系较为薄弱。药品不良反应、安全性及相关高危因素是目前国外药物警戒的研究热点，前沿主要为针对疫苗、药物及治疗方法的药物警戒研究；国内药物警戒目前的研究热点为药品不良反应，且特别关注中药的安全性，建立“药品上市许可持有人”药物警戒体系是研究前沿。在药品安全性评价过程中不可仅局限于药品不良反应监测和报告，更应重视药物警戒的多环节、多维度

研究证据的评价和应用，以有效促进安全合理用药。[中国药房，2022，33(01)：116-122]

5 种三唑类抗真菌药物的药物不良反应分析 柴双、展敬伦、肇丽梅、刘晓东等在美国食品和药品管理局公共数据开放项目（U.S. food and drug administration open public data project，openFDA）检索2004-01-01 至2021-03-31 提交的关于氟康唑、伊曲康唑、伏立康唑、泊沙康唑和艾沙康唑的 ADR 报告，对年龄、性别、适应证、给药途径、常见 ADR、严重药物不良反应、药物剂量调整及患者转归情况进行统计分析。结果发现：在 openFDA 数据库中有关氟康唑、伊曲康唑、伏立康唑、泊沙康唑和艾沙康唑的 ADR 报告数目分别为 35 654，6 218，12 164，3837 和 800 例。发生 ADR 人群的年龄主要集中于 19 ~ 64 岁，主要是预防和治疗侵袭性真菌感染，此 5 种三唑类抗真菌药物给药途径通常为口服及静脉。发生的 ADR 涉及多个系统，主要表现为发热、恶心、腹泻及 QT 间期的变化等症状。除了常见的 ADR 外，还发现氟康唑、伊曲康唑、伏立康唑、泊沙康唑和艾沙康唑说明书中未提到的 ADR，为临床中合理使用三唑类药物提供参考。[中国临床药理学杂志，2022，(17)：2079-2083]

基于美国 FAERS 数据库的度拉糖肽药品不良反应分析 通过对度拉糖肽药品不良反应（ADR）的信号进行挖掘分析，为临床合理、安全用药提供参考。基于美国药品食品监督管理局不良事件报告系统数据库（FAERS），运用比值失衡测量法，用在线药物警戒工具 OpenVigil 对度拉糖肽的 ADR 进行数据挖掘。用报告比值比法（ROR）和比例报告比值法（PRR）进行数据挖掘，在 FAERS 数据库中共收集度拉糖肽的 ADR 报告 27 671 份，发现阳性信号共190 个。以恶心、血糖水平升高、注射部位不适等较为常见，以高动力心脏综合征、意外导致给药剂量不足、腰神经根病变、梗阻性胰腺炎等相关性较高。ADR 累及系统器官共 12 个，主要涉及胃肠道疾病、给药部位反应、各类检查、代谢及营养疾病等。本研究发现说明书中未收录的 ADR 共 18 种，以糖化血红蛋白异常、胰腺肿瘤为主。临床医务工作者在使用度拉糖肽时，除了关注药品说明书中已有的 ADR，还应密切关注糖化血红蛋白、脂肪酶、淀粉酶等胰酶指标，保证患者用药的安全性和有效性。[中国临床药理学杂志，2022，38(23)：2879-2883]

2018—2020 年山东省瑞舒伐他汀所致严重不良反应报告的回顾分析 分析瑞舒伐他汀致药品不良反应（adverse drug reaction，ADR）的发生特征和规律，为临床合理使用调脂药物提供参考。从2018 年 1 月 1 日至 2020 年 12 月 31 日山东省ADR 数据库上报的 3840 份他汀类药物报告中筛选出瑞舒伐他汀所致严重类型的 ADR 报表，对患者的年龄、ADR 发生时间分布、ADR 累及系统/器官及临床表现等统计分析。结果显示，瑞舒伐他汀所致严重 ADR 报告共计 254 例，多发生在用药 2 ~ 14 d(75.99%)内，年龄分布以 60 ~ 69 岁(35.43%)患者占比最多；累及系统/器官及临床表现多样化，以肝胆损害(75.48%)多见，多发生在 2 ~ 14 d(79.48%)；ADR 转归结果方面，痊愈或好转 209 例(82.28%)；ADR 对原患疾病影响方面，不明显 205例(80.71%)，病程延长 44 例(17.32%)，病情加重5 例(1.97%)。提示患者在开始使用瑞舒伐汀的14 d 内，临床应密切观察患者是否出现 ADR，特别是肝胆损害，及时鉴别和干预，避免严重 ADR 的发生。[中国医院药学杂志，2022，42(21)：2288-2290，2296]

2011—2021 年江苏省 137 例脾多肽注射液不良反应分析 应用 Excel 2010 及手工检索方式，对2011—2021 年江苏省 137 例脾多肽注射液不良反应的人口学特征、报告来源、报告类型、用药情况、累及系统/器官和临床表现进行统计和分析。结果显示，儿童和中老年患者不良反应占比较高；新的和严重的不良反应占比较高；用药剂量和方式符合说明书要求，90% 患者在用药 1 周之内出现不良反应，无超适应证用药；不良反应累及系统/器官以皮肤及其附件占比最高，其他依次为全身反应、呼吸系统、消化系统、神经系统、心血管系统、运动系统和营养代谢系统。提示 2011—2021 年江苏省脾多肽注射液临床使用规范,但应关注其新的和严重的不良反应及儿童和中老年等特殊人群用药,以提升用药安全性。[中国新药杂志,2022,31(12):1236-1240]

基于评价数据库探索易致重度不良反应药品的儿童用药安全性 按《中国医疗机构药品评价与遴选快速指南》中的赋分方法,提取河北省人民医院药品综合评价数据库中“安全性”项下不良反应评分为1,2分的药品,首先提取不良反应分级为4~5级且发生率≥1%的所有院内药品,即不良反应分级评分为1,2分的药品,得出全院所有容易导致严重不良反应的药品。其次依据这部分药品在“儿童适用性”项下的评价分数,探索易致严重不良反应的药品在儿童用药中的安全性,即分数为0说明该药品儿童禁用,分数为2说明该药品儿童可用。结果显示,严重不良反应发生率≥10%的药品共18个,包括肿瘤用药15个,免疫抑制剂3个。儿童可用药品13个,禁用药品5个。严重不良反应发生率1%~10%的药品共73个,包括肿瘤用药57个,镇痛药11个,麻醉用药2个,治疗精神障碍药1个,血液系统药1个,眼科用药1个。其中儿童可用药品30个,禁用43个。提示通过提取量化评价体系“不良反应”项下评分为1,2分的药品,获取全院易致重度不良反应的药品,分析该部分药品在儿童中使用的可行性,利用小程序、信息化手段为临床儿童用药提供参考意义。[中国现代应用药学,2022,39(12):1604-1613]

上市后药品不良反应信号检测方法的进展与思考 国内外大量惨痛的药源性事件提醒人们需关注药品的安全性。药品监管部门和上市许可持有人要尽可能早地开始收集药品不良反应信息,针对不同的药品制订不同的风险管理计划,以最大程度地保障患者的用药安全。在药品全生命周期管理上,药品不良反应信号检测是上市后安全性监测的重要环节。本文介绍了上市后药品不良反应信号检测常用的不相称测定分析技术的基本原理和数据分析中可能存在的各种偏倚及控制方法,并讨论了用于信号检测的机器学习方法、信号检测报告的规范性等,为提高信号检测的准确性与及时性提供参考。[海军军医大学学报,2022,43(02):117-122]

地舒单抗不良反应信号挖掘与分析 真实世界数据评价地舒单抗的安全性,为其临床合理安全用药提供参考。调取美国FDA不良事件报告系统(FAERS)中地舒单抗2015年至2020年的数据,采用报告比值比法和比例报告比法进行信号挖掘,分析其不良反应发生情况。结果共得到不良反应信号158个,其中107个未在说明书中收录。不良反应发生频次较高的主要集中在肌肉骨骼疾病、全身整体疾病、胃肠疾病和代谢及营养疾病方面;不良反应信号较强的主要集中在肿瘤、肌肉骨骼疾病、内分泌疾病等方面;同时发现了一些未收录于说明书中的不良反应,如口腔良性肿瘤、甲状旁腺功能亢进、碱性磷酸酶降低、高胆固醇血症、关节炎等。结论是:临床使用地舒单抗时应重点关注肌肉骨骼疾病、全身整体疾病、肿瘤、胃肠疾病和代谢及营养疾病等方面。的不良反应,并采取一定的预防和治疗措施,减少不良反应带来的伤害。[中国医院药学杂志,2022,42(15):1573-1577]

基于公众视角的我国药品生产企业不良反应上报渠道畅通性现状调查及建议 高公众上报不良反应(ADR)的积极性、促进药品生产企业提高公众ADR上报渠道的畅通性及承担药品安全主体责任的主动性提供建议,并为我国监管部门开展药品安全监管工作提供参考。通过编写调查问卷,以我国进入全球前1000位的180家药品生产企业为对象,选取企业联系电话、邮箱、官网和新媒体(包括微信和微博)4个渠道进行ADR上报渠道畅通性调查,内容包括公众上报渠道的建立情况、企业记录和反馈情况等,对调查发现的问题进行分析并提出建议。结果与结论:我国超过70%的药品生产企业已建立公众ADR上报渠道,以联系电话和邮箱常规渠道为主,且每个渠道都存在ADR信息无法上报的现象;超过60%的企业建立的公众渠道缺少对上报信息遗漏部分的询问补充;仅收到24家企业对ADR信息的反馈,且反馈内容单一。建议药品生产企业加强对公众ADR监测的重视,在保障渠道畅通性的同时考虑增加多种上报渠道，加强对员工信息收集能力的培训以提高信息的质量，对公众上报的 ADR 信息及时进行反馈，增加公众较为关注的反馈内容。[中国药房，2022，33(06)：653-660]

临床药师培养

《健康报》发布推进合理用药榜单 健康报社发布 2021 年度推进合理用药榜单。榜单包括 5 个部分：推进合理用药·政府组织（12 个）、推进合理用药·年度人物（10 位）、推进合理用药·医药协同（10 个）、推进合理用药·学科团队（30 个）、推进合理用药·学术活动（6 个）。

推进合理用药·政府组织

北京市卫生健康委药械处
上海市卫生健康委药政管理处
天津市卫生健康委医政医管处
广东省卫生健康委药政处
福建省卫生健康委医政医管处
浙江省卫生健康委医政医管处
山西省卫生健康委医政医管局
黑龙江省卫生健康委医政医管处
辽宁省卫生健康委医政医管处
安徽省卫生健康委医政医管处
陕西省卫生健康委医政医管局

推进合理用药·医药协同

北京协和医院感染内科、药剂科、检验科
中国医学科学院肿瘤医院综合科、药剂科
吉林大学第一医院肿瘤中心血液科、临床药学部
黑龙江省哈尔滨市双城区人民医院肿瘤科、药剂科
南京医科大学第二附属医院老年医学科、药学部
福建省立医院麻醉与围手术期临床医学中心、药学部
福建省泉州市第一医院感染科、临床药学科、临床微生物科、信息科
南方医科大学南方医院药学部、心血管内科
广东省深圳市罗湖区人民医院麻醉科、药学部
上海市金山区漕泾镇社区卫生服务中心

推进合理用药·学科团队

北京协和医院医务处和药剂科
中国医学科学院阜外医院药剂科
中国医学科学院血液病医院药剂科
中国中医科学院广安门医院药学部
首都医科大学附属北京朝阳医院药事部
首都医科大学附属北京天坛医院药学部
首都医科大学附属北京潞河医院药学部
复旦大学附属华山医院药剂科
复旦大学附属中山医院
厦门医院药剂科
复旦大学附属华东医院药剂科
首都医科大学附属北京安定医院药事部
上海交通大学附属胸科医院药剂科
上海市宝山区中西医结合医院临床药学科
中山大学附属第一医院药学部
中山大学附属第七医院药学部
广东省第二人民医院药学部
广东省佛山市南海区卫生健康局
四川省人民医院药学部
四川省妇幼保健院临床药学科
四川大学华西第四医院药剂科
四川省成都市双流区第一人民医院
空军军医大学第一附属医院药剂科
陕西省宝鸡市中心医院
山西省大同市第三人民医院药学部
哈尔滨医科大学附属肿瘤医院药学部
浙江大学医学院附属第四医院药剂科
湖北省汉川市人民医院
广东省深圳市罗湖区人民医院药学部
海南省人民医院药学部

合理用药·年度人物

张抒扬　北京协和医院院长
崔一民　北京大学第一医院药学部主任
甄健存　北京积水潭医院药学部主任
陈　孝　中山大学附属第一医院药学部主任
张幸国　浙江省宁波市北仑区人民医院主任药师
卢晓阳　浙江大学医学院附属第一医院药学部主任
冀晓鹏　山西省卫生健康委医政医管局
杨书程　山西省太原市人民医院副主任药师

于鲁海　新疆维吾尔自治区人民医院药学部主任
赵　泉　山东省烟台毓璜顶医院药学部主任
合理用药·学术活动
全球医药学生海报征集活动
安全合理用药·海淀在行动
合理用药·中国行动之"药有作为"系列访谈
"医药对话·合理用药"系列活动
"相约星期二"慢病合理用药系列云论坛
"长江健康计划"健康科普传播活动
（健康报，2022 年 2 月）

2022"临药网杯"药学实践，专注极致奖和药学实践精进奖　由临床药师网组织和发起"临药网杯"药学实践专注极致奖和药学实践精进奖评选活动经评委组评定，最终选出药学实践专注极致奖 5 名、药学实践精进奖 5 名及药学实践精进奖提名奖 2 名。

药学实践专注极致奖
翟晓波　上海市东方医院（同济大学附属东方医院）
张述耀　暨南大学附属广州红十字会医院
余自成　同济大学附属杨浦医院（上海市杨浦区中心医院）
李　妍　山东第一医科大学第一附属医院（山东省千佛山医院）
吴雪梅　福建医科大学附属协和医院

药学实践精进奖
喻珊珊　南方医科大学珠江医院
陈　琦　贵州省人民医院
柴　芳　三亚市人民医院（四川大学华西三亚医院）
张　威　北京积水潭医院（北京大学第四临床医学院）
胡晓蕾　重庆大学附属沙坪坝医院（重庆市沙坪坝区人民医院）

药学实践精进奖提名奖
刘　娟　重庆医科大学附属永川医院
梁宝方　南方医科大学附属东莞医院

"2022 健康中国行·星药师科普行动"成功举办　由中国健康促进基金会主办，中国药学会和天津医科大学总医院承办的"2022 健康中国行·星药师科普行动"圆满落幕。该项目自 2022 年 5 月发布以来，得到全国专家和药师积极响应。100 多位专家参与点评，364 支队伍参与投稿，产生了 415 部药学科普视频；110 部优质药学科普作品展出后，得到健客网平台 310 多万用户支持；12 期"大咖说药"栏目，引了 400 多万观众关注。

2022 年合理用药与持续改进——临床药学队伍建设与质量提升项目培训班顺利收官　由中国药学会主办，北京协和医院药剂科承办、正大天晴药业协办的 2022 年合理用药与持续改进—临床药学队伍建设与质量提升项目培训班，分别于 2022 年 6 月 11 日—12 日（第三十二期）、8 月 06 日—07 日（第三十四期）、12 月 3 日（第三十五期）、8 月 20 日（云讲堂第一场）、10 月 15 日（云讲堂第二场）开展面向全国的线上培训班，于 2022 年 6 月 25 日—26 日（第三十三期）在西藏拉萨开展为期 1.5 天的线上结合线下的培训班。5 场线上、1 场线下培训班共有 200 余名学员线下参与，平均每场线上累计收看达 8 万余人次，授课专家达 180 人。通过全年的合理用药系列培训与交流，该培训班为临床药学工作者提供了一个方便高效的学习平台，为临床药师与时俱进、不断提高自身的药学知识水平和临床服务技能提供了新的学习方法与机会，为提升药师技能、持续改进质量、确保患者安全以及深化医改贡献力量。合理用药项目从 2015 年启动，截至 2022 年，已经连续举办 35 期，足迹遍布全国 26 省份 30 个城市，线下累计参会人数达到 5000 多人，线上累计收看突破 88 万人次。2022 年，合理用药培训班利用互联网授课，发挥远程教育优势，面向全国医药工作者开放学习资源，进一步提高医疗机构临床合理用药水平，充分发挥临床药师在合理用药、医疗质量管理和服务管理中的作用与价值。

"2022 患者用药指导全国知识技能竞赛"总决赛圆满落幕　2022 年 12 月 24 日，由中国医药新闻信息协会主办，国家卫生健康委医院管理研究所药事管理研究部学术支持、昆明积大制药股份有限公司战略支持的"2022 患者用药指导全国知识技能竞赛"总决赛成功举办。前期各省经过激烈的选拔赛，共选出10个省级代表队，40名参赛选手参加全国总决赛。出席本次总决赛的领导嘉宾有中国医药新闻信息协会副会长陈杭为、申敬旺、何秋荣，国家卫生健康委医院管理研究所药事管理研究部全国主席孙路路教授，10大赛区区域主席以及16名评审团专家成员。本次全国总决赛，从药师实际工作场景出发，设置基础知识、发药和患者教育、人文沟通、信息检索、药学科普五轮比赛。特殊时期，许多药师们带病参赛，最终经过激烈的角逐和比拼，四川、河北、黑龙江赛区展现出了过硬的药学知识和药学服务能力，勇夺2022患者用药指导全国知识技能竞赛一等奖。湖南、甘肃、浙江、陕西赛区获得2022患者用药指导全国知识技能竞赛二等奖。山东、云南、江苏赛区获得2022患者用药指导全国知识技能竞赛三等奖。

公立医院高质量发展形势下的药学能力升级系列云峰会 2022年11月3日，公立医院高质量发展形势下的药学能力升级云峰会（第四场）成功举办。苏州大学附属独墅湖医院药学部主任包健安和广州医科大学附属第一医院党支部书记、药学部主任魏理担任大会主席并致辞，天津市人民医院药学部主任张慧娟、江苏省人民医院药学部副主任吴德芹主持本次会议。会上，全国相关知名综合医院的医院管理及药学领域专家，共同探讨合理用药、药事管理等核心主题。

临床药师干预老年住院患者潜在不适当用药的效果评价 评价航天中心医院老年住院患者潜在不适当用药（PIM）情况，探索临床药师开展PIM药学干预的工作模式，为保障老年患者合理用药提供理论和实践依据。方法：通过单中心队列研究，以2021年1月—6月于航天中心医院住院的老年患者为研究对象。根据临床药师是否开展药学干预，分为干预组和对照组。应用《中国老年人潜在不适当用药判断标准（2017年版）》（以下简称《标准》），评价两组患者的PIM情况，分析临床药师改善PIM的效果。结果：共纳入符合纳入、排除标准的患者455例，其中干预组214例，对照组241例。为消除两组间混杂因素影响，采用倾向性评分来平衡组间差异。匹配后，干预组患者164例，对照组患者164例，共328例患者。根据《标准》，257例患者（占78.35%）至少发生1种PIM，人均PIM为1（1～2）项。有效性方面，与对照组相比，干预组患者的PIM发生率（$P=0.023$）、人均PIM（$P=0.024$）和90 d全因再入院率（$P=0.032$）均明显降低，差异均有统计学意义；经济性方面，与对照组相比，干预组患者平均治疗费用明显降低，差异有统计学意义（$P=0.022$）。结论：临床药师开展老年住院患者药学干预，不仅可降低PIM发生率、人均PIM和90 d全因再入院率，还可降低治疗费用，提高老年患者临床用药合理性。［中国医院用药评价与分析，2022，22（12）：1484-1487］

临床药师参与70例肿瘤患者营养会诊的分析

通过汇总分析某中心临床药师参与的肿瘤患者营养会诊，旨在为促进肿瘤患者的合理营养支持提供参考依据，以期提高临床药师的会诊能力及药学服务质量。选取某中心2021年2月至2022年2月临床药师营养会诊的70例肿瘤患者，运用统计学方法分析比较患者营养风险筛查2002（nutrition risk screening，NRS 2002）、患者主观整体评估（patient-generated subjective global assessment，PG-SGA）评分、实验室检查、人体测量指标、24h膳食回顾调查及个体化营养干预方案。结果发现，77.14%的会诊患者存在营养风险，以头颈部肿瘤、消化道肿瘤和肺癌居多，有无营养风险、不同PG-SGA分级（A、B、C）患者体质指数（body mass index，BMI）和24h膳食量存在统计学差异，营养干预方案中饮食＋口服营养补充（oral nutritional supplement，ONS）占比最高（35.71%），其次为饮食指导＋营养教育（21.43%）与全肠外营养（total parenteral nutrition，TPN）（20.00%），个体化肠外营养支持中全合一营养液（all in one，AIO）占89.66%。研究提示，肿瘤患者营养风险和营养不良发生率较高，临床药师合理选择筛查工具，重视肿瘤患者营养状况的动态评估，为其提供个体化的营养治疗方案。［中国药学杂志，2022，57（23）：2035-2040］

DRG 视角下临床药师参与肿瘤中心药事精细化管理的实践与思考 探讨临床药师基于疾病诊断相关分组（DRG）参与肿瘤中心住院患者药事精细化管理的成效。以陆军军医大学大坪医院肿瘤中心进入 DRG 病组且住院时间不超过 60 d 的出院患者为对象，分析临床药师参与药事精细化管理干预前（2019 年 1 月—12 月）、干预后第 1 年（2020 年 1 月—12 月）、干预后第 2 年（2021 年 1 月—12 月）患者的 DRG 指标和住院相关指标的变化情况；根据 DRG 入组情况和疾病诊疗方式选取肿瘤中心重点 DRG 病组，分析其干预前后的住院相关指标和干预后的合理用药情况。结果：与干预前比较，干预后第 1～2 年，DRG 病组数增至 157、184 种，病例组合指数显著升高（$P<0.05$），费用消耗指数、时间消耗指数、平均住院日、次均住院费用均显著降低或缩短（$P<0.05$），次均药费均显著升高（$P<0.05$），无低风险死亡和严重药品不良反应发生。在 4 种重点 DRG 病组中，RE19、RU29 病组干预后第 1～2 年的平均住院日和 RU14 病组干预后第 1 年的平均住院日，RE19 病组干预后第 1～2 年的次均住院费用和 RU14、RV19、RU29 病组干预后第 2 年的次均住院费用，以及 RU14 病组干预后第 2 年的次均药费均显著低于干预前（$P<0.05$），RE19、RU29 病组干预后第 1～2 年的次均药费均显著高于干预前（$P<0.05$）；干预后次均药费显著增加的 DRG 病组存在药品联用不适宜、用法用量不适宜、超说明书用药等不合理用药情况。在 DRG 背景下，临床药师参与药事精细化管理后，肿瘤中心整体诊疗服务能力提升，诊疗效率有所提高，且无低风险死亡及严重药品不良反应病例，促进了医疗机构合理用药。［中国药房，2022，33（22）：2801-2806］

临床药师参与的多学科协作全院血糖管理模式介绍与效果评价 介绍临床药师参与的多学科协作全院血糖管理模式，评价其在围手术期糖尿病患者血糖管理中的应用效果。介绍南京大学医学院附属鼓楼医院全院血糖管理模式的流程、临床药师工作内容。纳入择期手术的 2 型糖尿病患者 300 例，随机分为普通会诊组（对照组）和全院血糖管理组（干预组），比较两组患者血糖管理效果和术前等待时间、住院天数等指标。全院血糖管理团队以内分泌科全院血糖管理医师、临床药师、护士为核心成员，主要服务流程分为初次管理、日常管理、出院管理和随访。临床药师作为团队秘书，主要负责每天汇总管理患者的血糖水平及特殊状况，定期进行管理效果评价，开展药学查房、医嘱审核、药学监护，及时对患者血糖进行评估以及指导患者合理用药等工作。与干预前比较，干预 3 d 后，两组患者的空腹血糖、餐后血糖水平均显著降低（$P<0.05$），且干预组显著低于对照组（$P<0.05$）；与对照组比较，干预组患者的血糖波动幅度显著减小（$P<0.05$），其血糖水平标准差已达到目标控制水平，餐后血糖波动幅度、最大血糖波动幅度接近目标控制水平；术前血糖达标率、出院时血糖达标率均显著升高（$P<0.05$）；术前等待时间和住院天数均显著缩短（$P<0.05$）。临床药师参与的多学科协作全院血糖管理模式，可以更加平稳、有效地控制围手术期糖尿病患者的血糖水平，对改善患者的疾病治疗及预后有着现实意义。［中国药房，2022，33（17）：2152-2156］

DRG 背景下临床药师参与消化内科药事精细化管理的实践 探讨临床药师基于疾病诊断相关分组（DRG）参与消化内科住院患者药事精细化管理的成效。选取某院消化内科进入 DRG 病组的出院患者为研究对象，比较临床药师参与消化内科药事精细化管理干预前（2019 年 4 月—12 月）、干预后（2020 年 4 月—12 月、2021 年 4 月—12 月）患者的 DRG 指标以及住院相关指标的变化情况；对入组例数排名靠前的重点 DRG 病组和超出支付标准的 DRG 病例进行重点分析，探究各项费用的偏离情况；借助处方医嘱点评手段，对每个 DRG 病组中超过标杆医院 3 倍支付标准的病例开展用药合理性评价。结果显示，在干预第 1 年，消化内科病例组合指数值升高，费用消耗指数、时间消耗指数、平均住院日均显著降低（$P<0.01$）；在干预第 2 年，消化内科病例总权重升高，费用消耗指数、时间消耗指数、次均住院费用、次均药品费用和平均住院日均较干预前显著降低（$P<0.01$）。在入组例数排名前 5 位的 DRG 病组中，在干预第 1 年，GZ15、GZ13 和 GJ15 病组次均药品费用均显著下降；在干预第 2 年，GZ15、

GZ13、GJ15 和 GJ13 病组次均住院费用和次均药品费用均较干预前显著下降($P<0.01$)。临床药师对 DRG 超支病例进行干预后,超支率显著下降($P<0.001$)。在 DRG 背景下,医院药事精细化管理措施取得了一定成效,提高了临床用药的合理性,为医疗机构的费用控制和利用提供了新的切入点。[中国药房,2022,33(17):2157-2161]

我国二、三级医院临床药师工作满意度影响因素探析 为提高我国临床药师职业认同感及药学服务质量、提升临床药学干预效果提供参考。采用分层半随机抽样方法,于 2019 年对我国 31 个省(自治区、直辖市)的二、三级医院临床药师进行问卷调查;通过描述性分析调研数据,评估其工作满意度现状,并以方差分析、Logistic 回归模型分析临床药师工作满意度的影响因素,经倾向评分匹配法和更换回归模型对研究结果进行稳健性检验,并对不同级别医院来源的样本进行分组 Logistic 回归;根据调查结果提出针对性改进措施。调查发现,不同职称受访临床药师的工作满意度得分比较,差异有统计学意义($P<0.05$);Logistic 回归结果显示,是否参加规范化培训、能否获得患者的交流及支持、药事管理规章制度是否健全、是否设置有药事服务费等经济补偿手段、是否工作过载、能否顺利履行药学监护职责等是二、三级医院临床药师工作满意度的主要影响因素($P<0.05$)。经倾向评分匹配法和更换回归模型检验,上述结果稳健性较好。异质性分析结果显示,三级医院临床药师的工作满意度受经济补偿手段的影响更为显著,而二级医院临床药师对培训机会及工作负荷情况更为敏感($P<0.05$)。提示我国二、三级医院临床药师工作满意度水平有待提高,应继续完善规范化培训体系,健全完善药事管理制度及薪酬公平分配体系,提高临床药师工作满意度水平,建设高水平临床药师团队。[中国药房,2022,33(12):1415-1420]

从临床药师职业胜任力反思药学专业的本科课程设置 医改的深入迫使医院药师的工作职能逐渐从药品调剂向药学服务转变,但传统的药学高等教育仍侧重化学和药品研发,不利于服务型药师人才的培养。文章从一线临床药师的视角,以临床药师职业胜任力为出发点和衡量标准,通过对医院药学工作现状、药学高等教育发展方向、临床药师培养的目标定位、临床药学教育专业认证体系建设等问题的分析,提出对药学专业课程设置改革的部分建议,希望为我国药学高等教育的改革提供一定参考。[药学教育,2022,38(04):26-28]

以岗位胜任能力为导向在临床药师培训中的应用 研究以岗位胜任力为导向对临床药师培训的教学效果影响。对 2012 年 9 月至 2019 年 3 月期间在某院培训的 31 名临床药师学员,分别实施以岗位胜任力为导向教学(观察组)和传统教学(对照组),对比两种模式的教学效果。采用多元线性回归建立综合成绩与实践教学项目的相关性。观察组临床药师学员的各项考核成绩、实践教学项目满意度评分、结业后继续从事临床药师具体工作情况以及对单位医院临床药师制建设带来的变化评分均明显优于对照组,差异有统计学意义($P<0.05$)。多元线性回归结果显示药学查房、专项处方/住院病历点评等教学项目与综合成绩成线性相关性,回归方程为:综合成绩 = 1.579 医嘱审核 + 2.010 用药教育 + 8.370 药学查房 + 6.780 专项处方/住院病历点评 + 81.780。研究提示,以岗位胜任力为导向的教学相较于传统教学,更有利于培养可胜任临床实际工作的临床药学人才。[中国继续医学教育,2022,14(01):135-139]

基于德尔菲法和层次分析法构建中药临床药师学员客观结构化临床考试考评指标体系 构建中药临床药师学员客观结构化临床考试(OSCE)的考评指标体系。通过文献调研法和德尔菲法确定考评指标体系内容,对 28 位中药临床药学专家进行两轮函询,运用层次分析(AHP)法构建判断矩阵并计算考站和指标的权重。结果显示,两轮函询回收率分别为 100.00%、96.43%,专家的权威系数为 0.83,专家意见的协同系数分别为 0.32($P<0.01$),0.50($P<0.01$)。建立的考评指标体系共包含 6 个考站:中药治疗性方案合理性评价站(11.48%)、中药饮片鉴别站(5.65%)、用药指导与咨询站(19.58%)、药物

信息获取与应用站(14.33%)、药物治疗管理站1(药物重整与治疗评估,19.58%)、药物治疗管理站2(药学监护与药品不良反应上报,29.38%),45个考评指标(组合权重占比集中在0.34%~6.48%,其中占比最高的是"6.4制定药学监护计划"),考站及指标权重均通过一致性检验。此次研究的专家权威系数较高,意见一致性较强,构建的考评指标体系可为学员考核提供科学、客观的标准,有助于提升中药临床药师学员岗位胜任力和基地培训教学水平。[中国医院药学杂志,2022,42(09):945-949+966]

↗基于CiteSpace的国内临床药师培训情况可视化分析 分析近年来有关中国临床药师培训的现状、研究热点和发展趋势,为其后续发展提供参考。以中国知网、万方、维普和中国生物医学文献数据库作为文献计量分析的数据源,同时通过应用CiteSpace软件对符合条件的各类文献的作者和关键词信息进行共现分析并绘制知识图谱。该研究纳入文献总量为587篇(期刊文献581篇,学位论文6篇),文献发表数量逐年增长,其中期刊文献有119篇(占20.5%)获得基金项目资助;培训中应用最广泛的教学方法是以问题为基础的教学法(problem-based learning,PBL教学法,占36.4%);文献合作度为3.1,合著率为79.4%,均被引次数为5.2次,高被引文献127篇,占28.7%;论文的知识图谱显示作者合作不紧密,仅以曾仁杰为核心的作者团队较突出;近7年内发生突变的关键词为培养模式、规范化培训、中药临床药学、中药临床药师、PBL,我国临床药师培训关注的热点是临床药学教学、探索培训模式、中药临床药师的培养等。研究显示,国内临床药师培训研究发展良好,但发表的论文影响力不足,跨地区、机构的研究合作亦有待加强。中药临床药师培训逐渐兴起,临床药师培训趋于系统化、规范化、统一化。[中国医院药学杂志,2022,42(08):865-869]

↗福建省试点药学服务技术收费 2022年4月8日,中国福建省医疗保障局印发《关于在省属公立医院试行药学服务收费政策的通知》。福建省医保局、省卫健委等部门在福建省医改取得阶段成果的基础上,委托福建省药学会多次组织专家论证药学服务收费内涵、监测指标等问题,在国家医保局指导下适时地推出以上政策,明确了药学服务收费"产出导向、质价相符"的基本定位,设置了15个药学类医疗服务价格项目,其中6个为"加收"项目,进一步明确了药学服务内涵及边界。具体包含:药物治疗门诊;静脉药物配置费、静脉药物配置费(特殊药物);血清药物浓度测定;体液抗生素浓度测定;各类滥用药物筛查;药物敏感试验、药物敏感试验(结核杆菌)、药物敏感试验(特殊药物);用药指导的基因检测、用药指导的基因检测(超过1个基因检测);多学科综合门诊、多学科综合门诊(含临床药学);住院诊查费、住院诊查费(临床药学加收)。其中,将精准药学检测工作的收费内涵突出对检测结果的解读及用药干预上,检查费用属性调整为医务性收入,促进医院对药学服务的重视,同时,以上项目引导药师开展"面向患者、内容独立、直接提供"的药学服务,并以此区别于可能致"人头费"的药事服务费,避免社会对药学服务收费政策的误解,使药学服务的开展可持续发展。同时,通知也设立4个一级指标、12个二级指标使药学服务可监测、行为可调控、效果可评价,通过一年期的试点以期使该政策形成"可借鉴、可复制和可推广"的福建经验。

药品监督管理

Drug Supervision and Administration

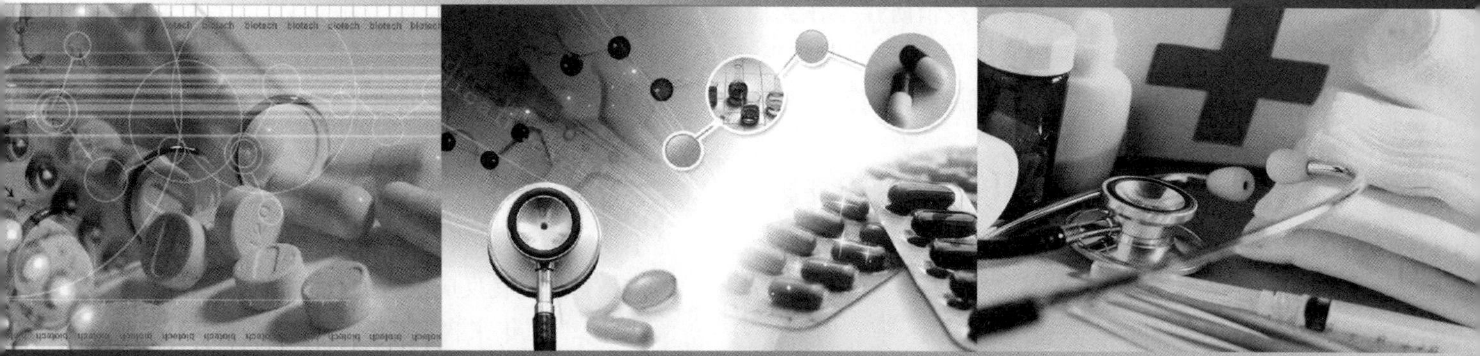

药品监督管理

概况 2022年，全国药监系统认真落实习近平总书记"四个最严"要求，坚持保安全守底线、促发展追高线，统筹发展和安全，统筹监管和服务，统筹秩序和效率，各项工作取得新成绩。一是专项整治有力有效，长效机制不断健全完善。二是质量安全监管扎实有力，牢牢守住药品安全底线。三是坚持人民至上、生命至上，服务保障疫情防控工作大局。四是审评审批制度改革持续深化，医药产业实现高质量发展。五是监管能力全面提升，监管效能显著增强。

药品生产和经营许可情况 截至2022年底，全国共有药品生产许可证数量7974家，原料药和制剂生产企业5228家，其中生产制剂企业4584家，生产原料药企业1606家。生产化学药企业4144家，生产中成药企业2319家，生产中药饮片企业2250家，特殊药品225家，按药品管理的体外诊断试剂27家，医用气体653家。截至2022年底，全国共有药品经营企业643 857家，其中批发企业13 908万家；零售连锁企业6650家，零售连锁企业门店360 023家；零售药店263 276家。

药品注册情况 2022年，国家药监局受理境外生产（含我国港澳台地区）药品临床试验申请574件、上市申请513件，再注册申请416件，补充申请1302件，受理境内生产药品临床试验申请1829件、上市申请3201件，补充申请4590，批准境内新药临床试验申请1579件。在创新药方面，2022年批准临床品种1615个，同比增长6.11%；批准上市品种18个，含中药天然药物5个、化学药品9个、生物制品4个。截至2022年底，境内生产药品批准文号共15.37万件，境外生产药品批准文号共2998件。

案件查处情况 2022年，全国共查处药品、药品包装材料案件9.17万件，货值金额20.17亿元，较2021年分别增加1万余件和10.18亿元；移送司法机关案件3890件，同比增长613.76%。全国共查处医疗器械案件3.36万件，货值金额6.06亿元，较2021年分别增长22.89%，7.83%；移送司法机关案件为271件，是2021年的3.99倍。全国共查处化妆品违法案件2.83万件，货值金额10.40亿元，较2021年分别增长23.86%、171.73%；移送司法机关案件147件，是2021年的1.84倍。药械化领域查处的货值金额在1亿元以上的案件共有7件。

药品不良反应报告和监测 2022年全国药品不良反应监测网络收到《药品不良反应/事件报告表》202.3万份，每百万人口平均报告数为1435份，全国97.8%的县级地区报告了药品不良反应/事件。2022年全国药品不良反应监测网络收到新的和严重药品不良反应/事件报告64.2万份，新的和严重药品不良反应/事件报告占同期报告总数的31.7%。2022年全国药品不良反应监测网络收到严重药品不良反应/事件报告26.4万份，严重药品不良反应/事件报告占同期报告总数的13.0%。药品不良反应/事件报告来源持有人、经营企业和医疗机构是药品不良反应报告的责任单位。按照报告来源统计，2022年来自医疗机构的报告占87.6%、来自经营企业的报告占8.1%、来自持有人的报告占4.2%、来自其他报告者的报告占0.1%。按照报告数量统计，2022年持有人报送药品不良反应/事件报告共计8.4万份，同比增长4.6%。其中，新的和严重药品不良反应/事件报告占持有人报告总数的42.3%，高于总体报告中新的和严重药品不良反应/事件报告占比。按照报告人职业统计，医生占55.9%、药师占25.8%、护士占12.5%、其他职业占5.8%。按照给药途径统计，2022年药品不良反应/事件报告中，注射给药占55.1%、口服给药占36.6%、其他给药途径占8.3%；注射给药中，静脉注射给药占90.6%、其他注射给药占9.4%。2022年报告的药品不良反应/事件中，累及器官系统排名前3位依次为胃肠系统疾病、皮肤及皮下组织类疾病、全身性疾病及给药部位各种反应。2022年药品不良反应/事件报告中，涉及怀疑药品218.5万例次，其中化学药品占82.3%、生物制品占2.6%；2022年严重不良反应/事件报告涉及怀疑药品33.9万例次，其中化学药品占87.4%、生物制品占5.0%。中药占5.9%。2022年中药不良反应/事件报告按照给药途径统计，注射给药占24.8%、口服给药占62.5%、其他给药途径占12.7%；注射给药

中，静脉注射给药占 97.1%、其他注射给药占 2.9%。根据2022年药品不良反应监测数据和分析评价结果，国家药品监督管理局对发现存在安全隐患的药品及时采取相应风险控制措施，以保障公众用药安全。发布注销莲必治注射液药品注册证书的公告。发布西咪替丁注射制剂、小儿化痰止咳制剂、甲氨蝶呤口服制剂等药品说明书修订公告共24期，增加或完善33个(类)品种说明书中的警示语、不良反应、注意事项、禁忌等安全性信息。发布《药物警戒快讯》12期，报道国外药品安全信息48条。

药品生产、经营企业检查情况　2022年，全国共检查药品生产企业1.85万家次，发现违法违规的企业2479家次；检查药品经营企业(含使用单位)325.11万家次，发现违法违规的企业或单位12.52万家次。截至2022年底，省级具有药品GMP检查员资格的人数为6452人，具有药品GSP检查员资格的人数为8809人，具有医疗器械GMP检查员资格的人数为5110人，具有化妆品检查员资格的人数为3508人。

执业药师注册情况　截至2022年底，全国累计注册在有效期内的执业药师709 548人，每万人口执业药师数5.0人。注册在药品零售企业的执业药师645 021人，占注册总数的90.9%。注册在药品批发企业、药品生产企业、医疗机构和其他领域的执业药师分别为40 399人、4883人、19 110人、135人。　（杨世民）

国务院办公厅印发“十四五”中医药发展规划

2022年3月3日，国务院办公厅以国办发〔2022〕5号文印发了“十四五”中医药发展规划(以下简称《规划》)。《规划》是新中国成立以来首个由国务院办公厅印发的中医药五年发展规划，是“十四五”时期贯彻落实党中央、国务院关于中医药工作的决策部署，推动中医药振兴发展的纲领性文件。《规划》提出，到2025年，中医药健康服务能力明显增强，中医药高质量发展政策和体系进一步完善，中医药振兴发展取得积极成效，在健康中国建设中的独特优势得到充分发挥。《规划》提出了10项重点任务：建设优质高效中医药服务体系，提升中医药健康服务能力，建设高素质中医药人才队伍，建设高水平中医药传承保护与科技创新体系，推动中药产业高质量发展，发展中医药健康服务业，推动中医药文化繁荣发展，加快中医药开放发展，深化中医药领域改革以及强化中医药发展支撑保障。其中第五项重点任务是推动中药产业高质量发展。具体内容包括4条：①加强中药资源保护与利用。支持珍稀濒危中药材人工繁育。公布实施中药材种子管理办法。制定中药材采收、产地加工、野生抚育及仿野生栽培技术规范和标准。完成第四次全国中药资源普查，建立全国中药资源共享数据集和实物库，并利用实物样本建立中药材质量数据库，编纂中国中药资源大典。②加强道地药材生产管理。制定发布全国道地药材目录，构建中药材良种繁育体系。加强道地药材良种繁育基地和生产基地建设，鼓励利用山地、林地推行中药材生态种植，优化生产区域布局和产品结构，开展道地药材产地和品质快速检测技术研发，集成创新、示范推广一批以稳定提升中药材质量为目标的绿色生产技术和种植模式，制定技术规范，形成全国道地药材生产技术服务网络，加强对道地药材的地理标志保护，培育一批道地药材知名品牌。③提升中药产业发展水平。健全中药材种植养殖、仓储、物流、初加工规范标准体系。鼓励中药材产业化、商品化和适度规模化发展，推进中药材规范化种植、养殖。鼓励创建以中药材为主的优势特色产业集群和以中药材为主导的农业产业强镇。制定实施全国中药饮片炮制规范，继续推进中药炮制技术传承基地建设，探索将具有独特炮制方法的中药饮片纳入中药品种保护范围。加强中药材第三方质量检测平台建设。研究推进中药材、中药饮片信息化追溯体系建设，强化多部门协同监管。加快中药制造业数字化、网络化、智能化建设，加强技术集成和工艺创新，提升中药装备制造水平，加速中药生产工艺、流程的标准化和现代化。④加强中药安全监管。提升药品检验机构的中药质量评价能力，建立健全中药质量全链条安全监管机制，建设中药外源性有害残留物监测体系。加强中药饮片源头监管，严厉打击生产销售假劣中药饮片、中成药等违法违规行为。建立中成药监测、预警、应急、召回、撤市、淘汰的风险管理长效机制。加强中药说明书和标签管理，提升说明书临床使用指导效果。　（杨世民）

国务院办公厅印发"十四五"国民健康规划 2022年4月27日，国务院办公厅以国办发〔2022〕11号文印发了《"十四五"国民健康规划》（以下简称《规划》）。《规划》提出，到2025年，公共卫生服务能力显著增强，一批重大疾病危害得到控制和消除，医疗卫生服务质量持续改善，医疗卫生相关支撑能力和健康产业发展水平不断提升，国民健康政策体系进一步健全，人均预期寿命在2020年基础上继续提高1岁左右。《规划》确定了七项工作任务。第六项工作任务为提高医疗卫生服务质量，《规划》提出：提高合理用药水平，完善覆盖全国二级以上医院的合理用药监测系统，逐步将基层医疗卫生机构纳入监测。加强医疗机构药事管理，以抗菌药物、抗肿瘤药物、其他重点监控药物等为重点，加强用药监测和合理用药考核，抗菌药物使用强度符合规定要求。以临床需求为导向，推进药品使用监测和药品临床综合评价体系建设。加强药品不良反应监测。发挥临床药师作用，开设合理用药咨询或药物治疗管理门诊，开展精准用药服务。推动医疗联合体内药学服务下沉，临床药师指导基层医疗卫生机构提高合理用药水平，重点为签约服务的慢性病患者提供用药指导。第七项工作任务为促进中医药传承创新发展，《规划》提出：加快古代经典名方制剂研发。加强中药质量保障，建设药材质量标准体系、监测体系、可追溯体系。第八项工作任务为做优做强健康产业，《规划》提出了推动医药工业创新发展：鼓励新药研发创新和使用，加快临床急需重大疾病治疗药物的研发和产业化，支持优质仿制药研发。加快构建药品快速应急研发生产体系，针对新发突发传染病以及其他涉及国家公共卫生安全的应急需求，加强对防控所需药品和医疗器械应急研发、检验检测、体系核查、审评审批、监测评价等工作的统一指挥与协调。建立国家参考品原料样本和病患信息应急调用机制，完善药品紧急研发攻关机制。深化药品医疗器械审评审批制度改革，对符合要求的创新药、临床急需的短缺药品和医疗器械、罕见病治疗药品等，加快审评审批。强化对经济实惠的精神疾病药物和长效针剂的研发攻坚。（杨世民）

国务院办公厅印发深化医药卫生体制改革2022年重点工作任务 2022年5月4日，国务院办公厅以国办发〔2022〕14号文件印发了《深化医药卫生体制改革2022年重点工作任务》（以下简称《任务》）。《任务》提出2022年四项重点任务《任务》，明确了各项重点工作任务的责任分工。《任务》涉及到药品的事项有3项：①开展药品耗材集中带量采购工作，扩大采购范围，力争每个省份国家和地方采购药品通用名数合计超过350个。国家层面开展一批脊柱类高值医用耗材集中带量采购。对国家组织采购以外用量大、采购金额高的药品耗材，指导各省份至少各实施或参与联盟采购实施1次集中带量采购，提高药品、高值医用耗材网采率。落实药品耗材集中采购医保资金结余留用政策，完善结余留用考核，激励合理优先使用中选产品。研究完善对抗菌药物等具有特殊性的药品集采规则和使用方案。加强医用耗材价格监测。该项工作由国家医保局、财政部、人力资源社会保障部、国家卫生健康委、国家中医药局等按职责分工负责。②制定药品经营和使用质量监督管理办法、药品网络销售监督管理办法。推进药品使用监测信息网络建设和药品编码应用。该项工作由国家卫生健康委、市场监管总局、国家医保局、国家中医药局、国家疾控局、国家药监局等按职责分工负责。③强化药品供应保障能力。持续深化审评审批制度改革，加快有临床价值的创新药上市。持续推进仿制药质量和疗效一致性评价工作。优化国家基本药物目录，完善目录管理机制。完善公立医疗机构优先配备使用基本药物政策，鼓励城市医疗集团、县域医共体等建立药品联动管理机制，促进上下级医疗机构用药衔接。健全药品协同监测机制，强化药品短缺分级应对。加强小品种药（短缺药）集中生产基地建设。加强罕见病用药保障。健全药品临床综合评价工作机制和标准规范，将评价结果作为医疗机构用药目录遴选、上下级用药衔接等的重要依据。分类推进医疗器械唯一标识实施工作，深化唯一标识在监管、医疗、医保等领域的衔接应用。探索完善药品流通新业态新模式。该项工作由工业和信息化部、商务部、国家卫生健康委、国家医保局、国家药监局等按职责分工负责。（杨世民）

全国药品监督管理暨党风廉政建设工作会议 2022年1月24日，全国药品监督管理暨党风廉政建设工作会议以视频形式在京召开。会议以习近平新时代中国特色社会主义思想为指导，深入学习贯彻党的十九大和十九届历次全会精神，贯彻落实中央经济工作会议和十九届中央纪委六次全会精神，按照全国市场监管工作会议部署要求，总结2021年工作，深入分析形势，研究部署2022年药品监管和党风廉政建设工作。会议传达学习了习近平总书记在十九届中央纪委六次全会上的重要讲话精神和全会工作部署，传达了王勇国务委员对药品监管工作的批示。市场监管总局党组书记、局长张工，中央纪委国家监委驻市场监管总局纪检监察组组长、总局党组成员杨逸铮出席会议并讲话。市场监管总局党组成员、国家药监局党组书记李利，国家药监局局长焦红出席会议并讲话。

李利在讲话中对做好2022年药品监管工作提出六个方面要求。一是切实维护药品安全形势稳定，深入开展药品安全专项整治行动，着力把风险隐患化解在萌芽状态。二是全力服务保障疫情防控大局，持续做好疫情防控所需药械的应急审批和质量监管。三是营造有利于医药创新的监管生态，推动审评审批与医药创新同频共振。四是支持和推动中药传承创新发展，加快完善中药审评审批机制，促进中药质量提升。五是提升依法监管的能力和水平，加快完善法规制度，加大执法办案力度。六是加强药品监管体系和能力建设，继续完善药品监管体系，提升技术支撑能力，加快推进监管信息化，大力发展监管科学。

焦红在讲话中对2022年药品监管工作作出具体部署。一是全力服务保障疫情防控工作大局，确保新冠病毒疫苗质量和供应，促进新冠病毒治疗药物和疫情防控用医疗器械研发，全面加强疫情防控药械质量安全监管。二是坚决守住药品安全底线，毫不松懈加强疫苗全程监管，确保通过疫苗国家监管体系评估。持续加强对国家集采中选产品、高风险产品等重点产品和企业的监管。全力防范化解风险隐患，加强“两品一械”网络销售监管，发挥药物警戒的风险防范作用，强化舆情应对处置。始终保持对药品违法犯罪高压态势，深入开展药品安全专项整治行动，畅通联合打击药品违法犯罪的渠道，严格落实处罚到人要求，严厉打击各类违法犯罪行为。三是全力促进医药产业高质量发展，以《“十四五”国家药品安全及促进高质量发展规划》为引领，推动全系统能力建设。巩固拓展审评审批制度改革成果，促进中药传承创新发展，扎实推进仿制药质量和疗效一致性评价，持续深化“放管服”改革。全面加强药品监管能力建设，健全完善药品监管质量管理体系、法规制度体系、标准体系和技术支撑体系，大力发展智慧监管，推进更高水平开放及更高质量国际合作。（杨世民）

国家药监局开展药品安全专项整治 2022年，为贯彻落实党中央、国务院有关加强药品安全工作的决策部署，国家药监局以严查违法、严控风险为主线，在全国范围内组织开展药品安全专项整治行动。1月24日，国家药监局在2022年全国药品监督管理暨党风廉政建设工作会议上部署深入开展药品安全专项整治行动，决定在全国组织开展药品安全专项整治行动，坚持标本兼治、重在治本，突出问题导向、效果导向，通过精准施策净化市场环境，严厉查处违法违规行为。以加强疫苗、血液制品、特殊药品、植入性医疗器械、儿童化妆品等重点产品监管，着力强化中药饮片质量监管，持续做好新冠病毒疫苗和治疗药物、检测试剂、医用防护服、医用口罩等质量监管，组织开展专项检查和专项抽查，确保疫情防控药械质量安全。加强药品、医疗器械、化妆品网络销售监管，重点针对网络销售处方药、第三方平台责任落实问题加强监管，采取多种方式开展对第三方平台的监督检查，建好用好网络销售监测平台，严厉打击违规网售药品、医疗器械、化妆品行为，进一步加大执法办案力度，集中力量严惩重处一批违法违规案件，形成有力震慑。2022年2月11日，国家药监局召开深入开展全国药品安全专项整治行动工作视频会议，在全系统部署深入开展药品安全专项整治，推进建立完善全国集中打击整治危害药品安全违法犯罪工作机制，严查大案要案。国家药监局局长焦红出席会议并讲话。此次专项整治行动的总体要求是：以习近平新时代中国特色社会主义思想为指导，认真贯彻党的十九大和十九届历次全会精神,全面落实习近平总书记重要指示和中央领导批示要求,坚持党的全面领导,坚持以人民为中心,按照“四个最严”要求,坚持深入开展专项整治与建立健全长效机制、严厉打击违法犯罪行为与强化日常监管相结合,针对药品、医疗器械、化妆品领域群众反映强烈的问题,以严厉打击制售假药劣药、违法生产中药饮片、网络非法销售为重点,严防严管严控质量安全风险,集中深入开展药品安全专项整治,查处一批大案要案,公布一批典型案例,移送一批犯罪线索,消除一批风险隐患,完善监管机制,堵塞监管漏洞,消除监管盲区,提升监管能力,切实维护药品安全和人民群众生命健康。为了做好此项工作,国家药监局成立由局党组书记李利、局长焦红任组长的专项整治工作领导小组,组建专门工作组,将与市场监管总局联合印发专项整治工作方案,全面抓好贯彻落实。4 月 24 日,为落实深入开展药品安全专项整治行动工作部署,国家药监局召开药品安全专项整治中药相关工作推进会。会议明确全系统的工作:①全力以赴保障疫情防控大局。继续做好疫情防控用中药的审评审批、质量安全监管、供应保障等,推进中药稳步发挥重要作用。②深化中药审评审批和监管体制机制改革。持续完善法律法规、技术规范和指导原则体系建设,优化中药注册管理制度,加快构建中医药理论、人用经验与临床试验相结合的审评证据体系,严格医疗机构中药制剂审批、备案及调剂监管,推进中药新药创新研发和医疗机构中药制剂创新转化,全面促进中药传承创新发展。③加强中药质量安全监管。着力强化中药饮片质量监管,督促生产企业对中药饮片实行全过程管理,不得委托生产;严格产品标准和生产企业准入,促进中药配方颗粒平稳有序发展;引导和推进中药材规范化发展,优化和完善中药抽检及其信息公开,进一步规范中药经营和网络销售秩序。11 月 29 日,国家药监局召开农村药品安全专项整治工作会议,总结深入开展药品安全专项整治行动以来农村和城乡接合部药品安全专项整治工作情况,分析当前形势任务,研究部署深化农村药品安全专项整治的工作措施。2022 年,国家药监局公布了三批药品安全专项整治典型案例。截至 2022 年 11 月底,全系统查处药品、医疗器械、化妆品案件同比增长 22.93%,有力整顿了医药市场秩序,净化了药品安全环境。健全常态化药品安全风险排查化解机制,统筹运用检验、检查、抽检、不良反应监测等多种技术手段,深挖细查可能存在的风险隐患,采取有效措施及时化解,确保全国药品安全形势总体稳定。　　(杨世民)

全国药品注册管理和药品上市后监管工作会议

2022 年 1 月 25 日,全国药品注册管理和药品上市后监管工作会议在京召开。会议以视频会议形式召开,中央军委后勤保障部卫生局、国家药监局相关司局及直属单位、各省(区、市)、新疆生产建设兵团药监局、省会城市及计划单列市市场监管部门有关负责同志及相关人员分别在主会场和分会场参加会议。会议按照全国药品监督管理暨党风廉政建设工作会议部署,会议总结 2021 年工作,分析当前形势任务,研究部署 2022 年重点工作。国家药监局党组成员、副局长陈时飞出席并讲话。陈时飞表示,2022 年药品监管工作总体要求是:保障抗疫大局,坚决打赢疫情防控阻击战,做好疫苗药物审评审批和保质量、保供应工作;严守安全底线,确保药品安全万无一失,深入开展药品安全专项整治行动,全面强化药品全生命周期监管;补齐能力短板,提升药品监管现代化水平,使监管能力与监管任务和产业发展形势相匹配;追求发展高线,促进药品产业高质量发展,为人民群众健康提供更多新药好药。会议部署了 2022 年药品注册管理和药品上市后监管的重点工作,药品注册管理工作要全力以赴做好应急审评审批工作,进一步健全完善药品注册法规体系,加强药品注册监管能力建设,做好上市后备案类变更审查和监管,加快构建完善的符合中药特点的审评审批体系,加大对药物研究机构的监管力度,继续推进仿制药一致性评价、疫苗国家药品监管体系再评估、鼓励儿童药和罕见病药物研发等一系列专项工作。药品上市后监管重点工作要提高政治站位,凝心聚力,持续服务保障疫情防控大局;树立底线思维,有的放矢,切实抓好重点品种监管;科学精准施策,稳步推进,统筹做好药品上市后监管各项工作;聚焦关键问题,突出重点,持续开展专项检查;强化协调联动,夯实基础、加强药品监管能力建设。　　(杨世民)

全国药品不良反应监测评价工作会议 2022年3月24日，全国药品不良反应监测评价工作会议采取线上线下相结合的方式召开。会议总结2021年全国药品不良反应监测评价工作，深入分析形势，研究部署2022年重点工作。国家药品监督管理局党组成员、副局长赵军宁出席会议并讲话。赵军宁充分肯定了2021年全国药品不良反应监测评价工作，特别是在报告数量质量提升、法规制度建设、体系能力建设、技术支撑作用发挥、监测系统增效、推进科研创新、深化国际交流、开展科普宣传等方面所取得的成绩。国家药品不良反应监测中心主任沈传勇作2021年全国药品不良反应监测评价工作报告。会议对2022年药品监测评价工作提出7项要求：①持续加力、聚势赋能，加强体系能力建设，做好药品监测评价相关任务分解和推动实施；②把握重点、协同推进，健全法规制度体系，督促指导企业严格依法履行主体责任；③未雨绸缪、精准研判，发挥警戒风险防范作用，妥善防范化解药品安全风险；④传承精华、守正创新，推动中药药物警戒发展，逐步探索符合中药特点的安全性评价方法和标准体系；⑤审时度势、登高望远，推进科研创新纵深发展，加快推进新工具、新标准、新方法研究和应用；⑥融入大局、融通国际，持续深化国际交流合作，为全球药品监管工作贡献中国智慧和中国力量；⑦树立品牌、扩大影响，努力办好交流宣传培训，凝聚药物警戒工作社会共治合力。国家药品监督管理局有关司负责人出席会议，国家药品不良反应监测中心领导班子成员和相关人员在主会场参会。各省、自治区、直辖市及新疆生产建设兵团药品监督管理局，计划单列市、副省级城市药品监管部门相关人员在分会场参会。河北、上海、江苏、浙江、广东、新疆省级监测机构在会议上作了交流发言。（杨世民）

药品经营使用专项检查工作会议 2022年3月31日，国家药监局药品监管司采取线上线下相结合的方式召开了药品经营使用专项检查工作会议。国家药监局药品监管司、信息中心负责同志及相关处室负责同志在北京主会场参会。各省（区、市）药监局负责药品流通监管有关负责同志、国家药监局南方医药经济研究所有关负责同志通过视频形式线上参会。会议研究部署了药品经营使用专项检查工作，深入分析药品网络销售监管面临的形势和任务，通报药品追溯体系建设工作进展。2022年药品经营监管要重点做好以下工作：①全力以赴，坚决做好疫情防控药品质量监管；②严查狠打，全面落实经营使用专项检查要求；③保持高压态势，深入开展药品网售违法违规行为整治；④突出重点，不断强化疫苗流通配送环节监管；⑤多措并举，扎实推进药品信息化追溯；⑥挂图作战，确保顺利通过疫苗国家监管体系（NRA）正式评估。会议强调，全系统要以全国药品安全专项整治行动为统领，履职尽责、担当作为，确保药品经营使用专项检查取得实效；要准确把握专项重点，坚持问题导向，针对重点区域、重点检查对象、重点产品分类施策，有针对性地开展专项整治，全力消除风险隐患；要落实检查责任，加强线索排查和案件查办，形成有效震慑；要强化协调联动、努力构建长效机制，以智慧监管协同提升监管针对性和靶向性，推动实现线上线下融合监管。

（杨世民）

全国药品监管政策法规工作会议 2022年4月12日，全国药品监管政策法规工作会议以视频形式在京召开。会议以习近平新时代中国特色社会主义思想为指导，深入学习贯彻党的十九大和十九届历次全会精神，贯彻落实中央经济工作会议精神，按照全国药品监督管理暨党风廉政建设工作会议部署要求，总结2021年工作，分析当前形势，研究部署2022年工作任务：①持续发力，加快推动法规制度体系完善。全力推进药品管理法实施条例等法规修订工作，加快配套规章制度修订工作步伐，继续加强疫情防控法治保障体系。②突出重点，持续强化执法监督制度建设。加强“两高”司法解释宣贯，积极推动完善行刑衔接工作机制，不断加大案件查办监督力度，充分发挥行政复议诉讼执法监督作用。③强化清单落地，推动“放管服”改革不断深化。重点做好权责清单公布和实施工作，加快推动行政许可清单落地，积极开展“放管服”改革研究工作。④服务大局，切实做好重大监管政策研究工作。加快推进重大政策落地见效，不断加强政策研究课题管理。更好发挥考核指挥棒作用。⑤贴近实际，深入开展药品法治宣传教育。贯彻落实好“八五”普法规划，深入开展药品监管法规体系制度宣贯，持续推进法治宣传教育阵地建设。⑥稳扎稳打，深入推进疫苗质量管理体系建设。对标国际标准，持续提升疫苗监管能力和水平。会上，北京、河北、江苏、山东和重庆 5 个省（市）药监局围绕政策研究、行政备案规范管理、规范执法、地方立法、普法宣传等工作进行交流发言。国家药监局党组成员、副局长徐景和出席会议并讲话。国家药监局各司局、直属单位的相关负责人在主会场参会，各省（区、市）及新疆生产建设兵团药监局分管负责人、法规处负责人及有关人员在分会场参加视频会议。

（杨世民）

国家药监局发布《药品追溯码标识规范》等 2 个标准 2022 年 6 月 23 日，国家药监局印发《药品追溯码标识规范》《药品追溯消费者查询结果显示规范》2 个标准。旨在推进药品信息化追溯体系建设，从技术实施角度指导药品上市许可持有人和生产企业进行药品追溯码标识和药品追溯消费者查询结果显示。药品追溯码标识是在药品包装上采用印刷、粘贴等方式对药品追溯码及其相关信息所做的标识，由数字、字母、文字、条码组成。药品追溯码标识的内容应包括“药品追溯码”字样、药品追溯码人眼识读的字符和药品追溯码设备识读的符号（一般包括一维条码或二维码）。《药品追溯码标识规范》规定了药品追溯码标识的原则、一般要求、样式要求、位置要求和质量要求，适用于规范和指导药品上市许可持有人和生产企业在中国境内销售和使用药品的各级销售包装单元上以印刷、粘贴等方式进行药品追溯码的标识。《药品追溯消费者查询结果显示规范》规定了通过药品追溯码在药品追溯系统查询到的药品追溯信息结果的总体要求、显示方式要求和显示内容要求，适用于规范和指导药品上市许可持有人和生产企业通过药品追溯系统向消费者提供的药品追溯信息查询结果。本次《药品追溯码标识规范》《药品追溯消费者查询结果显示规范》2 个标准的提出，进一步完善了药品追溯标准体系，为行业标识和使用药品追溯码、向消费者提供药品追溯查询信息给出了具体技术指导。这 2 个标准的全面实施，将有助于经营企业和医院等供应链单位提高扫码效率，也有助于公众查询获得更直观清晰的药品追溯信息。

（杨世民）

国家中药科学监管大会 2022 年 7 月 14 日，由国家药监局指导，国家发改委、科技部、农业农村部、国家医保局、国家林草局、国家中医药局联合指导，中国健康传媒集团主办的国家中药科学监管大会采取线上线下结合的方式在京召开。大会主题为“保安全守底线、促发展追高线，深化审评审批改革，推动中药高质量发展”。国家药监局党组成员、副局长徐景和出席并讲话，国家医保局副局长李滔、国家中医药局副局长秦怀金和科技部、工信部相关领导致辞。会上，国家药监局宣布成立由两院院士、国医大师、资深专家组成的中药管理战略决策专家咨询委员会，为进一步构建完善符合中药特点的审评审批体系、保障和促进中药监管工作重大决策的科学性及权威性提供强大的智力支持。会议发布《2021 国家中药监管蓝皮书》。蓝皮书在国家药监局的指导下编制，汇集了中药监管权威信息和数据，全面呈现中药科学监管现状，客观展示 2021 年中药产业发展动态。9 位中药领域资深院士进行主题演讲，中国工程院院士张伯礼、中国工程院院士王辰、中国工程院院士黄璐琦、中国科学院院士陈凯先、中国工程院院士王广基、中国工程院院士吴以岭、中国工程院院士刘良、中国科学院院士仝小林和中国工程院院士肖伟交流了“三药三方”的转化研究及其在抗击新冠疫情中的作用、药物临床试验机构监管与第三方评估、中药复方药代动力学研究进展、“三结合”证据体系下基于中药验方的中药新药研制实践、守正创新与中药的方药量效研究等内容，阐述对促进中药创新研发、加强中药质量控制、推动中药现代化与“走出去”等的思考。本次大会设有中药新药创制与审评审批分论坛、中药质量安全监管分论坛、监管科学与传统药国际协调分论坛 3 个分论坛及 2 场座谈会。来自全国中药研制、生产、经营、使用环节以及药品审评、检查、检验、监测评价、标准研究、医保支付、知识产权、广告监管等领域的专家学者、监管人员、行业企业代表以及国际植物药监管等方面的专家将进行深入交流探讨。共计约 30 万人次在

线观看直播。 （杨世民）

2022年全国市场监管部门广告监管工作会议 2022年3月29日，全国市场监管部门广告监管工作会议以视频形式召开，全面总结2021年广告监管和指导广告产业发展工作，分析了当前形势，部署了2022年重点任务，市场监管总局党组成员、副局长秦宜智出席会议并讲话。会议充分肯定了2021年全系统广告条线取得的成绩，分析了今年广告监管工作面临的形势和任务。会议强调要提高政治站位，胸怀“国之大者”，坚决守好广告宣传阵地；要牢记初心使命，强化为民担当，坚决清理损害群众利益的广告违法行为；要完整准确全面贯彻新发展理念，更加积极主动履行好指导广告产业发展职能；要深刻汲取桑林案件惨痛教训，从严从实抓好干部队伍教育、管理和监督。会议要求，为了持续强化广告导向监管，着力规范和净化广告市场秩序，着力指导和推动广告产业高质量发展，重点做好以下四方面工作：①聚焦核心职能，不断强化广告监管执法；②贯彻新发展理念，推动广告产业高质量发展；③补短板强弱项，夯实广告监管工作基础；④全面从严治党，强化作风建设和廉政建设，以实际行动迎接党的二十大胜利召开。 （赵　航　方　宇）

《药品监管网络安全与信息化建设“十四五”规划》 为进一步推进药品监管信息化建设，加快以信息化引领监管现代化进程，国家药品监督管理局制定《药品监管网络安全与信息化建设“十四五”规划》（以下简称《规划》），从信息化层面提出推进药品智慧监管的发展战略和建设规划，促进国家药品安全及促进高质量发展，助力药品智慧监管能力提升。《规划》详细分析了建设成效和发展形势，明确了“十四五”时期我国药品监管及信息化建设主要发展目标：“十四五”期末，以支撑药品安全及高质量发展为目标，构建完善的药品智慧监管技术框架；落实“放管服”改革要求，优化营商环境，实现全部政务服务事项“一网通办”；推进药品全生命周期数字化管理，完善品种档案，建立安全信用档案，提高基于大数据的精准监管水平；健全药品信息化追溯体系，实现药品重点品种可追溯；推进医疗器械唯一标识在医疗、医保、医药领域的联动应用；加强化妆品监管业务信息化应用整合及移动化建设；推动药品产业数字化、智能化转型升级；构建药品监管社会共治体系，提升公众对药品安全的参与度，使人民群众对药品质量和安全更加满意、更加放心。《规划》明确指导思想、基本原则、建设目标在内的总体要求，提出升级“两品一械”智慧监管能力、提升政务一体化服务能力、推进监管数据融合与驱动、筑牢药品智慧监管数字底座、夯实网络安全综合保障能力5项重点任务，《规划》又以任务专栏形式进一步划分出了16个重点建设项目：药品监管能力建设，医疗器械监管能力建设，化妆品监管能力建设，信息化追溯体系建设，完善国家药品不良反应监测系统，监管专业化队伍管理信息化支撑能力建设，监管业务系统移动化能力建设，政务服务能力提升工程，全国一体化药品智慧监管平台建设，完善国家、省两级数据中心建设，进一步完善“两品一械”品种档案，打造药品安全信用档案，建设完善标准规范体系，升级药监云资源池，完善网络安全信任体系，完善安全管理运维中心。 （赵　航　方　宇）

《药品网络销售监督管理办法》 《药品网络销售监督管理办法》（以下简称《办法》）由国家药监局制定，旨在规范药品网络销售和药品网络交易平台服务活动，保障公众用药安全。《办法》聚焦保障药品质量安全、方便群众用药、完善药品网络销售监督管理制度设计等方面，对药品网络销售管理、第三方平台管理以及各方责任义务等作出规定。《办法》要求药品网络销售企业必须是线下实体药品企业，加强药品质量安全保障和消费者权益保障。《办法》规定，从事药品网络销售的，应当是具备保证网络销售药品安全能力的药品上市许可持有人或者药品经营企业。即药品上市许可持有人或者取得药品经营许可证的经营企业才能开展药品网络销售业务。在职责分工上，由国家药品监督管理局主管全国药品网络销售的监督管理工作；省级药品监督管理部门负责本行政区域内药品网络销售的监督管理工作，负责监督管理药品网络交易第三方平台以及药品上市许可持有人、药品批发企业通过网络销售药品的活动；设区的市级、县级承担药品监督管理职责的部门负责本行政区域内药品网络销售的监督管理工作,负责监督管理药品零售企业通过网络销售药品的活动。药品网络销售的虚拟性、跨地域性等特点,给监督管理、执法管辖、案件调查、证据固定等带来新挑战。为适应新情况、解决新问题,国家药监局将坚持“以网管网”,发挥技术手段在保障药品质量安全方面的突出优势,充分利用药品网络销售监测平台,对药品网络销售活动持续加大监测力度,如发现违法违规行为,将依法依规严厉查处。

(赵　航　方　宇)

《遏制微生物耐药国家行动计划(2022—2025年)》 为加快实施健康中国战略,贯彻落实《中华人民共和国生物安全法》,遏制微生物耐药,更好地保护人民健康,在总结评估前期工作基础上,国家卫生健康委等13部门联合制定了《遏制微生物耐药国家行动计划(2022—2025年)》(以下简称《行动计划》)。《行动计划》提出总体要求:到2025年,应对微生物耐药的国家治理体系基本完善,公众微生物耐药防控相关健康素养大幅提升,医疗卫生和动物卫生专业人员微生物耐药防控能力显著提高,人类和动物抗微生物药物应用和耐药监测评价体系更加健全,抗微生物药物合理应用水平进一步提升,微生物耐药防控的科学技术研究进一步加快、国际交流与合作深入推进。《行动计划》从医疗机构内耐药菌感染、主要病原微生物耐药率、城乡居民对微生物耐药问题的知晓率、抗微生物药物合理应用的培训覆盖率、医疗机构门诊抗菌药物处方适宜率、药品零售企业凭处方销售抗微生物处方药物的比例、耐药监测网络覆盖率、研发上市全新抗微生物药物数量、临床抗微生物药物敏感性折点标准体系9个指标作出具体规划。《行动计划》根据当前形势和问题形成了8项主要任务,并明确了每项任务的责任部门:坚持预防为主,降低感染发生率;加强公众健康教育,提高耐药认识水平;加强培养培训,提高专业人员防控能力;强化行业监管,合理应用抗微生物药物;完善监测评价体系,为科学决策提供依据;加强相关药物器械的供应保障;加强微生物耐药防控的科技研发;广泛开展国际交流与合作。《行动计划》要求加强组织领导和监测评估,建立完善应对微生物耐药有关部门间协调联系机制。加强执行过程监测和结果评估,推动任务落实。充分发挥专家力量,提供技术支撑。从多个方面保障遏制微生物耐药工作的有效落实和可持续。

(赵　航　方　宇)

《药品召回管理办法》 为贯彻落实《中华人民共和国药品管理法》《中华人民共和国疫苗管理法》等法律法规要求,国家药监局组织修订了《药品召回管理办法》(以下简称《管理办法》),自2022年11月1日起施行。《管理办法》修订的主要思路:落实《药品管理法》《疫苗管理法》相关规定,结合行业发展实际,坚持风险管理、全程管控原则,围绕及时控制质量问题或者其他安全隐患,优化调查评估和召回实施程序,科学完善召回药品处理措施,压实持有人责任等,进一步规范药品召回相关工作。《管理办法》突出持有人主体责任,依法将召回的实施主体由药品生产企业调整为持有人;进一步细化药品召回范围;对召回药品作出操作性更强的处理要求;强化了药品召回与药品追溯、信息公开等相关工作的衔接;对境外实施药品召回作出相应规定。召回药品需要销毁的,应当在持有人、药品生产企业或者储存召回药品所在地县级以上药品监督管理部门或者公证机构监督下销毁。即持有人可以根据自身实际,选择在当地药品监督管理部门或者公证机构监督下销毁,不必将全国范围流通的药品统一收回到持有人所在地销毁,以减轻不必要的储运成本等。原则上召回的药品不能再上市。但是,对通过更换标签、修改并完善说明书、重新外包装等方式能够消除隐患的,或者对不符合药品标准但尚不影响安全性、有效性的中药饮片,且能够通过返工等解决问题的,可采取适当方式处理后再上市。相关处理操作应当符合相应药品质量管理规范等要求,不得延长药品有效期或者保质期。(赵　航　方　宇)

《药品上市许可持有人落实药品质量安全主体责任监督管理规定》 为落实药品上市许可持有人的质量主体责任,根据《中华人民共和国药品管理法》等法律法规,国家药监局制定了《药品上市许可持有人落实药品质量安全主体责任监督管理规定》

(以下简称《管理规定》)。《管理规定》强调全过程质量监督管理，药品生产企业应当建立药品出厂放行规程，持有人应对依法对药品研制、生产、经营、使用全过程中药品的安全性、有效性、质量可控制性负责。管理规定主要包括：第一章总则、第二章持有人关键岗位职责及要求、第三章持有人质量管理要求、第四章持有人质量管理机制、第五章监督管理。《管理规定》梳理归纳了持有人企业负责人、生产管理负责人、质量管理负责人、质量授权人、药物警戒负责人等关键岗位人员的职责和资质要求，同时细化了持有人质量管理要求和机制，强调持有人应当建立药品追溯制度、药品召回制度、药物警戒制度、停产报告制度、年度报告制度等，首次提出季度分析工作机制，质量负责人应当结合产品风险定期组织对生产管理、质量管理等情况进行回顾分析，原则上每季度不少于一次对重复性风险和新出现风险进行研判，制定纠正预防措施，持续健全质量管理体系。

(赵　航　方　宇)

↗ 《药物警戒检查指导原则》 为落实《中华人民共和国药品管理法》《中华人民共和国疫苗管理法》有关建立药物警戒制度的要求，指导药品监督管理部门科学规范开展药物警戒检查工作，国家药监局组织制定了《药物警戒检查指导原则》(以下简称《指导原则》)。《指导原则》适用于省级及以上药品监管部门对药品上市许可持有人开展的药物警戒活动进行的检查工作，对获准开展药物临床试验的药品注册申请人开展药物警戒检查的可参照实施。《指导原则》要求各省级药品监督管理部门要强化组织领导和统筹协调，建立健全工作机制，推进药物警戒体系和能力建设，全面加强药物警戒各项工作；督促指导本行政区域内药品上市许可持有人进一步完善药物警戒体系，规范开展药物警戒活动；结合本行政区域监管实际，在日常监管工作中纳入药物警戒检查相关内容，科学制定检查计划，有序高效组织实施，工作中可进一步细化相关工作内容、完善相关工作要求，切实落实属地监管责任。《指导原则》明确了药品特征、持有人特征、其他情况 3 个方面共 14 项常规检查重点考虑因素，其中药品特征包括药品的安全性特性等，持有人特征包括持有品种较多、销售量大等，其他情况包括既往药物警戒检查或其他检查情况等。《指导原则》规定，药物警戒检查发现的缺陷分为严重缺陷、主要缺陷和一般缺陷，其风险等级依次降低。

(赵　航　方　宇)

↗ 国家药监局召开监管科学研究基地工作汇报会

2022 年 10 月 18 日，国家药监局召开监管科学研究基地工作汇报会，听取各基地工作进展和研究成果，交流工作经验，部署下一步重点工作。自 2019 年 4 月中国药品监管科学行动计划启动实施以来，国家药监局通过多种方式，先后依托中国医学科学院、四川大学、中国中医科学院、北京中医药大学、华南理工大学、北京工商大学等单位建设了 14 个监管科学研究基地，布局覆盖药品、医疗器械、化妆品领域。会上，各监管科学研究基地主要负责同志介绍了基地在助力开发新工具新标准新方法、服务监管需求、推进监管科学学科建设和人才培养等方面的进展和计划，并围绕深入开展药品监管科学研究等展开讨论。国家药监局局长焦红对下一步监管科学研究基地工作重点进行部署：①完善机制，协同创新。各基地要与国家药监局各司局、直属单位建立紧密合作机制，加强沟通交流、工作协同和成果共享，秉持开放合作态度，鼓励产业行业力量积极参与。②科学谋划，突出重点。各基地要进行长远谋划，紧跟国际前沿，立足国家创新驱动发展战略，结合监管需要和产业需求，突出自身特色优势发力，并加强基地间协同，提升监管科学研究的前瞻性、科学性、系统性。③加强交流合作。要搭建平台，密切工作沟通和经验交流，统筹政、产、学、研各方资源，深化国内国际学术交流和研究合作。④推动产业高质量发展。要积极推进研究成果转化、应用，促进药品监管能力提升，服务产业创新和高质量发展，更好满足公众健康需求。

(赵　航　方　宇)

↗ 农村药品安全专项整治工作会议 2022 年 11 月 29 日，国家药监局召开农村药品安全专项整治工作会议，总结深入开展药品安全专项整治行动以来农村和城乡接合部药品安全专项整治工作情况，分析当前形势任务，研究部署深化农村药品安全专项整治的工作措施。会议指出，农村是药品安全监管的薄弱部位，也是药品安全专项整治的重点区域。会议强调，各级药品监管部门要认真贯彻落实党中央国务院决策部署，按照专项整治行动的总体要求，做好农村药品安全监管和专项整治工作：①深入排查化解农村药品安全风险隐患。要结合日常监管和本地实际，深入排查梳理风险，定期进行风险会商，建立问题清单并实行销号管理，加强制度建设，形成长效机制。②分类解决农村药品安全问题。对故意违法违规或者严重违法违规的，要严惩重处，形成震慑效果；对生产经营使用不规范的，要指导企业强化责任意识、合规意识，督促企业加强质量管理体系建设并保证有效运行。③全面加强农村药品监管能力建设。要强化检查核查、检验检测、监测评价等体系建设，加强农村药品监管信息化建设，加大专业人才培养力度，提升农村药品监管执法水平。④充分发挥集中打击整治危害药品安全违法犯罪工作机制作用。做好统筹协调工作，加快建立健全集中打击整治危害药品安全违法犯罪工作机制，推动形成高效、协同、专业的药品监管体系，凝聚基层药品监管合力。⑤形成药品安全专项整治社会共治大格局。要加强与相关部门的协作协同，深化农村药品监管网和供应网建设，积极开展药品安全科普宣传，畅通投诉举报通道，加强示范基地建设，发挥引领带动作用，形成党委领导、政府负责、社会协同、公众参与、法治保障的多元治理格局。

（赵　航　方　宇）

↗ 金砖国家药品监管机构合作会议　2022 年 12 月 14 日晚，金砖国家药品监管合作会议在线召开。本届会议由中国国家药品监督管理局主办，俄罗斯联邦卫生部、工业和贸易部、卫生监督管理局，巴西国家卫生监督局和南非药品监督管理局等金砖国家药品监管机构参加会议并就药品监管创新、监管检查、国际合作等议题展开讨论。会上，中国国家药品监督管理局副局长赵军宁作了题为《新冠疫情下中国药品监管的国际协调与合作》的主旨演讲，介绍了我国多双边及传统药领域药品监管国际化的成果，并提出三点倡议：推动落实金砖国家药监机构《关于在医疗产品监管领域开展合作的谅解备忘录》、在双多边领域继续深化协调与合作、推动传统药领域的合作。俄罗斯卫生部药品和医疗器械部门负责人进行了题为《俄罗斯联邦新冠药物流通的监管》的主旨演讲。南非药品监督管理局局长分享了南非方面在抗击新冠下的国际合作举措。各方将秉承开放、包容、合作、共赢的金砖精神，不断深化在国际组织事务与国际规则制定领域的实质性合作，推进更高水平开放，为金砖各国广大人民的健康贡献力量。

（赵　航　方　宇）

↗ 全国药品监管科技暨国家药监局重点实验室工作电视电话会议　2022 年 8 月 25 日，全国药品监管科技暨国家药监局重点实验室工作电视电话会议在京召开。会议以习近平新时代中国特色社会主义思想为指导，深入学习贯彻党的十九大和十九届历次全会精神，贯彻落实全国药品监督管理暨党风廉政建设工作会议和全国药品监督管理工作电视电话会议部署，总结近年来药品监管科技工作成绩，分析当前形势，部署下一阶段重点任务。会议指出，药品监管科技工作面临新形势、新机遇，需准确把握当前形势，进一步深入开展监管科学研究，强化重点实验室建设，推进药品监管科学协同发展，加强检验检测机构管理建设，研究解决影响药品监管科技支撑和创新发展的深层次问题。国家药监局党组成员、副局长赵军宁对下一步工作进行部署：①全面深化实施药品监管科学研究，加快推进监管新工具、新标准、新方法研究和成果转化应用。②切实提高检验检测能力建设，完善科学权威的检验检测体系。③持续加强信用体系建设，推动企业信用风险分类管理，科学建立企业信用风险分类指标体系，科学确定监管重点和监管措施，推动精准化监管。④加强中药监管科学研究，结合中药监管急需，拓展药品监管科学研究的资源和力量，为推动中药传承创新发展和产品监管提供坚实的技术支撑。此外，要加大对监管科学人才资金等方面保障。会上，成都药检院、中检院、上海药检院、山东器械研究院、浙江药检院、国家纳米科学中心、四川大学华西医院等重点实验室进行交流。天津、河北、浙江、山东、湖南、广东等省（市）药监局的负责同志围绕药品监管科技工作进行交流发言。

（赵　航　方　宇）

国家药监局推进外贸外资工作会议 2022 年 11 月 15 日，为深入贯彻落实党中央、国务院决策部署，聚焦党的二十大报告提出的新使命新要求，国家药监局召开推进外贸外资工作会议，研究部署进一步加强医药外资企业服务，做好重点外资项目服务保障工作举措。国家药监局高度重视服务外贸外资工作，先后印发《国家药监局综合司关于进一步加强外资企业服务工作的通知》和《国家药监局综合司关于成立外贸外资协调工作领导小组的通知》，对推进外贸外资服务工作作出全面部署。会议强调，各地及各部门要进一步加大服务外贸外资工作力度，在做好防疫药品和医疗器械审批监管的基础上，加快药品和医疗器械审评审批，加强对抗疫产品的质量监管，扎实推动医药重点外资项目落地投产。一是切实按照加强外资企业服务工作有关通知要求，持续推进各项工作落地见效。二是充分利用现有的沟通渠道和机制，深入了解在华外国商协会、外资企业的问题诉求。三是按照属地原则，由国家局指导省局，做好对重点外资项目的服务保障工作。各参会省局围绕本地区推进外贸外资工作、推动重点外资项目进展等方面，深入交流好的经验做法，明确未来工作目标和举措。（赵 航 方 宇）

《已上市中药说明书安全信息项内容修订技术指导原则（试行）》 为进一步指导药品上市许可持有人对已上市中药说明书安全信息项内容的修订，加强中药全生命周期管理，保障公众用药安全，国家药监局组织制定了《已上市中药说明书安全信息项内容修订技术指导原则（试行）》（以下简称《技术指导原则》）。部分已上市多年中药的说明书中安全信息项内容存在缺失，不良反应、禁忌、注意事项等常表述为“尚不明确”，影响安全合理用药，亟需制定对已上市中药说明书安全信息项内容修订具有针对性指导作用的技术指导原则。《技术指导原则》基于已上市中药说明书现状及现行法规要求，明确了已上市中药说明书修订应当遵循的基本原则，即坚持中医药理论指导，体现全生命周期管理，表述科学、规范、准确等。主要内容包括概述、基本原则、修订细则及进口中药、天然药物说明书安全信息项内容的修订等四部分。修订细则部分主要涉及说明书的警示语、不良反应、禁忌、注意事项、特殊人群用药等 5 项安全信息项内容。在对已上市中药说明书安全信息项内容进行修订时，需要坚持中医药特点；体现全生命周期管理；表述应科学、规范、准确。在警示语方面，当发现已上市中药存在严重不良反应或潜在的重要安全性问题而需要警示用药时，才在中药说明书标题下添加警示语。在不良反应方面，首先要有风险信号来源，其次要进行不良事件与药品的关联性评价。在注意事项需要提示的“其他”中增加了“对于非处方药，还应当考虑增加保障患者自我药疗安全用药、影响药物疗效因素、特殊人群用药等注意事项内容。”（赵 航 方 宇）

《中药材生产质量管理规范》 为贯彻落实《中共中央 国务院关于促进中医药传承创新发展的意见》，推进中药材规范化生产，加强中药材质量控制，促进中药高质量发展，国家药监局等 4 个部门研究制定了《中药材生产质量管理规范》（以下简称《规范》），主要包含质量管理、基地选址、种子种苗或其他繁殖材料、种植与养殖、采收与产地加工、质量检验等章节，适用于中药材生产企业规范生产中药材的全过程管理，是中药材规范化生产和管理的基本要求。《规范》明确影响中药材质量关键环节的管理要求，建立有效的生产基地单元监督管理机制，配备与生产基地相适应的人员、设施、设备，明确中药材的生产批次，建立中药材生产质量追溯体系，制定主要环节生产技术规程，细化中药材相关各部门的作用。《规范》鼓励中药饮片生产企业、中成药上市许可持有人等中药生产企业在中药材产地自建、共建符合本规范的中药材生产企业及生产基地，将药品质量管理体系延伸到中药材产地。《规范》要求各省相关管理部门在省委省政府领导下，配合和协助中药材产地人民政府做好中药材规范化发展工作；制定中药材产业发展规划；细化推进中药材规范化发展的激励政策；建立中药材生产企业及其生产基地台账和信用档案，实施动态监管；建立中药材规范化生产追溯信息化平台等。鼓励中药材规范化、集约化生产基础较好的省份，结合本辖区中药材发展实际，研究制定实施细则，积极探索推进，为本规范的深入推广积累经验。（赵 航 方 宇）

《药品年度报告管理规定》 为进一步指导药品上市许可持有人(以下简称持有人)建立年度报告制度,国家药监局组织制定了《药品年度报告管理规定》(以下简称《管理规定》)和《药品年度报告模板》,同时为保障药品年度报告制度的落地实施,国家药监局建设了药品年度报告采集模块。《管理规定》要求持有人建立并实施年度报告制度,且药品年度报告的信息应当真实、准确、完整和可追溯,符合法律、法规及有关规定要求。持有人应当按年度报告模板撰写年度报告,原则上一个持有人每年撰写一份年度报告。国家药监局已经建设了药品年度报告采集模块,该模块直接对接药品监管数据共享平台的药品注册、药品生产许可等有关信息,实现了关键基础信息自动带出,有助于提高填报信息的准确性。（赵　航　方　宇）

《临床急需药品临时进口工作方案》和《氯巴占临时进口工作方案》 为进一步完善药品供应保障政策,满足人民群众特定临床急需用药需求,国家药品监督管理局制定《临床急需药品临时进口工作方案》(以下简称《方案》)和《氯巴占临时进口工作方案》(以下简称《氯巴占方案》)。《方案》适用于国内无注册上市、无企业生产或短时期内无法恢复生产的境外已上市临床急需少量药品。其中,临床急需少量药品包括用于治疗罕见病的药品;用于防治严重危及生命疾病,且尚无有效治疗或预防手段的药品;用于防治严重危及生命疾病,且具有明显临床优势的药品。《方案》明确了临床急需药品临时进口申请工作流程,要求使用临时进口药品的医疗机构应按照《医疗机构药事管理规定》,制定临床技术规范,明确药品的临床诊治用途、患者群体、使用科室及医生名单;建立专项管理制度,对医师处方、用药医嘱的适宜性进行审核;监测记录临时进口药品使用相关的临床诊疗病历及药品安全性、有效性、经济性、依从性、不良反应等信息数据。《氯巴占方案》根据《方案》的有关规定,明确了氯巴占临时进口的申请工作流程、药品使用管理、处方医师的资质条件和管理要求、相关方权责。此外,《氯巴占方案》还在附录部分给出了牵头进口和使用氯巴占的医疗机构名单。（赵　航　方　宇）

国家药监局鼓励企业和社会第三方参与中药标准制定修订工作 为进一步提升中药标准管理能力,建立最严谨的标准,优化标准工作机制,全面构建政府引导、企业为主、社会参与、开放融合的中药标准工作新格局,充分发挥社会力量在标准工作中的重要作用,国家药监局鼓励企业和社会第三方参与中药标准制定修订工作。鼓励和支持企业、社会第三方在中药标准研究和提高方面加大信息、技术、人才和经费等投入,并对中药标准提出合理的制定修订意见和建议。研究提供中药标准物质应当符合《中国药典》及《国家药品标准工作手册》等的相关要求;新增中药标准物质按备案程序到中国食品药品检定研究院备案;参与中药标准草案生产验证的中药生产企业应当根据标准草案对药品安全性、有效性、质量可控性的影响及相关技术要求开展相应工作;参加中药标准生产验证的药品生产企业及技术人员应当具备相应的资质和资格。国家药典委员会或各省级药品监督管理部门可采取在发布的药品标准(公示稿或征求意见稿)中对承担课题单位和支持单位署名、颁发荣誉证书、授牌药品标准科研基地等方式,鼓励企业和社会第三方参与或支持中药标准制定修订工作。（赵　航　方　宇）

2022 年“全国安全用药月”活动 为深入学习宣传贯彻习近平新时代中国特色社会主义思想,坚持以人民为中心的发展理念,不断满足人民群众日益增长的安全用药需求,根据国家药监局工作部署和《关于全面加强药品监管能力建设的实施意见》有关要求,继续举办“全国安全用药月”活动,通过开展药品安全科普宣传活动提高公众药品科学素养。今年的“安全月”活动主题为“安全用药 同心同行”,围绕国家药监局重点工作,结合党的二十大胜利召开,通过多种形式宣传安全用药的相关理念和使用知识,对儿童、老年人等特殊群体安全用药进行解读和科普,切实发挥执业药师的药学服务作用,在全社会倡导健康的生活理念和生活方式,进一步提高公众药品安全科学素养。宣传重点包括:展示党的十八大以来药品监管领域成果。集中体现党的十八大以来药品监管领域取得的丰硕成果,突出展示我国当前用药的安全性、有效性和可及性;宣传改革创新的成果发展；展示《国务院办公厅关于全面加强药品监管能力建设的实施意见》印发实施一年来，药品监管重点领域能力建设的举措和成效，提升药品监管形象；开展安全用药科普宣传。（赵　航　方　宇）

规范药品网络销售备案和报告工作　为指导各级药品监督管理部门有序开展药品网络交易第三方平台备案和药品网络销售企业报告工作，国家药监局发布关于规范药品网络销售备案和报告工作的公告。对于药品网络交易第三方平台，药监局要求其按照《药品网络销售监督管理办法》如实填写药品网络交易第三方平台备案表办理备案，由省级药品监督管理部门应当对企业提交材料进行核对，药品网络交易第三方平台的公示备案信息发生变化的，应当在相关信息变化之日起10个工作日内向省级药品监督管理部门办理变更备案，药品网络交易第三方平台不再开展相关业务的，应当提前20个工作日在平台首页显著位置持续公示有关信息。对于从事药品网络销售的企业，药监局要求其按照《药品网络销售监督管理办法》第十一条规定向药品监督管理部门报告，如实填写并提交加盖公章的药品网络销售企业报告信息表。入驻同个或多个药品网络交易第三方平台开展经营活动的，应当将第三方平台名称、店铺名称、店铺首页链接在报告内容中逐个列明。药品监督管理部门应当将相关企业的药品网络销售活动纳入日常监管，督促企业持续合法合规开展经营活动。（赵　航　方　宇）

国家药品监督管理局重点实验室考核评估规则（试行）　为规范国家药品监督管理局重点实验室考核评估工作，国家药品监督管理局组织制定了《国家药品监督管理局重点实验室考核评估规则（试行）》。考核评估的目的在于全面了解和检查重点实验室的运行和管理状况，总结经验和成效，发现问题和短板，促进重点实验室改进和提高，提升服务监管水平和能力。考核评估工作坚持“公开、公平、公正”的原则，采取“定期评估、动态调整”的管理机制，尊重科学，注重实效。考核评估工作包括考核和评估。考核评估的内容包括但不限于重点实验室的支撑条件建设情况、科学研究及服务监管情况、成果转移转化情况、开放交流与合作研究情况等。国家药品监督管理局重点实验室建设管理办公室负责制定考核评估规则和指标体系，组织开展考核评估工作，公布评估结果。省级药品监督管理部门负责协助管理办公室开展考核评估工作，审核考核评估材料的完整性，结合考核结果督促整改落实。重点实验室依托单位负责组织重点实验室准备考核评估材料，并对考核评估材料完整性和内容真实性负责。考核包括重点实验室自评、省级药品监督管理部门年度考核以及国家药品监督管理局开展的考核工作。（赵　航　方　宇）

药品网络销售禁止清单（第一版）　为贯彻落实《中华人民共和国药品管理法》和《药品网络销售监督管理办法》要求，保障公众用药安全，国家药品监督管理局组织制定了《药品网络销售禁止清单（第一版）》。清单包括政策法规明确禁止销售的药品疫苗、血液制品、麻醉药品、精神药品、医疗用毒性药品、放射性药品、药品类易制毒化学品、医疗机构制剂、中药配方颗粒；注射剂（降糖类药物除外）；含麻黄碱类复方制剂（不包括含麻黄的中成药）、含麻醉药品口服复方制剂、含曲马多口服复方制剂、右美沙芬口服单方制剂；《兴奋剂目录》所列的蛋白同化制剂和肽类激素（胰岛素除外）；地高辛、丙吡胺、奎尼丁、哌唑嗪、普鲁卡因胺、普罗帕酮、胺碘酮、奎宁、氨茶碱、胆茶碱、异丙肾上腺素；苯妥英钠、卡马西平、拉莫三嗪、水合氯醛、达比加群酯、华法林、替格瑞洛、西洛他唑、扑米酮、碳酸锂、异氟烷、七氟烷、恩氟烷、地氟烷、秋水仙碱；米非司酮、复方米非司酮、环丙孕酮、卡前列甲酯、雌二醇、米索前列醇、地诺前列酮；法罗培南、夫西地酸、伏立康唑、利奈唑胺、奈诺沙星、泊沙康唑、头孢地尼、伊曲康唑、左奥硝唑、头孢泊肟酯。（赵　航　方　宇）

第四届亚洲监管网络会议（亚洲国家药品监管机构负责人会议）　2022年4月6日下午，第四届亚洲监管网络会议（Asian Network Meeting）在线召开，中国、印度、印度尼西亚、日本、韩国、马来西亚、缅甸、菲律宾、新加坡、越南、泰国国家药品监管机构负责人，就亚洲地区抗击疫情监管合作、亚洲药品生态体系建设、提升药品的可及性和可负担性等方面开展交流。国家药品监督管理局副局长徐景和表示，亚洲监管网络会议为亚洲各国药品监管机构提供了重要的交流沟通平台，持续关注具有亚洲区域共同特点的监管问题，以宽广的视野助力亚洲地区药品监管能力发展。近年来，中国药品监管部门坚持以人民为中心的发展思想，坚持保护和促进公众健康的崇高使命，坚持科学化、法治化、国际化、现代化的发展道路，持续深化药品医疗器械审评审批制度改革，持续推进疫情防控药械产品研发上市和质量监管，持续开展药品监管科学研究，持续加强药品监管体系和监管能力建设，药品监管改革创新踏上了新征程，开创了新局面。期待亚洲各国监管机构进一步深化交流与合作，共同提高监管能力和水平，为全球健康事业发展做出新贡献。

（赵　航　方　宇）

中日药监合作交流双边会议　2022年4月7日，国家药品监督管理局与日本药品监管机构举行会议，就深化药品监管合作进行深入交流。国家药品监督管理局副局长徐景和与日本厚生劳动省（MHLW）审议官山本史、日本药品医疗器械综合机构（PMDA）理事长藤原康弘共同主持会议。

徐景和表示，去年中日药监合作双边会议举办以来，中国药品监管改革创新进一步深化：一是法制建设取得新进展，新《医疗器械监督管理条例》和新《化妆品监督管理条例》颁布施行；二是审评审批制度改革实现新突破，中国药品监管部门持续深化药品医疗器械审评审批制度改革，鼓励和支持产业创新发展高质量发展；三是药品监管科学研究谱写新篇章；中国药品监管部门持续深化药品监管科学研究，与多家高等院校、科研机构合作，积极开发药品监管新工具、新标准和新方法，加快产品上市步伐。四是国际交流合作跨上新台阶。会上，双方就深化中日交流合作、ICH指南实施、药品追溯体系建设、药物警戒制度研究、国际多中心临床试验开展等进行了深入交流。双方一致同意，进一步加大交流与合作力度，为保障两国乃至世界公众获得安全有效的药品医疗器械而共同努力。

（赵　航　方　宇）

疫苗国家监管体系评估工作推进会议　2022年3月14日，国家药监局召开迎接世界卫生组织疫苗国家监管体系（NRA）评估工作推进会议，总结前期工作情况，深入分析当前形势，部署迎接正式评估相关工作。疫苗NRA评估是对国家疫苗监管能力和水平的全面评价，是一项事关国家荣誉、药监形象、公众健康的政治任务，是疫苗产品走出国门的基础，也是国家药监局的重点工作。会议指出，2021年，疫苗NRA评估的各项准备工作全面展开，取得较好效果。在国家药监局统一指挥下，各部门、各省局稳步推进相关准备工作，顺利完成世卫组织远程中期评估。会议强调各部门、各省局要落实相关责任和任务分工，以完整的国家监管体系、统一的质量管理标准和严谨有序的运行状态迎接正式评估。同时，国家局和各省局要持续加强疫苗监督检查工作，落实疫苗监管责任，不断加强检查员队伍建设，持续提升疫苗监管能力和水平，确保顺利通过。（赵　航　方　宇）

2022年上半年药品上市后风险会商会议　2022年6月27日，国家药监局药品监管司召开2022年上半年药品上市后风险会商会议，会议以视频形式召开，梳理总结上半年药品上市后监管工作情况，分析研判当前形势和风险隐患，研究部署下一阶段重点工作。会议强调，要牢固树立底线思维、强化忧患意识，让监管跑在风险前面，坚决守住药品安全底线。会议要求，各级药品监管部门要把“严”的主基调落实到方方面面，摸排潜在药品安全隐患，健全完善风险会商机制，全面提升应急处置能力，全力防范化解风险隐患。要加强疫苗全程监管，强化风险防控，严格生产过程监管，保障疫苗质量。要加强血液制品质量监管，督促指导企业加强源头把控、全链条管理以及创新研发。要加强中药饮片监管，督促企业切实增强质量意识、依法依规生产经营，坚决打击违法违规行为。要加强药品网络销售监管，强化对违法违规行为的监测，坚持线上线下专项整治一体推进。要提高对药品安全风险的认识，树立药品安全风险忧患意识，以对人民群众深厚的感情和高度负责的精神做好药品上市后监管各项任务，严防严控药品质量安全风险，以实际行动迎接党的二十大胜利召开。北京、山东、安徽等省（市）药监局和国家局南方医药经济研究所分别围绕疫苗、血液制品、中药饮片和药品网络销售等风险研判情况进行重点交流发言，有关行业专家学者为开展风险隐患排查等提出意见建议。（赵　航　方　宇）

中药管理战略决策专家咨询委员会会议　2022年11月3日，国家药监局在京召开中药管理战略决策专家咨询委员会会议，针对促进中药传承创新发展、加强中药全链条监管及近期重点工作，广泛深入听取委员们意见建议，为中药科学监管汇智聚力。会议立足于促进中药传承创新发展，围绕《中药注册管理专门规定（征求意见稿）》及强化中药监管具体措施等，邀请委员们把脉问诊。与会委员按照会议主题，结合所在专业领域，从不同角度进行深入细致讨论。会议对充分发挥决咨委智慧力量、促进中药监管工作科学决策做出部署：①要全面贯彻落实二十大重要论述和重大部署，践行党中央药品监管工作方针，坚持中国式药品监管现代化道路，建立健全有中国特色的药品监管制度，切实做好中药监管各项工作。②加快构建中药监管科学体系，促进中药传承创新发展。要深入分析当前挑战与机遇，遵循中医药发展规律，传承精华，守正创新，整合资源，推动中药事业和产业高质量发展；要面向国家重大需求和人民生命健康，大力发展中药监管科学研究，加快实现中药治理体系和治理能力现代化。③充分发挥决咨委的智库作用，为监管工作科学决策提供智慧力量。要立足国情药情，围绕中药传承创新发展，发挥好决咨委的整体作用和各方委员的专业优势，加快咨询研究成果转化。（赵　航　方　宇）

国家药监局药品法治宣传教育基地建设工作推进会　2022年7月4日，国家药监局药品法治宣传教育基地建设工作推进会召开。会议梳理总结前期建设进展情况，交流经验做法，部署进一步加强药品法治宣传、推进药品法治宣传教育基地建设。会议强调，药品法治宣传教育基地建设是贯彻落实全面依法治国重大决策部署的重要举措，是推动药品监管法治建设的重要手段。要深刻认识这一工作的重要意义，提升药品监管法治建设水平，推动“两法两条例”得到全面贯彻落实，创造和维护良好的药品监管法治环境。会议对下一阶段工作进行再动员、再部署，着力推进药品法治宣传教育基地培育工作取得新成效。第二批培育单位要抓紧启动基地建设工作，学习首批基地工作经验，抓紧制定特色鲜明、切实可行的培育措施，稳步推进工作计划，确保培育任务按期顺利完成。会上，江苏省泰州市市场监管局等5家待验收的培育单位介绍了基地建设情况，已命名基地代表、省级药监局代表及第二批培育单位代表围绕基地建设经验、发挥省局协调引领作用、推进培育计划进行交流。会议以视频形式召开。国家药监局政策法规司相关负责人、相关处室负责人、基地联络员，基地和培育单位所在地省（区、市）药监局有关负责人、法规处负责人、有关工作人员，基地和培育单位主要负责人及有关工作人员参会。

（赵　航　方　宇）

国家药品监督管理局第二批药品法治宣传教育基地　根据《药品法治宣传教育基地管理办法（试行）》，经相关单位申报、培育、验收，拟命名江苏省泰州市市场监督管理局、江西省樟树药品监督管理局、山东省药品监督管理局政策法规处、海南省海口市市场监督管理局、陕西省石泉县市场监督管理局共5家单位为国家药监局药品法治宣传教育基地。

（赵　航　方　宇）

中药管理战略决策专家咨询委员会成立　为进一步构建完善符合中药特点的审评审批体系，保障和促进中药监管工作重大决策的科学性、权威性，依据《药品注册管理办法》有关规定，国家药监局决定成立由两院院士、国医大师、资深专家组成的中药管理战略决策专家咨询委员会（以下简称“专委会”）。专委会主任委员为孙咸泽，副主任委员为张伯礼、黄璐琦、王辰，秘书处设在国家药监局药品注册管理司。主任委员、副主任委员、委员任期3年。

（赵　航　方　宇）

2022年药物非临床研究质量管理规范认证公告　2022年，根据《中华人民共和国药品管理法》《药物非临床研究质量管理规范》（药物GLP）和《药物非临床研究质量管理规范认证管理办法》的有关规定，国家药品监督管理局组织有关专家对湖南普瑞玛药物研究中心有限公司等13家机构进行了检查。经审核，该13家机构的单次和多次给药毒性试验（啮齿类）等试验项目符合药物GLP要求，见表1。

表1　2022年获药物非临床研究质量管理规范（GLP）认证的机构

机构名称	试验项目	认证批件编号
湖南普瑞玛药物研究中心有限公司	1. 单次和多次给药毒性试验（啮齿类） 2. 单次和多次给药毒性试验（非啮齿类） 3. 生殖毒性试验（Ⅰ段、Ⅱ段、Ⅲ段） 4. 遗传毒性试验（Ames、微核、染色体畸变） 5. 局部毒性试验 6. 免疫原性试验 7. 安全性药理试验 8. 毒代动力学试验	GLP21004123
中国药科大学（新药安全评价研究中心）	单次和多次给药毒性试验（非啮齿类，灵长类）	GLP21007126
广州医药研究总院有限公司（药物非临床评价研究中心）	1. 生殖毒性试验（Ⅲ段） 2. 致癌试验	GLP21008127
西咸新区国睿一诺药物安全评价研究有限公司	1. 遗传毒性试验（Ames、微核、染色体畸变） 2. 局部毒性试验	GLP21009128
湖北天勤生物科技有限公司武汉分公司	致癌试验	GLP21011130
苏州华测生物技术有限公司	生殖毒性试验（Ⅲ段）	GLP21012131
安领生物医药（苏州）有限公司	1. 单次和多次给药毒性试验（啮齿类） 2. 毒代动力学试验	GLP21013132
浙江大学（药物安全评价研究中心）	1. 单次和多次给药毒性试验（非啮齿类） 2. 免疫原性试验 3. 安全性药理试验 4. 依赖性试验	GLP21015134
广州博济医药生物技术股份有限公司（药物评价中心）	1. 单次和多次给药毒性试验（非啮齿类，灵长类） 2. 生殖毒性试验（Ⅰ段、Ⅱ段） 3. 免疫原性试验	GLP21016135
山东省医学科学院药物研究所（山东省医学科学院药物安全评价中心）	生殖毒性试验（Ⅲ段）	GLP21017136
益诺思生物技术南通有限公司	1. 致癌试验 2. 免疫原性试验	GLP21020139
上海益诺思生物技术股份有限公司	依赖性试验	GLP22001140
江苏鼎泰药物研究股份有限公司	生殖毒性试验（Ⅲ段）	GLP22002141

（赵　航　方　宇）

↗ 8种药品转换为非处方药　根据《处方药与非处方药分类管理办法（试行）》（原国家药品监督管理局令第10号）的规定，经国家药品监督管理局组织论证和审定，2022年蒲地蓝消炎片、红花逍遥片、保妇康凝胶、调经养颜颗粒、硫酸氨基葡萄糖钾片、奥美拉唑肠溶片、散痛舒胶囊、潞党参口服液由处方药转换为非处方药，见表2。

表2　8种转换为非处方药的药品

序号	品名	规格（成分）	分类	备注
1	蒲地蓝消炎片	0.24克/片	甲类	双跨
2	红花逍遥片	每片重0.39克	甲类	/
3	保妇康凝胶	每支装4克	甲类	双跨
4	调经养颜颗粒	每袋装4克	甲类	/
5	硫酸氨基葡萄糖钾片	0.25克（以硫酸氨基葡萄糖计）	甲类	/
6	奥美拉唑肠溶片	10毫克	甲类	双跨
7	散痛舒胶囊	每粒装0.3克（相当于原药材1.0克）	甲类	/
8	潞党参口服液	每支装10毫升	甲类	双跨

（赵　航　方　宇）

2022 年新增允许发布处方药广告的医学、药学专业刊物名单　2022 年 2 月 10 日，根据《中华人民共和国广告法》规定，经商国家卫生健康委，同意将《协和医学杂志》《中华骨与关节外科杂志》《世界复合医学》以及《血管与腔内血管外科杂志》列入允许发布处方药广告的医学、药学专业刊物名单。2022 年 2 月 24 日，同意将《世界耳鼻咽喉头颈外科杂志》等 13 家杂志列入允许发布处方药广告的医学、药学专业刊物名单，见表 3。

表 3　2022 年新增允许发布处方药广告的医学、药学专业刊物名单

序号	刊物中文名称	CN 刊号	登记地	广告经营许可证号/营业执照统一社会信用代码
1	《协和医学杂志》	CN11-5882/R	北京	京东市监广登字 20170143 号
2	《中华骨与关节外科杂志》	CN31-5662/R	北京	京东市监广登字 20170143 号
3	《世界复合医学》	CN10-1273/R	北京	京东市监广登字 20170143 号
4	《血管与腔内血管外科杂志》	CN10-1346/R	北京	京东市监广登字 20170143 号
5	《世界耳鼻咽喉头颈外科杂志》(英文)	CN10-1248/R	北京	京东市监广登字 20200006 号
6	《母胎医学杂志》(英文)	CN10-1632/R71	北京	京东市监广登字 20200006 号
7	《胰腺病学杂志》(英文)	CN10-1560/R	北京	京东市监广登字 20200006 号
8	《中华神经外科杂志》(英文)	CN10-1275/R	北京	京东市监广登字 20200006 号
9	《生殖与发育医学》(英文)	CN10-1442/R	北京	京东市监广登字 20200006 号
10	《中华炎性肠病杂志》(中英文)	CN10-1480/R	北京	京东市监广登字 20200006 号
11	《中华新生儿科杂志》(中英文)	CN10-1451/R	北京	京东市监广登字 20200006 号
12	《中华内分泌外科杂志》	CN11-5807/R	北京	京东市监广登字 20200006 号
13	《中华生殖与避孕杂志》	CN10-1441/R	北京	京东市监广登字 20200006 号
14	《中华神经医学杂志》	CN11-5354/R	北京	京东市监广登字 20200006 号
15	《中华生物医学工程杂志》	CN11-5668/R	北京	京东市监广登字 20200006 号
16	《中华血管外科杂志》	CN10-1411/R	北京	京东市监广登字 20200006 号
17	《中华解剖与临床杂志》	CN10-1202/R	北京	京东市监广登字 20200006 号

（赵　航　方　宇）

省市药监动态

北京市药品监督管理局开展新冠病毒感染治疗药物 GMP 符合性检查　根据国家药监局综合司《关于加强新冠病毒感染治疗药物阿兹夫定片质量监管工作的通知》，以及市药监局《关于对北京协和药厂有限公司生产阿兹夫定片开展检查的通知》要求，市药监局于 2022 年 8 月 16 日至 18 日对北京协和药厂有限公司发起药品 GMP 符合性检查。此次检查以该企业受托生产的新冠病毒感染治疗药物阿兹夫定片为检查重点品种，将专项检查与年度符合性检查相结合，检查组由药品生产处、第三分局、药品审查中心的专业检查员组成，覆盖监管、审评、检查全环节。检查组按照国家局、市局有关要求，围绕产品共线生产管理、质量检验放行、数据和记录真实完整性等关注点，重点检查了企业与药品上市许可持有人生产质量协议执行情况、厂房与设施设备运行和维护情况、主要变更及相关验证情况、生产过程中防止污染、混淆和差错措施情况以及不合格品管理情况等内容。检查组综合评定认为该企业符合《药品生产质量管理规范(2010 年修订)》的要求。　（马方怡　方　宇）

天津市药品监督管理局加强市区联动，促进津南区医药经济高质量发展　一是上下联动担当作为，确保疫情期间津南居民用药。天津市药监局组织局相关处室研究疫情防控处置期间津南区封管控区群众用药保障供应、解决居民买药难问题，并积极与区市场局、区商务局对接和配合，确定津南区居民购药应急供应保障单位。二是加强工作协调会商，信息沟通机制完善。第三监管办公室与津南区市场局建立了完善的沟通协调机制，就业务交叉内容进行了充分地研究部署，年初对天津市公共卫生应急物资储备津南专库进行指导、督查，从专业角度提出整改措施和解决办法。三是相互交流学习，提升“两品一械”监管实效。结合本年度市区两级“两品一械”监管工作任务，加强相互学习交流，提升药品监管各项工作实效：①通过对药店的督导，及时掌握津南区执业药师配备使用和监管工作落实情况，加强对区局的政策指导，推进执业药师配备使用和监管工作的实施；②加强对区局基层医疗卫生机构药品使用监管工作的业务指导。四是协同执法联动，推进药品安全整治行动：①与津南区市场局共同举办“以案释法”，注重提高执法人员的业务素质；②积极主动对接公安津南环食药大队开展联合执法检查，多措并举保障专项整治工作有序有力推进；③今年就排查无证医疗器械生产“黑作坊”、诊所违规使用自制药品等问题先后联合津南区公安局环食药大队、津南区市场局开展调查，对违法违规行为依法查处。同时现场对诊所法人进行普法宣传教育。五是优化协同优势，助力津南区医药产业高质量发展。开展“技术+服务”帮扶工作。针对企业产品的研发注册生产等存在的问题，进行政策咨询和技术指导，为津南区药品企业发展营造良好的环境。

（马方怡　方　宇）

↗ 京津冀三地首次药物临床试验机构监管联合培训成功举办　为进一步推进京津冀药品协同监管，提升京津冀药物临床试验机构监管水平，2022 年 8 月 12 日，北京市、天津市和河北省药品监督管理局联合举办京津冀药物临床试验质量管理检查员培训暨监管沟通交流会。这是京津冀药品协同监管以来，三地首次在药物临床试验机构监管领域组织开展的联合培训。培训会采取授课和研讨相结合的方式，针对京津冀地区药物临床试验行业特点、监管难点，围绕药品注册核查要求，特别是肿瘤药物、Ⅰ期临床试验检查要点及新形势下伦理审查等方面内容，邀请相关领域专家学者及三地监管部门检查员代表进行线上授课。通过剖析典型案例，分享三地监管经验，分析监管理论，解读政策标准，共同探讨创新药物临床试验机构监管模式。此次培训立足打造“政治过硬、素质优良、业务精湛、廉洁高效”的检查员队伍，对推进京津冀区域监管能力率先达到国际先进水平起到了积极促进作用，达到了预期培训效果。

（马方怡　方　宇）

↗ 河北强力推进市县药品监管能力标准化建设

2022 年 11 月 3 日，河北省政府药品安全领导小组办公室召开全省市县药品监管能力标准化建设推进会议。会议深入学习贯彻党的二十大会议关于强化药品安全监管的决策部署，全面落实习近平总书记关于药品安全的重要论述，交流工作经验，明确目标任务，谋划推进举措，全力推动市县药品监管能力标准化建设再上新台阶。会议指出，加强市县药品监管能力标准化建设，是落实党的二十大新战略、新部署，做好新时代药品监管工作必然要求，是推进药品安全治理体系、治理能力现代化的迫切需要。会议要求，以夯实药品安全治理基层基础为主线，以增强监督检查、稽查执法、检验检测、监测评价、应急处置能力为重点，以监管数字化智能化为引领，到 2025 年，建成责任清晰、严密高效、务实管用的市县药品安全制度规范体系、风险管控体系、技术支撑体系和应急管理体系，监管事业整体迈上新台阶。会议强调，推动市县药品监管能力标准化建设取得扎实成效，必须加强系统性建设，着力破解监管力量虚化弱化问题，打通能力建设最后一公里，提升人民群众对药品安全的获得感、幸福感和满意度。会议明确，市县药品监管能力标准化建设五项重点任务。一要明晰监管事权，配强工作力量。二要加强机制建设，规范业务运行。三要瞄准短板弱项，强化技术支撑。四要保障执法装备，提升办案效能。五要推进智慧监管，实现社会共治。会议强调，落实三项保障措施，确保市县药品监管能力标准化建设有力推进。一要加强组织领导。二要强化经费保障。三要激励担当作为。

（马方怡　方　宇）

↗ 辽宁省药品监督管理局全力推进生物制品信息化追溯体系建设工作　为深入贯彻落实《药品管理法》和国务院有关精神，加快推进生物制品信息化追溯体系建设，持续提升药品监管效能，辽宁省药监局药品生产监督管理处于 2022 年 6 月 16 日召开了生物制品信息化追溯体系建设工作推进会。省药监局药品生产监督管理处就全面落实上市许可持有人追溯主体责任，切实做好生物制品信息化追溯体系建设工作作出重要部署。一是持有人应建立健全追溯管理制度，将药品追溯工作纳入质量管理体系，指定专门机构和人员负责实施，确保产品各级销售单元均按规定赋码并做好信息关联和信息采集，及时向追溯系统上传信息。二是持有人要对追溯系统进行定期检查，按照《药品上市许可持有人和生产企业追溯基本数据集》要求，及时维护追溯系统中涉及企业和药品的相关信息，确保追溯系统良性运行。三是持有人要采取合同约定等方式要求下游企业按规定开展追溯，并组织开展对下游企业追溯工作的延伸审计，确保追溯信息及时、准确传递。

（马方怡　方　宇）

吉林省药品审核查验中心“零缺陷”通过 ISO 9001:2015 版质量管理体系年度监督审核　吉林省药品审核查验中心以“零缺陷”顺利通过中国质量认证中心 ISO 9001:2015 版质量管理体系年度监督审核，这标志着中心建立的覆盖药品检查全过程的质量管理体系又迈上了一个新台阶，表明中心多年来对质量管理体系的持续改进获得了显著成效。此次审核覆盖中心内部运行的药品 GMP 检查、疫苗派驻检查业务及质量管理工作。审核组专家根据质量管理体系（ISO 9001:2015）的标准和要求，秉持全面、科学、有效、严谨的理念，通过文件查阅、抽查工作档案和与相关工作人员交流询问等方式，对中心质量管理体系运行的适宜性、有效性和充分性进行了综合评价。经现场审核，确认中心质量管理体系符合标准要求，体系运行有效，可以满足各项检查工作的开展。审核结束后，审核组对中心质量管理体系运行情况、人员素质等给予了高度评价，现场未开具不符合项目，同时对中心质量管理体系建设提出了更高的要求，对规范化管理以及持续改进等细节问题提出了宝贵的意见和建议。

（马方怡　方　宇）

黑龙江省药品监督管理局、省医保局联合印发《进一步支持医疗器械产业高质量发展的若干举措》　2022 年 11 月 3 日，黑龙江省药监局、省医保局联合印发《进一步支持医疗器械产业高质量发展的若干举措》，这是两个部门贯彻落实省委省政府全面加快推进“生物经济”和高端制造业的决策部署，深化“放管服”改革，持续优化营商环境的具体工作体现。《举措》共计 19 条，从深化审评审批制度改革、促进医疗器械产业高质量发展、持续优化营商环境 3 方面，全面阐述促进全省医疗器械产业高质量发展具体内容。其特点概括为“四减二增”，“四减”即为减少注册申报材料、减少办理流程、减少办理时限、减少检查频次。“二增”是指增加“研”“审”联动机制，提高审评审批效率。增加医疗器械产品信息服务共享机制，构建精准服务渠道。目的在于以“四减”为核心持续优化营商环境，为企业落户龙江提供政策红利和政策吸引力。以“二增”为支撑，为企业健康发展提供持续动力与创新活力。下一步，省药监局、省医保局将在进口医疗器械国产化、引入外省优势产品、开办延续合并审查及监管精细化等方面实现新发展、求得新突破，全力促进医疗器械产业高质量发展。

（马方怡　方　宇）

江苏高质量完成世界卫生组织疫苗监管体系评估工作　2022 年 7 月 11 日—29 日，世界卫生组织（WHO）对我国疫苗监管能力开展第三次评估，并于 2022 年 8 月 23 日宣布我国通过疫苗国家监管体系（NRA）评估。江苏省药监局以高度的使命感和责任心推动各项相关工作，在国家药监局统一指挥下，联合省疾病预防控制中心等相关部门，认真做好 CT、RI-GCP 板块迎评工作，经过三周的评估，配合国家局顺利完成 WHO 本轮远程终期评估，取得较好效果，为我国疫苗监管体系通过 WHO 评估贡献了江苏力量。自 2019 年国家药监局启动我国第三次疫苗 NRA 评估工作以来，江苏省局严格按照国家局要求，落实相关责任和任务分工，把各项迎评准备工作做实做细，及时组织成立疫苗 NRA 评估办公室，根据 GBT 评估工具以及《各板块省局评估准备工作指南》内容，做好组织分工、评估预演等工作，将各项责任落细落实落到位，并以迎评工作为契机，进一步强化自身监管，优化省域疫苗监管机制。期间，江苏省局还对全省 13 个设区市市场监管局疫苗 NRA 评估准备工作进行专项督导，整理并印发 3. 3 万余字的全省疫苗 NRA 评估工作督查通报，为进一步抓齐抓牢全面疫苗监管工作起到积极作用。

（马方怡　方　宇）

江苏省首个第二类医疗器械优先注册产品获批上市 无锡祥生医疗科技股份有限公司的产品“乳腺超声容积成像诊断系统”获批。该产品系国家重点研发计划项目，也是江苏省首个第二类医疗器械通过优先审批通道审评审批。该产品递交申请后，受理中心、审评中心、核查中心各部门按照《江苏省第二类医疗器械优先注册程序（试行）》相关要求，予以优先受理、审评、检查、审批，在标准不降低，流程不减少的情形下，从受理到发证仅 13 个工作日，审批及发证均当日完成。江苏局积极贯彻落实省委省政府关于鼓励支持医疗器械研究与创新的决策部署，研究制定了《江苏省第二类医疗器械创新产品注册程序（试行）》《江苏省第二类医疗器械优先注册程序（试行）》《江苏省第二类医疗器械应急注册程序（试行）》，进一步加快创新医疗器械上市，推动医疗器械产业高质量发展。（马方怡　方　宇）

浙江省药品上市许可持有人药物警戒年度报告实现在线提交 浙江省药品不良反应监测中心通过数字化手段和方式，实现了持有人药物警戒年度报告在线提交和优化统计，进一步推动药物警戒工作迈向智能化。现行《药品上市许可持有人药物警戒年度报告撰写指南（试行）》，要求持有人应当认真总结上市后药物警戒工作开展情况，包括药物警戒体系建设、个例药品不良反应收集和报告、监测数据定期分析评价、药品风险评估和控制等内容，真实、准确、规范撰写年度报告并提交至省级药品不良反应监测机构。省中心仔细分析梳理持有人药物警戒年度报告的内容和格式特点，充分运用数字化手段，实现了持有人药物警戒年度报告智能上报和统计。对于持有人而言，药物警戒年度报告结构化在线提交，不仅能优化报告撰写方式，减少报告内容误填错填，显著提升报告规范化水平，还能有效减少和避免药物警戒工作未变更内容的重复填写，提升了药物警戒年度报告填报效率。对于药品不良反应监测机构而言，这既有利于根据不同需求对报告内容进行智能化统计分析，提高工作效率和质量；还有助于各级监测机构充分掌握辖区内持有人药物警戒工作情况，从而有针对性地指导持有人开展和加强药物警戒工作，进一步落实药物警戒主体责任。下一步，省中心将持续药物警戒工作模式创新，不断提高药物警戒工作质量和效率，整合各级监测机构技术力量，为药品安全保驾护航。（马方怡　方　宇）

安徽省首创区域性中药饮片生产信息化追溯体系 安徽省药品监管局第二分局严格落实“四个最严”要求，全面推动中药饮片生产信息化追溯体系建设，有效保障了中药饮片质量安全，科技赋能智慧化监管，促进中医药传承创新发展。一是省市联动，创建追溯体系。两年来，省直有关部门出台多个文件，明确了促进中医药振兴发展的战略，要求深入推进亳州市中药饮片生产环节信息化追溯工作，安徽省药监局成立专班推动追溯系统建设。省市联动，在全国首创区域性中药饮片生产信息化追溯体系。二是勠力同心，推动追溯试点。2021 年 9 月始，省药监局组织在全市中药饮片生产企业中遴选企业与重点品种，进行信息化追溯体系建设试点。省局第二分局依托辖区监管优势，组织会议及实操培训，抽调精干力量跟踪解决企业在使用中遇到的问题。亳州市多部门参与，对数据存储、安全管理、数据共享等给予了技术指导。亳州市人民政府牵头成立中药饮片生产协会，有效推动了追溯试点工作完成。三是科技赋能，追溯成效显著。2022 年，亳州中药饮片生产信息化追溯平台建成并全面投入企业运行，实现生产全过程大数据的建立，形成每批产品唯一的二维码，提升消费者信任度。信息化追溯体系主要由企业端追溯系统和追溯监管平台两部分构成。企业端追溯系统结合 GMP 审查要素和内容，实现生产全过程的实时记录，有效控制风险。追溯监管平台支持与各个企业追溯系统数据交换、存储和分析功能，从企业追溯系统自动抽取数据，监管部门可根据需要随时查询权限内企业数据，实现“数字化”监管新模式，科技点亮“世界药都”金字招牌。四是企业肯定，追溯试点成功。中药饮片生产信息化追溯体系赢得了辖区企业认可。目前，全市中药饮片生产企业安装运行信息化追溯系统共 192 家，实现中药饮片生产企业全覆盖。已纳入监管平台在产企业共 186 家，均已在系统中完成基础数据录入，系统记录信息 520 个品种数据完全可追溯。实现了重点品种来源可查、去向可追、质量可控、责任可究。

（马方怡　方　宇）

三明市率先建成集中打击整治危害药品安全违法犯罪工作机制 按照福建省药品安全和产业促进领导小组的部署要求，截至2022年10月31日，三明市及所辖11县（市、区）全部建立本辖区药品安全和产业促进工作机制及相应机构，统筹推进打击整治危害药品安全违法犯罪工作，在全省率先建成市、县（区）药品安全、产业促进和集中打击整治危害药品安全违法犯罪工作机制。一是专人负责，迅速行动。为推进全市各地尽快建立工作机制，市药品安全产业促进领导小组办公室迅速组织召开会议，安排专人负责，采取领导协调推动、及时督促办理、下发通知、列入考评等方式，确保各县（市、区）在规定时间内完成目标任务。各地党委、政府高度重视，接到通知后，立即安排专人协调对接，按程序请示报批印发文件，及时报送进展情况，有效促进工作落实。二是强化联动，形成合力。新增市委政法委、市公安局相关领导担任副组长；新增市委宣传部、市委政法委、市海关、市邮政局为成员单位，成员单位由原来14个扩增为18个；新增联合执法、数据共享、新闻发布和考核评价等相关工作制度，进一步加强全市药品安全工作的组织领导和统筹协调。三是明确任务，落实责任。制定下发《三明市药品安全和产业促进领导小组关于调整领导小组职责、组成及工作制度的通知》，细化成员单位主要工作职责，发挥各自职能优势，齐抓共管、协调联动，统筹协调集中打击整治危害药品安全违法犯罪工作，实现保障群众用药安全的共同目标。同时，领导小组实行工作会议制度、文件制度、报告制度、通报制度、督查督办制度等6个制度，要求各成员单位各负其责，加强协调配合，共同推进全市集中打击整治危害药品安全违法犯罪工作。（马方怡　方　宇）

长江三角洲地区建立追溯信息化追溯共享机制，大力推进药品监管一体化 江西省药监局牵头与上海、江苏、浙江、安徽等长三角地区药品监管部门共同签订《长江三角洲区域药品监管部门协同加强数字药监建设机制备忘录》《长三角地区药品监管部门协同加强推进中药饮片追溯体系建设工作机制备忘录》两项重要备忘录。根据《长江三角洲区域药品监管部门协同加强数字药监建设机制备忘录》，江西省药监局牵头起草了《长三角地区药品生产监管数据采集和交换标准》，建立了长三角地区电子数据共享复用机制，有效推动药品审评审批、生产监管、信用管理等电子数据的共享复用，力争在2022年底将“四省一市”数据中心的数据全面打通。《长三角地区药品监管部门协同加强中药饮片追溯体系建设工作机制备忘录》的签订，标志着长三角地区中药饮片追溯信息化追溯共享机制的建立，进一步推动实现重点饮片品种来源可溯、去向可追、信息可查、责任可究。目前，江西现已完成中药饮片追溯体系建设，为探索长三角地区中药饮片追溯信息化追溯共享机制提供试点和思路。（马方怡　方　宇）

山东省出台28条创新监管措施促进药品流通高质量发展 山东省药监局、省发展改革委、省商务厅等六部门联合印发《关于创新监管促进药品流通行业高质量发展的若干措施》，在优化药品流通行业结构、加快发展现代医药物流、探索药品流通新模式、发展数字化药品流通等方面提出了28条措施，聚焦解决药品流通行业发展中的痛难点问题，推动行业结构布局优化，药品流通企业拓展业务领域、加快数字化转型，更好地保证群众用药安全、可及，促进山东省药品流通行业高质量发展。一是在持续优化药品流通行业结构、支持产业升级发展方面，鼓励药品批发、零售企业优化网点布局，实现网点布局与区域发展相适应、药品供应能力与药品需求相匹配的发展；支持药品流通企业跨地区、跨所有制兼并重组，倡导提升药品零售连锁率，提升药品流通行业集中度。鼓励药品现代物流企业、大型医药冷链物流企业“走出去”，打造立足山东、辐射全国的冷链配送网络。通过推行相应政策措施大力支持药品流通企业集约化、规模化经营。二是在创新药品流通模式，引导“互联网+药品流通”规范发展方面，提出开展集团内多仓协同配送、探索药品直调试点；积极推进药品生产经营企业集团内仓储资源整合利用。推进“互联网+医药”深度融合，降低企业运营成本，提升药品流通效率。三是在推行简政利企便民新举措，为群众购药提供便利方面，提出协调推进“三医联动”，着力解决好人民群众求医问药的急难愁盼问题，增进人民群众健康福祉。推进网上购药医保结算，支持网上购药平台为患者提供购药、配送到家等服务；支持药品零售连锁企业与实体医疗机构、互联网医疗机构的处方流转，探索医疗机构处方与药品零售信息互联互通。四是在简化审批服务、保障药品质量安全方面，提出“鼓励药品经营企业升级改造”“简化乙类非处方药零售企业审批程序”“优化委托检查”，最大程度减轻企业负担，提高办事效率。对督促企业落实主体责任，提升监管效能等做出了具体规定，落实严厉打击违法违规行为等保障措施，牢牢守住药品质量安全底线，切实护佑人民群众生命健康。（马方怡　方　宇）

山东、海南开展跨省联合检查保障药品质量安全　为进一步落实药品上市许可人跨区域委托生产质量管理责任，根据《中华人民共和国药品管理法》《药品生产监督管理办法》《药品检查管理办法（试行）》有关规定，按照国家药监局药品安全专项整治行动部署，山东省局会同海南省局围绕跨省委托生产药品开展联合检查。检查期间，山东省局带队同志与海南省局组织召开了工作座谈会，研究推动监管协同和跨省检查等有关工作。双方就监管职责、人员编制、跨省委托生产监管合作、检查互认、检查员技能提升、新法规新政策发布后出现的新问题新情况及海洋药物等方面经验进行深入的交流。这次联合检查活动，通过现场检查、交流总结等方式，实现两省间问题线索、工作模式等资源共享和信息共享。检查员通过沟通交流，学习借鉴对方执法经验，实现了取长补短，共同提升的目的。（马方怡　方　宇）

河南省部署2022年药品监管八大专项行动　为深入贯彻落实省委、省政府和国家药监局、省市场监管局决策部署，河南省药监局党组统筹分析当前形势任务，紧密结合今年的重点工作，谋划部署了深入开展药品安全专项整治、疫苗质量监管提质增效、整体提升医用防护产品质量、优化提升审批服务、助推生物医药产业高质量发展、支持医疗器械产业创新发展、深化药品智慧监管、推进能力作风建设等2022年全省药品监管八大专项行动，着力以重点工作突破推动整体工作提质增效，以高水平监管实现高层次安全、推动高质量发展。（马方怡　方　宇）

内蒙古自治区药品监督管理局印发《关于规范GMP符合性检查工作有关事宜的通告》　内蒙古自治区药监局制定印发《关于规范GMP符合性检查工作有关事宜的通告》（以下简称《通告》），从GMP符合性检查的分类和情形、申请主体和要求、检查工作流程、有关情况说明等四个方面，明确了药品上市许可持有人、药品生产企业需要申请GMP符合性检查的5种具体情形、网上申报流程和委托受托申报主体事项，同时提出可合并现场检查的情形及难以界定时的沟通协商机制。2019年修订颁布的《药品管理法》取消药品GMP认证、引入GMP符合性检查监管手段和基于风险管理的概念，并对GMP符合性检查提出了新的要求。《通告》梳理了各种GMP符合性检查的复杂情形，能够帮助药品上市许可持有人和药品生产企业准确界定在办理许可、注册事项时涉及的GMP符合性检查，进一步优化简化办事流程，有效服务医药企业高质量发展。（马方怡　方　宇）

湖北省局开展新冠防治药品重点生产企业派驻督查工作　为加强新冠防治药品质量监管，满足人民群众用药需求，湖北省药品监督管理局组织开展省内新冠防治药品重点生产企业派驻督查工作。省局派驻督查组对武汉人福药业有限责任公司等26家新冠防治药品重点企业实施“一企专班”“一企一策”“一品一档”管理，推动企业严格药品生产质量管理，稳产保供应。派驻督查工作重点围绕“一保两协调”，即保药品质量、协调企业困难问题、协调产品市场供应，督促企业加大生产，保障市场供应。目前，省局派驻督查组已全部对接企业开展派驻督查工作。下一步，派驻督查工作将督促企业严格药品生产质量管理，牢牢守住安全底线。指导和协调解决企业增线扩产、原辅料变更备案、产品恢复生产等，推动企业稳产增产。

（马方怡　方　宇）

上海市药品监管局全面部署药品安全专项整治工作　2022年3月4日，上海市药品监管局召开药品安全专项整治暨稽查工作会议，进一步贯彻落实国家药品监管局专项整治工作要求和市领导批示精神，全面部署药品安全专项整治和稽查工作。会议强调，各级药品监管部门必须要扛起专项整治的政治责任，以时不我待、勇于担当、敢于创新的精神，全力以赴抓好专项整治工作，通过严查违法违规行为、全面排查风险隐患，健全管理机制，提升行业的药品安全治理能力，提高服务生物医药行业高质量发展的水平，切实增强市民用药安全的感受度和满意度。会议要求，要坚持靶向治理，以查办药品安全领域突出问题为导向，针对药品安全领域群众反映强烈的突出问题、监管中的薄弱环节，加大案件检查力度，严查违法违规行为；要坚持问题导向，变被动为主动，针对药品安全薄弱环节，针对重点产品、重点区域和重点环节，全面排查风险隐患，实施销号管理，堵塞监管漏洞，消除监管盲区，全面防范风险隐患；要坚持创新方式，完善监管长效机制，进一步完善案件管理机制，强化行刑衔接和协作联动机制，深入贯彻"两法两条例"，制定本市药械化管理制度规范，全面提升监管能力，切实维护药品安全和人民群众生命健康，以实际行动迎接党的二十大胜利召开。

（马方怡　方　宇）

重庆市三部门联合部署推进药品安全专项打击整治行动　2022年3月9日，重庆市市场监督管理局、市药品监督管理局、市公安局联合印发了《关于深入开展药品安全专项打击整治行动的方案》。《方案》严格对标对表国家药监局、市场监管总局和公安部主要任务要求，结合重庆市实际明确了八个专项工作，提出五项工作措施。一是依法严查重处，健全办案机制。二是及时移送犯罪线索，完善行刑衔接机制。三是强化系统协同联动，健全协调联动机制。四是加强部门沟通协作，形成案件查办合力。五是强化整治督查督办，完善考核评价机制。《方案》提出，各级监管部门要加强组织领导，细化实施方案，落实工作责任；要加强风险研判，落实专人督办，严防风险变事故；要以此次专项行动为契机，进一步加强能力建设，健全工作机制，提升监管执法水平，以重庆市药品安全一域之稳服务保障全国大局之稳。为推进《方案》落细落实，2022年3月11日下午，市药监局、市市场监管局、市公安局召开了重庆市深入推进药品安全专项打击整治行动专题会议。

（马方怡　方　宇）

宁夏药品监督管理局探索加强药物临床研究协调员监督管理新举措　为加强宁夏回族自治区药物临床试验监管，确保药物临床试验质量和保障受试者权益与安全，在充分征求各药物临床试验机构意见的基础上，宁夏回族自治区药品监督管理局制定发布了《宁夏回族自治区药品监督管理局关于加强对药物临床研究协调员管理的通知》（宁药监函发〔2022〕184号），进一步探索加强CRC监督管理新举措。《通知》中，明确了对CRC的管理属性、学历背景和培训经历等相关要求，以及禁止从业情形。依托宁夏药品智慧监管平台中，宁夏回族自治区药品监督管理局积极筹备搭建CRC登记模块，对药物临床试验项目基本信息、参与项目的CRC人员基本信息、授权情况和机构对CRC的履职评价进行登记管理。同时，还将探索对CRC履职评价的公示机制，通过接受行业公开评价，更好规范CRC工作行为，提高CRC从业水平与技术服务质量。

（马方怡　方　宇）

新疆维吾尔自治区药品监督管理局联合卫健委开展医疗机构药械质量安全专项检查　2022年3月17日，第一检查组，对新疆医科大学第一附属医院开展药械质量安全现场检查，第二检查组对自治区第一济困医院开展现场检查。检查组现场重点检查特殊管理药品、中药饮片（中药配方颗粒）、国家集中采购中选品种、自治区"2 + N"中选药品、疫情防控用药品、冷藏冷冻储存药品；疫情防控用医疗器械、集中带量采购中选医疗器械、无菌和植入性高风险类医疗器械、大型医疗器械、医疗美容用医疗器械。对药品的检查主要包括制度建设与执行情况，药品购进、储存情况，重点品种使用情况，不良反应监测情况等；对医疗器械的检查包括制度建立和执行、质量管理记录、大型医疗器械使用、库房管理、不合格产品风险控制、不良事件监测、自查报告上报及唯一标识工作进展等。作为今年自治区药监局深入开展药品安全专项整治行动的重要内容，此次聚焦医疗机构药械质量安全风险隐患，突出重点品种、重点内容，开展专项检查，严厉查处一批违法违规案件、公布一批典型案例，督促医疗机构落实主体责任，健全药械质量管理体系，进一步规范药械购进、储存、养护和使用行为，加强并有效发挥不良反应/事件检测作用，主动防范化解风险，提升药械使用安全水平，为保障公众生命安全和身体健康夯实基础，以优异成绩迎接党的二十大胜利召开。（马方怡　方　宇）

湖南省药品监督管理局多措并举，切实加强新冠病毒检测试剂质量安全监管　近期，疫情防控“新十条”优化措施、新冠病毒抗原检测应用方案相继出台，对新冠病毒检测试剂质量安全提出新的要求，湖南省药品监管局进一步提高政治站位，担当务实、多措并举，全力加强新冠病毒检测试剂质量监管，确保产品质量安全，服务湖南省疫情防控大局。一是全力支持服务，助推企业产品注册。为切实保障新冠病毒抗原检测试剂供应，省药品监管局全力支持和指导企业新冠病毒抗原检测试剂注册申请，积极协调沟通，请求国家局加快审评审批。同时，支持具备相应资质和能力的医疗器械生产企业接受新冠病毒抗原检测试剂委托生产。二是严格监督检查，保障产品质量安全。省药品监管局高度重视疫情防控药品医疗器械质量安全，2022 年 12 月 12 日印发《关于切实保障全省疫情防控类药品医疗器械质量安全的通知》，对疫情防控类药品医疗器械提出明确要求。三是开展责任约谈，督促企业落实主体责任。2022 年 12 月 13 日，省药品监管局召开新冠病毒检测试剂注册人、生产企业责任约谈会。省药品监管局传达了国家药品监管局有关新冠病毒检测试剂质量安全监管工作要求，督促企业严格按照经注册的产品技术要求组织生产，保证质量管理体系有效运行，切实保障产品质量安全。四是实地调研调度，提升保产供应能力。2022 年 12 月 14 日，湖南省药品监管局领导带队对相关公司进行调研督导，实地了解企业新冠病毒抗原检测试剂注册申报、受托生产有关情况，对企业的问题进行解答和指导，切实帮助企业解决存在的问题和困难。要求相关企业在严格落实产品质量安全主体责任，也应承担起湖南省疫情防控的社会责任，尽最大努力保障新冠病毒抗原检测试剂供应。（马方怡　方　宇）

广东省药品监督管理局召开新冠病毒感染诊疗相关药品质量安全监管及供应保障工作部署视频会议　2022 年 12 月 19 日，广东省药品监督管理局组织召开新冠病毒感染诊疗相关药品质量安全监管及供应保障工作部署视频会议。会议对新冠病毒感染诊疗相关药品供应保障工作进行了部署，要求监管部门及企业要加强沟通协调，强化统筹管理，切实做好退热、止咳、抗病毒、治感冒等药品的保供工作。各地市要全面掌握辖区相关企业及品种的产能、产量、库存量等情况，多措并举指导生产企业结合市场需求扩能增产，尽快缓解缺货断供问题。还要重视发挥广东省在中药制造方面的深厚底蕴及独特优势，把粤产好药推荐给群众，为群众提供更多、更好的选择。同时要注重加强与相关部门的信息沟通与协作，组织调研并协调解决企业面临的问题和困难，形成工作合力，共同服务疫情防控大局。会议强调，在保供应的同时，要严守底线，保障药品质量安全。监管部门要切实加强疫情防控用药生产质量监管、监督抽检、不良反应监测等工作，深入排查风险隐患，严厉查处违法违规行为。企业要落实质量安全主体责任，加强产品全生命周期质量管控，依法依规做好重点品种的恢复生产及扩能增产工作，保障疫情防控用药质量安全和供应储备。（马方怡　方　宇）

特殊药品管理

开展特殊药品专项调查，各省市加强特殊药品监控　为深入开展药品安全专项整治行动，严格落实“四个最严”要求，强化特殊药品安全管理，严防特殊药品流入非法渠道，多省市开展特殊药品专项调查。甘肃省药监局制定《关于 2022 年全省麻醉药品和第一类精神药品监督检查实施方案》，抽派 14 人分 6 组对省内 14 家特殊药品经营企业进行全覆盖监督巡查，主要针对定点经营企业坚持问题导向、风险管理和全程管控措施，强化企业进一步落实安全主体责任，加大对麻醉药品、一类精神药品等特殊药品的管理力度，着力消除特殊药品在经营环节的安全管理风险隐患，严厉打击违法违规行为。黑龙江省药监局稽查七处执法人员在前期开展风险隐患排查的基础上，到伊春市兴安新药特药有限责任公司开展特殊药品风险隐患排查"回头看",突出检查重点,加强风险排查。以特殊药品储存的安全性、购销渠道的合法性、经营行为的合规性、数据上传的准确性和票账货款的一致性作为检查重点,重点检查特殊药品的购进渠道、销售去向、资质审核、从业人员管理、储存条件、安全设施设备、电子监控等情况。天津市药品监督管理局第一监管办对辖区内4家特殊药品生产企业开展专项检查,严查严惩严控药品安全风险,检查了安全管理体系、特殊药品的购进票据、供货方资质、特殊药品生产和检验情况等,并对麻精药品库房的自动报警系统运行情况、生产区和仓库等关键部位摄像装置运行和维护情况进行了检查。 (张津维　杨才君)

关于进一步加强放射性药品管理有关事宜的通告　为进一步加强放射性药品生产管理,保证放射性药品质量安全有效,根据《中华人民共和国药品管理法》《放射性药品管理办法》等法律法规,国家药监局做出如下公告:①即时标记放射性药品连续三批样品检验调整至生产企业取得放射性药品生产许可证后进行,可结合药品生产质量管理规范符合性检查的动态生产批同步开展。②医疗机构制备正电子类放射性药品备案时,拟生产品种的连续三批样品检验以及质量标准复核由符合《放射性药品管理办法》相关规定的药品检验机构承担。③放射性药品上市许可持有人、放射性药品生产企业以及制备正电子类放射性药品的医疗机构应当配备具有放射性药品相应专业知识的质量控制和检验人员,相关人员须接受与岗位要求相适应的培训并考核合格方可上岗。④药品上市许可持有人、药品生产企业以及制备正电子类放射性药品的医疗机构应当切实落实药品质量管理主体责任,严格实行生产全过程的质量控制和检验。⑤含有短半衰期放射性核素的药品,可以边检验边出厂。但发现质量不符合国家药品标准时,药品上市许可持有人和药品生产企业应当立即停止生产、销售,通知使用单位停止使用。⑥各省级药品监管部门应当加强事中事后监管,进一步加强放射性药品生产过程的监督检查,督促放射性药品生产企业和医疗机构落实放射性药品质量安全主体责任,确保药品生产全过程持续符合法定要求。 (张津维　赵　航　杨才君)

《放射性药品管理办法》　2022年3月29日,根据2022年3月29日《国务院关于修改和废止部分行政法规的决定》,发布《放射性药品管理办法》,规定了凡在中华人民共和国领域内进行放射性药品的研究、生产、经营、运输、使用、检验、监督管理的单位和个人都必须遵守本办法,并对放射性新药的研制、临床研究和审批,放射性药品的生产、经营和进出口,放射性药品的包装和运输,放射性药品的使用和放射性药品标准和检验提出了明确要求。

(张津维　杨才君)

特殊药品及复方制剂监管工作会　2022年6月2日,国家药监局药品监管司召开特殊药品及复方制剂监管工作会,总结工作、分析形势、交流经验、对特殊药品及复方制剂监管工作进行再强调、再部署。会议强调,特殊药品及复方制剂存在流入非法渠道和滥用风险,监管工作面临巨大的风险和挑战。会议要求,各级药品监管部门要全力做好国家药监局等五部门联合部署的第二类精神药品专项检查工作,坚持问题导向和目标导向,突出重点,组织企业自查、加强监督检查,督促企业落实主体责任,与公安、卫生健康等部门加强协作、齐抓共管,确保专项检查工作取得实效。要严格依法依规做好特殊药品行政审批工作,加大对特殊药品及复方制剂生产经营企业的监督检查力度,及时发现和消除风险隐患,严查重处违法违规行为,严防药品流入非法渠道和滥用。 (张津维　杨才君)

关于麻醉药品和精神药品进出口管理有关事宜的公告　2022年12月22日,为进一步深化"放管服"改革,加强麻醉药品和精神药品进出口管理,促进麻醉药品和精神药品跨境贸易便利化和规范化,国家药监局、海关总署做出通知公告如下:①根据《中华人民共和国药品管理法》《麻醉药品和精神药品管理条例》等法律法规,国家对麻醉药品和精神药品实行进出口准许证管理,进口、出口麻醉药品和精神药品应当取得国家药监局颁发的进口准许证、出口准许证。②申请人在国家药监局网上办事大厅注册并实名认证后,按照《国家药监局关于启用药品业务应用系统的公告》(2019年第112号)网上申请进出口准许证,或可通过中国国际贸易"单一窗口"网上申请进出口准许证。③国家药监局同步发放进出口电子准许证和纸质证件,电子证件和纸质证件具有同等法律效力。④海关总署及时将进出口准许证使用情况,药品名称、包装规格和进出口数量、进出口日期等核销数据反馈国家药监局。⑤进口准许证有效期1年,可以跨自然年使用;出口准许证有效期不超过3个月,有效期时限不跨自然年。⑥医务人员为医疗需要携带少量麻醉药品和精神药品出入境的,应当持所在地省级药品监管部门发放的携带麻醉药品和精神药品证明。 (张津维　杨才君)

生物制品管理

启用生物制品批签发电子证明、麻醉药品和精神药品实验研究立项电子批件　为深入贯彻落实党中央、国务院关于深化"证照分离"改革重大决策部署,优化营商环境,进一步激发市场主体发展活力,提升国家药监局"互联网+药品监管"应用服务水平,为企业提供更加高效便捷的政务服务。经研究决定,自2022年11月1日起,正式启用生物制品批签发电子证明、麻醉药品和精神药品实验研究立项电子批件。 (徐苗苗　常　捷)

我国疫苗监管体系通过世界卫生组织评估　2022年8月23日,世界卫生组织(WHO)宣布中国通过疫苗国家监管体系(NRA)评估。我国疫苗监管体系已于2011年、2014年先后两次通过评估,在2022年7月迎来了WHO升级评估标准后的新一轮全面评估。此次评估指标大幅增加、内容更加全面、标准更加严格。WHO对疫苗国家监管体系的评估,是对国家疫苗监管能力评估的一项重要举措和有效手段,是一项世界范围内公认的、可以科学全面评估一个国家疫苗监管水平的国际考核。 (徐苗苗　常　捷)

中检院生检所成功续任世界卫生组织生物制品标准化和评价合作中心　中检院收到世界卫生组织(WHO)西太区办公室主任来函,祝贺中检院生物制品检定所续任WHO生物制品标准化和评价合作中心,任期为2021年12月24日至2025年12月24日。生检所任期内,该中心根据职能范围圆满完成了任务书中的各项工作计划,包括支持WHO生物制品标准制修订、推动国际生物标准物质研制、研究建立生物制品质量控制新方法和为疫苗预认证提供技术支持等,得到了WHO相关管理部门和官员的高度肯定。 (徐苗苗　常　捷)

《疫苗生产流通管理规定》发布　为贯彻落实《中华人民共和国药品管理法》和《中华人民共和国疫苗管理法》等法律法规要求,构建科学、有效的疫苗生产流通监督管理体系,根据疫苗产品特性和疫苗监管要求,依法对疫苗的生产、流通管理活动进行规范,国家药监局组织制订了《疫苗生产流通管理规定》(以下简称《规定》)。主要内容包括:总则、持有人主体责任、疫苗生产管理、疫苗流通管理、疫苗变更管理、疫苗监督管理。根据《规定》,国家对疫苗实行上市许可持有人制度,对疫苗生产实施严格准入制度,严格控制新开办疫苗生产企业。新开办疫苗生产企业,除符合疫苗生产企业开办条件外,还应当符合国家疫苗行业主管部门的相关政策。根据《规定》,国家对疫苗实行上市许可持有人制度。持有人对疫苗的安全性、有效性和质量可控性负主体责任,依法依规开展疫苗上市后生产、流通等环节管理活动,并承担相应责任。此外,疫苗上市许可持有人应当明确关键岗位人员职责。持有人在生产、流通管理过程中,发现可能会影响疫苗产品质量的重大偏差或重大质量问题的,应当立即向所在地省级药品监督管理部门报告。疫苗出现疑似预防接种异常反应、群体不良事件,经卫生健康主管部门组织专家调查诊断确认或者怀疑与疫苗质量有关,或者日常监督检查和风险监测中发现的疫苗质量安全信息,以及其他严重影响公众健康的疫苗质量安全事件,应当按照地方人民政府的相关应急预案进行处置。 (赵　航　徐苗苗　常　捷)

奥木替韦单抗注射液获批上市　国家药品监督管理局通过优先审评审批程序批准华北制药集团新

药研究开发有限责任公司申报的奥木替韦单抗注射液(英文名:Ormutivimab Injection)上市,该药品为我国自主研发的重组人源抗狂犬病毒单抗注射液,用于成人狂犬病毒暴露者的被动免疫。奥木替韦单抗注射液含高效价的抗狂犬病毒单克隆抗体 NM57(IgG1 亚型),能特异地中和狂犬病毒糖蛋白保守抗原位点 I 中的线性中和抗原表位,从而阻止狂犬病毒侵染组织细胞,发挥预防狂犬病的作用。该品种的上市为狂犬病毒暴露者的被动免疫提供了新的选择。 (徐苗苗 常 捷)

焦红在京调研新冠病毒疫苗及治疗药物生产流通工作 12 月 26 日,国家药监局局长焦红在京调研检查新冠病毒疫苗及治疗药物生产流通企业工作情况。北京市委常委、副市长靳伟一同调研。焦红一行先后来到华润医药商业北京物流配送中心与北京万泰生物药业股份有限公司,实地考察医药物资物流配送运转工作及首都抗疫保供工作;仔细询问了鼻喷新冠病毒疫苗生产车间原液制备、无菌保障、疫苗稳定性研究等情况,深入了解企业保质量保供应各项工作和监管部门驻厂监督情况。焦红强调,药品是关系人民群众身体健康和生命安全的特殊商品,当前人民群众对疫苗药品的质量安全、供应保障有了更高期待和更严要求,质量监管须臾不可懈怠。

(徐苗苗 常 捷)

国药集团中国生物脊髓灰质炎灭活疫苗通过世界卫生组织预认证 世界卫生组织表示,国药集团中国北京生物制品研究所的 Sabin 株(Vero 细胞)脊髓灰质炎灭活疫苗(sIPV)通过预认证,可供联合国系统采购。此次国药中生脊髓灰质炎灭活疫苗通过世界卫生组织预认证,成为第七个通过预认证的中国国产疫苗,标志着中国疫苗产品的监管、研制和生产体系及产品质量获得了国际的认可,也将为全球消灭脊髓灰质炎疾病作出重大贡献。 (徐苗苗 常 捷)

国家药监局已批准 50 个新冠病毒抗原检测试剂 根据疫情防控工作需要,为进一步保障新冠疫情防控用抗原检测试剂供应,国家药监局于 12 月 8 日发布《关于延长新冠病毒抗原检测试剂注册证有效期的公告》,将已获准注册的新冠病毒抗原检测试剂的注册证有效期,在原有效期基础上延长 6 个月,切实保障相关产品市场供应。截至 12 月 30 日,国家药监局已经批准 50 个新冠病毒抗原检测试剂,药品监督管理部门将继续加快相关产品审评审批,加强相关产品上市后监管,确保产品质量安全。

(徐苗苗 常 捷)

安徽智飞龙科马生物制药有限公司重组新型冠状病毒蛋白疫苗(CHO 细胞)附条件获批上市 国家药品监督管理局附条件批准安徽智飞龙科马生物制药有限公司的重组新型冠状病毒蛋白疫苗(CHO 细胞)上市注册申请。该疫苗是首个获批的国产重组新冠病毒蛋白疫苗,适用于预防新型冠状病毒感染所致的疾病(COVID-19)。国家药监局根据《疫苗管理法》《药品管理法》相关规定,按照药品特别审批程序,进行应急审评审批,附条件批准该疫苗上市注册申请。国家药监局要求该疫苗上市许可持有人继续开展相关研究工作,完成附条件的要求,及时提交后续研究结果。 (徐苗苗 常 捷)

康希诺生物股份公司新冠病毒疫苗列入世界卫生组织紧急使用清单 北京时间 2022 年 5 月 19 日,根据世界卫生组织官网发布的消息,正式将康希诺生物股份公司重组新型冠状病毒疫苗(5 型腺病毒载体)列入其紧急使用清单,该疫苗成为继国药中生北京公司新冠灭活疫苗、北京科兴中维公司新冠灭活疫苗后第三个被列入世卫组织紧急使用清单的国产疫苗。国家药监局长期以来与世界卫生组织保持良好协商关系,就新冠病毒疫苗监管等相关事宜开展合作。 (徐苗苗 常 捷)

卡度尼利单抗注射液附条件获批上市 国家药品监督管理局通过优先审评审批程序附条件批准康方药业有限公司卡度尼利单抗注射液(商品名:开坦尼)上市。该药品为我国自主研发的创新双特异性抗体,适用于既往接受含铂化疗治疗失败的复发或转移性宫颈癌患者的治疗。卡度尼利单抗注射液是一种靶向人 PD-1 和 CTLA-4 的双特异性抗体,可阻断 PD-1 和 CTLA-4 与其配体 PD-L1/PD-L2 和

B7.1/B7.2 的相互作用，从而阻断 PD-1 和 CTLA-4 信号通路的免疫抑制反应，促进肿瘤特异性的 T 细胞免疫活化，进而发挥抗肿瘤作用。该品种的上市为患者提供了新的治疗选择。（徐苗苗　常　捷）

佩索利单抗注射液获批上市　国家药品监督管理局通过优先审评审批程序批准 Boehringer Ingelheim International GmbH 申报的佩索利单抗注射液（商品名：圣利卓/Spevigo）上市，用于治疗成人泛发性脓疱型银屑病（GPP）的急性发作。佩索利单抗注射液是一种人源化拮抗性单克隆 IgG1 抗体，可与 IL-36R 结合并阻断人 IL-36α、IL-36β 和 IL-36γ 诱导的 IL-36R 活化，从而抑制炎症性皮肤病中的促炎和促纤维化通路。该品种的上市为泛发性脓疱型银屑病患者提供了新的治疗选择。（徐苗苗　常　捷）

做好新冠病毒抗原检测试剂质量安全监管工作　国务院应对新型冠状病毒感染疫情联防联控机制综合组印发了《新冠病毒抗原检测应用方案（试行）》。为切实保障新冠病毒抗原检测试剂产品质量安全，进一步强化新冠病毒抗原检测试剂产品质量安全监管，应加强注册相关管理工作，加强生产环节监督管理，加强经营环节监督检查，严厉打击违法违规行为。（徐苗苗　常　捷）

进出口药品管理

长沙航空口岸等七个药品进口口岸增加中药材进口事项　2022 年 1 月 28 日，经国家药监局评估，并商海关总署同意，批准长沙、苏州、无锡、郑州、济南、沈阳、深圳 7 个药品进口口岸药品监督管理部门及其对应的口岸药品检验机构增加中药材进口事项的申请。并鼓励各单位应持续加强自身建设，不断提高管理能力和技术水平，保障药材进口管理工作顺利开展。（马　悦　姜明欢）

启用《出口欧盟原料药证明文件》和《药品出口销售证明》　为深入贯彻落实党中央、国务院关于深化"证照分离"改革重大决策部署，优化营商环境，进一步激发市场主体发展活力，提升国家药监局"互联网＋药品监管"应用服务水平，为药品出口企业提供更加高效便捷的政务服务，经研究决定，自 2022 年 12 月 1 日起，正式启用《出口欧盟原料药证明文件》和《药品出口销售证明》电子证明。具体规定如下：①自 2022 年 12 月 1 日起，对签发的《出口欧盟原料药证明文件》和《药品出口销售证明》启用电子证明。电子证明与纸质证明具有同等效力。②结合我国药品出口工作实践和世卫组织相关最新指南，启用《药品出口销售证明》新模板（见附件）。自 2022 年 12 月 1 日起，各省级药品监管部门应当按照更新后的模板签发《药品出口销售证明》。③做好启用电子证明的宣贯和指导工作。使用国家药监局应用系统制发的电子证明的，申请人须先行在国家药监局网上办事大厅注册并实名认证，进入网上办事大厅法人空间"我的证照"栏目，也可登录"中国药监 APP"，查看下载相应的电子证明。申请人应妥善保管电子证明。国家药监局制发的电子证明常见问题及解答，见国家药监局网上办事大厅电子证照帮助栏目。④使用本省应用系统制发的电子证明的，省级药品监管部门应当向行政区域内企业明确有关办事指南，做好指导和服务。（马　悦　姜明欢）

增设中山市中山港口等三个港口为药品进口口岸　自 2022 年 4 月 26 日起，经国务院批准，同意增设中山市中山港口岸为药品进口口岸，除《药品进口管理办法》（以下简称《办法》）第十条规定的药品外，其他进口中药（含中药材）、化学药品（包括麻醉药品、精神药品）可经由中山市中山港口岸（中山港、小榄港、黄圃港、神湾港，关区代码分别为 5721、5727、5727、5728）进口。增加中山市市场监督管理局为口岸药品监督管理部门。中山市市场监督管理局开始履行《办法》规定的口岸药品监督管理部门的职责。中山市市场监督管理局在办理药品进口备案时使用"中山市市场监督管理局药品进口备案专用章"。中山市市场监督管理局与广东省药品检验所建立药品进口备案和口岸检验的工作关系。广东省药品检验所开始承担中山市中山港口岸的药品口岸检验工作。自2022年11月22日起，经国务院批准，同意增设石家庄航空口岸为药品进口口岸，除《办法》第十条规定的药品外，其他进口中药（不含中药材）、化学药品（包括麻醉药品、精神药品）可经由石家庄航空口岸（关区代码为0410）进口。增加石家庄市市场监督管理局为口岸药品监督管理部门。石家庄市市场监督管理局开始履行《办法》规定的口岸药品监督管理部门的职责。石家庄市市场监督管理局在办理药品进口备案时使用“石家庄市市场监督管理局药品进口备案专用章”。石家庄市市场监督管理局与河北省药品医疗器械检验研究院建立药品进口备案和口岸检验的工作关系。河北省药品医疗器械检验研究院开始承担石家庄航空口岸的药品口岸检验工作。2022年6月29日，经国务院批准，同意增设广西壮族自治区崇左市爱店口岸为药材进口边境口岸。广西壮族自治区崇左市爱店口岸的关区代码为7225。崇左市市场监督管理局在办理爱店口岸进口药材的备案工作时，使用已启用的登记备案专用章。崇左市市场监督管理局与广西壮族自治区食品药品检验所建立进口药材备案和口岸检验的工作关系，规范开展爱店口岸进口药材的备案、组织口岸检验工作。广西壮族自治区药品监督管理局应当加强辖区内的进口药材监督管理工作，提高进口药材备案和口岸检验的信息化水平。（马　悦　姜明欢）

正式签发粤港澳大湾区内地临床急需进口港澳药品医疗器械新版批件　为规范粤港澳大湾区内地临床急需进口药品医疗器械工作，2022年1月26日，广东省药品监督管理局、广东省卫生健康委、海关总署广东分署联合发文启用粤港澳大湾区内地临床急需进口港澳药品医疗器械新版批件。新版批件自2022年3月1日起正式启用。新版批件与旧版批准文件相比，在保持原有内容及要求不变的基础上，格式更加规范，药品信息更加详细，整体实用性更强。2022年3月8日、14日，广东省药品监督管理局正式批准广州和睦家医院进口临床急需港澳药品“劳拉替尼”、珠海希玛林顺潮眼科医院进口临床急需港澳医疗器械“眼科手术用亮蓝G蓝域染色剂”，签发粤港澳大湾区内地临床急需进口港澳药品、医疗器械新版批件。（马　悦　姜明欢）

北京市启动生物医药研发用物品进口试点　为推动落实《北京市加快医药健康协同创新行动计划（2021—2023年）》，进一步激发生物医药产业创新活力，促进生物医药领域研发能力持续提升，2022年7月13日，北京市药监局、市科委中关村管委会、市经信局、市商务局、北京海关联合印发了《北京市生物医药研发用物品进口试点方案》（以下简称《试点方案》），试点设立“白名单”制度。《试点方案》明确提出纳入“白名单”的物品在北京海关办理通关手续时，企业不需提交《进口药品通关单》，拟通过建立“白名单”制度，探索此类问题的解决路径，进一步激发生物医药产业创新活力，服务产业发展。（马　悦　姜明欢）

《天津市生物医药研发用物品进口试点方案》　为全面落实《天津市生物医药产业链工作方案》，有序推进生物医药研发用物品进口试点，激发天津市生物医药产业创新活力，提升核心竞争力，推动生物医药产业高质量发展，天津市药品监督管理局根据“优化创新、高效服务、便利通关、风险可控”的原则，制定本方案。该方案明确指出：在天津市开展生物医药研发用物品进口试点工作，建立生物医药企业（研发机构）进口研发用物品“白名单”（以下简称“白名单”）制度。对于纳入“白名单”的物品进口，生物医药企业（研发机构）凭“白名单”认定文件代替《进口药品通关单》在天津海关办理进口申报验放手续。（马　悦　姜明欢）

药品标准化工作

北京市药品监督管理局发布《北京市中药配方颗粒标准（第三批）》公告　2022年4月18日，北京市药品监督管理局根据《国家药监局 国家中医药局 国家卫生健康委 国家医保局关于结束中药配方颗粒试点工作的公告》（2021年第22号）、《国家药监局关于发布〈中药配方颗粒质量控制与标准制定技术要求〉的通告》（2021年第16号）等有关规定，北京市药品监督管理局组织制定了《北京市中药配方颗粒标准(第三批)》,共计56个品种,自发布之日起实施。中药配方颗粒国家药品标准颁布实施后,北京市药品监督管理局制定的相应中药配方颗粒标准即行废止。（丁胜杰　赵明月）

第十二届药典委员会成立暨第一次全体委员大会　2022年9月30日,第十二届药典委员会成立暨第一次全体委员大会在北京召开,会议总结第十一届药典委员会的主要工作,分析当前药品标准工作形势,研究第十二届药典委员会工作思路,部署2025年版《中国药典》编制工作任务,2025年版《中国药典》编制工作全面启动。药典委员会是我国药学领域最具权威性的技术机构,承担制定和修订国家药品标准、编制《中国药典》的使命。过去5年,第十一届药典委员会在完善国家药品标准体系、发展国家药品标准事业、提升药品标准管理能力方面取得一定成效。《中国药典》编制和国家药品标准工作责任重大,新一届药典委员会继续坚决落实党中央、国务院决策部署,按照《关于全面加强药品监管能力建设的实施意见》《"十四五"国家药品安全及促进高质量发展规划》要求,全面加强能力建设,推进药品标准工作和医药产业高质量发展。（丁胜杰　赵明月）

关于实施《国家中药饮片炮制规范》有关事项的公告　2022年12月30日,国家药监局发布关于实施《国家中药饮片炮制规范》有关事项的公告。为进一步规范中药饮片炮制,健全中药饮片标准体系,促进中药饮片质量提升,根据《中华人民共和国药品管理法》《中共中央 国务院关于促进中医药传承创新发展意见》有关规定,国家药监局组织国家药典委员会制定了《国家中药饮片炮制规范》(简称《国家炮制规范》)。①自《国家炮制规范》颁布之日起,设置12个月的实施过渡期。自实施之日起,生产《国家炮制规范》收载的中药饮片品种应当符合《中国药典》和《国家炮制规范》的要求。鼓励中药饮片生产企业在过渡期内提前实施《国家炮制规范》。②目前,中药饮片的《国家炮制规范》收载项目主要包括来源、【炮制】【性状】【贮藏】项。《国家炮制规范》收载的中药饮片品种,其来源、【炮制】【性状】【贮藏】项执行《国家炮制规范》相应规定,质量控制的其他要求按照《中国药典》相同品种的相应规定执行。③按照《国家炮制规范》生产的中药饮片,其产品包装标签的【执行标准】项应当按相关规定标注所执行的《中国药典》和《国家炮制规范》。④各省级药品监督管理部门应当根据《国家炮制规范》及时调整各省级中药饮片炮制规范目录,废止与《国家炮制规范》中品名、来源、炮制方法、规格均相同品种的省级中药饮片炮制规范。⑤生产《国家炮制规范》收载的中药饮片品种,中药饮片生产企业应当按照《国家炮制规范》及时更新工艺规程等文件,并遵照执行。各省级药品监督管理部门要做好实施《国家炮制规范》的监督和指导,全面收集相关意见和问题,及时报告国家药监局。国家药典委员会定期评估《国家炮制规范》的执行情况,不断完善《国家炮制规范》收载项目,增加收载品种。（丁胜杰　赵明月）

《抗肿瘤药物说明书不良反应数据汇总指导原则》　随着抗肿瘤药物研发的进展,越来越多的研究表明,一种药物可以应用于不同瘤种、同一瘤种的不同阶段或人群,还可以与不同作用机制的药物联合。药品说明书是药品安全性信息最主要的载体,是指导安全、合理使用药品的重要法定文件。在一种药物单药以及联合用药积累了大量的安全性数据的情况下,面对不同的使用者,如何科学、全面、清晰、简洁、易读的在说明书中呈现药物在不同使用场景下的安全性特征,切实保障患者用药安全,是目前监管方及业界亟需解决的问题。在国家药品监督管理局的部署下,药审中心组织制定了《抗肿瘤药物说明书不良反应数据汇总指导原则》(以下简称《指导原则》)。《指导原则》明确,从整体考虑,抗肿瘤药物说明书应该确保全面准确地采集安全性数据、保持呈现形式的相对稳定性、应用科学的合并策略并实时更新累积安全性数据。撰写时应该注意数据合并时ADR发生频率评价的考量、汇总时应综合各适应证或剂型,为说明书使用者提供有意义的药物的总体安全性特征、明确不建议合并的情形、明确如何呈现联合用药的不良反应数据。此外,还需要注意在全球安全性数据下中国患者数据的呈现方式以及对照组数据的呈现方式。（赵　航　方　宇）

↗《抗肿瘤治疗的免疫相关不良事件评价技术指导原则》 在国家药品监督管理局的部署下，药审中心组织制定了《抗肿瘤治疗的免疫相关不良事件评价技术指导原则》（以下简称《指导原则》）。免疫相关不良事件（immune-related adverse event，irAE）的识别和判定领域目前尚无相关技术指导原则，使得在不同的药物临床试验中，存在不同的 irAE 定义和判定流程，在对安全性数据进行汇总时，难以全面系统地识别和分析 irAE，这将不利于说明书安全性信息的充分呈现，并可能影响患者的用药安全。为此，药审中心根据免疫治疗药物的作用机制和 irAE 特点，对 irAE 的定义和判定流程提出科学性建议，明确在不同研究设计的临床试验中 irAE 的数据呈现形式，并阐明说明书中相关不良反应信息撰写考虑。旨在提升肿瘤免疫治疗临床试验免疫相关不良事件识别和判定的科学性和稳健性，提高研究者手册、临床研究报告、临床安全性总结和说明书药物不良反应的撰写质量，加强对参加试验的受试者和上市后用药患者人群的保护。《指导原则》主要包括以下内容：免疫相关不良事件的定义、判定医学考虑、判定流程、说明书免疫相关不良事件呈现的一般原则、特殊情形的考虑以及安全信息的更新。（赵　航　方　宇）

↗《新型抗肿瘤药物临床应用指导原则（2022 年版）》 为进一步规范新型抗肿瘤药物临床应用，国家卫生健康委组织国家卫生健康委合理用药专家委员会牵头对《新型抗肿瘤药物临床应用指导原则（2021 年版）》进行修改完善，制定了《新型抗肿瘤药物临床应用指导原则（2022 年版）》（以下简称《新版指导原则》）。《新版指导原则》旨在规范新型抗肿瘤药物临床应用，提高肿瘤治疗的合理用药水平，保障医疗质量和医疗安全，维护肿瘤患者健康权益，其中涉及的新型抗肿瘤药物是指小分子靶向药物和大分子单克隆抗体类药物。《新版指导原则》指出，抗肿瘤药物的应用涉及临床多个学科，合理应用抗肿瘤药物是提高疗效、降低不良反应发生率以及合理利用卫生资源的关键。抗肿瘤药物临床应用需考虑药物可及性、患者治疗意愿、疾病预后和用药安全性等四大要素。抗肿瘤药物临床应用是否合理，基于以下两方面：有无抗肿瘤药物应用指征；安全性、有效性、经济性及适当性的综合考量。《新版指导原则》强调，新型抗肿瘤药物临床应用应遵循以下基本原则：病理组织学确诊后方可使用、部分需靶点检测后方可使用、严格遵循适应证用药、体现患者治疗价值以及重视药物相关不良反应。《新版指导原则》还按照不同系统肿瘤用药进行分类，并详细介绍了每种药物的制剂与规格、适应证及合理用药要点。（赵　航　方　宇）

↗《组织患者参与药物研发的一般考虑指导原则（试行）》 在药物研发过程中，患者的意见在药物研发的所有阶段都能体现其重要意义和价值，申请人通过良好的组织患者参与药物研发工作，可提高整体药物研发的质量和成功率，惠及患者、改善临床用药现状，增加临床用药的选择。为了便于申请人通过组织工作，更好地获得患者的体验信息和数据，在国家药品监督管理局的部署下，药审中心组织制定了《组织患者参与药物研发的一般考虑指导原则（试行）》（以下简称《指导原则》）。《指导原则》主要包括第一节概述、第二节基本原则、第三节组织工作、第四节注意事项和第五节示例等内容。其中第二节基本原则包括：尊重患者意愿、获得知情同意、保护患者隐私、保证参与过程透明、保守商业秘密、明确主体责任。对于组织工作，《指导原则》阐述了药物研发不同阶段组织患者参与的不同目的；详细介绍了组织患者参与的基本要素，包括患者方面要素的考虑以及申办者在组织形式、文件形成、人员培训等方面的考虑；并对完成组织患者的工作后，数据信息采纳、管理及与患者后续沟通等内容进行举例说明。在注意事项部分，《指导原则》列举了申办者组织患者参与研发工作中需要关注的事项。同时，《指导原则》以举例方式，对如何基于目的组织患者参与药物研发工作的思路给予示例。（赵　航　方　宇）

↗《中药新药毒理研究用样品研究技术指导原则（试行）》 为加快建立和完善符合中药特点的技术评价体系，规范中药新药毒理研究用样品的研究和过程管理，国家药品监督管理局药品审评中心组织起草了《中药新药毒理研究用样品研究技术指导原则（试行）》（以下简称《指导原则》）。《指导原则》

明确了中药新药毒理研究用样品的制备/配制、质量控制、稳定性、档案以及毒理研究过程中样品管理的一般要求,为毒理研究结果的可靠性提供保障。旨在指导和规范用于注册申报的中药新药毒理研究用样品制备、质量控制、配制等环节的研究和过程管理,尽量减少干扰试验结果与科学评价的因素,以保障客观、准确地评价药物非临床安全性,为药物进入临床试验和上市提供可靠的非临床安全性信息。《指导原则》指出基本原则包括:受试物应具有代表性、加强研究过程的质量控制、应符合 GLP 相关规定、根据品种特点开展针对性研究。

(赵 航 方 宇)

↗ 《基于人用经验的中药复方制剂新药临床研发指导原则(试行)》等 2 项原则 为推动构建中医药理论、人用经验和临床试验相结合的中药注册审评证据体系,在国家药品监督管理局的部署下,药审中心组织制定了《基于人用经验的中药复方制剂新药临床研发指导原则(试行)》《基于"三结合"注册审评证据体系下的沟通交流指导原则(试行)》。《基于人用经验的中药复方制剂新药临床研发指导原则(试行)》侧重阐述人用经验的收集以及如何基于人用经验产生支持监管决策的证据,适用于基于人用经验的中药复方制剂新药临床研发,从人用经验信息、基于人用经验的中药复方制剂新药临床研发策略、人用经验临床实践数据的治理与评估、基于人用经验的临床研究设计、基于人用经验的临床研究评价以及与监管机构的沟通几个方面进行指导。《基于"三结合"注册审评证据体系下的沟通交流指导原则(试行)》明确了在"三结合"审评证据体系下研发的中药新药,不同注册分类临床方面沟通交流的关键节点、会议资料要求以及关注点,不涉及具体的审评技术要求,适用于在"三结合"审评证据体系研发的中药复方制剂提出临床专业沟通交流申请,重点解释了"三结合"审评证据体系下中药新药沟通交流的关注点。

(赵 航 方 宇)

↗ 《体内基因治疗产品药学研究与评价技术指导原则(试行)》 为了规范和指导体内基因治疗产品按照药品的研发规律和管理规范进行研究,参照《中华人民共和国药品管理法》《药品注册管理办法》等相关法律法规制定《体内基因治疗产品药学研究与评价技术指导原则》(以下简称《指导原则》)。《指导原则》主要针对产品申报上市阶段的药学研究制定,临床试验阶段的药学研究可根据各阶段的研发特点和研究目的,参考本指导原则开展与阶段相适应的研究。《指导原则》指出,体内基因治疗产品的药学研究需考虑各类产品的特殊性和研究阶段的适用性,明确了体内基因治疗产品药学研究的一般原则考虑。由于不同产品在生产用物料、生产工艺、质量控制、稳定性等方面存在的风险有较大差异,需要根据全面的风险识别和评估结果,制定合理的质量风险控制策略。针对病毒载体类产品、核酸类产品、细菌载体类产品三种当前主要的体内基因治疗产品类型,《指导原则》分别明确了产品设计的一般考虑。同时,从生产用物料、生产工艺、质量研究与质量标准、稳定性研究等方面提出了具体的药学研究要求。

(赵 航 方 宇)

↗ 《免疫细胞治疗产品药学研究与评价技术指导原则(试行)》 为规范和指导免疫细胞治疗产品的药学研发、生产和注册,在国家药品监督管理局的部署下,药审中心组织制定了《免疫细胞治疗产品药学研究与评价技术指导原则(试行)》(以下简称《指导原则》)。《指导原则》的发布,旨在进一步规范细胞治疗产品的研发,提高其安全性、有效性和质量可控性水平,从而推动和促进我国细胞治疗领域的健康发展,主要适用于按照药品进行研发与注册申报的人体来源的活细胞产品。《指导原则》从一般原则、风险评估与控制、生产用物料、生产工艺、质量研究与质量控制以及稳定性研究几个方面进行规范。《指导原则》指出,细胞治疗产品的每一个生产步骤均应该进行研究与验证,以保证工艺的合理性和稳定性。生产过程中应对全过程进行监控,并根据工艺特点设定重要工艺步骤的监控点,并加强监控。申请人为责任主体,应自行评估并严格控制工艺过程的各种风险,使每一例患者的细胞产品的质量均达到标准控制要求。另外,提醒申请人关注细胞治疗产品生产规范的相关法律法规或技术指导文件要求的更新。

(赵 航 方 宇)

《罕见疾病药物临床研究统计学指导原则(试行)》 为鼓励罕见疾病药物研发,从临床研究方法学角度指导申办者提高研发效率,药审中心组织制定了《罕见疾病药物临床研究统计学指导原则(试行)》(以下简称《指导原则》)。《指导原则》针对罕见疾病药物临床研究中的关键统计学问题进行阐述,旨在为申办者开展罕见疾病药物临床研究提供指导,主要适用于以支持药品注册上市为目的的临床研究,也可供以非注册为目的的临床研究参考。《指导原则》详细介绍了证据评价的方法,在罕见疾病药物开发中经常缺乏公认的主要有效性终点和评价方法,因此建议在设计时尽可能考虑合理或可能的终点,并在最终研究报告中呈现所有数据,以获得更加充分的证据。在利用真实世界证据时,应充分评估研究方法的科学性、数据的质量和相关性以及研究结果的可靠性,重点针对研究中潜在的选择偏倚、信息偏倚和混杂偏倚进行分析,并分别阐述在研究设计、实施和统计分析过程中对偏倚的相关控制措施。由于罕见疾病在研究设计、实施、分析和报告中的特殊性,鼓励申办者与监管机构就方案设计及实施中的关键统计学问题进行及时沟通。 (赵 航 方 宇)

《药物临床依赖性研究技术指导原则(试行)》

药物临床依赖性研究是具有潜在滥用风险的新药上市前的重要研究内容,我国尚无专门技术要求对此类研究进行规范管理。在国家药品监督管理局的部署下,药审中心组织制定了《药物临床依赖性研究技术指导原则(试行)》(以下简称《指导原则》),适用于在我国研发的具有滥用潜力的创新药和改良型新药。《指导原则》指出,对于滥用潜力药物,临床依赖性评估贯穿于整个临床研究过程。现阶段,药物临床依赖性评估通常包括滥用相关不良事件收集、认知和行为测试、躯体依赖性(戒断反应)评估和人类滥用潜力研究。其中人类滥用潜力研究必须在住院环境中进行。应由具备识别与处理中枢神经系统高危风险经验的医护人员,在配备有实施紧急抢救设备与条件的医疗机构中开展,研究通常包括筛选期、导入期、给药期和随访期(包括洗脱期)。应在药品说明书的相应章节中写入药物依赖性评估结论及相应的研究证据,例如警示语、用法用量、不良反应、注意事项、药物过量等,提供该药品相关的滥用、误用、成瘾、身体和精神依赖和耐受性信息,保障药物的临床合理使用。药物依赖性评估结论的意义在于为药品注册提供更充分的风险监测信息,以加强临床用药安全,优化药品管理,而非阻碍具有依赖性的新药上市。 (赵 航 方 宇)

《同名同方药研究技术指导原则(试行)》 同名同方药的研发应当以临床价值为导向,促进中医药传承精华,守正创新,高质量发展,避免低水平重复。鼓励运用符合产品特点的新技术、新方法进行工艺优化、质量提升。为指导申请人开展同名同方药的研究,药审中心组织制定了《同名同方药研究技术指导原则(试行)》(以下简称《指导原则》)。《指导原则》提出5项基本原则:①同名同方药应当基于临床价值进行研发。②同名同方药的工艺路线,建议与对照药批准证明文件载明的工艺路线保持一致。③同名同方药的研发应当基于中药质量控制的特点,加强药材、饮片、中间体、制剂等全过程质量控制。④同名同方药的工艺参数、辅料与对照药相同的,或工艺参数、辅料变化参照《已上市中药药学变更研究技术指导原则(试行)》经研究评估不引起药用物质基础或药物吸收、利用明显改变的,一般无需进行毒理和临床试验。⑤申请人经评估认为属于需要开展临床试验情形的,可申请临床试验。《指导原则》还明确了对照药的选择、药学研究、药理毒理研究、临床试验、说明书撰写。 (赵 航 方 宇)

药品检验工作

《国家药品抽检年报(2021)》发布 2022年3月18日,中国食品药品检定研究院发布《国家药品抽检年报(2021)》(以下简称《年报》)。《年报》显示,2021年国家药品抽检共完成17856批次样品的抽检任务,涉及139个制剂及中药饮片品种,共检出70批次不符合规定产品。抽检结果显示,当前我国药品安全形势总体平稳可控,药品质量持续保持在较高水平。国家药品抽检作为药品上市后质量监管的重要技术手段之一，在评价药品总体质量、防控安全隐患、服务科学监管等方面发挥着重要作用，强化了药品全生命周期监管和全过程质量控制意识，守住了药品质量安全底线。根据《年报》，2018 年—2021 年，国家药品抽检总合格率呈稳步上升趋势，其中生物制品每年抽检合格率均为 100%，公众用药安全得到有效保障。（杜嘉晰　计文婧）

"2022 年国家局能力验证计划方案审核会"召开　2022 年 2 月 22 日，中检院检验机构能力评价研究中心召开国家局能力验证计划方案审核会。本次会议目的是贯彻落实《国家药监局综合司关于加强和改进药品检验检测能力验证工作的通知》（药监综科外〔2020〕67 号）的相关要求，保证药检系统能力验证方案科学、可行，确保能力验证计划顺利实施。会议采取线上线下相结合方式，集中对国家局能力验证计划方案及部分省级机构承担的能力验证计划方案进行审核。来自中检院、北京市药品检验研究院、上海市食品药品检验研究院、四川省药品检验研究院、浙江省食品药品检验研究院、江苏省食品药品监督检验研究院、黑龙江省药品检验研究院、山西省检验检测中心、山东省医疗器械和药品包装检验研究院、黑龙江省药品评价和风险监测中心和北京天坛医院的专家、能力验证方案汇报人及质管中心项目协调人出席了本次会议

"特色民族药材检验方法的示范性研究"会议成功召开　由中检院主办的国家药品监督管理局注册司专项"特色民族药材检验方法的示范性研究"三期项目阶段性线上会议于 5 月 30 日召开。中检院中药所主要负责人、各参与单位主管领导、项目负责人及项目主要承担人员近 60 人参加了本次会议。会议邀请了国家药典委员会委员鲁静、徐飞、阿萍、高磊和五省藏区协调委员会专家委员周娟共 5 位专家，对各参与单位当前阶段的研究情况进行评议。本项目由中检院中药所牵头，联合西藏自治区食品药品检验研究院、青海省药品检验检测院、四川省药品检验研究院、甘肃省药品检验研究院、内蒙古自治区药品检验研究院、新疆维吾尔自治区药品检验研究院、云南省食品药品监督检验研究院、贵州省食品药品检验所、广西壮族自治区食品药品检验所、湖北省药品监督检验研究院、湖南省药品检验研究院、吉林省药品检验研究院、海南省药品检验所、河北省药品医疗器械检验研究院、安徽省食品药品检验研究院、山东省食品药品检验研究院、辽宁省检验检测认证中心和深圳市药品检验研究院共 18 个药检院（所）共同开展研究工作。（杜嘉晰　计文婧）

关于进一步加强新冠病毒检测试剂质量安全监管工作的通知　国家药监局综合司发布关于进一步加强新冠病毒检测试剂质量安全监管工作的通知，《通知》要求：①持续从严从细抓好产品质量监管。各级药品监管部门要认真贯彻党中央、国务院的决策部署，坚持人民至上、生命至上，牢记人民健康是"国之大者"，认真贯彻"四个最严"要求，全面实施《医疗器械监督管理条例》，慎终如始、再接再厉，对新冠病毒检测试剂实行"最严格的监管"，采取坚决有力举措，严格落实企业和使用单位主体责任，严格落实地方政府属地监管责任，毫不放松抓实抓细各项监管工作，坚决守住质量安全底线，巩固来之不易的监管成果，为疫情防控提供有力保障。②持续加强产品研制环节质量监管。各省级药品监管部门要进一步加强对新冠病毒检测试剂研发和注册申报工作的指导，并做好申报注册产品注册质量管理体系核查工作，督促注册人认真履行主体责任，确保产品研发过程规范，注册申报资料真实、准确、完整和可追溯。新冠病毒检测试剂注册人要切实加强产品全生命周期质量管理，对研制、生产、经营、使用全过程中产品的安全性、有效性依法承担责任。③持续加强产品生产环节质量监管。各省级药品监管部门要按照前期工作要求，保持监管频次，继续组织专业力量对本辖区新冠病毒检测试剂注册人及其受托生产企业开展监督检查，监督企业严格按照法规、规范、标准以及经注册的产品技术要求组织生产，确保质量管理体系持续合规。要重点检查产品原料来源、生产过程规范、产品质量控制，出厂和上市放行、不良事件监测、产品质量分析评价等。发现生产活动存在严重违规行为，不能保证产品安全有效的，要责令企业立即暂停生产、召回

问题产品并进行有效处置。企业违规情节严重的，要依法吊销医疗器械生产许可证，并对相关责任人依法进行处罚。④持续加强产品经营环节质量监管。市县药品监管部门要进一步做好对新冠病毒检测试剂经营企业的监督检查，监督经营企业严格按照法规、规范要求组织开展经营活动。重点检查其经营的新冠病毒检测试剂是否经注册批准并具备合格证明文件，购销渠道是否合法，进货查验和销售等记录是否真实、准确、完整、可追溯，运输、储存条件是否符合标签和说明书的标示要求，是否配备相适应的设施设备。（杜嘉晰　计文婧）

加强新冠病毒抗原检测试剂质量安全监管视频调度会　2022年12月13日，国家药监局召开加强新冠病毒抗原检测试剂质量安全监管视频调度会，深入贯彻落实国务院联防联控机制近期关于疫情防控有关要求，强化注册人主体责任落实和属地监管责任落实，全力保障新冠病毒抗原检测试剂质量安全。国家药监局党组成员、副局长徐景和出席会议并讲话。复星诊断科技（上海）有限公司、南京诺唯赞医疗科技有限公司、浙江东方基因生物制品股份有限公司、深圳市亚辉龙生物科技股份有限公司、重庆中元汇吉生物技术股份有限公司的主要负责人，汇报了企业落实主体责任、加强生产质量管理工作等有关情况。江苏省、福建省、重庆市药监局的负责同志汇报了加强新冠病毒抗原检测试剂生产经营环节质量安全监管工作情况。会议指出，疫情防控新十条优化措施、新冠病毒抗原检测应用方案相继出台，对新冠病毒抗原检测试剂质量安全提出新的要求，各新冠病毒抗原检测试剂注册人和监管部门要进一步提高政治站位，深刻认识加强抗原检测试剂质量监管的特殊重要性，以更加担当的精神和更加扎实的工作，确保抗原检测试剂的质量安全。会议要求，各新冠病毒抗原检测试剂注册人、生产经营企业要全面落实《医疗器械监督管理条例》及其配套规章制度要求，坚持问题导向，强化底线思维，聚焦质量安全风险隐患，对标质量管理体系要求，全面开展排查治理。注册人作为产品质量安全的第一责任人，要严格执行生产质量管理规范要求，不得脱离质量管理体系进行生产，不得擅自变更或者增加生产地址，不得放行不合格产品出厂和上市，不得随意修改产品标签和说明书。经营企业要严格执行经营质量管理规范要求，不得脱离经营质量管理体系进行经营，不得无证或者无资质从事经营活动，不得经营或者进口不符合法定要求的产品，不得从非法渠道购进产品，不得擅自变更经营场所和库房地址，不得违规运输或者贮存产品，不得违法违规开展网络销售活动；网络交易服务第三方平台不得违法违规提供网络交易平台服务。各新冠病毒抗原检测试剂注册人、受托生产企业、经营企业、网络交易服务第三方平台，要认真排查是否全面履行各项主体责任，确保责任落实到位，体系运行到位，风险防控到位，质量管理到位。会议强调，各级药品监管部门要认真贯彻落实党中央、国务院决策部署，始终牢记人民健康是"国之大者"，坚持人民至上、生命至上，慎终如始、再接再厉，全力保障抗原试剂质量安全。要强化质量管理体系检查，组织专业力量对本辖区新冠病毒抗原检测试剂注册人及其受托生产企业、网络交易服务第三方平台开展监督检查。发现存在违规行为，不能保证产品安全有效的，要责令企业立即暂停生产、召回问题产品并进行有效处置；违规情节严重的，要依法吊销医疗器械生产许可证，并对相关责任人依法进行处罚。要继续加强新冠病毒抗原检测试剂的质量监督抽检，对辖区内注册人、受托生产企业生产的新冠病毒检测试剂开展全覆盖抽检。对于监督抽检不合格产品，要立即采取处置措施，责令企业暂停生产、分析查找原因并开展整改，未经省级药品监管部门复查复检合格，不得恢复生产。对监督检查、监督抽检、投诉举报、网络监测、风险会商等工作中发现的问题和线索，要深挖细查，一查到底。对各类违法违规行为，要依法从严从重从快查处。涉嫌犯罪的，要及时移送公安机关。监管人员和其他公职人员涉嫌失职渎职的，要及时移送纪检监察机关。各省、自治区、直辖市和新疆生产建设兵团药监局分管局领导及相关处室负责同志、各新冠病毒抗原检测试剂生产企业主要负责人在各自分会场参加会议。国家药监局有关司局和直属单位的有关负责同志参加会议。（杜嘉晰　计文婧）

国家药监局关于 10、19、20、17、8 批次药品不符合规定的通告

通告名称	检验机构	生产企业	不符合规定的产品	不符合规定的项目
国家药监局关于10批次药品不符合规定的通告(2022年第27号)	黑龙江省药品检验研究院	福元药业有限公司	1批次阿达帕林凝胶	pH值
	云南省食品药品监督检验研究院	荣康集团广西康世缘制药有限公司	1批次川贝止咳糖浆	装量
	广西壮族自治区食品药品检验所	江西山高制药有限公司	1批次冠脉宁胶囊	鉴别
		山东昊福药业集团制药有限公司	1批次冠脉宁片(素片)	重量差异
	福建省食品药品质量检验研究院	广西金嗓子药业股份有限公司	2批次小儿感冒颗粒	鉴别
	湖南省药品检验检测研究院	四川逢春制药有限公司	1批次玄麦甘桔颗粒	含量测定
	青海省药品检验检测院	西藏甘露藏药股份有限公司	1批次智托洁白丸	性状、重量差异
	四川省药品检验研究院(四川省医疗器械检测中心)	亳州市慈济堂中药饮片有限公司	1批次川牛膝	性状
	甘肃省药品检验研究院	北海能信中药有限责任公司	1批次茜草	性状、鉴别
国家药监局关于19批次药品不符合规定的通告(2022年第32号)	辽宁省药品检验检测院	上海迪冉郸城制药有限公司	1批次依托红霉素颗粒	含量测定
	湖北省药品监督检验研究院	瑞阳制药股份有限公司	2批次乙酰半胱氨酸注射液	硫化氢
	广东省药品检验所	通化中盛药业有限公司	2批次龙泽熊胆胶囊	性状、崩解时限
	山东省食品药品检验研究院	天津中新药业集团股份有限公司达仁堂制药厂	1批次人参健脾丸	装量差异
	西藏自治区食品药品检验研究院	西藏昌都藏药厂	1批次十五味黑药丸	重量差异、微生物限度
	河南省食品药品检验所	哈尔滨松山堂药业有限公司、四川九威阁中药饮片有限公司	2批次艾叶	含量测定
	四川省药品检验研究院(四川省医疗器械检测中心)	湖北民泰药业有限责任公司	1批次川牛膝	性状
	中国食品药品检定研究院	江苏东莲药业有限公司、安徽省万生中药饮片有限公司、湖南省松龄堂中药饮片有限公司	3批次菊花	禁用农药残留量
	甘肃省药品检验研究院	广州市伟达中药饮片有限公司、四川原上草中药饮片有限公司、四川云亳堂药业有限公司	4批次茜草	性状、显微鉴别、浸出物
		四川欣康中药饮片有限公司	1批次茜草(茜草炭)	性状
	安徽省食品药品检验研究院	樟树市庆仁中药饮片有限公司	1批次桃仁	羰基值
国家药监局关于20批次药品不符合规定的通告(2022年第39号)	福建省食品药品质量检验研究院检	山西太原药业有限公司(原太原制药厂)	2批次二羟丙茶碱注射液	可见异物
	吉林省药品检验研究院	河北扁鹊制药有限公司	1批次沉香化滞丸	装量差异
	江西省药品检验检测研究院	四川天府康达药业集团府庆制药有限公司、太极集团四川南充制药有限公司	3批次藿香正气水	甲醇量
	广东省药品检验所	长春普华制药股份有限公司	1批次龙泽熊胆胶囊	微生物限度
	中国食品药品检定研究院	盐城市中药饮片有限公司	3批次菊花	禁用农药残留量
	甘肃省药品检验研究院检验	云南健安堂生物科技有限公司	1批次茜草	性状、鉴别
		桂林中南(亳州)药业科技有限公司	2批次茜草	性状、鉴别、总灰分、酸不溶性灰分、浸出物
	中国食品药品检定研究院	桂林中南(亳州)药业科技有限公司	1批次紫草	含量测定
		郑州瑞龙制药股份有限公司	6批次紫草	性状
国家药监局关于17批次药品不符合规定的通告(2022年第43号)	湖北省药品监督检验研究院	山西国润制药有限公司	2批次乙酰半胱氨酸注射液	硫化氢
	江西省药品检验检测研究院	湖北同德堂药业有限公司	2批次藿香正气水	甲醇量
	中国食品药品检定研究院	河北安国振宇药业有限公司、上海万仕诚药业有限公司、绍兴震元中药饮片有限公司、安徽同泰佗祖堂药业有限公司、亳州市圣海中药饮片有限公司、江西众康中药饮片有限公司、广东时珍制药有限公司和甘肃省国草药业有限公司	8批次菊花	禁用农药残留量
	甘肃省药品检验研究院	四川原上草中药饮片有限公司	1批次茜草	性状、鉴别
	中国食品药品检定研究院	河北弘汉药业有限公司、新疆恩泽中药饮片有限公司和化州市华逸中药饮片有限公司中药饮片厂	4批次紫草	性状

（续表）

通告名称	检验机构	生产企业	不符合规定的产品	不符合规定的项目
国家药监局关于19批次药品不符合规定的通告（2022年第55号）	辽宁省药品检验检测院	海南葫芦娃药业集团股份有限公司	1批次维U颠茄铝胶囊Ⅱ	含量测定
		洛阳顺势药业有限公司	8批次接骨七厘丸	重金属及有害元素
	深圳市药品检验研究院	江苏至善堂药业有限公司、和治佳凯药业股份有限公司、湖北民泰药业有限责任公司、武汉仲诚富坤中药饮片有限公司、北海能信中药有限责任公司、四川沱江源药业有限公司、云南东融滇西中药材物流经营有限公司中药饮片分公司	7批次金银花	含量测定、性状、重金属及有害元素
	安徽省食品药品检验研究院	安庆华氏中药饮片有限公司、湖北大顶山制药有限公司、湖南春可回中药饮片有限公司	3批次桃仁	性状、羰基值、含量测定和水分
国家药监局关于8批次药品不符合规定的通告（2022年第57号）	苏州市药品检验检测研究中心	辅仁药业集团有限公司、江西钟山药业有限责任公司、好医生药业集团有限公司	4批次清热解毒口服液	高于限量值的灰毡毛忍冬皂苷乙
	深圳市药品检验研究院	安徽鸿坤药业有限公司	1批次金银花	含量测定
	安徽省食品药品检验研究院	安徽援康中药饮片股份有限公司生产和抽取自安徽省春源大药房有限公司	2批次桃仁	性状、显微鉴别
	甘肃省药品检验研究院	安徽方氏制药有限公司	1批次茜草	性状、显微鉴别

（杜嘉晰　计文婧）

新药审批

2022年国家药监局批准的新药

序号	药品	公司	靶点	批准日期	适应证	药物类型
1	来特莫韦	默沙东	CMV 抑制剂	2022-01-05	接受异基因造血干细胞病毒（CMV）血清学阳性的成人受者［R+］预防巨细胞病毒感染和巨细胞病毒病	化学药物
2	淫羊藿素软胶囊	北京椹诺基	中药	2022-01-10	肝癌	中药
3	罗普司亭	协和麒麟	TPO 受体激动剂	2022-01-11	原发免疫性血小板减少症（ITP）	化学药物
4	奥木替韦单抗	华北制药	抗狂犬病毒单克隆抗体	2022-01-26	预防狂犬病	生物制剂
5	罗特西普	新基/百时美施贵宝		2022-01-26	β-地中海贫血	融合蛋白
6	四价流感病毒裂解疫苗	国光生物		2022-02-09	流感	疫苗
7	艾伏尼布	基石药业	IDH1	2022-02-09	携带IDH1易感突变的成人复发或难治性急性髓系白血病（R/R AML）	化学药物
8	SIR-Sphere 钇［90Y］微球注射液	远大医药		2022-02-09	结直肠癌肝转移	化学药物
9	奈玛特韦片+利托那韦片	辉瑞		2022-02-11	新冠病毒	化学药物
10	乌帕替尼	艾伯维	选择性JAK1抑制药	2022-02-24	难治性、中重度特应性皮炎	化学药物
11	重组新冠状病毒蛋白疫苗（CHO细胞）	智飞生物		2022-03-01	新冠病毒	疫苗
12	伊奈利珠单抗	翰森制药	通过ADCC靶向耗竭CD19 B细胞	2022-03-11	视神经脊髓炎谱系障碍（NMOSD）	生物制剂
13	依马利尤单抗	苏庇医药	全人源化抗IKN-γ单克隆抗体	2022-03-11	原发性噬血细胞性淋巴组织细胞增多症（HLH）	生物制剂

（续表）

序号	药品	公司	靶点	批准日期	适应证	药物类型
14	雷莫西尤单抗	礼来	VEGF-A 与 VEGFR-2 抑制剂	2022-03-18	胃癌/胃食道交界处癌	生物制剂
15	度维利塞	石药集团	PI3K 抑制剂	2022-03-18	滤泡性淋巴癌	化学药物
16	布格替尼	武田	第三代 ALK 抑制剂	2022-03-24	ALK 阳性 NSCLC	化学药物
17	重组 HPV 二价疫苗	泽润生物/沃森生物		2022-03-24	预防 HPV 感染	生物制剂
18	斯鲁利单抗	复宏汉霖	MSI-H	2022-03-24	MSI-H 的成人晚期体瘤	生物制剂
19	佩米替尼	信达生物	FGFR2 融合或重排	2022-04-06	胆管癌	化学药物
20	亚锡替曲膦	通用电气药业		2022-04-11	心肌灌注显像剂	化学药物
21	阿布昔替尼	辉瑞	JAK1 抑制剂	2022-04-11	难治性、中重度特应性皮炎	化学药物
22	拉罗替尼	拜耳	不限瘤种	2022-04-13	TRK 融合的成人和儿童肿瘤	化学药物
23	替戈拉生	罗欣药业	新型钾离子竞争性酸阻滞剂(P-CAB)	2022-04-13	反流性食管炎	化学药物
24	丙卡巴肼	兆科药业/李氏大药厂	烷化剂药物	2022-04-21	晚期霍奇金淋巴瘤	化学药物
25	洛拉替尼	辉瑞	第三代 ALK 抑制剂	2022-04-29	ALK 阳性 NSCLC	化学药物
26	ω-3 脂肪酸乙酯 90 软胶囊	雅培		2022-05-07	高甘油三酯血症	化学药物
27	维立西呱	拜耳	可溶性鸟苷酸环化酶(sGC)刺激性	2022-05-19	慢性心力衰竭	化学药物
28	戈沙妥珠单抗	云顶新耀	ADC 新药	2022-06-07	三阴性乳腺癌	生物制剂
29	非奈利酮	拜耳	非甾体选择性盐皮质激素受体拮抗剂	2022-06-29	糖尿病肾病	化学药物
30	卡度尼利单抗	康方生物	双特异性抗体	2022-06-29	复发或转移性宫颈癌患者	化学药物
31	瑞维鲁胺	恒瑞	AR 抑制剂	2022-06-29	转移性激素敏感性前列腺癌(mHSPC)	化学药物
32	曲拉西利	先声		2022-07-13	小细胞肺癌和化疗引起的骨髓抑制	化学药物
33	普特利单抗	乐普生物		2022-07-22	黑色素瘤	生物制剂
34	恩曲替尼	罗氏		2022-07-29	NTRK 阳性实体瘤	化学药物
35	瑞帕妥单抗	神州细胞	CD20	2022-08-30	CD20 阳性弥漫大 B 细胞肿瘤	生物制剂
36	重组新冠病毒融合蛋白疫苗	丽珠医药		2022-09-02	新冠病毒	生物制剂
37	吸入有重组新型冠状病毒疫苗(5 型腺病毒载体)	康希诺		2022-09-04	预防新型冠状病毒感染	疫苗
38	广金钱草总黄酮胶囊	人福医药,康乐药业		2022-09-15	尿结石病,辨证属湿热蕴	中药
39	多格列艾汀	华领医药		2022-10-08	糖尿病	化学药物
40	赛普替尼	信达生物/利来		2022-10-08	非小细胞肺癌,髓样甲状腺癌,甲状腺癌	化学药物
41	莫格利珠单抗	协和麒麟		2022-10-14	蕈样肉芽肿或 Sezay 综合征	生物制剂
42	托鲁地文拉法辛	绿叶制药		2022-11-03	抑郁症	化学药物
43	林普利塞	上海璎黎药业	高选择性 PI3Kδ 抑制剂	2022-11-09	复发或难治滤泡性淋巴癌	化学药物
44	甲苯磺酰胺	红日药业	化学消融药物	2022-11-21	严重气道阻塞的中央型非小细胞肺癌	化学药物
45	羧基麦芽糖铁注射液	CSL,泰格		2022-11-28	缺铁性贫血	化学药物
46	那西妥单抗	赛生医药	GD2	2022-12-08	复发性或难治性高危神经母细胞瘤	生物制剂
47	佩索利单抗 spesolimab	勃林格殷格翰	IL-36R	2022-12-14	泛发性脓包型银屑病	生物制剂
48	芪胶调经颗粒	湖南安邦制药		2022-12-28	上环所致经期延长中医辨证为气血两虚证	中成药
49	参葛补肾胶囊	华春生物		2022-12-29	轻中度抑郁症中医辨证属气阴两虚,肾气不足证	中成药
50	莫奈拉韦	默沙东		2022-12-30	抗新冠病毒口服药	小分子

药学人物

Prominent Figures

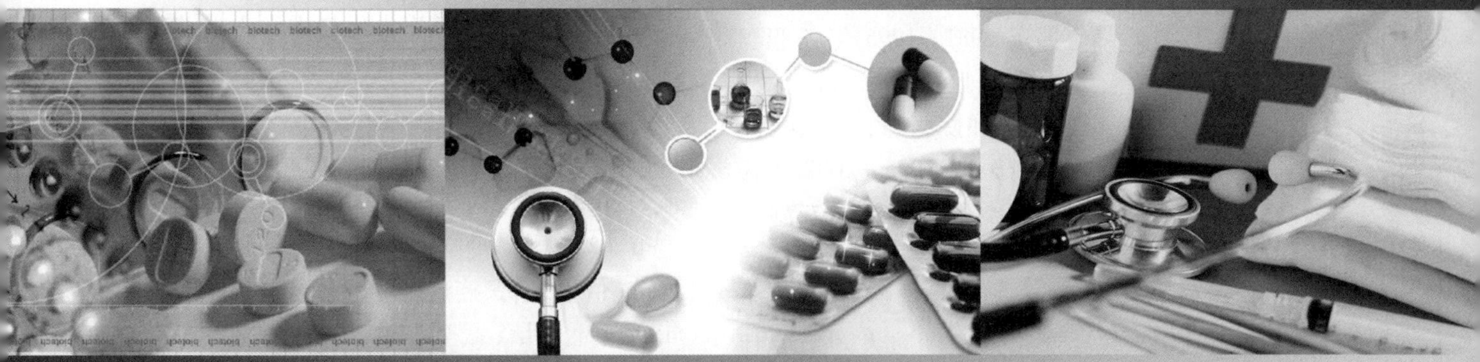

人物简介

夏宁邵

——中国工程院院士

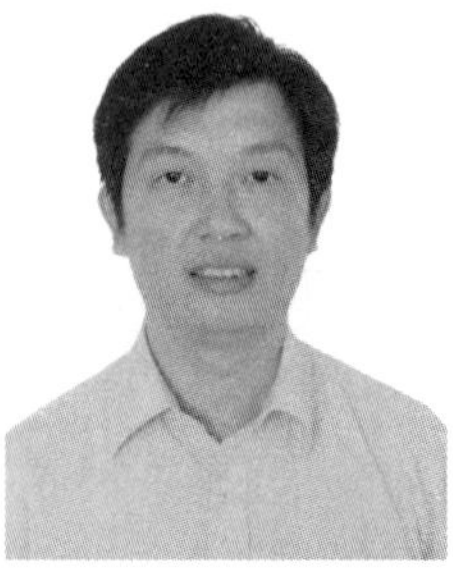

夏宁邵

夏宁邵，1964 年 7 月生，汉族，湖南宁乡人，疫苗和诊断试剂学家，中国医学科学院学部委员，中国工程院院士。夏宁邵于 1981—1995 年任职于湖南娄底地区人民医院传染科，历任住院医师、主治医师、副主任医师；1995—2002 年任厦门大学生命科学学院副教授；1996 年在香港大学医学院微生物学系做访问学者；2002 年任厦门大学生命科学学院教授、博士生导师，同年入选“教育部跨世纪优秀人才培养计划”；2004 年入选“国家新世纪百千万人才计划”；2005 年起任国家传染病诊断试剂与疫苗工程技术研究中心主任；2011—2021 年任厦门大学公共卫生学院院长；2013 年 12 月任省部共建分子疫苗学和分子诊断学国家重点实验室主任；2020 年当选为中国医学科学院学部委员；2023 年 11 月当选为中国工程院院士。

研究方向：夏宁邵主要致力于传染病疫苗和检测试剂研究。研究领域主要包括传染病防控的基础研究、应用基础研究、转化医学研究，诊断试剂、疫苗、抗体研发，涉及病毒性肝炎、艾滋病、流感、手足口病、结核、人乳头瘤病毒相关疾病等。夏宁邵主要从事医学病毒相关基因工程抗原、诊断试剂、疫苗、单克隆抗体等研发和产业化，以及相关病毒的分子生物学、免疫学基础研究；建立突发传染病应急反应和新发传染病预警技术体系；构建原核表达类病毒颗粒疫苗产业技术体系并突破多种检测试剂技术瓶颈；主持研制出全球首个戊肝疫苗、首个国产人乳头瘤病毒（HPV）疫苗、新一代国际“金标准”戊肝检测试剂、全球首个可指导用药的乙肝核心抗体定量试剂、全球首个艾滋抗体尿液自检试剂、全球首个新冠总抗体检测试剂，主持研制的鼻喷流感病毒载体新冠肺炎疫苗是全国新冠肺炎疫苗应急攻关的五条技术路线之一。

科研成果：夏宁邵与其团队相继完成了艾滋病毒的快速检测、确证、无创唾液检测、全自动检测、全球首个无创尿液自检等试剂，构建了中国国产艾滋病免疫诊断试剂体系；1999 年，在中国国内突破艾滋病毒生物活性原料的难题，研制出中国国内首个第三代艾滋病毒抗体诊断试剂盒，帮助中国国产艾滋病诊断试剂实现第一次更新换代；2008 年，研制上市第四代艾滋病毒抗原抗体诊断试剂盒。夏宁邵与其团队发现戊肝病毒优势中和表位并阐明其结构，发明了基于大肠杆菌规模化制备抗原和 VLP 的方法，研制出戊肝疫苗。2012 年 1 月，戊肝疫苗获得中华人民共和国科学技术部颁发的新药证书，10 月 27 日，全球首个戊肝疫苗正式在中国上市。2002 年，夏宁邵与其团队启动了国产 HPV 疫苗（俗称“宫颈癌疫苗”）的研究工作，并于 2019 年底获批上市。截至 2022 年 12 月，夏宁邵研制的疫苗获得 2 项国家一类新药文号，1 项巴基斯坦上市许可，诊断试剂获得 78 项中国注册证，3 项美国食品药品监督管理局（FDA）EUA 授权，4 项世界卫生组织（WHO）PQ 和 EUL 认证，32 项欧盟 CE 认证。

夏宁邵先后创建了厦门大学养生堂生物药物联合实验室、厦门大学福建省医学分子病毒学研究中心、厦门市生物药物工程技术研究中心、国家传染病诊断试剂与疫苗工程技术研究中心、省部共建分子疫苗学和分子诊断学国家重点实验室、医用生物制品省部共建协同创新中心等。截至 2022 年 12 月，夏宁邵已发表 SCI 论文 460 余篇；已申请发明专利 30 项（12 项国际专利申请），获得授权 9 项（国际授权 5 项）；主持及承担国家科技重大专项、863 计划、国家自然科学基金等国家、省、市重大重点课题 48 项。主持项目有：863 计划项目“中国水母绿色荧光蛋白基因的克隆、改造及应用研究”（任主持）；国家八五攻关项目“丙型肝炎病毒灵长类动物模型研究”（任主持）；国家科技重大专项“艾滋病和病毒性肝炎等重大传染病防治”（任总体专家组成员）

科研奖励：1993 年“中国各民族丙型肝炎感染情况调查”项目获湖南省科技进步二等奖；1998 年

"丙型肝炎病毒灵长类动物模型研究"项目获湖南省科技进步二等奖;2001 年"艾滋病毒重组抗原及第三代艾滋病毒抗体 EIA 诊断试剂盒的研制"项目获国家科技进步奖二等奖;2010 年"戊型肝炎病毒免疫优势构象性抗原决定簇的发现及其在诊断中的应用"项目获国家技术发明奖二等奖;2012 年"戊型肝炎病毒单克隆抗体及其用途"项目获第十四届中国专利金奖。

荣誉表彰:1993 年享受国务院特殊津贴专家;2001 年获厦门市人民政府颁发的"厦门市科技重大贡献奖";2001 年获中华人民共和国科学技术部颁发的"863 计划十五周年先进个人"奖;2005 年中国共产党中央委员会、中华人民共和国国务院授予"全国劳动模范";2011 年获"厦门经济特区建设 30 周年杰出建设者";2014 年获"福建省重大贡献奖";2015 年 9 月,夏宁邵领导创建的厦门大学原核表达类病毒颗粒疫苗研究团队获"求是杰出科技成就集体奖";2017 年获中华人民共和国人力资源和社会保障部、中国科学技术协会等颁发的"全国创新争先奖";2017 年获"药明康德生命化学研究奖首届科技成果转化奖";2019 年获厦门市人民政府颁发的"厦门市杰出人才";2020 年 9 月 8 日,中国共产党中央委员会、中华人民共和国国务院、中国共产党中央军事委员会授予夏宁邵团队"全国抗击新冠肺炎疫情先进集体"荣誉称号";2020 年获中国细胞生物学学会颁发的"CST 卓越创新转化奖";2021 年获中共中央组织部、中共中央宣传部等颁发的"第六届全国杰出专业技术人才";2021 年获"转化医学杰出贡献奖";2023 年当选为中国工程院院士;2023 年获中国科学技术协会颁发的"全国优秀科技工作者"。

社会任职:厦门市人民政府科技顾问;国家科技计划战略咨询与综合评审特邀委员会委员;第七届教育部科技委生物与医学学部委员;第八届教育部科技委药学与中医药学部委员;中国生化制药工业协会重组药物分会候选理事长;全国体外诊断产业技术创新战略联盟理事长;中国医师协会临床精准医疗专业委员会第一届委员会常务委员;中华预防医学会感染性疾病防控分会第一届委员会顾问。

张强

——中国工程院院士

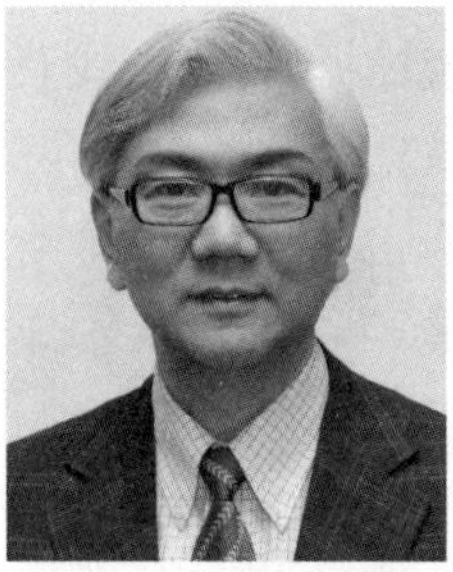

张 强

张强,1958 年 5 月出生于四川泸州,药剂学专家、中国工程院院士。张强于 1982 年获得北京医学院药学系理学学士学位;1995 年获得华西医科大学药学院药剂教研室理学博士学位;1982—1992 年任职于医药总局四川抗菌素工业研究所,历任课题组长、研究室副主任;1989—1990 年任职于日本国福冈大学药学部;1995 年任职于北京医科大学,历任药剂教研室主任、药剂系主任、药学院副院长;1997 年 5 月加入中国共产党;2022 年当选为中国医学科学院学部委员;2023 年 11 月 22 日,当选为中国工程院院士(医药卫生学部)。

研究方向:张强长期从事创新药物制剂的研究与开发、创新药物递释系统研究,包括难溶药物、抗肿瘤药和生物大分药物递释系统的基础与应用转化研究。在纳米细胞转运和整合素靶向递药领域获得理论突破,原创注射用自乳化技术、口服纳米骨架技术和整合素主动靶向递药技术等,开发多种新型递释系统上市,产生显著的社会经济效益。在 *Nature communication*, *AFM*, *ACS Nano*, *Nanoletter*, *ADDR*, *JCR*, *Biomaterials* 等国际高水平期刊发表 SCI 论文 300 多篇,SCI 引用进入药理毒理学 ESI 排名的前 1%,先后获得国家科技进步奖二等奖、教育部自然科学一等奖等重要奖项。

研究成果:张强和其团队瞄准乳化技术的国际发展前沿,攻克临床治疗药物口服吸收少、选择性差等共性问题,创建和完善了新型乳化关键技术体系,并在药物制剂中获得应用。①建立新型自微乳化关键技术平台,应用于难溶药口服制剂的产业化。自微乳化是指不借外力而自动形成微型乳剂,其乳滴大小是关键。通过大量筛选优化,开发成功新配方,确保药物以分子状态分散,乳滴达 30nm 左右,实现环孢素的高效口服吸收,获新药证书,打破国外的技术垄断,上市后成为中国国内应用最多的免疫抑制剂,并实现了从进口到出口的转变。②突破技术难题并完善新型微乳化技术平台,应用于注射用载药微乳的产业化。微乳化技术需极度高压和特殊设备,操作严、环节多、要求高。重点攻克微乳包裹药物、高效稳定均质等关键工艺技术难题,使前列地尔微乳注射剂质控标准提升,批产规模提高,生产线获发达国家 GMP 证书。③创新自微乳化技术,在国际上率先开发两种新给药途径的创新制剂。攻克难溶药生物膜通透性低的难题,将创新自微乳化技术成功应用于眼部给药,首次制备出用于眼科免疫抑制治疗的环孢素滴眼剂,并获得生产批件;将创新自微乳化技术成功应用于注射给药,制备出用于静脉注射给药的难溶药自微乳化系统,性能优化的多西他赛注射剂获得临床批件。截至 2020 年 1 月,张强已获得 5 个新药证书,13 个生产批件(8 个新制剂/13 个规格),6 个新制剂完成临床前研究并获准进入临床研究,另有 3 个创新制剂已向 CDE 申报临床研究;完成了 5 个一类新药的制剂技术服务,其中 4 个已获临床批件;另外,还建立了 3 种国际创新的释药技术,基于技术平台的高端制剂有的已获得生产批件,有的获得临床批件,有的进入申报临床程序。

学术成就及奖励:承担国家 973、自然基金委重大项目、重大新药创制专项、教育部创新团队、北京市重点实验室项目等;在 *AFM*, *ACS Nano*, *ADDR*, *JCR*, *Biomaterials* 等杂志发表 SCI 论文 300 余篇,SCI 引用进入药理毒理学 ESI 排名的前 1%;已申请发明专利 50 余项;已主编 4 部大学教材,其中主编 2 部长学制教材,另主编了中央广播电视大学药剂学教材,并录制全套电视课件;2019 年“药物新制剂中乳化关键技术体系的建立与应用”项目获国家科技进步奖二等奖。

荣誉表彰:中国医学科学院学部委员;享受国务院特殊津贴专家;北京大学国华杰出学者;北京大学十佳教师;北京大学十佳党员标兵。

社会任职:中国药学会第二十五届理事会理事、常务理事;中国药学会纳米药物专业委员会副主任委员;国家药典会委员制剂专业委员会副主任;《中国药学杂志》副主编;《药学学报》副主编;*J Controlled Release* 编委;世界控释协会(CRS)中国分会主席;中国药学会药剂专委会主任委员;*Adv Drug Deliver Rev* 编委。

盛春泉

——中国药学会科学技术奖一等奖

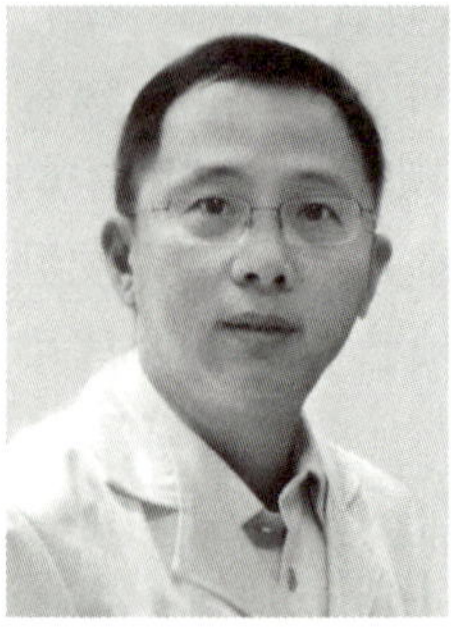

盛春泉

盛春泉,男,汉族,江苏启东人,1978 年 8 月出生。现任海军军医大学药学院院长,教授,博士生导师。2000 年毕业于第二军医大学药学专业,2005 年获药物化学专业博士学位(导师:张万年教授),2014 年晋升教授。国家杰出青年科学基金和国家优秀青年科学基金获得者,入选国家“万人计划”科技创新领军人才、教育部青年“长江学者”、科技部“中青年科技创新领军人才”、军队高层次创新人才工程“学科拔尖人才”、上海市“优秀学术带头人”、上海市“曙光学者”、上海市青年科技启明星等人才项目。担任上海市药学会副秘书长,常务理事、上海市药物化学专业委员会副主任委员、中国药学会药物化学专业委员会委员、中国细胞生物学会细胞工程和转基因生物分会副会长等学术职务。担任 *Journal of Medicinal Chemistry*, *ACS Infectious Disease*, *Acta Pharmaceutica Sinica B* 等 SCI 期刊的编委。

研究方向:药物分子设计和合成新方法研究;抗真菌药物研究;研究方向多靶点抗肿瘤药物研究。

主持科研项目:①化学治疗药物,国家杰出青年科学基金,基金编号 81725020(负责人);②基于真菌毒力因子 SAP2 的新型抗真菌先导物发现和优化研究,国家自然科学基金面上项目,基金编号 81573283(负责人);③基于新靶点和新分子骨架的抗真菌先导化合物发现和优化,上海市优秀学术带头人项目:基金编号 17XD1404700(负责人);④糖尿病及其并发症中蛋白激酶调控网络及靶向创新药物研究,国家重点研发计划项目 2017—2022,基金编号 2017YFA0506000(子课题负责人);⑤蛋白-蛋白相互作用小分子探针设计、合成和生物活性研究,国家自然科学基金重点项目,21738002(子课题负责人);⑥小分子化合物库构建新技术和新药先导结构发现,国家 863 项目,基金编号 2014AA020525(负责人);⑦抗感染和抗肿瘤药物化学,国家优秀青年科学基金,基金编号 No. 81222044(负责人)。

科研奖励：①重要真菌病的临床诊治与干预策略，2015年，国家科技进步奖二等奖（排名第五）；②中国科协"求是"杰出青年科学奖，2018年（排名第一）；③药明康德生命化学研究奖，2016年（排名第一）；④教育部自然科学一等奖（2019-3）；⑤上海市科技进步二等奖（2019-1）；⑥上海市青年科技英才；⑦2022年中国药学会科学技术奖一等奖。

学术成果：作为通讯作者在 *Journal of Medicinal Chemistry*（21篇）、*Angewandte Chemie International Edition*，*Chemical Reviews*，*Chemical Society Reviews* 等期刊发表130余篇学术论文。主编学术专著 *Targeting Protein-Protein Interactions by Small Molecules*，《药物结构优化——设计策略和经验规则》《药物合成——路线设计策略和案例解析》，主译译著《抗肿瘤药物设计与发现》，参编专著教材10余部，为3部英文学术专著撰写章节。

专利项目：①盛春泉等，取代吡唑酮类分泌型天冬氨酸蛋白酶抑制剂及其制备方法，ZL201510402199.5；②盛春泉等，取代噻唑酮类分泌型天冬氨酸蛋白酶抑制剂及其制备方法，ZL201510323862.2；③盛春泉等，一种10-羟基吴茱萸碱类抗肿瘤化合物及其制备方法和应用，ZL201510946780.3；④盛春泉等，取代噻吩并苯醌并异噁唑类化合物及其制备方法与应用，ZL201510372726.2；⑤盛春泉等，氧杂或硫杂吴茱萸碱类抗肿瘤衍生物及其制备方法，ZL201410209588.1；⑥盛春泉等，吲哚并六氢吡嗪并喹唑啉酮类抗肿瘤化合物及其制备方法，ZL201410235377.5；⑦盛春泉等，取代芳香四环类抗真菌化合物及其制备方法与应用，ZL201310184986.8；⑧盛春泉等，取代三环苯醌类化合物及其制备方法与应用，ZL201310202745.1；⑨盛春泉等，取代苯并噻唑类抗真菌化合物及其制备方法及应用，ZL201310090710.3；⑩盛春泉等，取代四氢咔唑类抗真菌化合物及其制备方法，ZL201110094585.4。

徐苗

——中国药学会科学技术奖一等奖

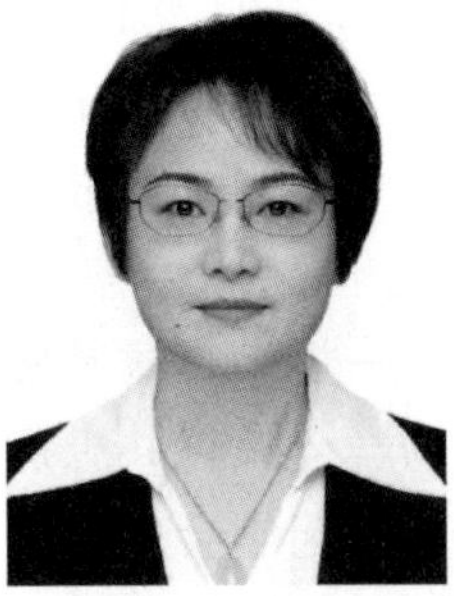

徐 苗

徐苗，女，汉族。1974年3月出生，博士，研究员。2006年毕业于重庆医科大学，获医学博士学位。现为中国食品药品检定研究院生物制品检定所所长，2015年被聘为沈阳药科大学兼职教授。作为课题负责人主持国家重大传染病专项和重大新药专项课题各1项，国家863课题1项；作为课题副组长或主要技术骨干，承担省部级以上课题6项和国际课题1项。发表论文70余篇。

研究方向：疫苗等生物制品的质量评价和标准化研究；结核病精准免疫预防研究。

主持、参与的科研项目：①国家"十三五"重大新药创制专项课题"军队特需生物防治药质量控制研究"，课题编号：2016ZX09J16101-004（负责人）；②国家"十二五"重大传染病专项课题"结核病疫苗质量控制及评价技术研究"，课题编号：2012ZX10004701003（负责人）；③国家高科技研究发展（863）课题"疫苗效果和质量评价新技术研究"，课题编号：2012AA202A402（负责人）；④国家"十一五"重大传染病专项课题"结核病预防相关制品的质量控制和评价技术研究"，课题编号：2009ZX10004-803（课题副组长）；⑤国家"十一五"重大新药创制专项课题"新型生物佐剂——复合抗原的结核病疫苗研究"，课题编号：2009ZX09103-730（课题副组长）。

科研奖励：①2017年获中华预防医学会科学技术一等奖（排名第六）；②2017年获中国药学发展奖食品药品质量检测技术奖（个人奖）；③2016年获北京市科学技术奖二等奖（排名第七）；④2014年获中国药学会科学技术一等奖（排名第九）；⑤2013年获中国药学会-赛诺菲青年生物药物奖（个人奖）；⑥23届吴阶平-保罗·杨森医学药学奖；⑦2022年中国药学会科学技术奖一等奖。

学术成果：发表论文87篇，SCI收录40篇，获国家发明专利10项。主编或参编的教材、专著：《疫苗的质量控制与评价》《中国创新药物研发战略研究报告》《结核病转化医学研究与实践》《疫苗》。专利项目：①荚膜组织胞浆菌变态反应原的提取方法及其应用，发明专利号：201010577353.X；②含有复合佐剂的结核亚单位疫苗，发明专利号：ZL 201010107449.

X;③耻垢分枝杆菌制剂及其应用,发明专利号:ZL200510076631.2;④East-6蛋白在诊断结核病中的用途,发明专利号:ZL200410008653.0;⑤耻垢分枝杆菌菌苗,发明专利号:ZL02130687.7。

社会兼职:中国防痨协会第十一届结核病基础专业分会副主任委员、中国微生物学会人兽共患病病原学专业委员会副主任委员、中国药学会生物制品专业委员会委员、《中华结核和呼吸杂志》《中国人兽共患病学报》编委、第八届和第九届国家标准物质委员会生物制品分委会委员、第三届国家病原微生物实验室生物安全专家委员会委员、科技部高等级病原微生物实验室生物安全审查委员会委员。

钟武

——中国药学会科学技术奖一等奖

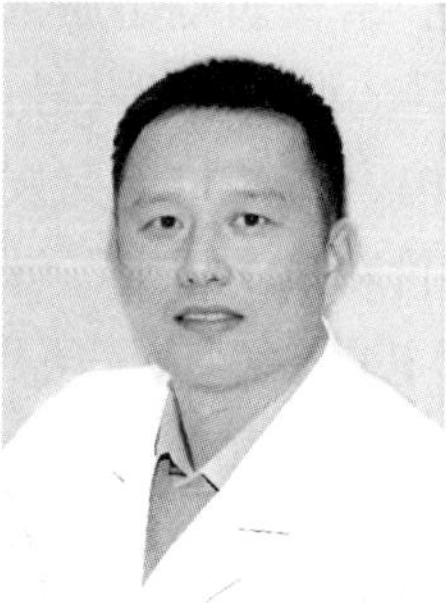

钟 武

钟武,男,汉族,1972年6月出生,博士,研究员。1993年毕业于第二军医大学,获学士学位,1999年于同校获药物化学硕士学位,2004年获军事医学科学院药物化学博士学位。2010年起任军事医学研究院毒物药物研究所研究员,长期从事应急防控药物的创新和产业化研究。

研究方向:抗感染药物研究(广谱抗病毒药物和抗耐药结核药物的设计合成);制药工程研究(连续制造和智能制造)。

科研成果:先后获得中国和欧美等国授权专利85项,获得国家新药证书10项、其中1.1类新药证书2项,目前获得新药临床批文5项。建立我国流感防控药物体系和应急大生产体系,使我国成为国际上抗流感药物品种最为丰富、应急保障能力最强的国家之一。作为课题负责人先后承担国家重大科技专项新药专项3项,国家自然科学基金重大项目、面上项目和青年项目各1项。目前已在*Cell Research*, *Signal transduction and targeted therapy*, *JMC*, *Engineer*等期刊发表论文60余篇,总引用次数超过6000次,通讯作者单篇最高引用次数2000余次。

科研成就:成功研发和建成我国自主防控流感药物体系和应急生产体系,提前完成2009年国家2.6亿剂抗流感药的储备任务。快速研发抗超级细菌药物替加环素并获得国家批准;成功研发抗埃博拉新药2项并获得军队特需新药批件;成功研发1类抗埃博拉新药并获得国家临床批件。所在的团队,曾在多次流感疫情期间完成抗流感药物的快速研发和国家药品战略储备任务。

科研奖励:先后获湖北省科技进步二等奖1项(2007年)、第十二届中国药学会施维雅青年药物化学奖(2009年)、国家技术发明二等奖1项(2010年)、国家科技进步奖一等奖1项(2011年)、中国药学发展奖创新药物奖杰出青年学者奖(2011年)、军队科技进步一等奖3项(2011年)、北京科学技术一等奖1项(2011年)、2021年荣获"全国科技系统抗击新冠肺炎疫情先进个人"、2022年荣获第二十二届"吴阶平—保罗·杨森医学药学奖"、2022年获中国药学会科学技术奖一等奖。

主持科研项目:承担国家重大新药创制重大专项课题《应急医学药物新品种研发及其关键创新技术体系》(2018ZX09711003)负责人,经费2.5亿元。

专利项目:①硝唑尼特及其活性形式替唑尼特在制备用于治疗SARS-CoV-2感染的药物中的应用,ZL202010681499.2;②苯甲酸酯类化合物在治疗SARS-CoV-2感染方面的应用,ZL202010681500.1;③2,4,5-三取代的1,2,4-三唑酮在制备抗病毒药物中的应用,ZL202010692337.9;④法匹拉韦在制备用于治疗冠状病毒感染的药物中的应用,ZL202010572752.0;⑤取代氨基丙酸酯类化合物在制备治疗SARS-CoV-2感染的药物中的应用,ZL202010573430.8。社会兼职:中国药学会理事,药物化学专业委员会委员;北京药学会副秘书长,常务理事;第二届罕见病诊疗与保障专家委员会委员。

人物名录

2022年何梁何利基金科学与技术奖

医药领域获奖名单如下(以下排名不分先后):

生命科学奖

刘志杰　上海科技大学

宋保亮　武汉大学

医学药学奖

刘德培　中国医学科学院基础医学研究所

马　骏　中山大学

史伟云　山东省眼科研究所

王拥军　北京天坛医院

郑晓瑛(女)　北京大学

第二十三届“吴杨奖”

2023 年 6 月 8 日,第二十三届吴阶平-保罗·杨森医学药学奖(简称“吴杨奖”)正式揭晓。获奖名单如下(以下排名不分先后):

特殊贡献奖

钟守先　中国医学科学院北京协和医院

基础医学领域

秦成峰　军事科学院军事医学研究院微生物流行病研究所

魏文胜　北京大学生命科学学院

临床医学领域

汪　凯　安徽医科大学第一附属医院

荆志成　中国医学科学院北京协和医院

张　烜　北京医院

董念国　华中科技大学同济医学院附属协和医院

赵海涛　中国医学科学院北京协和医院

侯志勇　河北医科大学第三医院

药学领域

张　玉　华中科技大学同济医学院附属协和医院

徐　苗　中国食品药品检定研究院

尹　航　清华大学药学院

赵荣生　北京大学第三医院

公共卫生领域

王健伟　中国医学科学院病原生物学研究所

万康林　中国疾病预防控制中心传染病预防控制所

第十五届“谈家桢生命科学奖”

12 月 10 日,“谈家桢生命科学奖”十五周年庆典暨十五届颁奖典礼大会在上海科技大学隆重举行,获奖名单如下(以下排名不分先后):

谈家桢生命科学成就奖

王　俊　北京大学人民医院院长

陈子江　上海市辅助生殖与优生重点实验室

谈家桢临床医学奖

王卫庆　上海交通大学医学院附属瑞金医院

徐瑞华　中山大学附属肿瘤医院

黄国英　复旦大学附属儿科医院

谈家桢生命科学产业化奖

姜　标　中国科学院上海有机化学研究所

娄　竞　三生制药集团

谈家桢生命科学创新奖

王佳伟　中国科学院分子植物科学卓越创新中心

孙金鹏　山东大学高等医学研究院

杨巍维　中国科学院分子细胞科学卓越创新中心

肖百龙　清华大学药学院

张　岩　浙江大学基础医学院

陆　路　复旦大学基础医学院

陈学伟　四川农业大学

周大旺　厦门大学

赵维莅　上海交通大学医学院附属瑞金医院

施　鹏　中国科学院昆明动物研究所

第十六届“药明康德生命化学研究奖”

2022 年 12 月 17 日第十六届“药明康德生命化学研究奖”颁奖典礼成功在“云端”举办,获奖名单如下(以下排名不分先后):

杰出成就奖

周　斌　中国科学院分子细胞科学卓越创新中心

吕志民　浙江大学转化医学研究院

饶　燏　清华大学药学院

科技成果转化奖

梁廷波　浙江大学医学院附属第一医院

学者奖

汪义丰　中国科学技术大学化学与材料科学

学院
韩　维　南京师范大学化学与材料科学学院
汪　胜　中国科学院分子细胞科学卓越创新中心
黄志伟　哈尔滨工业大学生命科学与技术学院
吕　华　北京大学化学与分子工程学院
陈　崇　四川大学华西医院生物治疗国家重点实验室
薛愿超　中国科学院生物物理研究所
周强辉　武汉大学化学与分子科学学院/武汉大学泰康生命医学中心
曾小峰　中国医学科学院北京协和医院
宋秋玲　华侨大学新一代物质转化研究所
李　超　北京生命科学研究所
徐　晶　南方科技大学化学系
张　政　深圳市第三人民医院
梅天胜　中国科学院上海有机化学研究所
蓝乐夫　中国科学院上海药物研究所
王　征　华中科技大学同济医学院附属协和医院
聂　舟　湖南大学化学化工学院/化学生物传感与计量学国家重点实验室
唐　赟　华东理工大学药学院

2022 年度中华中医药学会科学技术奖·中青年创新人才及优秀管理人才奖

获奖名单如下(以下排名不分先后):

中青年创新人才奖

贺文彬　山西中医药大学
张　弛　北京中医药大学东直门医院
杨　莉　上海中医药大学
金红婷　浙江中医药大学附属第一医院
唐东昕　贵州中医药大学第一附属医院
李　欣　上海中医药大学附属岳阳中西医结合医院、上海市中医药研究院皮肤病研究所
刘　玥　中国中医科学院西苑医院
徐　愿　中日友好医院
王丽娜　中国人民解放军海军军医大学
柏兆方　中国人民解放军总医院第五医学中心

优秀管理人才奖

王成祥　北京中医药大学第三附属医院
丁　霞　北京中医药大学
毛静远　天津中医药大学第一附属医院
谢　胜　广西中医药大学第一附属医院
周　嘉　上海中医药大学附属岳阳中西医结合医院
肖　炜　南方医科大学

2022 年度中华中医药学会科学技术奖·岐黄国际奖

吉奥瓦尼·阿彭迪诺　意大利东皮埃蒙特大学

2022 年度李时珍医药创新奖

魏　玮　中国中医科学院望京医院
郭　义　天津中医药大学
王喜军　黑龙江中医药大学
林　琳　广东省中医院

第十六届中国药学发展奖创新药物奖

奖名单如下(以下排名不分先后):

特别贡献奖

杨晓明　中国生物技术股份有限公司
屠鹏飞　北京大学药学院

突出成就奖

任　进　中国科学院上海药物研究所
林纬奇　漳州片仔癀药业股份有限公司
谢　恬　杭州师范大学药学院
王义忠　鲁南制药集团股份有限公司
何　毅　天士力医药集团股份有限公司

杰出青年学者奖

郭　娟　中国中医科学院
柯　潇　成都康弘药业集团股份有限公司
田峦鸢　宜昌人福药业有限责任公司

2022 年岐黄学者支持项目人选名单

(按姓氏笔画排序)

丁　霞　北京中医药大学
王金贵　天津中医药大学第一附属医院

王振国　山东中医药大学
乌　兰　内蒙古医科大学
布仁巴图　内蒙古民族大学附属医院
白彦萍　中日友好医院
冯晓玲　黑龙江中医药大学附属第一医院
毕宏生　山东中医药大学
吕文良　中国中医科学院广安门医院
朱明军　河南中医药大学第一附属医院
刘中秋　广州中医药大学
刘存志　北京中医药大学
闫咏梅　陕西中医药大学
花宝金　中国中医科学院广安门医院
苏友新　福建中医药大学
李　萍　中国药科大学
李廷荃　山西中医药大学附属医院
杨　明　江西中医药大学
杨　柱　贵州中医药大学
杨炳友　黑龙江中医药大学
肖　伟　江苏康缘药业股份有限公司
冷向阳　长春中医药大学
张卫东　中国人民解放军海军军医大学
张军平　天津中医药大学第一附属医院
张声生　首都医科大学附属北京中医医院
张忠德　广州中医药大学
张学智　北京大学第一医院
苗明三　河南中医药大学
林　谦　北京中医药大学东直门医院
林定坤　广州中医药大学第二附属医院
冼绍祥　广州中医药大学第一附属医院
房繄恭　中国中医科学院针灸研究所
赵　琰　北京中医药大学
荣培晶　中国中医科学院针灸研究所
战丽彬　辽宁中医药大学
贾立群　中日友好医院
徐云生　山东中医药大学第二附属医院
徐安龙　北京中医药大学
高月求　上海中医药大学附属曙光医院
郭　军　中国中医科学院西苑医院
唐志书　中国中医科学院研究生院
谈　勇　南京中医药大学附属医院
商洪才　北京中医药大学东直门医院
梁爱华　中国中医科学院中药研究所
彭清华　湖南中医药大学
温成平　浙江中医药大学
谢　恬　杭州师范大学
谢春光　成都中医药大学附属医院
谢雁鸣　中国中医科学院中医临床基础医学研究所
熊　磊　云南中医药大学

2022 年青年岐黄学者培养项目人选名单

（按姓氏笔画排序）

王伽伯　首都医科大学
王贤良　天津中医药大学第一附属医院
王　鹏　河北省中医院
王瑞霞　山西省中医院
王　炎　上海中医药大学附属曙光医院
王莹莹　中国中医科学院针灸研究所
王　宁　香港大学
开国银　浙江中医药大学
龙富立　广西中医药大学第一附属医院
旦正项秀　青海省藏医院
史楠楠　中国中医科学院中医临床基础医学研究所
白　鹏　北京中医药大学第三附属医院
冯亚宏　宁夏回族自治区中医医院暨中医研究院
兰　天　广东药科大学
匡洪影　黑龙江中医药大学附属第一医院
戎　萍　天津中医药大学第一附属医院
吕志刚　南京中医药大学
朱路文　黑龙江中医药大学附属第二医院
伍文彬　成都中医药大学附属医院
任吉祥　长春中医药大学附属医院
刘志东　天津中医药大学
刘瑞新　河南中医药大学第一附属医院
刘　密　湖南中医药大学
刘　涛　海南医学院
刘俊宏　甘肃中医药大学附属医院
刘　玥　中国中医科学院西苑医院

刘伟敬　北京中医药大学东直门医院
许海玉　中国中医科学院中药研究所
孙振高　山东中医药大学附属医院
孙晓敏　南方医科大学
孙　鑫　四川大学华西医院
李震宇　山西大学
李后开　上海中医药大学
李福伦　上海中医药大学附属岳阳中西医结合医院
李　飞　安徽中医药大学第二附属医院
李　霞　山东中医药大学
李具宝　云南省中医医院
李治建　新疆维吾尔自治区维吾尔医医院
李　军　北京中医药大学
杨宇峰　辽宁中医药大学
杨　华　中国药科大学
杨珊莉　福建中医药大学附属康复医院
杨　锋　陕西中医药大学
吴　松　湖北中医药大学
吴宝剑　广州中医药大学
吴志生　北京中医药大学
吴嘉瑞　北京中医药大学
吴群励　中国医学科学院北京协和医院
汪美霞　安徽中医药大学第一附属医院
张董晓　首都医科大学附属北京中医医院
张　晗　天津中医药大学
张瑞芬　内蒙古自治区中医医院
张　莉　上海中医药大学附属龙华医院
张志刚　石河子大学医学院第一附属医院
张　喆　中日友好医院
张维库　中日友好医院
张圣宏　上海市第六人民医院
陈红波　浙江省中医院
林雪娟　福建中医药大学
林　茂　重庆市中医院
欧阳辉　江西中医药大学
罗布顿珠　西藏藏医药大学
季莉莉　上海中医药大学
岳鹏飞　江西中医药大学
周步高　江西中医药大学
周婷婷　中国人民解放军海军军医大学
郑月娟　上海中医药大学
封继宏　天津中医药大学第二附属医院
项耀祖　同济大学附属东方医院
赵京霞　首都医科大学附属北京中医医院
赵　凌　成都中医药大学
赵信科　甘肃中医药大学附属医院
赵　静　澳门大学
郝二伟　广西中医药大学
南木加　西藏藏医药大学
郜　洁　广州中医药大学第一附属医院
姚血明　贵州中医药大学第二附属医院
敖其尔　内蒙古国际蒙医医院
袁普卫　陕西中医药大学
贾新华　山东中医药大学附属医院
柴　智　山西中医药大学
高　昊　暨南大学
高铸烨　中国中医科学院西苑医院
郭宏伟　广西医科大学
郭　静　成都中医药大学附属医院
郭　娟　中国中医科学院中药资源中心
黄闰月　广州中医药大学第二附属医院
梅志刚　湖南中医药大学
曹克刚　北京中医药大学东直门医院
常艳旭　天津中医药大学
阎晓霞　河南省洛阳正骨医院（河南省骨科医院）
梁惠卿　厦门市中医院
隋　楠　辽宁中医药大学附属第三医院
程亚伟　海南省中医院
焦　琳　江西中医药大学附属医院
焦华琛　山东中医药大学附属医院
谢雪姣　湖南中医药大学
谭　烨　青海省中医院
熊　亮　成都中医药大学
魏　戌　中国中医科学院望京医院

学会与学术活动

Associations and Academic Activities

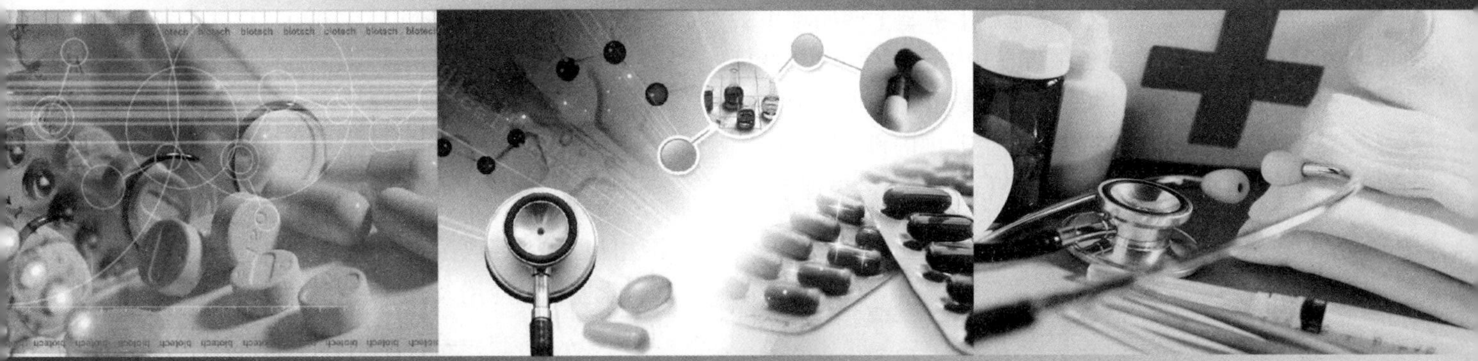

中国药学会第二十五次全国会员代表大会 2022年1月16日，“中国药学会第二十五次全国会员代表大会”以线上线下结合的形式在北京召开。全国政协副主席、中国农工民主党中央委员会常务副主席何维通过视频致辞。国家药品监督管理局党组书记李利、中国科学技术协会党组副书记徐延豪出席会议并讲话。中国药学会理事长孙咸泽致开幕辞并作工作报告。全国政协副秘书长曲凤宏，国家药监局副局长赵军宁出席会议。孙咸泽代表中国药学会第二十四届理事会作工作报告，对新一届理事会工作提出建议。会议审议通过了第二十四届理事会工作报告、理事会财务报告、《中国药学会章程（修订稿）》、第一届监事会工作报告等相关事项。中国药学会聘任中国工程院院士桑国卫、中国科学院院士陈凯先为中国药学会第二十五届理事会名誉理事长。会议选举孙咸泽为第二十五届理事会理事长、中国工程院院士陈志南为第二届监事会监事长，选举王锐、王爱国、曲凤宏、孙飘扬、李松、李波、李燕、来茂德、陈薇、陈红专、赵宇亮、蒋华良、蒋建东、程卯生为第二十五届理事会副理事长。 （许 森 方 宇）

2022年中国药学大会 2022年11月28日—29日，“2022年中国药学大会”以线上线下相结合的方式在北京召开，会议由中国药学会主办。本次大会以“药物创新与高质量发展”为主题，围绕“十四五”时期我国医药健康事业发展的目标和任务，聚焦医药领域的关键核心技术和前沿领域，面向健康中国建设重大需求进行深入交流和研讨。大会报告环节，中国科学院院士陈凯先作《回顾和展望中国生物医药迈向创新强国之路》主题报告；中国科学院院士赵宇亮作《药物递送纳米技术与纳米药物》主题报告；中国科学院院士邓子新、中国工程院院士蒋建东、中国工程院院士肖伟分别围绕合成生物学对生命科学研究和产业发展的影响、抗感染药物研究、中药创新药研发等主题进行报告。此外，国药集团总工程师、首席科学家杨晓明分享《病毒性疫苗技术体系的发展和展望》。大会设置了中药精准用药与高质量发展研讨会、创新临床研究与生命伦理高峰论坛等13个分会场，130余位专家以线上网络直播形式在分会场进行专题报告交流。

（许 森 方 宇）

中国药学会第二十二届中国药师周 2022年12月10日—11日，“中国药学会第二十二届中国药师周”以线上会议的形式召开。会议由中国药学会主办，福建省药品监督管理局、福建省科学技术协会支持，中国药学会科技开发中心、福建省药学会、福建医科大学承办。大会围绕实施健康中国战略，聚焦我国医药领域重大方针政策、创新战略和发展规划、医药卫生体制改革、科技创新和科学传播、公共卫生管理、全民科学素质提升等重大问题，进行了交流研讨和科普宣传。在大会报告环节，中国药学会监事长、中国工程院院士、空军军医大学细胞生物学国家重点学科主任陈志南，中国药学会副理事长、德国科学院院士、中国药科大学教授来茂德，中国药学会副理事长、上海中医药大学副校长陈红专分别围绕癌症研究新视角，医学问题的跨尺度、多模态、多组学信息融合与决策，生物标志物在新药临床研究和科学监管的应用及其进展等主题进行报告。中国药学会第二十一、二十二届理事会副理事长、北京协和医院主任药师李大魁，福建省药学会理事长、福建医科大学附属协和医院药学部主任刘茂柏主持大会报告。本次大会还举办了第五届医药信息研究与利用研讨会、药物创新与药学发展论坛、论剑——药学服务经典案例分享论坛、药学科学传播论坛等4个分论坛，与会代表围绕相关主题进行了全面深入的交流研讨。 （许 森 方 宇）

第四届生物药临床研究关键技术研讨会 2022年4月16日，第四届生物药临床研究关键技术研讨会在广州召开。会议由中国药学会药物临床评价研究专业委员会主办，南方医科大学南方医院、南方医科大学药学院、军事医学研究院及国家药监局药物代谢研究与评价重点实验室联合承办。大会聚焦新形势下生物技术药物研发关键技术及热点，会议报告主要包括：南方医科大学副校长刘叔文教授作《类器官与药物代谢研究》主旨报告；复星凯特生物科技有限公司CEO黄海介绍了《创新的价值体现——首款中国CAR-T疗法的十个月之行》；吉林大学生命科学学院顾景凯教授作题为《超分子递送系统介导的药物与mRNA新冠疫苗体内时空命运研究》报告；南方医科大学南方医院许重远教授介绍《中国境内注册生物药临床研究案例介绍与分析》；蛋白质药物国家工程研究中心宋海峰研究员分享《生物标志物在生物技术药物临床研究中的作用和意义》；福建医科大学附属协和医院廖联明教授介绍《干细胞药物在肛瘘适应症的研究》；信达生物转化医学研究院韩刚高级研究员作《应用 bulk RNA-seq 揭示免疫检查点抑制剂的响应和耐药机制》报告。（许　森　方　宇）

↗ 2022 年中国药学会药物经济学专业委员会学术年会暨第六届中国药物经济学青年学者论坛 2022 年 6 月 17 日—19 日，“2022 年中国药学会药物经济学专业委员会学术年会暨第六届中国药物经济学青年学者论坛”在山东济南召开。会议由中国药学会药物经济学专业委员会、国际药物经济学会北京分会主办，山东省药学会、山东省药学会药物经济与政策专业委员会、山东大学联合承办。会议围绕药物经济学创新理论研究、药物经济学相关政策应用、国内外药物经济学研究新趋势与新挑战等前沿问题进行了专题报告与研讨。中国药学会药物经济学专业委员会学术年会主论坛由沈阳药科大学孙利华教授与天津大学吴晶教授主持，北京大学刘国恩教授、复旦大学胡善联教授、国家药物和卫生技术综合评估中心赵琨教授、中国人民解放军战略支援部队特色医学中心吴久鸿教授、新加坡国立大学罗南教授、孙强教授围绕药物经济学高质量发展、新冠肺炎疫情影响下的卫生经济学等研究热点分享学术报告。青年学者论坛共设置了 5 个分论坛，20 位国内外青年学者从药物经济学方法与挑战、健康相关生命质量与健康效用、药物经济学模型与评价、真实世界研究与药品临床综合评价、药物政策研究与实证评估等主题进行了汇报交流。（许　森　方　宇）

↗ 2022 年中国药学会医药生物分析学术年会 2022 年 6 月 17 日—19 日，“2022 年中国药学会医药生物分析学术年会”以线上会议的形式召开。会议由中国药学会医药生物分析专业委员会主办，中国生物分析论坛与仪器信息网承办。1000 多位来自国内外药企、CRO 公司和科研院所的科研和从业人员线上参会。会议旨在促进国内学术界和制药工业界的同仁在生物分析和药物代谢研究领域的学术交流与技术合作，搭建制药企业、科研院所、高等院校、医疗机构、检验检测机构与政府监管部门等各方的交流与沟通平台，培养医药生物分析专业人才。会议包括青年论坛、会前培训、大会报告、分会场报告和墙报展示活动等内容，邀请了国内外生物分析与药物代谢领域的相关专家，国家药监局、药审、器审及审核查验中心的主管领导和技术专家，就新药研发和注册中的药物代谢与药物动力学研究关键知识和技术、生物技术药物、生物标志物检测与诊断试剂开发的机遇和挑战等主题分享了 70 余个精彩的学术报告。（许　森　方　宇）

↗ 第十届中国药学会生物技术药物质量分析研讨会 2022 年 8 月 11 日—12 日，“第十届中国药学会生物技术药物质量分析研讨会”以线上会议的形式召开。会议由中国药学会主办，中国药学会生物药品与质量研究专业委员会承办，沃特世科技（上海）有限公司、安捷伦科技（中国）有限公司、普洛麦格（北京）生物技术有限公司、赛默飞世尔科技（中国）有限公司、上海爱博才思分析仪器贸易有限公司协办，共 6000 余人次参与了直播会议。研讨会围绕当前我国创新药的发展趋势和监管要求，分享和深入研讨包括细胞治疗与基因治疗药物、疫苗、抗体与抗体偶联药物、mRNA、重组技术药物等的质量控制技术与分析方法等内容。专家报告涉及的内容有：《已上市生物制品药学变更研究技术指导原则（试行）》介绍；iPSC 质量控制研究进展；CD19-CART 体外效力方法验证研究；创新型 T 细胞免疫治疗产品 STAR-T 的开发及临床转化；通用型 CAR-T 细胞 IND 申请 CMC 要点分析；阿达木单抗国抽质量状况与质控方法标准化；AAV 基因治疗产品的纯度分析策略与技术；AAV 基因治疗产品质控策略和检测方法；高通量测序用于基因编辑进行质控的挑战和机遇；治疗性核酸药物递送关键技术进展；人生长激素体外活性质量分析方法研究；PEG 化人生长激素安全性相关的质量研究；HPV 疫苗体外效力检验方法验证；mRNA 疫苗质量控制法规解读与实际应用；QbD 分析方法开发和质量控制策略等。

（许　森　方　宇）

第十一届中国药学会医院抗肿瘤药学大会 2022年8月13日,“第十一届中国药学会医院抗肿瘤药学大会”以线上线下相结合的方式在武汉召开。会议由中国药学会医院药学专业委员会主办,湖北省抗癌协会、湖北省肿瘤医院承办。来自国内外的药学同仁通过线下及线上的参与方式观看了会议,累计参加人数达4万余人次。会议以“创新肿瘤药学服务、推进肿瘤临床药学高质量发展”为主题,旨在加强肿瘤临床药师的沟通与交流,促进抗肿瘤药物安全合理用药,提升肿瘤专科药学服务水平,推动肿瘤药学学科发展。大会由一个主论坛及五个分论坛组成,分论坛主题分别为“青年药师学术论文交流论坛”“化疗所致恶心呕吐的药物防治指南培训班”“抗肿瘤药物国家相关政策解读与实践”“抗肿瘤药物的精准治疗与个体化药学服务”“抗肿瘤药物的临床应用综合评价与药学研究”。会议邀请国内外药学专家、医学专家和管理学者就当今肿瘤药学领域的热点问题进行专题演讲和讨论,围绕抗肿瘤药物的进展、临床合理使用、监测和评估、患者管理等内容开展学术交流与探讨。

(许　森　方　宇)

第六届中国药学会基层医院药学学术年会暨医院药学专委会科技帮扶系列活动 2022年8月22日—28日,“第六届中国药学会基层医院药学学术年会暨医院药学专委会科技帮扶系列活动”以线上线下相结合的方式在通辽召开。会议由中国药学会医院药学专业委员会、内蒙古自治区食品药品学会、内蒙古自治区临床药事质控中心联合主办,通辽医学会临床药学专科分会、通辽市药事管理质量控制中心、通辽市医院联合承办。200余名基层医院药学同仁莅临现场参会,6万余人次线上平台参会观看直播。会议设置了云参访、云课堂、云帮扶等系列学术活动,内容涵盖医药政策解读和实施、药事管理新要求新举措、药学服务标准化同质化、药学服务新方向如药学门诊和慢病管理、药学科研、药学科普等,旨在通过学术引领、焦点研讨、示范分享和工作交流等形式,理清基层药学发展思路与工作方向,相互学习借鉴,促进基层医院药学高质量发展。5场云参访医院:华中科技大学同济医学院附属协和医院、北京大学第三医院、苏州大学附属第一医院、中山大学附属第一医院、浙江大学医学院附属杭州市第一人民医院;4场基层药师技能培训云课堂:处方审核专题、发药交代专题、慢病管理专题、药学科普专题;1场中国基层药师脱口秀展示专场;1场年会主会场学术报告会;4场委员走基层帮扶分会场;2场基层药学发展分会场;1场大会征文分享分会场;2场大型义诊和药学科普宣教咨询会场;3场专委会委员走进基层医院帮扶活动:通辽市医院、通辽市第二人民医院、通辽市科尔沁区第一人民医院;3场专委会委员云帮扶座谈会,云端帮扶霍林郭勒市人民医院、科尔沁左翼中旗人民医院、科尔沁左翼后旗人民医院、奈曼旗人民医院、库伦旗人民医院、开鲁县医院、扎鲁特旗人民医院、锡林郭勒盟乌拉盖管理区人民医院和通辽市疾控中心综合门诊等9家基层医院;1场科创中国走进通辽帮扶当地医药行业高质量发展帮扶座谈会。多名专家向通辽基层医疗机构捐赠专业书籍1300多册,24家医疗机构参加了《中国药师之歌》音乐视频创作活动。　(许　森　方　宇)

第九届中国药学会药物检测质量管理学术研讨会 2022年9月7日—8日,“第九届中国药学会药物检测质量管理学术研讨会”以线上线下结合的方式在北京召开。会议由中国药学会主办,中国药学会药物检测质量管理专业委员会、四川省药品检验研究院承办。会议围绕国家药品监管政策要求和国内外药物检测质量管理领域最新进展,就疫情防控中发挥重要作用的疫苗研究、国家疫苗批签发制度的贯彻实施、新版药典的构思、我国接受WHO疫苗监管评估等重要议题,邀请四川大学华西医院肿瘤学教授、中国科学院院士魏于全,国家药典委员会党委书记、副秘书长丁丽霞,中国食品药品检定研究院副院长(国家药品监督管理局医疗器械标准管理中心副主任)张辉,国家药品监督管理局政策法规司孙京林,中国合格评定国家认可委员会(CNAS)能力验证高级主管贾汝静,四川省药品检验研究院安全评价中心主任王红平等行业专家,以及成都康弘药业集团股份有限公司质量工程师叶超、北京三维天地科技股份有限公司咨询总监张金平和工程师原庆、岛津企业管理(中国)有限公司应用工程师董静和冀峰、沃特世科技（上海）有限公司资深工程师宋玉玲和张立、安捷伦科技（中国）有限公司应用工程师李功恒和吴春蓉、布鲁克科技有限公司经理李晨等科技人员，分别以《新冠疫苗研发的新技术进展》《中国药典的新任务与新进展》《疫苗批签发与实验室检验》《WHO 国家药品监管体系评估介绍》《检验检测的能力验证》《浅析我国 GLP 与检验检测领域质量体系的异同》《实验室数智化趋势分析》等为题作大会特邀报告，将涵盖新冠疫苗研发的新技术进展、疫苗检验与质量控制、检验检测能力验证、医药企业生产质量把关等内容于会上报告交流。

（许 森 方 宇）

2022 年全国药物流行病学学术年会 2022 年 11 月 11 日—12 日，“2022 年全国药物流行病学学术年会”以线上线下相结合的方式在温州召开。会议由中国药学会药物流行病学专业委员会主办，温州市药学会、温州医科大学附属第一医院承办，《药物流行病学杂志》协办。会议各会场观看人次近 8000 人次。会议以“规范运用药物流行病学方法，助推临床研究高质量发展”为主题，进一步宣传《药物流行病学研究方法学指南》及其在临床研究中的规范应用。会议设置一个主会场和三个分会场（论坛），以及一个青年学者交流报告会，邀请国内知名专家、老中青学者呈现了 38 个精彩的专题报告。

（许 森 方 宇）

2022 年中国药学会中药资源专业委员会学术年会暨道地药材品质提升研究论坛 2022 年 11 月 20 日，“2022 年中国药学会中药资源专业委员会学术年会暨道地药材品质提升研究论坛”以线上线下相结合的方式在安徽合肥召开。会议由中国药学会中药资源专业委员会主办，中国中医科学院中药资源中心、安徽中医药大学、广西壮族自治区药用植物园、中国生态学会中药资源生态专业委员会、省部共建安徽道地中药材品质提升协同创新中心承办。来自全国的中药资源相关领域专家学者、研究人员等 1500 余人观看了会议线上直播。大会旨在推进中药资源保护与道地药材品质提升研究，探讨道地药材品质形成因素与机制等关键科学问题。会议邀请了广西壮族自治区药用植物园缪剑华研究员、南京中医药大学段金廒教授、中国中药公司副总裁兰青山主任药师、中国中医科学院中药资源中心郭兰萍研究员、中国药科大学秦民坚教授、沈阳药科大学贾景明教授、福建农林大学张重义教授、上海中医药大学陈万生教授、兰州大学胡芳弟教授、中国医学科学院药用植物研究所李豆豆博士十余位专家学者围绕中药资源保护利用、道地药材品质提升等作大会主题报告。安徽中医药大学彭代银教授、桂双英教授分别进行了“十大皖药古今考与品质提升战略”“安徽道地药材桔梗品质形成初探”主题报告。

（许 森 方 宇）

第六届中国医疗器械警戒大会 2022 年 11 月 24 日，“第六届中国医疗器械警戒大会”以线上会议的形式召开。会议由国家药品监督管理局药品评价中心（国家药品不良反应监测中心）、中国医疗器械行业协会合作举办。大会以“创新、合作、共享，推动医疗器械警戒高质量发展”为主题，围绕医疗器械法规和监管新举措、创新产品风险管理、真实世界数据应用等议题展开深入探讨。国家药品监督管理局党组成员、副局长徐景和出席大会并讲话。大会邀请国内外 20 余位专家学者紧贴医疗器械警戒与监管科学主题作专题报告。其中，中国工程院院士、航空医学和生物医学工程专家俞梦孙围绕“系统观念——发展医疗器械警戒工作的指导思想和工作方法”作主旨报告；中国科学院院士、口腔医学专家王松灵介绍了中国口腔医学创新转化现状与展望；国家药监局器械监管司、器械注册司相关负责人分别围绕加强医疗器械监管工作、审评审批制度改革助推医疗器械高质量发展进行介绍。 （许 森 方 宇）

中国药学会 2022 年中医药临床研究方法学研讨会 2022 年 11 月 26 日，“中国药学会 2022 年中医药临床研究方法学研讨会”在成都召开。会议由中国药学会中药临床评价专业委员会主办，成都中医药大学附属医院承办。来自全国各相关医疗机构、科研院所、高等院校、医药企业领域的 3000 余名代表参加了本次会议。研讨会以“中药高质量创新与发展”为主题，聚焦于循证医学、中药研发、人用经验、统计学、定量药理、三结合评价、新法规解读、真实世界等中医药临床研究的热点问题，特邀王亚宁博士、徐增军博士、窦金辉博士、肖申博士从国内外新药研发案例和审评案例等方面做主题演讲，并邀请中国中医科学院西苑医院高蕊主任医师、北京大学第一医院姚晨教授、解放军空军军医大学夏结来教授、天津中医药大学第一附属医院胡思源主任医师、上海中医药大学张磊教授、中国中医科学院王忠研究员、上海中医药大学元唯安主任医师、成都中医药大学附属医院阎博华主任医师等国内外医药领域的方法学专家、统计学家和临床研究学者分享各自的研究经验和成果，对新时代中药高质量发展提出了新的研究对策和路径。（许　森　方　宇）

第一届突发事件药品应急保障学术论坛暨中国药学会应急与保障专业委员会学术年会　2022年12月3日，“第一届突发事件药品应急保障学术论坛暨中国药学会应急与保障专业委员会学术年会”以线上会议的形式召开。会议由中国药学会应急与保障专业委员会主办。1300余名观众通过网络观看了此次会议直播。国际药学联合会军事与急救药学委员会原主席陈征宇、华中科技大学同济医学院附属同济医院药学部主任刘东、海军军医大学军队药材保障论证中心主任舒丽芯分别进行了专题报告：“国际药学联合会军事与急救药学分委会介绍”“国家应急中心建设及武汉新冠疫情期间药品应急保障实践”“疫情防治药材保障体系的系统动力学模拟研究”。学术报告之后，中国药学会应急与保障专业委员会主任委员张晓东对中国药学会应急与保障专业委员会2022年工作进行了总结，并介绍了专委会2023年度工作计划。在专题讨论环节，各位参会委员围绕专题报告及2023年工作计划开展讨论，并对我国应急与保障的发展和专委会2023年工作计划提出了相应建议。（许　森　方　宇）

中国药学会药物分析专业委员会学术年会(2021—2022)　2022年12月4日—5日，“中国药学会药物分析专业委员会学术年会(2021—2022)”以线上会议的形式召开。会议由中国药学会药物分析专业委员会主办，中国药学会编辑出版部、《药物分析杂志》编辑部、厦门市食品药品质量检验研究院、厦门大学药学院、厦门市药学会承办。线上注册人数3002人，线上直播观看人数9761人，总点击量53 189次。会议围绕健康中国战略，以“面向2035远景目标，加快分析检测技术自主创新”为主题，共同促进药物分析学的创新与发展。全国政协教科卫体委员会副主任、中国药学会理事长孙咸泽，中国药学会药物分析专业委员会主任委员马双成，岛津企业管理(中国)有限公司董事长丸山秀三出席大会开幕式并致辞，马双成研究员和李晓东博士分别报告了《药物分析学科的创新发展与展望》与《抗生素杂质数字化标准品数据库的开发及其在药物研发中的应用》。大会结合药物分析在中药、生物及化学领域的最新突破，设立了3个分会场，共96个专题报告，为药物分析在科研技术及临床应用方面提供不同层次的前沿信息。（许　森　方　宇）

第一届博鳌国际药械真实世界研究大会　为发挥海南自由贸易港博鳌乐城国际医疗旅游先行区临床急需进口药械政策、国家药监局药品医疗器械监管科学研究基地和海南真实世界数据研究与评价重点实验室等资源优势，在国家药监局的指导下，海南省人民政府以海南博鳌作为永久会址，于2022年12月8日举办年度“博鳌国际药械真实世界研究大会”。本届大会设主论坛及八个平行论坛，汇集国内外药械监管机构、科研院所、医疗机构、学会协会、药械企业等资源，展现国内外阶段性研究成果，共同搭建真实世界研究交流平台。博鳌乐城国际医疗旅游先行区是中国唯一的“医疗特区”，是国内唯一开展真实数据应用试点的地区，也是海南自贸港建设的重点园区和重大功能平台，近年来已成为国际创新药械加速进入中国市场的主要通道，初步实现医疗技术、设备、药品与国际先进水平三同步。2019年以来已与16个国家和地区的80多家药械企业建立深度合作关系，引进临床急需进口药械超270种，共有9个产品通过使用乐城真实世界数据辅助临床评价在我国获得批准上市。（赵　航　许　森）

中国国际药物信息大会暨2022 DIA中国年会　2022年12月9日，“中国国际药物信息大会暨

2022 DIA 中国年会”以线上会议的形式召开。会议由中国食品药品国际交流中心、国际药物信息协会(DIA)合作举办。大会以“创新守护健康、合作引领未来”为主题,围绕药物全生命周期开展包括:ICH 指南专题、PIC/S、监管科学、临床研发、以患者为中心的临床运营、临床需求和平台模式、生物统计、数据科学、药物安全和警戒等在内的 13 个大专题领域内容的交流和讨论。国家药品监督管理局党组成员、副局长赵军宁出席大会并讲话。大会邀请国家药监局药品注册司司长杨胜和欧盟药品监管局(EMA)局长埃默·库克(Emer Cooke)分别以“深化药品审评审批制度改革,促进医药产业高质量发展”“创新与合作:临床试验和国际合作的关键作用”为题作报告。同时,围绕监管科学、药物临床开发等多个主题开展了近百场平行会议。大会开幕式还设置了国际法规监管现代化专场、中国药监专场和题为“合作、创新——中国药物研发的全球化发展道路”的特别论坛。(许 森 方 宇)

↗ 第五届中国药学会循证药学专业委员会学术年会 2022 年 12 月 17 日—18 日,“第五届中国药学会循证药学专业委员会学术年会”以线上会议的形式召开。会议由中国药学会循证药学专业委员会主办,华西第二医院与四川省药学会承办。国家卫健委医政司李大川副司长、Gordon Guyatt、李幼平、姚文兵、张伶俐教授围绕循证药学前沿与进展做了主题报告。“循证药学与药学实践”分论坛,由缪丽燕教授担任主席,邀请了相关专家分享在药学实践中生产和应用循证药学证据的经验。“循证药学与药学教育”分论坛,由姚文兵教授担任主席,邀请了相关专家分享了对循证药学人才培养与学科建设的思考与探索。“循证药学与药学研究”分论坛,由孙鑫教授担任主席,邀请了资深研究者分享了循证药学研究设计与实施的经验。“循证药学与指南”分论坛,由赵荣生教授担任主席,由相关专家分享了循证药学指南制订的方法与经验。“循证后浪——青年药师沙龙”分论坛,由张相林、吴斌教授担任主席,邀请了青年研究者分享了在医学顶刊发表研究论文的经验与成功申报国家自然科学基金的经验。

(许 森 方 宇)

↗ 第十五届中国药物制剂大会 2022 年 12 月 22 日,“第十五届中国药物制剂大会”在上海召开。会议由中国药学会主办,中国药学会药剂专业委员会、中国药学会工业药剂学专业委员会、国际控释协会中国分会、复旦大学药学院、中国医药工业信息中心、上海市药学会药剂专业委员会、上海工程技术大学医药前沿技术研究院承办。4200 多名代表参加了主论坛,线上观看 36 500 多人次。大会以“新形势下药物制剂创新与发展”为主题,邀请国内外药剂学专业各领域、各方面的专家同道,探讨我国新型高端制剂的创新之路,助推健康中国战略,造福更多患者。在主论坛报告环节,中国科学院院士樊春海带来专题报告“转化医学:从理念到实践”;上海临港集团生物医药产业首席顾问马璟介绍了“改良型新药毒理学评价策略”;慕尼黑大学 Ernst Wagner 教授探讨了“Sequence-defined chemical evolution of RNA carriers”;复旦大学高分子科学系教授丁建东分享“作为储药型药物缓释载体的热致高分子水凝胶”。与此同时,中国药学会药剂专业委员会工作会议、国际控释协会中国分会工作会议,中国药学会工业药剂学专业委员会工作会议如期召开。大会另设立了青年药剂工作者、药剂学研究生论坛,37 位报告人在论坛上汇报交流,大会壁报论文投稿 155 篇,展示壁报 73 篇。(许 森 方 宇)

↗ 2022 药品数智发展大会 2022 年 12 月 22 日—23 日,“2022 药品数智发展大会”以线上会议的形式召开。会议由国家药品监督管理局信息中心(中国食品药品监管数据中心)主办。信息中心党委书记安抚东致辞,信息中心主任陈锋主持会议。大会以“建设数字药监,赋能产业转型”为主题。会上,发布了 2022 年度智慧监管典型案例,14 个智慧监管典型案例、4 个智联共治典型案例,分别展现了各地在追溯体系、信用档案、智能化检查、“三医”协同共治、智能制造、智慧物流等方面的成果。2022 年药品监管大数据也同步发布,展现了本年度监管大数据分析的最新成果,包括中药配方颗粒、儿童用药、集采药品、人工智能医疗器械、网售化妆品等行业热点数据分析情况。大会主论坛上,国办电政办、工信部、公安部和国家药监局有关部门负责同志分别围绕数字政府建设、医药工业发展规划、数据安全法、疫苗生产检验等主题，从不同领域介绍了建设数字药监、赋能产业转型的新要求、新探索、新发展。国家药监局药审中心、天津市药监局、山东省药监局、云南省药监局、甘肃省药监局等国家药监局直属单位及地方局分享了智慧监管典型案例。有关信息技术企业也做了典型案例分享。除主会场外，会议还设置了数字药监创新发展，药品、医疗器械、化妆品产业数字化建设四个专场分论坛。

（许　森　方　宇）

↗ 2022年中国药学会中医肿瘤药物与临床研究专业委员会学术年会　2022年12月24日，“2022年中国药学会中医肿瘤药物与临床研究专业委员会学术年会”以线上会议的形式召开。会议由中国药学会中医肿瘤药物与临床研究专业委员会主办，共计5000余人参会。大会聚焦国内外防治肿瘤的热点话题，分享中医肿瘤临床研究、新药研发及循证方法学最新进展。会议邀请了中国中医科学院副院长杨洪军教授，艾斯拓康生物医药有限公司创始人、首席执行官徐增军教授，美国路易斯安那州立大学研究生院生物化学与分子生物学黄世乐教授，北京大学第一医院医学统计室主任姚晨教授，中国中医科学院首席研究员杨宇飞教授，中国中医科学院广安门医院张英教授等作主论坛报告，关注中医肿瘤领域的战略发展，从方法学和基础科学角度为中医肿瘤药物研究提供理论支撑。大会邀请大连医科大学附属第二医院孙秀华教授，北京协和医院张薇教授，深圳市宝安纯中医治疗医院院长张恩欣教授，上海中医药大学附属岳阳中西医结合医院龚亚斌教授，中国医学科学院药物研究所刘玉玲教授，南京中医药大学赵杨教授等做创新论坛主题报告，结合中医、肿瘤、临床、药物等关键热点，为今后的研究提供新思路。

（许　森　方　宇）

↗ 第32届全国医院药学学术年会　2022年12月24日—25日，“第32届全国医院药学学术年会”以线上会议的形式召开。会议由中国药学会医院药学专业委员会主办，福建省药学会和厦门市药学会承办。会议期间线上累计点击量达100万余次。大会共邀请到院士、知名医院药学专家、学科带头人及行业翘楚共190余位专家讲者进行授课，内容涵盖了医院药学的各个方面。本次大会紧扣时代高质量发展，紧跟行业转型升级态势，以“数智赋能 跨界融合——助力医院药学高质量发展”为主题，围绕医院药学学科发展、医院药学服务内涵、医院药师服务能力、药学服务社会化、处方医嘱审核及慢病用药管理等热点问题进行了深入探讨。中国工程院院士、中国药学会监事长、空军军医大学国家分子医学转化中心主任陈志南分享了《后疫情时代生物技术药物进展》，从生物技术药物发展现状和COVID-19现状及其药物两个方面，讲授了新型冠状病毒入侵宿主细胞的方式，不同类型药物治疗COVID-19的药理学途径，为今后COVID-19的治疗提供了重要的指引。中国工程院院士、中国药学会副理事长、中国医学科学院学部委员、中国医学科学院药物研究院院长蒋建东以《做好抗感染药物的研究》为题，回顾了我国在抗菌和抗病毒方面取得的巨大成绩，指出“传染病防治，要向科学要答案”，希望中国能有更多原创抗感染药物。张玉教授作了《学科蝶变赋能医院药学高质量发展》的主题报告；美国卫生系统药师协会主席Linda S. Tyler介绍了《医院药学实践的未来》。

（许　森　方　宇）

↗ 2022第十六届中国制药工程大会（CPEC）　2023年1月11日—12日，“2022第十六届中国制药工程大会（CPEC）”在线上召开。会议由中国食品药品国际交流中心、国家药品监督管理局食品药品审核查验中心与国际制药工程协会（ISPE）合作举办。国家药品监督管理局党组成员、副局长赵军宁出席大会并讲话。本次大会以“落实药品质量安全责任，促进产业健康发展”为主题，围绕药品生产全生命周期开展包括药品监管政策法规、ICH Q系列技术指南、PIC/S专题培训、药品上市许可持有人制度、生物制药发展趋势和挑战、抗体药研制全生命周期的挑战与应对、智能制造和智能工厂、药品生产新工艺和新技术等11个专题领域的内容进行了交流和讨论。

（许　森　方　宇）

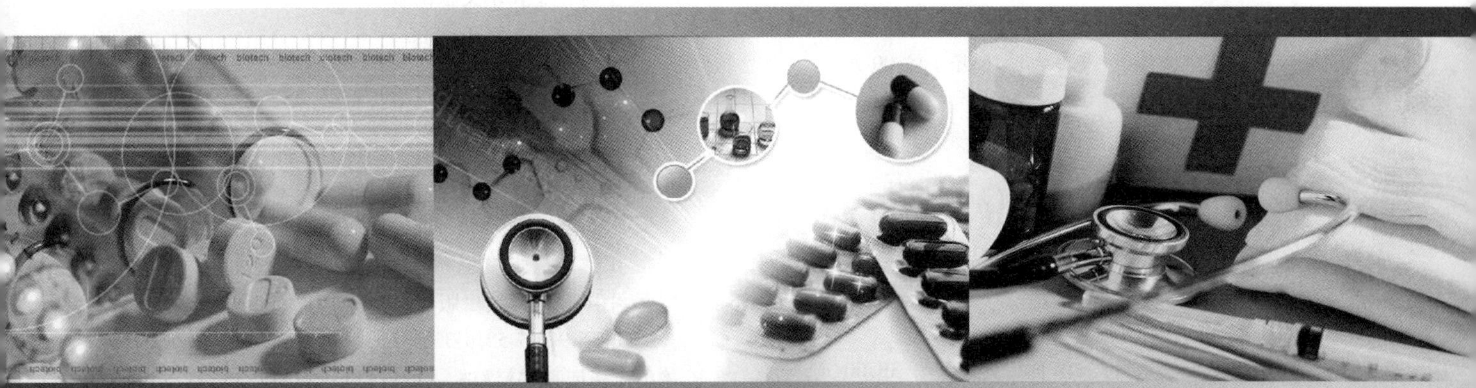

2022 年药学图书出版书目选录

(亚)热带主要景观药用植物名录及景观配置形式
麦全法　林　宁　主编
吉林科学技术出版社　267 页　大 32 开　105.00 元
ISBN 978-7-5578-9731-4

“健康中国”战略背景下旅游业与中医药产业融合发展研究
曹　洋　著
中国旅游出版社　320 页　16 开　48.00 元
ISBN 978-7-5032-7074-1

“三全育人”视域下医药院校育人研究
王　峰　著
吉林大学出版社　184 页　16 开　40.00 元
ISBN 978-7-5768-1363-0

“药”知道
王家伟　主编
人民卫生出版社　248 页　大 32 开　39.00 元
ISBN 978-7-117-33312-2

“浙”味本草
王晓鸣　宋捷民　浦锦宝　主编
浙江科学技术出版社　263 页　32 开　49.80 元
ISBN 978-7-5739-0270-2

《本草纲目》中药古今详解
李成文　总主编
河南科学技术出版社　282 页　大 32 开　58.00 元
ISBN 978-7-5725-0750-2

《方剂学》记忆手册
石占利　方　堃　金慧芳　主编
河南科学技术出版社　340 页　大 32 开　45.00 元
ISBN 978-7-5725-0782-3

《金匮要略》方义注解
叶　菁　梁启军　主编
中国中医药出版社　221 页　大 32 开　42.00 元
ISBN 978-7-5132-7820-1

《金匮要略》方证经纬
李文学　潘　嘉　编著
陕西科学技术出版社　362 页　16 开　98.00 元
ISBN 978-7-5369-8319-9

《千金要方》与医学人文
顾　易　著
广东高等教育出版社　149 页　大 32 开　36.00 元
ISBN 978-7-5361-6989-0

《伤寒论》药与方的研究
谢天心　著
华龄出版社　221 页　16 开　70.00 元
ISBN 978-7-5169-1997-2

《神农本草经》三解
柳少逸　编著
中国中医药出版社　280 页　16 开　98.00 元
ISBN 978-7-5132-7752-5

《诗经》中的本草
朱伟常　主编
上海科学技术文献出版社　357 页　32 开　198.00 元
ISBN 978-7-5439-8506-3

《汤头歌诀》评注
孙丽英　范明明　侯志涛　主编
科学出版社　468 页　大 32 开　98.00 元
ISBN 978-7-03-072447-2

《天津市中医药条例》释义
王建国　张伯礼　主编
中国医药科技出版社　110 页　大 32 开　25.00 元
ISBN 978-7-5214-3081-3

《小儿药证直诀》评注
俞景茂　主编
人民卫生出版社　319 页　16 开　69.00 元
ISBN 978-7-117-33437-2

《药会图》抄本校注
谭　波　校注
中国医药科技出版社　247 页　大 32 开　48.00 元
ISBN 978-7-5214-3370-8

《药性歌括四百味》白话讲记(全 9 册)
曾培杰　编著
中国科学技术出版社　2382 页　大 32 开　234.00 元
ISBN 978-7-5046-9163-7 等

《药性歌括四百味》详解
常惟智　吴鑫宇　于　杰　主编
中国医药科技出版社　538 页　大 32 开　49.00 元
ISBN 978-7-5214-2481-2

《医林改错》诸方医案集
甘文平　徐俊芳　编著
中国科学技术出版社　380 页　16 开　49.80 元
ISBN 978-7-5046-9119-4

10 颗小药丸
(美)Thomas Hager　著
中信出版集团　276 页　16 开　69.00 元
ISBN 978-7-5217-4488-0

2018—2019 年度药品审评报告
国家药品监督管理局药品审评中心　编

中国医药科技出版社　135 页　16 开　98.00 元
ISBN 978-7-5214-3454-5

2020 年度药品审评报告
国家药品监督管理局药品审评中心　编
中国医药科技出版社　124 页　16 开　98.00 元
ISBN 978-7-5214-3456-9

2021 年度药品审评报告
国家药品监督管理局药品审评中心　编
中国医药科技出版社　173 页　16 开　98.00 元
ISBN 978-7-5214-3449-1

2021 医疗安全
秦渝兵　汪爱云　主编
云南科技出版社　109 页　大 32 开　36.00 元
ISBN 978-7-5587-4511-9

2021 中医药发展报告
沈建忠　张伯礼　主编
上海科学技术出版社　209 页　16 开　198.00 元
ISBN 978-7-5478-5993-3

2022 国家执业药师职业资格考试必背采分点(全 7 册)
田　燕　蒋　妮　张　旭等　主编
中国中医药出版社　2587 页　小 32 开　332.00 元
ISBN 978-7-5132-7440-1 等

2022 国家执业药师职业资格考试临考冲刺模拟试卷(全 7 册)
田　燕　蒋　妮　雷晓奎等　编
中国中医药出版社　7 册　16 开　273.00 元
ISBN 978-7-5132-7438-8 等

2022 药品监管前沿研究
张　伟　主编
中国医药科技出版社　416 页　16 开　128.00 元
ISBN 978-7-5214-3458-3

2022 药学(中级)模拟试卷
张　勇　主编
人民卫生出版社　365 页　16 开　99.00 元
ISBN 978-7-117-32762-6

2022 执业药师考试考点速记突破胜经(全 7 册)
田　磊　祁小乐　吴正红等　编著
中国中医药出版社　2181 页　小 32 开　353.00 元
ISBN 978-7-5132-7468-5 等

2022 执业药师职业资格考试考点速记精汇(全 7 册)
熊　珮　翟永松　张　芃等　主编
人民卫生出版社　2635 页　大 32 开　492.00 元
ISBN 978-7-117-32907-1 等

2022 执业药师职业资格考试实战金题演练(全 7 册)
仇　峰　刘　丹　刘恩钊　衣　铖　编著
人民卫生出版社　1631 页　16 开　539.00 元
ISBN 978-7-117-32855-5 等

2022 执业药师职业资格考试同步练习题集(全 7 册)
陈　纭　梅全喜　周祯祥等　编著
人民卫生出版社　1879 页　16 开　586.00 元
ISBN 978-7-117-33047-3 等

2023 国家执业药师职业资格考试指南(8 版·6 册)
国家药品监督管理局执业药师资格认证中心　组织编写
中国医药科技出版社　2369 页　16 开　756.00 元
ISBN 978-7-5214-3577-1 等

2023 全国卫生专业技术资格考试指导·药学(全 3 册)
全国卫生专业技术资格考试用书编写专家委员会　编写
人民卫生出版社　2182 页　16 开　483.00 元
ISBN 978-7-117-33494-5 等

2023 药学精选习题解析(全 3 册)
全国卫生专业技术资格考试用书编写专家委员会　编写
人民卫生出版社　562 页　16 开　186.00 元
ISBN 978-7-117-34095-3 等

2023 药学模拟试卷(全 3 册)
全国卫生专业技术资格考试用书编写专家委员会　编写
人民卫生出版社　696 页　16 开　323.00 元
ISBN 978-7-117-34277-3 等

2023 药学同步练习题集(全 3 册)
全国卫生专业技术资格考试用书编写专家委员会　编写
人民卫生出版社　647 页　16 开　196.00 元
ISBN 978-7-117-34049-6 等

2023 中药学(初级士)专业技术资格考试指导
国家中医药管理局专业技术资格考试专家委员会　编写
人民卫生出版社　598 页　16 开　208.00 元
ISBN 978-7-117-33739-7

2023 中药学(中级)专业技术资格考试指导
国家中医药管理局专业技术资格考试专家委员会　编写
人民卫生出版社　965 页　16 开　308.00 元
ISBN 978-7-117-33737-3

2023 中药学(初级师)专业技术资格考试指导
国家中医药管理局专业技术资格考试专家委员会　编写
人民卫生出版社　774 页　16 开　258.00 元
ISBN 978-7-117-33738-0

2023 中药学习题精选(全 3 册)
罗　容　主编
人民卫生出版社　770 页　16 开　234.00 元
ISBN 978-7-117-33999-5 等

2023 中药学模拟试卷(全 3 册)
罗　容　主编
人民卫生出版社　553 页　16 开　232.00 元
ISBN 978-7-117-34030-4 等

60 种中药材栽培技术

丁万隆　李　勇　王　蓉　编著
中国劳动社会保障出版社　281 页　大 32 开　25.00 元
ISBN 978-7-5167-5211-1

800 种中草药野外识别彩色图鉴
车晋滇　编著
化学工业出版社　822 页　小 32 开　99.00 元
ISBN 978-7-122-39792-8

PD-1/PD-L1 抑制剂临床合理用药手册
张　弨　主编
中国人口出版社　173 页　小 32 开　68.00 元
ISBN 978-7-5101-8689-9

Perry 小鼠实验给药技术
刘彭轩　著
北京大学出版社　376 页　16 开　290.00 元
ISBN 978-7-301-33128-6

Python 程序设计:以医药数据处理为例
赵鸿萍　张艳敏　主编
清华大学出版社　319 页　16 开　59.50 元
ISBN 978-7-302-61858-4

Python 程序设计实验教程:以医药数据处理为例
潘　蕾　武小川　主编
清华大学出版社　247 页　16 开　48.50 元
ISBN 978-7-302-61857-7

Stahl 精神药理学精要·案例研究(第 2 卷)
(英)Stephen M. Stahl/(美)ThomasL. Schwartz　原著
北京大学医学出版社　430 页　大 32 开　75.00 元
ISBN 978-7-5659-2543-6

安徽省中药材标准
安徽省药品监督管理局　著
中国医药科技出版社　216 页　16 开　118.00 元
ISBN 978-7-5214-3690-7

安徽省中药配方颗粒标准(第一册)
安徽省药品监督管理局　编著
安徽科学技术出版社　429 页　16 开　186.00 元
ISBN 978-7-5337-8617-5

安全药理学导论
汪巨峰　陆国才　杨　威　主编
中山大学出版社　174 页　16 开　78.00 元
ISBN 978-7-306-07680-9

安溪中药资源
王河山　主编
福建科学技术出版社　580 页　16 开　396.00 元
ISBN 978-7-5335-6755-2

百篇药学故事献礼建党百年(上)
中国药学会　编著
中国科学技术出版社　372 页　16 开　88.00 元
ISBN 978-7-5046-9303-7

百味中草药的传说·修订版
尤荣开　编著
中国中医药出版社　356 页　大 32 开　59.00 元
ISBN 978-7-5132-7670-2

半夏泻心汤治疗慢性胃炎临证应用
李慧臻　赵双梅　主编
中医古籍出版社　190 页　16 开　65.00 元
ISBN 978-7-5152-2312-4

北方常用药材炮制研究与临床应用
姜　海　刘松涛　孙延平　纪宝玉等　编著
中国中医药出版社　342 页　大 32 开　48.00 元
ISBN 978-7-5132-7257-5

北青龙衣研究
王伟明　主编
科学出版社　291 页　16 开　198.00 元
ISBN 978-7-03-073100-5

备急千金要方. 影印本
(唐)孙思邈　著
人民卫生出版社　553 页　16 开　198.00 元
ISBN 978-7-117-33932-2

本草:李时珍与近代早期中国博物学的转向
(加)Carla Nappi　著
生活·读书·新知三联书店　211 页　16 开　42.00 元
ISBN 978-7-108-07314-3

本草纲目(3 册)
(明)李时珍　著
中国书店　508 页　16 开　690.00 元
ISBN 978-7-5149-3136-5

本草纲目(全 6 册)
周　宇　主编
中医古籍出版社　1488 页　大 32 开　698.00 元
ISBN 978-7-5152-2269-1

本草纲目·简明彩色图解版
(明)李时珍　著
化学工业出版社　557 页　小 32 开　78.00 元
ISBN 978-7-122-40601-9

本草纲目药物彩色图鉴
高兴连　岳桂华　杨高华　编著
化学工业出版社　432 页　32 开　78.00 元
ISBN 978-7-122-39876-5

本草纲目药物速认速查小红书
李其信　周重建　陈　艳　主编
天津科学技术出版社　746 页　小 32 开　118.00 元
ISBN 978-7-5576-9768-6

本草纲目中药蔬果养生速查全书

于雅婷　吴剑坤　编著
江苏凤凰科学技术出版社　200 页　16 开　45.00 元
ISBN 978-7-5713-2613-5

本草纲目·影印本(上下册)
(明)李時珍　编著
人民卫生出版社　1612 页　16 开　399.00 元
ISBN 978-7-117-33727-4

本草光阴:2023 中医药文化日历
人卫中医　主编
人民卫生出版社　1 册　小 32 开　98.00 元
ISBN 978-7-117-33647-5

本草经典导读
张世臣　主编
中医古籍出版社　302 页　16 开　68.00 元
ISBN 978-7-5152-0572-4

本草咖啡
胡玉涛　孙　博　主编
中国中医药出版社　412 页　大 32 开　108.00 元
ISBN 978-7-5132-7350-3

本草课程教学设计
王　晴　主编
江西教育出版社　162 页　16 开　42.00 元
ISBN 978-7-5705-3130-1

本草觅趣
李成辉　主编
广东科技出版社　355 页　大 32 开　88.00 元
ISBN 978-7-5359-7908-7

本草名著选读
崔　瑛　李根林　主编
中国中医药出版社　126 页　16 开　36.00 元
ISBN 978-7-5132-7283-4

本草飘香溢满校园
吴　健　主编
线装书局　142 页　16 开　29.00 元
ISBN 978-7-5120-4995-6

本草品汇精要珍抄二种·影印本
(明)刘文泰等　纂
广西师范大学出版社　8 册　16 开　9600.00 元
ISBN 978-7-5598-4493-4

本草润心
王　晴　主编
江西教育出版社　54 页　16 开　16.00 元
ISBN 978-7-5705-3086-1

本草诗话:鼓
杜　严　著
清华大学出版社　220 页　16 开　89.00 元
ISBN 978-7-302-59442-0

本草述(3 册)
(清)刘若金　撰
华中科技大学出版社　1160 页　16 开　498.00 元
ISBN 978-7-5680-5806-3

本草心裁
谭　波　史中夏　主编
中国医药科技出版社　205 页　大 32 开　48.00 元
ISBN 978-7-5214-3369-2

本草心悟:五十年临证经验讲透中药
王绪前　编著
中国医药科技出版社　538 页　大 32 开　59.00 元
ISBN 978-7-5214-3118-6

本草药对与方药纵横
陆寿康　编著
中国医药科技出版社　818 页　16 开　189.00 元
ISBN 978-7-5214-3310-4

本草智慧
王　晴　主编
江西教育出版社　58 页　16 开　16.00 元
ISBN 978-7-5705-3087-8

本科中药学类专业教学质量国家标准的研究与实践
朱　华　田　慧　主编
广西科学技术出版社　218 页　16 开　68.00 元
ISBN 978-7-5551-1850-3

边学边用神农本草经
刘建民　主编
华龄出版社　308 页　16 开　58.00 元
ISBN 978-7-5169-1889-0

补虚药、化瘀药、平肝药、安神药的现代研究与临床应用
孙　萍　孙付军　李克明等　主编
天津科学技术出版社　358 页　大 16 开　198.00 元
ISBN 978-7-5742-0696-0

布依族医药特色技法
张敬杰　刘志伟　主编
贵州科技出版社　181 页　16 开　68.00 元
ISBN 978-7-5532-1123-7

采药东海上:海洋本草文化
步瑞兰　辛晓伟　王聪聪　著
山东科学技术出版社　250 页　16 开　88.00 元
ISBN 978-7-5723-1377-6

彩色图解本草纲目
张　东　主编
吉林科学技术出版社　245 页　大 32 开　45.00 元
ISBN 978-7-5578-8994-4

彩色图解汤头歌诀

张　东　主编
吉林科学技术出版社　243 页　大 32 开　69.00 元
ISBN 978-7-5578-8992-0

蚕蛹的食药用技术

桂仲争　著
安徽科学技术出版社　113 页　16 开　40.00 元
ISBN 978-7-5337-8371-6

藏药药用植物组织培养

兰小中　袁　芳　主编
西南师范大学出版社　327 页　16 开　78.00 元
ISBN 978-7-5697-1423-4

藏医药

《幸福拉萨文库》编委会　编著
西藏人民出版社　173 页　16 开　55.00 元
ISBN 978-7-223-07071-3

藏医药天文历算经典名著简略

达瓦次仁　编译
四川民族出版社　345 页　16 开　88.00 元
ISBN 978-7-5733-0935-8

藏医药选编

罗桑却佩　著
青海人民出版社　404 页　16 开　148.00 元
ISBN 978-7-225-06240-2

藏医药浴疗法

才　多　主编
中国中医药出版社　217 页　大 32 开　49.00 元
ISBN 978-7-5132-7282-7

藏在中药里的二十四节气(全 4 册)

刘　兵　总主编
山东友谊出版社　212 页　16 开　192.00 元
ISBN 978-7-5516-2583-8

肠道菌与药物代谢

王　琰　主编
科学出版社　365 页　16 开　180.00 元
ISBN 978-7-03-071975-1

肠外营养治疗用药风险管理手册

姜　玲　包健安　主编
中国医药科技出版社　174 页　32 开　35.00 元
ISBN 978-7-5214-3344-9

常见病名医秘验良方(2 版)

刘　俊　主编
化学工业出版社　355 页　大 32 开　49.80 元
ISBN 978-7-122-41124-2

常见疾病中医治疗与中药研究

李春艳　陈爱梅　黄俭仪　主编
天津科学技术出版社　413 页　16 开　98.00 元
ISBN 978-7-5742-0215-3

常见内科疾病治疗与用药指导

冯念苹　主编
中国纺织出版社有限公司　220 页　16 开　88.00 元
ISBN 978-7-5180-9306-9

常见中药材生产管理技术

陈随清　主编
中原农民出版社　415 页　16 开　86.00 元
ISBN 978-7-5542-2476-2

常用补益中药鉴别与应用

夏鑫华　马鸿雁　刘　梅　主编
广东科技出版社　138 页　16 开　78.00 元
ISBN 978-7-5359-7850-9

常用花类中药材栽培与加工技术

邢永会　著
天津科学技术出版社　183 页　大 32 开　35.00 元
ISBN 978-7-5742-0155-2

常用抗肿瘤中药图鉴

徐宏喜　汪选斌　主编
上海科学技术出版社　449 页　16 开　378.00 元
ISBN 978-7-5478-5512-6

常用黎药药理学

张俊清　刘　颖　刘　艳　主编
科学出版社　144 页　16 开　60.00 元
ISBN 978-7-03-071918-8

常用皮肤病中药正别名拾趣

杨登科　顾　蘅　何镇文等　主编
云南科技出版社　276 页　16 开　88.00 元
ISBN 978-7-5587-4722-9

常用瑶药临床手册

李　彤　主编
广西科学技术出版社　358 页　16 开　98.00 元
ISBN 978-7-5551-1842-8

常用药物手册(5 版)

孙安修　主编
人民卫生出版社　1137 页　16 开　178.00 元
ISBN 978-7-117-33096-1

常用中药材速查图鉴

高海波　于雅婷　编著
江苏凤凰科学技术出版社　208 页　16 开　45.00 元
ISBN 978-7-5713-2357-8

常用中药的药理作用和临床应用

付加雷　李克明　王　平　主编
天津科学技术出版社　428 页　大 16 开　198.00 元
ISBN 978-7-5742-0509-3

常用中药毒性成分分析与结构鉴定

贺震旦　张荣平　徐宏喜　等主编
科学出版社　190 页　16 开　128.00 元
ISBN 978-7-03-071478-7

常用中药炮制方法与应用
赵　莉　编著
四川科学技术出版社　297 页　大 32 开　48.00 元
ISBN 978-7-5727-0583-0

常用中药三百味
孙家和　编著
学苑出版社　456 页　16 开　98.00 元
ISBN 978-7-5077-6388-1

陈永灿说:诗词里的本草滋味
王恒苍　主编
上海科学技术出版社　275 页　16 开　88.00 元
ISBN 978-7-5478-5775-5

陈自明妇产科疾病用药心法
杨云松　编著
中国医药科技出版社　126 页　大 32 开　28.00 元
ISBN 978-7-5214-1771-5

吃对蔬菜最健康:蔬菜的食用和药用
窦国祥　窦　勇　主编
中国科学技术出版社　311 页　16 开　58.00 元
ISBN 978-7-5046-8347-2

川西北野生药用观赏植物图谱
陈　娟　张志强　王　丽　编著
中国林业出版社　304 页　16 开　200.00 元
ISBN 978-7-5219-1677-5

传统经典方药与临床
王　瑜　韩　军　主编
黑龙江科学技术出版社　369 页　16 开　68.00 元
ISBN 978-7-5719-1572-8

打开中成药学术推广一扇窗:精准医学定位与品牌推广
顾向科　编著
天津科学技术出版社　366 页　16 开　98.00 元
ISBN 978-7-5742-0427-0

大别山特色中药材活性成分分析
马世堂　刘　东　主编
安徽科学技术出版社　168 页　16 开　48.00 元
ISBN 978-7-5337-8633-5

大医智道之脉证经方
红日康仁堂　编
中国中医药出版社　59 页　16 开　28.00 元
ISBN 978-7-5132-7854-6

傣医临床方药精粹
汤小虎　主编
云南科技出版社　210 页　大 32 开　48.00 元
ISBN 978-7-5587-4244-6

带你了解药品中遗传毒性杂质的那些事
张庆生　主编
中国医药科技出版社　191 页　大 32 开　68.00 元
ISBN 978-7-5214-3492-7

当代名中医验方选
周洪进　编著
中国医药科技出版社　316 页　大 32 开　35.00 元
ISBN 978-7-5214-3125-4

当代越医经验方集萃
沈钦荣　主编
上海科学技术出版社　277 页　16 开　78.00 元
ISBN 978-7-5478-5514-0

当代中医药基础与临床实践
王　琰　王建波　张传光等　主编
科学技术文献出版社　475 页　16 开　88.00 元
ISBN 978-7-5189-8995-9

道地中药材栽培技术
孙承都　马会丽　樊留栓等　主编
中原农民出版社　235 页　16 开　69.00 元
ISBN 978-7-5542-2523-3

道地中药材栽培技术大全
郭巧生　王长林　主编
中国农业出版社　358 页　大 32 开　58.00 元
ISBN 978-7-109-29725-8

地震灾害疾病中医药防治手册
刘清泉　崔应麟　张晓云等　主编
中国中医药出版社　189 页　16 开　59.00 元
ISBN 978-7-5132-7816-4

癫痫药物治疗的药学监护
齐晓涟　王长连　主编
人民卫生出版社　232 页　16 开　60.00 元
ISBN 978-7-117-32543-1

丁香妈妈儿童疾病与科学用药指南
刘子琦　著
北京科学技术出版社　266 页　大 32 开　69.00 元
ISBN 978-7-5714-1949-3

定量药理与药物临床评价
谢海棠　主编
科学出版社　210 页　16 开　128.00 元
ISBN 978-7-03-073738-0

冬虫夏草商品学
吕献康　吕　冠　蔡蓓蕾　主编
中医古籍出版社　156 页　16 开　120.00 元
ISBN 978-7-5152-2548-7

董荣芬经方辨治脾胃病

董荣芬　齐宝云　主编
中国中医药出版社　171 页　16 开　58.00 元
ISBN 978-7-5132-7784-6

懂病、懂微生物、懂药：感染性疾病的理念（2 版）
宁永忠　李　祥　主编
化学工业出版社　429 页　16 开　98.00 元
ISBN 978-7-122-40647-7

动物中药汇参
旺建伟　隋方宇　张　淼等　主编
中国中医药出版社　419 页　16 开　98.00 元
ISBN 978-7-5132-7790-7

毒物与药物的世界史
（日）船山信次　著
重庆大学出版社　179 页　16 开　46.00 元
ISBN 978-7-5689-2953-0

读懂药理学
（日）黑山政一　香取祐介　著
中国轻工业出版社　198 页　16 开　58.00 元
ISBN 978-7-5184-2827-4

读懂中医药文化
张其成　主编
人民卫生出版社　155 页　16 开　59.00 元
ISBN 978-7-117-32999-6

对生命负责：新药研发的故事
小多（北京）文化传媒有限公司　编著
安徽新华电子音像出版社　141 页　16 开　49.00 元
ISBN 978-7-83016-127-9

对症药酒祛百病
傅国福　傅鹏超　傅超楠　编著
中医古籍出版社　232 页　16 开　68.00 元
ISBN 978-7-5152-2585-2

敦煌男科医方集成与应用
邢喜平　王志平　主编
中国医药科技出版社　139 页　16 开　59.00 元
ISBN 978-7-5214-3258-9

敦煌医学内科方药化学生物信息学研究
刘永琦　李金田　主编
中国中医药出版社　531 页　16 开　176.00 元
ISBN 978-7-5132-7836-2

多学科交叉融合设计
李　浪　主编
清华大学出版社　879 页　16 开　179.80 元
ISBN 978-7-302-59333-1

多重耐药菌预防与控制
盖凤春　罗　威　焦文波　著
吉林大学出版社　129 页　16 开　48.00 元
ISBN 978-7-5768-1367-8

恶性肿瘤：靶向·免疫·中医药结合治疗
王居祥　邹　玺　黄　伟等　编著
东南大学出版社　255 页　大 32 开　56.00 元
ISBN 978-7-5766-0538-9

恶性肿瘤分子靶向及免疫治疗常用药物手册
王居祥　邹　玺　主编
江苏凤凰科学技术出版社　416 页　16 开　78.00 元
ISBN 978-7-5713-1842-0

恩施土家族苗族自治州民族民间草药彩色图谱
吴　波　涂　星　黄华斌　编著
湖南科学技术出版社　275 页　16 开　268.00 元
ISBN 978-7-5710-1528-2

恩施州土家族药用植物研究
涂　星　文德鉴　罗　骞　编著
中国农业出版社　132 页　16 开　68.00 元
ISBN 978-7-109-29525-4

儿科本草从新
汪受传　李国芳　著
中国中医药出版社　274 页　16 开　68.00 元
ISBN 978-7-5132-7429-6

儿科成方切用
汪受传　王　雷　著
中国中医药出版社　345 页　16 开　79.00 元
ISBN 978-7-5132-7486-9

儿科用药
何艳玲　主编
中国医药科技出版社　173 页　16 开　45.00 元
ISBN 978-7-5214-2185-9

儿科用药指导手册（2 版）
支立娟　张　楠　赵宜乐　主编
中国医药科技出版社　376 页　16 开　69.00 元
ISBN 978-7-5214-3267-1

儿童常见疾病的临床诊疗与用药指导
杜永丽等　主编
吉林大学出版社　512 页　16 开　158.00 元
ISBN 978-7-5768-0385-3

耳鼻咽喉医生儿童用药手册
张　杰　主编
人民卫生出版社　116 页　小 32 开　39.00 元
ISBN 978-7-117-33075-6

发现本草：常用中草药识别妙用公开课
许　盈　潘　宇　主编
湖南科学技术出版社　234 页　16 开　58.00 元
ISBN 978-7-5710-1597-8

发现本草：对中药药性的深度解读·修订本

钟知霖　编著
中国中医药出版社　346 页　16 开　128.00 元
ISBN 978-7-5132-7561-3

方剂学
季旭明　全世建　许　霞　主编
科学出版社　218 页　16 开　70.00 元
ISBN 978-7-03-072245-4

方剂学核心考点与习题
刘西建　窦迎春　主编
中国医药科技出版社　190 页　16 开　45.00 元
ISBN 978-7-5214-2996-1

方剂学讲稿辑要
李德顺　著
华中科技大学出版社　276 页　16 开　59.80 元
ISBN 978-7-5680-7715-6

方剂学习题集
李　冀　左铮云　主编
中国中医药出版社　462 页　16 开　98.00 元
ISBN 978-7-5132-7694-8

芳香中药学
熊　磊　赵　毅　解宇环　主编
中国中医药出版社　468 页　16 开　220.00 元
ISBN 978-7-5132-7165-3

房山区中药资源图鉴
郭书文　孙鲁英　刘春生　主编
中国质检出版社　124 页　16 开　80.00 元
ISBN 978-7-5026-5046-9

放射性核素示踪技术在新药临床研究评价领域应用
赵　俊　李建勇　主编
江苏凤凰科学技术出版社　201 页　16 开　68.00 元
ISBN 978-7-5713-2956-3

肺癌中医药综合防治
夏小军　主编
甘肃科学技术出版社　649 页　16 开　298.00 元
ISBN 978-7-5424-2912-4

分子生物药剂学
郭新红　主编
郑州大学出版社　234 页　16 开　58.00 元
ISBN 978-7-5645-6634-0

分子生物药剂学
何　伟　尹莉芳　主编
化学工业出版社　222 页　16 开　48.00 元
ISBN 978-7-122-40563-0

风湿病食疗用药看这本就够了
戴德银　代升平　韩　璐　主编
化学工业出版社　206 页　16 开　49.80 元
ISBN 978-7-122-39875-8

风湿免疫病诊断与药物规范化治疗
刘　丹　李　娟　崔国峰等　主编
科学技术文献出版社　310 页　16 开　118.00 元
ISBN 978-7-5189-9714-5

风湿免疫治疗用药风险管理手册
封宇飞　黄　琳　主编
中国医药科技出版社　116 页　32 开　35.00 元
ISBN 978-7-5214-3495-8

风险识别、评估与控制
国家药品监督管理局药品评价中心　组织编写
中国医药科技出版社　220 页　16 开　120.00 元
ISBN 978-7-5214-3377-7

溪秘传简验方
陆锦燧　著
天津科学技术出版社　339 页　大 32 开　69.00 元
ISBN 978-7-5742-0198-9

氟核磁共振技术在药品质量控制中的应用
张庆生　何　兰　刘　阳等　主编
中国医药科技出版社　254 页　16 开　89.00 元
ISBN 978-7-5214-2734-9

氟药与氟代制药技术
吴范宏　主编
化学工业出版社　438 页　16 开　198.00 元
ISBN 978-7-122-42170-8

浮梁中草药题咏
陈国清　著
江西人民出版社　218 页　16 开　58.00 元
ISBN 978-7-210-14046-7

妇产科感染性疾病诊疗与合理用药
宋相珠等　主编
天津科学技术出版社　326 页　16 开　50.00 元
ISBN 978-7-5742-0327-3

妇科病中成药使用手册
徐荣鹏　主编
中国医药科技出版社　255 页　16 开　59.00 元
ISBN 978-7-5214-3389-0

妇科经方临证应用
黄晓桃　王　璐　杨雅琴等　主编
华中科技大学出版社　289 页　16 开　79.80 元
ISBN 978-7-5680-8171-9

妇幼保健院药事管理制度与规范
池里群　吕有标　主编
人民卫生出版社　558 页　大 32 开　59.00 元
ISBN 978-7-117-32824-1

妇幼中医药健康素养实用手册

翟华强　甄雪燕　张万龙　主编
人民卫生出版社　56 页　16 开　39.00 元
ISBN 978-7-117-32820-3

富碘中药与甲状腺疾病
高天舒　主编
辽宁科学技术出版社　258 页　16 开　100.00 元
ISBN 978-7-5591-2518-7

腹膜透析液风险管理手册
陈　孝　主编
中国医药科技出版社　88 页　32 开　35.00 元
ISBN 978-7-5214-3494-1

腹诊与经方
王克穷　王　斑　编著
山西科学技术出版社　342 页　大 32 开　50.00 元
ISBN 978-7-5377-6008-9

改变人类的疫苗
(英)Stuart Blume 著
湖南科学技术出版社　372 页　大 32 开　78.00 元
ISBN 978-7-5710-1094-2

甘露本草明镜
嘎玛群培　编著
四川民族出版社　260 页　16 开　98.00 元
ISBN 978-7-5733-0398-1

甘肃省中药炮制规范
甘肃省药品监督管理局　编
兰州大学出版社　336 页　16 开　268.00 元
ISBN 978-7-311-06154-8

甘肃省中医药产业发展与健康服务管理研究
张　勰　著
兰州大学出版社　149 页　16 开　38.00 元
ISBN 978-7-311-06275-0

甘肃省中医药精准扶贫绩效评价与助力乡村振兴研究
罗中华　云立新　庞淑侠　主编
经济科学出版社　210 页　16 开　76.00 元
ISBN 978-7-5218-3636-3

甘肃西部蒙药资源
张　勇　晋　玲　主编
甘肃科学技术出版社　253 页　16 开　160.00 元
ISBN 978-7-5424-2762-5

肝病食疗用药看这本就够了
戴德银　代升平　皮儒先　主编
化学工业出版社　162 页　16 开　45.00 元
ISBN 978-7-122-39485-9

肝病中成药临床应用手册
李秀惠　主编
人民卫生出版社　300 页　16 开　59.00 元
ISBN 978-7-117-32531-8

肝素类药物质量控制概述
石　峰　巩丽萍　咸瑞卿　编著
江西科学技术出版社　258 页　16 开　69.00 元
ISBN 978-7-5390-8331-5

感应眼科录要药性校补
(清)文永周　编
中国中医药出版社　157 页　大 32 开　48.00 元
ISBN 978-7-5132-7706-8

干细胞与再生医学
程　芳　主编
中山大学出版社　182 页　16 开　59.80 元
ISBN 978-7-306-07541-3

赣南林源药用植物图鉴
胡小康　宋墩福　李干荣　主编
中国林业出版社　384 页　16 开　168.00 元
ISBN 978-7-5219-1522-8

高等临床药理学
李　俊　主编
人民卫生出版社　741 页　16 开　198.00 元
ISBN 978-7-117-32940-8

高等中医药院校中华优秀传统文化教育研究
张兴海　编著
吉林大学出版社　199 页　16 开　68.00 元
ISBN 978-7-5768-1084-4

高抗癌活性海洋天然产物
周家驹　编著
化学工业出版社　258 页　16 开　98.00 元
ISBN 978-7-122-41658-2

高效普适方巧治常见病
胡代禄　杨向东　万晓刚　编著
中国中医药出版社　250 页　大 32 开　39.00 元
ISBN 978-7-5132-7786-0

高血压病患者必读:基础知识及中医药治疗
周　锴　李　赣　曹　敏　主编
上海科学技术出版社　71 页　大 32 开　38.00 元
ISBN 978-7-5478-5628-4

高血压临床合理用药
童荣生　边　原　主编
中国医药科技出版社　414 页　大 32 开　68.00 元
ISBN 978-7-5214-3171-1

膏方
谭相廷　周洪雷　詹　永　主编
郑州大学出版社　170 页　16 开　59.00 元
ISBN 978-7-5645-8530-3

膏方临床应用大全

张　炜　史苗颜　主编
上海科学技术出版社　407 页　16 开　98.00 元
ISBN 978-7-5478-5893-6

根茎类中药材高效栽培技术
李淑娟　徐成斌　张恒儒　主编
天津科学技术出版社　142 页　16 开　49.00 元
ISBN 978-7-5742-0073-9

跟鲍老师学经方:临床医案录
鲍艳举　主编
中国中医药出版社　161 页　16 开　48.00 元
ISBN 978-7-5132-7328-2

跟我学中药. 上下册
刘　宇　张继红　楚　立　主编
中国中医药出版社　518 页　大 32 开　90.00 元
ISBN 978-7-5132-5436-6 等

跟着灵一小药童听故事(全 24 册)
杨志敏　主编
人民卫生出版社　24 册　大 32 开　576.00 元
ISBN 978-7-117-33874-5 等

工业科学家手册:基础药物动力学、药效动力学及药物代谢
(韩)权宁吉　著
化学工业出版社　249 页　16 开　128.00 元
ISBN 978-7-122-40816-7

古代经典名方丛书:桃核承气汤
牛　俐　莫日根　郭世岳等　主编
中国中医药出版社　351 页　大 32 开　49.00 元
ISBN 978-7-5132-7515-6

古代经典名方丛书:猪苓汤
任晓芳　徐光宇　于小勇等　主编
中国中医药出版社　366 页　大 32 开　49.00 元
ISBN 978-7-5132-7268-1

古今本草集粹
郭　杰　编著
山西科学技术出版社　290 页　16 开　58.00 元
ISBN 978-7-5377-5903-8

古今中成药验方精华
程宝书　刘晓鸿　主编
中国医药科技出版社　620 页　16 开　218.00 元
ISBN 978-7-5214-2020-3

广东省中药饮片炮制规范(第二册)
广东省药品监督管理局　编
广东科技出版社　163 页　16 开　198.00 元
ISBN 978-7-5359-8035-9

广西道地药材鉴定技术
杨林芳　主编
广西师范大学出版社　350 页　16 开　66.00 元
ISBN 978-7-5598-5590-9

广西姑婆山自治区级自然保护区药用植物图谱
林寿珣　邓必玉　吴正南等　主编
广西科学技术出版社　228 页　16 开　168.00 元
ISBN 978-7-5551-1792-6

广西喀斯特特色珍稀野生药用植物资源
唐　辉　王满莲　梁惠凌　主编
广西科学技术出版社　406 页　16 开　268.00 元
ISBN 978-7-5551-1430-7

广西临床常用鲜品中草药
胡小勤　邓家刚　郝二伟　主编
化学工业出版社　314 页　大 32 开　98.00 元
ISBN 978-7-122-40330-8

广西特色中药材栽培技术
广西农业广播电视学校　组织编写
广西科学技术出版社　136 页　16 开　30.00 元
ISBN 978-7-5551-1875-6

广西药食两用植物资源研究与应用
史艳财　韦　霄　罗开文等　主编
广西科学技术出版社　459 页　16 开　68.00 元
ISBN 978-7-5551-1482-6

广西中药资源大典·灵川卷
广西中药资源普查专家委员会　编著
广西科学技术出版社　490 页　大 16 开　248.00 元
ISBN 978-7-5551-1777-3

广西中药资源大典·平乐卷
广西中药资源普查专家委员会　编著
广西科学技术出版社　418 页　大 16 开　248.00 元
ISBN 978-7-5551-1778-0

广西中药资源大典·全州卷
广西中药资源普查专家委员会　编著
广西科学技术出版社　489 页　大 16 开　248.00 元
ISBN 978-7-5551-1866-4

广西中药资源大典·田林卷
广西中药资源普查专家委员会　编著
广西科学技术出版社　402 页　大 16 开　248.00 元
ISBN 978-7-5551-1774-2

广西中药资源大典·兴安卷
广西中药资源普查专家委员会　编著
广西科学技术出版社　473 页　大 16 开　248.00 元
ISBN 978-7-5551-1775-9

广西中药资源大典·阳朔卷
广西中药资源普查专家委员会　编著
广西科学技术出版社　439 页　大 16 开　248.00 元
ISBN 978-7-5551-1867-1

广西中药资源大典·永福卷

广西中药资源普查专家委员会　编著
广西科学技术出版社　488 页　大 16 开　248.00 元
ISBN 978-7-5551-1776-6

广西中药资源发展报告(2021—2022)
缪剑华　谷筱玉　张占江等　主编
上海科学技术出版社　222 页　16 开　128.00 元
ISBN 978-7-5478-6048-9

广西壮族自治区瑶药材质量标准·2022 年版(第二卷)
广西壮族自治区药品监督管理局　编
广西科学技术出版社　264 页　大 16 开　190.00 元
ISBN 978-7-5551-1882-4

贵州省中药材民族药材质量标准·2019 年版(第二册)
贵州省药品监督管理局　编
中国医药科技出版社　648 页　大 16 开　320.00 元
ISBN 978-7-5214-2907-7

贵州省中药材质量提升技术
李伟忠　胡成刚　柴慧芳　主编
贵州科技出版社　324 页　16 开　78.00 元
ISBN 978-7-5532-1124-4

贵州省中药民族药饮片标准·2019 年版(第一册)
贵州省药品监督管理局　编
中国医药科技出版社　685 页　大 16 开　360.00 元
ISBN 978-7-5214-3099-8

贵州省中药资源普查标本图集(2 版·卷一 ~ 卷三)
胡成刚　江维克　魏志丹等　主编
贵州科技出版社　1120 页　16 开　914.00 元
ISBN 978-7-5532-1099-5 等

贵州中草药资源图典(第五卷)
孙庆文　主编
贵州科技出版社　480 页　16 开　298.00 元
ISBN 978-7-5532-1044-5

国家基本医疗保险、工伤保险和生育保险药品目录
国家医疗保障局　人力资源和社会保障部　编
中国劳动社会保障出版社　396 页　16 开　75.00 元
ISBN 978-7-5167-5319-4

国家集中带量采购药品处方集
林丽开　史录文　主编
中国协和医科大学出版社　666 页　32 开　88.00 元
ISBN 978-7-5679-1912-9

国家药品标准残留溶剂检查方法实例
罗卓雅　主编
中国医药科技出版社　103 页　16 开　36.00 元
ISBN 978-7-5214-3052-3

国家执业药师职业资格考试辅导用书(全 7 册)
陈爱民　赵伟华　杨　苏　主编
中国医药科技出版社　1766 页　16 开　391.00 元
ISBN 978-7-5214-3132-2 等

国家执业药师职业资格考试核心题库 1500 题(全 7 册)
润德教育　组织编写
中国医药科技出版社　1833 页　16 开　356.50 元
ISBN 978-7-5214-3077-6 等

国家执业药师职业资格考试红宝书(全 7 册)
润德教育　组织编写
中国医药科技出版社　2036 页　16 开　393.00 元
ISBN 978-7-5214-3057-8 等

国家执业药师职业资格考试精讲(8 版·全7册)
国家执业药师考试精讲编写组　编
中国医药科技出版社　2031 页　16 开　341.00 元
ISBN 978-7-5214-3045-5 等

国家执业药师职业资格考试考试大纲·2022(8 版)
国家药品监督管理局　制定
中国医药科技出版社　140 页　16 开　49.00 元
ISBN 978-7-5214-2791-2

国家执业药师职业资格考试药考真经之疯狂考点(全 7 册)
金英杰医学研究院　组织编写
中国医药科技出版社　1923 页　16 开　466.00 元
ISBN 978-7-5214-3040-0 等

国家执业药师职业资格考试药考真经之疯狂考题(全 7 册)
金英杰医学研究院　组织编写
中国医药科技出版社　2089 页　16 开　426.00 元
ISBN 978-7-5214-3039-4 等

国家执业药师职业资格考试最后 5 套卷(全 7 册)
润德教育　组织编写
中国医药科技出版社　990 页　16 开　193.50 元
ISBN 978-7-5214-3236-7 等

国内外生物医药产业创新发展政策研究
袁　永　胡海鹏　著
华南理工大学出版社　169 页　16 开　48.00 元
ISBN 978-7-5623-7007-9

国外非处方药专论制度研究
邱华伟　主编
中国医药科技出版社　213 页　16 开　58.00 元
ISBN 978-7-5214-2906-0

哈尼族药物志
陈　佳　尹子丽　冯德强　主编
上海科学技术出版社　382 页　16 开　168.00 元
ISBN 978-7-5478-5745-8

孩子认本草(全 5 册)
马增斌　主编
中国轻工业出版社　283 页　16 开　158.00 元
ISBN 978-7-5184-3987-4

孩子生病了吃什么:为小朋友量身设计的温和药膳

陈富春 著
福建科学技术出版社 164 页 16 开 58.00 元
ISBN 978-7-5335-6480-3

海南常用黎药植物探析:常用黎药植物研究图谱可视化分析
高新征 言 普 主编
海南出版社 435 页 16 开 86.00 元
ISBN 978-7-5730-0579-3

海南苗族医药志
中国热带农业科学院热带生物技术研究所 编
中国科学技术出版社 533 页 16 开 398.00 元
ISBN 978-7-5046-9744-8

海外疾病中医药防护指南
潘华峰 史亚飞 钟日升 主编
广东科技出版社 334 页 16 开 168.00 元
ISBN 978-7-5359-7811-0

海外医疗实用药物手册
张 沂 费舒扬 主编
河南科学技术出版社 1344 页 16 开 598.00 元
ISBN 978-7-5725-0858-5

含氟药物
肖吉昌 卢寿福 林锦鸿 编著
化学工业出版社 618 页 16 开 288.00 元
ISBN 978-7-122-40413-8

汉方、经方互鉴:148 首医用汉方对应经方之方、证、症、量对比
廖系晗 主编
郑州大学出版社 255 页 16 开 69.00 元
ISBN 978-7-5645-8886-1

呵护生命:科技与医药之使命
游苏宁 著
科学出版社 267 页 16 开 68.00 元
ISBN 978-7-03-073168-5

河北省医药产业生态化发展研究
董 莉 尹 莎 初汉芳等 著
地质出版社 148 页 16 开 28.00 元
ISBN 978-7-116-13122-4

河北中药文化史话
张祥竞 张一昕 主编
河北科学技术出版社 345 页 16 开 85.00 元
ISBN 978-7-5717-1416-10

河南省中药饮片炮制规范·2022 年版
河南省药品监督管理局 编
河南科学技术出版社 550 页 16 开 398.00 元
ISBN 978-7-5725-0834-9

河南省中医药科研参考手册
河南省卫生健康委员会 河南省中医管理局 主编
河南科学技术出版社 423 页 16 开 83.00 元
ISBN 978-7-5725-0998-8

核技术解读中医药千年奥秘
韩 玲 宋少莉 主编
上海交通大学出版社 150 页 大 32 开 39.00 元
ISBN 978-7-313-26553-1

黑果枸杞
海 平 王水潮 主编
上海科学技术出版社 723 页 16 开 498.00 元
ISBN 978-7-5478-5780-9

横断山三江并流区中药资源图志(全 4 册)
李国栋 钱子刚 主编
福建科学技术出版社 2011 页 16 开 1080.00 元
ISBN 978-7-5335-6645-6

红外热力学之中医药临床应用
周晓玲 主编
中国中医药出版社 190 页 16 开 62.50 元
ISBN 978-7-5132-7573-6

呼吸内科临床药师查房手册
邓体瑛 张韶辉 主编
湖北科学技术出版社 285 页 16 开 98.00 元
ISBN 978-7-5706-2109-5

呼吸内科验方精选
张 卫 张瑞贤 韩 垚 主编
中国盲文出版社 244 页 16 开 60.00 元
ISBN 978-7-5224-1152-1

呼吸内科用药相关问题:病例与评析
翟晓波 张誉艺 著
上海世界图书出版公司 221 页 16 开 180.00 元
ISBN 978-7-5192-9131-0

呼吸系统疾病诊疗与用药指南
苗兆鹏等 主编
天津科学技术出版社 208 页 16 开 50.00 元
ISBN 978-7-5742-0343-3

湖北安陆药用植物志
程少民 蒯梦婷 主编
华中科技大学出版社 304 页 16 开 299.00 元
ISBN 978-7-5680-7750-7

湖北大别山常见药用木本植物
向 福 方元平 甄爱国等 著
化学工业出版社 294 页 16 开 188.00 元
ISBN 978-7-122-40731-3

湖北茅箭药用植物志
杨光明 主编
华中科技大学出版社 337 页 16 开 299.00 元
ISBN 978-7-5680-8136-8

湖北潜江药用植物志

赵　勇　陈圣堂　王　勇　主编
华中科技大学出版社　460 页　16 开　399.00 元
ISBN 978-7-5680-8155-9

湖北松滋中药植物图志
郭　飞　皮军东　力　华　主编
华中科技大学出版社　629 页　16 开　499.00 元
ISBN 978-7-5680-7556-5

湖北仙桃药用植物志
喻雄华　向　栋　主编
华中科技大学出版社　446 页　16 开　368.00 元
ISBN 978-7-5680-6355-5

湖北新洲药用植物志
张南方　杨焰明　徐红胜等　主编
华中科技大学出版社　434 页　16 开　328.00 元
ISBN 978-7-5680-8881-7

湖北药用植物种子图鉴(一)
由金文　张美德　谭旭辉　编著
湖北科学技术出版社　376 页　大 16 开　390.00 元
ISBN 978-7-5706-2290-0

湖北应城药用植物志
丁绍平　陈　麒　高志平　主编
华中科技大学出版社　274 页　16 开　268.00 元
ISBN 978-7-5680-8139-9

湖北中药材产业
吴祖云　主编
湖北科学技术出版社　202 页　16 开　128.00 元
ISBN 978-7-5706-1836-1

湖北中药资源概览
王　平　吴和珍　主编
湖北科学技术出版社　293 页　16 开　128.00 元
ISBN 978-7-5706-2238-2

湖南省中药饮片炮制规范. 2021 年版
湖南省药品监督管理局　编
中国医药科技出版社　559 页　大 16 开　380.00 元
ISBN 978-7-5214-3307-4

护理药理学
李全斌　主编
人民卫生出版社　315 页　16 开　65.00 元
ISBN 978-7-117-33145-6

护理药理学
赵汴霞　主编
北京科学技术出版社　297 页　16 开　68.50 元
ISBN 978-7-5714-2424-4

护理药理学(2 版)
薛　明　何月光　主编
高等教育出版社　393 页　16 开　48.00 元
ISBN 978-7-04-056432-7

护用药理学实验及学习指导(2 版)
刘军英　王锦淳　主编
江苏凤凰科学技术出版社　176 页　16 开　36.00 元
ISBN 978-7-5537-9135-7

花时可期:二十四节气花卉药食图册
蓝韶清　罗　倩　编著
广东科技出版社　191 页　16 开　108.00 元
ISBN 978-7-5359-7834-9

华蟾素类药物临床应用手册
林丽珠　曹俊岭　主编
科学出版社　178 页　大 32 开　68.00 元
ISBN 978-7-03-073229-3

华东林药生态种植技术
彭　昕　王志安　主编
中国轻工业出版社　164 页　16 开　68.00 元
ISBN 978-7-5184-3627-9

华法林手账
郑英丽　丁　征　主编
科学技术文献出版社　146 页　大 32 开　48.00 元
ISBN 978-7-5189-9074-0

华佗药方治百病
杨晓晖　洪嘉婧　主编
世界图书出版西安有限公司　216 页　16 开　68.00 元
ISBN 978-7-5192-9761-9

华佗医药传承与创新
张超伟　编著
中国中医药出版社　192 页　16 开　65.00 元
ISBN 978-7-5132-7567-5

化工综合实验实训教程:精细化工、化学制药方向
刘　峥　孔翔飞　蒋光彬　主编
化学工业出版社　104 页　16 开　29.00 元
ISBN 978-7-122-41425-0

化橘红有效成分柚皮苷的药效及作用机制研究
苏薇薇　聂怡初　罗钰龙等　著
中山大学出版社　212 页　16 开　68.00 元
ISBN 978-7-306-07616-8

化学药品通用名称词干及其应用
国家药典委员会　编
中国医药科技出版社　194 页　16 开　168.00 元
ISBN 978-7-5214-2902-2

化学药品中遗传毒性杂质的评估控制
张庆生　陈　华　黄海伟　主编
中国医药科技出版社　155 页　16 开　100.00 元
ISBN 978-7-5214-3692-1

化学制药工艺技术(2 版)

刘　郁　何　燕　主编
化学工业出版社　247 页　16 开　48.00 元
ISBN 978-7-122-41301-7

化学中药临床配伍应用
李昀泽　李建军　姚阳婧　主编
郑州大学出版社　277 页　16 开　59.00 元
ISBN 978-7-5645-8371-2

怀山堂文化传承与怀药非遗技艺创新
康明轩　编著
知识产权出版社有限责任公司　165 页　16 开　52.00 元
ISBN 978-7-5130-7929-7

怀药志
何银堂　主编
河南科学技术出版社　559 页　16 开　298.00 元
ISBN 978-7-5725-0369-6

换个视角看经方
杨大华　著
中国中医药出版社　236 页　大 32 开　39.00 元
ISBN 978-7-5132-7389-3

黄帝素问宣明论方
(金)刘完素　著
科学出版社　186 页　16 开　68.00 元
ISBN 978-7-03-069859-9

黄芩药材质量形成生态学研究
杨利民　韩　梅　程　林等　著
吉林科学技术出版社　358 页　16 开　198.00 元
ISBN 978-7-5578-8356-0

回医药防治病毒感染性疾病实践
张建青　著
中医古籍出版社　111 页　16 开　45.00 元
ISBN 978-7-5152-2392-6

鸡内金的古今应用及现代研究
张晓薇　编著
天津科技翻译出版有限公司　127 页　16 开　58.00 元
ISBN 978-7-5433-4207-1

基层常见内科疾病中医药特色疗法
王一强　编著
西安交通大学出版社　274 页　16 开　72.00 元
ISBN 978-7-5693-2557-7

基层社区临床用药手册
金越平　王海军　邹以宁等　主编
浙江科学技术出版社　185 页　大 32 开　25.00 元
ISBN 978-7-5739-0009-8

基层用药案例辨析 300 例
王树平　主编
湖北科学技术出版社　260 页　16 开　55.00 元
ISBN 978-7-5706-1897-2

基层中医药康复能力建设手册
李　伟　黄　斌　裴久国　主编
中国医药科技出版社　293 页　16 开　79.00 元
ISBN 978-7-5214-3114-8

基层中医药适宜技术
刘双萍　姚进龙　编著
西安交通大学出版社　262 页　16 开　68.00 元
ISBN 978-7-5693-2567-6

基层中医药适宜技术手册. 妇女分册
张世琨　马　堃　主编
人民卫生出版社　212 页　16 开　48.00 元
ISBN 978-7-117-33357-3

基层中医药适宜技术手册·儿童分册
张世琨　李　敏　主编
人民卫生出版社　130 页　16 开　48.00 元
ISBN 978-7-117-33397-9

基因工程制药技术实训教程
耿荣庆　主编
东南大学出版社　107 页　16 开　28.00 元
ISBN 978-7-5766-0311-8

基于环糊精多组分超分子纳米粒子的构筑及其药物传递
张玉辉　著
中国农业出版社　119 页　16 开　48.00 元
ISBN 978-7-109-25774-0

基于监管科学的药物警戒解读
孟光兴　主编
中国医药科技出版社　395 页　16 开　128.00 元
ISBN 978-7-5214-3500-9

基于生物材料的药物递送系统
顾　宁　张先正等　著
科学出版社　339 页　16 开　198.00 元
ISBN 978-7-03-071991-1

吉林省医药健康产业高质量发展研究
赵　奚　著
吉林科学技术出版社　243 页　大 32 开　75.00 元
ISBN 978-7-5578-9744-4

吉林省医药健康产业趋势分析与技术预测
张世彤　史　琳　宋　微　编著
吉林大学出版社　214 页　16 开　70.00 元
ISBN 978-7-5692-9818-5

吉林省中药配方颗粒标准(第二册)
吉林省药品监督管理局　编
吉林科学技术出版社　472 页　16 开　239.00 元
ISBN 978-7-5744-0109-9

急危重病的救护与用药

马　莹　刘翠翠　阴启波　主编
吉林大学出版社　155 页　16 开　68.00 元
ISBN 978-7-5768-1001-1

急危重病的救护与用药规范
刘翠凤等　主编
湖北科学技术出版社　121 页　16 开　88.00 元
ISBN 978-7-5706-2319-8

急诊静脉用药安全手册
张　伟　李　红　主编
四川科学技术出版社　106 页　16 开　48.00 元
ISBN 978-7-5727-0298-3

疾病学基础与药物干预
易　凡　王姿颖　主编
山东大学出版社　469 页　16 开　86.00 元
ISBN 978-7-5607-6839-7

计算制药
陈广勇　段宏亮　主编
浙江大学出版社　88 页　16 开　78.00 元
ISBN 978-7-308-22903-6

家庭合理用药
王丽媛　刘　静　主编
人民卫生出版社　373 页　16 开　65.00 元
ISBN 978-7-117-33479-2

家庭中医药保健手册
龚广峰　主编
中国中医药出版社　113 页　16 开　32.00 元
ISBN 978-7-5132-7633-7

家有药香:专家解读家庭用药正与误
赵春艳　编著
中国科学技术出版社　221 页　16 开　68.00 元
ISBN 978-7-5046-9427-0

监测与报告
国家药品监督管理局药品评价中心　组织编写
中国医药科技出版社　186 页　16 开　120.00 元
ISBN 978-7-5214-3376-0

笕桥药香
吴关荣　著
西泠印社出版社　174 页　16 开　88.00 元
ISBN 978-7-5508-3811-6

建昌帮中药传统炮制法
梅开丰　张祯祥　主编
人民卫生出版社　278 页　16 开　120.00 元
ISBN 978-7-117-33544-7

江门中医药文化志
刘学文　主编
中国中医药出版社　282 页　16 开　106.00 元
ISBN 978-7-5132-7753-2

江西省中药配方颗粒标准
江西省药品监督管理局　编
江西科学技术出版社　792 页　大 16 开　480.00 元
ISBN 978-7-5390-8248-6

江西主要中药材栽培技术
龚福保　梁小敏　主编
中国农业大学出版社　176 页　16 开　35.00 元
ISBN 978-7-5655-2732-6

姜保生中药炮制与调剂经验辑要
姜保生　戴衍朋　石典花　主编
人民卫生出版社　198 页　16 开　52.00 元
ISBN 978-7-117-32727-5

讲透中医方药
曹　俣　著
学苑出版社　331 页　大 32 开　68.00 元
ISBN 978-7-5077-6381-2

胶东地区常用中药饮片炮制方法汇编
白小英　郑　心　蔡厚昊　主编
山东科学技术出版社　309 页　16 开　68.00 元
ISBN 978-7-5723-1435-3

解读《伊尹汤液经》
冯世纶　主编
中国中医药出版社　226 页　16 开　65.00 元
ISBN 978-7-5132-7022-9

解码中成药
肖　伟　主编
中国中医药出版社　392 页　16 开　160.00 元
ISBN 978-7-5132-7334-3

解药:走进制药新世界
(美)Barry Werth　著
上海科技教育出版社有限公司　386 页　16 开　78.00 元
ISBN 978-7-5428-7645-4

金蝉生态养殖技术及药食两用价值
李松林　郭梦斐　主编
苏州大学出版社　76 页　大 32 开　20.00 元
ISBN 978-7-5672-3897-8

锦鸡儿 MYB 转录因子功能研究
李国婧　杨飞芸等　著
中国农业科学技术出版社　162 页　16 开　56.00 元
ISBN 978-7-5116-5602-5

进退两难:疫苗流言从何而起又为何驱之不散
(英)Heidi J. Larson　原著
中国科学技术出版社　312 页　大 32 开　98.00 元
ISBN 978-7-5046-9465-2

经典经方原方原量临证录

曾祥珲　温　姗　主编

中国中医药出版社　328 页　大 32 开　48.00 元

ISBN 978-7-5132-7785-3

经方百药

马少丹　苑述刚　编著

福建科学技术出版社　212 页　16 开　58.00 元

ISBN 978-7-5335-6769-9

经方传承实录

何庆勇　主编

中国中医药出版社　244 页　16 开　68.00 元

ISBN 978-7-5132-7406-7

经方的语言

段建业　著

学苑出版社　314 页　大 32 开　78.00 元

ISBN 978-7-5077-6371-3

经方儿科应用集萃

刘建忠　张雪荣　林连美等　主编

华中科技大学出版社　358 页　16 开　88.00 元

ISBN 978-7-5680-8786-5

经方方证

黄　煌　编著

中国中医药出版社　428 页　16 开　108.00 元

ISBN 978-7-5132-5447-2

经方概论

杨大华　编著

中国中医药出版社　191 页　16 开　55.00 元

ISBN 978-7-5132-7733-4

经方临床应用

王振亮　主编

河南科学技术出版社　372 页　16 开　78.00 元

ISBN 978-7-5725-0774-8

经方六经类方证

冯世纶　主编

中国中医药出版社　407 页　16 开　118.00 元

ISBN 978-7-5132-7743-3

经方秘要:经方内外治实战思维与方法

毛进军　主编

中国中医药出版社　228 页　16 开　68.00 元

ISBN 978-7-5132-7643-6

经方三十六讲

周永志　著

河南科学技术出版社　239 页　大 32 开　45.00 元

ISBN 978-7-5725-0833-2

经方实验录

曹颖甫　著

中国中医药出版社　381 页　16 开　88.00 元

ISBN 978-7-5132-7788-4

经口吸入产品的级联撞击器理论与实践

(美)Tougas, T. P, (加) Mitchell, J. P, (美) Lyapustina, S. A. 编著

化学工业出版社　398 页　16 开　198.00 元

ISBN 978-7-122-39312-8

精编临床实用药物

北京医轩国际医学研究院　组织编写

人民卫生出版社　192 页　16 开　49.00 元

ISBN 978-7-122-38010-4

精编临床药理及药物应用

王　敏　任晓君　周　辉等　主编

黑龙江科学技术出版社　514 页　16 开　128.00 元

ISBN 978-7-5719-1561-2

精编药物学理论与应用

张　倩　李福丽　庄光兰等　主编

世界图书出版广东有限公司　293 页　16 开　188.00 元

ISBN 978-7-5192-9636-0

精编有毒壮药

庞宇舟　方　刚　主编

中国中医药出版社　398 页　16 开　368.00 元

ISBN 978-7-5132-6759-5

静脉用药调配中心管理与实践

刘　晶　金桂兰　奚　炜等　主编

华中科技大学出版社　216 页　16 开　58.00 元

ISBN 978-7-5680-8383-6

静脉用药调配中心规范化建设手册

王黎明　庄齐辉　崔占军　主编

中国中医药出版社　150 页　16 开　88.00 元

ISBN 978-7-5132-7688-7

静脉用药集中调配创新服务与质量管理实践

姜　玲　邱　季　史天陆　主编

安徽科学技术出版社　380 页　16 开　139.00 元

ISBN 978-7-5337-8381-5

救荒本草译注

(明)朱　橚　著

上海古籍出版社　528 页　大 32 开　72.00 元

ISBN 978-7-5732-0415-8

看得见的风口:药店直播时代到来

赵　飚　李从选　齐　丽　主编

厦门大学出版社　202 页　16 开　80.00 元

ISBN 978-7-5615-8527-6

看图学药方

牛彦辉　杨　扬　欧阳斌　编著

中国中医药出版社　313 页　16 开　119.00 元

ISBN 978-7-5132-7398-5

康美药业案:首例中国特色证券集体诉讼
夏建亭　主编
法律出版社　390 页　16 开　138.00 元
ISBN 978-7-5197-7125-6
抗微生物药物敏感性试验体系·EUCAST 标准操作规程篇
欧洲抗微生物药物敏感性试验委员会　著
中国协和医科大学出版社　263 页　16 开　138.00 元
ISBN 978-7-5679-2064-4
抗微生物药物敏感性试验体系·EUCAST 应用工具篇
欧洲抗微生物药物敏感性试验委员会　著
中国协和医科大学出版社　342 页　16 开　148.00 元
ISBN 978-7-5679-1941-9
抗肿瘤靶向药物·Smoothened 蛋白抑制剂
药渡经纬信息科技(北京)有限公司　编
华东理工大学出版社　124 页　16 开　128.00 元
ISBN 978-7-5628-5709-9
抗肿瘤靶向药物·蛋白酶体抑制剂
药渡经纬信息科技(北京)有限公司　编
华东理工大学出版社　204 页　16 开　188.00 元
ISBN 978-7-5628-5703-7
抗肿瘤靶向药物·间变性淋巴瘤激酶抑制剂
药渡经纬信息科技(北京)有限公司　编
华东理工大学出版社有限公司　248 页　16 开　198.00 元
ISBN 978-7-5628-5721-1
抗肿瘤靶向药物·血管内皮生长因子受体抑制剂
药渡经纬信息科技(北京)有限公司　编
华东理工大学出版社有限公司　211 页　16 开　198.00 元
ISBN 978-7-5628-5684-9
抗肿瘤民族药的药理与临床
于　蕾　编著
化学工业出版社　269 页　16 开　98.00 元
ISBN 978-7-122-40982-9
抗肿瘤药物的精准治疗:治疗药物监测与药物基因组学
肖洪涛　李国辉　许　川　主编
中国医药科技出版社　417 页　16 开　118.00 元
ISBN 978-7-5214-3262-6
考研王者,方剂学
刘有芳　编著
中国科学技术出版社　386 页　32 开　42.00 元
ISBN 978-7-5046-9492-8
考研王者,中药学
刘有芳　编著
中国科学技术出版社　416 页　32 开　42.00 元
ISBN 978-7-5046-9489-8
考研中医综合研霸笔记中药学龙凤诀
张　辉　张林峰　主编
中国中医药出版社　280 页　32 开　35.00 元
ISBN 978-7-5132-7459-3
克服顺铂耐药性的新型铂基金属配合物的合成策略
郭　艳　胡继勇　著
吉林大学出版社　145 页　16 开　48.00 元
ISBN 978-7-5768-0995-4
课程思政教学体系·药学类专业
汤桂梅　王晓册　主编
山东科学技术出版社　112 页　16 开　26.80 元
ISBN 978-7-5723-1250-2
口服固体制剂制造风险管控关键技术要点
张　伟　编
中国医药科技出版社　670 页　16 开　220.00 元
ISBN 978-7-5214-2901-5
口腔微生物研究现状及药物治疗
郭　骏　罗　惟　蒲道俊　主编
中国纺织出版社有限公司　177 页　16 开　88.00 元
ISBN 978-7-5180-9410-3
跨国药企成功启示录
魏利军　王立峰　王海盛　编写
中国医药科技出版社　353 页　16 开　98.00 元
ISBN 978-7-5214-2909-1
昆明 81 种成药配方目录
昆明市工商业联合会药商业同业公会　编
云南科技出版社　58 页　16 开　60.00 元
ISBN 978-7-5587-4727-4
昆明方目
昆明市药材业同业公会　编
云南科技出版社　75 页　16 开　60.00 元
ISBN 978-7-5587-4726-7
昆中药传统中药制剂档案图册
昆明中药厂有限公司　编
云南科技出版社　134 页　16 开　68.00 元
ISBN 978-7-5587-4728-1
昆中药传统中药制剂使用手册
昆明中药厂有限公司　编
云南科技出版社　236 页　16 开　68.00 元
ISBN 978-7-5587-4729-8
昆中药传统中药制剂治瘟运用
昆明中药厂有限公司　编
云南科技出版社　176 页　16 开　68.00 元
ISBN 978-7-5587-4725-0
昆中药的故事
杨承权　主编
云南人民出版社　180 页　大 32 开　48.00 元
ISBN 978-7-222-21021-9

老年疾病与用药保健指导
阙万才　洪华山　刘茂柏　主编
北京大学医学出版社　332 页　16 开　85.00 元
ISBN 978-7-5659-2727-0

老年慢性病用药
吴晓玲　主编
中国医药科技出版社　136 页　16 开　45.00 元
ISBN 978-7-5214-2915-2

老年人多重用药与风险防范
万　军　刘丽萍　主编
科学出版社　400 页　16 开　178.00 元
ISBN 978-7-03-072550-9

老字号里的药膳传人:宋子刚
北京市商务局　编
中国轻工业出版社　176 页　16 开　280.00 元
ISBN 978-7-5184-3737-5

黎药胆木研究
张俊清　李永辉　主编
科学出版社　115 页　16 开　68.00 元
ISBN 978-7-03-072086-3

黎族常用草药图本(第六册)
钟捷东　主编
海南出版社　187 页　16 开　169.00 元
ISBN 978-7-5730-0843-5

李中梓用补法
李成文　张　挺　主编
中国医药科技出版社　183 页　大 32 开　29.00 元
ISBN 978-7-5214-3096-7

丽水特色中药(第三辑)
范　蕾　金　俊　李水福等　主编
中国农业科学技术出版社　578 页　大 32 开　128.00 元
ISBN 978-7-5116-5889-0

连翘的系统研究与利用
李芸霞　张若琪　主编
四川大学出版社　132 页　大 32 开　29.00 元
ISBN 978-7-5690-5375-3

凉茶与本草:中国凉茶资源植物
金　红　主编
中国林业出版社　183 页　16 开　88.00 元
ISBN 978-7-5219-1984-4

疗效是中医药生命线
董　瑞　董　莹　主编
中国科学技术出版社　206 页　16 开　188.00 元
ISBN 978-7-5046-8659-6

林丹医方实践录:全国名老中医药专家林丹经验集
钟军华　尹德辉　主编
海南出版社　283 页　大 32 开　58.00 元
ISBN 978-7-5730-0520-5

林源植物药学:理论、方法与应用
付玉杰　于雪莹　赵春建等　主编
科学出版社　278 页　16 开　188.00 元
ISBN 978-7-03-067176-9

临床不合理用药案例评析(2 版)
殷立新　张志清　主编
人民卫生出版社　548 页　大 32 开　68.00 元
ISBN 978-7-117-34226-1

临床常见病药物治疗
马　娜等　主编
湖北科学技术出版社　294 页　16 开　88.00 元
ISBN 978-7-5706-2019-7

临床常见非合理用药
张安年　张　彬　于广明　主编
北京大学医学出版社　1270 页　16 开　350.00 元
ISBN 978-7-5659-2564-1

临床常见疾病合理用药
王邦玲　张荣梅　王新玉等　主编
上海交通大学出版社　204 页　16 开　128.00 元
ISBN 978-7-313-26486-2

临床常见疾病与药物治疗
周　娟　董　宁　张金霞等　主编
科学技术文献出版社　432 页　16 开　168.00 元
ISBN 978-7-5189-9810-4

临床常见疾病中医药诊治
蔡国滢　隋康民　韩永强等　主编
中国海洋大学出版社　436 页　16 开　169.00 元
ISBN 978-7-5670-3213-2

临床常用抗癌中药
金国梁　章红燕　方　罗　主编
上海科学技术出版社　300 页　16 开　88.00 元
ISBN 978-7-5478-5737-3

临床常用中成药
王学屏　赵会银　主编
同济大学出版社　223 页　16 开　58.00 元
ISBN 978-7-5765-0516-0

临床常用中药量效验案选析
朱向东　赵林华　王虎平　主编
科学出版社　240 页　16 开　98.00 元
ISBN 978-7-03-072346-8

临床常用中药识别与应用
戴初贤　朱照静　郑小吉等　主编
中国医药科技出版社　312 页　16 开　88.00 元
ISBN 978-7-5214-3266-4

临床疾病诊断与药物应用
桑素波等　主编
吉林科学技术出版社　308 页　16 开　128.00 元
ISBN 978-7-5578-9485-6

临床路径治疗药物释义·耳鼻咽喉科分册
《临床路径治疗药物释义》专家组　编
中国协和医科大学出版社　622 页　16 开　234.00 元
ISBN 978-7-5679-2005-7

临床路径治疗药物释义·风湿免疫性疾病分册
《临床路径治疗药物释义》专家组　编
中国协和医科大学出版社　389 页　16 开　152.00 元
ISBN 978-7-5679-1963-1

临床路径治疗药物释义·妇产科分册
《临床路径治疗药物释义》专家组　编
中国协和医科大学出版社　793 页　16 开　298.00 元
ISBN 978-7-5679-1985-3

临床路径治疗药物释义·骨科分册
《临床路径治疗药物释义》专家组　编
中国协和医科大学出版社　828 页　16 开　308.00 元
ISBN 978-7-5679-2006-4

临床路径治疗药物释义·呼吸疾病分册
《临床路径治疗药物释义》专家组　编
中国协和医科大学出版社　501 页　16 开　188.00 元
ISBN 978-7-5679-1981-5

临床路径治疗药物释义·康复医学科分册
《临床路径治疗药物释义》专家组　编
中国协和医科大学出版社　430 页　16 开　164.00 元
ISBN 978-7-5679-2012-5

临床路径治疗药物释义·内分泌与代谢性疾病分册
《临床路径治疗药物释义》专家组　编
中国协和医科大学出版社　584 页　16 开　218.00 元
ISBN 978-7-5679-2013-2

临床路径治疗药物释义·皮肤病及性病学分册
《临床路径治疗药物释义》专家组　编
中国协和医科大学出版社　560 页　16 开　226.00 元
ISBN 978-7-5679-1980-8

临床路径治疗药物释义·神经内科分册
《临床路径治疗药物释义》专家组　编
中国协和医科大学出版社　577 页　16 开　216.00 元
ISBN 978-7-5679-1998-3

临床路径治疗药物释义·肾脏病分册·2022 年版
《临床路径治疗药物释义》专家组　编
中国协和医科大学出版社　537 页　16 开　198.00 元
ISBN 978-7-5679-2059-0

临床路径治疗药物释义·消化病分册·2022 年版
《临床路径治疗药物释义》专家组　编
中国协和医科大学出版社　941 页　16 开　352.00 元
ISBN 978-7-5679-2060-6

临床路径治疗药物释义·小儿内科分册
《临床路径治疗药物释义》专家组　编
中国协和医科大学出版社　837 页　16 开　312.00 元
ISBN 978-7-5679-1975-4

临床路径治疗药物释义·小儿外科分册
《临床路径治疗药物释义》专家组　编
中国协和医科大学出版社　842 页　16 开　316.00 元
ISBN 978-7-5679-1984-6

临床路径治疗药物释义·心血管病分册
《临床路径治疗药物释义》专家组　编
中国协和医科大学出版社　873 页　16 开　326.00 元
ISBN 978-7-5679-1965-5

临床路径治疗药物释义·胸外科分册
《临床路径治疗药物释义》专家组　编
中国协和医科大学出版社　599 页　16 开　226.00 元
ISBN 978-7-5679-2016-3

临床路径治疗药物释义·血液病分册
《临床路径治疗药物释义》专家组　编
中国协和医科大学出版社　871 页　16 开　326.00 元
ISBN 978-7-5679-1986-0

临床路径治疗药物释义·眼科分册
《临床路径治疗药物释义》专家组　编
中国协和医科大学出版社　741 页　16 开　278.00 元
ISBN 978-7-5679-1983-9

临床路径治疗药物释义·职业病分册·2022 年版
《临床路径治疗药物释义》专家组　编
中国协和医科大学出版社　468 页　16 开　178.00 元
ISBN 978-7-5679-2061-3

临床路径治疗药物释义·肿瘤疾病分册
《临床路径治疗药物释义》专家组　编
中国协和医科大学出版社　761 页　16 开　286.00 元
ISBN 978-7-5679-1982-2

临床内科疾病救治与用药指导
李文玉　孙倩玉　柳石磊　主编
湖北科学技术出版社　123 页　16 开　88.00 元
ISBN 978-7-5706-2004-3

临床实用方剂大辞典
田代华　主编
中国医药科技出版社　675 页　16 开　198.00 元
ISBN 978-7-5214-2638-0

临床实用经方 20 首
张　哲　于　睿　主编
人民卫生出版社　181 页　16 开　68.00 元
ISBN 978-7-117-34079-3

临床实用药物手册(4版)
刘华钢　主编
人民卫生出版社　799页　16开　138.00元
ISBN 978-7-117-33341-2

临床试验安全信息管理:CIOMS VI工作组报告
王海学　裴小静　陈　珏　编译
天津科技翻译出版有限公司　196页　16开　78.00元
ISBN 978-7-5433-4229-3

临床试验没有事儿:GCP纵横杂谈
许重远　曹　玉　主编
科学技术文献出版社　292页　16开　68.00元
ISBN 978-7-5189-8922-5

临床心血管药物基因组学
尹　彤　周　洲　张　伟　主编
科学出版社　525页　16开　198.00元
ISBN 978-7-03-071063-5

临床新药手册
周世芳　主编
同济大学出版社　170页　大32开　32.00元
ISBN 978-7-5765-0515-3

临床药理学简明教程
涂　剑　雷小勇　张　伟　主编
科学出版社　190页　16开　88.00元
ISBN 978-7-03-073991-9

临床药理学与药物治疗实践
夏　飞等　主编
科学技术文献出版社　340页　16开　118.00元
ISBN 978-7-5189-8952-2

临床药理与药物治疗应用
高艳芬　主编
天津科学技术出版社　162页　16开　88.00元
ISBN 978-7-5742-0373-0

临床药师的患者评估技能:综合指导手册
(加)Sherif Hanafy Mahmoud　编
化学工业出版社　488页　16开　128.00元
ISBN 978-7-122-40964-5

临床药事管理
白春艳　编著
郑州大学出版社　137页　16开　49.00元
ISBN 978-7-5645-8312-5

临床药物导论与药物治疗学
杜永丽等　主编
湖北科学技术出版社　318页　16开　88.00元
ISBN 978-7-5706-1978-8

临床药物基础与应用实践
朱桂花等　主编
吉林科学技术出版社　200页　16开　60.00元
ISBN 978-7-5578-9194-7

临床药物新进展与合理用药
董海明　王　品　张百明等　主编
科学技术文献出版社　464页　16开　168.00元
ISBN 978-7-5189-9563-9

临床药物学
朱祚云　高　龙　张之慧等　主编
湖北科学技术出版社　128页　16开　68.00元
ISBN 978-7-5706-2154-5

临床药物学基础
刘维兵　编著
江西科学技术出版社　175页　16开　45.00元
ISBN 978-7-5390-8249-3

临床药物学基础与实践
裴丽娜　田　甜　张　静等　主编
科学技术文献出版社　448页　16开　88.00元
ISBN 978-7-5189-9216-4

临床药物学基础与应用
苏治国　卢晓东　郭　珍等　主编
科学技术文献出版社　389页　16开　88.00元
ISBN 978-7-5189-9126-6

临床药物研究与药学管理规范
王邦玲　孙晓玲　李红霞等　主编
黑龙江科学技术出版社　465页　16开　198.00元
ISBN 978-7-5719-1445-5

临床药物应用与监护
刘维兵　张　贺　主编
吉林科学技术出版社　364页　16开　100.00元
ISBN 978-7-5578-9801-4

临床药物应用与医学影像技术
王　姣等　著
汕头大学出版社　214页　16开　128.00元
ISBN 978-7-5658-4804-9

临床药物治疗概论
何敬伟　时张玲　罗　群等　主编
郑州大学出版社　175页　16开　69.00元
ISBN 978-7-5645-8779-6

临床药物治疗实践指导
刘民甫　主编
科学技术文献出版社　262页　16开　98.00元
ISBN 978-7-5189-9395-6

临床药物治疗学
孙庆等　主编
天津科技翻译出版有限公司　169页　16开　48.00元
ISBN 978-7-5433-4226-2

临床药物治疗学
徐 姗 主编
陕西科学技术出版社 176 页 16 开 68.00 元
ISBN 978-7-5369-8505-6

临床药物治疗学
张 庆 邓元荣 张建国 主编
中国医药科技出版社 408 页 16 开 79.00 元
ISBN 978-7-5214-3252-7

临床药物治疗学(5 版)
姜远英 主编
人民卫生出版社 541 页 16 开 99.00 元
ISBN 978-7-117-33835-6

临床药学概论:案例版
蒋学华 李 华 主编
科学出版社 234 页 16 开 65.00 元
ISBN 978-7-03-072690-2

临床药学基础与药物规范化应用
柳 威等 主编
吉林大学出版社 202 页 16 开 158.00 元
ISBN 978-7-5768-0278-8

临床药学基础与应用
徐 晓 马晓英 钟 贞 主编
四川科学技术出版社 113 页 16 开 58.00 元
ISBN 978-7-5727-0760-5

临床药学经验
赵珊珊 主编
云南科技出版社 109 页 16 开 56.00 元
ISBN 978-7-5587-4385-6

临床药学理论要点及应用
付 蕾 莫云超 吴爱梅等 主编
科学技术文献出版社 287 页 16 开 148.00 元
ISBN 978-7-5189-9538-7

临床药学理论与合理用药
刘春霞等 主编
湖北科学技术出版社 268 页 16 开 128.00 元
ISBN 978-7-5352-8763-2

临床药学与药物治疗学
张子健等 主编
吉林科学技术出版社 197 页 16 开 98.00 元
ISBN 978-7-5578-9263-0

临床用药策略精要
刘渝册等 主编
江西科学技术出版社 485 页 16 开 280.00 元
ISBN 978-7-5390-8233-2

临床用药护理指南
吴 宣 朱 力 李尊柱 主编
中国协和医科大学出版社 565 页 16 开 128.00 元
ISBN 978-7-5679-1890-0

临床用药与药学新进展
李承文 杨艳霞 李 伟等 主编
上海科学普及出版社 192 页 16 开 128.00 元
ISBN 978-7-5427-8365-3

临床中药学理论与实务研究
张 冰 林志健 著
中国中医药出版社 503 页 16 开 156.00 元
ISBN 978-7-5132-6964-3

临翔区常用中草药
曲 源 赵家贵 主编
云南民族出版社 196 页 16 开 89.00 元
ISBN 978-7-5367-8905-0

灵芝与肿瘤防治
林志彬 编著
北京大学医学出版社 121 页 大 32 开 28.00 元
ISBN 978-7-5659-2667-9

灵芝栽培技术
曾凡清 主编
中国农业出版社 156 页 大 32 开 65.00 元
ISBN 978-7-109-30083-5

零起点学中药
刘 敏 张晓东 主编
人民卫生出版社 340 页 16 开 69.00 元
ISBN 978-7-117-33078-7

岭南 100 种中药识别与应用
陈舜让 朱思旭 主编
中国医药科技出版社 215 页 16 开 88.00 元
ISBN 978-7-5214-3703-4

刘沛然效方拾贝
薄 云 主编
世界图书出版公司长春有限公司 214 页 大 32 开 88.00 元
ISBN 978-7-5192-8956-0

刘志龙经方心得录
刘志龙 编著
中国中医药出版社 270 页 大 32 开 45.00 元
ISBN 978-7-5132-7631-3

留学生中医药文化认同研究:以中医药院校为例
官翠玲 高 山 陈 阳 著
中国社会科学出版社 296 页 16 开 118.00 元
ISBN 978-7-5227-0307-7

龙头凤尾:霍斗传奇
何祥林 魏 刚 顺庆生等 主编
四川科学技术出版社 100 页 16 开 128.00 元

ISBN 978-7-5727-0484-0

龙血树及血竭的现代研究

陈惠琴　王宇光　王　辉等　主编

中国农业出版社　148 页　16 开　98.00 元

ISBN 978-7-109-30021-7

泸西灵草:云南泸西地产常用药物研究

金素安　陈　怡　袁　颖　主编

云南民族出版社　181 页　16 开　59.00 元

ISBN 978-7-5367-8874-9

卤代海洋药物的研究与开发

史大永　李祥乾等　著

科学出版社　264 页　16 开　180.00 元

ISBN 978-7-03-072145-7

鲁南制药与赵志全:非血缘传承

陈　凌　郑敬普　著

浙江大学出版社　274 页　大 32 开　68.00 元

ISBN 978-7-308-22504-5

绿色食品科学用药指南

浙江省农业农村厅　组编

浙江科学技术出版社　219 页　16 开　72.00 元

ISBN 978-7-5739-0067-8

氯硝柳胺及其应用

戴建荣　主编

科学出版社　129 页　16 开　80.00 元

ISBN 978-7-03-072260-7

麻痹性贝类毒素生物学研究与应用

张晓玲　杨　桥　编著

华中科技大学出版社　228 页　16 开　88.00 元

ISBN 978-7-5680-6677-8

玛咖对 2 型糖尿病降糖作用及机理研究

张利军　著

吉林大学出版社　166 页　16 开　128.00 元

ISBN 978-7-5692-8711-0

漫画趣记中医妇科方剂

陈　梅　李　楠　主编

西安交通大学出版社　306 页　大 32 开　79.00 元

ISBN 978-7-5693-2404-4

漫话中药:育儿日记

张慧卿　王怡超　杨葛亮　主编

上海科学技术出版社　76 页　大 32 开　38.00 元

ISBN 978-7-5478-5678-9

漫话中药·本草演义

张慧卿　王怡超　顾　伟　主编

中国中医药出版社　112 页　大 32 开　48.00 元

ISBN 978-7-5132-7635-1

慢性肾脏病用药 100 问

沈华英　编著

苏州大学出版社　120 页　16 开　32.00 元

ISBN 978-7-5672-3772-8

梅全喜论中药全集·临床药学分册

梅全喜　主编

中国中医药出版社　416 页　16 开　109.00 元

ISBN 978-7-5132-7405-0

梅全喜论中药全集·药史本草分册

梅全喜　主编

中国中医药出版社　568 页　16 开　149.00 元

ISBN 978-7-5132-7408-1

梅全喜论中药全集·制剂炮制分册

梅全喜　主编

中国中医药出版社　532 页　16 开　146.00 元

ISBN 978-7-5132-7370-1

梅全喜论中药全集·中药科普分册

梅全喜　主编

中国中医药出版社　371 页　16 开　95.00 元

ISBN 978-7-5132-5654-4

每天懂一味中草药

李　蕊　著绘

吉林科学技术出版社　267 页　16 开　88.00 元

ISBN 978-7-5578-8421-5

蒙古勒津医药

暴风雨　暴水金　编著

辽宁大学出版社　282 页　16 开　72.00 元

ISBN 978-7-5610-8841-8

蒙古贞地道蒙药材

李晓波

辽宁民族出版社　360 页　16 开　118.00 元

ISBN 978-7-5497-2770-4

蒙医方剂数据挖掘关键技术研究与应用

图　雅　著

内蒙古大学出版社　157 页　16 开　39.00 元

ISBN 978-7-5665-2137-8

苗族医药文化价值及现代转型

陈　瑶　胡奇志　廉　睿　著

贵州人民出版社　300 页　16 开　48.00 元

ISBN 978-7-221-17058-3

庙岛群岛药用植物精要

马成亮　高成香　王卫滨　著

延边大学出版社　195 页　16 开　53.00 元

ISBN 978-7-230-03461-6

民间草药精粹

范康生　主编

浙江科学技术出版社　142 页　16 开　80.00 元

ISBN 978-7-5341-9849-6

民间祖传秘方(2 版)

李 川 主编

江西科学技术出版社 372 页 16 开 48.00 元

ISBN 978-7-5390-8222-6

民族特色药材资源综合开发应用技术

王静霞 主编

四川科学技术出版社 142 页 16 开 18.90 元

ISBN 978-7-5727-0533-5

民族医药与民族文化

诸国本 著

中医古籍出版社 358 页 16 开 98.00 元

ISBN 978-7-5152-2211-0

民族植物资源化学与生物活性研究

杨小龙 康利平 杨 健 主编

化学工业出版社 671 页 16 开 298.00 元

ISBN 978-7-122-40847-1

名老中医郭艳锦骨科病诊疗与用药经验荟萃

崔宏勋 主编

中国纺织出版社有限公司 393 页 16 开 98.00 元

ISBN 978-7-5180-9454-7

奈曼旗药用植物图谱

贾俊英 李旻辉 布和巴特尔 主编

北京科学技术出版社 544 页 16 开 498.00 元

ISBN 978-7-5714-0590-8

耐药革兰氏阳性菌感染诊疗手册(2 版)

邱海波 施 毅 主编

人民卫生出版社 271 页 大 32 开 39.00 元

ISBN 978-7-117-33562-1

耐药革兰氏阴性菌感染诊疗手册(2 版)

王明贵 主编

人民卫生出版社 193 页 32 开 38.00 元

ISBN 978-7-117-33050-3

难溶性药物制剂技术

(美)刘 荣 主编

化学工业出版社 618 页 16 开 198.00 元

ISBN 978-7-122-39372-2

内科常见疾病鉴别诊断与合理用药

徐卫卫 朱怀平 查林灿等 主编

科学技术文献出版社 388 页 16 开 118.00 元

ISBN 978-7-5189-9327-7

内科疾病与药学知识汇编

刁云辉等 主编

吉林科学技术出版社 548 页 16 开 75.00 元

ISBN 978-7-5744-0070-2

内科疾病诊断与临床用药

王 蕾 李秀敏 戴志初等 主编

世界图书出版广东有限公司 200 页 16 开 80.00 元

ISBN 978-7-5192-9048-1

内科疾病诊疗与合理用药

庞厚芬 李 娟 张 腾等 主编

辽宁科学技术出版社 225 页 16 开 100.00 元

ISBN 978-7-5591-2729-7

内科疾病诊疗与临床用药

万 磊 罗艳君 闫早君等 主编

中国人口出版社 113 页 16 开 58.00 元

ISBN 978-7-5101-8415-4

内科疾病诊疗与用药

郑立胜 主编

吉林大学出版社 173 页 16 开 68.00 元

ISBN 978-7-5692-9450-7

内蒙古蒙药制剂规范注释.2021 年版(第三册)

内蒙古自治区药品监督管理局 编著

内蒙古科学技术出版社 1163 页 16 开 580.00 元

ISBN 978-7-5380-3405-9

内蒙古自治区蒙医药产业高质量发展研究

李 敏 魏利平 魏 敏等 著

内蒙古大学出版社 168 页 16 开 30.00 元

ISBN 978-7-5665-2112-5

内蒙古自治区医药采购发展研究

刘 峻 著

吉林大学出版社 245 页 16 开 78.00 元

ISBN 978-7-5768-0952-7

内乡县中药材资源

许文振 主编

郑州大学出版社 234 页 16 开 69.00 元

ISBN 978-7-5645-8562-4

你好,中草药(全 5 册)

刘清泉 主编

中国人口出版社 854 页 大 32 开 249.00 元

ISBN 978-7-5101-8138-2 等

你用对药了吗

徐晓锋 主编

江西科学技术出版社 144 页 大 32 开 20.00 元

ISBN 978-7-5390-8114-4

女性用药必备常识

刘子琦 著

人民卫生出版社 196 页 16 开 59.90 元

ISBN 978-7-117-31729-0

欧盟草药法律制度研究

朱志东 著

江西科学技术出版社 227 页 16 开 68.00 元

ISBN 978-7-5390-8378-0

欧盟植物药市场准入指南

中国医药保健品进出口商会　编

中国商务出版社　239 页　16 开　88.00 元

ISBN 978-7-5103-4360-5

帕金森病治疗用药风险管理手册

金鹏飞　主编

中国医药科技出版社　116 页　32 开　35.00 元

ISBN 978-7-5214-3496-5

盘锦市中药资源

吴　莹　主编

辽宁大学出版社　172 页　16 开　45.00 元

ISBN 978-7-5698-0748-6

皮肤病非药物治疗学

李铁男　张理涛　主编

江苏凤凰科学技术出版社　527 页　16 开　298.00 元

ISBN 978-7-5713-2738-5

皮肤病中医外治法及外用药的配制(3 版)

张大萍　张作舟　编著

人民卫生出版社　244 页　16 开　50.00 元

ISBN 978-7-117-33049-7

皮肤科糖皮质激素规范使用详解

施　辛　李恒进　主编

科学出版社　329 页　16 开　98.00 元

ISBN 978-7-03-070276-0

皮肤科中成药用药速查

朱明芳　刘朝圣　主编

人民卫生出版社　289 页　16 开　58.00 元

ISBN 978-7-117-29482-9

脾胃病经方临证集要

蔡　淦　凌江红　丛　军等　主编

科学出版社　156 页　16 开　85.00 元

ISBN 978-7-03-072701-5

脾胃学说应用与创新，方药卷

黄绍刚　吴皓萌　主编

中国中医药出版社　262 页　16 开　68.00 元

ISBN 978-7-5132-7332-9

平乐正骨药物十讲

陈利国　滕军燕　杨　磊　主编

郑州大学出版社　211 页　16 开　68.00 元

ISBN 978-7-5645-8182-4

平凉中草药资源图典

张　洁　荆知敏　杨　静　主编

西北大学出版社　585 页　16 开　400.00 元

ISBN 978-7-5604-4989-0

普济本事方

(宋)许叔微　撰

中国医药科技出版社　171 页　16 开　39.00 元

ISBN 978-7-5214-3451-4

祁连山中药资源图志(2 册)

张　勇　晋　玲　李　鹏等　主编

福建科学技术出版社　1014 页　16 开　520.00 元

ISBN 978-7-5335-6759-0

奇妙的本草世界：二十四节气本草百科

李　梅　黄泽豪　编著

福建科学技术出版社　61 页　大 16 开　88.00 元

ISBN 978-7-5335-6781-1

启航，2020-2021 北京生物医药产业发展报告

北京生物医药产业发展报告编辑委员会　编

科学出版社　155 页　16 开　168.00 元

ISBN 978-7-03-071421-3

器官移植术后常用口服药物指导

袁　铭　王　强　主编

汕头大学出版社　256 页　16 开　99.00 元

ISBN 978-7-5658-4578-9

千金方·全4册

辛丽静　主编

中医古籍出版社　1000 页　大 32 开　498.00 元

ISBN 978-7-5152-2271-4

千金翼方·影印本

(唐)孫思邈　著

人民衛生出版社　362 页　16 开　99.00 元

ISBN 978-7-117-33931-5

黔西北中草药

阮培均　葛发欢　主编

中山大学出版社　869 页　16 开　278.00 元

ISBN 978-7-306-07669-4

羌药概论

李荣贵　主编

四川民族出版社　258 页　大 32 开　48.00 元

ISBN 978-7-5733-0587-9

羌医药发展概述

杨福寿　主编

四川民族出版社　66 页　大 32 开　9.00 元

ISBN 978-7-5733-0589-3

巧识本草·速记中药

赵兴蕊　王洪云　张　尹　主编

中国中医药出版社　257 页　大 32 开　49.80 元

ISBN 978-7-5132-7352-7

青海班玛地区藏族药用民族植物学研究

拉　本　龙主多杰　著

青海民族出版社　213 页　16 开　98.00 元

ISBN 978-7-5420-3888-3

青海矿物药资源

贾守宁　陈文娟　徐智玮　主编

福建科学技术出版社　126 页　16 开　38.00 元

ISBN 978-7-5335-6704-0

青海省藏药材标准(第二册)

青海省药品监督管理局　青海省药品检验检测院　编

甘肃民族出版社　249 页　16 开　150.00 元

ISBN 978-7-5421-5505-4

青海省常见药用植物鉴别技术手册

刘香春　黄红英　杨得毅　主编

青海民族出版社　220 页　大 32 开　45.00 元

ISBN 978-7-5420-3857-9

青海省医疗机构制剂规范(第一册·藏药制剂)

青海省药品监督管理局　青海省药品检验检测院　编

甘肃民族出版社　389 页　16 开　150.00 元

ISBN 978-7-5421-5506-1

青蒿艾疗临床论治

钟日升　潘华峰　编著

中山大学出版社　230 页　16 开　68.00 元

ISBN 978-7-306-07493-5

清凉山药用植物图谱

郑玉光　景永帅　主编

上海科学技术出版社　110 页　16 开　118.00 元

ISBN 978-7-5478-5665-9

趣味中医本草

白　极　曹飒丽　编著

中国医药科技出版社　225 页　大 32 开　45.00 元

ISBN 978-7-5214-2748-6

全国高级卫生专业技术资格考试指导·医院药学

张　玉　主编

人民卫生出版社　680 页　16 开　299.00 元

ISBN 978-7-117-32916-3

全国名老中医儿科病验方

马　融　主编

中国中医药出版社　370 页　16 开　109.00 元

ISBN 978-7-5132-7510-1

全球化背景下医药产业知识产权保护研究:以河北省为例

冯　红　魏雨蒙　著

吉林大学出版社　219 页　16 开　88.00 元

ISBN 978-7-5768-1298-5

全球制药术语英汉双解词典

张金巍　王　冰　刘　颖　主编

中国医药科技出版社　373 页　16 开　100.00 元

ISBN 978-7-5214-3378-4

全球中医药发展报告(2022)

侯胜田　主编

社会科学文献出版社　380 页　16 开　158.00 元

ISBN 978-7-5228-0110-0

群体药动学和药效学分析进阶

焦正主　编

科学出版社　336 页　16 开　160.00 元

ISBN 978-7-03-072295-9

热带病中医药治疗概论

刘　涛　谢毅强　朱　叶　主编

海南出版社　386 页　大 32 开　68.00 元

ISBN 978-7-5730-0818-3

热带植物有故事,海南篇,南药

崔鹏伟　张以山等　主编

中国农业出版社　58 页　16 开　31.33 元

ISBN 978-7-109-30576-2

人参皂苷的现代药理学研究

睢大筼　徐华丽　主编

吉林大学出版社　296 页　16 开　98.00 元

ISBN 978-7-5768-1338-8

人生的第一本中医药科普启蒙书·苦辛篇

朱鸿雁　邓弈辉　主编

湖南科学技术出版社　125 页　16 开　45.00 元

ISBN 978-7-5710-1900-6

人生的第一本中医药科普启蒙书·酸甘篇

朱鸿雁　邓弈辉　主编

湖南科学技术出版社　129 页　16 开　45.00 元

ISBN 978-7-5710-1899-3

人体肠道微生物对黄酮类天然产物柚皮苷代谢的影响

苏薇薇　陈滔彬　姚宏亮　著

中山大学出版社　122 页　16 开　48.00 元

ISBN 978-7-306-07521-5

人体屏障与药物临床应用

赵志刚　江　涛　主编

中国医药科技出版社　349 页　16 开　100.00 元

ISBN 978-7-5214-3487-3

人用重组单克隆抗体制品的检查与实践

李香玉　王　冲　主编

复旦大学出版社　123 页　16 开　75.00 元

ISBN 978-7-309-15782-6

忍冬化学成分及生物活性研究

马俊利　索　炜　著

哈尔滨工程大学出版社　182 页　16 开　68.00 元

ISBN 978-7-5661-3749-4

妊娠哺乳期用药

陈　杰　司徒冰　主编

中国医药科技出版社　218 页　16 开　58.00 元

ISBN 978-7-5214-2508-6

妊娠期和哺乳期安全用药

杨星海　李　娟　主编

华中科技大学出版社　167 页　16 开　58.00 元

ISBN 978-7-5680-8599-1

日本百年中药企业传奇

（日）古田茂美　著

社会科学文献出版社　225 页　32 开　89.00 元

ISBN 978-7-5201-9161-6

榕峤药谭：黄秋云论药集

李　丹　潘鸿贞　林　娟　主编

福建科学技术出版社　385 页　16 开　188.00 元

ISBN 978-7-5335-6794-1

三明草药·第六辑

宋纬文　主编

福建科学技术出版社　420 页　16 开　148.00 元

ISBN 978-7-5335-6851-1

三七连作障碍形成机制及优质生产技术

朱书生　何霞红等　著

科学出版社　426 页　16 开　368.00 元

ISBN 978-7-03-073573-7

山东省中药材标准·2022 年版

山东省药品监督管理局 山东省食品药品检验研究院 编

山东科学技术出版社　235 页　16 开　130.00 元

ISBN 978-7-5723-1452-0

山东省中药配方颗粒标准（第一册）

山东省药品监督管理局 山东省食品药品检验研究院 编

山东科学技术出版社　362 页　16 开　180.00 元

ISBN 978-7-5723-1342-4

山东省中药饮片炮制规范·2022 年版

山东省药品监督管理局 山东省食品药品检验研究院 编

山东科学技术出版社　501 页　16 开　280.00 元

ISBN 978-7-5723-1453-7

山东药品监督管理年鉴·2022 卷

山东省药品监督管理局　编

中国文史出版社　361 页　16 开　300.00 元

ISBN 978-7-5205-3774-2

山东药品监督管理年鉴·2021 卷

山东省药品监督管理局　编

线装书局　322 页　16 开　300.00 元

ISBN 978-7-5120-4869-0

山东药用蕨类植物图典

李建秀　李晓娟　刘　谦　主编

中国医药科技出版社　448 页　16 开　280.00 元

ISBN 978-7-5214-2899-5

山东中医药学科发展报告（2022）

孙春玲　薛一涛　主编

山东科学技术出版社　338 页　16 开　80.00 元

ISBN 978-7-5723-1398-1

山中访药记

虞彩虹　著

黄山书社　275 页　大 32 开　58.00 元

ISBN 978-7-5737-0042-1

陕西省中药配方颗粒标准·2022 年版（2 册）

陕西省药品监督管理局　编

陕西科学技术出版社　628 页　16 开　536.00 元

ISBN 978-7-5369-8535-3 等

陕西中医药大学古籍目录

曹彩霞　主编

三秦出版社　263 页　16 开　168.00 元

ISBN 978-7-5518-2770-6

膳悟：四季药膳

周晓玲　刘　静　主编

湖南科学技术出版社　57 页　16 开　58.00 元

ISBN 978-7-5710-1645-6

伤寒论类方临证思辨录

李吉彦　沈　会　主编

人民卫生出版社　474 页　16 开　85.00 元

ISBN 978-7-117-32639-1

伤寒释疑：胡希恕经方医学掣要

田德华　著

山西科学技术出版社　648 页　大 32 开　68.00 元

ISBN 978-7-5377-6196-3

上海市细菌耐药、抗菌药物应用和医院感染监测报告（2021 年度）

衣承东　王明贵　主编

上海科学技术出版社　93 页　16 开　68.00 元

ISBN 978-7-5478-6010-6

上海中医药大学年鉴·2022（总第六卷）

《上海中医药大学年鉴》编纂委员会　编

上海浦江教育出版社　504 页　16 开　180.00 元

ISBN 978-7-81121-790-2

上市医药企业绩效与竞争力评价

朱文涛　主编

中国中医药出版社　379 页　16 开　119.00 元

ISBN 978-7-5132-7333-6

蛇伤青草药应用

三明市卫生健康委员会等　编

福建科学技术出版社　228 页　16 开　98.00 元

ISBN 978-7-5335-6828-3

涉食品、药品犯罪刑法理论与实务

金华捷　刘晓光　曹　杰　著

中国检察出版社　182 页　16 开　42.00 元
ISBN 978-7-5102-2859-9

麝香临证成方举隅
高学敏　主编
中医古籍出版社　316 页　16 开　88.00 元
ISBN 978-7-5152-2581-4

身边的中草药
欣　然　编著
山东科学技术出版社　33 页　16 开　9.00 元
ISBN 978-7-5723-1284-7

什么是药学?
尤启冬　郭小可　编著
大连理工大学出版社　127 页　大 32 开　39.80 元
ISBN 978-7-5685-4039-1

神农本草经百种录
(清)徐灵胎　撰
中国医药科技出版社　102 页　小 32 开　20.00 元
ISBN 978-7-5214-2960-2

神农本草经版本大全
李顺保　主编
学苑出版社　598 页　16 开　198.00 元
ISBN 978-7-5077-6546-5

神农本草经读
(清)陈修园　撰
中国医药科技出版社　137 页　小 32 开　23.00 元
ISBN 978-7-5214-2948-0

神农本草经讲堂实录
赵文景　申子龙　主编
中国中医药出版社　292 页　大 32 开　49.00 元
ISBN 978-7-5132-7393-0

神农本草经讲义
李海燕　主编
科学出版社　173 页　16 开　48.00 元
ISBN 978-7-03-072757-2

神农本草经应用求真
孙西庆　主编
山东科学技术出版社　526 页　16 开　98.00 元
ISBN 978-7-5723-0962-5

神农本草经英译
(上古)神农　著
上海三联书店　1253 页　16 开　270.00 元
ISBN 978-7-5426-7805-8

神巧萬全方
佚　名　撰
中医古籍出版社　928 页　大 32 开　168.00 元
ISBN 978-7-5152-2610-1

肾脏病患者合理用药
左笑丛　主编
人民卫生出版社　781 页　16 开　228.00 元
ISBN 978-7-117-32971-2

肾脏系统疾病用药
劳海燕　主编
中国医药科技出版社　220 页　16 开　58.00 元
ISBN 978-7-5214-2916-9

肾脏药物手册:肾功能受损时的处方指导(第 5 版)
(英)Caroline Ashley,Aileen Dunleavy　主编
北京科学技术出版社　1424 页　16 开　498.00 元
ISBN 978-7-5714-2162-5

生物技术制药(4 版)
王凤山　邹全明　主编
人民卫生出版社　310 页　16 开　72.00 元
ISBN 978-7-117-33476-1

生物技术制药(4 版)
夏焕章　主编
高等教育出版社　319 页　16 开　49.00 元
ISBN 978-7-04-057924-6

生物药剂学与药物动力学(6 版)
尹莉芳　张　娜　主编
人民卫生出版社　449 页　16 开　86.00 元
ISBN 978-7-117-33238-5

生物药剂学与药物动力学实验
储晓琴　主编
中国科学技术大学出版社　150 页　16 开　30.00 元
ISBN 978-7-312-05237-8

生物药物分析
高向东　主编
人民卫生出版社　287 页　16 开　75.00 元
ISBN 978-7-117-33493-8

生物医药产业专利导航报告
临沂市知识产权保护中心　组织编写
知识产权出版社　278 页　16 开　89.00 元
ISBN 978-7-5130-8153-5

生物制品生产实训
梅艳珍　戴亦军　主编
高等教育出版社　167 页　16 开　25.00 元
ISBN 978-7-04-058587-2

生物制品学(3 版)
王俊丽　聂国兴　主编
科学出版社　408 页　16 开　69.80 元
ISBN 978-7-03-071647-7

生物制药下游技术实验指导
柯德森　主编

广东人民出版社　220 页　16 开　50.00 元
ISBN 978-7-218-15608-8

生药学
王晓琴　周玉生　王梦月　主编
华中科技大学出版社　413 页　16 开　79.80 元
ISBN 978-7-5680-8049-1

生药学(2 版)
李　钦　陈建伟　主编
中国医药科技出版社　462 页　16 开　89.00 元
ISBN 978-7-5214-3103-2

生药学(8 版)
叶　敏　秦路平　主编
人民卫生出版社　338 页　16 开　82.00 元
ISBN 978-7-117-33071-8

生药学实验与指导(2 版)
李会军　主编
中国医药科技出版社　175 页　16 开　39.00 元
ISBN 978-7-5214-3286-2

诗词药草香
孙景环　黄　静　曾　宏　主编
重庆大学出版社　304 页　大 32 开　48.00 元
ISBN 978-7-5689-3353-7

诗意本草
林　毅　殷佩浩　主编
上海世界图书出版公司　320 页　大 32 开　98.00 元
ISBN 978-7-5192-9731-2

识汉字认中药
卢　颖　主编
中国中医药出版社　223 页　16 开　75.00 元
ISBN 978-7-5132-7315-2

识药品味:常用中药科普
深圳市药品检验研究院　编
海天出版社　390 页　16 开　198.00 元
ISBN 978-7-5507-3557-6

实用方剂精解
马艳红　赵廉栋　王　宇　主编
辽宁科学技术出版社　375 页　16 开　46.00 元
ISBN 978-7-5591-2720-4

实用方剂临床手册
王思洲　编著
人民卫生出版社　562 页　32 开　62.00 元
ISBN 978-7-117-32553-0

实用汉日英中医药词典
李国栋　李永安　范海翔　主编
人民卫生出版社　490 页　16 开　118.00 元
ISBN 978-7-117-33928-5

实用临床药物管理与实践
王维波等　主编
湖北科学技术出版社　166 页　16 开　68.00 元
ISBN 978-7-5706-2108-8

实用内科常见病诊治与合理用药
贾晓红　高顺翠　叶素素等　主编
科学技术文献出版社　670 页　16 开　168.00 元
ISBN 978-7-5189-9846-3

实用畲族药膳学
何富乐　雷建光　邱胜平等　主编
中国纺织出版社有限公司　217 页　16 开　58.00 元
ISBN 978-7-5180-9745-6

实用小儿中成药
温淑兰　刘玉超　主编
中国盲文出版社　209 页　16 开　45.00 元
ISBN 978-7-5224-0957-3

实用心内科常用中成药新进展
王　石　刘　宁　主编
江苏凤凰科学技术出版社　286 页　16 开　58.00 元
ISBN 978-7-5713-2890-0

实用验方集锦
贾六金　主编
人民卫生出版社　197 页　16 开　55.00 元
ISBN 978-7-117-34109-7

实用药剂学
王春燕　王白雪　刘连委　主编
重庆大学出版社　232 页　16 开　39.00 元
ISBN 978-7-5689-3154-0

实用药品调剂技术(2 版)
王新杰　主编
郑州大学出版社　247 页　16 开　48.00 元
ISBN 978-7-5645-8186-2

实用药物化学
(美)李　杰　著
化学工业出版社　328 页　16 开　169.80 元
ISBN 978-7-122-41539-4

实用药学英语
易建红　主编
西南交通大学出版社　209 页　16 开　38.00 元
ISBN 978-7-5643-8878-2

实用中西药精粹
马　刚等　主编
吉林科学技术出版社　101 页　16 开　48.00 元
ISBN 978-7-5578-9509-9

实用中药材传统鉴别手册(第二册)
马双成　魏　锋　主编

人民卫生出版社　550 页　16 开　228.00 元
ISBN 978-7-117-32914-9

实用中药材经验鉴别(3 版)
郝近大　编著
人民卫生出版社　820 页　大 32 开　108.00 元
ISBN 978-7-117-32385-7

实用中药材品种论述与鉴别
胡长青　胡伟博　主编
应急管理出版社　349 页　16 开　108.00 元
ISBN 978-7-5020-9448-5

实用中药传统技能、中药调剂员技能竞赛培训教程(2 版)
赵珍东　蓝永锋　主编
化学工业出版社　296 页　16 开　59.00 元
ISBN 978-7-122-40361-2

实用中药活学活用
王桂茂　主编
化学工业出版社　241 页　小 32 开　29.80 元
ISBN 978-7-122-39638-9

实用中药临床手册(2 版)
刘　俊　主编
化学工业出版社　830 页　大 32 开　88.00 元
ISBN 978-7-122-40974-4

实用中药学
钱桂敏　主编
浙江大学出版社　293 页　16 开　78.00 元
ISBN 978-7-308-22611-0

实用中药学服务技术
张立庆　主编
中国医药科技出版社　165 页　16 开　55.00 元
ISBN 978-7-5214-2893-3

实用中医药基础
赵珍东　主编
重庆大学出版社　333 页　16 开　59.00 元
ISBN 978-7-5689-1132-0

实用中医药美容
赵　霞　罗兴洪　主编
中国医药科技出版社　241 页　16 开　79.00 元
ISBN 978-7-5214-3154-4

实用中医药膳食谱
江　涛　主编
广西科学技术出版社　113 页　16 开　38.00 元
ISBN 978-7-5551-1773-5

食管癌本草
马纯政　李寒冰　张　娟　主编
中国中医药出版社　314 页　16 开　88.00 元
ISBN 978-7-5132-7647-4

食疗本草
(唐)孟　诜　撰
中国商业出版社　311 页　16 开　89.00 元
ISBN 978-7-5208-2225-1

食药用菌原色图鉴
牛长满　主编
中国农业大学出版社　198 页　大 32 开　49.00 元
ISBN 978-7-5655-2806-4

史大卓内科病证遣方用药十讲
史大卓　著
中国医药科技出版社　202 页　16 开　45.00 元
ISBN 978-7-5214-3144-5

世界传统医药发展报告(2022)
李　莉　侯胜田　主编
中国商业出版社　350 页　16 开　158.00 元
ISBN 978-7-5208-2164-3

世界卫生组织药品标准专家委员会技术报告
世界卫生组织　编
中国医药科技出版社　927 页　16 开　303.00 元
ISBN 978-7-5214-3126-1 等

市场监管现代化研究:以食品药品为例
闫志刚　著
知识产权出版社　203 页　16 开　88.00 元
ISBN 978-7-5130-8511-3

噬菌体药理学及其实验方法
(英)Martha R. J. Clokie 等　编
化学工业出版社　444 页　16 开　158.00 元
ISBN 978-7-122-40213-4

手抄经典,《伤寒论》经方歌诀笔记
龙大锋　吕　梁　赵　娜　主编
中国中医药出版社　257 页　16 开　88.00 元
ISBN 978-7-5132-6125-8

手心用药临床应用与体会
张述文　张美云　著
学苑出版社　209 页　大 32 开　66.00 元
ISBN 978-7-5077-6359-1

守正出新的宁波药商
陈厥祥　卢美芬　陈梓涛　著
宁波出版社　338 页　16 开　68.00 元
ISBN 978-7-5526-4490-6

硕士研究生入学考试中医综合精华笔记·中药方剂中内分册
郑　婉　吴　丹　主编
中国中医药出版社　310 页　16 开　99.00 元
ISBN 978-7-5132-7447-0

思考衰老:探索中医药的抗衰老方法
谭长涛　著

辽宁科学技术出版社　185页　16开　68.00元
ISBN 978-7-5591-2813-3

四川省医疗机构细菌耐药、抗菌药物应用、医院感染和真菌病监测年度报告(2021)
宗志勇　宋世贵　主编
四川大学出版社　100页　16开　38.00元
ISBN 978-7-5690-5781-2

四川省中医药民间知识
方清茂　主编
四川科学技术出版社　226页　16开　98.00元
ISBN 978-7-5727-0783-4

四季药膳
叶彬华　主编
福建科学技术出版社　160页　16开　48.00元
ISBN 978-7-5335-6488-9

苏州医学:药学专题研究·2021
谭秋生　茅晓风　编
苏州大学出版社　238页　16开　80.00元
ISBN 978-7-5672-3853-4

泰州医药高新区(高港区)年鉴·2022
泰州医药高新技术产业开发区党史方志办公室　编
方志出版社　340页　16开　280.00元
ISBN 978-7-5144-5370-6

探秘系列中药科普丛书·探秘川贝母
周　娟　主编
人民卫生出版社　187页　大32开　46.00元
ISBN 978-7-117-33379-5

探秘系列中药科普丛书·探秘山茱萸
王晓燕　康　帅　主编
人民卫生出版社　163页　大32开　46.00元
ISBN 978-7-117-33463-1

探秘系列中药科普丛书·探秘薏苡仁
陈碧莲　主编
人民卫生出版社　111页　大32开　46.00元
ISBN 978-7-117-33423-5

汤头歌诀
(清)汪　昂　撰
中国医药科技出版社　140页　小32开　25.00元
ISBN 978-7-5214-2961-9

汤液经法图讲记:解构经方时方的底层逻辑
金　锐　著
北京科学技术出版社　229页　16开　68.00元
ISBN 978-7-5714-1587-7

糖尿病的饮食及药物治疗
王　蕾　李　菁　管　生　主编
郑州大学出版社　64页　32开　9.80元
ISBN 978-7-5645-8729-1

糖尿病患者胰岛素无针注射临床实践手册
赵　芳　主编
人民卫生出版社　84页　大32开　35.00元
ISBN 978-7-117-33152-4

糖尿病视网膜病变病理机制及药物治疗研究进展
欧科鹏　李尤简　主编
科学技术文献出版社　172页　大32开　28.00元
ISBN 978-7-5189-8515-9

糖尿病治疗用药风险管理手册
李　妍　苏乐群　主编
中国医药科技出版社　234页　32开　45.00元
ISBN 978-7-5214-3493-4

糖皮质激素药物治疗的药学监护
缪丽燕　主编
人民卫生出版社　335页　16开　75.00元
ISBN 978-7-117-32544-8

特色南药种苗标准化生产技术
王德立　魏建和　郑定华等　主编
中国农业科学技术出版社　200页　16开　40.00元
ISBN 978-7-5116-6194-4

特色畲药精选
雷后兴　林　娜　张晓芹等　主编
科学技术文献出版社　230页　大32开　68.00元
ISBN 978-7-5189-9785-5

特色畲药科普汇编
袁宙新　林　娜　张晓芹　主编
科学技术文献出版社　237页　大32开　88.00元
ISBN 978-7-5189-8598-2

疼痛用药
王若伦　唐　波　主编
中国医药科技出版社　166页　16开　48.00元
ISBN 978-7-5214-2503-1

梯馈珍馐:涉县旱作梯田系统食药物品种图鉴
贺献林　主编
中国农业出版社　162页　16开　150.00元
ISBN 978-7-109-29401-1

提高耐药肺结核发现水平技术实践
李仁忠　阮云洲　苏　伟　主编
人民卫生出版社　106页　16开　45.00元
ISBN 978-7-117-33309-2

体内药物分析(2版)
邓远雄　李晓宇　郝　刚　主编
中南大学出版社　439页　16开　86.00元
ISBN 978-7-5487-4772-7

体质与食养:如何选择药食两用物品

潘晓彦　主编
中国中医药出版社　377 页　大 32 开　68.00 元
ISBN 978-7-5132-4576-0

天然药物化学
刘修树　冯彬彬　宋敬丽　主编
华中科技大学出版社　222 页　16 开　49.90 元
ISBN 978-7-5680-8936-4

天然药物化学(8 版)
华会明　娄红祥　主编
人民卫生出版社　512 页　16 开　98.00 元
ISBN 978-7-117-33193-7

天然药物化学基础(2 版)
王幼鹏　主编
人民卫生出版社　229 页　16 开　45.00 元
ISBN 978-7-117-33195-1

天然药物化学实验
高建萍　付雪艳　主编
华中科技大学出版社　116 页　16 开　29.80 元
ISBN 978-7-5680-8301-0

天然药物化学实验指导
王天玲　主编
重庆大学出版社　136 页　16 开　29.00 元
ISBN 978-7-5689-3397-1

天然药物学基础(2 版)
郑小吉　主编
人民卫生出版社　427 页　16 开　89.00 元
ISBN 978-7-117-33196-8

天然药物有效成分抗肿瘤机制研究
闫燕艳　著
吉林大学出版社　234 页　16 开　95.00 元
ISBN 978-7-5692-8891-9

铁皮石斛遗传资源与分子鉴定
丁小余　牛志韬　薛庆云等　著
江苏凤凰科学技术出版社　297 页　16 开　158.00 元
ISBN 978-7-5713-2857-3

听！童话奶奶讲古代传说.中药的传说(第二辑·全5册)
葛翠琳　著
现代教育出版社　185 页　16 开　168.00 元
ISBN 978-7-5106-8189-9

突发事件中药学保障与药品供应
吴久鸿　吴晓玲　杜　光　主编
中国协和医科大学出版社　455 页　16 开　198.00 元
ISBN 978-7-5679-2010-1

图解本草纲目:生活实用版
(明)李时珍　著
三秦出版社　489 页　大 32 开　98.00 元
ISBN 978-7-5518-2802-4

图解本草纲目极简养生速查全书
张中华　编著
江苏凤凰科学技术出版社　255 页　16 开　49.80 元
ISBN 978-7-5713-2550-3

图解本草纲目蔬果食疗速查全书
于雅婷　吴剑坤　编著
江苏凤凰科学技术出版社　191 页　16 开　45.00 元
ISBN 978-7-5713-2548-0

图解本草纲目五色蔬果对症速查全书
孙　平　于雅婷　编著
江苏凤凰科学技术出版社　207 页　16 开　45.00 元
ISBN 978-7-5713-2549-7

图解药酒对症养生全书
吴剑坤　于雅婷　编著
江苏凤凰科学技术出版社　208 页　16 开　45.00 元
ISBN 978-7-5713-2266-3

图解药性赋
杨　健　编著
中医古籍出版社　214 页　16 开　68.00 元
ISBN 978-7-5152-2459-6

图解中药功效异同与运用
沈晓雄　编著
人民卫生出版社　430 页　16 开　85.00 元
ISBN 978-7-117-33011-4

图识本草周历
周　芳　编著
中医古籍出版社　105 页　16 开　58.00 元
ISBN 978-7-5152-2532-6

图说经典《本草纲目》
郭伟光　主编
黑龙江科学技术出版社　275 页　16 开　69.00 元
ISBN 978-7-5719-1425-7

土单方(2 版)
孙显军　主编
江西科学技术出版社　344 页　16 开　48.00 元
ISBN 978-7-5390-8220-2

土家医药
田华咏　张元忠　田　兰　主编
中医古籍出版社　615 页　16 开　168.00 元
ISBN 978-7-5152-1957-8

外科临床药师肿瘤精准用药速览
张述耀　刘　韬　郑志华　主编
中国医药科技出版社　277 页　16 开　68.00 元
ISBN 978-7-5214-3439-2

外台秘要·影印本(上中下三册)

(唐)王　焘　撰
人民卫生出版社　1142 页　16 开　388.00 元
ISBN 978-7-117-33976-6

万全儿科病用药心法
李成年　杨云松　主编
中国医药科技出版社　315 页　大 32 开　42.00 元
ISBN 978-7-5214-3097-4

王琦方笺集
王　琦　著
中国中医药出版社　231 页　16 开　108.00 元
ISBN 978-7-5132-7929-1

王琦方药应用 31 论
王　琦　著
中国中医药出版社　279 页　16 开　79.00 元
ISBN 978-7-5132-7931-4

王琦中药研究学术思想述要
李　群　王　琦　张会敏　著
山东科学技术出版社　466 页　16 开　86.00 元
ISBN 978-7-5723-1454-4

王雪峰小儿病临证用药心得
王雪峰　主编
中国中医药出版社　262 页　16 开　78.00 元
ISBN 978-7-5132-7273-5

王永钧治肾医论医案与方药研究
王永钧　主编
浙江大学出版社　308 页　16 开　98.00 元
ISBN 978-7-308-21662-3

王岳产书·影印版
(宋)王　岳　撰
中医古籍出版社　90 页　大 32 开　20.00 元
ISBN 978-7-5152-2613-2

网络药理学
李　梢　主编
清华大学出版社　331 页　16 开　139.00 元
ISBN 978-7-302-59183-2

网络药理学导论
李　梢　主编
清华大学出版社　236 页　16 开　89.00 元
ISBN 978-7-302-61965-9

网上药房政府规制问题研究
赵晓佩　著
中国政法大学出版社　210 页　16 开　69.00 元
ISBN 978-7-5764-0537-8

危害食品药品安全犯罪典型类案研究(2 版)
张伟珂　著
研究出版社　338 页　16 开　68.00 元
ISBN 978-7-5199-1348-9

维甲酸类药物皮肤科应用:理论与实践
张锡宝　马鹏程　主编
暨南大学出版社　275 页　16 开　118.00 元
ISBN 978-7-5668-3517-8

为父母制药为亲人制药:扬子江药业质量风险管控模式
扬子江质量发展研究院　编著
中国标准出版社　315 页　16 开　96.00 元
ISBN 978-7-5066-9945-7

胃癌前病变中医药治疗
陈更新　邓海霞　主编
科学出版社　309 页　16 开　98.00 元
ISBN 978-7-03-073124-1

温病学家叶天士奇方妙治
范铁兵　主编
天津科学技术出版社　314 页　16 开　68.00 元
ISBN 978-7-5576-9772-3

文火药香:写给有恙、有闲、不吃药的人
王冠一　著
中国科学技术出版社　254 页　大 32 开　49.00 元
ISBN 978-7-5046-9202-3

文小叔有方说方(第 2 辑)
文泉杰　著
河南科学技术出版社　374 页　16 开　88.00 元
ISBN 978-7-5725-0780-9

我不是药神:同名电影原型陆勇经历纪实
陆　勇　口述
东方出版社　340 页　16 开　69.80 元
ISBN 978-7-5207-2756-3

我国药品专利链接制度构建的法律问题研究
焦海洋　著
知识产权出版社　232 页　大 32 开　60.00 元
ISBN 978-7-5130-8531-1

我国医药制造业合作创新支出影响因素的实证研究
范明杰　著
辽宁大学出版社　118 页　16 开　38.00 元
ISBN 978-7-5698-0698-4

吴正石临证中药点评
吴正石　梁　江　主编
安徽科学技术出版社　225 页　16 开　68.00 元
ISBN 978-7-5337-7516-2

五百首食疗中药歌诀白话解
常章富　主编
学苑出版社　398 页　16 开　98.00 元
ISBN 978-7-5077-6418-5

武义单方验方集

李明焱　李振皓　主编
中国中医药出版社　140 页　16 开　69.00 元
ISBN 978-7-5132-7503-3

西北药用作物生产实用技术问答
晋小军　主编
中国农业出版社　255 页　16 开　49.00 元
ISBN 978-7-109-29385-4

西洋参营养成分及功能因子
李平亚　主编
化学工业出版社　232 页　16 开　198.00 元
ISBN 978-7-122-39676-1

西洋参皂苷、树舌多糖和香菇多糖的功能研究
刘　哲　李丽阳　郑小亮　著
东北林业大学出版社　202 页　16 开　38.00 元
ISBN 978-7-5674-2741-9

先进药剂学
吕万良　汪贻广　主编
北京大学医学出版社　533 页　16 开　99.00 元
ISBN 978-7-5659-2448-4

县域健康与医药卫生改革
代宝珍　著
科学出版社　109 页　16 开　98.00 元
ISBN 978-7-03-070740-6

现代常见药物基础与临床
傅　妮　刘华珍　张志刚等　主编
科学技术文献出版社　304 页　16 开　148.00 元
ISBN 978-7-5189-9101-3

现代抗体药物制备及应用
曹宏伟　张　华　吴志军等　著
东南大学出版社　405 页　16 开　80.00 元
ISBN 978-7-5766-0316-3

现代临床药理及药学应用
刘汉南　吴耀华　黄塘娟等　主编
科学技术文献出版社　284 页　16 开　148.00 元
ISBN 978-7-5189-9838-8

现代临床药学理论与进展
闪洁琳　何秀云　张文颖等　主编
科学技术文献出版社　535 页　16 开　138.00 元
ISBN 978-7-5189-9660-5

现代临床药学实践
孟昭慧等　主编
湖北科学技术出版社　195 页　16 开　98.00 元
ISBN 978-7-5706-1933-7

现代临床药学应用
黄　娟　著
吉林科学技术出版社　195 页　16 开　98.00 元
ISBN 978-7-5578-9265-4

现代临床药学与儿科研究
郭善同等　主编
吉林科学技术出版社　184 页　16 开　98.00 元
ISBN 978-7-5578-9266-1

现代内科诊疗学与药剂应用
葛　辉　董丽君　张卫生　主编
黑龙江科学技术出版社　94 页　16 开　48.00 元
ISBN 978-7-5719-1280-2

现代人看中药
曹　军　冯　清　编著
中国医药科技出版社　256 页　大 32 开　35.00 元
ISBN 978-7-5214-3101-8

现代实用药物学
谷翠霞等　主编
天津科学技术出版社　420 页　16 开　88.00 元
ISBN 978-7-5742-0060-9

现代手性药物的制备与合成
陈仲强　吕　敏　编著
化学工业出版社　527 页　16 开　198.00 元
ISBN 978-7-122-38070-8

现代西药学与中药学手册
来向阳　编
湖北科学技术出版社　134 页　16 开　88.00 元
ISBN 978-7-5706-1854-5

现代药剂学
吕万良　王坚成　主编
北京大学医学出版社　580 页　16 开　115.00 元
ISBN 978-7-5659-2602-0

现代药物学理论与应用
刘淑岚　欧雯平　陈丕瑞等　主编
上海交通大学出版社　189 页　16 开　128.00 元
ISBN 978-7-313-26489-3

现代药物研究与应用
马晓洁　许红霞　石磊等　编著
世界图书出版西安有限公司　185 页　16 开　98.00 元
ISBN 978-7-5192-9515-8

现代药学基础与中西医诊疗
李洁琼等　著
汕头大学出版社　149 页　16 开　198.00 元
ISBN 978-7-5658-4675-5

现代药学综合知识与技能
李　微　董　慧　孟凡堰等　主编
科学技术文献出版社　429 页　16 开　132.00 元
ISBN 978-7-5189-9354-3

现代医院静脉用药调配中心的经营管理

何金汗　李　健　李　建　主编
四川大学出版社　279 页　16 开　66.00 元
ISBN 978-7-5690-5456-9

现代中药临床应用策略
高　鹏等　主编
天津科学技术出版社　407 页　16 开　88.00 元
ISBN 978-7-5742-0345-7

现代中医临床与中药研究
丁　勇　李富强　陈　靖等　主编
天津科学技术出版社　394 页　16 开　98.00 元
ISBN 978-7-5742-0186-6

香从药园来
黄　磊　曾　琳　主编
海南出版社　308 页　大 32 开　58.00 元
ISBN 978-7-5730-0570-0

消化系统疾病诊疗与用药指导
马　龙等　主编
吉林科学技术出版社　87 页　16 开　35.00 元
ISBN 978-7-5578-9695-9

销售礼仪及规范:社会药房药学服务人员
裴纪可　赵媛媛　石　宇　主编
东北师范大学出版社　142 页　16 开　33.00 元
ISBN 978-7-5681-9480-8

小儿常见病中医药防治手册
熊　霖　万　飞　主编
中国中医药出版社　241 页　大 32 开　53.00 元
ISBN 978-7-5132-4968-3

小儿推拿证候病机方
黄锦军　何贤芬　主编
科学出版社　163 页　16 开　78.00 元
ISBN 978-7-03-072129-7

小儿心脏病用药手册
(美)Ricardo Munoz 等　主编
科学出版社　385 页　大 32 开　85.00 元
ISBN 978-7-03-071845-7

小儿药证直诀
(宋)钱　乙　原著
天津科学技术出版社　167 页　32 开　20.00 元
ISBN 978-7-5308-2818-2

小儿药证直诀
(宋)钱　乙　撰
中国医药科技出版社　157 页　小 32 开　25.00 元
ISBN 978-7-5214-2962-6

小儿药证
(宋)刘景裕　撰
中医古籍出版社　34 页　大 32 开　10.00 元
ISBN 978-7-5152-2614-9

小神农识药记:中医药文化探寻
束雅春　主编
江苏凤凰少年儿童出版社　118 页　16 开　38.00 元
ISBN 978-7-5584-2677-3

小神农养成记(3 册)
许莉莉　国　华　陈晓玲等　主编
中医古籍出版社　183 页　16 开　114.00 元
ISBN 978-7-5152-2318-6 等

小兴安岭药用植物彩色图鉴
刘运伟　王洪刚　董　上　著
东北林业大学出版社　302 页　16 开　198.00 元
ISBN 978-7-5674-2798-3

小学生“大健康”中医药文化知识
顾秋红　王邦才　陈微刚　主编
中国中医药出版社　165 页　16 开　66.00 元
ISBN 978-7-5132-7696-2

小药片有大学问
杨丽杰　吴一波　编著
科学出版社　237 页　16 开　95.00 元
ISBN 978-7-03-071312-4

校园药物本草集锦
陈四清　杨双菲　谢小龙　主编
郑州大学出版社　290 页　16 开　89.00 元
ISBN 978-7-5645-8187-9

协和外周血管药物治疗学
陈跃鑫　郑月宏　主编
中国协和医科大学出版社　237 页　16 开　168.00 元
ISBN 978-7-5679-1840-5

写给少儿的中药汤头歌诀
王凤丽　主编
中国中医药出版社　72 页　16 开　49.00 元
ISBN 978-7-5132-7619-1

写给少儿的中医中药故事
王凤丽　主编
中国中医药出版社　83 页　16 开　58.00 元
ISBN 978-7-5132-7575-0

谢海洲角药
杨增良　主编
河南科学技术出版社　248 页　32 开　38.00 元
ISBN 978-7-5725-0811-0

心血管疾病救护与用药指导
李晓宁等　主编
吉林大学出版社　156 页　16 开　68.00 元
ISBN 978-7-5768-1063-9

心血管疾病药物治疗理论与实践

张　磊　姜　枫　滑　振等　主编
科学技术文献出版社　338 页　16 开　118.00 元
ISBN 978-7-5189-9520-2

心脏病食疗用药看这本就够了
戴德银　代升平　刘　蓉主编
化学工业出版社　203 页　16 开　48.00 元
ISBN 978-7-122-40644-6

新版医保用药指导
白秋江　黄正明　李　庚等　主编
科学出版社　1187 页　16 开　598.00 元
ISBN 978-7-03-072215-7

新编《伤寒论》经方应用
李文辉　柯文金　主编
甘肃科学技术出版社　289 页　大 32 开　29.00 元
ISBN 978-7-5424-2950-6

新编归类方剂歌诀括解
汤铁强　汤　澜　汤　咏等　编著
黑龙江科学技术出版社　209 页　大 32 开　49.90 元
ISBN 978-7-5719-1251-2

新编简明药物手册(7 版)
焦万田　侯楚祺　刘文钦　主编
河南科学技术出版社　998 页　大 32 开　138.00 元
ISBN 978-7-5725-0836-3

新编抗癌本草
王振强　李子琪　赵怡然等　主编
天津科学技术出版社　293 页　16 开　38.00 元
ISBN 978-7-5742-0132-3

新编临床药物基础与应用
郭衍梅　王美霞　马焕焕等　主编
黑龙江科学技术出版社　444 页　16 开　198.00 元
ISBN 978-7-5719-1501-8

新编临床用药护理手册
卢晓阳　王华芬　主编
人民卫生出版社　596 页　大 32 开　79.00 元
ISBN 978-7-117-33414-3

新编神医华佗奇方妙治
李春深　主编
天津科学技术出版社　292 页　16 开　68.00 元
ISBN 978-7-5576-9814-0

新编医圣张仲景奇方妙治
范铁兵　主编
天津科学技术出版社　303 页　16 开　68.00 元
ISBN 978-7-5742-0405-8

新编中药药理研究与临床应用
杨丽霞　姬　蕾　李慧莉　主编
兰州大学出版社　695 页　大 16 开　110.00 元
ISBN 978-7-311-06278-1

新冠肺炎中医药防治经验医案集
王志刚　李建真　主编
兰州大学出版社　180 页　16 开　29.00 元
ISBN 978-7-311-05977-4

新疆地产药用植物图谱
李　红　庞克坚　其曼古丽·吐尔洪　编著
西北农林科技大学出版社　186 页　16 开　48.00 元
ISBN 978-7-5683-1104-5

新疆特色药物志(4 册)
刘勇民　刘伟新　主编
新疆科学技术出版社　2072 页　16 开　960.00 元
ISBN 978-7-5466-4800-2

新生儿与婴幼儿用药手册
李　燕　康文清　陈海燕等　主编
中国协和医科大学出版社　449 页　小 32 开　68.00 元
ISBN 978-7-5679-2021-7

新时代高校药学专业大学生劳动素养提升
季　勇　马　俊　韩　峰等　主编
南京大学出版社　171 页　大 32 开　18.00 元
ISBN 978-7-305-25612-7

新药的故事(3)
梁贵柏　著
译林出版社　245 页　大 32 开　49.00 元
ISBN 978-7-5447-9264-6

新药发展史
程　芳　主编
中山大学出版社　205 页　16 开　59.80 元
ISBN 978-7-306-07542-0

新药史话:从万能药到生命科学前沿
彭　雷著
清华大学出版社　442 页　16 开　85.00 元
ISBN 978-7-302-61249-0

新药研究与评价概论(2 版)
李晓辉　杜冠华　主编
人民卫生出版社　378 页　16 开　128.00 元
ISBN 978-7-117-33051-0

新药注册申请技巧及新药研发关键技术
张学农　刘　扬　主编
苏州大学出版社　246 页　大 32 开　35.00 元
ISBN 978-7-5672-2811-5

杏林春暖绽河湟:青海省中医院中医药文化写实
李军茹　朱　亮　主编
中国中医药出版社　168 页　16 开　98.00 元
ISBN 978-7-5132-7548-4

杏林手泽:洪嘉禾论中医药

王海南　薛冬英　主编
化学工业出版社　149 页　16 开　58.00 元
ISBN 978-7-122-41590-5

修养书
(唐)司马承祯　撰
中医古籍出版社　210 页　大 32 开　40.00 元
ISBN 978-7-5152-2612-5

盱江医药廉洁故事
左国春　罗伽禄　编著
江西高校出版社　138 页　16 开　49.00 元
ISBN 978-7-5762-3422-0

徐国良教你开膏方
徐国良　陈劲云　谢梅娟　主编
科学技术文献出版社　185 页　16 开　88.00 元
ISBN 978-7-5189-8031-4

学经方做临床
窦志芳　赵　琼　主编
山西科学技术出版社　526 页　大 32 开　56.00 元
ISBN 978-7-5377-6211-3

血管内皮细胞药理与临床诊断
窦　宁　著
湖北科学技术出版社　128 页　16 开　68.00 元
ISBN 978-7-5706-2291-7

血脑屏障药理学
周宁娜　何晓山　(美)向建鸣　主编
科学出版社　242 页　16 开　139.00 元
ISBN 978-7-03-073790-8

寻医问方
宋南昌　主编
中国中医药出版社　226 页　大 32 开　39.80 元
ISBN 978-7-5132-7484-5

延安时期的中医药史研究
曾云飞　主编　延安市中医药研究会　编
三秦出版社　380 页　16 开　98.00 元
ISBN 978-7-5518-2566-5

眼镜蛇神经毒素:基础和临床
秦正红　编著
科学出版社　349 页　16 开　160.00 元
ISBN 978-7-03-070894-6

验方心悟:五十年临证效验秘方实录
王绪前　编著
中国医药科技出版社　152 页　大 32 开　32.00 元
ISBN 978-7-5214-2787-5

杨叔禹解读疏泄经典名方
杨　光　赵能江　主编
厦门大学出版社　200 页　16 开　49.00 元
ISBN 978-7-5615-8544-3

杨志敏岭南膏方菁华
杨志敏　管桦桦　主编
中国中医药出版社　565 页　16 开　135.00 元
ISBN 978-7-5132-7823-2

杨志仁学术精华与临床应用
杨启琪　编著
广东科技出版社　238 页　16 开　98.00 元
ISBN 978-7-5359-7789-2

养命之方:罗大伦讲名医张锡纯传家食疗方
罗大伦　著
科学技术文献出版社　208 页　16 开　59.90 元
ISBN 978-7-5189-9078-8

姚廷芝传统中药鉴别经验辑要
姚廷芝　姜承刚　周　倩　主编
人民卫生出版社　304 页　16 开　68.00 元
ISBN 978-7-117-34282-7

瑶药概论
李　彤　主编
广西民族出版社　296 页　16 开　180.00 元
ISBN 978-7-5363-7623-6

瑶药学
奉建芳　主编
中国中医药出版社　379 页　16 开　98.00 元
ISBN 978-7-5132-8001-3

药代动力学的药物相互作用
刘晓东　刘　李　主编
科学出版社　496 页　16 开　180.00 元
ISBN 978-7-03-069396-9

药代动力学理论与实践
王广基　主编
人民卫生出版社　446 页　16 开　109.00 元
ISBN 978-7-117-32822-7

药德教育与实践
陆晓莉　林世杰　孙　倩　著
浙江大学出版社　198 页　16 开　42.00 元
ISBN 978-7-308-22047-7

药店零售与服务技术
俞春飞　主编
高等教育出版社　182 页　16 开　29.80 元
ISBN 978-7-04-057980-2

药店零售与服务技术(2 版)
石少婷　主编
人民卫生出版社　317 页　16 开　59.00 元
ISBN 978-7-117-33352-8

药店药房开店运营一本通:图解版

王昭斌　编著
化学工业出版社　227 页　16 开　68.00 元
ISBN 978-7-122-40543-2

药店药剂师常见疾病诊疗指南
(英)Alison Blenkinsopp 等　著
北京大学医学出版社　460 页　大 32 开　80.00 元
ISBN 978-7-5659-2484-2

药对学:修订本
刘家骅　编著
中国中医药出版社　697 页　16 开　169.00 元
ISBN 978-7-5132-6974-2

药果同源
彭　磊　卢　辰　编著
云南科技出版社　153 页　16 开　38.00 元
ISBN 978-7-5587-3963-7

药海微澜:家庭常备中药材百科
王明霞　著
黑龙江科学技术出版社　181 页　16 开　80.00 元
ISBN 978-7-5719-1338-0

药剂学
王　琳　黄翠翠　主编
华中科技大学出版社　330 页　16 开　89.90 元
ISBN 978-7-5680-8587-8

药剂学基础及临床应用
孔　芹　主编
科学技术文献出版社　266 页　16 开　98.00 元
ISBN 978-7-5189-9337-6

药剂学理论与临床应用
张长钢　孙　琛　陈　鑫　主编
湖北科学技术出版社　123 页　16 开　88.00 元
ISBN 978-7-5706-2090-6

药剂学实验指导
韩秀凤　党利利　主编
重庆大学出版社　74 页　16 开　19.00 元
ISBN 978-7-5689-3480-0

药酒·药浴·药粥
张　振　主编
中医古籍出版社　242 页　大 32 开　69.00 元
ISBN 978-7-5152-2246-2

药栏诗话笺注
(清)严廷中　著
中国社会科学出版社　179 页　16 开　78.00 元
ISBN 978-7-5227-0483-8

药理基础与部队常用药物思维导图训练手册
卢　山　王　刚　主编
西安交通大学出版社　159 页　16 开　38.00 元
ISBN 978-7-5693-1561-5

药理学
邓凤君　杜景霞　主编
华中科技大学出版社　340 页　16 开　79.80 元
ISBN 978-7-5680-8360-7

药理学
邓雪松　苗久旺　主编
中国医药科技出版社　354 页　16 开　72.00 元
ISBN 978-7-5214-3186-5

药理学
韩永红　孙　静　主编
化学工业出版社　302 页　16 开　56.00 元
ISBN 978-7-122-40526-5

药理学
李红月　黄幼霞　沈华杰　主编
高等教育出版社　379 页　16 开　63.00 元
ISBN 978-7-04-058885-9

药理学
苗久旺　汪玉玲　主编
上海交通大学出版社　377 页　16 开　59.00 元
ISBN 978-7-313-27029-0

药理学
吴增春　吴曈勃　主编
江苏大学出版社　303 页　16 开　69.80 元
ISBN 978-7-5684-1907-9

药理学
毛玉霞　汤万权　主编
中国人口出版社　335 页　16 开　59.80 元
ISBN 978-7-5101-8205-1

药理学
王高峰　姜成丽　赵福香　主编
东南大学出版社　348 页　16 开　65.00 元
ISBN 978-7-5766-0183-1

药理学(2 版)
秦红兵　曾　慧　主编
中国医药科技出版社　319 页　16 开　68.00 元
ISBN 978-7-5214-3530-6

药理学(2 版)
王传功　王垣芳　主编
中国医药科技出版社　300 页　16 开　58.00 元
ISBN 978-7-5214-3217-6

药理学(2 版)
李　艳　李文娜　杜景霞　主编
华中科技大学出版社　427 页　16 开　79.80 元
ISBN 978-7-5680-8131-3

药理学(3 版)

俞月萍　张　琦　王国康　主编
浙江大学出版社　312 页　16 开　52.90 元
ISBN 978-7-308-22168-9

药理学(5 版)
徐　红　主编
科学出版社　251 页　16 开　54.80 元
ISBN 978-7-03-070704-8

药理学(5 版)
杨俊卿　陈　立　主编
人民卫生出版社　427 页　16 开　89.00 元
ISBN 978-7-117-33138-8

药理学(9 版)
陈　忠　杜俊蓉　主编
人民卫生出版社　519 页　16 开　99.00 元
ISBN 978-7-117-33291-0

药理学核心考点与习题
王芙蓉　主编
中国医药科技出版社　287 页　16 开　65.00 元
ISBN 978-7-5214-2994-7

药理学实验
杨　俊　刘　琳　主编
化学工业出版社　123 页　16 开　29.80 元
ISBN 978-7-122-41738-1

药理学实验
阮叶萍　主编
浙江大学出版社　182 页　16 开　45.00 元
ISBN 978-7-308-22536-6

药理学实验方法与学习指导
赵玉勤　主编
浙江大学出版社　206 页　16 开　48.00 元
ISBN 978-7-308-22538-0

药理学实验教程
李勇文　赖文思　主编
天津科学技术出版社　148 页　16 开　45.00 元
ISBN 978-7-5742-0293-1

药理学实验与学习指导
高华山　邱渊皓　主编
郑州大学出版社　175 页　16 开　33.00 元
ISBN 978-7-5645-8799-4

药理学实验指导
王　利　刘丹花　主编
河南大学出版社　222 页　16 开　36.00 元
ISBN 978-7-5649-5339-3

药理学实验指导
赵小玲　主编
重庆大学出版社　74 页　16 开　19.00 元
ISBN 978-7-5689-3325-4

药理学自主实验设计与典型案例参考
徐卫东　魏　渊　主编
中国医药科技出版社　222 页　16 开　60.00 元
ISBN 978-7-5214-3470-5

药品 GMP 车间实训教程
郭永学　主编
化学工业出版社　264 页　16 开　58.00 元
ISBN 978-7-122-40206-6

药品 GMP 实务(3 版)
黄竹青　刘　颖　主编
西安交通大学出版社　226 页　16 开　43.00 元
ISBN 978-7-5693-1853-1

药品储存与养护
刘福和　陈紫微　主编
化学工业出版社　157 页　16 开　39.00 元
ISBN 978-7-122-40267-7

药品储存与养护(2 版)
舒　炼　鲁群岷　张　姣　主编
重庆大学出版社　217 页　16 开　39.00 元
ISBN 978-7-5689-1040-8

药品储存与养护技术(2 版)
宫淑秋　主编
人民卫生出版社　269 页　16 开　49.00 元
ISBN 978-7-117-33179-1

药品调剂技术(2 版)
区门秀　主编
人民卫生出版社　352 页　16 开　60.00 元
ISBN 978-7-117-33426-6

药品购销技术综合实训
丛淑芹　李承革　主编
化学工业出版社　187 页　16 开　30.00 元
ISBN 978-7-122-40538-8

药品检验方法与实践
刘哲鹏　聂丽蓉　编著
复旦大学出版社　229 页　16 开　88.00 元
ISBN 978-7-309-15944-8

药品检验基础知识
邓松岳　王　翀　主编
郑州大学出版社　149 页　16 开　59.00 元
ISBN 978-7-5645-9152-6

药品检验技术(2 版)
于　晓　主编
化学工业出版社　290 页　16 开　49.00 元
ISBN 978-7-122-41540-0

药品检验行业 LIMS 电子实验记录本编辑指南

李　帅　主编
中国医药科技出版社　153页　16开　86.00元
ISBN 978-7-5214-3341-8
药品经营企业质量管理实战指南
林奇艺　主编
羊城晚报出版社　520页　16开　188.00元
ISBN 978-7-5543-0974-2
药品可及性视阈下TRIPs-Plus规则研究
梁志文　著
中山大学出版社　280页　16开　68.00元
ISBN 978-7-306-07592-5
药品流通管理研究
孟高飞　张丽媛　王　芳　著
延边大学出版社　200页　16开　68.00元
ISBN 978-7-230-03522-4
药品生产检查实用技术手册
卢晓明　周军红　主编
陕西科学技术出版社　464页　16开　178.00元
ISBN 978-7-5369-8274-1
药品生产质量管理工程(3版)
朱世斌　刘　红　主编
化学工业出版社　326页　16开　58.00元
ISBN 978-7-122-40283-7
药品生产质量管理实践
谭培龙　朱振亚　主编
中国医药科技出版社　270页　16开　60.00元
ISBN 978-7-5214-3170-4
药品生产质量管理实践:文件、记录管理与实例
王有生　主编
吉林科学技术出版社　196页　16开　75.00元
ISBN 978-7-5578-9618-8
药品生产综合实训
吴　洁　鲍真真　主编
化学工业出版社　148页　16开　45.00元
ISBN 978-7-122-41261-4
药品生物检定
张姣廖红　张映兰　张　娅等　主编
中国石化出版社　192页　16开　38.00元
ISBN 978-7-5114-6653-2
药品市场营销技术(3版)
高环成　王　峰　主编
高等教育出版社　252页　16开　46.40元
ISBN 978-7-04-056934-6
药品微生物检验技术(2版)
孙祎敏　张其霞　主编
中国医药科技出版社　261页　16开　49.00元
ISBN 978-7-5214-2543-7
药品学
甄汉深　主编
人民卫生出版社　353页　16开　65.00元
ISBN 978-7-117-29721-9
药品质量管理(3版)
王晓杰　胡红杰　主编
化学工业出版社　194页　16开　39.80元
ISBN 978-7-122-40483-1
药品质量管理实务
胡冬梅　陈蔚蔚　彭　电　主编
中国医药科技出版社　144页　16开　39.00元
ISBN 978-7-5214-3585-6
药品质量检测技术(3版)
赵亚丽　主编
化学工业出版社　228页　16开　48.00元
ISBN 978-7-122-41141-9
药染同源:《本草纲目》里的传统染织色彩
邵　旻　著
东华大学出版社　188页　16开　198.00元
ISBN 978-7-5669-2081-2
药膳养生食谱详解
高海波　孙　平　编著
江苏凤凰科学技术出版社　188页　16开　48.00元
ISBN 978-7-5713-3167-2
药膳与饮食营养
范文昌　王东营　荆志伟　主编
化学工业出版社　208页　16开　49.00元
ISBN 978-7-122-40291-2
药师经的济世观
南怀瑾　讲述
东方出版社　283页　16开　46.00元
ISBN 978-7-5207-0755-8
药师审方技能培训试题荟萃(2版)
陶　霞　陈万生　主编
科学出版社　852页　16开　240.00元
ISBN 978-7-03-069264-1
药食兼用植物图鉴230种
任全进　严　辉　廖盼华　编
化学工业出版社　232页　大32开　78.00元
ISBN 978-7-122-41379-6
药食同源·饮食调护
任　蓁　张晓宇　主编
中国中医药出版社　366页　16开　76.00元
ISBN 978-7-5132-7480-7
药食同源疗百病,寒性、凉性、平性药食

吕沛宛　朱培一　主编
中国中医药出版社　223 页　大 32 开　57.00 元
ISBN 978-7-5132-7206-3

药食同源疗百病，温性、热性药食
吕沛宛　朱培一　主编
中国中医药出版社　174 页　大 32 开　48.00 元
ISBN 978-7-5132-7205-6

药食同源物质的活性成分提取及在面条制品中的应用研究
李翠翠　著
哈尔滨工业大学出版社　269 页　16 开　68.00 元
ISBN 978-7-5767-0257-6

药食同源中药材的作用与宜忌
余　香　陈小龙　主编
中国医药科技出版社　240 页　16 开　55.00 元
ISBN 978-7-5214-3123-0

药食心源：中医养生饮食总整理
（美）林大栋　（美）王人庆　著
中国中医药出版社　401 页　16 开　130.00 元
ISBN 978-7-5132-7840-9

药食养生手册
王书祥　主编
河南科学技术出版社　316 页　16 开　78.00 元
ISBN 978-7-5725-0986-5

药食饮食营养一本通
王洪磊　编著
天津科学技术出版社　240 页　16 开　48.00 元
ISBN 978-7-5742-0444-7

药事法规（2 版）
吴　薇　主编
人民卫生出版社　203 页　16 开　39.00 元
ISBN 978-7-117-33177-7

药事法规（2 版）
杨瑞虹　主编
高等教育出版社　251 页　16 开　38.00 元
ISBN 978-7-04-057739-6

药事管理案例与学习指导
李　璠　杨晓莉　主编
科学出版社　238 页　16 开　59.80 元
ISBN 978-7-03-068675-6

药事管理法规
黄孟军　安亚楠　雷　丽　主编
化学工业出版社　201 页　16 开　48.00 元
ISBN 978-7-122-40023-9

药事管理学
黄越燕　主编
浙江大学出版社　287 页　16 开　68.00 元
ISBN 978-7-308-22071-2

药事管理学（7 版）
冯变玲　主编
人民卫生出版社　378 页　16 开　85.00 元
ISBN 978-7-117-33777-9

药事管理与法规
杨家林　李　收　刘　涛　主编
华中科技大学出版社　268 页　16 开　59.90 元
ISBN 978-7-5680-8620-2

药事管理与法规（5 版）
何柳艳　刘叶飞　主编
河南科学技术出版社　344 页　16 开　59.00 元
ISBN 978-7-5725-0853-0

药事管理与法规：双色版
卢海莎　潘勤春　高艳莉　主编
中南大学出版社　250 页　16 开　45.00 元
ISBN 978-7-5487-4809-0

药物Ⅰ期临床试验研究室管理制度与标准操作规程
徐晓玲　沈爱宗　主编
中国科学技术大学出版社　202 页　16 开　60.00 元
ISBN 978-7-312-05340-5

药物常识
涂小云　邹峥嵘　余小辉　主编
人民卫生出版社　200 页　16 开　49.00 元
ISBN 978-7-117-33356-6

药物成瘾和冲动及其与胆碱能系统的关系
李新旺　孙金玲　田　琳　编著
首都师范大学出版社　175 页　16 开　35.00 元
ISBN 978-7-5656-6883-8

药物创制范例简析（第二辑）
郭宗儒　编著
中国协和医科大学出版社　460 页　16 开　128.00 元
ISBN 978-7-5679-1964-8

药物的体内奇幻漫游
朱　亮　侯丽娜　徐光旎　著
南京大学出版社　164 页　16 开　34.00 元
ISBN 978-7-305-25091-0

药物毒理学（5 版）
韩　峰　主编
人民卫生出版社　243 页　16 开　58.00 元
ISBN 978-7-117-33277-4

药物分离与纯化技术（4 版）
张雪荣　主编
化学工业出版社　213 页　16 开　42.00 元
ISBN 978-7-122-39311-1

药物分析

梁永红　孟彦波　赵克霞　主编
中国医药科技出版社　344 页　16 开　60.00 元
ISBN 978-7-5214-3695-2

药物分析
徐　宁　蔡兴东　邓礼荷　主编
华中科技大学出版社　291 页　16 开　58.00 元
ISBN 978-7-5680-9004-9

药物分析
邹春阳　张志琴　主编
中国医药科技出版社　195 页　16 开　38.00 元
ISBN 978-7-5214-3254-1

药物分析(9 版)
杭太俊　主编
人民卫生出版社　626 页　16 开　108.00 元
ISBN 978-7-117-33913-1

药物分析化学实验指导
杨冬芝　主编
科学出版社　148 页　16 开　45.00 元
ISBN 978-7-03-073812-7

药物分析技术
刘德洪　李从军　李家庆　主编
化学工业出版社　228 页　16 开　44.00 元
ISBN 978-7-122-40671-2

药物分析技术(2 版)
于　静　主编
人民卫生出版社　234 页　16 开　48.00 元
ISBN 978-7-117-33289-7

药物分析检测技术(3 版)
边虹铮　卢海刚　主编
化学工业出版社　208 页　16 开　39.00 元
ISBN 978-7-122-40660-6

药物分析实验(2 版)
孙立新　主编
中国医药科技出版社　158 页　16 开　39.00 元
ISBN 978-7-5214-3481-1

药物分析实验与学习指导
沈报春　俞　捷　主编
科学出版社　212 页　16 开　55.00 元
ISBN 978-7-03-068676-3

药物分析实验与指导
董钰明　主编
兰州大学出版社　148 页　16 开　22.00 元
ISBN 978-7-311-06376-4

药物分析实验指导
丁俊梅　主编
重庆大学出版社　95 页　16 开　27.00 元
ISBN 978-7-5689-3481-7

药物分析实验指导
扈本荃　主编
西北农林科技大学出版社　189 页　16 开　36.00 元
ISBN 978-7-5683-1188-5

药物分析实验指导:中英双语
徐新军　主编
中山大学出版社　200 页　16 开　49.80 元
ISBN 978-7-306-07408-9

药物化学
崔丽京　周代营　主编
化学工业出版社　262 页　16 开　48.00 元
ISBN 978-7-122-41649-0

药物化学
牟　伊　主编
化学工业出版社　345 页　16 开　69.80 元
ISBN 978-7-122-40260-8

药物化学
周振华　方应权　孟彦波　主编
华中科技大学出版社　282 页　16 开　59.90 元
ISBN 978-7-5680-8455-0

药物化学(2 版)
林　洪　主编
人民卫生出版社　310 页　16 开　56.00 元
ISBN 978-7-117-33197-5

药物化学(3 版)
韩宝来　主编
化学工业出版社　320 页　16 开　49.80 元
ISBN 978-7-122-41543-1

药物化学:双色版
张玉霞　鞠丰阳　主编
中南大学出版社　265 页　16 开　45.00 元
ISBN 978-7-5487-4748-2

药物化学理论基础探究
周　亚　著
陕西科学技术出版社　216 页　16 开　88.00 元
ISBN 978-7-5369-8412-7

药物化学实验与学习指导
李　鲜　何江波　主编
科学出版社　106 页　16 开　35.00 元
ISBN 978-7-03-068677-0

药物化学实验指导
王汉国　主编
重庆大学出版社　118 页　16 开　27.00 元
ISBN 978-7-5689-3463-3

药物化学实验指导:案例版

牟　杰　郭　栋　主编
化学工业出版社　118 页　16 开　29.80 元
ISBN 978-7-122-41486-1

药物化学与药物研发案例
刘　刚　主编
清华大学出版社　762 页　16 开　298.00 元
ISBN 978-7-302-62026-6

药物缓释控释技术及临床应用
张　斌　薛　迪　谭慧芳等　主编
科学技术文献出版社　350 页　16 开　88.00 元
ISBN 978-7-5189-9247-8

药物基础与应用(3 版)
符秀华　王志亮主编
高等教育出版社　312 页　16 开　45.80 元
ISBN 978-7-04-057150-9

药物经济学
孙利华　吴　晶　主编
人民卫生出版社　164 页　16 开　69.00 元
ISBN 978-7-117-32268-3

药物警戒实践
国家药品监督管理局高级研修学院　组织编写
中国医药科技出版社　218 页　16 开　80.00 元
ISBN 978-7-5214-3050-9

药物警戒体系与质量管理
国家药品监督管理局药品评价中心　组织编写
中国医药科技出版社　200 页　16 开　120.00 元
ISBN 978-7-5214-3375-3

药物临床试验案例解析
程国华　张庆瑜　卢慧勤　主编
中国医药科技出版社　266 页　16 开　69.00 元
ISBN 978-7-5214-3122-3

药物临床试验机构管理指南
王佳楠　王焕玲　主编
中国医药科技出版社　381 页　16 开　198.00 元
ISBN 978-7-5214-3448-4

药物临床试验受试者小宝典
洪明晃　主编
中国医药科技出版社　270 页　32 开　52.00 元
ISBN 978-7-5214-2903-9

药物临床研究:理论与实践
张　菁　毛　颖　主编
复旦大学出版社　304 页　16 开　98.00 元
ISBN 978-7-309-16329-2

药物渗出与外渗护理工作手册
杨巧芳　王　蕾　主编
人民卫生出版社　166 页　32 开　40.00 元
ISBN 978-7-117-32605-6

药物学基础(3 版)
符秀华　刘东方　主编
科学出版社　228 页　16 开　49.80 元
ISBN 978-7-03-070458-0

药物学基础(3 版)
孙艳平　主编
人民卫生出版社　283 页　16 开　59.00 元
ISBN 978-7-117-34007-6

药物学基础(4 版)
张　庆　主编
高等教育出版社　335 页　16 开　46.80 元
ISBN 978-7-04-057933-8

药物学基础同步单元测试卷
戴小娜　主编
河北科学技术出版社　46 页　大 16 开　22.60 元
ISBN 978-7-5717-1345-4

药物学基础与临床应用
赵玉霞　杨　颖　张吉霞等　主编
黑龙江科学技术出版社　438 页　16 开　198.00 元
ISBN 978-7-5719-1412-7

药物诱导睡眠内镜检查及临床应用
(荷)Nico de Vries 等　主编
辽宁科学技术出版社　159 页　16 开　148.00 元
ISBN 978-7-5591-2757-0

药物与男性生殖
(美)Erma Z. Drobnis/Ajay K. Nangia　主编
上海世界图书出版公司　342 页　16 开　200.00 元
ISBN 978-7-5192-9265-2

药物制剂:双色版
汪中华　刘东平　周佳麟　主编
上海浦江教育出版社　448 页　16 开　59.90 元
ISBN 978-7-81121-761-2

药物制剂工程学
吴正红　周建平　主编
化学工业出版社　507 页　16 开　69.80 元
ISBN 978-7-122-40485-5

药物制剂技术
权　静　王世娟　主编
化学工业出版社　315 页　16 开　58.00 元
ISBN 978-7-122-41256-0

药物制剂技术
孙　妍　杨松岭　主编
中国农业大学出版社　290 页　16 开　68.00 元
ISBN 978-7-5655-2658-9

药物制剂技术

肖　兰　主编
中国医药科技出版社　378 页　16 开　69.00 元
ISBN 978-7-5214-3141-4

药物制剂技术:本科阶段
于燕燕　主编
化学工业出版社　307 页　16 开　59.00 元
ISBN 978-7-122-41325-3

药物制剂设备
董天梅　张　玲　王兆君　主编
化学工业出版社　169 页　16 开　39.00 元
ISBN 978-7-122-39480-4

药线点灸:神奇的壮医疗法
秦祖杰　蒋桂江　编著
广西科学技术出版社　144 页　大 32 开　28.00 元
ISBN 978-7-5551-1786-5

药性赋
(金)李东垣　著
广东科技出版社　118 页　小 32 开　12.00 元
ISBN 978-7-5359-7729-8

药性赋百日通
冯文林　伍海涛　编著
广东科技出版社　304 页　大 32 开　36.00 元
ISBN 978-7-5359-7788-5

药性赋集注
刘　衡　王洪云　张　尹　主编
中国中医药出版社　348 页　大 32 开　48.00 元
ISBN 978-7-5132-7528-6

药学通关必刷同步练习题集(全 3 册)
李军珂　主编
湖南科学技术出版社　614 页　16 开　135.00 元
ISBN 978-7-5710-1854-2 等

药学、中药学实验基本操作技能
李玉贤　纪宝玉　王　磊　主编
中国中医药出版社　191 页　16 开　52.00 元
ISBN 978-7-5132-7701-3

药学导论与药物临床研究
亓军波等　主编
湖北科学技术出版社　331 页　16 开　88.00 元
ISBN 978-7-5352-9232-2

药学导论与药物临床应用
范彩霞等　主编
吉林大学出版社　172 页　16 开　158.00 元
ISBN 978-7-5768-0372-3

药学分子生物学技术指南
任雪玲　王　淙　主编
郑州大学出版社　394 页　16 开　65.00 元
ISBN 978-7-5645-7008-8

药学服务概论(2 版)
丁选胜　张伶俐　主编
人民卫生出版社　370 页　16 开　89.00 元
ISBN 978-7-117-33338-2

药学服务技术
周在富　王元忠　曾祥燕　主编
化学工业出版社　148 页　16 开　42.00 元
ISBN 978-7-122-41464-9

药学服务综合技能实训
方应权　李新莉　付　伟　主编
华中科技大学出版社　151 页　16 开　39.90 元
ISBN 978-7-5680-9007-0

药学服务综合实务
陈育煌　王纯叶　主编
中国医药科技出版社　261 页　16 开　59.00 元
ISBN 978-7-5214-3639-6

药学基础实验教程
杨　红　汪维鹏　主编
人民卫生出版社　230 页　16 开　59.00 元
ISBN 978-7-117-34345-9

药学基础与临床应用
崔绘芝等　主编
吉林大学出版社　523 页　16 开　158.00 元
ISBN 978-7-5692-9188-9

药学基础与临床应用
丁海燕　刘月芬　刘玉君等　主编
科学技术文献出版社　329 页　16 开　88.00 元
ISBN 978-7-5189-9062-7

药学基础与临床应用
刘汉南　马　强　刘慧琪等　主编
科学技术文献出版社　474 页　16 开　88.00 元
ISBN 978-7-5189-9640-7

药学微生物技术
王贵霞　主编
化学工业出版社　161 页　16 开　39.80 元
ISBN 978-7-122-41201-0

药学文献检索
贾文雅　主编
中国医药科技出版社　186 页　16 开　38.00 元
ISBN 978-7-5214-3093-6

药学专业论文写作
李志裕　主编
化学工业出版社　176 页　16 开　39.80 元
ISBN 978-7-122-40532-6

药学专业职业技能训练指导

廖伟坚　主编
人民卫生出版社　241 页　16 开　59.00 元
ISBN 978-7-117-32396-3

药学综合技术实验教程
田　徽　谭承佳　主编
东南大学出版社　168 页　16 开　45.00 元
ISBN 978-7-5766-0227-2

药学综合实验设计指导
张从芬　主编
化学工业出版社　142 页　16 开　59.00 元
ISBN 978-7-122-41995-8

药学综合实验指导(2 版)
张　超　李悦山　主编
科学出版社　160 页　16 开　49.80 元
ISBN 978-7-03-073410-5

药学综合知识与技能(3 版)
侯志飞　主编
化学工业出版社　276 页　16 开　48.00 元
ISBN 978-7-122-39579-5

药学综合知识与临床应用
郭秀春　张文颖　曾蔚欣等　主编
科学技术文献出版社　600 页　16 开　138.00 元
ISBN 978-7-5189-9357-4

药用材料
郭圣荣　主编
人民卫生出版社　554 页　16 开　158.00 元
ISBN 978-7-117-32823-4

药用动物学
张　辉　李　峰　主编
人民卫生出版社　364 页　16 开　82.00 元
ISBN 978-7-117-32590-5

药用化学实验基础
王春燕　廖　红　明智强　主编
中国石化出版社　154 页　16 开　36.00 元
ISBN 978-7-5114-6602-0

药用基础化学
陈晓靓　代甜甜　主编
郑州大学出版社　327 页　16 开　78.00 元
ISBN 978-7-5645-8922-6

药用真菌治疗肝硬化
陈康林　雷志勇　赵建华　编著
中国科学技术出版社　230 页　16 开　136.00 元
ISBN 978-7-5046-9470-6

药用真菌治疗肿瘤
陈康林　雷志勇　赵建华　编著
中国科学技术出版社　192 页　16 开　136.00 元
ISBN 978-7-5046-9469-0

药用植物分子遗传学
陈士林　主编
科学出版社　321 页　16 开　218.00 元
ISBN 978-7-03-070807-6

药用植物腊叶标本采集与制作
陈金铭　主编
电子科技大学出版社　180 页　16 开　43.00 元
ISBN 978-7-5647-6108-0

药用植物全生命周期图鉴:凉山本草
罗伦才　郭兰萍　童　妍等　主编
上海科学技术出版社　419 页　16 开　328.00 元
ISBN 978-7-5478-5804-2

药用植物识别技术
张建海　刘歆韵　赵　华　主编
华中科技大学出版社　236 页　16 开　69.90 元
ISBN 978-7-5680-8942-5

药用植物显微图鉴
彭华胜　黄璐琦　主编
福建科学技术出版社　262 页　大 16 开　198.00 元
ISBN 978-7-5335-6735-4

药用植物学
晁　志　童巧珍　主编
科学出版社　256 页　16 开　85.00 元
ISBN 978-7-03-072243-0

药用植物学(8 版)
黄宝康　主编
人民卫生出版社　275 页　16 开　68.00 元
ISBN 978-7-117-33001-5

药用植物学认知实习指导·校园植物篇
任　艳　吴发明　主编
天津科学技术出版社　222 页　16 开　59.80 元
ISBN 978-7-5742-0754-7

药用植物学实验指导
朱　丹　韦妍妍　李　琼　主编
科学出版社　98 页　16 开　39.80 元
ISBN 978-7-03-073506-5

药用植物学与生药学实验及学习指导
唐丽萍　杨耀文　主编
科学出版社　122 页　16 开　39.80 元
ISBN 978-7-03-068670-1

药用植物种苗生产技术
梁梅华　主编
广西师范大学出版社　352 页　16 开　64.00 元
ISBN 978-7-5598-5585-5

药用植物资源与生物技术

李慧玲　周　博　南　洋等　编著
化学工业出版社　272 页　16 开　79.80 元
ISBN 978-7-122-42094-7

药用植物组织培养
纪宝玉　主编
中国中医药出版社　179 页　16 开　47.00 元
ISBN 978-7-5132-6651-2

药源性角结膜病变
赵少贞　孙旭光　主编
人民卫生出版社　116 页　16 开　78.00 元
ISBN 978-7-117-33164-7

药疹
李福伦　主编
中国中医药出版社　45 页　大 32 开　23.80 元
ISBN 978-7-5132-7180-6

药地炮庄(上下册)
(明)方以智　撰
中华书局　695 页　大 32 开　80.00 元
ISBN 978-7-101-15601-0

野生种子植物药用信息图鉴
刘金杰　李叶双　赵春艳　主编
中国中医药出版社　956 页　16 开　880.00 元
ISBN 978-7-5132-5194-5

一本书读懂备孕、孕期、哺乳期用药
徐　帆　龙　旭　马　敬等　主编
云南科技出版社　182 页　16 开　68.00 元
ISBN 978-7-5587-4623-9

一嚼两千年:从药品到瘾品,槟榔在中国的流行史
曹　雨　著
中信出版集团股份有限公司　304 页　大 32 开　68.00 元
ISBN 978-7-5217-3962-6

一气周流经方义
崔翰博　编著
中国中医药出版社　199 页　16 开　56.00 元
ISBN 978-7-5132-7709-9

医道宗源·三,走进仲景“太阳汗法用药式”
吴作智　著
中国科学技术出版社　218 页　16 开　39.80 元
ISBN 978-7-5046-9286-3

医道宗源·四,走进仲景“阳明汗法用药式”
吴作智　著
中国科学技术出版社　240 页　16 开　39.80 元
ISBN 978-7-5046-9287-0

医道宗源·五,走进仲景“阳明下法用药式”
吴作智　著
中国科学技术出版社　234 页　16 开　39.80 元
ISBN 978-7-5046-9288-7

医方考
(明)吴　昆　著
中国中医药出版社　285 页　大 32 开　38.00 元
ISBN 978-7-5132-7662-7

医疗机构含兴奋剂药品管理
刘　东　李　娟　主编
人民卫生出版社　216 页　16 开　45.00 元
ISBN 978-7-117-32748-0

医疗机构药品遴选指南
李正翔　主编
化学工业出版社　100 页　16 开　120.00 元
ISBN 978-7-122-41529-5

医疗机构中药制剂备案与注册问答
战嘉怡　刘起华　于　震　主编
北京科学技术出版社　225 页　16 开　98.00 元
ISBN 978-7-5714-1851-9

医圣千秋本草神韵(3 册)
张永臣　著
华龄出版社　937 页　16 开　198.00 元
ISBN 978-7-5169-2286-6

医学疾病诊疗与药物应用
于春玲等　主编
汕头大学出版社　148 页　16 开　198.00 元
ISBN 978-7-5658-4676-2

医学药学应用实践
袁玉红　李　华　杨公涛等　主编
科学技术文献出版社　314 页　16 开　148.00 元
ISBN 978-7-5189-9528-8

医药供应链管理创新模式及其绩效研究
王旖旎　著
西南财经大学出版社　124 页　16 开　52.00 元
ISBN 978-7-5504-5258-9

医药技术经济与项目管理:案例版
宋　航　崔秀明　主编
科学出版社　264 页　16 开　69.80 元
ISBN 978-7-03-071270-7

医药科技创新体系构建与实证研究:以山东为例
赵友春　编著
经济科学出版社　387 页　16 开　88.00 元
ISBN 978-7-5218-2872-6

医药配送中心规划与运营
胡贵彦　王　艳　吴菲菲　编著
中国发展出版社　254 页　16 开　45.00 元
ISBN 978-7-5177-0758-5

医药市场营销

施能进　魏保华　主编
中国医药科技出版社　259 页　16 开　49.00 元
ISBN 978-7-5214-3256-5

医药市场营销技术(2 版)
王顺庆　主编
人民卫生出版社　331 页　16 开　59.00 元
ISBN 978-7-117-33225-5

医药市场营销理论与实践案例
唐　燕　杨蒙莺　吴　菁　著
清华大学出版社　189 页　16 开　68.00 元
ISBN 978-7-302-61555-2

医药市场营销学
常　悦　胡嘉琦　主编
北京大学医学出版社　294 页　16 开　55.00 元
ISBN 978-7-5659-2587-0

医药市场营销学
唐代芬　张嘉杨　主编
中国石化出版社　231 页　16 开　46.00 元
ISBN 978-7-5114-6745-4

医药市场营销学(2 版)
陈玉文　主编
人民卫生出版社　257 页　16 开　68.00 元
ISBN 978-7-117-33227-9

医药数理统计方法(7 版)
高祖新　主编
人民卫生出版社　309 页　16 开　72.00 元
ISBN 978-7-117-33090-9

医药卫生科技的政府规制研究:以广东省为例
胡汝为　著
光明日报出版社　236 页　16 开　95.00 元
ISBN 978-7-5194-6286-4

医药物理学实验(5 版)
侯俊玲　黄　浩　王　勤　主编
科学出版社　115 页　16 开　38.00 元
ISBN 978-7-03-072175-4

医药物流管理技术综合实训
张晓军　王晓梅　主编
化学工业出版社　210 页　16 开　30.00 元
ISBN 978-7-122-40511-1

医药新技术与专利法
郑希元　刘国伟　著
知识产权出版社　415 页　16 开　138.00 元
ISBN 978-7-5130-8138-2

医药信息技术教程
江朝兵　杨建翠　主编
上海交通大学出版社　161 页　16 开　52.50 元
ISBN 978-7-313-26929-4

医药信息检索
张小蒙　卓微伟　主编
中国医药科技出版社　139 页　16 开　35.00 元
ISBN 978-7-5214-3279-4

医药行业企业合规师专业教材
胡建伟　高景峰　左　力　主编
中国医药科技出版社　404 页　16 开　168.00 元
ISBN 978-7-5214-3406-4

医用放射性同位素及药物
彭述明　杨宇川　杨　夏　编著
科学出版社　286 页　16 开　368.00 元
ISBN 978-7-03-073786-1

医院静脉用药调配技术
张文军　刘　芳　主编
高等教育出版社　154 页　16 开　35.00 元
ISBN 978-7-04-058094-5

医院配液中心管理手册(2 版)
邱素红　弓儒芳　主编
科学出版社　137 页　大 32 开　39.00 元
ISBN 978-7-03-071173-1

医院药师基本技能与实践引导式教学手册
王育琴　李玉珍　张牧寒　主编
人民卫生出版社　318 页　16 开　69.00 元
ISBN 978-7-117-32211-9

医院药事管理制度
马雅斌　李语玲　主编
上海世界图书出版公司　422 页　16 开　200.00 元
ISBN 978-7-5192-8903-4

医院药学概要(2 版)
余卫强　主编
人民卫生出版社　230 页　16 开　52.00 元
ISBN 978-7-117-33228-6

医院药学管理与药物治疗
于美芹　杨世春　张志刚等　主编
科学技术文献出版社　337 页　16 开　148.00 元
ISBN 978-7-5189-9091-7

医院药学习题集
张　玉　主编
人民卫生出版社　492 页　16 开　169.00 元
ISBN 978-7-117-33374-0

宜黄县医药卫生志
宜黄县卫生健康委员会　编
江西科学技术出版社　710 页　16 开　280.00 元
ISBN 978-7-5390-8285-1

胰岛素泵治疗质量控制规范

管庆波　主编
山东科学技术出版社　40 页　大 32 开　36.00 元
ISBN 978-7-5723-1253-3

以古通今学方剂:大数据下的可视化图解
白景瑄　马楚璇　编著
中国中医药出版社　209 页　16 开　68.00 元
ISBN 978-7-5132-7668-9

以食为天的共同时刻:汉字文化圈国家节令食俗与中医药文化传播
刘　涛　钱　钰　著
河南大学出版社　224 页　16 开　58.00 元
ISBN 978-7-5649-4980-8

抑郁症的蒙医药治疗与研究
赛音朝克图　王瑞琴　白淑英　主编
内蒙古科学技术出版社　332 页　大 32 开　68.00 元
ISBN 978-7-5380-3443-1

疫苗接种的那些事
贵州省疾病预防控制中心编
贵州科技出版社　176 页　16 开　46.00 元
ISBN 978-7-5532-1094-0

疫苗与健康
上海市老年教育教材研发中心
上海教育出版社　101 页　16 开　45.00 元
ISBN 978-7-5720-1374-4

疫苗与健康
刘万红　罗凤玲　主编
武汉大学出版社　253 页　16 开　48.00 元
ISBN 978-7-307-23082-8

银屑病生物制剂治疗实践:病例荟萃
张建中　主编
世界图书出版西安有限公司　226 页　16 开　118.00 元
ISBN 978-7-5192-9442-7

应体药膳食疗方
杨　勇　王勇德　主编
郑州大学出版社　101 页　16 开　56.00 元
ISBN 978-7-5645-8351-4

营口地区常用药用植物
赵　容　邢艳萍　主编
辽宁大学出版社　271 页　16 开　65.00 元
ISBN 978-7-5698-0808-7

营养支持疗法的药学监护
杨婉花　主编
人民卫生出版社　325 页　16 开　75.00 元
ISBN 978-7-117-31666-8

营养支持临床药师技能与实践
张　玉　主编
人民卫生出版社　483 页　16 开　98.00 元
ISBN 978-7-117-32930-9

影像药理学
史大鹏　马香芹　主编
中国医药科技出版社　302 页　16 开　69.00 元
ISBN 978-7-5214-3166-7

蛹虫草研究及应用
(美)George Fitzgerald Smoot　陈振兴　刘宏伟　主编
浙江大学出版社　88 页　大 32 开　28.00 元
ISBN 978-7-308-22623-3

用药宣教手册
白秋江　李　庚　王旭平　主编
科学出版社　344 页　16 开　178.00 元
ISBN 978-7-03-072766-4

用药指导
袁旭宏　主编
化学工业出版社　193 页　16 开　39.80 元
ISBN 978-7-122-39401-9

尤昭玲妇科临证用方
尤昭玲　文乐兮　魏飞跃　主编
中医古籍出版社　556 页　16 开　150.00 元
ISBN 978-7-5152-2483-1

柚果饮片的炮制工艺
王永刚　陈浩源　苏薇薇　著
中山大学出版社　98 页　大 32 开　38.00 元
ISBN 978-7-306-07549-9

预防性疫苗临床试验设计与实施
杨　焕　主编
人民卫生出版社　360 页　16 开　128.00 元
ISBN 978-7-117-31105-2

元·邓珍本新编金匮方论
(东汉)张仲景　著
中国纺织出版社有限公司　288 页　16 开　88.00 元
ISBN 978-7-5180-1015-8

原剂量经方带教录
李宇铭　陈皓天　著
中国中医药出版社　440 页　16 开　158.00 元
ISBN 978-7-5132-7648-1

圆运动古中医图解本草经
张　涵　编著
中国医药科技出版社　316 页　大 32 开　68.00 元
ISBN 978-7-5214-3111-7

圆运动古中医图解经方
张　涵　编著
中国医药科技出版社　131 页　大 32 开　38.00 元
ISBN 978-7-5214-3112-4

粤港澳大湾区中医药史
郑　洪　主编
广东科技出版社　595 页　16 开　398.00 元
ISBN 978-7-5359-7763-2

云南常用中草药野外识别手册(4 册)
李　铭　主编
海南出版社　719 页　大 32 开　192.00 元
ISBN 978-7-5730-0775-9 等

云南回族医药文化研究:发展与传承
马小娟　毋　荆　李自会　著
云南民族出版社　140 页　16 开　29.00 元
ISBN 978-7-5367-8907-4

云南民族药膳
李学芳　范孝开　编著
云南科技出版社　73 页　16 开　68.00 元
ISBN 978-7-5587-4553-9

云南省濒危药用植物图鉴
付开聪　杨涵雨　袁以凯主编
云南科技出版社　220 页　16 开　89.00 元
ISBN 978-7-5587-4158-6

云南省开远市常见药用植物图鉴
张忠廉　张丽霞　张　越等　主编
云南科技出版社　218 页　16 开　128.00 元
ISBN 978-7-5587-4167-8

云南省林下中药材产业发展研究与实践
何霞红　施　蕊　王　澍著
中国林业出版社　92 页　16 开　40.00 元
ISBN 978-7-5219-1854-0

云南省孟连县常见药用植物图鉴
张忠廉　宋美芳　张丽霞等　主编
云南科技出版社　406 页　16 开　198.00 元
ISBN 978-7-5587-4172-2

云南天然药物图鉴(第九卷)
云南省药物研究所　编著
云南科技出版社　528 页　大 32 开　78.00 元
ISBN 978-7-5587-4551-5

云南天然药物图鉴(第十卷·索引)
云南省药物研究所　编著
云南科技出版社　677 页　大 32 开　78.00 元
ISBN 978-7-5587-4552-2

云南药用昆虫
杨自忠　张成桂　李和伟等　主编
云南科技出版社　158 页　16 开　128.00 元
ISBN 978-7-5587-4169-2

云南中医名医名方录(第二卷)
熊　磊　吴永贵　李兆福　主编
人民卫生出版社　511 页　16 开　99.00 元
ISBN 978-7-117-33347-4

云南重点中药材产业研究
李荣福　主编
云南科技出版社　213 页　16 开　56.00 元
ISBN 978-7-5587-3914-9

云药故事
杨祝庆　主编
云南人民出版社　176 页　大 32 开　40.00 元
ISBN 978-7-222-21022-6

运用中医药调理微循环障碍让机能性疾病得以降解的研究
杨俊耀　著
吉林大学出版社　145 页　大 32 开　58.00 元
ISBN 978-7-5768-0042-5

在有鱼的地方钓鱼:医药基金经理的投资逻辑
点拾投资　著
机械工业出版社　209 页　16 开　79.00 元
ISBN 978-7-111-70639-7

早期药物开发:将候选药物推向临床
(意)Fabrizio Giordanetto　著
科学出版社　593 页　16 开　298.00 元
ISBN 978-7-03-072493-9

增订伪药条辨
(清)郑奋扬　著
中国中医药出版社　106 页　16 开　45.00 元
ISBN 978-7-5132-7258-2

张璐经方应用心法
胡方林　郜文辉　主编
中国医药科技出版社　190 页　大 32 开　29.00 元
ISBN 978-7-5214-3094-3

张璐五官科疾病证治心法
胡方林　黎鹏程　主编
中国医药科技出版社　207 页　大 32 开　35.00 元
ISBN 978-7-5214-3098-1

张璐用人参
胡方林　杨艳红　主编
中国医药科技出版社　188 页　大 32 开　29.00 元
ISBN 978-7-5214-3049-3

张晓乐药学通识讲义
张晓乐　著
中信出版集团　328 页　大 32 开　69.00 元
ISBN 978-7-5217-3728-8

张元素用药心法
张璐砾　戴　铭　主编
中国医药科技出版社　217 页　大 32 开　35.00 元
ISBN 978-7-5214-3095-0

漳州市中药传统炮制技术
林汉钦　林向前　主编
福建科学技术出版社　392 页　16 开　198.00 元
ISBN 978-7-5335-6715-6

赵冠英临证与用药经验集萃
窦永起　主编
北京科学技术出版社　179 页　16 开　59.00 元
ISBN 978-7-5714-2163-2

浙江省中药饮片医院验收质控手册
董　雷　陈红梅　主编
浙江大学出版社　633 页　大 32 开　198.00 元
ISBN 978-7-308-22896-1

浙江通志(第五十二卷·医药制造业志)
《浙江通志》编纂委员会　编
浙江科学技术出版社　483 页　16 开　200.00 元
ISBN 978-7-5341-9951-6

浙江中药产业历史和当代发展研究
张光霁　郑红斌　郑　洪等　著
西泠印社出版社　465 页　16 开　168.00 元
ISBN 978-7-5508-3984-7

浙派中医药膳精要
杨敏春　主编
人民卫生出版社　177 页　大 32 开　26.00 元
ISBN 978-7-117-33237-8

针药并用治验集:岭南针药相须流派医案医话
李滋平　梁兆晖　主编
广东科技出版社　389 页　16 开　98.00 元
ISBN 978-7-5359-7785-4

镇静催眠药临床使用指南
刘铁桥　赵　敏　主编
人民卫生出版社　194 页　32 开　25.00 元
ISBN 978-7-117-32845-6

执业药师继续教育必修教材
浙江省执业药师协会　组织编写
浙江科学技术出版社　308 页　16 开　30.00 元
ISBN 978-7-5341-9995-0

执业药师考试通关题库 2000 题(全 7 册)
田　磊　祁小乐　吴正红等　编著
中国中医药出版社　1962 页　16 开　539.00 元
ISBN 978-7-5132-7463-0 等

植物化学成分名称英汉对照
赵维良　谢　恬　陈碧莲　主编
科学出版社　1007 页　大 16 开　498.00 元
ISBN 978-7-03-072796-1

植物名实图考校注(上中下册)
(清)吴其濬　撰
中华书局　1408 页　大 32 开　50.00 元
ISBN 978-7-101-15858-8

制药废水处理工程技术手册
张金凤　主编
中国环境出版集团　147 页　大 32 开　28.00 元
ISBN 978-7-5111-5012-7

制药工程专业实验
李桂娟　主编
化学工业出版社　131 页　16 开　38.00 元
ISBN 978-7-122-39965-6

制药工程专业实验实训
周海嫔　主编
合肥工业大学出版社　128 页　16 开　32.00 元
ISBN 978-7-5650-5725-0

制药工艺学
王　菲　吴明珠　主编
冶金工业出版社　183 页　16 开　39.00 元
ISBN 978-7-5024-9023-2

制药公司生产管理实践
姚中华　姚中进　著
上海世界图书出版公司　166 页　大 32 开　45.00 元
ISBN 978-7-5192-9424-3

制药企业管理与 GMP 实施(3 版)
杨永杰　段立华　杨　静　主编
化学工业出版社　259 页　16 开　48.00 元
ISBN 978-7-122-40501-2

制药设备电气控制技术
张洪运　主编
化学工业出版社　179 页　16 开　33.00 元
ISBN 978-7-122-41503-5

制药设备与车间设计
闫凤美　主编
化学工业出版社　278 页　16 开　49.00 元
ISBN 978-7-122-40839-6

制药设备与工艺设计
陈宇洲　主编
化学工业出版社　400 页　16 开　69.80 元
ISBN 978-7-122-40612-5

制药行业水污染全过程控制技术
曾　萍　刘庆芬　刘文富等　编著
化学工业出版社　224 页　16 开　128.00 元
ISBN 978-7-122-38374-7

制药行业医学事物笔谈:从药物研发到临床实践
邱歆海　著
中南大学出版社　362 页　16 开　120.00 元
ISBN 978-7-5487-4830-4

制药智能制造技术与应用实践
王　健　罗　香　主编
人民卫生出版社　248 页　16 开　58.00 元
ISBN 978-7-117-34026-7

质量源于设计用于生物药产品开发
（美）Freoz Jameel 等　原著主编
北京大学医学出版社　458 页　16 开　188.00 元
ISBN 978-7-5659-2251-0

治病主药诀
曾培杰　著
辽宁科学技术出版社　308 页　16 开　89.00 元
ISBN 978-7-5591-2479-1

智能药物研发：新药研发中的人工智能
宋　弢　曾湘祥　王　爽等　编著
清华大学出版社　140 页　16 开　99.00 元
ISBN 978-7-302-61838-6

智能医药物流系统规划与设计
翁　迅　张经天　著
北京邮电大学出版社　243 页　16 开　78.00 元
ISBN 978-7-5635-6662-4

中草药故事：青少年普及读物
杜　霞　苗龙军　编著
苏州大学出版社　303 页　32 开　58.00 元
ISBN 978-7-5672-3886-2

中成药上市后临床研究方法技术体系与应用
谢雁鸣　孙晓波　王志飞　主编
人民卫生出版社　318 页　16 开　109.00 元
ISBN 978-7-117-33611-6

中成药新用途（7 版）
李世文　卢文洁　贺兴欢　主编
河南科学技术出版社　291 页　16 开　69.00 元
ISBN 978-7-5725-0946-9

中成药学
王　欢　主编
人民卫生出版社　219 页　16 开　39.00 元
ISBN 978-7-117-32712-1

中国白族药物资源志
段宝忠　夏从龙　编著
云南科技出版社　327 页　16 开　118.00 元
ISBN 978-7-5587-2835-8

中国本草图谱
王羽嘉　编著
科学技术文献出版社　337 页　32 开　159.00 元
ISBN 978-7-5189-8451-0

中国茶药方
李成文　卫　明　主编
人民卫生出版社　471 页　16 开　88.00 元
ISBN 978-7-117-33804-2

中国创新药人力资源管理
李　清　谢诗明　编著
浙江大学出版社　308 页　16 开　88.00 元
ISBN 978-7-308-22839-8

中国道地药材速认速查小红书
谢　宇　高楠楠　周重建　主编
天津科学技术出版社　626 页　小 32 开　118.00 元
ISBN 978-7-5742-0349-5

中国家庭用药手册：儿童安全用药
中国药学会　组织编写
中国医药科技出版社　208 页　16 开　58.00 元
ISBN 978-7-5214-2875-9

中国居民卫生服务利用与用药行为研究
冯　达　著
科学技术文献出版社　274 页　16 开　56.00 元
ISBN 978-7-5189-8934-8

中国抗微生物药物管理和耐药现状报告（2022）
国家卫生健康委员会　编
中国协和医科大学出版社　157 页　16 开　78.00 元
ISBN 978-7-5679-2103-0

中国临床肿瘤学会患者教育手册·肺癌罕见靶点药物治疗
朱　波　周彩存　主编
人民卫生出版社　56 页　大 32 开　20.00 元
ISBN 978-7-117-33561-4

中国蒙医药信息化建设研究
吴宝林　编著
内蒙古科学技术出版社　107 页　16 开　88.00 元
ISBN 978-7-5380-3435-6

中国苗药全集彩色图谱（上中下卷）
张厚良　黄仁健　主编
贵州科技出版社　2171 页　16 开　1194.00 元
ISBN 978-7-5532-1020-9

中国南药资源研究与应用图鉴（3 册）
杨得坡　叶华谷　张丽霞等　主编
广东科技出版社　1964 页　16 开　2800.00 元
ISBN 978-7-5359-7966-7

中国人参
郜玉钢　臧　埔　赵　岩等　主著
中国农业科学技术出版社　606 页　16 开　258.00 元
ISBN 978-7-5116-5492-2

中国山苍子
汪阳东　陈益存　高　暝等　著
科学出版社　248 页　16 开　238.00 元
ISBN 978-7-03-070886-1

中国少数民族中药图鉴(全6册)
刘昌孝　总主编
世界图书出版西安有限公司　2448页　16开　1920.00元
ISBN 978-7-5192-8064-2 等

中国生物医药产业创新平台运行与治理
陈　波　著
上海人民出版社　190页　16开　58.00元
ISBN 978-7-208-17904-2

中国食品药品检验年鉴·2020
中国食品药品检定研究院　组织编写
中国医药科技出版社　199页　16开　298.00元
ISBN 978-7-5214-3158-2

中国——坦桑尼亚中医药防治艾滋病30年史话
张子隽　周洪伟　主编
中医古籍出版社　177页　16开　68.00元
ISBN 978-7-5152-2472-5

中国香药植物(3册)
王羽梅　任　飞　主编
华中科技大学出版社　1451页　16开　980.00元
ISBN 978-7-5680-8817-6

中国新药注册与审评技术双年鉴·2022年版
韩　培　主编
中国医药科技出版社　440页　16开　158.00元
ISBN 978-7-5214-3484-2

中国血液制品发展与临床应用蓝皮书
赵志刚　张晓辉　主编
中国医药科技出版社　430页　16开　120.00元
ISBN 978-7-5214-3124-7

中国药典中药材及原植物志
艾铁民　主编
中国医药科技出版社　737页　16开　480.00元
ISBN 978-7-5214-2895-7

中国药品监督管理年鉴·2022
吴少祯　主编
《中国食品药品监管》杂志社有限公司　359页　16开　480.00元
ISBN ISSN：2097-0722

中国药品流通行业发展报告(2022)
石晟怡　温再兴　主编
社会科学文献出版社　370页　16开　198.00元
ISBN 978-7-5228-0442-2

中国药膳通识
刘兴烈　张诗军　主编
广东科技出版社　446页　16开　98.00元
ISBN 978-7-5359-7770-0

中国药物经济学评价指南导读(2022)
刘国恩　主编
中国市场出版社　310页　16开　99.00元
ISBN 978-7-5092-2238-6

中国药学年鉴·2020—2021(第35卷)
彭司勋　主编
中国医药科技出版社　514页　16开　398.00元
ISBN 978-7-5214-3698-3

中国药用植物红皮书
黄璐琦　张本刚　覃海宁　主编
北京科学技术出版社　572页　16开　498.00元
ISBN 978-7-5714-0576-2

中国医疗器械供应链发展报告(2022)
中国物流与采购联合会医疗器械供应链分会　华润医药商业集团医疗器械有限公司　编
中国市场出版社　313页　16开　280.00元
ISBN 978-7-5092-2289-8

中国医学大成续集·本草
曹炳章　编
上海科学技术文献出版社　6570页　16开　3040.00元
ISBN 978-7-5439-8459-2

中国医学大成续集·方剂
曹炳章　编
上海科学技术文献出版社　6747页　16开　4256.00元
ISBN 978-7-5439-8459-3

中国医药产业发展蓝皮书(2016—2020)
中国药品监督管理研究会　编著
中国协和医科大学出版社　364页　16开　188.00元
ISBN 978-7-5679-1939-6

中国医药产业国际化蓝皮书(2022)
中国医药保健品进出口商会　联合国工业发展组织投资和技术促进办公室　编著
中国商务出版社　287页　16开　128.00元
ISBN 978-7-5103-4526-5

中国医药产业技术创新体系构建
杨舒杰　著
辽宁大学出版社　130页　16开　35.00元
ISBN 978-7-5698-0707-3

中国医药企业研发指数研究与应用
姚立杰　杨珊华　陈　虎　著
中国财政经济出版社　258页　16开　88.00元
ISBN 978-7-5223-1442-6

中国医药物流发展报告(2022)
中国物流与采购联合会医药物流分会　中集冷云(北京)供应链管理有限公司　编
中国市场出版社　264页　16开　299.00元
ISBN 978-7-5092-2232-4

中国制药工业发展报告(2022)
刘敬桢　胡建伟　温再兴　主编
社会科学文献出版社　324 页　16 开　198.00 元
ISBN 978-7-5228-0801-7

中国中草药志·全5册
叶华谷　李楚源　叶文才等　主编
化学工业出版社　3004 页　16 开　1520.00 元
ISBN 978-7-122-40411-4 等

中国中成药名方药效与应用丛书:精华本(上下册)
陈　奇　张伯礼　总主编
科学出版社　1559 页　16 开　334.00 元
ISBN 978-7-03-071295-0

中国中药材及饮片真伪鉴别图典(第四册)
张　继　主编
广东科技出版社　440 页　16 开　212.00 元
ISBN 978-7-5359-7869-1

中国中药资源大典(广西卷·23 册)
黄璐琦　总主编
北京科学技术出版社　13609 页　16 开　11270.00 元
ISBN 978-7-5714-1970-7

中国中药资源大典(吉林卷·6册)
黄璐琦　总主编
北京科学技术出版社　4357 页　16 开　2940.00 元
ISBN 978-7-5714-1807-6

中国中药资源大典(内蒙古卷·5册)
黄璐琦　总主编
北京科学技术出版社　3299 页　16 开　2450.00 元
ISBN 978-7-5714-1959-2

中国中药资源大典(宁夏卷·4册)
黄璐琦　总主编
北京科学技术出版社　2874 页　16 开　1960.00 元
ISBN 978-7-5714-1965-3

中国中药资源发展报告(2020)
黄璐琦　主编
上海科学技术出版社　195 页　16 开　128.00 元
ISBN 978-7-5478-5803-5

中国中医药传承创新发展报告(2021)
张建华　周尚成　潘华峰　主编
社会科学文献出版社　424 页　16 开　128.00 元
ISBN 978-7-5201-9810-3

中国中医药传承创新发展报告:中医医疗服务专题
张建华　周尚成　潘华峰　主编
社会科学文献出版社　350 页　16 开　128.00 元
ISBN 978-7-5228-1085-0

中国中医药传承与文化自信研究
井　晶　著
黑龙江科学技术出版社　144 页　16 开　60.00 元
ISBN 978-7-5719-1400-4

中国中医药发展报告(2021)
李瑞锋　主编
社会科学文献出版社　289 页　16 开　158.00 元
ISBN 978-7-5201-9896-7

中国中医药年鉴·2021(行政卷)
《中国中医药年鉴(行政卷)》编委会　编
中国中医药出版社　687 页　16 开　450.00 元
ISBN 978-7-5132-7523-1

中国中医药年鉴·2022(学术卷)
《中国中医药年鉴(学术卷)》编辑委员会　编审
上海辞书出版社　614 页　16 开　280.00 元
ISBN 978-7-5326-5991-3

中华古今皮科名方四百首
马振友　周冬梅　李元文　主编
河南科学技术出版社　450 页　16 开　138.00 元
ISBN 978-7-5725-0559-1

中华人民共和国药典临床用药须知·化学药和生物制品卷
国家药典委员会　编
中国医药科技出版社　2149 页　大 16 开　798.00 元
ISBN 978-7-5214-3438-5

中华人民共和国药典临床用药须知·中药成方制剂卷
国家药典委员会　编
中国医药科技出版社　1129 页　大 16 开　586.00 元
ISBN 978-7-5214-1875-0

中华人民共和国药典临床用药须知·中药饮片卷
国家药典委员会　主编
中国医药科技出版社　1397 页　大 16 开　596.00 元
ISBN 978-7-5214-3405-7

中华人民共和国药品管理法药品网络销售监督管理办法
中国法制出版社　60 页　大 32 开　8.00 元
ISBN 978-7-5216-2918-7

中华图像文化史·医药图像卷
韩丛耀　主编　张树剑　著
中国摄影出版社　411 页　16 开　198.00 元
ISBN 978-7-5179-0713-8

中华文明与中医药学
杨殿兴　刘　力　主编
中国中医药出版社　142 页　16 开　39.00 元
ISBN 978-7-5132-7830-0

中华医学百科全书·中医药学:中医妇科学
刘德培　总主编
中国协和医科大学出版社　207 页　16 开　280.00 元
ISBN 978-7-5679-2068-2

中华医学百科全书·中医药学:中医护理学

刘德培　总主编
中国协和医科大学出版社　209 页　16 开　258.00 元
ISBN 978-7-5679-2083-5

中华医学百科全书·中医药学:中医养生学
刘德培　总主编
中国协和医科大学出版社　258 页　16 开　356.00 元
ISBN 978-7-5679-1957-0

中华医学百科全书·基础医学:医药工商管理学
刘德培　总主编
中国协和医科大学出版社　388 页　16 开　380.00 元
ISBN 978-7-5679-1847-4

中华医学百科全书·药学:微生物药物学
刘德培　总主编
中国协和医科大学出版社　409 页　16 开　495.00 元
ISBN 978-7-5679-2079-8

中华医学百科全书·药学:药物化学
刘德培　总主编
中国协和医科大学出版社　496 页　16 开　520.00 元
ISBN 978-7-5679-2080-4

中华医学百科全书·药学:药用植物学
刘德培　总主编
中国协和医科大学出版社　426 页　16 开　448.00 元
ISBN 978-7-5679-1814-6

中美医药产业对比研究
董凌云　徐　杰　著
广州出版社　216 页　16 开　38.00 元
ISBN 978-7-5462-3130-3

中蒙药产业高质量发展路径选择与政策研究
孙莹丽　著
中国财政经济出版社　280 页　16 开　56.00 元
ISBN 978-7-5223-1735-9

中西医诊疗与药物应用
王世竹　沈小燕　孟兆云　著
黑龙江科学技术出版社　137 页　16 开　48.00 元
ISBN 978-7-5719-1277-2

中心药房的智慧化建设与实践
缪丽燕　朱建国　沈国荣　主编
苏州大学出版社　182 页　16 开　49.00 元
ISBN 978-7-5672-3795-7

中药、运动对阿尔茨海默病影响的研究
高海宁　著
辽宁大学出版社　166 页　16 开　45.00 元
ISBN 978-7-5698-0963-3

中药“讲明白、说清楚”的探索与实践
苏薇薇　主编
中山大学出版社　868 页　16 开　328.00 元
ISBN 978-7-306-07519-2

中药标准饮片概论
肖永庆　刘　颖　主编
科学出版社　209 页　16 开　158.00 元
ISBN 978-7-03-072225-6

中药标准饮片制备技术规范
肖永庆　李　丽　主编
科学出版社　563 页　16 开　358.00 元
ISBN 978-7-03-072840-1

中药材对心脑肺血管疾病的研究
周　茹　周　玮　著
吉林科学技术出版社　278 页　16 开　120.00 元
ISBN 978-7-5578-9934-9

中药材高质高效栽培技术
谭　芸　主编
湖北科学技术出版社　180 页　16 开　38.00 元
ISBN 978-7-5706-2006-7

中药材基地共建共享十年纪实
张伯礼　任德权　孙晓波　主编
中国中医药出版社　275 页　16 开　139.00 元
ISBN 978-7-5132-7734-1

中药材栽培实用技术问答
谢晓亮　杨太新　杨彦杰　主编
中国医药科技出版社　587 页　16 开　98.00 元
ISBN 978-7-5214-2897-1

中药材种业发展与产业化实践
黄璐琦　王继永等　编著
科学出版社　272 页　16 开　228.00 元
ISBN 978-7-03-073331-3

中药材种子质量检验方法研究
李先恩　魏建和　主编
人民卫生出版社　426 页　16 开　228.00 元
ISBN 978-7-117-32703-9

中药采制与炮制技术传承集要(第一集·毒性中药篇)
林　华　曹　晖　钟燕珠　主编
人民卫生出版社　403 页　16 开　99.00 元
ISBN 978-7-117-29694-6

中药彩色图集
辛海量　顺庆生　秦路平　主编
上海世界图书出版公司　588 页　16 开　600.00 元
ISBN 978-7-5192-8532-6

中药传奇
龚力民　方　磊　主编
湖南科学技术出版社　157 页　16 开　39.50 元
ISBN 978-7-5710-1502-2

中药传说故事

梁永梓　主编
山西人民出版社　395 页　16 开　168.00 元
ISBN 978-7-203-12137-4

中药传统鉴定技术(2 版)
梁永枢　张　翘　主编
化学工业出版社　324 页　16 开　80.00 元
ISBN 978-7-122-39512-2

中药蛋白质组学应用研究
卫军营　郭非非　张晶晶等　编著
北京科学技术出版社　300 页　16 开　198.00 元
ISBN 978-7-5714-1646-1

中药的现代研究与临床应用
路　帅　朱太平　郭建利　主编
吉林大学出版社　307 页　16 开　98.00 元
ISBN 978-7-5768-0326-6

中药调剂技术
易东阳　刘桓宇　主编
华中科技大学出版社　225 页　16 开　49.90 元
ISBN 978-7-5680-8584-7

中药调剂技术综合实训
蔡　伟　罗玲英　主编
化学工业出版社　162 页　16 开　30.00 元
ISBN 978-7-122-40544-9

中药分析学
王淑美　曾元儿　主编
科学出版社　218 页　16 开　68.00 元
ISBN 978-7-03-072246-1

中药分析学实验
谢媛媛　俞　捷　主编
中国中医药出版社　91 页　16 开　23.00 元
ISBN 978-7-5132-7718-1

中药分析与检测(3 版)
俞　浩　王甫成　主编
化学工业出版社　250 页　16 开　48.00 元
ISBN 978-7-122-40495-4

中药寒热药性智能评价
魏国辉　著
中国中医药出版社　178 页　大 32 开　32.00 元
ISBN 978-7-5132-7373-2

中药化学
李　华　夏永刚　主编
科学出版社　345 页　16 开　85.00 元
ISBN 978-7-03-072244-7

中药化学对照品核磁共振波谱集
马双成　戴　忠　主编
中国医药科技出版社　525 页　大 16 开　198.00 元
ISBN 978-7-5214-3342-5

中药化学技术
康文艺　李昌勤　主编
中国协和医科大学出版社　324 页　16 开　55.00 元
ISBN 978-7-5679-1885-6

中药化学专论
关树光　陈　新　主编
中国中医药出版社　186 页　16 开　48.00 元
ISBN 978-7-5132-7980-2

中药加工炮制设备
蔡宝昌　张振凌　主编
人民卫生出版社　345 页　16 开　69.00 元
ISBN 978-7-117-33541-6

中药加工与炮制学
王秋红　主编
中国中医药出版社　328 页　16 开　82.00 元
ISBN 978-7-5132-6788-5

中药鉴定技术
王月珍　梁永枢　主编
中国医药科技出版社　336 页　16 开　88.00 元
ISBN 978-7-5214-3168-1

中药鉴定技术
赵　华　赵立彦　程贵兰　主编
华中科技大学出版社　320 页　16 开　89.90 元
ISBN 978-7-5680-8583-0

中药鉴定学
周小江　杨　华　主编
科学出版社　360 页　16 开　105.00 元
ISBN 978-7-03-072247-8

中药经验鉴别常用术语与图谱
张志国　杨　磊　吴　萍等　主编
湖南科学技术出版社　472 页　16 开　249.00 元
ISBN 978-7-5710-0888-8

中药临方炮制
黄秋云　李玲慧　潘鸿贞　主编
福建科学技术出版社　338 页　16 开　268.00 元
ISBN 978-7-5335-6577-0

中药炮制技术
孙立艳　邓玉群　谢仲德　主编
华中科技大学出版社　334 页　16 开　88.00 元
ISBN 978-7-5680-8344-7

中药炮制技术解析
吴纯洁　主编
中国中医药出版社　186 页　16 开　56.00 元
ISBN 978-7-5132-6644-4

中药炮制技术实训指导

黄敏桃　主编
广西师范大学出版社　307 页　16 开　56.00 元
ISBN 978-7-5598-5573-2

中药炮制技术实验指导
赵　芳　主编
重庆大学出版社　92 页　16 开　21.00 元
ISBN 978-7-5689-3430-5

中药炮制技艺研究
胡元利　著
郑州大学出版社　152 页　16 开　45.00 元
ISBN 978-7-5645-9151-9

中药炮制学
张学兰　贾晓斌　主编
科学出版社　336 页　16 开　90.00 元
ISBN 978-7-03-072248-5

中药炮制学
李　飞　陆兔林　主编
人民卫生出版社　457 页　16 开　95.00 元
ISBN 978-7-117-32539-4

中药炮制学实验指导(3 版)
钟凌云　主编
中国中医药出版社　86 页　16 开　23.00 元
ISBN 978-7-5132-4270-7

中药炮制学习题集(2 版)
钟凌云　主编
中国中医药出版社　176 页　16 开　44.00 元
ISBN 978-7-5132-4419-0

中药炮制与临床应用
初茂忠　姚　燕　马　霞等　主编
科学技术文献出版社　321 页　16 开　48.00 元
ISBN 978-7-5189-9297-3

中药配方精油学
苗明三　主编
山东科学技术出版社　372 页　16 开　120.00 元
ISBN 978-7-5723-1362-2

中药配方鲜药学
苗明三　主编
山东科学技术出版社　685 页　16 开　149.00 元
ISBN 978-7-5723-1438-4

中药生态农业
郭兰萍　黄璐琦　主编
上海科学技术出版社　281 页　16 开　158.00 元
ISBN 978-7-5478-5651-2

中药提取分离技术
杨松岭　主编
中国农业大学出版社　200 页　16 开　39.00 元
ISBN 978-7-5655-2709-8

中药学
陈燕清　主编
人民卫生出版社　231 页　16 开　40.00 元
ISBN 978-7-117-32583-7

中药学
刘歆韵　郑慧芝　主编
华中科技大学出版社　191 页　16 开　48.00 元
ISBN 978-7-5680-9013-1

中药学
孙作乾　宋修道　亓国锋　主编
上海交通大学出版社　380 页　16 开　55.00 元
ISBN 978-7-313-26613-2

中药学
吴庆光　张金莲　主编
科学出版社　306 页　16 开　85.00 元
ISBN 978-7-03-072249-2

中药学
战文翔　秦建设　主编
中国医药科技出版社　354 页　16 开　69.00 元
ISBN 978-7-5214-3196-4

中药学
刘　星　张　冰　主编
科学出版社　347 页　16 开　88.00 元
ISBN 978-7-03-074200-1

中药学
赵珍东　景晓琦　主编
中国医药科技出版社　293 页　16 开　54.00 元
ISBN 978-7-5214-2885-8

中药学(师)通关必刷同步练习题集(全 3 册)
王九芝　主编
湖南科学技术出版社　373 页　16 开　135.00 元
ISBN 978-7-5710-1856-6 等

中药学:中药基础与应用(3 版)
赵　越　主编
人民卫生出版社　476 页　16 开　89.00 元
ISBN 978-7-117-33478-5

中药学核心考点与习题
李明蕾　张　艳　主编
中国医药科技出版社　219 页　16 开　48.00 元
ISBN 978-7-5214-2990-9

中药学基础与临床常见病的中医诊疗
刘　颖等　主编
吉林大学出版社　198 页　16 开　158.00 元
ISBN 978-7-5768-0393-8

中药学类课程思政案例教学设计与实践

马东来　严玉平　郑玉光　主编
上海科学技术出版社　215 页　16 开　68.00 元
ISBN 978-7-5478-5744-1

中药学习题集(2 版)
钟赣生　主编
中国中医药出版社　392 页　16 开　88.00 元
ISBN 978-7-5132-7632-0

中药学药物速认速查小红书
周重建　主编
天津科学技术出版社　652 页　小 32 开　88.00 元
ISBN 978-7-5576-9468-5

中药学专业职业技能训练指导
王小平　主编
人民卫生出版社　443 页　16 开　95.00 元
ISBN 978-7-117-32589-9

中药药剂学
马云淑　桂双英　主编
科学出版社　404 页　16 开　120.00 元
ISBN 978-7-03-072251-5

中药药剂学习题集(3 版)
杨　明　主编
中国中医药出版社　376 页　16 开　88.00 元
ISBN 978-7-5132-7711-2

中药药理学
刘中秋　寇俊萍　主编
科学出版社　325 页　16 开　88.00 元
ISBN 978-7-03-072242-3

中药药理学
冯彬彬　贾彦敏　陈　文　主编
华中科技大学出版社　216 页　16 开　49.90 元
ISBN 978-7-5680-8994-4

中药药理学:双色版
刘　岩　主编
上海浦江教育出版社　229 页　16 开　45.00 元
ISBN 978-7-81121-743-8

中药药理学习题集
彭　成　主编
中国中医药出版社　260 页　16 开　63.00 元
ISBN 978-7-5132-7705-1

中药优质栽培与化学成分分析研究
杨朝福　王凯强　王　昊著
吉林大学出版社　341 页　16 开　98.00 元
ISBN 978-7-5768-0696-0

中药有害残留物分析及应用实践
单　敏　艾　芸　黄　洁等　主编
陕西科学技术出版社　356 页　16 开　98.00 元
ISBN 978-7-5369-8619-0

中药制剂技术
颜仁梁　翟树林　主编
中国医药科技出版社　318 页　16 开　58.00 元
ISBN 978-7-5214-2890-2

中药制剂技术
杨凤琼　主编
华中科技大学出版社　302 页　16 开　68.00 元
ISBN 978-7-5680-7688-3

中药制剂检测技术
马丽虹　穆春旭　主编
中国医药科技出版社　264 页　16 开　49.00 元
ISBN 978-7-5214-3249-7

中药制药工艺学
高建德　编著
兰州大学出版社　283 页　16 开　58.00 元
ISBN 978-7-311-06403-7

中药制药设备与车间设计
李　正　主编
中国中医药出版社　263 页　16 开　70.00 元
ISBN 978-7-5132-6903-2

中药制药设备与车间设计
刘永忠　刘荣华　主编
中国中医药出版社　360 页　16 开　88.00 元
ISBN 978-7-5132-7924-6

中药制造测量学
吴志生　乔延江　主编
科学出版社　505 页　16 开　198.00 元
ISBN 978-7-03-069687-8

中药注射剂合理应用手册
阿颖利　陈世财　主编
人民卫生出版社　297 页　大 32 开　45.00 元
ISBN 978-7-117-31918-8

中药专业(初级师)考前冲刺 2000 题
全国中医药专业技术资格考试命题研究组　编
中国中医药出版社　179 页　16 开　52.00 元
ISBN 978-7-5132-7748-8

中药专业(初级士)考前冲刺 2000 题
全国中医药专业技术资格考试命题研究组　编
中国中医药出版社　190 页　16 开　52.00 元
ISBN 978-7-5132-7751-8

中药专业(中级)考前冲刺 2000 题
全国中医药专业技术资格考试命题研究组　编
中国中医药出版社　189 页　16 开　52.00 元
ISBN 978-7-5132-7749-5

中药资源化学

唐于平　宿树兰　主编
人民卫生出版社　463 页　16 开　95.00 元
ISBN 978-7-117-32664-3

中药资源学
马　伟　刘军民　主编
科学出版社　223 页　16 开　68.00 元
ISBN 978-7-03-072250-8

中药资源学
马云桐　主编
中国中医药出版社　219 页　16 开　59.00 元
ISBN 978-7-5132-6832-5

中药资源与栽培
董诚明　纪宝玉　主编
中国中医药出版社　281 页　16 开　75.00 元
ISBN 978-7-5132-7800-3

中药组方临床应用
余孟学　杨德钱　主编
河南科学技术出版社　678 页　16 开　198.00 元
ISBN 978-7-5725-0690-1

中医藏象理论与遣方用药
李龙传　编著
中原农民出版社　110 页　16 开　39.00 元
ISBN 978-7-5542-2633-9

中医方药学
李　冀　钟赣生　主编
人民卫生出版社　269 页　16 开　59.00 元
ISBN 978-7-117-33692-5

中医膏方调理案例精选
陈瑞芳　谢裕华　主编
中山大学出版社　231 页　16 开　63.00 元
ISBN 978-7-306-07638-0

中医经典方妙用:柳吉忱方剂学讲稿
柳吉忱　著
中国医药科技出版社　289 页　16 开　55.00 元
ISBN 978-7-5214-3365-4

中医经方理论与临证集萃
朱明军　主编
中国中医药出版社　502 页　16 开　99.00 元
ISBN 978-7-5132-7327-5

中医考研方药秘籍
医路领航　著
天津科学技术出版社　385 页　大 32 开　49.00 元
ISBN 978-7-5576-9906-2

中医理法针药全书摘要
(清)沈士真　原著
中医古籍出版社　366 页　16 开　89.00 元
ISBN 978-7-5152-1803-8

中医良方大典·妇科卷
严世芸　总主编
上海科学普及出版社　591 页　16 开　298.00 元
ISBN 978-7-5427-8206-9

中医良方大典·内科二卷
严世芸　总主编
上海科学普及出版社　570 页　16 开　298.00 元
ISBN 978-7-5427-8273-1

中医良方大典·外科卷
严世芸　总主编
上海科学普及出版社　1417 页　16 开　698.00 元
ISBN 978-7-5427-8368-4

中医临床安全合理用药
刘　良　主编
中国中医药出版社　510 页　16 开　268.00 元
ISBN 978-7-5132-7664-1

中医临床高效专病专方精选
蔡承新　主编
东南大学出版社　240 页　16 开　88.00 元
ISBN 978-7-5641-9970-8

中医临证处方手册
刘绍贵　廖建萍　刘红宇　主编
湖南科学技术出版社　920 页　大 32 开　98.00 元
ISBN 978-7-5710-1499-5

中医临证专病专方专药
王　荣　主编
学苑出版社　440 页　大 32 开　78.00 元
ISBN 978-7-5077-6480-2

中医内科学方证速记一本通
陈文君　张　喆　编著
人民卫生出版社　278 页　大 32 开　45.00 元
ISBN 978-7-117-34290-2

中医食疗药膳技术(2 版)
汪碧涛　王　丽　李　岩　主编
化学工业出版社　244 页　16 开　48.00 元
ISBN 978-7-122-41424-3

中医体质药膳调养指导
李　萍　郁东海　李华章　主编
同济大学出版社　181 页　16 开　98.00 元
ISBN 978-7-5765-0187-2

中医学理论专论集成. 中药方剂理论
沈　涛　陈　曦　主编
科学出版社　962 页　16 开　338.00 元
ISBN 978-7-03-070805-2

中医药　东方智慧之学

李　健　薛晓鸥　著
五洲传播出版社　170 页　16 开　68.00 元
ISBN 978-7-5085-4848-7

中医药编辑写作实用手册
李　立　董军杰　习　沙等　主编
世界图书出版公司长春有限公司　423 页　16 开　155.00 元
ISBN 978-7-5192-9058-0

中医药传统知识防御性保护的法治问题研究
陈　默　著
中国政法大学出版社　322 页　16 开　79.00 元
ISBN 978-7-5764-0800-3

中医药传统知识医药信息专用权研究
陈　庆　著
社会科学文献出版社　280 页　16 开　98.00 元
ISBN 978-7-5228-0032-5

中医药服务综合监管工作指南
赵　敏　赵宏发　钱　辉　主编
华中科技大学出版社　279 页　小 32 开　39.80 元
ISBN 978-7-5680-8826-8

中医药概论
李智红　主编
中国医药科技出版社　405 页　16 开　79.00 元
ISBN 978-7-5214-3251-0

中医药核心指标集研究实践手册
张俊华　主编
上海科学技术出版社　115 页　32 开　48.00 元
ISBN 978-7-5478-5981-0

中医药基础(2 版)
杨庆堂　主编
人民卫生出版社　307 页　16 开　55.00 元
ISBN 978-7-117-33139-5

中医药健康旅游发展报告(2022)
侯胜田　主编
中国商业出版社　353 页　16 开　168.00 元
ISBN 978-7-5208-2389-0

中医药抗感染文献研究集萃
袁　斌　虞　舜　著
吉林科学技术出版社　219 页　大 32 开　50.00 元
ISBN 978-7-5744-0030-6

中医药抗衰老:抗衰方剂发展演化与实践
张　敏　著
北京出版社　235 页　16 开　46.00 元
ISBN 978-7-200-17204-1

中医药科学性研究
卜文超　著
云南科技出版社　218 页　16 开　56.00 元
ISBN 978-7-5587-2945-4

中医药科研方法学
邓常清　葛金文　主编
湖南科学技术出版社　353 页　16 开　68.00 元
ISBN 978-7-5710-1713-2

中医药跨文化传播:来华留学中医教育的传播学分析
丁　颖　著
中南大学出版社　173 页　16 开　34.80 元
ISBN 978-7-5487-4823-6

中医药蓝皮书:浙江省中医药发展报告(2018—2020 年)
浙江省中医药发展研究中心　组织编写
浙江科学技术出版社　162 页　16 开　138.00 元
ISBN 978-7-5739-0046-3

中医药劳动实践活动设计
李继安　主编
吉林大学出版社　208 页　16 开　56.00 元
ISBN 978-7-5768-0882-7

中医药历史与文化(第二辑·中医药文化在东北亚的传播)
陈玉梅　江凤艳　主编
中国社会科学出版社　403 页　16 开　138.00 元
ISBN 978-7-5227-1735-7

中医药历史与文化(第一辑·中医药文化与传统哲学)
陈玉梅　江凤艳　主编
中国社会科学出版社　380 页　16 开　128.00 元
ISBN 978-7-5227-1141-6

中医药临床循证决策证据
刘建平　主编
人民卫生出版社　246 页　16 开　88.00 元
ISBN 978-7-117-33523-2

中医药免疫学
高永翔　沈　欣　主编
科学出版社　342 页　16 开　78.00 元
ISBN 978-7-03-070044-5

中医药如何在困境中突围
诸国本　著
中医古籍出版社　377 页　16 开　98.00 元
ISBN 978-7-5152-2215-8

中医药膳学
易　蔚　邓　沂　主编
西安交通大学出版社　306 页　16 开　56.00 元
ISBN 978-7-5693-2082-4

中医药书目集成(全 11 册)
荆　达　主编
天津古籍出版社　4788 页　16 开　9800.00 元
ISBN 978-7-5528-1261-9

中医药文化的当代价值研究
袁　纲　主编
中国中医药出版社　218 页　16 开　56.00 元
ISBN 978-7-5132-2607-3
中医药文化故事
柳越冬　陶弘武　主编
科学技术文献出版社　109 页　16 开　36.00 元
ISBN 978-7-5189-8754-2
中医药文化探微
王海莉　李根林　著
河南科学技术出版社　229 页　16 开　58.00 元
ISBN 978-7-5725-0254-5
中医药文化通论
禄保平　王海莉　主编
郑州大学出版社　189 页　16 开　39.00 元
ISBN 978-7-5645-8485-6
中医药文化与健康(第三册·2册)
熊春锦　张其成　主编
中国中医药出版社　113 页　16 开　49.80 元
ISBN 978-7-5132-7319-0
中医药文化与健康知识
戴　铭　周祖亮　主编
人民卫生出版社　180 页　大 32 开　59.00 元
ISBN 978-7-117-33005-3
中医药信息标准编制要求与方法
肖　勇　朱佳卿　刘群峰等　主编
中国中医药出版社　345 页　16 开　89.00 元
ISBN 978-7-5132-7542-2
中医药学促记口诀
梁保庆　梁　晨　叶宁慧　编著
西安交通大学出版社　264 页　16 开　92.00 元
ISBN 978-7-5693-2319-1
中医药学概论
李　鸾　张晓霞　任守忠　主编
华中科技大学出版社　233 页　16 开　49.90 元
ISBN 978-7-5680-9056-8
中医药学概论
张东方　主编
华中科技大学出版社　349 页　16 开　79.90 元
ISBN 978-7-5680-8352-2
中医药学概论(2 版)
陈家旭　主编
国家开放大学出版社　292 页　16 开　42.00 元
ISBN 978-7-304-11291-2
中医药学概论(9 版)
秦旭华　主编
人民卫生出版社　331 页　16 开　76.00 元
ISBN 978-7-117-33067-1
中医药应对重大公共卫生事件策略与疫病防治
王洪海　杨海燕　主编
中国医药科技出版社　157 页　16 开　69.00 元
ISBN 978-7-5214-2761-5
中医药与大健康
罗盼生　任仲丽　曹鲁娜等　主编
吉林大学出版社　521 页　16 开　88.00 元
ISBN 978-7-5768-0083-8
中医药诊疗高血压病:证据分析与方案制定
季昭臣　著
贵州大学出版社　389 页　16 开　148.00 元
ISBN 978-7-5691-0578-0
中医药知识产权管理与专利实务
严令耕　著
科学技术文献出版社　197 页　16 开　48.00 元
ISBN 978-7-5189-9231-7
中医药壮瑶医药康养人才适宜技术
黄　勇　主编
复旦大学出版社　135 页　16 开　50.00 元
ISBN 978-7-309-16038-3
中医药自信教育典型案例精选
段志光　刘　星　郝慧琴　主编
人民卫生出版社　237 页　16 开　95.00 元
ISBN 978-7-117-33723-6
中医药自信教育研究与实践
段志光　刘　星　郝慧琴　主编
人民卫生出版社　212 页　16 开　82.00 元
ISBN 978-7-117-33724-3
中医药走向世界研究:从“一带一路”再出发
程　勇　石　云　蔡轶明　著
上海科学技术出版社　158 页　16 开　128.00 元
ISBN 978-7-5478-5773-1
中医诊疗与药学应用
王　艳　苏　侠　刘爱波　主编
湖北科学技术出版社　198 页　16 开　79.00 元
ISBN 978-7-5706-1812-5
中医治疗皮肤病临证用药备要
周澜华　主编
学苑出版社　396 页　16 开　128.00 元
ISBN 978-7-5077-6561-8
中医中药基础与临床应用
杨远娟　回世洋　杨玲玲等　主编
科学技术文献出版社　288 页　16 开　148.00 元
ISBN 978-7-5189-9170-9

中医中药研究及临床实践
刘秀平　陈健明　付婷婷等　主编
科学技术文献出版社　318 页　16 开　148.00 元
ISBN 978-7-5189-9717-6

肿瘤补充疗法:食疗与药膳疗法
吴万垠　杨小兵　主编
人民卫生出版社　215 页　16 开　55.00 元
ISBN 978-7-117-33345-0

肿瘤经方门径:20 首经方治疗肿瘤心悟
陈滨海　著
中国中医药出版社　292 页　大 32 开　39.00 元
ISBN 978-7-5132-7798-3

肿瘤科中成药用药速查
田雪飞　陈孟溪　主编
人民卫生出版社　290 页　16 开　65.00 元
ISBN 978-7-117-29573-4

肿瘤免疫治疗用药 PD-1/PD-L1 风险管理手册
李国辉　主编
中国医药科技出版社　130 页　32 开　35.00 元
ISBN 978-7-5214-3343-2

肿瘤药物临床试验患者的那些事儿
刘连科　鲁智豪　吴　菁　主编
化学工业出版社　181 页　大 32 开　49.80 元
ISBN 978-7-122-40298-1

仲景方歌方证速记手册
臧云彩　臧云喜　编著
河南科学技术出版社　326 页　大 32 开　48.00 元
ISBN 978-7-5725-0272-9

重大新发突发公共卫生事件中医药社区防控创新实践
仝小林　主编
上海科学技术出版社　273 页　16 开　128.00 元
ISBN 978-7-5478-5568-3

重剂起沉疴(2 版)
仝小林　主编
人民卫生出版社　443 页　16 开　99.00 元
ISBN 978-7-117-33052-7

注射用丹参多酚酸现代研究
张艳军　闫凯境　鞠爱春　主编
科学出版社　349 页　16 开　218.00 元
ISBN 978-7-03-073061-9

著名侗医姜彦儒《本草医方》整理研究
姜彦儒　原著
中医古籍出版社　201 页　大 32 开　28.00 元
ISBN 978-7-5152-2492-3

专病通治方与病证合参临证应用
陶晓华　著
中医古籍出版社　189 页　大 32 开　36.00 元
ISBN 978-7-5152-2234-9

专利布局与挑战之策略
李红团　编著
知识产权出版社　281 页　16 开　98.00 元
ISBN 978-7-5130-8237-2

壮瑶矿物药
邓家刚　侯小涛　刘布鸣　主编
广西科学技术出版社　284 页　16 开　168.00 元
ISBN 978-7-5551-1840-4

壮瑶药材图鉴
广西壮族自治区中医药研究院　组织编写
广西科学技术出版社　286 页　16 开　218.00 元
ISBN 978-7-5551-1548-9

壮瑶药鉴定手册
钟　鸣　刘布鸣　黄云峰　主编
广西科学技术出版社　436 页　16 开　168.00 元
ISBN 978-7-5551-1634-9

壮药药理研究
钟　鸣　韦桂宁　李冬梅　主编
广西科学技术出版社　640 页　16 开　198.00 元
ISBN 978-7-5551-1752-0

壮医药学概论
庞宇舟　主编
中国中医药出版社　216 页　16 开　56.00 元
ISBN 978-7-5132-7460-9

走进云南省中医药民族医药博物馆
陈清华　蔡云海　何红平　主编
云南科技出版社　60 页　16 开　56.00 元
ISBN 978-7-5587-3292-8

走进中医:中医药文化知识必读手册
万　飞　黄　舟　主编
中国中医药出版社　300 页　16 开　82.00 元
ISBN 978-7-5132-7371-8

走近中医药文化
裴　林　陈　虎　王绛辉　主编
世界图书出版公司长春有限公司　153 页　16 开　78.00 元
ISBN 978-7-5192-9059-7

2022 年药学期刊名录

2022 年药学期刊概览

名称	主办单位	创刊年份	刊期	主编	国内统一刊号（CN）	国际标准刊号（ISSN）	定价/期	出版地	网址	中国知网(2022) 综合影响因子	中国知网(2022) 复合影响因子
安徽医药	安徽省药学会	1997	月刊	徐恒秋	34-1229/R	1009-6469	25.00	合肥市	http://www. ahyyzz. cn	0.910	1.111
安徽中医药大学学报	安徽中医药大学	1981	双月刊	吴德玲	34-1324/R	2095-7246	15.00	合肥市	http://xuebao. ahtcm. edu. cn	1.764	2.982
北方药学	内蒙古自治区食品药品学会	2004	月刊	王　伟	15-1333/R	1672-8351	12.00	呼和浩特市	http://www. nmgpa. cn	0.120	0.196
北京中医药	北京中医药学会、北京中西医结合学会、北京市中药研究所	1982	月刊	屠志涛	11-5635/R	1674-1307	20.00	北京市	http://www. bjtcm. net	1.183	1.666
北京中医药大学学报	北京中医药大学	1959	月刊	王永炎	11-3574/R	1006-2157	28.00	北京市	http://xb. bucm. edu. cn	2.585	3.324
长春中医药大学学报	长春中医药大学	1985	双月刊	仝小林	22-1375/R	2095-6258	30.00	长春市	http://czxx. cbpt. cnki. net	1.091	1.540
成都中医药大学学报	成都中医药大学	1958	季刊	余曙光	51-1501/R	1004-0668	10.00	成都市	http://xuebao. cdutcm. edu. cn/	1.126	1.892
当代医药论丛	吉林省当代医药论丛杂志社有限公司	2003	半月刊	王秋燕	22-1407/R	2095-7629	28.00	吉林市	http://www. ddyylczz. com		
东南国防医药	南京军区医学科学技术委员会	1986	双月刊	何子安	32-1713/R	1672-271X	15.00	南京市	http://dngfyy. paperopen. com/	0.854	0.985
毒理学杂志	北京市疾病预防控制中心、北京大学公共卫生学院	1987	双月刊	郝卫东	11-5263/R	1002-3127	8.00	北京市		0.780	1.020
儿科药学杂志	重庆医科大学附属儿童医院	1995	月刊	李　秋	50-1156/R	1672-108X	9.00	重庆市	http://www. ekyxzz. com. cn	0.609	0.735
福建医药杂志	福建省医学会	1979	双月刊	林才经	35-1071/R	1002-2600	16.00	福州市	http://www. fjyyzz. cn	0.240	0.319
福建中医药	福建中医药大学	1956	月刊	李灿东	35-1073/R	1000-338X	30.00	福州市	http://fjzyy. fjtcm. edu. cn/	0.663	1.087
甘肃医药	甘肃省医学科学研究院	1982	月刊	夏小军	62-1076/R	1004-2725	8.00	兰州市		0.227	0.340
甘肃中医药大学学报	甘肃中医药大学	1984	双月刊	赵继荣	62-1214/R	1003-8450	10.00	兰州市	http://gszyxyxb. gszy. edu. cn/	0.787	1.423
广东药科大学学报	广东药科大学	1985	双月刊	郭　姣	44-1733/R	2096-3653	10.00	广州市	https://qkbjb. gdpu. edu. cn/	1.046	1.419
广西中医药	广西中医药大学、广西中医药学会	1977	双月刊	姚　春	45-1123/R	1003-0719	12.00	南宁市	http://gxzy. cbpt. cnki. net	0.439	0.941
广西中医药大学学报	广西中医药大学	1998	双月刊	姚　春	45-1391/R	2095-4441	12.80	南宁市	http://gszb. cbpt. cnki. net	0.583	0.991
广州医药	广州市第一人民医院	1970	双月刊	曹　杰	44-1199/R	1000-8535	12.00	广州市	http://www. gzyyzz. cn	0.378	0.507
广州中医药大学学报	广州中医药大学	1984	月刊	王　伟	44-1425/R	1007-3213	20.00	广州市	http://xb. zyxy. com. cn	1.200	2.105
贵州医药	贵州省卫生健康学术促进中心	1976	月刊	徐秀菽	52-1062/R	1000-744X	12.00	贵阳市	http://gzyi. cbpt. cnki. net	0.725	0.805
贵州中医药大学学报	贵阳中医药大学	1979	双月刊	刘兴德	52-1174/R2	2096-8426	12.00	贵阳市	http://www. gyzx. cbpt. cnki. net	0.697	1.195
国际生物制品学杂志	中华医学会、上海生物制品研究所有限责任公司	1978	双月刊	李秀玲	31-1962/R	1673-4211	15.00	上海市	http://www. ijbiol. com	0.273	0.306
国际医药卫生导报	中华医学会和国际医药卫生导报社	1995	半月刊	钟国华	44-1417/R	1007-1245	28.00	广州市	http://www. imhgn. com	0.215	0.254
国际中医中药杂志	中华医学会和中国中医科学院中医药信息研究所	1978	月刊	李宗友	11-5398/R	1673-4246	30.00	北京市	http://gjzy. cintcm. com/	0.898	1.166
国外医药抗生素分册	中国医药集团总公司四川抗菌素工业研究所、中国医学科学院医药生物技术研究所	1980	双月刊	郭晓强	51-1127/R	1001-8751	12.00	成都市	http://www. worldnotes. cn	0.480	0.618
哈尔滨医药	哈尔滨市卫生健康服务评价中心	1981	双月刊	孙　然	23-1164/R	1001-8131	9.00	哈尔滨市	http://www. hrbyybjb. org. cn	0.155	0.220
海峡药学	福建省药学会	1988	月刊	刘茂柏	35-1173/R	1006-3765	10.00	福州市	http://www. fjhxyx. com	0.241	0.320
河北医药	河北省医学情报研究所	1972	半月刊	狄　岩	13-1090/R	1002-7386	8.00	石家庄市	http://www. hebtxzx. cn	0.807	0.955
河北中医药学报	河北中医学院	1986	双月刊	高维娟	13-1214/R	1007-5615	5.00	石家庄市		1.094	1.892
黑龙江医药	黑龙江省市场监督管理干部学校	1988	双月刊	杨绍文	23-1383/R	1006-2882	16.00	哈尔滨市		0.202	0.308
黑龙江医药科学	佳木斯大学	1972	双月刊	王英敏	23-1421/R	1008-0104	15.00	佳木斯市		0.167	0.216
黑龙江中医药	黑龙江省中医药科学院	1958	双月刊	陈　宏	23-1221/R	1000-9906	10.00	哈尔滨市		0.077	0.118
湖北医药学院学报	湖北医药学院	1982	双月刊	王云甫	42-1815/R	2096-708X	10.00	十堰市	http://yyyx. cbpt. cnki. net	0.551	0.679
湖北中医药大学学报	湖北中医药大学	1999	双月刊	王　华	42-1844/R	1008-987X	10.00	武汉市	http://hbzyy. cnjournals. com	0.922	1.377
湖南中医药大学学报	湖南中医药大学	1979	月刊	秦裕辉	43-1472/R	1674-070X	10.00	长沙市	http://hnzyydxxb. hnucm. edu. cn	1.455	2.044
华西药学杂志	四川大学、四川省药学会	1986	双月刊	张志荣	51-1218/R	1006-0103	15.00	成都市	http://hxyo. cbpt. cnki. net	1.231	1.558
化工与医药工程	中石化上海工程有限公司	1980	双月刊	王江义	31-2101/TQ	2095-817X	15.00	上海市	http://www. cpessec. com	0.217	0.255
淮海医药	蚌埠市医学科学情报站	1983	双月刊	鲍子雨	34-1189/R	1008-7044	8.00	蚌埠市	http://hhyy. cbpt. cnki. net	0.183	0.248
环球中医药	中华国际医学交流基金会	2008	月刊	王永炎 张伯礼	11-5652/R	1674-1749	30.00	北京市	http://www. hqzyy. com/	1.313	1.912
基层中医药	中国中医科学院中药研究所	1993	月刊	张瑞贤	10-1800/R	2097-1222	18.00	北京市	https://jcey. cbpt. cnki. net		
吉林医药学院学报	吉林医药学院	1979	双月刊	蔡建辉	22-1368/R	1673-2995	11.00	吉林市	https://jlds. cbpt. cnki. net/	0.566	0.901
吉林中医药	长春中医药大学	1979	月刊	仝小林	22-1119/R	1003-5699	20.00	长春市	http://qks. ccucm. edu. cn	1.328	2.035
家庭医药-快乐养生	广西科学技术协会	2002	月刊	刘慧英	45-1301/R	1671-4954	10.00	南宁市			

（续表）

名称	主办单位	创刊年份	刊期	主编	国内统一刊号（CN）	国际标准刊号（ISSN）	定价/期	出版地	网址	中国知网（2022）	
										综合影响因子	复合影响因子
家庭用药	中国科学院上海药物研究所、上海市药理学会	2001	月刊	冯林音	31-1845/R	1009-6620	10.00	上海市	http://www.shjtyy.com		
江苏医药	江苏省人民医院	1975	月刊	黄　峻	32-1221/R	0253-3685	15.00	南京市	http://yiya.cbpt.cnki.net	0.463	0.601
江苏中医药	江苏省中医药学会、江苏省中西医结合学会、江苏省针灸学会	1956	月刊	黄亚博	32-1630/R	1672-397X	12.00	南京市	http://www.jstcm.com	1.041	1.650
江西医药	江西省医学会	1961	月刊	丁晓群	36-1094/R	1006-2238	10.00	南昌市	http://www.jxma.org	0.228	0.348
江西中医药	江西中医药大学、江西省中医药学会	1951	月刊	徐兰宾	36-1095/R	0411-9584	8.00	南昌市	http://www.ajutcm.com	0.478	0.969
江西中医药大学学报	江西中医药大学	1988	双月刊	徐兰宾	36-1331/R	2095-7785	10.00	南昌市	http://www.ajutcm.com	0.576	1.030
解放军医药杂志	解放军白求恩国际和平医院	1989	月刊	赵会懂	13-1406/R	2095-140X	20.00	石家庄市	http://mag.zgkw.cn/jfjyy	1.665	1.968
今日药学	广东省药学会、中国药学会	1991	月刊	郑志华	44-1650/R	1674-229X	15.00	广州市	http://www.jinriyaoxue.com	0.847	1.000
开卷有益求医问药	天津市医药集团有限公司	1981	月刊	张　平	12-1216/R	1007-2950	8.00	天津市			
抗感染药学	苏州市第五人民医院	2004	月刊	程军平	32-1726/R	1672-7878	18.00	苏州市	http://www.抗感染药学.com	0.220	0.279
辽宁中医药大学学报	辽宁中医药大学	1999	月刊	石　岩	21-1543/R	1673-842X	10.00	沈阳市	http://lzxb.cbpt.cnki.net	1.777	2.887
临床合理用药杂志	河北省科学技术协会	2008	旬刊	马　智	13-1389/R	1674-3296	10.00	石家庄市		0.213	0.378
临床药物治疗杂志	北京药学会	2003	月刊	胡　欣	11-4989/R	1672-3384	18.00	北京市	http://www.lcywzlzz.com	0.823	1.069
临床医药实践	山西医科大学第二医院	1974	月刊	赵　斌	14-1300/R	1671-8631	8.00	太原市	http://SXLC.chinajournal.net.cn	0.227	0.345
南京中医药大学学报（自然科学版）	南京中医药大学	1959	月刊	程海波	32-1247/R	1672-0482	25.00	南京市	http://xb.njutcm.edu.cn	2.130	3.006
内蒙古中医药	内蒙古自治区中医药研究所	1982	月刊	杨广源	15-1101/R	1006-0979	6.00	呼和浩特市		0.302	0.630
青岛医药卫生	青岛市医学会	1972	双月刊	王者令	37-1249/R	1006-5571	8.00	青岛市	http://qdyw.chinajournal.net.cn	0.149	0.235
青海医药杂志	青海省医药卫生学会联合办公室	1958	月刊	王　虎	63-1018/R	1007-3795	8.00	西宁市		0.056	0.094
人参研究	吉林人参研究院	1988	双月刊	曹志强	22-1156/S	1671-1521	12.00	通化市		0.481	0.733
山东医药	山东省立医院	1957	旬刊	赵家军	37-1156/R	1002-266X	18.00	济南市	http://sdyy.cbpt.cnki.net	0.971	1.202
山东中医药大学学报	山东中医药大学	1977	双月刊	武继彪	37-1279/R	1007-659X	12.00	济南市	http://sdyx.chinajournal.net.cn	1.302	2.018
山西医药杂志	山西医药卫生传媒集团有限责任公司	1957	半月刊	耿惠良	14-1108/R	0253-9926	12.00	太原市	http://www.sxyxqk.com	0.490	0.609
山西中医药大学学报	山西中医药大学	1999	双月刊	郝慧琴	14-1398/R	2096-7403	15.00	太原市	http://shan.cbpt.cnki.net	0.812	1.280
陕西中医药大学学报	陕西中医药大学	1978	双月刊	文颖娟	61-1501/R	2096-1340	18.00	西安市	http://tgxt.sntcm.edu.cn	0.856	1.288
上海医药	上海医药行业协会、上海市医药股份有限公司	1979	半月刊	樊　嘉	31-1663/R	1006-1533	10.00	上海市	http://www.上海医药杂志.com	0.517	0.749
上海中医药大学学报	上海中医药大学、上海市中医药研究院	1960	双月刊	陈凯先	31-1788/R	1008-861X	20.00	上海市	http://www.shzyyzz.com	1.464	2.117
上海中医药杂志	上海中医药大学、上海市中医药学会	1955	月刊	严世芸	31-1276/R	1007-1334	15.00	上海市	http://www.shzyyzz.com	1.615	2.481
神经药理学报	河北北方学院、中国药理学会	1984	双月刊	张丹参	13-1404/R	2095-1396	20.00	张家口市	http://actanp.hebeinu.edu.cn	0.300	0.350
沈阳药科大学学报	沈阳药科大学	1957	月刊	毕开顺	21-1349/R	1006-2858	20.00	沈阳市	http://syyd.cbpt.cnki.net	0.764	1.022
时珍国医国药	时珍国医国药杂志社	1990	月刊	肖　璜	42-1436/R	1008-0805	15.00	黄石市	http://www.shizhenchina.com	1.061	1.496
实用临床医药杂志	扬州大学、中国高校科技期刊研究会	1997	半月刊	史宏灿	32-1697/R	1672-2353	20.00	扬州市	http://jcmp.yzu.edu.cn	0.936	1.111
实用药物与临床	辽宁省药学会、中国医科大学附属盛京医院	1998	月刊	张成普	21-1516/R	1673-0070	10.00	沈阳市	http://lylc.cbpt.cnki.net/	0.821	1.008
实用中医药杂志	重庆医科大学中医药学院	1985	月刊	曹文富	50-1056/R	1004-2814	16.00	重庆市	http://ZYAO.cbpt.cnki.net	0.303	0.611
食品与药品	山东省药学科学院	1991	双月刊	凌沛学	37-1438/R	1672-979X	15.00	济南市	http://sdpk.cbpt.cnki.net	0.950	1.246
食药用菌	浙江省食用菌协会	1982	双月刊	蔡为明	33-1371/S	2095-0934	10.00	杭州市		0.829	1.058
世界科学技术—中医药现代化	中科院科技战略咨询研究院	1999	月刊	陈凯先	11-5699/R	1674-3849	156.00	北京市	http://www.wst.ac.cn	1.640	2.378
世界临床药物	上海医药工业研究院、中国药学会	1980	月刊	胡善联	31-1939/R	1672-9188	26.00	上海市	http://www.jwph.com.cn	0.687	0.916
世界中医药	世界中医药学会联合会	2006	半月刊	魏金明	11-5529/R	1673-7202	20.00	北京市	http://www.sjzyyzz.com	2.060	2.840
首都食品与医药	首都食品与医药杂志社	1994	半月刊	高　军	10-1288/R	2096-8213	15.00	北京市	http://www.sdspyyy.com/		
数理医药学杂志	武汉大学	1988	月刊	张选群 马建忠	42-1303/R	1004-4337	15.00	武汉市	https://shuliyiyaoxue.com	0.140	0.233
天津药学	天津市医药集团有限公司、天津市药学会	1989	双月刊	张　平	12-1230/R	1006-5687	10.00	天津市		0.484	0.637
天津医药	天津市医学科学技术信息研究所	1959	月刊	吴　琦	12-1116/R	0253-9896	18.00	天津市	http://www.tjyybjb.ac.cn	0.903	1.173
天津中医药	天津中医药大学、天津中医药学会、天津中西医结合学会	1984	月刊	张伯礼	12-1349/R	1672-1519	15.00	天津市	http://www.tjzhongyiyao.com	1.367	2.106
天津中医药大学学报	天津中医药大学	1982	双月刊	张伯礼	12-1391/R	1673-9043	12.00	天津市	http://www.tjzhongyiyao.com	1.302	1.893
天然产物研究与开发	中国科学院成都文献情报中心	1989	月刊	李伯刚	51-1335/Q	1001-6880	40.00	成都市	http://www.trcw.ac.cn	1.890	2.778

（续表）

名称	主办单位	创刊年份	刊期	主编	国内统一刊号（CN）	国际标准刊号（ISSN）	定价/期	出版地	网址	中国知网（2022）	
										综合影响因子	复合影响因子
西北药学杂志	西安交通大学、陕西省药学会	1986	双月刊	杨世民	61-1108/R	1004-2407	12.00	西安市	http://XBYZ. cbpt. cnki. net	1.316	1.575
西部中医药	甘肃省中医药研究院、中华中医药学会	1988	月刊	张志明 米登海	62-1204/R	2096-9600	8.00	兰州市	http://gszy. paperopen. com/	1.018	1.331
西藏医药	西藏医学会	1975	双月刊	唐蓉群	54-1030/R	1004-5899	16.00	拉萨市	http://xzyy. cbpt. cnki. net	0.077	0.113
现代药物与临床	天津药物研究院、中国药学会	1980	月刊	杨宝峰	12-1407/R	1674-5515	50.00	天津市	http://www. tiprpress. com	0.923	1.186
现代医药卫生	重庆市卫生健康统计信息中心	1985	半月刊	汪应钦	50-1129/R	1009-5519	18.00	重庆市	http://www. xdyyws. com/	0.338	0.497
现代中药研究与实践	安徽中医药高等专科学校	1987	双月刊	姚应水	34-1267/R	1673-6427	10.00	芜湖市	http://jzzy. cbpt. cnki. net	1.108	1.758
现代中医药	陕西中医药大学	1981	双月刊	文颖娟	61-1397/R	1672-0571	18.00	咸阳市	http://tgxt. sntcm. edu. cn/	0.677	1.097
新疆中医药	新疆维吾尔自治区中医药学会	1981	双月刊	周铭心	65-1067/R	1009-3931	10.00	乌鲁木齐市		0.315	0.670
亚太传统医药	湖北省科技信息研究院、中华中医药学会	2005	月刊	陈士林	42-1727/R	1673-2197	25.00	武汉市	http://www. aptm. com. cn	0.545	1.034
药品评价	江西省药学会	2004	半月刊	赵志刚	36-1259/R	1672-2809	15.00	北京市	http://www. yppjqk. com	0.228	0.329
药物不良反应杂志	中华医学会	1999	月刊	李　林	11-4015/R	1008-5734	25.00	北京市	http://www. cadrj. com	0.634	0.699
药物分析杂志	中国药学会	1951	月刊	金少鸿	11-2224/R	0254-1793	60.00	北京市	http://www. ywfxzz. cn	1.438	1.665
药物流行病学杂志	湖北省药品监督检验研究院、中国药学会、武汉大学中南医院	1992	月刊	詹思延 辛华雯 翟所迪	42-1333/R	1005-0698	12.00	武汉市	http://ywlxbx. cnjournals. org	0.699	0.779
药物评价研究	天津药物研究院、中国药学会	1978	月刊	王广基	12-1409/R	1674-6376	40.00	天津市	http://www. tiprpress. com	1.166	1.574
药物生物技术	中国药科大学、中国医药科技出版社、中国药学会	1994	双月刊	王　旻	32-1488/R	1005-8915	40.00	南京市	http://www. ywswjs. com	0.693	0.791
药学服务与研究	海军军医大学	2001	双月刊	胡晋红	31-1877/R	1671-2838	15.00	上海市	http://pcarjournal. zgkw. cn	0.569	0.674
药学教育	中国药科大学	1985	双月刊	吴晓明	32-1352/G4	1007-3531	10.00	南京市	http://jiaoyu. cpu. edu. cn/	0.800	0.831
药学进展	中国药科大学、中国药学会	1959	月刊	陈凯先	32-1109/R	1001-5094	40.00	南京市	http://pps. cpu. edu. cn/	0.699	0.995
药学实践与服务	海军军医大学药学系	1983	双月刊	李捷玮	31-2185/R	2097-2024	16.00	上海市	http://yxsj. smmu. edu. cn	0.730	1.000
药学学报	中国药学会、中国医学科学院药物研究所	1953	月刊	王晓良	11-2163/R	0513-4870	40.00	北京市	http://www. yxxb. com. cn	1.815	2.368
药学研究	山东省食品药品检验所、山东省药学会	1982	月刊	李　军	37-1493/R	2095-5375	10.00	济南市	http://www. yaoxueyanjiu. org. cn	0.712	1.003
药学与临床研究	江苏省药学会	1993	双月刊	尤启冬	32-1773/R	1673-7806	15.00	南京市	http://www. pcr. org. cn	0.739	0.900
医药导报	中国药理学会、华中科技大学同济医学院附属同济医院	1982	月刊	杜　光	42-1293/R	1004-0781	25.00	武汉市	http://www. yydbzz. com	1.006	1.260
医药论坛杂志	中华预防医学会、河南省医学情报研究所	1980	半月刊	刘雅莉	11-5479/R	1672-3422	15.00	郑州市	http://hyyx. cbpt. cnki. net	0.212	0.302
医药前沿	河北省疾病预防控制中心	2011	旬刊	崔　泽	13-1405/R	2095-1752	30.00	保定市	http://www. yyqyweb. com		
云南医药	云南省医学会	1958	双月刊	许勇刚	53-1056/R	1006-4141	12.00	昆明市	http://www. yxweb. com. cn	0.119	0.203
云南中医学院学报	云南中医学院	1978	双月刊	丁中涛	53-1048/R	1000-2723	20.00	昆明市	http://www. xb. ynutcm. edu. cn	0.526	0.814
云南中医中药杂志	云南省中医中药研究院、云南省中医药学会	1980	月刊	郑　进	53-1120/R	1007-2349	5.00	昆明市	http://yzyy. chinajournal. net. cn	0.436	0.814
浙江中医药大学学报	浙江中医药大学	1977	月刊	陈　忠	33-1349/R	1005-5509	15.00	杭州市	http://xuebao. zcmu. edu. cn	1.289	1.899
中草药	天津药物研究院、中国药学会	1970	半月刊	刘昌孝 汤立达	12-1108/R	0253-2670	50.00	天津市	http://www. tiprpress. com	3.485	4.694
中成药	国家食品药品监督管理局信息中心中成药信息站、上海中药行业协会	1978	月刊	陶建生	31-1368/R	1001-1528	40.00	上海市	http://www. zcyjournal. com	1.840	2.393
中国处方药	国家药品监督管理局南方医药经济研究所	2002	月刊	周　唯	44-1549/T	1671-945X	25.00	广州市	http://www. cpdrug. com/	0.256	0.386
中国当代医药	中国保健协会、当代创新（北京）医药科学研究院	1994	旬刊	王　霞	11-5786/R	1674-4721	30.00	北京市	http://www. dangdaiyiyao. com	0.309	0.399
中国海洋药物	中国药学会	1982	双月刊	管华诗	37-1155/R	1002-3461	16.00	青岛市	http://hyyw. journalsystem. net	0.697	0.947
中国合理用药探索	中国健康传媒集团、中国药师协会	2003	月刊	吴少祯	10-1462/R	2096-3327	48.00	北京市	http://www. chinahlyy. com	0.595	0.764
中国基层医药	中华医学会、安徽医科大学	1994	月刊	吴孟超 郑芙林	34-1190/R	1008-6706	25.00	淮南市	https://zgjcyy. yiigle. com/	0.478	0.555
中国抗生素杂志	中国医药集团总公司四川抗菌素工业研究所、中国医学科学院医药生物技术研究所	1976	月刊	刘昌孝	51-1126/R	1001-8689	16.00	成都市	http://www. zgkss. com. cn	1.396	1.786
中国临床药理学与治疗学	中国药理学会	1996	月刊	黄志力	34-1206/R	1009-2501	25.00	芜湖市	http://www. cjcpt. com	1.059	1.345
中国临床药理学杂志	中国药学会	1985	半月刊	韩启德	11-2220/R	1001-6821	15.00	北京市		1.200	1.484

（续表）

名称	主办单位	创刊年份	刊期	主编	国内统一刊号（CN）	国际标准刊号（ISSN）	定价/期	出版地	网址	中国知网(2022) 综合影响因子	中国知网(2022) 复合影响因子
中国临床药学杂志	中国药学会主办	1992	月刊	周宏灏	31-1726/R	1007-4406	18.00	上海市	http://lczz.cbpt.cnki.net	0.782	0.904
中国民族民间医药	云南省民族民间医药学会	1992	半月刊	郑 进	53-1102/R	1007-8517	16.00	昆明市	http://www.mzmjyy.com	0.425	0.788
中国民族医药杂志	内蒙古自治区中蒙医药研究所	1995	月刊	杨广源	15-1175/R	1006-6810	8.00	呼和浩特市	http://www.zgmzyyzz.com	0.180	0.276
中国生物制品学杂志	中华预防医学会、长春生物制品研究所	1988	月刊	杨晓明	22-1197/Q	1004-5503	15.00	长春市	http://www.zgswj.com.cn	0.627	0.819
中国实验方剂学杂志	中国中医科学院中药研究所、中华中医药学会	1995	半月刊	吴以岭	11-3495/R	1005-9903	48.00	北京市	http://www.syfjxzz.com	3.359	4.803
中国实用医药	中国康复医学会	2006	半月刊	姚树坤	11-5547/R	1673-7555	48.00	北京市	http://www.zgsyyy.cn	0.203	0.330
中国食品药品监管	中国健康传媒集团	2003	月刊	吴少祯	11-5362/D	1673-5390	48.00	北京市	http://www.cfdam-health.com/	0.833	1.061
中国现代药物应用	中国康复医学会	2007	半月刊	郭 朋	11-5581/R	1673-9523	50.00	北京市	http://www.zgxdywyy.cn	0.214	0.338
中国现代医药杂志	北京航天总医院	1999	月刊	王建国	11-5248/R	1672-9463	8.00	北京市	http://www.zgxdyyzz.com.cn	0.299	0.399
中国现代应用药学	中国药学会	1984	半月刊	郑裕国	33-1210/R	1007-7693	40.00	杭州市	http://www.chinjmap.com	1.365	1.677
中国现代中药	中国中药协会、中国医药集团有限公司、中国中药有限公司	1999	月刊	肖培根 黄璐琦	11-5442/R	1673-4890	50.00	北京市	http://www.zgxdzy.net	1.708	2.339
中国乡村医药	中国农村卫生协会	1994	半月刊	张朝阳	11-3458/R	1006-5180	8.00	北京市	http://www.ncwsxh.org	0.121	0.189
中国新药与临床杂志	中国药学会、上海市食品药品监督管理局科技情报研究所	1982	月刊	陈凯先	31-1746/R	1007-7669	15.00	上海市	http://xyyl.cbpt.cnki.net	1.135	1.387
中国新药杂志	中国医药科技出版社有限公司、中国医药集团、中国药学会	1991	半月刊	桑国卫	11-2850/R	1003-3734	50.00	北京市	http://www.newdrug.cn	1.447	1.760
中国药店	中国整形美容协会	1994	月刊	张 斌	11-4476/R	1009-5012	8.00	北京市	http://www.ydzz.com		
中国药房	中国医院协会、重庆大学附属肿瘤医院	1990	半月刊	张 健	50-1055/R	1001-0408	15.00	重庆市	http://www.china-pharmacy.com	2.000	2.740
中国药剂学杂志(网络版)	沈阳药科大学	2003	双月刊	张志荣		2617-8117		沈阳市	http://pd.syphu.edu.cn/		
中国药科大学学报	中国药科大学	1956	双月刊	王广基	32-1157/R	1000-5048	40.00	南京市	http://zgykdxxb.cpu.edu.cn	1.109	1.427
中国药理学通报	中国药理学会	1985	月刊	魏 伟 李 俊	34-1086/R	1001-1978	30.00	合肥市	http://www.zgylxtb.cn/	1.695	2.333
中国药理学与毒理学杂志	军事医学科学院毒物药物研究所、中国药理学会和中国毒理学会	1986	月刊	张永祥	11-1155/R	1000-3002	20.00	北京市	http://cjpt.magtechjournal.com	0.882	1.165
中国药品标准	国家药典委员会	2000	双月刊	张 伟	11-4422/R	1009-3656	35.00	北京市	http://ypbz.cnjournals.com	0.649	0.740
中国药师	国家食品药品监督管理局培训中心、武汉医药(集团)股份有限公司	1998	月刊	江德元 张生勇	42-1626/R	1008-049X	28.00	武汉市	http://zgyszz.cnjournals.org	1.034	1.332
中国药事	中国食品药品检定研究院	1987	月刊	桑国卫	11-2858/R	1002-7777	50.00	北京市	http://zgys.cnjournals.org	1.060	1.217
中国药物化学杂志	沈阳药科大学、中国药学会	1990	月刊	张礼和	21-1313/R	1005-0108	20.00	沈阳市	https://zgyh.cbpt.cnki.net	0.630	0.795
中国药物经济学	中国中医药研究促进会	2006	月刊	刘国恩	11-5482/R	1673-5846	26.80	北京市	http://www.zgywjjxzz.com	0.458	0.672
中国药物警戒	国家药品监督管理局药品评价中心	2004	月刊	沈传勇	11-5219/R	1672-8629	40.00	北京市	http://www.zgywjj.com	1.104	1.307
中国药物滥用防治杂志	中国药物滥用防治协会、军事医学科学院毒物药物研究所	1995	月刊	李 锦	11-3742/R	1006-902X	80.00	北京市	https://zylf.cbpt.cnki.net	0.649	0.788
中国药物评价	国家药品监督管理局信息中心	2012	双月刊	杨 悦	10-1056/R	2095-3593	25.00	北京市	http://www.zgywpj.cn	0.781	1.000
中国药物依赖性杂志	北京大学、中国毒理学会	1992	双月刊	时 杰	11-3920/R	1007-9718	10.00	北京市	http://nidd.bjmu.edu.cn	0.605	0.898
中国药物应用与监测	中国人民解放军总医院	2004	双月刊	郭代红	11-5227/R	1672-8157	9.00	北京市		0.775	0.850
中国药物与临床	中国医院协会	2001	半月刊	董海原	11-4706/R	1671-2560	15.00	北京市		0.516	0.615
中国药学杂志	中国药学会	1953	半月刊	桑国卫	11-2162/R	1001-2494	35.00	北京市	http://www.zgyxzz.com.cn	1.251	1.514
中国药业	重庆市药品监督管理局	1992	半月刊	刘 斌	50-1054/R	1006-4931	10.00	重庆市	http://www.zhongguoyaoye023.com	0.829	1.023
中国医药	中国医师协会	2006	月刊	杨 秋	11-5451/R	1673-4777	20.00	北京市	http://www.chinamedicinej.com/	1.485	1.757
中国医药导报	中国医学科学院	1992	旬刊	刘 辉	11-5539/R	1673-7210	30.00	北京市	http://www.yiyaodaobao.com.cn	1.040	1.337
中国医药导刊	国家药品监督管理局信息中心	1999	月刊	来茂德	11-4395/R	1009-0959	30.00	北京市	http://www.zgyydk.cn	0.920	1.236
中国医药工业杂志	上海医药工业研究院、中国药学会和中国化学制药工业协会	1970	月刊	周伟澄	31-1243/R	1001-8255	20.00	上海市	http://www.cjph.com.cn	0.731	0.868
中国医药科学	海峡两岸医药卫生交流协会、二十一世纪联合创新(北京)医药科学研究院	2011	半月刊	詹洪春	11-6006/R	2095-0616	30.00	北京市	http://www.zgyykx.com/	0.532	0.671
中国医药生物技术	中国医药生物技术协会	2006	双月刊	蒋建东	11-5512/R	1673-713X	18.00	北京市	http://www.cmbp.net.cn	0.616	0.811
中国医药指南	中国保健协会	2003	旬刊	陈男杰 徐伟云	11-4856/R	1671-8194	20.00	北京市	http://www.zgyyzn2004.com	0.108	0.172
中国医院药学杂志	中国药学会	1981	半月刊	张 玉	42-1204/R	1001-5213	30.00	武汉市	http://www.zgyyyx.com	1.499	1.799

（续表）

名称	主办单位	创刊年份	刊期	主编	国内统一刊号（CN）	国际标准刊号（ISSN）	定价/期	出版地	网址	中国知网（2022）	
										综合影响因子	复合影响因子
中国医院用药评价与分析	中国医药生物技术协会、重庆大学附属肿瘤医院	2001	月刊	张相林	11-4975/R	1672-2124	15.00	北京市	http://yypf-china.com	0.804	0.985
中国疫苗和免疫	中国疾病预防控制中心	1995	双月刊	赵　铠	11-5517/R	1006-916X	10.00	北京市	http://zgjm.cbpt.cnki.net	2.294	2.566
中国中药杂志	中国药学会	1955	半月刊	黄璐琦	11-2272/R	1001-5302	50.00	北京市	http://www.cjcmm.com.cn	3.637	4.951
中国中医药科技	中华中医药学会	1994	双月刊	陈可冀	23-1353/R	1005-7072	10.00	哈尔滨市	http://www.zgzyykjzzs.org.cn/	0.697	1.159
中国中医药图书情报杂志	中国中医科学院中医药信息研究所	1960	双月刊	崔　蒙	10-1113/R	2095-5707	20.00	北京市	http://tsqb.cintcm.com	0.562	0.772
中国中医药现代远程教育	中华中医药学会	2003	半月刊	杨建宇	11-5024/R	1672-2779	18.00	北京市	http://www.zgzyyycjy.com	0.331	0.556
中国中医药信息杂志	中国中医科学院中医药信息研究所	1994	月刊	叶祖光	11-3519/R	1005-5304	30.00	北京市	http://xxzz.cintcm.com	1.759	2.679
中华中医药学刊	中华中医药学会、辽宁中医药大学	1982	月刊	石　岩	21-1546/R	1673-7717	10.00	沈阳市	http://zhzyyxk.cbpt.cnki.net	2.205	3.415
中华中医药杂志	中华中医药学会	1986	月刊	佘　靖	11-5334/R	1673-1727	120.00	北京市	http://www.zhzyyzz.com	1.801	2.400
中南药学	湖南省药学会	2003	月刊	李焕德	43-1408/R	1672-2981	25.00	长沙市	http://znyx.cbpt.cnki.net	0.911	1.147
中药材	国家药品监督管理局中药材信息中心站、广东省中药协会	1978	月刊	元四辉	44-1286/R	1001-4454	35.00	广州市	http://zyca.chinajournal.net.cn	1.357	1.844
中药新药与临床药理	广州中医药大学、中华中医药学会	1990	月刊	王　伟	44-1308/R	1003-9783	20.00	广州市	http://www.zyxy.com.cn	1.871	2.640
中药药理与临床	中国药理学会、四川省中医药科学院	1985	双月刊	赵军宁 杜冠华	51-1188/R	1001-859X	30.00	成都市	http://zyyl.cbpt.cnki.net	1.814	2.466
中药与临床	成都中医药大学	2010	双月刊	彭　成	51-1723/R	1674-926X	8.00	成都市		0.658	0.858
中医药导报	湖南省中医药学会、湖南省中医药管理局	1995	月刊	周锦灏	43-1446/R	1672-951X	20.00	长沙市	http://www.zyydb.com	1.160	1.711
中医药管理杂志	中华中医药学会	1993	半月刊	曹正逵	11-3070/R	1007-9203	20.00	北京市		0.139	0.176
中医药临床杂志	中医药临床杂志社、中华中医药学会	1988	月刊	汪新安	34-1268/R	1672-7134	25.00	合肥市	http://ahlc.cbpt.cnki.net	0.669	1.178
中医药通报	中华中医药学会、厦门市中医药学会	2002	月刊	耿学斯	35-1250/R	1671-2749	10.00	厦门市	http://zyytbzz.cn	0.811	1.206
中医药文化	上海中医药大学、中华中医药学会	2005	双月刊	刘红宁	31-1971/R	1673-6281	20.00	上海市	http://ygwz.cbpt.cnki.net	0.312	0.551
中医药信息	中华中医药学会、黑龙江中医药大学	1984	月刊	匡海学	23-1194/R	1002-2406	10.00	哈尔滨市	http://zyyxx.hljucm.net	2.738	5.738
中医药学报	中华中医药学会、黑龙江中医药大学	1973	月刊	匡海学	23-1193/R	1002-2392	10.00	哈尔滨市	http://zyyxb.hljucm.net/ch/index.aspx	2.179	3.956
肿瘤药学	湖南省肿瘤医院	2011	双月刊	王　静	43-1507/R	2095-1264	30.00	长沙市	http://www.zgzlyx.com	0.812	1.014
药学学报B（英文版）	中国药学会、中国医学科学院药物研究所	2011	月刊	蒋建东 王　锐	10-1171/R	2211-3835	40.00	北京市	https://www.journals.elsevier.com/acta-pharmaceutica-sinica-b	2.569	3.134
中国药理学报（英文版）	中国药理学会、中科院上海药物研究所	1980	月刊	丁　建	31-1347/R	1671-4083	160.00	上海市	http://www.chinaphar.com	1.853	2.706
亚洲药物制剂科学（AJPS）（英文版）	沈阳药科大学	2006	双月刊	何仲贵 Hirofumi Takeuchi Paul W. S. Heng	21-1608/R	1818-0876	60.00	沈阳市	https://www.elsevier.com/locate/ajps	0.943	1.369
亚洲传统医药（AJTM）（英文版）	沈阳药科大学	2006	双月刊	吴春福		1817-4337	60.00	沈阳市	http://asianjtm.syphu.edu.cn		
中草药（英文版）	天津药物研究院、中国医学科学院药用植物研究所	2009	季刊	刘昌孝	12-1410/R	1674-6384	40.00	天津市	http://www.tiprpress.com	0.513	0.681
中国天然药物（英文版）	中国药科大学、中国药学会	2003	月刊	孔令义	32-1845/R	2095-6975	50.00	南京市	http://www.cjnmcpu.com/	1.323	1.788
中国药学（英文版）	中国药学会	1992	月刊	张礼和	11-2863/R	1003-1057	40.00	北京市	http://www.jcps.ac.cn	0.548	0.693
整合药学杂志（英文版）	广东药科大学、中国整合医学发展战略研究院	2020	季刊	郭　姣		2707-3688	OA刊	广州市	http://jhip.gdpu.edu.cn		
药物分析学报（英文版）	西安交通大学	1985	双月刊	贺浪冲	61-1484/R	2095-1779	50.00	西安市	http://www.journals.elsevier.com/journal-of-pharmaceutical-analysis/		
世界中医药杂志（英文版）	世界中医药学会联合会	2015	季刊	果德安 韩晶岩	10-1395/R	2311-8571	50.00	北京市	http://www.wjtcm.net/	0.952	1.029

注：复合影响因子和综合影响因子数据源自 CNKI 网站：https://navi.cnki.net/knavi//。

2022 年 CSCD 收录的药学期刊

名　称	CSCD(2021—2022)
北京中医药大学学报	C
毒理学杂志	C
华西药学杂志	E
南京中医药大学学报	C
沈阳药科大学学报	E
时珍国医国药	E
世界科学技术—中医药现代化	E
天然产物研究与开发	C
药物不良反应杂志	E
药物分析杂志	C
药学学报	C
中草药	C
中成药	C
中国海洋药物	E
中国抗生素杂志	C
中国临床药理学与治疗学	E
中国临床药理学杂志	C
中国生物制品学杂志	E
中国实验方剂学杂志	C
中国现代应用药学	C
中国新药与临床杂志	E
中国新药杂志	C
中国药科大学学报	C
中国药理学通报	C
中国药物化学杂志	E
中国药物依赖性杂志	E
中国药学杂志	C
中国医药工业杂志	E
中国疫苗和免疫	C
中国中药杂志	C
中国中医药信息杂志	E
中华中医药杂志	C
中药新药与临床药理	C
中药药理与临床	C
药学学报(英文)	C
中国药理学报(英文版)	C
中国天然药物(英文版)	C
中国药学(英文版)	C
药物分析学报英文版	C
世界中医药杂志(英文版)	C

注:1. CSCD 收录与否数据源自:中国科学院文献情报中心:http://sciencechina.cn/cscd_source.jsp。

2022 年北大核心收录的药学期刊

名　称	北大核心(2020 版)
北京中医药大学学报	R2(9)
南京中医药大学学报(自然科学版)	R2(16)
沈阳药科大学学报	R9(13)
时珍国医国药	R2(14)
世界科学技术—中医药现代化	R2(10)
天津医药	R(25)
药物分析杂志	R9(4)
药学学报	R9(1)
医药导报	R(29)
中草药	R2(2)
中成药	R2(11)
中国抗生素杂志	R9(10)
中国临床药理学杂志	R9(11)
中国实验方剂学杂志	R2(3)
中国现代应用药学	R9(7)
中国新药与临床杂志	R9(12)
中国新药杂志	R9(2)
中国药房	R9(14)
中国药科大学学报	R9(9)
中国药理学通报	R9(5)
中国药理学与毒理学杂志	R9(15)
中国药学杂志	R9(3)
中国医药工业杂志	R9(6)
中国医院药学杂志	R9(8)
中国疫苗与免疫	R1(15)
中国中药杂志	R2(1)
中华中医药学刊	R2(15)
中华中医药杂志	R2(5)
中药材	R2(12)
中药新药与临床药理	R2(13)
中药药理与临床	R2(17)

注:1. 中文核心期刊要目总览 2020 版适用 2021—2023 年期刊;2. 新增中国抗生素杂志;3. 删除了北京中医药、国际药学研究杂志、天然产物研究与开发、中国药物化学杂志这四种。

2022 年中信所药学期刊影响因子

名　称	中国科技核心	
	核心影响因子	拓展影响因子
安徽医药	0.677	1.990
安徽中医药大学学报	1.354	2.768
北方药学		0.529
北京中医药	1.056	1.725
北京中医药大学学报	2.286	3.317
长春中医药大学学报	0.808	2.455
成都中医药大学学报		1.689
当代医药论丛		0.333
东南国防医药	0.705	1.547
毒理学杂志	0.657	0.960
儿科药学杂志	0.458	1.397
福建医药杂志		0.648
福建中医药		1.061
甘肃医药		0.564
甘肃中医药大学学报		1.216
广东药科大学学报	0.838	1.486
广西中医药		0.882
广西中医药大学学报		1.226
广州医药		0.739
广州中医药大学学报	0.918	2.092
贵州医药		2.619
贵州中医药大学学报		1.000

（续表）

名　称	中国科技核心	
	核心影响因子	拓展影响因子
国际生物制品学杂志		0.301
国际医药卫生导报		0.773
国际中医中药杂志	0.760	1.581
国外医药抗生素分册		0.673
哈尔滨医药		0.660
海峡药学		0.602
河北医药	0.608	2.031
河北中医药学报	0.899	1.995
黑龙江医药		0.872
黑龙江医药科学		0.622
黑龙江中医药		
湖北医药学院学报		0.902
湖北中医药大学学报	0.664	1.804
湖南中医药大学学报	1.196	2.311
华西药学杂志	1.032	1.516
化工与医药工程		0.350
淮海医药		0.685
环球中医药	1.092	1.837
基层中医药		
吉林医药学院学报		0.974
吉林中医药	1.044	1.989
家庭医药-快乐养生		
家庭用药		
江苏医药		1.015
江苏中医药	0.795	1.740
江西医药		0.920
江西中医药		0.881
江西中医药大学学报		1.102
解放军医药杂志		3.291
今日药学		1.253
开卷有益求医问药		
抗感染药学		0.772
辽宁中医药大学学报	1.422	2.678
临床合理用药杂志		0.856
临床药物治疗杂志	0.701	1.524
临床医药实践		0.793
南京中医药大学学报（自然科学版）	1.789	2.852
内蒙古中医药		0.779
青岛医药卫生		0.734
青海医药杂志		
人参研究		0.699
山东医药	0.765	1.762
山东中医药大学学报	1.004	1.829
山西医药杂志		1.859
山西中医药大学学报		1.128
陕西中医药大学学报		1.227
上海医药		0.899
上海中医药大学学报	1.311	2.076
上海中医药杂志	1.385	2.446
神经药理学报		0.455
沈阳药科大学学报	0.803	1.672

（续表）

名　称	中国科技核心	
	核心影响因子	拓展影响因子
时珍国医国药		1.449
实用临床医药杂志	0.707	2.261
实用药物与临床	0.680	1.506
实用中医药杂志		0.740
食品与药品	0.720	1.200
食药用菌		
世界科学技术—中医药现代化	1.333	2.146
世界临床药物	0.560	1.228
世界中医药	1.846	3.211
首都食品与医药		0.304
数理医药学杂志		0.755
天津药学		0.940
天津医药	0.733	1.340
天津中医药	1.120	2.121
天津中医药大学学报	1.091	2.027
天然产物研究与开发	1.557	2.255
西北药学杂志	1.170	1.960
西部中医药	0.824	1.802
西藏医药		
现代药物与临床	0.732	2.366
现代医药卫生		0.848
现代中药研究与实践	0.823	1.489
现代中医药		1.129
新疆中医药		0.702
亚太传统医药		0.889
药品评价		0.696
药物不良反应杂志	0.602	0.929
药物分析杂志	1.222	1.711
药物流行病学杂志	0.636	1.132
药物评价研究	0.984	1.933
药物生物技术	0.591	1.153
药学服务与研究		1.178
药学教育		1.727
药学进展		0.780
药学实践与服务	0.563	1.108
药学学报	1.602	1.984
药学研究	0.586	1.039
药学与临床研究	0.633	1.162
医药导报	0.997	1.619
医药论坛杂志		0.728
医药前沿		
云南医药		0.672
云南中医学院学报		1.072
云南中医中药杂志		
浙江中医药大学学报	1.082	1.854
中草药	3.067	4.122
中成药	1.504	2.484
中国处方药		0.840
中国当代医药		1.014
中国海洋药物	0.561	0.803
中国合理用药探索		1.262

（续表）

名　称	中国科技核心	
	核心影响因子	拓展影响因子
中国基层医药		1.442
中国抗生素杂志	1.120	1.820
中国临床药理学与治疗学	0.935	1.332
中国临床药理学杂志	1.013	2.036
中国临床药学杂志	0.590	1.688
中国民族民间医药		0.720
中国民族医药杂志		0.517
中国生物制品学杂志	0.511	0.738
中国实验方剂学杂志	2.883	3.969
中国实用医药		
中国食品药品监管		1.078
中国现代药物应用		0.987
中国现代医药杂志		0.721
中国现代应用药学	1.153	1.795
中国现代中药	1.399	2.160
中国乡村医药		0.352
中国新药与临床杂志	0.950	1.778
中国新药杂志	1.258	1.795
中国药店		
中国药房	1.630	2.888
中国药剂学杂志(网络版)		
中国药科大学学报	0.864	1.323
中国药理学通报	1.723	2.246
中国药理学与毒理学杂志	0.953	1.021
中国药品标准		0.852
中国药师	0.889	1.444
中国药事	0.867	1.540
中国药物化学杂志	0.578	0.598
中国药物经济学		1.094
中国药物警戒	0.942	1.488
中国药物滥用防治杂志		0.949
中国药物评价		1.095
中国药物依赖性杂志	0.432	0.871
中国药物应用与监测	0.622	1.286
中国药物与临床		
中国药学杂志	1.101	1.595
中国药业	0.662	1.468
中国医药	1.237	2.865
中国医药导报	0.835	2.181
中国医药导刊		1.792

（续表）

名　称	中国科技核心	
	核心影响因子	拓展影响因子
中国医药工业杂志	0.594	0.884
中国医药科学		1.372
中国医药生物技术	0.508	0.727
中国医药指南		
中国医院药学杂志	1.344	2.172
中国医院用药评价与分析	0.621	1.768
中国疫苗和免疫	1.768	2.677
中国中药杂志	3.231	4.331
中国中医药科技		1.382
中国中医药图书情报杂志		1.005
中国中医药现代远程教育		
中国中医药信息杂志	1.617	2.372
中华中医药学刊	1.806	3.455
中华中医药杂志	1.558	
中南药学	0.776	1.289
中药材	1.104	1.590
中药新药与临床药理	1.509	2.471
中药药理与临床		2.242
中药与临床		
中医药导报	0.984	1.723
中医药管理杂志		0.672
中医药临床杂志		1.098
中医药通报		1.173
中医药文化		0.579
中医药信息		4.019
中医药学报	1.700	3.177
肿瘤药学	0.681	1.292
药学学报 B(英文版)	2.423	2.809
中国药理学报(英文版)	1.677	1.997
亚洲药物制剂科学(AJPS)(英文版)		
亚洲传统医药(AJTM)(英文版)		
中草药(英文版)	0.581	0.775
中国天然药物(英文版)	1.167	1.471
中国药学(英文版)	0.444	0.526
整合药学杂志(英文版)		
药物分析学报(英文版)		0.980
世界中医药杂志(英文版)	0.771	1.224

注:1. 拓展影响因子数据源自 2023 年版中国科技期刊引证报告(扩刊版);2. 核心影响因子数据源自 2023 年版中国科技期刊引证报告(核心版)自然科学卷。

（赵　莉）

药学记事

Events

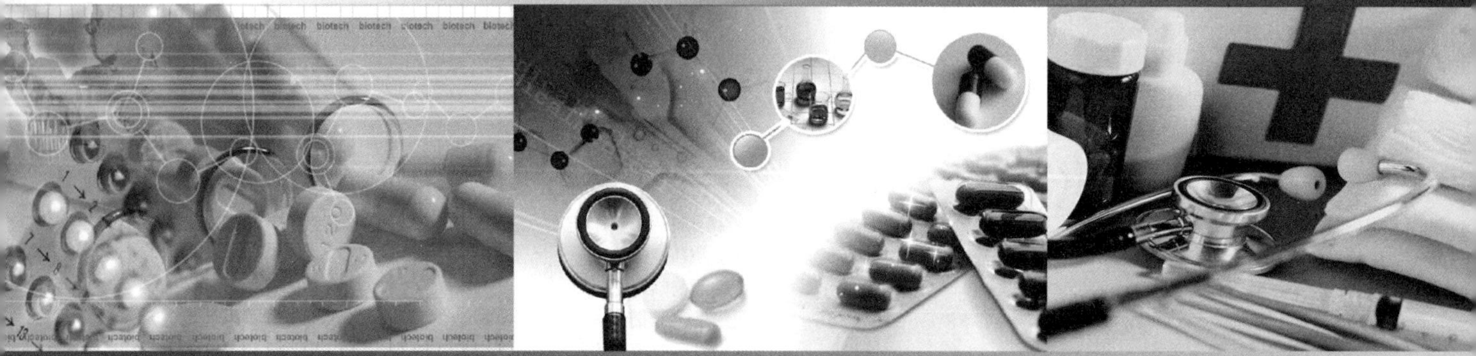

1 月

6 日　全国省际中药(材)采购联盟首次联采工作在山东启动,19 个省、86 个城市、9547 家医疗机构围绕中药饮片(含配方颗粒)展开联采工作,报量规模超过 100 亿元。

7 日　国家药监局发布《化妆品生产质量管理规范》,该规范是《化妆品监督管理条例》的重要配套规范性文件,也是化妆品生产质量管理的制度依据和基石,自 2022 年 7 月 1 日起施行。

10 日*　国家药监局批准 1.1 类创新药七蕊胃舒胶囊上市。

10 日*　山东省人民政府网站发布《关于 2021 年度山东省科学技术奖励的决定》,鲁南制药集团股份有限公司党委书记、董事长、总经理张贵民荣获山东省科学技术最高奖。

12 日*　国务院知识产权战略实施工作部际联席会议办公室印发《知识产权强国建设纲要和“十四五”规划实施年度推进计划》,明确推进知识产权强国建设的七方面 115 项重点任务和工作措施,其中对中医药传统知识保护作出要求。

13 日*　江苏省发展改革委、省卫生健康委、省中医药管理局联合印发《江苏省“十四五”中医药发展规划》,明确到 2025 年,中医药优质资源扩容和均衡布局加快推进,中医药服务体系更加完善,中医药服务能力和特色优势充分发挥,产业规模逐步扩大,中医药文化自信更加坚定,中医药强省建设彰显更高水平。

14 日*　国家药监局批准脯氨酸恒格列净片和羟乙磺酸达尔西利片上市。

14 日*　中华中医药学会发布 2021 年度中医药十大学术进展(详见附录)。

17 日　黄璐琦率代表团访问世界卫生组织总部,同谭德塞讨论中医药及传统医学领域的合作。中国常驻日内瓦使团陈旭大使和世界卫生组织副总干事苏珊娜全程出席了会谈。

17 日*　国家药监局发布公告,决定对西咪替丁注射制剂(包括西咪替丁注射液、注射用西咪替丁、西咪替丁氯化钠注射液)说明书的内容进行统一修订。

18 日　国家医保局召开新闻发布会,公布了 2022 年版国家医保药品目录调整情况。据介绍,本次调整,共有 111 个药品进入目录,3 个药品被调出目录。谈判和竞价新准入的药品价格平均降幅达 60.1%,与去年基本持平。新版目录将于 2023 年 3 月 1 日落地实施。叠加谈判降价和医保报销双重减负效应,预计未来两年内会为患者减负超过 900 亿元。

19 日*　国家药监局通过优先审评审批程序附条件批准 1.2 类创新药淫羊藿素软胶囊上市。

19 日*　北京中医药大学中药现代研究中心团队与日本富山大学、东京大学学者在国际知名期刊《自然通讯》上在线发表研究成果,该研究突破了利用合成生物学手段组合合成沉香苯乙基色酮类成分和精准调控白木香结香的关键科学问题,在揭示中药材沉香的形成机制方面取得重要进展。

21 日*　国家中医药管理局公布了 2021 年岐黄学者支持项目人选名单。2021 年岐黄学者支持项目人选共 50 位,其中,中国中医科学院入选 8 位、北京中医药大学入选 6 位、广州中医药大学入选 4 位,为入选人数排名前三位的中医药机构。

24 日　人力资源和社会保障部、市场监管总局、国家药监局联合发布《关于表彰全国药品监管系统先进集体和先进个人的决定》,授予北京市药监局药品生产监管处等 40 个单位“全国药品监管系统先进集体”称号,授予付非等 20 名同志“全国药品监管系统先进个人”称号。

24 日*　国家中医药管理局办公室印发《2020 年中医药事业发展统计提要报告》。该报告显示,2020 年中医类医疗卫生机构数增幅达 9.9%,中医总诊疗量达 10.6 亿人次,中医药人员总数为 830 627 人,基层医疗卫生机构中医药服务可及性不断增强,中医药教育稳步发展,中医药科研产出持续增长。

24 日　全国药品监督管理暨党风廉政建设工作会议以视频形式在京召开。会议指出,当前新冠病毒感染疫情跌宕起伏,疫情防控任务依然艰巨繁重;药品安全形势总体稳定,潜在风险隐患仍然不容忽视;医药创新活力竞相迸发,制药强国建设还需久久为功;药品监管能力有效提升,但与监管任务需求仍不匹配。

26 日* 中国科协授予中华中医药学会“2021 年度学术成果凝练优秀学会”。

27 日 2022 年全国卫生健康工作会议在北京召开。

29 日 2022 年全国中医药局长会议在北京召开。国家中医药管理局党组书记余艳红主持会议,局长于文明作工作报告。

2 月

8 日 中国科学院上海药物研究所徐华强团队等在 Science 在线发表“Structures of the Omicron Spike trimer with ACE2 and an anti-Omicron antibody”的研究成果,解析了新冠病毒奥密克戎(Omicron)变异株刺突蛋白,分别结合其受体 ACE2 和广谱抗新冠抗体 JMB2002 的高分辨冷冻电镜结构,阐述了 Omicron 变异株传播迅速和免疫逃逸的分子机制,为广谱抗新冠抗体的研发提供了新思路。

9 日* 第四届国医大师、第二届全国名中医评选表彰工作领导小组授予丁樱等 30 人“国医大师”称号,丁丽仙等 102 人“全国名中医”称号。

11 日 国家药监局批准辉瑞公司新冠病毒治疗药物奈玛特韦片/利托那韦片组合包装(Paxlovid)进口注册。

11 日* 工信部、科技部、国家药监局等九部门联合印发《“十四五”医药工业发展规划》。该规划确立规模效益稳步增长、创新驱动转型成效显现、产业链供应链稳定可控等六项具体目标,同时明确五项重点任务。

11 日* 2020 年“全国安全用药月”活动之一、第三届“寻找身边最美药师”人员名单揭晓,来自药品生产企业、经营企业及使用单位的 30 名执业药师当选“身边最美药师”。此外,还有 10 家单位获活动优秀组织奖。

14 日 中国健康传媒集团健康中国研究院联合中国医药报社举办的“共建共享罕见病医疗产品良好开发生态企业座谈会”以线上和线下结合的方式召开,国内外十余家罕见病医药产品研发企业、行业协会的代表和来自国内高校、医疗机构、患者组织的专家和代表参加会议。

16 日* 第二轮“双一流”建设高校及建设学科名单公布,6 所中医药高校以及来自 8 所高校的 11 个中医药相关学科入选。其中,北京中医药大学中医学、中西医结合、中药学,天津中医药大学中药学,复旦大学中西医结合,上海中医药大学中医学、中药学,南京中医药大学中药学,中国药科大学中药学,广州中医药大学中医学,成都中医药大学中药学入选第二轮“双一流”建设高校及建设学科名单。

23 日* 科技部公布 2020 年度 100 部(册、套)全国优秀科普作品名单,《写给老百姓的中医养生书系》《全国中小学中医药文化知识读本》《诗经如画 本草如歌——遇见最美的本草 2》《中医治未病指导丛书(7 册)》4 部中医药作品入选。

28 日* 国家林业和草原局办公室印发《林草中药材产业发展指南》,提出 4 项重点任务,明确划分 9 个林草中药材生产区,要求打造独具特色的林草中药材产业体系,形成林间、林下、草地产药,以药养林养草的良性循环,实现可持续发展。

3 月

1 日 国家药品监督管理局附条件批准安徽智飞龙科马生物制药有限公司的重组新型冠状病毒蛋白疫苗(CHO 细胞)上市注册申请。该疫苗是首个获批的国产重组新冠病毒蛋白疫苗,适用于预防新型冠状病毒感染所致的疾病(COVID-19)。

2 日 国家中医药管理局与福建省人民政府签署合作协议,国家中医药管理局党组书记余艳红出席签约仪式并讲话,福建省人民政府副省长李德金签署《国家中医药管理局福建省人民政府共同推动福建省中医药事业高质量发展超越的合作协议（2022—2025年）》。

2日* 中国医药报社发起公众投票，评选出“两品一械”领域最受关注的10个关键词。具体为：中药传承创新发展；儿童药研发与生产；真实世界数据（RWD）；罕见病用药可及性；中成药、高值耗材集中带量采购；药品监管能力建设；审评审批制度改革；儿童化妆品安全；药物研发创新；《医疗器械监督管理条例》实施。

2日* 《最高人民法院知识产权法庭年度报告（2021）》发布，加强中医药知识产权保护。

3日* 国家中医药管理局办公室发布关于开展《中华人民共和国中医药法》实施五周年宣传活动的通知，活动于6月—7月全面开展。

3日* 国家卫生健康委和国家中医药管理局组建了由高水平专家组成的中央援港抗疫中医专家组赴香港，配合特区政府对应用中医药治疗新型冠状病毒感染患者及预防重症等方面提供指导和建议。

18日 中国食品药品检定研究院发布《国家药品抽检年报（2021）》。

23日* 广东省药监局组织召开粤港澳大湾区中药创新与国际化发展座谈会。

23日* 《国家基层糖尿病防治管理指南（2022）》发布。

23日* 内蒙古自治区召开2022年全区中医药（蒙医药）工作会议，围绕中医药（蒙医药）高质量发展部署2022年重点任务。

30日* 国务院办公厅印发《“十四五”中医药发展规划》，明确了“十四五”期间中医药发展的指导思想、基本原则、发展目标、主要任务和重点措施。

31日* 由上海中医药大学牵头制定的《WHO中医药术语国际标准》在世界卫生组织官网发布。这是WHO总部第一次正式向194个成员国发布中医药术语的英译标准，为中医药的标准化、国际化提供了统一的中英对照蓝本。

4月

1日* 国家药品不良反应监测中心发布《国家医疗器械不良事件监测年度报告（2021年）》。

2日 教育部高等学校药学类专业教学指导委员会生物制药专业教学指导分委员会2022年第一次全体委员会议以线上线下形式在温医大召开。会议围绕全国生物制药专业虚拟教研室建设、生物制药专业系列教材编写等进行了深入研讨。教育部高等学校药学类专业教指委主任委员姚文兵，生物技术、生物工程类专业教指委秘书长陈峰，生物制药分委员会主任委员、温医大校长李校堃院士，高等教育出版社副总编林金安、高等教育出版社生命科学与医学出版社事业部主任吴雪梅，温医大副校长曹建明，校党委委员、教务处处长朱雪波以及分委会全体委员出席会议。会议由分委会秘书长胡昌华和副秘书长林丽共同主持。

6日* 世界卫生组织明确肯定了中医药治疗新型冠状病毒感染的安全性、有效性。

6日* 国家药品不良反应监测中心发布《国家药品不良反应监测年度报告（2021年）》（详见附录）。

6日* 国家药典委员会编译的《化学药品通用名称词干及其应用》，由中国健康传媒集团中国医药科技出版社正式出版发行。

12日 国家药监局发布《药品年度报告管理规定》及《药品年度报告模板（2022年版）》。

12日 全国药品监管政策法规工作会议以视频形式在京召开。

13日* 国家药监局药品审评中心发布《胰岛素类产品生物类似药药学研究与评价技术指导原则》。

15日* 中国科协命名800个单位为2021年—2025年度第一批全国科普教育基地，多家中医药科普教育基地榜上有名。

18日* 国家药监局批准辉瑞公司申报的1类创新药阿布昔替尼片上市。

19 日 《中华医藏》出版签约仪式暨出版工作启动会议在京召开。

22 日* 《国家中医药综合统计制度》正式通过国家统计局审批，有效期为 3 年。

26 日 国家中医药管理局党组召开会议，传达学习习近平总书记致青蒿素问世 50 周年暨助力共建人类卫生健康共同体国际论坛的贺信精神，研究部署贯彻落实举措。国家中医药管理局党组书记余艳红主持会议并讲话。

29 日* 国家药监局高级研修学院组织编写的《药物警戒实践》由中国医药科技出版社正式出版发行。

29 日 南京中医药大学中国-瑞士中医药中心(苏黎世)的瑞士高等中医药学院通过大学资格认证，更名为瑞士中医药大学，成为瑞士官方首家认可的中医药大学。

5 月

2 日 中华中医药学会发布 2022 中医药重大科学问题难题，共 3 类 8 项。

5 日 中国科学院微生物研究所高福院士团队在医学期刊 *The New England Journal of Medicine* 发表研发的蛋白亚单位新冠疫苗 ZF2001 的国际多中心随机、双盲、安慰剂对照 3 期临床试验结果，数据显示智飞疫苗防护轻症新冠的效力为 75.7%，重症至危重症效力高达 87.6%。

11 日 2022 金砖国家传统医药高级别会议于在北京和福建漳州以线上线下相结合形式举行。

12 日 中国中医药出版社校园行活动之主编说教材活动在北京启动。

12 日* 财政部会同国家中医药管理局下达了 2022 年中医药事业传承与发展补助资金 35.63 亿元，比上年增加 15 亿元，增长 73%。

16 日* 国家中医药管理局公布了 1299 名第七批全国老中医药专家学术经验继承工作指导老师和 2605 名继承人名单，以及 544 名 2022 年全国名老中医药专家传承工作室建设项目专家名单。

18 日 依托南京中医药大学建设的江苏省中医药博物馆运行开馆。

19 日 世界卫生组织正式将康希诺生物股份公司重组新型冠状病毒疫苗(5 型腺病毒载体)列入其紧急使用清单，该疫苗成为继国药中生北京公司新冠病毒灭活疫苗、科兴中维公司新冠病毒灭活疫苗后第三个被列入世界卫生组织紧急使用清单的国产疫苗。

23 日 由国家药监局主办，中国药学会、中国食品药品检定研究院、国家药监局医疗器械技术审评中心、中国健康传媒集团共同承办的 2022 年“药品科技活动周”启动仪式暨监管科学论坛在线举行，并面向社会全程直播。

23 日 国家药监局药品审评中心发布《静脉全身麻醉药的临床评价技术指导原则》。

25 日 国务院办公厅印发《深化医药卫生体制改革 2022 年重点工作任务》。

27 日* 国务院办公厅印发《深化医药卫生体制改革 2022 年重点工作任务》。

30 日* 国务院办公厅印发《“十四五”国民健康规划》。该规划涉及公共卫生、全民全生命周期的健康管理等多方面内容。在药品方面，《规划》主要提出保障药品质量安全、夯实中医药高质量发展基础、推动医药工业创新发展、促进高端医疗装备和健康用品生产制造、提高合理用药水平 5 项任务。

6 月

2 日 香港中医医院及政府中药检测中心工程动土典礼举行。香港特别行政区行政长官林郑月娥担任主礼嘉宾并致辞。国家中医药管理局党组书记余艳红，通过视频连线方式出席典礼并致辞。

6 日* 国家药监局发布《2021 年度药品审评报告》(详见附录)。

7 日 国家药监局药品审评中心发布《中国新药注册临床试验进展年度报告(2021 年)》。

9 日* “端午艾草香 关注眼健康”2022 年校园中医药文化主题日活动在全国 20 多个省市的 600 多所中小学开展，超过 20 万名学生参与。

9 日* 中华中医药学会首批名医名家科普工作室和中华中医药学会科普基地名单公布。

15 日* 教育部办公厅公布第二批虚拟教研室建设试点名单。其中，北京中医药大学中西医结合临床课程虚拟教研室、长春中医药大学中药分析学课程虚拟教研室、湖南中医药大学中西医临床医学专业虚拟教研室、青海大学藏医学专业虚拟教研室、西藏藏医药大学藏医核心课程群虚拟教研室入选名单。

18 日 以“中医药网络药理学守正创新发展”为主题的世界中医药学会联合会网络药理学专业委员会换届大会暨 2022 年网络药理学学术年会召开。本次会议采用网络会议形式，由世界中医药学会联合会网络药理学专业委员会主办，清华大学北京市中医药交叉研究所承办。

19 日 川渝中医药一体化高峰论坛在四川省射洪市举行。《中国中医药报》社有限公司执行董事武东作视频致辞，四川省中医药管理局副局长李道丕，重庆市卫生健康委相关负责人出席活动。

21 日 清华大学药学院丁胜团队在 Nature 发表突破性全能干细胞创新研究，首次发现全能干细胞的体外定向诱导及其稳定培养的药物组合，开启了新的生命创造研究。

22 日* 中国工程院召开第十六次院士大会。会上公布了中国工程院医药卫生学部第十届常委会成员名单。张伯礼院士担任医药卫生学部主任，黄璐琦当选常委会成员。

24 日* 中国中医科学院中医药信息研究所牵头研制的“健康信息学——针灸表达的语义分类结构—第 6 部分：针刺效应”由国际标准化组织（ISO）正式发布。

24 日* 国家中医药管理局、教育部、人力资源和社会保障部、国家卫生健康委联合印发《关于加强新时代中医药人才工作的意见》。

24 日 国家中医药管理局在京召开中医药人才工作情况发布会。

27 日 中共中央政治局委员、全国人大常委会副委员长王晨在京出席中医药法实施五周年座谈会并讲话。

28 日 国家药品监督管理局发布《关于成立中药管理战略决策专家咨询委员会的通知》。

28 日 由中国工程院主办，中国工程院医药卫生学部、天津中医药大学、组分中药国家重点实验室和现代中医药海河实验室承办的第 349 场“中国工程科技论坛暨 2022 中医药高质量发展大会”在浙江乌镇召开。

29 日 国家卫生健康委、国家药监局联合发布《临床急需药品临时进口工作方案》。

7 月

5 日 中华中医药学会主办的“首届中医药文化国际传播论坛”在北京召开。

6 日 “2022 年川渝中医药文化传播高级研修班”在重庆市万州区开班。重庆市卫生健康委副主任邓莉，四川中医药管理局党组书记、局长田兴军等出席开班仪式并讲话。

6 日* 国家药监局批准江苏恒瑞医药股份有限公司的瑞维鲁胺片、康方药业有限公司的卡度尼利单抗注射液、拜耳公司的非奈利酮片上市。

7 日 “金砖国家传统医药标准化专家研讨会”以线上线下相结合方式召开。来自中国、俄罗斯等金砖国家标准化机构代表、传统医药领域专家学者等 30 余人参会。

8 日 国家药监局发布《疫苗生产流通管理规定》。

8 日 《世界中医药》杂志法国版启动暨编委会成立仪式在法国中部的谢尔河畔塞勒市以线上视频和现场结合形式举行。

14 日 国家中药科学监管大会在京召开，大会主题是“保安全守底线、促发展追高线，深化审评审批改革，推动中药高质量发展”，宣布成立中药管理战略决策专家咨询委员会，并发布《2021 国家中药监管蓝皮书》。

14 日　2022 年全国医改工作电视电话会议在京召开。

16 日　为助力浙江省生物医药行业高质量发展，首届“浙江生命健康大会暨第三届中国（绍兴）生命健康产业峰会”在浙江省绍兴市举行。

20 日*　中央组织部 2022 年调训班次——中医药高层次专家国情研修班在中国延安干部学院开班。

19 日—20 日　“世界中医药学会联合会扶阳专业委员会成立大会暨第一届学术年会”在山西太原召开。

25 日　中国中医科学院和江苏省苏州市政府举行全面深化合作大会，共同推进中国中医科学院大学建设，探索长三角区域中医药高级人才培养模式。

25 日　全国药品监督管理工作电视电话会议召开。

28 日*　全国首个方药量效研究院在宁夏医科大学成立，中国科学院院士仝小林担任学术顾问。

28 日　全国中医药人才工作会议在福州召开，这是国家中医药管理局首次召开的人才工作会议。

23 日　“山西五寨夏季康养峰会暨中医药文化研讨会”召开。

29 日　“第八届中国中医药信息大会”于在北京召开。

8 月

8 日　世界卫生组织西太平洋区域主任葛西健博士一行参访中国—菲律宾中医药中心。

8 日　中国科学院上海药物研究所徐华强研究员联合临港实验室蒋轶研究员、北京协和医院张抒扬教授，共同在 Nature 上发表研究成果“Hormone- and antibody-mediated activation of the thyrotropin receptor”，首次解析全长 TSHR 分别处于激素 TSH 与人源激活型抗体 M22 结合的激活状态结构以及人源抑制型抗体 K1-70 结合下的抑制态结构，揭秘自身免疫性甲亢甲减的分子机制，为开发治疗甲状腺相关疾病的抗体或小分子药物提供了结构依据。

10 日—12 日　国家中医药管理局党组书记余艳红赴青海调研中医药工作。

17 日*　“2022 年全国中医药行业高等教育规划教材专家指导委员会会议”在黑龙江哈尔滨召开。国家中医药管理局副局长秦怀金出席会议并讲话。

12 日*　国家卫生健康委、海关总署、国家中医药管理局联合印发《关于表彰全国消除疟疾工作先进集体和先进个人的决定》，授予 100 个集体“全国消除疟疾工作先进集体”称号，授予 297 名同志“全国消除疟疾工作先进个人”称号。

18 日　“2022 医药创新与发展国际会议”在烟台黄渤海新区八角湾国际会展中心开幕。山东省委常委、烟台市委书记傅明先，山东省副省长江成，原国家食品药品监督管理局副局长、中国药学会理事长孙咸泽，中国科学院院士裴钢出席并致辞；原国家食品药品监督管理局局长、中国药品监管研究会创会会长邵明立，中国工程院院士、中国药学会副理事长蒋建东为“医药创新与发展国际会议理事会”揭牌；中国工程院院士邓建军发布烟台市医用同位素产业规划阶段性成果，挪威心理学家、神经科学家、诺贝尔生理学或医学奖获得者爱德华·莫索尔视频致辞，烟台市委副书记、市长郑德雁主持并为获政策扶持奖励企业颁发奖励证书，烟台市副市长沈健推介烟台市医药产业政策，烟台市副市长梁勇与有关企事业单位代表共同启动成立烟台生物医药产业供应链发展联盟。

18 日*　第二十三届中国专利奖评审结果揭晓，由葛又文研发的清肺排毒汤复方专利——“一种治疗新型冠状病毒感染的肺炎的中药复方及其应用”荣获银奖。该专利是本届中国专利奖中唯一获奖的中药抗疫组方专利。

19 日　中国医师协会主办的 2022 年中国医师节庆祝大会暨第十三届“中国医师奖”颁奖大会在北京以线上线下相结合的形式召开。

18 日—19 日　第四届中国中药资源大会在宁夏银川以线上、线下同步形式召开，大会以“中药资源与产业高质量发展——东西部科技合作助力黄河流域中药资源产业高质量发展”为主题，中国工程院院士、中国中药协会会长黄璐琦出席会议并作特邀报告。

23 日　世界卫生组织（WHO）宣布中国通过疫苗国家监管体系评估。

25 日　2022 年全国药品监管科技暨国家药监局重点实验室工作电视电话会议在京召开。

25 日　由国家中医药管理局支持，广东省中医药局、香港特别行政区政府医务卫生局、澳门特别行政区政府卫生局、中山市人民政府联合主办的“第四届粤港澳大湾区中医药传承创新发展大会”在广东中山召开。

26 日　“弘扬中医药文化 奋进新时代征程”2022 年中医药文化传播行动·走进名医故里主题活动启动，活动首站走进李时珍故乡——湖北蕲春。国家中医药管理局副局长秦怀金出席开幕式并讲话。

27 日—28 日“北京中医药大学王琦书院开学典礼·中华中医药学会中医体质分会第二十次学术年会暨国医大师学术经验传承研讨会”在北京雁栖湖国际会展中心召开。全国人大常委会副委员长陈竺出席会议开幕式并发表讲话

29 日　国家中医药管理局副局长黄璐琦主持召开“2022 年中国国际服务贸易交易会中医药板块筹备工作会”。

31 日　来自土库曼斯坦城市土库曼巴希的中欧班列顺利抵达西安国际港站。这是我国首趟从土库曼斯坦整列进口中药材的中欧班列，也是土库曼斯坦至西安的首列中欧回程班列。

31 日　国家药监局局长焦红在京主持召开药品安全专项整治工作座谈会。

31 日*　“2022 医药创新与发展国际会议”在烟台市八角湾国际会展中心召开，本届大会以“创新、机遇、发展、共赢”为主题。由烟台市政府、山东省药监局、中国药学会、中国医药创新促进会、中国药品监督管理研究会共同主办。

31 日*　国际植物学顶级期刊《分子植物》封面文章刊登了题为《黄花蒿染色体级分型基因组揭示 ADS 基因扩张与青蒿素含量相关性》的研究论文，该项研究成果在高青蒿素含量黄花蒿新品种选育上的应用已取得突出成效，该项研究由中国中医科学院中药研究所、天津中医药大学、中国中医科学院青蒿素研究中心与成都中医药大学等多家单位共同合作完成。

9 月

1 日　国家中医药管理局在京以线上线下相结合方式召开“国家中医药综合改革示范区建设专家咨询委员会第一次全体会议”。

1 日　“2022 年中国国际服务贸易交易会中医药主题日启动仪式暨第七届海外华侨华人中医药大会”在北京举行。

1 日　由中方倡议、上海合作组织国家相关行业组织和机构共同发起的上海合作组织传统医药产业联盟在北京正式成立，

2 日　北京市东城区新时代中医药高质量发展大会暨首届“紫金健康”中医药科技成果转化推介会在京召开。

2 日　第五届“一带一路”中医药发展论坛于 2022 年中国国际服务贸易交易会期间在京召开。全国人大常委会副委员长陈竺在论坛开幕式上发表视频致辞。国家中医药管理局局长于文明、中国国际贸易促进委员会会长任鸿斌、中国人民对外友好协会副会长李希奎、北京市政协副主席杨斌等出席开幕式并致辞。中国国际贸易促进委员会副会长张慎峰主持开幕式，并宣读联合国前秘书长潘基文贺信。

2 日*　国家医疗保障局办公室印发《医保中药配方颗粒统一编码规则和方法》，进一步统一医保信息业务编码标准，形成全国“通用语言”。

2 日*　市场监管总局发布《药品网络销售监督管理办法》。

7 日　中共中央宣传部就党的十八大以来卫生健康事业发展成就有关情况举行发布会，国家卫生健康委副主任李斌、国家中医药管理局副局长秦怀金、国家疾病预防控制局副局长常继乐介

绍党的十八大以来卫生健康事业发展成就有关情况。秦怀金针对十年来我国中药发展情况、未来发展计划以及中医药如何更好地服务基层群众回答记者提问。

7日　由国家中医药管理局、中华中医药学会、福建省中医药管理局、厦门市卫生健康委、厦门大学附属第一医院共同发布《国家糖尿病基层中医防治管理指南》。

7日*　“第二届药品监管科学协同创新大会”在山东省临沂市召开。

7日*　由上海药品审评核查中心、浙江省药品检查中心、江苏省药监局审核查验中心、安徽省药品审评查验中心和上海医药行业协会共同起草，上海医药行业协会发布的团体标准《药品多仓协同运营管理规范》正式实施。该规范首批执行单位包括国药控股股份有限公司、上药控股有限公司、国药集团医药物流有限公司等10家企业。

8日　“2022中国（广西）大健康产业峰会”在南宁召开。此次峰会以“实施健康中国战略、发展大健康产业、建设宜居康寿广西”为主题，由中国农工民主党中央委员会、国家中医药管理局、广西壮族自治区人民政府联合主办。

9日*　由世界中医药学会联合会、北京市中医管理局主办的中国—中东欧中医药合作与发展论坛在京举办。论坛以“共商共建共享 推动中医药服务人类健康”为主题，搭建中国—中东欧国家中医药合作与发展平台。

9日*　国际知名期刊《糖尿病杂志》发表《消渴痛痹方VS普瑞巴林治疗痛性糖尿病周围神经病变：单中心、随机、单盲、双模拟、平行对照临床试验》，该研究成果由广东省中医院芳村医院内分泌科团队完成。

9日　由北京市中医管理局指导、北京中医药大学国学院承办的“中医药古籍保护（含修复）名师工作坊”在中国书店举行开坊仪式。

15日　中国中医科学院中医药健康产业研究所揭牌仪式在江西南昌举行，江西省委书记易炼红出席活动，国家中医药管理局副局长黄璐琦与江西省人民政府党组副书记、副省长殷美根共同为研究所正式揭牌。

19日*　国家中医药管理局会同国家药品监督管理局制定了《古代经典名方目录（第二批儿科部分）》。

19日*　中华中医药学会发布《五灵胶囊（丸）治疗慢性乙型肝炎临床应用专家共识》《强力定眩片临床应用专家共识》。

19日*　商务部发布《2021药品流通行业运行统计分析报告》。

21日*　国家药品监督管理局批准1.2类中药创新药广金钱草总黄酮胶囊的上市注册申请。

23日　由国家药监局药品安全专项整治工作领导小组办公室指导、中国健康传媒集团主办的“喜迎二十大·药品安全专项整治阶段性成果”报告会（第一场）在京举行。

27日　“第十二届药典委员会成立暨第一次全体委员大会”在京召开。国家药品监督管理局局长焦红，副局长王志勇出席会议并讲话。

27日　“中国—中亚民间友好论坛”传统医学与健康分论坛在西安国际会议中心开幕。

27日　“助推湘赣粤港澳中医药产业协同发展协商会”在长沙召开。

27日　由国家中医药管理局、山东省人民政府主办，山东省卫生健康委员会（山东省中医药管理局）、济宁市人民政府和山东中医药大学承办的“第二届尼山世界中医药论坛”在山东曲阜举办。国家中医药管理局副局长秦怀金，山东省人民政府副省长孙继业出席论坛开幕式并讲话。

27日　“第十二届药典委员会成立暨第一次全体委员大会”在京召开，部署2025年版《中华人民共和国药典》编制工作任务。

28日*　“2022人参产业高质量发展大会”在吉林长春召开。

30日*　第二届全国中医、中药学专业学位研究生教育指导委员会，第一次全体委员会议在浙江省杭州市召开。国家中医药管理局副局长秦怀金主持会议并讲话。

10 月

7 日　泰国华侨中医院联合上海中医药大学、天津中医药大学、成都中医药大学、上海中医药大学附属龙华医院等院校在泰国曼谷举办主题为“守正创新，传承发展”的中医药展览会。

12 日*　国家药品监督管理局批准 3.2 类中药新药散寒化湿颗粒上市。

18 日　由全国中医、中药、针灸专业学位研究生教育指导委员会、中国学位与研究生教育学会中医中药专业学位工作委员会、全国中医药高等教育学会研究生教育研究会主办，成都中医药大学承办的“传承经典 创新领航 共筑中医药研究生高质量发展未来之路——2024 年全国中医药研究生教育学术年会”在成都举行，来自全国 40 所高校的中医药研究生教育工作者 200 余人参会。

25 日　中日友好医院召开高质量发展大会，隆重举行国家中西医结合医学中心揭牌仪式，纪念建院 38 周年。国家卫生健康委党组书记、主任马晓伟作出批示，国家卫生健康委党组成员、国家中医药管理局党组书记余艳红出席会议并讲话。

27 日　南京医科大学药学院周其冈团队在 *Science* 上发表重要研究成果，发现了一个能够开发快速抗抑郁药物的新靶点，并合成了一种有望克服现有药物缺陷、快速起效的候选抗抑郁药物。这一全新靶点的发现革新了抑郁症经典的“单胺假说”。

28 日　中国—新西兰中医药中心揭牌仪式在奥克兰、杭州两地同步举办。

11 月

1 日　新修订《药品召回管理办法》施行。

4 日*　国家中医药管理局印发《“十四五”中医药人才发展规划》。

4 日*　上海中医药大学教授方邦江研究团队在国际知名医学期刊《植物医学》发表论文《热炎宁合剂联合标准治疗对新型冠状病毒感染无症状或轻度感染患者的疗效：一项前瞻性、开放标签、随机对照试验》。

5 日—6 日，由中国农工民主党中央委员会、国家中医药管理局主办的第八届中医科学大会采取线上线下相结合的方式召开。本届大会以“百年未有之大变局与中医药的担当”为主题。

7 日　由国家药监局指导、中国健康传媒集团主办的“互联网 + 医药”服务及供应保障能力研讨会在京召开。

10 日　由国家中医药博物馆、华侨历史博物馆与华侨博物院联合主办的“华踪医迹——东南亚华侨华人与中医药文化展”在北京华侨历史博物馆开幕。

10 日　国家中医药管理局召开国家中医药综合统计制度启动实施工作视频会议，部署推进制度实施工作。

10 日　中国科学院上海药物研究所徐华强/庄友文团队等合作在 Cell 在线发表“Molecular recognition of morphine and fentanyl by the human μ-opioid receptor”研究论文，揭示强效镇痛药芬太尼和吗啡作用机理的结构基础，为推动开发新型高效低毒的阿片类镇痛药物提供重要参考。

10 日　由国家药监局主办，中国药学会、人民网·人民健康承办的2022 年“全国安全用药月”启动仪式暨第七届中国药品安全论坛在京举办。

12 日　2022 中医药青年发展论坛暨中华中医药学会青年委员会换届会在京召开，国家中医药管理局副局长出席会议并讲话。

16 日　由国家药监局指导、国家药监局新闻宣传中心主办，中国医药报社、中国医药商业协会协办的《药品网络销售监督管理办法》宣贯会在京举行。

18 日—20 日　由教育部高等学校药学类专业教学指导委员会主办，华侨大学承办的 2022 年全国药学院校“院长论坛（教学）”在泉州线上线下同步举行。20 余位教育部药学教指委的专家和全国药学院校的校长（院长）在线下参会，80 余位专家和领导在线上参会。线上线下专家围绕深化新时代药学人才培养体系与培养模式改革，促进全国药学院校合作交流，培育高水平药学类教学成果，进一步推动药学教育高质量、内涵式发展等主题展开深入研讨。

21 日　江苏中医药国际交流大会在南京举办。

26 日　由世界中医药学会联合会主办的第十九届世界中医药大会在巴西圣保罗隆重召开，会议主题为“推动中医药高质量全球发展，为增进各国人民健康福祉作贡献”。

30 日*　“第五届全国药品安全与监管博士后论坛”在福建省厦门市举办。

12 月

1 日　《药品网络销售监督管理办法》施行。

8 日　第一届博鳌国际药械真实世界研究大会在海南博鳌举行。

12 日　由国家卫生健康委、国家中医药管理局、广西壮族自治区人民政府共同主办的“第七届中国—东盟传统医药论坛”在广西防城港市召开。

16 日*　国家中医药管理局公布 2022 年青年岐黄学者培养项目人选名单。

16 日*　“第二届中德中医药大会”在中德两国采取线上线下相结合形式举办。

12 日—13 日　由国家中医药管理局中医师资格认证中心主办的“第二届中医药考试改革发展论坛”以线上方式举办，国家中医药管理局副局长闫树江作视频讲话。

22 日　由中国药学会主办，中国药学会药剂专业委员会、中国药学会工业药剂学专业委员会、国际控释协会中国分会、复旦大学药学院、中国医药工业信息中心、上海市药学会药剂专业委员会、上海工程技术大学医药前沿技术研究院承办的“2022 年第十五届中国药物制剂大会”在上海顺利召开。本届大会以“新形势下药物制剂创新与发展”为主题，邀请国内外药剂学专业各领域、各方面的专家同道，探讨我国新型高端制剂的创新之路。4200 多名代表线上线下参加主论坛，今年的基础药剂学、工业药剂学、国际控释协会中国分会 2022 年会、透皮制剂、药用辅料与包材、药物制剂装备与服务、青年药剂工作者、药剂学研究生等分论坛受到广泛关注，线上观看 36 500 多人次。

23 日　由全国中医药教育发展中心、教育部中医教指委主办的 2022 年“传承精华 守正创新”中国中医药高等教育发展论坛暨教育部中医教指委年会于线上召开。国家中医药管理局副局长秦怀金出席开幕式并致辞。

20 日　国家市场监督管理总局在京召开涉疫药品和医疗用品稳价格保质量专题新闻发布会。

26 日　国家药监局局长焦红在京调研检查新冠病毒疫苗及治疗药物生产流通企业工作情况。

30 日　由中国医药报社组织评选的“2022 年度中国医药十大新闻”揭晓。

（注：* 为事件报道日期，非事件发生日期）

附 录

Appendix

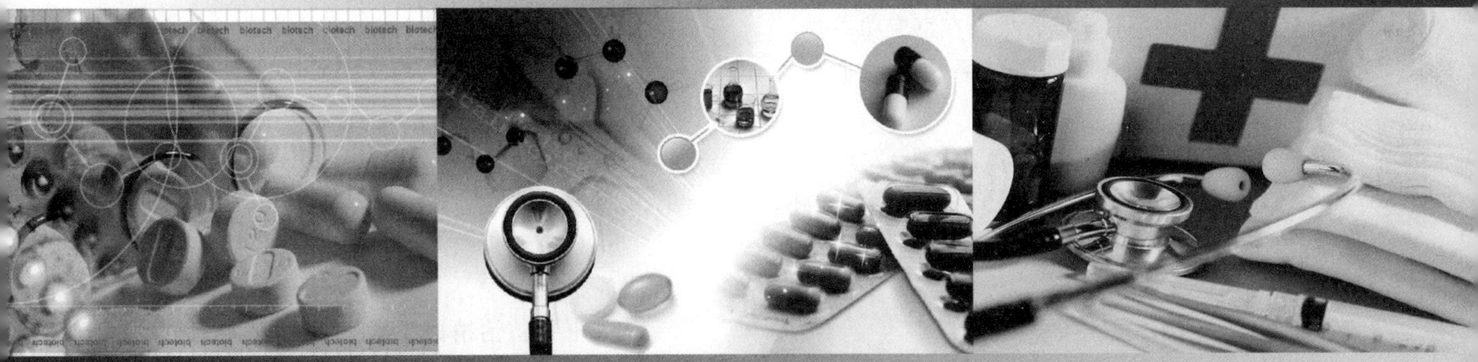

2022 年度中国医药十大新闻

1.《化妆品生产质量管理规范》发布。

2. 药品安全专项整治持续深入推进。

3.《中药材生产质量管理规范》发布实施。

4.《医疗器械生产监督管理办法》《医疗器械经营监督管理办法》发布实施。

5. 国务院办公厅印发《“十四五”中医药发展规划》。

6.《药品监管网络安全与信息化建设“十四五”规划》印发。

7. 国家中药科学监管大会在京成功举办。

8. 中国疫苗国家监管体系(NRA)通过 WHO 评估。

9.《药品网络销售监督管理办法》发布实施。

10. 新修订《药品召回管理办法》发布实施。

转载自《中国医药报》2022-12-30

2022 年度中医药十大学术进展

1. 金花清感颗粒、疏风解毒胶囊、荆银固表方等中医药治疗新冠病毒感染临床研究取得新进展。

2. 中法国际合作临床研究——黄葵胶囊治疗糖尿病肾病蛋白尿获得高质量证据。

3. 循证方法支撑针灸临床研究取得新进展。

4. 中医药治疗克罗恩病等慢性难治性疾病获得新证据。

5. 单细胞组学、靶点“钩钓”等新技术助力中药功效科学内涵阐释。

6. 青蒿原植物黄花蒿首个染色体级别基因组图谱破解。

7. 首个按古代经典名方目录管理的中药(苓桂术甘颗粒)获批上市。

8. 学术研究助力“三结合”中药注册审评证据体系构建。

9. 首个中国大陆药物肝损伤不良反应调查报告发布。

10. 中药治疗糖尿病肾脏疾病优势特色及作用机制阐述取得新进展。

转载自《中国中医药报》2023-02-27

2022 年度卫生健康十大新闻

1. 深入学习贯彻党的二十大精神,卫生健康事业发展站上新起点。

2. 人民至上生命至上,因时因势优化调整疫情防控措施。

3. 习近平总书记对 70 年来的爱国卫生工作作出重要指示。

4. 巩固拓展健康扶贫成果,有效衔接乡村振兴。

5. 北京冬奥会成功举办,医疗卫生保障交出亮丽成绩单。

6. 系列“十四五”规划出台,系统谋划新时代健康中国建设。

7. 聚焦高质量发展,医药卫生体制改革持续深化。

8. 建立支持政策体系,持续优化“一老一幼”健康服务。

9. 弘扬法治精神保障医师权益,有力推动医师队伍建设。

10. 从顶层设计到各地探索创新,公共卫生体系建设有效推进。

转载自《健康报》2023-03-06

2022 年国家药品不良反应监测年度报告(节选)

第 2 章　药品不良反应/事件报告情况

2.1　报告总体情况

2.1.1　2022 年度药品不良反应/事件报告情况

2022 年全国药品不良反应监测网络收到《药品不良反应/事件报告表》202.3 万份。1999 年至 2022 年,全国药品不良反应监测网络累计收到《药品不良反应/事件报告表》2085.6 万份。

2.1.2　新的和严重药品不良反应/事件报告情况

2022 年全国药品不良反应监测网络收到新的和严重药品不良反应/事件报告 64.2 万份,新的和严重药品不良反应/事件报告占同期报告总数的 31.7%。2022 年全国药品不良反应监测网络收到严重药品不良反应/事件报告 26.4 万份,严重药品不良反应/事件报告占同期报告总数的 13.0%。

2.1.3 每百万人口平均报告情况

每百万人口平均报告数量是衡量一个国家药品不良反应监测工作水平的重要指标之一。2022 年我国每百万人口平均报告数为 1435 份。

2.1.4 药品不良反应/事件县级报告比例

药品不良反应/事件县级报告比例是衡量我国药品不良反应监测工作均衡发展及覆盖程度的重要指标之一。2022 年全国 97.8% 的县级地区报告了药品不良反应/事件。

2.1.5 药品不良反应/事件报告来源

持有人、经营企业和医疗机构是药品不良反应报告的责任单位。按照报告来源统计,2022 年来自医疗机构的报告占 87.6%、来自经营企业的报告占 8.1%、来自持有人的报告占 4.2%、来自其他报告者的报告占 0.1%。按照报告数量统计,2022 年持有人报送药品不良反应/事件报告共计 8.4 万份,同比增长 4.6%。其中,新的和严重药品不良反应/事件报告占持有人报告总数的 42.3%,高于总体报告中新的和严重药品不良反应/事件报告占比。

2.1.6 报告人职业

按照报告人职业统计,医生占 55.9%、药师占 25.8%、护士占 12.5%、其他职业占 5.8%。

2.1.7 药品不良反应/事件报告涉及患者情况

2022 年药品不良反应/事件报告中,女性多于男性,性别比为 0.87:1。从年龄分布看,14 岁及以下儿童患者占 7.8%,65 岁及以上老年患者占 32.3%。

2.1.8 药品不良反应/事件报告涉及药品情况

按照怀疑药品类别统计,化学药品占 82.3%、中药占 12.8%、生物制品占 2.6%、无法分类占 2.3%。按照给药途径统计,2022 年药品不良反应/事件报告中,注射给药占 55.1%、口服给药占 36.6%、其他给药途径占 8.3%;注射给药中,静脉注射给药占 90.6%、其他注射给药占 9.4%。

2.1.9 药品不良反应/事件累及器官系统情况

2022 年报告的药品不良反应/事件中,累及器官系统排名前 3 位依次为胃肠系统疾病、皮肤及皮下组织类疾病、全身性疾病及给药部位各种反应。

2.2 化学药品、生物制品监测情况

2.2.1 总体情况

2022 年药品不良反应/事件报告中,涉及怀疑药品 218.5 万例次,其中化学药品占 82.3%、生物制品占 2.6%;2022 年严重不良反应/事件报告涉及怀疑药品 33.9 万例次,其中化学药品占 87.4%、生物制品占 5.0%。

2.2.2 涉及患者情况

2022 年化学药品、生物制品不良反应/事件报告中,男女患者比为 0.87:1,女性多于男性。14 岁及以下儿童患者占 8.1%,65 岁及以上老年患者占 32.6%。

2.2.3 涉及药品情况

2022 年药品不良反应/事件报告涉及的化学药品中,例次数排名前 5 位的类别依次为抗感染药、肿瘤用药、心血管系统用药、镇痛药、电解质/酸碱平衡及营养药。2022 年严重药品不良反应/事件涉及化学药品中,报告数量最多的为肿瘤用药,占 35.1%;其次是抗感染药,占 27.8%。按严重报告占本类别报告比例计算,肿瘤用药的严重报告比例最高,为 46.0%,其次是免疫系统用药,为 19.1%。2022 年药品不良反应/事件报告涉及的生物制品中,细胞因子占 74.2%、抗毒素及免疫血清占 11.7%、血液制品占 1.7%、诊断用生物制品占 0.2%。按剂型统计,2022 年化学药品不良反应/事件报告中,注射剂、口服制剂所占比例分别为 59.9% 和 33.6%,其他剂型占 6.5%。生物制品中,注射剂、口服制剂占比分别为 74.7% 和 0.1%,其他制剂占 25.2%。

2.2.4 总体情况分析

与 2021 年相比,2022 年药品不良反应/事件报告情况未出现显著变化。从不良反应涉及患者年龄看,14 岁及以下儿童患者占比再次出现下降,总体安全性依然良好;65 岁及以上老年患者占比仍然保持升高趋势,提示临床应持续加强对老年患者的安全用药管理。从化学药品类别上看,抗感染药报告数量仍居于首位,占比继续保持下降趋势;肿瘤用药占比持续升高,其严重报告构成比居首位,提示临床应始终关注该类药品的风险。

2.3 中药监测情况

2.3.1 总体情况

2022 年药品不良反应/事件报告中,涉及怀疑药品 218.5 万例次,其中中药占 12.8%;2022 年严重不良反应/事件报告涉及怀疑药品 33.9 万例次,其中中药占5.9%。

2.3.2 涉及患者情况

2022年中药不良反应/事件报告中，男女患者比为0.8:1，女性多于男性。14岁及以下儿童患者占5.8%，65岁及以上老年患者占30.3%。

2.3.3 涉及药品情况

2022年药品不良反应/事件报告涉及的中药中，例次数排名前5位的类别分别是理血剂中活血化瘀药（23.4%）、清热剂中清热解毒药（12.3%）、祛湿剂中清热除湿药（7.6%）、祛湿剂中祛风胜湿药（5.0%）、补益剂中益气养阴药（4.0%）。2022年中药严重不良反应/事件报告的例次数排名前5位的类别分别是理血剂中活血化瘀药（36.4%）、清热剂中清热解毒药（9.9%）、补益剂中益气养阴药（8.5%）、开窍剂中凉开药（5.5%）、补益剂中补阳药（5.0%）。2022年中药不良反应/事件报告按照给药途径统计，注射给药占24.8%、口服给药占62.5%、其他给药途径占12.7%；注射给药中，静脉注射给药占97.1%、其他注射给药占2.9%。

2.3.4 总体情况分析

与2021年相比，2022年中药不良反应/事件报告数增长率为2.1%，严重报告占比为5.8%，低于总体药品不良反应/事件报告中严重报告占比。从给药途径看，注射给药占比有所下降。从药品类别上看，活血化瘀药的报告数量依然居首位，但占比略有下降。从总体情况看，2022年中药占总体不良反应/事件报告比例呈下降趋势，但仍需要注意安全用药。

2.4 基本药物监测情况

2.4.1 国家基本药物监测总体情况

2022年全国药品不良反应监测网络共收到《国家基本药物目录（2018年版）》收载品种的不良反应/事件报告94.2万份，其中严重报告13.3万份，占14.1%。报告涉及化学药品和生物制品占88.1%，中成药占11.9%。

2.4.2 国家基本药物化学药品和生物制品情况分析

《国家基本药物目录（2018年版）》化学药品和生物制品部分共417个（类）品种。2022年全国药品不良反应监测网络共收到国家基本药物化学药品和生物制品药品不良反应/事件报告89.1万例次，其中严重报告15.7万例次，占17.6%。2022年国家基本药物化学药品和生物制品不良反应/事件报告按照药品类别统计，报告数量排名前5位的分别是抗微生物药、抗肿瘤药、心血管系统用药、激素及影响内分泌药、治疗精神障碍药；累及器官系统排名前5位的是胃肠系统疾病、皮肤及皮下组织类疾病、各类神经系统疾病、全身性疾病及给药部位各种反应、各类检查。

2.4.3 国家基本药物中成药情况分析

《国家基本药物目录（2018年版）》中成药共涉及268个品种。2022年全国药品不良反应监测网络收到国家基本药物中成药不良反应/事件报告12.0万例次，其中严重报告6962例次，占5.8%。2022年国家基本药物7大类中成药中，药品不良反应/事件报告总数由多到少依次为内科用药、骨伤科用药、妇科用药、外科用药、耳鼻喉科用药、儿科用药、眼科用药。监测数据表明，2022年国家基本药物监测总体情况基本保持平稳。

第3章 相关风险控制措施

根据2022年药品不良反应监测数据和分析评价结果，国家药品监督管理局对发现存在安全隐患的药品及时采取相应风险控制措施，以保障公众用药安全。

发布注销莲必治注射液药品注册证书的公告。发布西咪替丁注射制剂、小儿化痰止咳制剂、甲氨蝶呤口服制剂等药品说明书修订公告共24期，增加或完善33个（类）品种说明书中的警示语、不良反应、注意事项、禁忌等安全性信息。

发布《药物警戒快讯》12期，报道国外药品安全信息48条。

第4章 各论

根据药品不良反应监测结果以及公众关注情况，对抗感染药、心血管系统用药、抗变态反应药、儿童用药的不良反应报告情况进行分析，并提示安全风险如下。

4.1 抗感染药不良反应监测情况

抗感染药是指具有杀灭或抑制各种病原微生物作用的药品，包括抗生素、合成抗菌药、抗真菌药、抗病毒药等，是临床应用最为广泛的药品类别之一，其不良反应/事件报告数量一直居于首位，是药品不良反应监测工作关注的重点。

2022 年全国药品不良反应监测网络共收到抗感染药不良反应/事件报告 56.6 万份，其中严重报告 7.5 万份，占 13.2%。抗感染药不良反应/事件报告数量占 2022 年总体报告数量的 28.0%。

4.1.1 涉及药品情况

2022 年抗感染药不良反应/事件报告数量排名前 3 位的药品类别分别是头孢菌素类、喹诺酮类、青霉素类，严重不良反应/事件报告数量排名前 3 位的药品类别分别是头孢菌素类、喹诺酮类、抗结核病药。

2022 年抗感染药不良反应/事件报告中，注射剂占 76.9%、口服制剂占 18.8%、其他剂型占 4.3%，与药品总体报告剂型分布相比注射剂比例偏高；严重不良反应/事件报告中，注射剂占 78.3%、口服制剂占 19.7%、其他剂型占 2.0%。

4.1.2 累及器官系统情况

与抗感染药的总体报告相比，严重报告的全身性疾病及给药部位各种反应，免疫系统疾病，各类检查，呼吸系统、胸及纵隔疾病，心脏器官疾病构成比偏高。

抗感染药药品不良反应/事件总体报告中，口服制剂累及器官系统排名前 5 位的是胃肠系统疾病、皮肤及皮下组织类疾病、各类神经系统疾病、各类检查、肝胆系统疾病；注射剂累及器官系统排名前 5 位是皮肤及皮下组织类疾病、胃肠系统疾病、全身性疾病及给药部位各种反应、各类神经系统疾病、免疫系统疾病。

抗感染药严重药品不良反应/事件报告中，口服制剂累及器官系统排名前 5 位是皮肤及皮下组织类疾病、肝胆系统疾病、各类检查、胃肠系统疾病、代谢及营养类疾病；注射剂累及器官系统排名前 5 位是皮肤及皮下组织类疾病、全身性疾病及给药部位各种反应、胃肠系统疾病、免疫系统疾病、各类检查。

4.1.3 监测情况分析及安全风险提示

近年来，抗感染药不良反应/事件报告占总体报告比例呈现持续下降趋势，提示抗感染药的临床使用可能更趋于合理，但其严重不良反应报告数量仍然较高，抗感染药的用药风险仍需继续关注。

4.2 心血管系统用药不良反应监测情况

心血管系统用药是指用于心脏疾病治疗、血管保护、血压和血脂调节的药品，包括降血压药、抗心绞痛药、血管活性药、抗动脉粥样硬化药、抗心律失常药、强心药和其他心血管系统用药。与 2021 年相比，心血管系统用药不良反应/事件报告数量同期下降，严重报告数量同期上升 1.2 个百分点，提示应对该类药品严重风险给予更多关注。

2022 年全国药品不良反应监测网络共收到心血管系统用药的不良反应/事件报告 17.5 万份，占总体报告的 8.7%；其中严重报告 1.3 万份，占 7.2%。

4.2.1 涉及药品情况

2022 年心血管系统用药不良反应/事件报告数量排名前 3 位的药品类别是降血压药、抗心绞痛药、血管活性药；心血管系统用药严重报告数量排名前 3 位的药品类别是抗动脉粥样硬化药、降血压药、血管活性药。

2022 年心血管系统用药不良反应/事件报告中，注射剂占 26.8%、口服制剂占 71.5%、其他剂型占 1.7%；严重报告中，注射剂占 36.4%、口服制剂占 60.6%、其他剂型占 3.0%。

4.2.2 累及器官系统情况

2022 年心血管系统用药不良反应/事件报告中，口服制剂累及器官系统排名前 5 位是各类神经系统疾病，胃肠系统疾病，全身性疾病及给药部位各种反应，皮肤及皮下组织类疾病，呼吸系统、胸及纵隔疾病；注射剂累及器官系统前 5 位是各类神经系统疾病、胃肠系统疾病、皮肤及皮下组织类疾病、全身性疾病及给药部位各种反应、心脏器官疾病。

2022 年心血管系统用药严重不良反应/事件报告中，口服制剂累及器官系统排名前 5 位的是肝胆系统疾病、各类检查、各类神经系统疾病、皮肤及皮下组织类疾病、全身性疾病及给药部位各种反应；注射剂累及器官系统排名前 5 位的是全身性疾病及给药部位各种反应、各类神经系统疾病、皮肤及皮下组织类疾病、心脏器官疾病、胃肠系统疾病。

4.2.3 监测情况分析及安全风险提示

2022 年心血管系统用药不良反应/事件报告中，老年患者报告占比及严重报告占比仍明显高于总体报告中该年龄组患者水平，提示老年患者是心血管系统用药的主要群体。老年人为心血管疾病的高发人群，同时老年患者有不同程度的肝肾功能减退，医务人员在用药时应关注老年患者发生药品不良反应的风险。2022 年心血管系统用药不良反应/事件报告中，口服制剂的报告占比明显高于注射剂，提示心血管系统用药不良反应/事件报告更多来自口服给药途径；严重不良反应/事件报告中，阿托伐他汀报告数量位居首位。阿托伐他汀为他汀类调脂药物，血脂调节药品在临床上不仅用于血脂代谢紊乱及相关心血管疾病的治疗，还用于此类疾病的预防。提示医务人员和患者应关注此类药品发生药品不良反应的风险。

4.3 抗变态反应药不良反应监测情况

抗变态反应药主要用于防治机体因各种抗原性物质（如细菌、病毒、寄生虫、花粉等）引起的过敏反应性疾病，包括抗组胺药、过敏介质阻释药等。

2022 年全国药品不良反应监测网络共收到抗变态反应药不良反应/事件报告 1.3 万份，其中严重报告 524 份，占 3.9%。抗变态反应药不良反应/事件报告占 2022 年总体报告的 0.7%。

4.3.1 涉及药品情况

2022 年抗变态反应药不良反应报告/事件中 3 类药物的排名依次为抗组胺药、过敏介质阻释药、其它抗变态反应药，严重不良反应/事件报告数量排名前 3 位的药品类别分别是抗组胺药、其它抗变态反应药、过敏介质阻释药。

2022 年抗变态反应药不良反应/事件报告中，口服制剂占 84.7%、注射剂占 10.1%、其他剂型占 5.2%；严重不良反应/事件报告中，口服制剂占 48.8%、注射剂占 39.4%、其他剂型占 11.8%。

4.3.2 累及器官系统情况

与抗变态反应药的总体报告相比，严重报告的药品不良反应/事件累及器官系统中，皮肤及皮下组织类疾病，精神病类，呼吸系统、胸及纵隔疾病，心脏器官疾病，眼器官疾病，免疫系统疾病构成比明显偏高。

抗变态反应药总体不良反应/事件报告中，口服制剂累及器官系统排名前 5 位的是各类神经系统疾病、胃肠系统疾病、全身性疾病及给药部位各种反应、皮肤及皮下组织类疾病、心脏器官疾病；注射剂累及器官系统排名前 5 位是各类神经系统疾病、全身性疾病及给药部位各种反应、胃肠系统疾病、皮肤及皮下组织类疾病、精神病类。

抗变态反应药严重药品不良反应/事件报告中，口服制剂累及器官系统排名前 5 位是各类神经系统疾病、皮肤及皮下组织类疾病、胃肠系统疾病、全身性疾病及给药部位各种反应、肝胆系统疾病；注射剂累及器官系统排名前 5 位是各类神经系统疾病，皮肤及皮下组织类疾病，全身性疾病及给药部位各种反应，免疫系统疾病，呼吸系统、胸及纵隔疾病。

4.3.3 监测情况分析及安全风险提示

从药品不良反应/事件监测数据看，抗变态反应药严重报告比例较低，安全性整体情况平稳。

4.4 儿童用药监测情况

2022 年国家药品不良反应监测网络共收到 0 ~ 14 岁儿童患者报告占总报告数 7.8%。儿童患者严重报告占儿童患者总报告数 11.4%。

4.4.1 涉及患者情况

2022 年儿童患者药品不良反应/事件报告中，男性和女性患者比例为 1.3:1，男性高于女性。

4.4.2 涉及药品情况

按照药品类别统计，化学药例次占 86.5%、中药例次占 9.4%、生物制品例次占 4.1%。化学药品排名前 5 位的是抗感染药、电解质/酸碱平衡及营养药、呼吸系统用药、代谢及内分泌系统用药、镇痛药。中药排名前 5 位的是清热剂、解表剂、止咳平喘剂、祛痰剂、祛湿剂。生物制品共涉及 5 个药品分类，分别为其它生物制品、细胞因子、抗毒素及免疫血清、血液制品、诊断用生物制品。

2022 年儿童患者药品不良反应/事件报告中，注射剂占 71.0%、口服制剂占 22.1%、其他制剂占 6.9%；化学药品不良反应/事件报告中，注射剂、口服制剂所占比例分别为 75.0% 和 18.8%；中成药不良反应/事件报告中，注射剂、口服制剂所占比例分别为 22.7% 和 70.6%；生物制品中，注射剂占比例 40.4%。

4.4.3 累及器官系统情况

2022 年儿童患者药品不良反应/事件报告中，累及系统排名前 3 位的是皮肤及皮下组织类疾病、胃肠系统疾病、全身性疾病及给药部位各种反应。化学药累及系统前3位的与总体一致，中成药累及系统排名前3位的是胃肠系统疾病、皮肤及皮下组织类疾病、全身性疾病及给药部位各种反应。生物制品累及系统与整体排序有所差异，分别是各类检查、全身性损害、皮肤及皮下组织类疾病。

4.4.4 监测情况分析及安全风险提示

2022年儿童患者药品不良反应/事件报告占报告总数的7.8%，严重报告占比低于总体严重报告占比，总体风险可控。儿童患者用药的化学药品中，抗感染药和呼吸系统用药的构成比高于该类别药品在化学药总体报告中的构成比，提示儿童患者使用以上药品较多，不良反应发生情况较多；中药排名靠前的药品类别为清热剂、解表剂、止咳平喘剂、祛痰剂，这4类药品的使用与儿童疾病谱和生理特点有关。

药物治疗是儿童防病治病的主要手段，儿童正处于迅速生长发育的阶段，生理特点独特，对药物具有特殊的反应性和敏感性，药效学、药动学与成人相比有很大的差异，儿童用药的安全性与成人相比具有更多的复杂性，因此仍应持续关注儿童人群用药安全。

2022年度药品审评报告(节选)

第一章 药品注册申请受理情况

一、总体情况

1. 全年受理情况

2022年，药审中心受理注册申请12 368件，同比增加6.09%。受理需技术审评的注册申请9301件，同比增加0.71%，包括需经技术审评后报送国家局审批(以下简称技术审评)的注册申请2651件，需经技术审评后以国家局名义作出行政审批(以下简称审评审批)的注册申请6644件，需经技术审评后送国家药品监督管理局医疗器械技术审评中心，以医疗器械作用为主的药械组合(以下简称药械组合)注册申请6件。受理无需技术审评直接以国家局名义作出行政审批(以下简称直接审批)的注册申请3067件，同比增加26.58%。

根据《国家药监局关于进一步完善药品关联审评审批和监管工作有关事宜的公告》(2019年第56号，以下简称56号公告)要求，2022年受理原料药注册申请1253件，同比减少4.57%。

2. 需技术审评的各类注册申请受理情况

2022年受理的需技术审评的9301件注册申请中，以药品类型统计，中药注册申请421件，同比减少5.18%；化学药品注册申请7054件，同比增加3.92%，占全部需技术审评的注册申请受理量的75.84%；生物制品注册申请1820件，同比减少8.95%；药械组合注册申请6件。

以注册申请类别统计，受理新药临床试验申请(该注册申请类别以下简称IND)2244件，同比减少6.97%；新药上市许可申请(该注册申请类别以下简称NDA)334件，同比减少14.14%；同名同方药、化学仿制药上市许可申请(该注册申请类别以下简称ANDA)2317件，同比增加29.37%；仿制药质量和疗效一致性评价注册申请(该注册申请类别以下简称一致性评价申请)835件，同比减少8.04%；补充申请3020件，同比减少8.01%。

二、创新药和改良型新药注册申请受理情况

1. 创新药注册申请受理情况

2022年受理创新药6注册申请1794件(1010个品种)，同比减少4.88%。以药品类型统计，创新中药49件(46个品种)，同比减少9.26%；创新化学药品1075件(481个品种)，同比减少7.80%；创新生物制品670件(483个品种)，同比增加0.60%。以注册申请类别统计，创新药IND 1733件(969个品种)，同比减少4.83%；创新药NDA 61件(41个品种)，同比减少6.15%。以生产场地类别统计，境内生产创新药1432件(817个品种)，境外生产创新药362件(193个品种)。

2. 改良型新药注册申请受理情况

2022年受理改良型新药8注册申请489件(292个品种)，同比减少10.44%。以药品类型统计，改良型中药17件(17个品种)，同比增加112.5%；改良型化学药品335件(202个品种)，同比减少7.71%；改良型生物制品137件(73个品种)，同比减少21.71%。以注册申请类别统计，改良型新药IND 420件(247个品种)，同比减少10.06%；改良型新药NDA 69件(45个品种)，同比减少12.66%。

三、需技术审评的中药注册申请受理情况

2022年受理需技术审评的中药注册申请421件。以注册申请类别统计，IND 57件，同比增加9.62%；NDA 14件，与去年持平；ANDA 2件。以注册分类统计，IND 57件，包括创新中药IND 39件（37个品种），同比减少11.36%；改良型中药IND 17件（17个品种），同比增加112.5%，其他情形1件（1个品种）。NDA 14件，包括创新中药NDA 10件（9个品种），与去年持平；古代经典名方中药复方制剂NDA 4件（3个品种），同比增加33.33%。

四、需技术审评的化学药品注册申请受理情况

2022年受理需技术审评的化学药品注册申请7054件，以注册申请类别统计，IND 1328件，同比减少11.47%；NDA 189件，同比减少4.06%；ANDA 2315件，同比增加29.26%；一致性评价申请835件，同比减少8.04%，5.1类化学药品注册申请146件，同比减少13.61%，其中临床试验申请共39件，NDA 107件。以注册分类统计，IND 1328件，包括创新化学药品IND 1046件（465个品种），同比减少7.76%；改良型化学药品IND 282件（168个品种），同比减少12.69%。NDA 189件，包括创新化学药品NDA 29件（16个品种），同比减少9.38%；改良型化学药品NDA 53件（34个品种），同比增加32.50%；5.1类化学药品NDA 107件（63个品种），同比减少14.40%。

需技术审评的创新化学药品注册申请共1075件（481个品种）中，以生产场地类别统计，境内生产创新化学药品841件（371个品种），境外生产创新化学药品234件（110个品种）。

五、需技术审评的生物制品注册申请受理情况

2022年受理需技术审评的生物制品注册申请1820件，其中，预防用生物制品注册申请161件，治疗用生物制品注册申请1654件和体外诊断试剂5件。以注册申请类别统计，IND 859件，同比减少0.12%；NDA 131件，同比减少26.40%；补充申请767件，同比减少16.27%；境外生产药品再注册申请63件，同比增加40.00%。以注册分类统计，预防用生物制品IND 49件，包括创新预防用生物制品IND 21件（17个品种），同比减少19.23%；改良型预防用生物制品IND 16件（10个品种），同比增加433.33%；境内或境外已上市预防用生物制品IND 12件（10个品种），同比减少25.00%。预防用生物制品NDA 15件，包括创新预防用生物制品NDA 3件（2个品种），同比减少40.00%；境内或境外已上市预防用生物制品NDA 12件（7个品种），同比增加50.00%。治疗用生物制品IND 810件，包括创新治疗用生物制品IND 627件（450个品种），同比增加1.62%；改良型治疗用生物制品IND 105件（51个品种），同比减少21.05%；境内或境外已上市治疗用生物制品IND 78件（36个品种），同比增加20.00%。治疗用生物制品NDA 116件，包括创新治疗用生物制品NDA 19件（14个品种），同比增加5.56%；改良型治疗用生物制品NDA 16件（11个品种），同比减少51.52%；境内或境外已上市治疗用生物制品NDA 81件（47个品种），同比减少22.86%需技术审评的创新生物制品注册申请共670件（483个品种12）中，以生产场地类别统计，境内生产创新生物制品注册申请542件（400个品种），境外生产创新生物制品注册申请128件（83个品种）。

六、行政审批注册申请受理情况

1. 总体情况

2022年受理行政审批注册申请9711件，同比增加2.50%。其中，直接审批的注册申请3067件，同比增加26.58%；审评审批的注册申请6644件，同比减少5.77%，包括临床试验申请2372件，同比减少4.47%。

2. 审评审批的注册申请受理情况

2022年受理审评审批的注册申请6644件，以药品类型统计，中药注册申请405件，同比减少5.81%；化学药品注册申请4550件，同比减少5.21%，占全部审评审批的注册申请受理量的68.48%；生物制品注册申请1689件，同比减少7.25%。以注册申请类别统计，临床试验申请2372件，同比减少4.47%；一致性评价申请835件，同比减少8.04%；补充申请3020件，同比减少8.01%；境外生产药品再注册申请417件，同比增加10.61%。

3. 直接审批的注册申请受理情况

2022年受理直接审批的注册申请3067件，以药品类型统计，中药注册申请1137件，同比增加

22.13%；化学药品注册申请1803件，同比增加30.84%；生物制品注册申请127件，同比增加11.40%。以注册申请类别统计，无需技术审评的补充申请2701件，同比增加34.92%；临时进口注册申请366件，同比减少13.06%。

第二章　药品注册申请审评审批情况

一、总体情况

近三年新冠疫情对于研发创新的影响愈加明显，国际多中心临床试验受阻，医药研发整体环境不利，申请人无法按时限返回药品注册申请的补充资料，药品审评审批进度也受到影响，为服务申请人，支持药物研发，药审中心积极推动《关于暂行延长药品注册申请补充资料时限的公告》（2022年第86号）的发布工作并严格落实公告要求，全力确保审评质量效率，但2022年药品注册申请审结总量同比仍有所减少。

1. 全年审评审批工作情况

2022年审结14的注册申请共11 365件，同比减少5.94%。审结的需技术审评的注册申请8463件，同比减少12.56%，包括技术审评的注册申请1730件，审评审批的注册申请6726件，药械组合注册申请7件。审结直接审批的注册申请2902件。截至2022年底，有6523件注册申请正在审评审批中；待申请人回复补充资料1457件。根据56号公告，2022年审结原料药注册申请835件，同比增加69.03%。截至2022年底，有1774件原料药注册申请正在审评审批中；待申请人回复补充资料581件。

2. 需技术审评的各类注册申请审结情况

2022年审结的需技术审评的8463件注册申请中，以药品类型统计，中药注册申请380件，同比减少16.67%；化学药品注册申请6186件，同比减少15.20%，占全部需技术审评审结量的73.09%；生物制品注册申请1890件，同比减少1.56%；药械组合注册申请7件。以注册申请类别统计，IND 2300件，同比增长1.19%；NDA 337件，同比减少17.40%；ANDA 1394件，同比减少36.92%；一致性评价申请923件，同比减少20.29%；补充申请2950件，同比减少6.32%。

3. 批准/建议批准情况

2022年批准IND 2064件，同比减少2.09%；建议批准NDA 269件，同比减少16.72%；建议批准ANDA 1069件，同比增长6.58%；批准一致性评价申请802件，同比减少25.74%。建议批准境外生产原研药1683个品种（含新增适应证品种）。临床急需境外新药81个品种中，截至2022年底，已有54个品种提出注册申请，均已获批上市，按审评时限审结率100%。

4. 各类别注册申请按时限审结情况

2022年，药审中心持续优化审评流程、严格审评时限管理、加快审评速度、强化项目督导，全年整体按时限审结率99.80%。其中NDA、ANDA、纳入优先审评审批程序的注册申请按时限审结率首次超过98%，取得历史性突破。

二、创新药和改良型新药注册申请审结情况

1. 创新药注册申请审结情况

（1）总体情况

2022年审结创新药注册申请1831件（1036个品种），同比增长4.99%。以药品类型统计，创新中药52件（49个品种），同比减少5.45%；创新化学药品1113件（513个品种），同比增长2.58%；创新生物制品666件（474个品种），同比增长10.26%。以注册申请类别统计，创新药IND 1787件（1005个品种），同比增长7.46%；创新药NDA 44件（31个品种），同比减少45.68%。

（2）批准/建议批准情况

2022年批准/建议批准创新药注册申请1649件（947个品种），同比增长1.29%。以药品类型统计，创新中药36件（34个品种），同比减少7.69%；创新化学药品1031件（481个品种），同比增长0.19%；创新生物制品582件（432个品种），同比增长3.93%。以注册申请类别统计，创新药IND 1615件（924个品种），同比增长3.59%，创新药NDA 34件（23个品种），同比减少50.72%。以生产场地类别统计，境内生产创新药1298件（759个品种），同比增长2.93%；境外生产创新药351件（188个品种），同比减少4.36%。

2. 改良型新药注册申请审结情况

（1）总体情况

2022年审结改良型新药9注册申请507件（299个品种），同比减少8.32%。以药品类型统

计，改良型中药 14 件（14 个品种），同比增加 55.56%；改良型化学药品 338 件（202 个品种），同比减少 10.11%；改良型生物制品 155 件（83 个品种），同比减少 7.74%。以注册申请类别统计，改良型新药 IND 420 件（247 个品种），同比减少 12.13%；改良型新药 NDA 87 件（52 个品种），同比增加 16.00%

（2）批准/建议批准情况

2022 年批准/建议批准改良型新药注册申请 444 件（265 个品种），同比减少 10.48% 以药品类型统计，改良型中药 13 件（13 个品种），同比增加 116.67%；改良型化学药品 285 件（175 个品种），同比减少 14.16%；改良型生物制品 146 件（77 个品种），同比减少 7.59%。以注册申请类别统计，改良型新药 IND 372 件（223 个品种），同比减少 13.89%；改良型新药 NDA 72 件（42 个品种），同比增加 12.5%。

三、需技术审评的中药注册申请审结情况

1. 总体情况

2022 年审结需技术审评的中药注册申请 380 件，同比减少 16.67%。以注册申请类别统计，IND 58 件，同比增长 18.37%；NDA 14 件，同比减少 26.32%；ANDA 1 件。

2. 批准/建议批准情况

2022 年审结的中药 IND 中，批准 45 件，不批准 2 件。审结的中药 NDA 中，建议批准 8 件。批准中药 IND 45 件，同比增长 32.35%，包括创新中药 IND 30 件（30 个品种），同比增长 7.14%；改良型中药 IND 13 件（13 个品种），同比增长 116.67%；同名同方药 IND 1 件（1 个品种）；其他情形 1 件（1 个品种）。建议批准中药 NDA 8 件，包括创新中药 NDA 6 件（4 个品种）；古代经典名方中药复方制剂 NDA 2 件（2 个品种）。批准的 45 件中药 IND 中，涉及 11 个适应证领域，其中呼吸、消化药物较多，占中药 IND 批准量的 37.78%。建议批准的中药 NDA 8 件中，涉及 6 个适应证领域，其中五官、肾脏病药物较多，占中药 NDA 建议批准量的 50%。

四、需技术审评的化学药品注册申请审结情况

1. 总体情况

2022 年审结需技术审评的化学药品注册申请 6186 件。以注册申请类别统计，化学药品临床试验申请 1507 件，同比增加 2.73%；化学药品 NDA 195 件，同比减少 6.25%；化学药品 ANDA 1393 件，同比减少 36.88%；化学药品一致性评价申请 923 件，同比增长 20.29%。

2. 批准/建议批准情况

2022 年审结的化学药品 IND 中，批准 1250 件，不批准 40 件。审结的化学药品 NDA 中，建议批准 153 件，建议不批准 4 件。审结的化学药品 ANDA 中，建议批准 1069 件，建议不批准 50 件。批准化学药品 IND 1250 件，同比减少 4.58%，包括创新化学药品 IND 1014 件（470 个品种），同比增加 2.01%；改良型化学药品 IND 236 件（149 个品种），同比减少 16.90%。

建议批准化学药品 NDA 153 件，同比减少 4.38%，包括创新化学药品 NDA 17 件（11 个品种），同比减少 51.43%；改良型化学药品 NDA 49 件（30 个品种），同比增加 2.08%；5.1 类化学药品 NDA 83 件（52 个品种），同比增加 13.70%。批准的化学药品 IND 1250 件中，抗肿瘤药物、皮肤及五官科药物较多，占化学药品 IND 批准量的 55.92%。

建议批准的化学药品 NDA 153 件中，抗肿瘤药物、抗感染药物较多，占化学药品 NDA 建议批准量的 46.41%。审结一致性评价申请共 923 件，批准 802 件。其中口服固体制剂一致性评价申请 311 件，注射剂一致性评价申请 491 件。

五、需技术审评的生物制品注册申请审结情况

1. 总体情况

2022 年，审结 1890 件需技术审评的生物制品注册申请，其中，预防用生物制品 178 件和治疗用生物制品 1707 件，体外诊断试剂 5 件。以注册申请类别统计，IND 872 件，同比增加 5.06%；NDA 128 件，同比减少 29.28%；补充申请 839 件；境外生产药品再注册申请 51 件。

2. 批准/建议批准情况

2022 年审结的生物制品 IND 中，批准 769 件，不批准 19 件。审结的生物制品 NDA 中，建议批准 108 件，建议不批准 1 件。批准预防用生物制品 IND 40 件，包括创新预防用生物制品 IND 18 件（15 个品种），同比减少 25.00%；改良型预防用生物制品

IND 12 件(9 个品种),同比增加 200.00%;境内或境外已上市预防用生物制品 IND 10 件(10 个品种),同比减少 33.33%。

建议批准预防用生物制品 NDA 12 件,包括创新预防用生物制品 NDA 2 件(1 个品种);境内或境外已上市预防用生物制品 NDA 7 件(4 个品种)。批准治疗用生物制品 IND 729 件,包括创新治疗用生物制品 IND 553 件(409 个品种),同比增加 7.80%;改良型治疗用生物制品 IND 111 件(57 个品种),同比减少 19.57%;境内或境外已上市治疗用生物制品 IND 64 件(35 个品种),与去年持平。建议批准治疗用生物制品 NDA 92 件,包括创新治疗用生物制品 NDA 9 件(7 个品种),同比减少 47.06%;改良型治疗用生物制品 NDA 23 件(12 个品种),同比增加 43.75%;境内或境外已上市治疗用生物制品 NDA 50 件(34 个品种),同比增加 28.21%。批准的生物制品 IND 769 件中,抗肿瘤药物、皮肤及五官科药物较多,占生物制品 IND 批准量的 62.68%。

建议批准的生物制品 NDA 108 件中,抗肿瘤药物、内分泌系统药物较多,占生物制品 NDA 建议批准量的 55.56%。

六、行政审批注册申请审结情况

1. 总体情况

2022 年完成 9628 件注册申请的行政审批,同比增长 1.96%。审评审批的注册申请 6726 件,同比减少 4.45%;直接审批的注册申请 2902 件,同比增长 20.72%。

2. 审评审批的注册申请审结情况

审评审批的 6726 件注册申请中,以药品类型统计,中药注册申请 365 件,同比减少 15.31%;化学药品注册申请为 4599 件,同比减少 5.55%,占全部审评审批审结量的 68.38%;生物制品注册申请 1762 件,同比增长 1.32%。以注册申请类别统计,临床试验申请 2438 件,同比增长 3.92%;一致性评价申请 923 件,同比减少 20.29%;补充申请 2950 件,同比减少 6.32%;境外生产药品再注册申请 414 件,同比增加 7.53%;复审注册申请 1 件,与去年持平。

3. 直接审批的注册申请审结情况

直接审批的 2902 件注册申请中,以药品类型统计,中药注册申请 1074 件,同比增加 19.60%;化学药品注册申请 1699 件,同比增加 23.83%;生物制品注册申请 129 件,同比减少 3.73%。以注册申请类别统计,无需技术审评补充申请 2545 件,同比增加 28.41%;临时进口注册申请 357 件,同比减少 15.40%。

七、药品注册核查情况

根据《药品注册核查检验启动工作程序(试行)》(国家药监局药审中心通告 2021 年第 54 号),2022 年基于风险共启动注册核查任务 1089 件,包括药品注册生产现场(以下简称生产现场)核查任务 670 件,药物临床试验现场(以下简称临床试验现场)核查任务 419 件;以注册申请类别统计,NDA 核查任务 336 件,ANDA 核查任务 570 件,一致性评价申请核查任务 80 件,补充申请核查任务 103 件。此外,启动 22 件新冠病毒疫苗及治疗药物的注册核查工作,启动有因检查任务 23 件。2022 年国家药品监督管理局食品药品审核查验中心共返回药审中心各类核查报告 1115 件。

第三章　药品加快上市注册程序和沟通交流情况

一、药品加快上市注册程序情况

1. 突破性治疗药物程序

2022 年申请适用突破性治疗药物程序的注册申请 200 件,同比减少 23.95%,经综合评估、公示,56 件(37 个品种)纳入突破性治疗药物程序,同比增长 5.66%,覆盖了非小细胞肺癌、多发性骨髓瘤、梗阻性肥厚型心肌病、全身型重症肌无力、宫颈癌等适应证。2022 年建议批准的 NDA 中,有 7 件被纳入了突破性治疗药物程序。

2. 附条件批准程序

根据《药品附条件批准上市审评审批工作程序(试行)》,2022 年审评通过建议附条件批准 31 个品种(涉及 31 个适应证,47 个受理号),其中首次批准上市 22 个,新增适应证 9 个。截至 2022 年 12 月 31 日,累计建议附条件批准 75 个品种(涉及 86 个适应证,128 个受理号),其中已有 8 个品种转为了常规批准。

3. 优先审评审批程序

根据现行《药品注册管理办法》,2022 年共 74 件注册申请(52 个品种)纳入优先审评审批程序,同比减少35.65%。其中，符合儿童生理特征的儿童用药品新品种、剂型和规格25件，占比33.78%；临床急需的短缺药品、防治重大传染病和罕见病等疾病的创新药和改良型新药17件，占比22.97%；纳入突破性治疗药物程序的药品15件，占比20.27%；符合附条件批准的药品8件，占比10.81%。药审中心优先审评资源逐年向具有临床优势的新药、儿童用药、罕见病药物注册申请倾斜。已纳入优先审评审批程序的注册申请中，2022年有116件（75个品种）建议批准上市，同比减少47.03%。按照原《药品注册管理办法》范围纳入的有23件，其中具有明显临床价值的新药，罕见病及儿童用药共6件，占比26.09%；按照现行《药品注册管理办法》发布后纳入范围纳入的有93件，其中临床急需的短缺药品、防止重大传染病和罕见病等疾病的创新药和改良型新药9件，占比9.68%，符合儿童生理特征的儿童用药品新品种、剂型和规格26件，占比27.96%。

4. 特别审批程序

2022年审结51件纳入特别审批程序的注册申请（新冠病毒疫苗和治疗药物），其中，批准新冠病毒疫苗IND 16件，建议批准新冠病毒疫苗NDA 2件，为附条件批准上市的重组新型冠状病毒蛋白疫苗（CHO细胞）；批准新冠病毒治疗药物IND 3件，建议批准新冠病毒治疗药物NDA 3件，分别为奈玛特韦片/利托那韦片组合包装，阿兹夫定片、莫诺拉韦胶囊；批准涉及新冠病毒相关补充申请27件。

二、与申请人沟通交流情况

药审中心不断调整沟通交流和咨询方式，以适应疫情防控常态化和申请人逐年增长的沟通交流需求。目前，药审中心与申请人沟通交流和咨询的方式主要有：召开沟通交流会议、药审中心网站（申请人之窗）一般性技术问题咨询、电话咨询、邮件咨询等。

1. 总体情况

2022年接收沟通交流会议申请4924件，同比增加10.65%，办理沟通交流会议申请4349件，同比增加10.21%。接收一般性技术问题咨询16 937个，办理一般性技术问题咨询15 449个；办理电话咨询一万余次，8个联系邮箱24咨询近万次。

2. 沟通交流会议办理情况

2022年接收沟通交流会议申请4924件。经综合评估，符合沟通交流会议召开条件的，及时与申请人取得联系，商议会议细节；无需召开沟通交流会议的，以书面形式尽快回复申请人。2022年办理沟通交流会议申请4349件，在药物研发关键阶段召开的ⅡI类会议占比61.67%，其中新药临床前（Pre-IND）申请占比29.87%，新药上市前（Pre-NDA）申请占比10.49%。2022年召开沟通交流会议（面对面会议、视频会议和电话会议）424次，同比减少0.24%。Ⅱ类会议占比68.87%，其中新药临床前（Pre-IND）申请占比22.88%；新药上市前（Pre-NDA）申请占比13.68%。

第四章　药品注册申请存在的主要问题及分析

2022年，共有228件药品注册申请，因申报资料无法证明其安全性、有效性或质量可控性，经技术审评后审评结论为不批准/建议不批准，同比增加24.59%，其中包括中药9件、化学药品179件、生物制品40件。通过对上述注册申请未获批准的原因及研发注册过程中存在的缺陷进行分析，梳理出2022年药品注册申请存在的主要问题。

一、主要问题

1. 研发立题方面

这方面问题在新药、化学仿制药和药品上市后变更的开发立项阶段比较常见。具体包括：早期对产品临床价值的评估欠缺；临床开发适应证选择欠合理：开发剂型或给药途径选择不合理：早期立项时对成药性风险评估不足；改良型新药开发立项无法体现临床价值优势；联合用药或者复方制剂开发违背临床诊疗和用药原则，或缺乏充分的有效性和安全性研究数据支持；化学仿制药开发的参比制剂选择不当，包括参比制剂因安全有效性问题撤市，参比制剂适应证、用法用量、规格等不符合国内临床用药实际；在已有的研究数据不支持产品按生物类似药进行开发的情况下，依然按生物类似药开发思路进行研究；上市后变更事项缺乏科学性和合理性。

2. 有效性方面

这方面问题在上市许可注册申请中比较常见，但也可见于早期临床前开发品种。具体包括：已完成的临床研究存在试验方案或者研究质量控制问题,无法得到客观的研究数据以评价受试品种的有效性;已有的临床研究数据尚无法证明品种的有效性;创新药临床前药效学和药理机制研究结果未能提示有效性价值,或不足以支持进入临床试验;化学仿制药人体生物等效性试验结果表明其和参比制剂不等效,或者已有研究数据不符合生物等效性接受标准,或者因为生物等效试验方法问题,无法证明其和参比制剂的疗效一致性;化学药品注册分类第3类的上市许可注册申请缺乏境内有效性临床数据。

3. 安全性方面

药物安全性方面问题在药物开发的各个阶段均可见到。具体包括:新药早期开发阶段研究结果提示毒性明显或者安全剂量范围过于狭窄,不宜进行临床人体试验,或提示应用于临床可能承受的风险明显高于获益;临床前安全性研究方法或研究质量控制问题,或者研究数据不充分。无法获得充分的安全性信息以保障后续临床试验受试者的安全;已有的临床研究数据显示存在严重不良反应,临床应用获益和风险比值不合理;化学药品注册分类第3类的上市许可注册申请缺乏境内安全性临床数据。

4. 质量可控性方面

这方面问题常见于化学仿制药的开发。具体包括:制剂处方工艺、稳定性、质量标准研究等药学研究内容存在严重缺陷,无法证明产品的质量可控性;化学仿制药选用的原料药存在问题未能获准备案上市;申报资料无法证明化学仿制药与参比制剂质量的一致性;各开发阶段的研究受试样品不一致;原料药起始物料选择、合成步骤、质量控制标准等不符合相关技术要求;样品复核检验不符合规定或检验方法存在严重缺陷。

5. 其他方面

具体包括:注册核查中发现产品质量的重大缺陷;注册核查抽样检验不合格:未按沟通交流时监管方提出的要求和标准提供研究数据或补充完善研究项目;未按补充资料通知要求开展补充研究或完善研究资料;用于支持变更补充申请的文献依据或者研究数据支持不足,或者补充申请变更事项不符合相关法律法规规章和技术要求。

二、与往年情况的比较

总体上看,2022年注册申请存在的主要问题,在类型、具体表现、问题出现频率等方面与往年具有较大的相似性,但也出现了一些变化。

1. 相似性

一是问题分类和具体表现上主要集中于研发立题和药品的安全、有效、质量可控“三个特性”方面;二是一些问题在注册申请类别的分布上较为相似,譬如有效性问题主要常见于上市许可注册申请,立题依据问题常见于药品早期开发阶段,而安全性问题则常见于新药开发的各个阶段;三是开发立题合理性问题依然突出,涉及该问题的注册申请数量继续呈现增加趋势;四是问题反映出的申请人在药品研发注册及审评审批过程中存在的不足,以及引发的思考较为相似;五是因注册核查不通过而未获批准的注册申请数量继续呈现减少趋势。

2. 变化情况

一是出现了一些新的问题,譬如生物类似药的研发逻辑和立题问题,外用化学药品仿制制剂关键质量属性不一致问题,二是因未按沟通交流时监管方提出的要求或补充资料通知要求补充完善研究项目,而未获批准的注册申请数量较往年明显增加;三是因缺乏境内有效性、安全性临床数据而未获批准的化学药品注册分类第3类上市许可注册申请数量较往年明显减少;四是创新药临床前药理药效研究结果不足以提示有效性,不支持其进入临床试验的情况,较往年更加多见;五是开发立题合理性问题较往年呈现出更多的表现形式,譬如出现了开发早期对产品临床价值评估欠缺,化学仿制药开发选择的参比制剂用法用量及规格不符合国内临床用药实际等。

三、启示和建议

经梳理分析2022年药品注册申请存在的主要问题,并与既往情况进行比较,可以从中得到启示,并为业界各方提供参考建议。

1. 药物开发立题依据问题仍需被充分重视凡事预则立不预则废

药物开发不仅要“预”,而且要“预”的合理,“预”的有根基、有依据。药品作为一种特殊商品,在其研究开发之初,其临床价值属性应被优先考虑。因此,药物研发应以临床价值为导向,立足于临床需求,应理清产品临床定位,重视解决未被满足的临床需求问题。创新药需充分重视其在同类开发项目中的优势和特点，避免一哄而上的重复性低水平创新。改良型新药应充分评估其改良的临床价值优势，不应纯粹为了“改”而改。化学仿制药和生物类似药的开发，应重视其开发对标产品（参比制剂，参照药）的遴选确立，并密切结合国内临床实践进行立项，上市后变更补充申请，应遵循变更的科学性、必要性与合理性原则。

2. 建立并坚持创新药研发的科学逻辑

众所周知，创新药研发周期长、投入大、风险高。因此，创新药研发应建立并遵循科学逻辑，采取合理策略，坚持专业性、科学性和合理性，脚踏实地，循序渐进。对于某些新机制、新技术，新靶点、新分子，应加强前期基础研究，尽可能做好概念验证研究和成药性评估，以降低后续开发风险。因巨大的时间和资金成本投入，创新药开发寻求合理的商业回报本无可厚非，但创新药商业开发策略应建立在科学性基础之上，遵循药物开发的科学逻辑，重视成药性证据链的完整性，减少非科学因素对开发进程的干扰。

3. 深入挖掘和拓展沟通交流机制优势

2022 年，药审中心在原有沟通交流渠道的基础上，增加了下发补充资料通知前后申请人和审评机构的沟通交流渠道，即发补前问询及发补后问询，分别解决发补前双方信息不对等和发补后申请人对补充资料通知存疑的问题。另外，药审中心继续加强一般技术问题咨询反馈工作，定期发布共性问题解答，解决业界的共同关切。同时，还聚焦药物创新难点领域，就新冠疫苗药物、罕见病用药、儿科用药等领域，探索建立“早期介入、研审联动、滚动提交”机制，进一步畅通沟通交流渠道，为业界提供技术支持。申请人可在原有沟通交流渠道基础上，持续关注上述沟通渠道的进展情况，进一步挖掘沟通交流机制政策红利，推动产品研发，应继续秉持其干问题进行沟通交流的原则，就关注的问题达成共识，并充分遵循达成的共识。另外，根据相关法律法规规章要求，不宜将沟通交流和行政审批程序等同起来。

4. 加强对法律法规规章和技术指导原则的研读

通过研读、掌握法律法规规章及监管机构发布的重要文件，可以进一步掌握行业战略层面的鼓励方向和当前药品注册管理的政策红利，进而为药品注册研发指明方向。随着药品审评审批制度改革的深入，相关法律法规规章和技术标准也在逐步细化和完善，譬如现行《药品注册管理办法》有关注册管理理念的调整，我国对 ICH 系列指导原则的执行和遵循等。在监管部门举办研讨培训会议为业界宣贯、解读新法律法规规章和技术标准的同时，研究者也应加强对新法律法规规章和新技术指导原则的理解掌握和遵循，以利于相关项目的研发工作达到当前的技术标准和法律法规规章要求，监管部门也应聚焦当下的研发热点和创新药物领域，持续完善技术标准体系建设，紧跟适应证领域研究进展，持续加强与各国监管机构、医疗界和业界的研讨，发布共性及适应证相关的技术指导原则，为业界提供研发技术支持。

第五章　重点治疗领域品种

新冠病毒疫苗和新型病毒感染治疗药物：

1. 重组新型冠状病毒蛋白疫苗（CHO 细胞），用于预防新型冠状病毒（SARS-CoV-2）感染所致的疾病（COVID-19）。本品种按照特别审批程序应急审评审批，为首个获批的国产重组新冠病毒蛋白疫菌。

2. 奈玛特韦片/利托那韦片组合包装，用于治疗成人伴有进展为重症高风险因素的轻至中度新型冠状病毒感染患者、本品种是 SARS-CoV-2 主要蛋白酶（Mpro）的拟肽类抑制剂，通过阻止病毒复制发挥治疗作用。对于伴有进展为重症高风险因素的轻至中度 COVID-19 成人患者，口服治疗 5 日可有效降低住院和死亡发生并缩短病程。本品种按照特别审批程序应急审评审批，其获批上市为我国新冠病毒感染疫情防控提供了一种治疗手段。

3. 散寒化湿颗粒，具有散寒化湿、宣肺透邪、辟秽化浊、解毒通络的功效，用于寒湿郁肺所致疫病。本品种为中药新药，由厚朴、焦槟榔、煨草果、麻黄等 20 种药味组成，其获批上市可为疫病的治疗提供一种治疗选择。

中药新药：

4. 参葛补肾胶囊，具有益气、养阴、补肾的功效，用于治疗轻、中度抑郁症中医辨证属气阴两虚、肾气不足证。本品种为中药 1.1 类创新药，由太子参,葛根,淫羊藿 3 种药味组成。其在改善轻,中度抑郁症临床症状等方面有疗效,为抑郁症患者提供了又一种治疗选择。

5. 芪胶调经颗粒,具有益气补血、止血调经的功效,用于治疗上环所致经期延长中医辨证属气血两座证。本品种为中药新复方制剂,由黄芪、阿胶、党参、白芍等 9 种药味组成,其对经期、月经色质的恢复及气血两虚证引起的神疲乏力、头晕眼花、少腹坠胀等症状具有改善作用,可为临床相关疾病的患者提供新的治疗选择。

6. 黄蜀葵花总黄酮口腔贴片,具有清心泄热的功效,用于心脾积热所致轻型复发性口腔溃疡(轻型复发性阿弗他溃疡),本品种由单一植物黄蜀葵花总黄酮提取物制成,其在促进轻型复发性阿弗他溃疡患者溃疡愈合、缓解溃疡疼痛方面有疗效,可为心脾积热所致轻型复发性阿弗他溃疡患者提供新的治疗选择。

7. 广金钱草总黄酮胶囊,具有清热祛湿,利尿排石的功效,用于符合药物排石治疗指征的输尿管结石中医辨证属湿热蕴结证者。本品种的主要成份是从广金钱草中提取得到的总黄酮类成份,该品种可为输尿管结石患者提供新的治疗选择。

8. 苓桂术甘颗粒,具有温阳化饮、健脾利湿的功效,用于中阳不足之痰饮,症见胸胁支满,目眩心悸,短气而咳,舌苔白滑,脉弦滑。本品种由茯苓、桂枝、白术、甘草 4 种药味组成,是首个按古代经典名方目录管理批准上市的中药复方制剂。

罕见病药物:

9. 依达拉奉舌下片,用于抑制肌萎缩侧索硬化(ALS)所致功能障碍的进展。在给药剂量相同的情况下,舌下给药的依达拉奉舌下片与静脉给药的依达拉奉注射液生物等效性一致。相比静脉给药的方式,舌下给药能够明显提高用药便利性,增加患者的依从性。

儿童用药:

10. 吸入用一氧化氮,与通气支持及其他合适药物联合,用于有低氧性呼吸衰竭合并临床或超声心动图证据支持的肺动脉高压的新生儿(胎龄 >34 周),改善患儿氧合功能,降低对体外膜肺氧合的需要。本品种为儿童专用药,可填补我国吸入一氧化氮药用制剂的空白。

11. 利伐沙班干混悬剂,用于足月新生儿、婴幼儿、儿童和 18 岁以下青少年静脉血栓栓塞症(VTE)患者经过初始非口服抗凝治疗至少 5 天后的 VTE 的治疗及预防 VTE 复发。本品种为儿童专用药,干混悬剂的剂型便于使用,给药装置可精确给药,无需频繁注射和监测,能够满足儿童患者的临床急需。

12. 环孢素滴眼液(Ⅲ),用于治疗 4 岁及以上儿童和青少年的严重性春季角结膜炎。本品种为儿童专用药,属《临床急需境外新药名单(第三批)》,可为患者提供一种有效的治疗选择。

13. 注射用贝林妥欧单抗,此次新增儿童适应证“儿童复发或难治性 CD19 阳性的前体 B 细胞急性淋巴细胞白血病”。本品种已于境外获批用于儿童,其疗效突出,能为儿童患者提供一种有效的治疗选择。

14. 拉考沙胺片,此次新增适应证“4 岁及以上原发性全身强直-阵挛性发作患者的联合治疗”。对于使用 1 ~ 3 种抗癫痫药后仍有全身强直-阵挛性发作的受试者(>4 岁),本品种可显著降低 24 周内发生第二次全身强直-阵挛性发作的风险,为患者提供更多治疗手段。

15. 氯巴占片,用于 2 岁及以上 Lennox-Gastaut 综合征(LGS)患者癫痫发作的联合治疗。本品种为国内首仿,可为患者提供有效的治疗选择,提高该疾病治疗药物的可及性。

16. 复方聚乙二醇(3350)电解质散,用于治疗 2 岁至 11 岁儿童慢性便秘。国内目前批准用于儿童便秘的临床治疗药物有限,本品种为国内首仿,可为儿童慢性便秘患者提供更多用药选择。

公共卫生用药:

17. 奥木替韦单抗注射液,用于成人狂犬病毒暴露者的被动免疫,本品种为我国自主研发的首创新药(First-in-Class),重组人源抗狂犬病毒单抗药物,能够满足狂犬病毒Ⅲ级暴露者被动免疫的临床需求。该品种的上市为狂犬病毒暴露者的被动免疫提供了新的选择。

18. 四价流感病毒裂解疫苗(规格:每支 0. 25mL),用于 6 月龄至 35 月龄人群预防疫苗相关型别的流感病毒引起的流行性感冒。本品种包含

WHO 当年推荐的 2 种甲型和 2 种乙型流感病毒，是我国首个获批、用于 3 岁以下人群的四价流感病毒裂解疫苗。疫苗覆盖型别的增加能为婴幼儿（流感高危人群）提供更全面的防护选择。

19. 九价人乳头瘤病毒疫苗（酿酒酵母），此前已获批用于 16～26 岁女性预防本品种所含人乳头瘤病毒（HPV）型别引起的癌前病变或不典型病变、宫颈癌。此次将适用人群扩展至 9～45 岁女性。受益人群范围的进一步扩大，可为构建宫颈癌的一级预防策略提供更多选择。

抗肿瘤药物：

20. 斯鲁利单抗注射液，用于不可切除或转移性微卫星高度不稳定（MSI-H）的成人晚期实体瘤患者：既往经过氟尿嘧啶类、奥沙利铂和伊立替康治疗后出现疾病进展的晚期结直肠癌患者；既往至少二线治疗后出现疾病进展且无满意替代治疗方案的晚期胃癌患者；既往至少一线治疗后出现疾病进展且无满意替代治疗方案的其他晚期实体瘤患者。本品种为创新药，是我国自主研发的新型注射用重组人源化抗程序性死亡因子-1（PD-1）单克隆抗体，可为患者提供一种新的治疗选择。

21. 卡度尼利单抗注射液，用于既往接受含铂化疗治疗失败的复发或转移性宫颈癌患者的治疗。本品种为创新药，是我国自主研发的靶向人 PD-1 和细胞毒性 T 淋巴细胞相关蛋白 4（CTLA-4）的双特异性抗体，可为患者提供一种有效的治疗选择。

22. 林普利塞片，用于既往接受过至少两种系统性治疗的复发或难治滤泡性淋巴瘤成人患者。本品种为创新药，是我国自主研发并拥有自主知识产权的磷脂酰肌醇-3-激酶的 e 亚型（PI3K8）选择性抑制剂，可为患者提供一种有效的治疗选择。

23. 瑞维鲁胺片，用于高瘤负荷的转移性激素敏感性前列腺癌（mHSPC）患者、本品种为创新药、新型口服雄激素受体（AR）抑制剂，能有效抑制 AR 核转位、AR 转录活性，且无 AR 部分激动作用，与第一代 AR 抑制剂比卡鲁胺相比，能显著降低疾病进展或死亡风险。

24. 普特利单抗注射液，用于不可切除或转移性的高度微卫星不稳定型（MSI-H）或错配修复缺陷型（dMMR）的成人晚期实体瘤患者：既往经过氟尿嘧啶类、奥沙利铂和伊立替康治疗后出现疾病进展的晚期结直肠癌患者；既往治疗后出现疾病进展且无满意替代治疗方案的其他晚期实体瘤患者。本品种为创新药，临床研究结果证实了其单药治疗的有效性，疗效与同类产品类似。

25. 艾伏尼布片，用于治疗携带易感异柠檬酸脱氢酶-1（IDH1）突变的成人复发性或难治性急性髓系白血病，本品种为一种强效、选择性的针对 IDHIR132 点突变的口服小分子抑制剂，属《临床急需境外新药名单（第三批）》。

26. 钇[^{90}Y]微球注射液，用于经标准治疗失败的不可手术切除的结直肠癌肝转移患者。对于手术无法切除的结直肠癌肝转移患者，此前国内尚无局部治疗的药品获批，本品种为选择性内放射治疗药物，对于肝脏局部肿瘤具有良好的控制作用，可为患者提供一种有效的治疗选择。

27. 依马利尤单抗注射液，用于难治性，复发性或进展性，或对常规疗法不耐受的原发性噬血细胞性淋巴组织细胞增多症（HLH）成人和儿童（新生儿及以上）患者。此前我国尚无治疗 HLH 的药物获批上市。本品种作为特异性治疗 HLH 的抗体类治疗药物，可满足 HLH 患者，特别是儿童患者的治疗需求。

28～29. 硫酸拉罗替尼口服溶液，硫酸拉罗替尼胶囊，用于成人和儿童实体瘤患者：经充分验证的检测方法诊断为携带神经营养酪氨酸受体激酶（NTRK）融合基因且不包括已知获得性耐药突变；患有局部晚期、转移性疾病或手术切除可能导致严重并发症的患者；无满意替代治疗或既往治疗失败的患者。本品种是国内首个不限瘤种的 NTRK 抑制剂，具有较高的缓解率及较长的缓解持续时间，疗效突出，可为患者提供一种有效的治疗选择。

30. 度维利塞胶囊，用于既往接受过至少两种系统性治疗的复发或难治滤泡性淋巴瘤成人患者，本品种是国内首个磷酸肌醇 3-激酶（PI3K）抑制剂，疗效突出，可为患者提供一种有效的治疗选择。

31. 注射用戈沙妥珠单抗，用于既往至少接受过两种系统治疗（其中至少一种治疗针对转移性疾病）的不可切除的局部晚期或转移性三阴性乳腺癌成人患者。本品种是靶向滋养层细胞表面抗原-2（Trop-2）的抗体偶联药物（ADC），具有良好的生存获益，可为三线及以上三阴性乳腺癌患者提供一种更好的治疗手段。

32. 佩米替尼片，用于既往至少接受过一种系统性治疗，且经检测确认存在有成纤维细胞生长因子受体2（FGFR2）融合或重排的晚期，转移性或不可手术切除的胆管癌成人患者的治疗。本品种是FGFR抑制剂，通过靶向FGFR对多种成纤维细胞生长因子-成纤维细胞生长因子受体通路异常的肿瘤起到治疗作用，可为患者提供一种有效的治疗选择。

33. 雷莫西尤单抗注射液，联合紫杉醇用于在含氟尿嘧啶类或含铂类化疗期间或化疗后出现疾病进展的晚期胃或胃食管结合部腺癌患者的治疗。本品种为重组人抗免疫球蛋白亚型1（IgG1）单克隆抗体，能特异性结合人血管内皮生长因子受体-2的细胞外区域，是唯一被批准用于晚期胃癌二线治疗的靶向药物，可为患者提供一种有效的治疗选择。

34. 洛拉替尼片，单药用于间变性淋巴瘤激酶（ALK）阳性的局部晚期或转移性非小细胞肺癌患者的治疗，本品种是一种强效、选择性、三磷酸腺苷（ATP）竞争性ALK和c-ros癌基因-1（ROS1）激酶小分子抑制剂，具有血脑屏障穿透性，可为国内患者提供疗效更优的治疗选择。

35. 莫格利珠单抗注射液，用于既往接受过系统性治疗的复发性或难治性Sézary综合征（SS）或晚期（M/IV）蕈样肉芽肿（MF）成人患者。该疾病国内目前尚缺乏有效的治疗手段。本品种是一种人源化CC趋化因子受体4（CCR4）单抗，临床试验结果证实其可显著降低患者死亡风险。

36. 盐酸米托蒽醌脂质体注射液，用于既往至少经过一线标准治疗的复发或难治的外周T细胞淋巴瘤（PTCL）成人患者。本品种活性成分为盐酸米托蒽醌，脂质体的包裹使血液中药物维持时间延长，减少药物在正常组织的分布，增加药物在肿瘤组织的蓄积量，从而降低药物毒性，增强治疗效果。

37. 普拉替尼胶囊，新增适应证“用于需要系统性治疗的晚期或转移性转染重排（RET）突变型甲状腺髓样癌成人和12岁及以上儿童患者的治疗，以及需要系统性治疗且放射性碘难治（如果放射性碘适用）的晚期或转移性RET融合阳性甲状腺癌成人和12岁及以上儿童患者的治疗”。本品种疗效突出，具有突出的客观缓解率和持久的缓解持续时间，是该适应证在境内批准的首个针对具有RET基因突变的靶向药。

38. 注射用盐酸曲拉西利，用于既往未接受过系统性化疗的广泛期小细胞肺癌患者，在接受含铂类药物联合依托泊苷方案治疗前预防性给药，以降低化疗引起的骨髓抑制发生率。本品种是一种具有新型化学结构的高效，选择性、可逆性细胞周期蛋白依赖性激酶（CDK）4/6抑制剂，本品种在中国人群中对于化疗引起的骨髓抑制具有明显的保护作用，获益趋势与全球人群一致。

39. 昂丹司琼口溶膜，用于预防高致吐性化疗引起的恶心和呕吐；预防初次和反复进行中度致吐性化疗引起的恶心和呕吐；预防全身放疗、腹部局部高强度放疗、腹部日常放疗引起的恶心呕吐；预防手术后的恶心呕吐。此前国内尚无口溶膜制剂获批，本品种为化学仿制药，可为患者提供一种有效的治疗选择。

循环系统药物：

40. 维立西呱片，用于近期心力衰竭失代偿经静脉治疗后病情稳定的射血分数降低（射血分数<45%）的症状性慢性心力衰竭成人患者，以降低发生心力衰竭住院或需要急诊静脉利尿剂治疗的风险。本品种是境内外同步申报的创新药，属于可溶性鸟苷酸环化酶（sGC）刺激剂。与安慰剂相比，本品种可使主要疗效终点相对风险降低10%。为症状性慢性心力衰竭成人患者提供了新的治疗选择。

呼吸系统药物：

41. 甲苯磺酰胺注射液，用于中央型非小细胞肺癌成人患者减轻重度气道阻塞症状。针对肺癌气道梗阻的局部治疗，国内目前尚无标准治疗手段和药物。本品种为创新药，可为伴有气道梗阻的中央型非小细胞肺癌患者提供新的治疗选择。

42. 妥布霉素吸入溶液，用于成人伴肺部铜绿假单胞菌感染的支气管扩张症。本品种是我国首个针对支气管扩张症开发的吸入途径抗菌药，能为我国支气管扩张症患者提供新的用药选择。

43. 倍氯福格吸入气雾剂，用于慢性阻塞性肺疾病（COPD）患者的维持治疗。本品种为国内第三个获批用于COPD的吸入性皮质类固醇/长效β2受体激动剂/长效毒蕈碱受体拮抗剂三联复方吸入制剂,提高了该疾病治疗药物的可及性。

44. 吸入用氯醋甲胆碱,用于诊断支气管气道高反应性的氯醋甲胆碱激发试验,用于无临床显著哮喘症状的成人患者和能够良好配合的5岁及以上儿童患者。此前我国尚无该药物获批上市,本品种为首个化学仿制药,可填补中国支气管激发试验激发剂药用制剂的空白。

消化系统药物:

45. 替戈拉生片,用于反流性食管炎。本品种为创新药,是新型钾离子竞争性酸阻滞剂(P-CAB)。相比于传统质子泵抑制剂,替戈拉生无需酸活化,通过可逆性竞争抑制质子泵从而阻断胃酸分泌,可为患者提供一种新的治疗选择。

肾脏/泌尿系统药物:

46. 非奈利酮片,用于与2型糖尿病相关的慢性肾脏病成人患者(肾小球滤过率估计值[eGFR] >25至<75mL/min/1.73m^2,伴白蛋白尿),可降低eGFR持续下降、终末期肾病的风险。本品种为境内外同步申报的创新药,属于非甾体选择性盐皮质激素受体(MR)拮抗剂,比传统的盐皮质激素受体拮抗剂选择性更高,可降低乳房发育、高钾血症等不良反应发生率。

抗感染药物:

47. 注射用硫酸艾沙康唑,用于治疗成人侵袭性曲霉病和侵袭性毛霉病患者,侵袭性曲霉病、侵袭性毛霉病是危及生命的感染性疾病,存在未被满足的迫切临床需求。本品种为三唑类抗真菌药物,可为临床患者提供有效的治疗选择。

内分泌药物:

48. 多格列艾汀片,单药使用或与盐酸二甲双胍联合使用以改善成人2型糖尿病患者的血糖控制,本品种为首创新药(First-in-Class),是异位变构葡萄糖激酶激活剂(GKA),具有全新作用机制,为全球首个GKA类2型糖尿病治疗药物。

49. 重组人生长激素注射液,新增适应证"用于因Prader-Willi综合征(PWS)所引起的儿童生长障碍"。重组人生长激素是目前唯一被批准用于治疗PWS的药物,本品种可有效解决临床亟需、满足患者急需。

50. 特立帕肽注射液,用于有骨折高发风险的绝经后妇女骨质疏松症的治疗,可显著降低绝经后妇女椎骨和非椎骨骨折风险。本品种是国内首个按生物类似药申请上市的特立帕肽注射液,其为注射笔自动给药的液体制剂,便于患者使用。

血液系统药物:

51. 注射用罗特西普,用于治疗需要定期输注红细胞且红细胞输注≤15单位/24周的β-地中海贫血成人患者,本品种是一种新型的首创重组融合蛋白,由人IgG1Fc结构域连接激活素受体IIB型(ActRIIB)的修饰后胞外结构域(ECD)组成。

风湿性疾病及免疫药物:

52. 托珠单抗注射液(皮下注射),用于治疗对改善病情的抗风湿药物(DMARDs)治疗应答不足的中到重度活动性类风湿关节炎的成人患者,可单独使用或与甲氨蝶呤或其它DMARDs联用。相比于静脉给药的剂型,本品种为皮下注射,能为患者提供便捷、高效的治疗选择。

53. 枸橼酸托法替布片,用于一种或多种肿瘤坏死因子(TNF)阻滞剂疗效不足或对其无法耐受的活动性强直性脊柱炎(AS)成人患者。本品种是国内首个用于AS的小分子靶向治疗药,与常见的注射用剂型相比,本品种在给药便利性方面具有明显的优势。与传统DMARDs药物相比,本品种可改善关节结构性损伤。

神经系统药物:

54. 盐酸托鲁地文拉法辛缓释片,用于抑郁症的治疗。本品种是我国自主研发并拥有自主知识产权的创新药,其抗抑郁作用可能与通过抑制5-羟色胺(5-HT),去甲肾上腺素(NE)的再摄取而增强中枢神经系统的5-HT、NE效应有关,可为我国抑郁症患者提供新的用药选择。

55. 伊奈利珠单抗注射液,用于抗水通道蛋白4(AQP4)抗体阳性的视神经脊髓炎谱系疾病(NMOSD)成人患者的治疗。本品种可与B细胞特异性表面抗原CD19结合,为新作用机制药物,可为我国NMOSD患者提供一种新的治疗选择。

56. 药用炭颗粒,用于经口服急性中毒或药物过量。国内目前尚缺乏口服急性中毒或药物过量的有效对症药物。与片剂和胶囊剂相比,颗粒剂加水后形成的混悬液，易于儿童以及吞咽困难的患者使用，更适合用于中毒的初始急救。

皮肤五官药物：

57. 佩索利单抗注射液，用于治疗成人泛发性脓疱型银屑病（GPP）的急性发作。目前尚无GPP发作的有效治疗方法。本品种为境内外同步研发、同步上市的首创新药（First-in-Class），其能够快速持续清除脓疱和改善其他GPP皮肤症状。

58. 阿布昔替尼片，用于对其他系统治疗（如激素或生物制剂）应答不佳或不适宜上述治疗的难治性、中重度特应性皮炎成人患者。

59. 乌帕替尼缓释片，用于对其他系统治疗（如激素或生物制剂）应答不佳或不适宜上述治疗的成人和12岁及以上青少年的难治性、中重度特应性皮炎患者。本品种是境内外同步研发、同步申报用于新适应证的药物，其在皮损严重程度、瘙痒缓解、患者生活质量等方面具有明显疗效，可为患者提供新的治疗选择。

60. 注射用奥马珠单抗，用于采用H1抗组胺治疗后仍有症状的成人和12岁及以上青少年慢性自发性荨麻疹患者。本品种为抗免疫球蛋白E（IgE）重组DNA型人源化单克隆抗体，可为成人和12岁及以上青少年患者提供一种有效的治疗选择。

第六章　高效推进新冠应急审评审批

面对百年来全球发生的最严重的传染病大流行，面对新中国成立以来我国遭遇的传播速度最快、感染范围最广、防控难度最大的重大突发公共卫生事件，面对新冠病毒变异带来的一次又一次冲击，药审中心深入贯彻落实习近平总书记指示精神，按照党中央、国务院决策部署，始终把人民群众生命安全和身体健康放在第一位，进一步优化"早期介入，持续跟踪、主动服务、研审联动"应急审评审批工作机制，持续保持战时状态、特事特办、实事求是、科学决策，坚决有力落实党中央、国务院部署要求，严守药物研发安全有效标准，全力以赴指导企业和科研机构推进新冠疫苗药物创新研发，加快重点药物应急审评审批，高效推进新冠应急审评审批工作，全力服务保障国家疫情防控大局。

一、新冠疫苗药物总体情况

自开展新冠应急审评工作以来截至2022年底，针对中药、化学药品、新冠疫苗和中和抗体，药审中心累计组织沟通交流近15 000次，召开特别专家组会议64次。其中，2022年共召开10次特别专家组会议，召开新冠相关专家咨询会及指导原则研讨会25次。在临床试验方面，自开展新冠应急审评工作以来截至2022年底，累计批准新冠疫苗临床试验申请40个，涵盖五条技术路线；累计批准新冠病毒治疗药物临床试验申请98个，包括小分子化学药品、治疗用生物制品、中药等，已基本涵盖我国新冠病毒治疗药物研发重点技术路线。在上市许可申请和补充申请方面，自开展新冠应急审评工作以来截至2022年底，已推动5个新冠疫苗附条件批准上市，其中3个被WHO列入紧急使用清单。已批准12个新冠病毒治疗药物用于治疗新冠病毒感染肺炎，包括：由中药"四方"成果转化而来的清肺排毒颗粒、化湿败毒颗粒、宣肺败毒颗粒、散寒化湿颗粒，中药"三药"连花清瘟胶囊/颗粒、金花清感颗粒、血必净注射液；国产药品安巴韦单抗注射液、罗米司韦单抗注射液（两者联合使用）、阿兹夫定片；进口注册药品奈玛特韦片/利托那韦片组合包装、莫诺拉韦胶囊。

二、2022年新冠疫苗审评审批情况

2022年共批准13个新冠疫苗临床试验申请，建议附条件批准1个重组新型冠状病毒蛋白疫苗（CHO细胞）上市。针对已附条件批准上市的5个新冠疫苗，药审中心审评团队持续跟进、督促企业按承诺书完成相关工作。制定针对变异株预防用疫苗的指导原则，推动广谱、高效、持久的新冠疫苗研发，为应对新冠重大疫情提供技术保障。

三、2022年新冠治疗药物审评审批情况

按照"一药一策一团队"原则，加强对新冠治疗药物的研发指导。2022年共批准4个新冠治疗药物用于治疗新冠病毒感染肺炎，分别为散寒化湿颗粒、阿兹夫定片、奈玛特韦片/利托那韦片组合包装、莫诺拉韦胶囊。共批准43个新冠治疗药物临床试验申请，其中中药4个、小分子抗病毒药物23个、中和抗体12个、其他类药物4个。制定新流行株非临床和临床评价标准，根据毒株变异特点和疫情防控需要，持续为新冠药物研发提供技术支持。

四、新冠病毒感染对症治疗药物审评审批情况

2022年12月7日，在优化疫情防控措施"新十

条”出台后，针对新阶段疫情防控工作所需，为应对全国陆续出现的感染高峰，缓解退热止咳类新冠病毒感染对症治疗药物短缺问题，药审中心积极按照国家局党组部署要求，第一时间组织集中审评，争分夺秒，历时21个工作日，应急审评批准38件解热镇痛、止咳祛痰药品注册申请，包括21件上市申请，11件一致性评价申请，6件为上市后变更补充申请。疫情防控进入新阶段，下一步，药审中心将始终坚持人民至上、生命至上，持续做好新冠疫苗药物审评审批工作，坚持研审联动、依法依规、科学审评，密切跟进应对新冠疫情在研药物疫苗的研发进展，在程序不减、标准不降的前提下全力加快审评审批，切实服务保障新阶段疫情防控工作大局。

第七章　持续深化药品审评审批制度改革

人民健康有需要，审评改革不停步。持续深化审评审批制度改革是更好服务人民生命健康和医药产业高质量发展大局的关键。药审中心充分发挥自己的专业优势、专业自信、专业担当，用深化改革的“无形之手”，支持企业走产品创新和技术创新的“双轨创新”之路。在创新药品审评中实施“早期介入，研审联动、滚动提交”等方式，推进落实药品专利期限补偿制度，持续强化对申请人的技术指导和服务，不断激发医药产业创新发展活力。药审中心累计公开新药技术审评报告1024份，持续加大药品审评信息公开力度。

一、新药好药加快上市卓有成效

着力鼓励以临床价值为导向的药物创新，审评通过建议批准用于狂犬病毒暴露患者被动免疫的奥木替韦单抗注射液等21个创新药，其中3个为First-in-Class；加快境外已上市临床急需药品审评，已发布三批境外已上市临床急需新药名单（共81个品种）中，截至2022年底，已审评54个品种上市申请，全部获批，其中包含了许多罕见病用药、儿童用药和抗肿瘤药等，让中国百姓基本可以同步享受到全球药品创新研发的最新成果；全面实施药物临床试验60日默示许可制，大大缩短新药的研发进程。

二、充分发挥四个药品加快上市注册程序优势

加强审评任务的管理和督导，充分发挥突破性治疗药物、附条件批准、优先审评审批、特别审批四个药品加快上市注册程序优势，药品审评不断提速，药品上市时间不断缩短。2018—2022年，累计有12件注册申请通过突破性治疗药物程序上市，124件注册申请通过附条件批准程序上市，917件注册申请通过优先审评审批程序上市，191件注册申请通过特别审批程序获得批准。

三、多措并举鼓励儿童用药研发创新

针对儿科人群的迫切临床需求，药审中心多次到企业走访调研，通过举办儿童用药专家研讨会，启动儿童用药技术审评临床专家咨询委员会遴选工作，进一步扩大专业领域和专家力量、共同为儿童用药技术审评“把脉问诊”。此外，与国家儿童医学中心（北京儿童医院）合作启动“上市药品说明书中儿童用药信息规范化项目”，制定相关工作程序，截至2022年底累计发布了《儿童用药口感设计与评价的技术指导原则（试行）》等13项指导原则，并通过宣讲会详细解读相关技术要求。通过开展问卷调查、撰写《关于我国儿童用药研发与申报相关问题问卷调查结果的报告》、举办专题座谈会、联合药品监管研究会启动儿童用药法律法规规章和政策研究专项课题、组织开展儿童用药专题培训活动等工作，不断激发企业研发热情，推动更多具有明显临床价值的儿童用药上市。2019—2022年，我国共有158个儿童用药获批上市，批准数量逐年递增。其中2022年批准66个，创历史新高，让更多儿童患者和千万家庭从中受益。

四、一致性评价工作取得积极成效

2022年继续积极推进遴选国产创新药作为参比制剂相关工作，有14个国产创新药品种披列入参比制剂目录。大力制定技术标准，统一规范审评标准尺度，自开展一致性评价工作以来，先后起草相关指导原则和个药指南53个、药学技术要求66个，完善了一致性评价相关的标准体系。在此基础上，药审中心充分借鉴国际经验，对标国际标准，积极参加ICH协调工作，加快推进相关指导原则如ICH《M9：基于生物药剂学分类系统的生物等效性豁免》及问答文件等的落地实施，持续推进一致性评价BE豁免工作。2022年共受理一致性评价申请835件，审结923件，发布参比制剂目录13批。自开展仿制药一致性评价工作以来截至2022年底，累计发布参比

制剂目录62批,共计5910个品规(2325个品种)。累计已有924个品种通过或视同通过一致性评价。

五、临床试验期间安全信息评估与风险管理不断加强

2022年不断完善临床试验期间药物警戒工作体系,搭建符合审评流程的临床试验期间安全风险管理系统(CTRiMS),实现安全信息监测、风险沟通、风险处理的电子化管理;发布《2021年度中国新药注册临床试验进展报告》,为新药研发和药品审评审批提供参考;强化应急审批药物临床试验的风险管控,将获准开展临床试验的新冠疫苗药物纳入临床试验安全风险管理的专用通道,实施基于重点品种、重要进展、重大风险的安全信息监测与风险控制措施;健全临床试验安全监管制度,收到国内临床试验期间的可疑且非预期严重不良反应报告(SUSAR)首次报告11 344份,同比增加57.6%,研发期间年度安全性报告(DSUR)3236份,同比增加23.6%,临床试验登记平台登记信息17 135条,同比增加12.9%。监测识别出临床试验安全性信号1586个,形成风险管理告知信95份,发出《临床试验风险控制通知书》16份,发出《暂停临床试验通知书》1份,建议申办者主动暂停临床试验2次。

六、合规审查与核查检验协调机制更加通畅

在国家局统筹部署下,药审中心会同核查中心、中国食品药品检定研究院优化完善核查、检验衔接程序,进一步畅通与核查中心、药品检验机构的沟通协调机制,确保高质量和高效率地基于风险启动药品注册核查、注册检验任务。扎实开展合规审查工作机制建设,结合现行《药品注册管理办法》,不断完善基于品种、工艺、设施、既往接受核查情况等因素启动注册核查的风险评估模式。加快构建合规制度体系,全面完成审评与注册核查、检验工作内外部衔接与规范等5项内部制度文件的制修订工作,持续推动合规体系和合规审查能力的现代化。着力推进信息化建设,探索建立研发生产主体合规信息库,为合规风险评估提供科学的数据支撑。注重加强全流程科学管理,结合药审中心收到的核查报告建立合规审查工作机制和相关评价标准,将核查发现的风险点及时纳入研发生产主体合规信息库,形成闭环管理。

七、大力推进药品分中心建设

药审中心积极服务国家区域发展重大战略,大力推进药品长三角分中心和药品大湾区分中心建设。按照整合职能、强化服务、融合发展、相互支撑的原则,成立专项工作组,建立工作协调机制,全力推进两个药品分中心与药审中心各项业务的融合,助力当地医药产业创新升级。协助分中心开展人员招聘、培训,提升审评人员能力素质。充分发挥分中心区域优势和特色作用,指导药品分中心开展区域内注册申请的审评业务及沟通交流工作,全面推进分中心审评业务开展。目前,两个药品分中心已常态化开展区域内药品事前事中沟通交流指导工作,并承担药品注册申请技术审评工作,有力推动区域内医药产业发展。截至2022年12月31日,两个药品分中心共承担注册申请审评任务698件,管理协调沟通交流会议申请50个,解答一般性技术问题咨询2782个。

八、切实做好药品注册申请电子申报工作

药审中心切实做好药品注册申请电子申报工作,完善相关制度,不断加强信息化建设,稳步推进eCTD相关工作,完成电子申报资料管理系统短期项目升级改造,做好电子申报实施准备。为保障电子申报工作顺利推进,2022年11月23日,药审中心与中国药品监督管理研究会联合举办了药品注册申请电子申报线上培训,就电子申报共性问题、电子申报数字证书申领及使用与业界进行了交流,业界参与积极性高、反响热烈,为全面开展电子申报工作起到了推动作用。同时进一步加强与申请人沟通,在药审中心网站发布多批电子申报共性问题与解答,规范申请人电子申报工作。下一步,药审中心将启动全面开展电子申报资料网络传输系统的建设,以实现电子申报资料的网上提交,简化电子申报资料提交与接收流程,进一步减轻企业申报负担。

九、积极推进药品专利纠纷早期解决

根据《国家药监局、国家知识产权局关于发布〈药品专利纠纷早期解决机制实施办法(试行)〉的公告》(2021年第89号),药审中心积极建设管理中国上市药品专利信息登记平台,建立专利纠纷早期解决机制,并在审评过程中同步开展专利链接工作,做好获批上市药品专利信息公示,以及同名同方药、

化学仿制药、生物类似药专利声明。自2021年7月4日至2022年12月31日,已有331个上市许可持有人登记并公示专利信息1525条,共涉及1100个药品;已有949个上市许可持有人对3272件药品注册申请作出专利声明,包括一类声明2787个,二类声明316个,三类声明552个,四类声明310个(一个专利声明中可包含不同类型的声明);已对23个品种设置等待期,其中10个品种落入专利保护范围。以上工作的开展为药品专利纠纷早期解决,保护申请人专利权益,促进高质量药品尽快上市提供了有效保障。

第八章　中药传承创新发展深入推进

习近平总书记强调:“要遵循中医药发展规律,传承精华,守正创新,加快推进中医药现代化、产业化。”药审中心深入学习习近平总书记关于中医药工作的指示批示精神和党中央、国务院相关文件精神,贯彻落实中药审评审批改革要求。不断总结中药审评审批实践经验,积极推进抗疫成果转化,加强与申请人沟通交流,把药品“安全、有效、质量可控”的基本要求与中医药传承创新发展独特的理论体系和实践特点有机结合,加强对古典医籍精华的梳理和挖掘,加快符合中药特点的技术审评标准体系建设,积极推进中医药理论、人用经验和临床试验相结合的中药注册审评证据体系(以下简称“三结合”中药注册审评证据体系)的构建,切实走出一条具有中医药特色的注册审评路径。

一、加快构建“三结合”中药注册审评证据体系

一是针对“三结合”中药注册审评证据体系下中药新药研究策略和方法调整,以人用经验为核心,发布了《基于人用经验的中药复方制剂新药临床研发指导原则(试行)》《基于“三结合”注册审评证据体系下的沟通交流指导原则(试行)》。组织起草了《基于人用经验的中药复方制剂新药药学研究技术指导原则》。

二是为体现“三结合”中药注册审评证据体系下中药新药研发和审评的要求,突出中医药治疗的临床优势和特点,组织中医临床权威专家共同研究符合中医药特点的临床疗效评价技术要求,发布了《中药新药用于胃食管反流病的临床疗效评价技术指导原则(试行)》《中药新药用于慢性胃炎的临床疗效评价技术指导原则(试行)》2项指导原则。组织起草了《与恶性肿瘤治疗相关中药新药复方制剂临床研发技术指导原则》。

三是持续加强药学全过程质量控制理念,完善符合中药特点的药学技术标准体系,发布了《中药新药毒理研究用样品研究技术指导原则(试行)》。组织起草了《中药新药临床试验用药品的制备研究技术指导原则》,进一步细化了对中药研发过程的要求和指导。

四是围绕新注册分类中的中药改良型新药、同名同方药、古代经典名方制剂等,发布了《同名同方药研究技术指导原则(试行)》。组织起草了《其他来源于古代经典名方的中药复方制剂药学研究技术指导原则》,进一步促进中医药传承精华、守正创新,高质量发展。尤其值得关注的是,“三结合”中药注册审评证据体系入选了2022年度中医药十大学术进展,这对促进中医药传承创新具有重要意义。

二、打通古代经典名方中药复方制剂传承精华路径

一是由国家药品监督管理局、国家中医药管理局(以下简称两局)共同组建古代经典名方中药复方制剂专家审评委员会,对该类制剂的审评提供技术支持和决策建议。按照两局批复同意的《古代经典名方中药复方制剂专家审评委员会组建方案》,成立了由中医药院士、国医大师等权威专家组成的专家遴选组,经专家遴选组审议、挂网公示,并报两局同意,在药审中心网站发布了《古代经典名方中药复方制剂专家审评委员会委员名单(第一批)》。

二是结合专家构成特点,充分发挥院士、国医大师的重要作用,修订了《古代经典名方中药复方制剂专家审评委员会审评程序与流程》,首个按古代经典名方目录管理的中药复方制剂苓桂术甘颗粒(3.1类)和中药抗疫成果转化品种散寒化湿颗粒(3.2类)的获批上市,是深入发掘中医药宝库精华,推进古代经典名方向新药转化的生动实践。

三是加强调查研究,积极稳妥推进中药3类新药的注册审评。通过召开专题座谈会、发放调查问卷,实地调研等多途径深入了解中药研发现状、研发申报中存在的问题等,按照“研审联动、靠前服务”的工作要求,做好申请人的注册服务和技术指导。

三、加快确有临床价值的中药新药审评

一是持续加强审评任务和沟通交流任务时限管理，统筹督导审评任务，确保各类注册申请和沟通交流申请严格按时限常态化审评，做好注册服务和技术指导，引导企业规范研发。

二是积累总结2021年加快中药NDA品种审评的良好做法和工作经验，将具有明显临床价值的中药新药纳入优先审评审批程序，每周梳理、统筹品种审评进度和工作计划，通过问询式沟通交流、专业问询、线上视频会议等多种方式，针对关键技术问题主动与申请人进行沟通交流，全力以赴加快中药新药上市许可申请审评，发挥中医药在疾病防治中的独特优势，2022年经技术审评，国家局共批准芪胶调经颗粒、参葛补肾胶囊等10个中药新药（包含中药提取物）品种上市。

三是根据国家局的统一部署，加强对抗新冠病毒感染相关中药情况的系统梳理，持续做好抗新冠病毒感染相关中药的沟通交流和技术审评工作。通过持续的沟通交流，强化对申请人的注册服务和技术指导，推进了散寒化湿颗粒等中医药抗疫成果转化品种的研发进展，批准散寒化湿颗粒上市，批准痰热清胶囊、六神胶囊、乾坤宁片、疏风解毒颗粒开展临床试验。

自《药物研发与技术审评沟通交流管理办法》发布以来，中药新药沟通交流会议申请的办理量不断增加，从2018年的74件、2019年的133件、2020年的125件、2021年的191件，到2022年的209件。通过与申请人的沟通交流，前置处理申报资料存在的问题，提高了申报资料质量和审评工作效率。依托国家局药品监管科学行动计划，针对符合中医药特点的临床评价新工具、中药安全性数据库、全过程质量控制研究、先进制造等子课题，积极开展以中医临床价值为导向的中药安全性评价研究（第一批）、中药有效性安全性评价及全过程质量控制研究等监管科学研究（第二批）相关工作，为技术审评提供新工具、新方法、新标准。

四、援藏援疆进一步走深走实

药审中心进一步提高政治站位，立足党和国家事业大局，全面贯彻新时代党的治藏方略、治疆方略，切实增强新时期做好援藏援疆工作的责任感、使命感和紧迫感，对照援藏援疆年度工作任务安排，凝聚全中心的力量，加强协调，紧抓落实，整合资源，形成合力，开展调查研究，帮助西藏、新疆地区解决医药产业发展等方面亟需解决的困难和问题。

一是加强民族药品种沟通交流，做好注册服务和技术指导。

二是邀请民族药专家共同探讨共性问题，参与指导原则制定，充分发挥民族药专家在审评中的作用。三是赴西藏、新疆等民族药地区开展调研、座谈、培训等，为民族药企业答疑解惑。2022年，药审中心共与西藏、新疆地区企业召开沟通交流会近60次，解答技术性问题200余次。同时集中收集了新疆地区药品生产企业、医疗机构、科研单位等关于中药药物研发、注册申报、上市后变更、经典名方等方面的问题100余个，进一步了解新疆地区药企的基本情况和产业发展需求，并对相关问题进行了解答。2022年共批准西藏、新疆地区药品注册申请7件，其中包括新疆地区首个中药1.1类创新药参葛补肾胶囊，实现了历史性突破。下一步，药审中心将致力于以更科学、更精准的政策支持藏药、维药产业高质量发展。

索引

Index

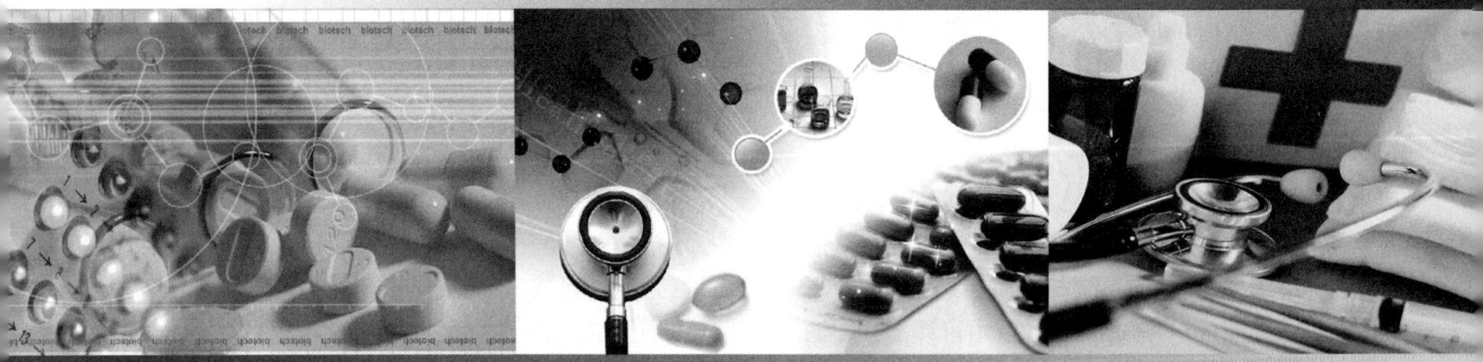

1980—2023 卷企事业机构索引

科研、情报机构

A

安徽省药物研究所 1990:84
2004:129
安徽省医学科学研究所 2001:401
安徽省中药研究与开发重点实验室 2014:213
安徽医科大学临床药理研究所 1987:78
2000:86

B

白求恩国际和平医院国家药品临床研究基地 2002-2003:73
白求恩医科大学药物研究所 1991:69
北京生物医药分析测试中心 2001:110
北京生物制品研究所 2007:149
北京生物制品研究所有限责任公司 2013:228
北京师宏药物研制中心 2008:183
北京市集才药物研究所 2002-2003:69
北京市卫生局临床药学研究所 1985:56
1997:90
北京市中药科学研究所 1987:80
1996:71
北京协和医院临床药理研究中心 2001:112
北京医科大学临床药理研究所 1986:59
1999:79
北京医科大学药物研究所 1988-1989:91
北京医科大学天然药物及仿生药物国家重点实验室 1995:68
2002-2003:70
北京颖新泰康科技有限公司 2005:136
北京制药厂制剂研究所 1993:67
北京制药工业研究所 1980-1982:124
1995:63
北京中医药大学中药研究所 2001:111

C

长春中医学院附属医院新药研究开发中心 2005:131
长沙创新中药现代化研究所 2007:152
常州药物研究所 2006:230
成都中医药大学民族医药研究所 2009:179
成都中医药大学中药材标准化教育部重点实验室 1991:70
重庆市药物种植研究所 2009:177
2022:145
重庆市中药研究院 2005:133
2023:117
重庆医药工业研究所 1987:81
重庆医药工业研究院 2002-2003:64
创新药物非临床药物代谢及 PK-PD 研究北京市重点实验室 2020-2021:106
创新药物与高效节能降耗制药设备国家重点实验室 2018-2019:184
创新中药关键技术国家重点实验室 2017:91

D

大理大学药物研究所 2018-2019:188
大连大学药物研究所 2013:233
大连市医药科学研究所 1991:70
大同市药物研究所 2006:231
道地药材国家重点实验室培育基地 2015:230
地产中药功效物质研究与利用山西省重点实验室 2018-2019:180
第二军医大学基础部新药评审中心 2006:229
第二军医大学药学院海洋药物研究中心 2006:229
第三军医大学药学院新药研究中心 2010:167
第四军医大学药物研究所 2005:132
东北第六制药厂研究所 1992:85
东北制药总厂研究所 1991:68
东北制药总厂制药工业研究院 2002-2003:72
冬虫夏草繁育与产品研发国家中医药管理局重点研究室 2018-2019:184

F

方剂效应与临床评价国家中医药管理局重点研究室 2016:223
分子疫苗学和分子诊断学国家重点实验室 2016:225
复旦大学药学研究所 2007:150
福建省药物靶点发现与结构功能研究重点实验室 2020-2021:105

福建省医学科学研究所 2010:165
福建省中医药研究所 1985:55
福建省中医药研究院 2000:87

G

甘肃省天然药物重点实验室 2007-154
甘肃省新药临床前研究重点实验室 2017:98
甘肃省新医药学研究所 1988-1989:96
甘肃省药物研究所 2002-2003:67
甘肃省医学科学研究院 2010:167
甘肃省医学科学院 2002-2003:67
甘肃省中医药研究院 2002-2003:77
广东省药物新剂型重点实验室 2008:187
广东省药物研究所 1983-1984:113
1993:71
2001:401
2006:226
广东省中药研究所 2023:116
广东药学院药物研究所 1997:91
广西民族医药研究所 1998:68
广西药用资源化学与药物分子工程重点实验室 2015:234
广西壮族自治区药物研究所 1998:68
广西壮族自治区中医药研究院 1983-1984:114
1996:71
2005:133
2023:120
广州光华制药厂研究所 1993:71
广州蛇毒研究所 2002-2003:76
广州市医药工业研究所 1990:82
广州市医药卫生研究所 1997:92
广州市中医中药研究所 1997:91
广州医学院广州蛇毒研究所 1991:69
广州制药厂研究所 1993:68
贵州省药物质量控制及评价技术工程实验室 2016:226
国家成都中药安全性评价中心 2004:127
国家传染病诊断试剂与疫苗工程技术研究中心 2017:97
国家计划生育委员会科学技术研究所 2001:401
国家计划生育委员会科学技术研究所药物研究室 1996:67
国家酶工程技术工业性试验基地 2000:83
国家医药管理局上海医药工业研究院 1980-1982:118
1995:57
国家医药管理局上海医药设计院 1983-1984:111
1995:60
国家医药管理局四川抗菌素工业研究所 1980-1982:118
1995:61
国家医药管理局天津药物研究院 1991:67
国家医药管理局天津医药工业研究所 1983-1984:110
国家医药管理局天津中药研究所 1983-1984:111
国家医药管理局系统情报所和情报中心站 1980-1982:127
国家医药管理局信息中心 1996:72
国家人口计生委科学技术研究所药物与医用材料研究 2014:210
国家新药开发工程技术研究中心 1999:75
2008:180
2018-2019:178
国家药品监督管理局药品评价中心 2001:402
国家药品监督管理局培训中心 2001:402
国家药物及代谢产物分析研究中心 1995:67
2011:201
国家中药现代化工程技术研究中心 2004:127
2011:200
国家中医药管理局沈阳药科大学中药分析(三级)实验室 2004:124
国家中医药管理局沈阳药科大学中药化学(三级)实验室 2004:123
国家中医药管理局沈阳药科大学中药药理(三级)实验室 2004:124
国家中医药管理局沈阳药科大学中药质量分析(三级)实验室 2004:124

H

哈尔滨商业大学药物研究所 2010:162
哈尔滨医科大学临床药学药物研究所 1988-1989:94
2002-2003:71
哈尔滨医科大学省部共建生物医药工程重点实验室 2020-2021:102
哈药集团生物工程有限公司哈药集团技术中心 2004:128
哈药集团制药总厂研究所 2002-2003:69
海军药学专科中心 2000:88
海南省药物研究所 2005:134
海洋药物教育部重点实验室 2017:95
杭州华大基因研究发展中心 2001:403
杭州民生药业集团有限公司技术中心 2005:135
河北省药物研究所 1986:65
河北省药物质量分析控制重点 2015:231

实验室
河北省医学科学院 2001:404
河北省中医药研究院 2010:163
河南省医药工业研究所 1991:71
河南省中医研究所 1986:65
河南省中医药研究院中药研究所 1996:70
黑龙江省中医研究院 1994:72
黑龙江省中医研究院中药研究所 2008:185
黑龙江省祖国医药研究所 1980-1982:123
黑龙江中医药大学中药研究所 2002-2003:71
湖北省暨武汉市中药现代化工程技术研究中心 2006:231
湖北省医药工业研究所 1983-1984:113
1997:88
湖北省医药工业研究院 2001:404
湖北制药厂医药研究所 1992:86
湖南省药用辅料工程技术研究中心 2015:234
湖南省中医药研究所 1983-1984:113
2005:134
湖南省中医药研究院 1998:67
2022:144
湖南省中医药研究院中药研究所 2008:188
湖南医药工业研究所 1990:84
2004:129
华北制药厂抗生素研究所 1987:79
华北制药集团新药研究开发中心 1993:150
2000:83
华侨大学分子药物学研究所 2011:204
华西医科大学药物研究所 1986:61
1999:80
华中科技大学同济医学院临床药理研究所 2002-2003:77
华中科技大学药物研究所 2004:126

J

吉林人参研究所 1998:70
吉林省药物研究所 1998:70
2000:89
吉林省中医中药研究所 1983-1984:112
吉林省中医中药研究院 1998:69
吉林省中医药科学院 2023:122
暨南大学中药及天然药物研究所 2009:177
济南军区军事医学研究所 2001:405
"基于靶点的药物设计与研究"教育部重点实验室 2016:222
佳木斯大学药物研究所 2001:405
江南大学生物制药研究室 2007:151
江苏省海洋药物研究开发中心 2006:225
江苏省计划生育科学技术研究所 2006:227
江苏省药物分子设计与成药性优化重点实验室 2016:224
江苏省药物研究所 2008:187
江苏省(扬子江)药物研究院 2014:213
江苏省药物研究所药学研究基地 2014:212
江苏省医药超分子材料及应用重点实验室 2007:156
江苏省医药工业研究所(江苏先声药物研究有限公司) 2006:227
江苏省植物药深加工工程研究中心 2006:226
江苏省中国科学院植物研究所 1996:66
2000:92
江苏省中医药研究所 1997:89
江苏省中医药研究院 2002-2003:79
江西东风制药厂抗生素研究所 1993:70
江西黎明制药厂医药化工研究所 1992:88
江西省药物研究所 1990:85
2002-2003:75
江西省中医药研究所 1988-1989:94
2002-2003:66
江西省中医药研究院 2004:130
2023:118
金陵药业股份有限公司技术中心 2004:130
晶型药物研究北京市重点实验室 2020-2021:103
军事医学科学院毒物药物研究所 1985:54
1997:85
2013:229
军事医学科学院新药研究中心 1986:56

K

抗炎免疫药物教育部重点实验室 2014:214

L

兰州大学药物化学研究所 2016:226
兰州生物制品研究所 2002-2003:63
兰州医学院中草药研究所 1992:84
辽宁省阜新蒙医药研究所 2016:222
辽宁省药物研究所 1980-1982:125
1995:65
2009:174
辽宁省医药工业研究院 2001:405
辽宁省中药炮制工程技术研究中心 2013:232
辽宁省中药研究所 1980-1982:126
1995:66
辽宁医药工程设计研究所 2001:405

N

南华大学药物药理研究所 2015:233
南京工业大学药物研究所 2007:155
南京农业大学中药材研究所 2013:234
南京军区南京总医院临床药理科 2000:94
2002-2003:74
南京生物化学制药研究所 1990:83
2002-2003:66
南京苏中药物研究有限公司 2015:233
南京同仁堂洪泽中药材科技有限公司 2010:164
南京药物研究所 1980-1982:122
1994:70
南京医药设计研究院 2001:406
南京制药厂研究所 1993:68
南京中西制剂研究所 2001:406
南通市良春中医药临床研究所 2000:91
内蒙古中蒙医研究所药物实验室 1987:81
内蒙古自治区中蒙医研究所 2000:84
内蒙古自治区中蒙医医院国家蒙药制剂中心 1987:81
宁波市微循环与莨菪类药研究所、宁波戒毒研究中心 2010:165

Q

齐鲁制药有限公司药物研究院 2013:234
青岛科技大学药物研究所 2007:152
青岛海洋大学海洋药物与食品研究所 2000:85
青岛药物研究所 2001:407
青海省藏医药研究所 2001:115
清华大学中药现代化研究中心 2009:172

S

山东大学药学院生化与生物技术药物研究所 2005:130
山东大学药学院生药学研究所 2015:232
山东大学药学院新药药理研究所 2005:129
山东大学药学院药物化学研究所 2005:129
山东鲁抗医药(集团)股份有限公司研究所 1993:70
2007:152
山东省高校生物医学工程技术重点实验室 2018-2019:181
山东省海洋药物科学研究所 1986:63
2001:115
山东省天然药物工程技术研究中心(烟台大学药学院) 2005:130
2007:155
山东省天然药物工程技术研究中心 2006:227
山东省生物药物研究所 1999:85
山东省生物药物研究院 2000:91
2001:117
2002-2003:78
山东省药学科学院 2017:94
山东省医学科学院药物研究所 2001:407
2002-2003:65
山东省医药工业设计院 2001:408
山东省医药工业研究所 1990:85
2002-2003:65
山东省医药工业研究院 2001:408
山东省医药生物技术研究中心 2013:233
山东省中医药研究所 1980-1982:123
1994:73
山东省中医药研究院 2008:186
山东新华制药厂研究所 1990:86
山西大学中医药现代研究中心 2010:164
陕西省天然药物研究与工程重点实验室 1992:88
陕西省西安制药厂研究所 1992:88
山西省药物研究所 1991:71
2005:134
山西省医药与生命科学研究院 2008:185
陕西省中药基础与新药研究重点实验室 2018-2019:185
山西省中医药研究院中药方剂研究所 1999:83
陕西省中医药研究院 1986:62
2002-2003:68
陕西中药研究所 1987:80
2002-2003:68
上海第四制药厂中心试验室 1993:69
上海放射性药物联合研究开发中心 2001:114
上海三维药物研究中心 2008:184
上海市计划生育科学研究所 1996:68
上海市新药设计重点实验室 2017:92
上海市医药管理局科技情报研究所 1996:73
上海市中药研究所 1986:64
1996:69
上海市中医药研究院中药研究所 1991:70
2001:113
上海医科大学抗生素研究所 1986:60
上海医科大学临床药理研究所 1987:78
上海医药工业研究院 2007:148
上海医药工业研究院创新药物与制药工艺国家重点实验室 2013:231
上海中药标准化研究中心 2016:221
上海中药现代化研究中心 2013:231
沈阳军区军事医学研究所 2001:409

沈阳药学院中药天然药物研究所 1988-1989: 92
深圳市武大金球中药现代化工程技术研究中心 2007: 153
生命有机化学国家重点实验室 2011: 195
石家庄荣立药物研究所 2001: 407
石家庄市第一制药厂医药研究所 1992: 87
四川长征制药厂研究所 1992: 89
四川大学靶向药物与新型给药系统重点实验室 2004: 125
四川大学华西医院国家药品临床研究基地 2005: 131
四川恒星生物医药有限公司 2007: 153
四川抗菌素工业研究所 2015: 236
四川省中药研究所 1980-1982: 118
1995: 62
四川省中医药科学院 2009: 179
2023: 121
四川省中医药科学院中药药理毒理研究所 2013: 236
苏州中药研究所 2004: 129

T

天津市临床药物关键技术重点实验室 2018-2019: 179
天津市天津药业公司药物研究所 1992: 85
天津市医学科学技术信息研究所 2001: 410
天津市医药科学研究所 1993: 72
2000: 81
2006: 228
天津药物研究院 2001: 409
天然产物化学生物学教育部重点实验室 2017: 95
天然药物活性物质与功能国家重点实验室 2018-2019: 177
天然药物活性组分与药效国家重点实验室 2018-2019: 182
天然药物及仿生药物国家重点实验室 2011: 196
天士力集团有限公司研究院 1998: 62

W

潍坊医学院应用药理学重点实验室 2000: 86
卫生部北京生物制品研究所 1980-1982: 113
1990: 86
卫生部长春生物制品研究所 1983-1984: 109
1997: 86
卫生部成都生物制品研究所 1986: 56
1997: 87
卫生部兰州生物制品研究所 1985: 53
卫生部上海生物制品研究所 1983-1984: 109
1998: 64
卫生部武汉生物制品研究所 1985: 52
1998: 64
微生物药物国家工程研究中心 2014: 210
武汉市药物依赖性康复研究所 2001: 410
武汉市医药工业研究所 1992: 84

X

西安交通大学医学院临床药理研究所 2004: 127
西北第二合成药厂研究所 1992: 86
西京医院国家药品临床研究基地 2002-2003: 352
西南大学现代生物医药研究所 2009: 178
西南合成制药厂合成药物研究所 1992: 87
西南制药一厂合成药物研究所 1993: 69
西藏自治区藏医药研究院 2010: 168
现代中药制剂教育部重点实验室 2014: 215
香港赛马会中药研究院 2009: 181
新疆维吾尔自治区维吾尔医药研究所 2014: 216
新疆维吾尔自治区药物研究所 1988-1989: 95
2001: 110
心血管药物研究教育部重点实验室 2017: 93
新药研究国家重点实验室 2011: 195

Y

延边朝鲜族自治州民族医药研究所 2002-2003: 72
1997: 89
烟台同和医药科技有限公司 2004: 131
扬州大学医学研究所 2005: 132
药物传输技术及新型制剂北京市重点实验室 2020-2021: 101
药物化学生物学国家重点试验室 2016: 220
药物先导化合物研究国家重点实验室 2011: 198
药物制剂国家工程研究中心 2011: 199
药物制剂技术研究与评价重点实验室 2022: 141
医药生物技术国家重点实验室 2011: 197
鹰谭市蛇伤防治研究所 2000: 90
应用有机化学国家重点实验室 1999: 76
原子高科股份有限公司 2008: 182
云南白药集团天然药物研究院 2006: 228
云南省农业科学院药用植物研究所 2011: 203
云南省天然药物药理重点实验室 2005: 135
云南省药物研究所 1983-1984: 114
云南省彝族医药研究所 2007: 154
云南省优势中药材规范化种植工程 2015: 236

研究中心
云南省中医中药研究院 2006:228
2023:119

Z

漳州片仔癀药业股份有限公司技术中心 2010:166
浙江大学-巴黎高师药物化学联合实验室 2017:96
浙江大学呼吸药物研究实验室 2001:116
浙江大学现代中药研究所 2009:176
浙江大学药物信息学研究所 2009:176
浙江大学药物制剂研究所 2009:176
浙江大学药学院药物分析与药物代谢研究室 2018-2019:183
浙江省人民卫生实验院药物研究所 1980-1982:120
浙江省医学科学院药物研究所 1994:70
浙江省中药研究所 1988-1989:95
浙江省中药研究所有限公司 2002-2003:75
浙江省中医药研究所 1983-1984:112
浙江省中医药研究院 1999:80
浙江医药股份有限公司新昌制药厂研究院 2007:151
植物化学与西部植物资源持续利用国家重点实验室 2022:148
中国科学院长春应用化学研究所新药研究实验室 2001:412
中国科学院广州生物医药与健康研 2009:172
中国科学院上海药物研究所 1980-1982:108
2008:181
中国科学院上海药物研究所新药研究国家重点实验室 1996:65
中国科学院上海有机化学研究所 1990:81
2006:225
中国科学院上海有机化学研究所生命有机化学重点实验室 1998:62
中国人民解放军药学情报中心 2006:229
中国人民解放军中药研究所 2009:173
中国协和医科大学基础医学院基础医学研究所药理学系 2004:126
中国药科大学新药研究中心 2002-2003:74
中国药物依赖性研究所 1998:66
中国医学科学院抗菌素研究所 1980-1982:112
中国医学科学院皮肤病研究所药物研究室 1986:59
1999:80
中国医学科学院血液学研究所 2000:82
中国医学科学院药物研究所 1980-1982:110
1988-1989:96
中国医学科学院药物研究所国家药物筛选中心 2001:109
中国医学科学院药用植物研究所药药用植物鉴定研究中心 2016:220
中国医学科学院药用植物资源开发研究所 1983-1984:115
1994:63
中国医学科学院药用植物资源开发研究所广西分所(广西药用植物园) 1994:69
中国医学科学院药用植物资源开发研究所海南分所 1986:57
1994:67
中国医学科学院药用植物资源开发研究所云南分所 1985:56
1994:66
中国医学科学院医学生物学研究所 1999:77
2018-2019:186
中国医学科学院医药生物技术研究所 1986:58
1998:71
2001:410
2018-2019:179
中国医学科学院中国协和医科大学新药安全评价研究中心 2002-2003:70
中国医学科学院中国协和医科大学医学信息研究所 2000:88
中国医药国际交流中心 2001:412
中国医药集团四川抗生素工业 2011:202
中国医药研究开发中心 1988-1989:90
2001:411
中国预防医学科学院寄生虫病研究所药物化学、药理研究室 1987:79
2002-2003:64
中国藏学研究中心藏医药研究所 2010:161
中国中医科学院广安门医院中药研发中心 2007:149
中国中医科学院中药研究所 2010:160
2017:91
中国中医科学院中药资源中心 2015:230
中国中医科学院中医药信息研究所 2010:160
中国中医研究院基础理论研究所 2001:411
中国中医研究院中药研究所 1994:63
中国中医研究院中医药信息研究所 1999:78
中国中医药文献检索中心 1993:157
中南大学临床药理研究所 2006:230
中南民族大学民族药物研究所 2006:230
中山大学广东省中药上市后质量与药效再评价工程技术研究中心 2018-2019:187
中山大学药学院天然药物与中药研究所 2013:235
中山医科大学天然药物化学研究室 1988-1989:93

中药固体制剂制造技术国家工程研究中心 2016: 225
中药基础与新药研究实验室 2020-2021: 107
中药现代制剂技术教育部工程研究中心 2017: 93
中药质量研究国家重点实验室 2011: 199
中药制药共性技术国家重点实验室 2016: 224
中药制药过程新技术国家重点实验室 2011: 198
中医研究院中药研究室 1980-1982: 113
遵义医学院基础药理省部共建教育部重点实验室 2015: 235

学　校

A

安徽安庆卫生学校药剂士专业 1985: 105
安徽省安庆卫生学校 2006: 279
安徽中医学院药学系 1985: 99
鞍山卫生学校药剂士专业 1985: 104
澳门科技大学中药质量研究国家重点实验室 2022: 146

B

宝鸡市中医药学校 2001: 414
北京军医学院 2001: 414
北京市卫生学校药剂专业 1983-1984: 175
北京市医药总公司职工大学 1987: 133
北京医科大学药学院 1988-1989: 151
1997: 155
北京医学院药学系 1980-80: 212
北京中医学院中药系 1980-1982: 213
北京中医药大学中药学院 2001: 413
北京中医药进修学院 2001: 413

C

长春中医学院中药系 1986: 110
长春中医药大学中药有效成分实验室 2022: 142
成都中医学院中药系 1980-1982: 222
成都中医药大学药学院 1999: 166
2001: 415
重庆工商大学药物化学与化学生物学研究中心 2014: 210
重庆邮电大学生物信息学院 2006: 279

D

第二军医大学药学系 1980-1982: 223
第二军医大学药学院 1990: 136
东北制药总厂职工大学 1987: 134
1997: 157

F

福建医科大学药学院 2006: 280
2009: 252
福建医药学校 1987: 137

G

广东药学院 1994: 130
广东医药学院药学系 1986: 116
广西柳州市医药中等专业学校 2001: 416
广西药科学校 2001: 415
广西中医学院药学院 2007: 235
广西中医学院中药系 1983-1984: 172
广州市医药中专学校 1985: 106
广州市中医学院中药系 1986: 117
贵阳市卫生学校药剂士专业 1990: 142
贵阳医学院药学系 1983-1984: 172
贵阳医学院药学院 2006: 280
贵阳中医学院中药系 1986: 118

H

哈尔滨医科大学 2001: 418
杭州医药职工中等专业学校 2001: 418
河北省职工医学院药剂士专业 1985: 103
河北医科大学药学院 2000: 252
河北医学院药学系 1985: 97
合肥工业大学 2009: 253
河南大学药学院 2005: 193
2006: 280
河南省南阳地区卫生学校药剂士专业 1990: 141
河南省医药学校 2001: 417
河南中医学院中药系 1985: 99
黑龙江商学院中药系 1983-1984: 168
黑龙江省卫生学校药剂士专业 1985: 104
黑龙江中医学院中药系 1985: 102
黑龙江中医药大学 2001: 419
湖北省药检专科学校药学系 1986: 115
湖北省医药学校 1983-1984: 171
2001: 416
湖北省制药工业学校 1987: 137
湖北中医学院 2001: 417
湖南中医学院中药系 1986: 116
湖南中医药大学药学院/创新药物研究所 2020-2021: 104

华北煤炭医学院药学系 2006:280
2007:235
华东化工学院化学制药专业及生化工程专业 1983-1984:168
华东理工大学药学院 2022:143
华西医科大学药学院 1988-1989:154
1999:165

J

吉林农垦特产专科学校药用植物系 1986:110
吉林省四平卫校 2001:419
2006:281
佳木斯大学化学与药学院 2002-2003:250
佳木斯大学药学院 2009:254
佳木斯医学院药学系 1986:111
嘉兴学院医学院药学系 2001:420
江苏省常州医药技工学校 2001:420
2007:234
江苏省盐城卫生学校 2001:420
江苏省盐城卫生职业技术学院 2006:284
江苏畜牧医学院动物药学系 2006:281
江西中医学院药学系 1983-1984:170

K

开封医学专科学校药学科 1986:113

L

兰州医学院药学系 1983-1984:173
辽宁中医学院中药系 1985:98
泸州医学院药学院 2006:281
2007:235

N

南京工业大学制药与生命科学学院 2006:282
南京师范大学大学江苏省医药超分子材料及应用重点实验室 2009:255
南京市医药中等专业学校 2001:421
2006:282
南京药学院 1980-1982:218
南京中医学院中药系 1980-1982:220
内蒙古呼伦贝尔蒙医学校 2001:421
内蒙古蒙医学院蒙药系 1994:130
内蒙古医学院药学系 1983-1984:167
宁夏卫生学校 1986:107

S

山东大学药学院 2000:252
山东省医药学校 2001:422
山东省中医药学校中药专业 1983-1984:176
山东医科大学药学系 1988-1989:156
山东医学院药学系 1983-1984:170
山东中医学院中药专业 1986:112
汕头大学医学院 2001:422
山西省中药材学校 1987:135
山西医科大学药学院 2007:236
山西医学院药学系 1986:109
陕西中医学院药学系 1986:118
上海第一医学院药学系 1980-1982:215
上海生物制品学校 1990:141
上海市医药学校 1987:134
2008:229
上海医科大学药学院 1988-1989:152
上海医药职工大学 1987:134
上海中医学院中药系 1980-1982:218
沈阳药学院 1980-1982:214
1990:139
1993:127
首都医科大学 2001:423
四川省成都中医学校中药士专业 1985:107
四川省重庆药剂学校药剂士专业 1983-1984:178
四川省中药学校 1983-1984:177
四川医学院药学系 1980-1982:221
苏州大学药学院 2007:237
苏州大学医学院药学系 2001:422

T

天津第二医学院药学系 1986:108
天津市医药局职工大学 1987:133
天津市制药学校 1987:135
天津市中药学校 1983-1984:175
同济医科大学药学系 1986:114

W

温州医学院药学院 2006:283
2007:237
武汉工业学院生物与制药工程系 2006:282
武汉化工学院化工系化学制药专业 1985:100
武汉理工大学化学工程学院制药工程系 2006:283
无锡市医药中专学校、医药技校 2001:423

X

西安交通大学药学院 2000:253
西安医科大学药学系 1985:102
西安医科大学药学院 1998:144
西南交通大学药学院 2006:284
2007:238

西藏大学医学院 2006:283
西藏藏医学院 2001:424
厦门大学药学院 2020-2021:101
新疆维吾尔医学高等专科学校 2001:424
新疆医学院药学系 1983-1984:174
徐州医药中等专业学校 2000:256

Y

延边卫生学校中药专业 1990:141
延边医学院药学系 1983-1984:167
云南中医学院中药系 1985:101

Z

浙江大学药学院 2001:425
浙江省卫生学校药剂专业 1988-1989:153
1983-1984:178
浙江省医药学校 1987:135
浙江医科大学药学系 1983-1984:169
浙江医药职业技术学院 2001:425
浙江中医学院药学系 2001:425
镇江医学院 2001:426
郑州大学药学院 2006:284
中国海洋大学医药学院 2022:145
中国药科大学 1986:119
1990:137
1993:128
1997:157
1998:143
2000:254
中国药科大学(成人高等教育) 1999:166
中国药科大学高等职业技术学院(江苏省药科学校) 2000:256
中国药科大学国际医药商学院 1997:155
中国医科大学药学院 2006:285
中南大学药学院 2005:193
遵义医学院药学系 2002-2003:249

医药企业、药厂

A

安徽丰原集团丰原药业无为药厂 2007:289
安徽广生制药有限公司 2001:428
安徽金蟾生化股份有限公司 2005:240
安徽科苑药业有限公司 2001:427
安徽龙科马生物制药有限责任公司 2001:427
安徽省百春制药有限公司 2001:426
安徽省黄淮制药厂 1993:181
安徽省陇海制药厂 2001:427
安徽省全椒制药厂 1993:181
安徽新力药业股份有限公司 2001:428

B

包头第三制药厂 1994:180
北京第二制药厂 1988-1989:201
北京第三制药厂 1986:171
北京第四制药厂 1985:159
北京费森尤斯医药有限公司 2001:429
北京康卫医药咨询服务中心 2001:429
北京群英企业管理顾问有限公司 2001:428
北京时代汇杰企业管理顾问有限公司 2001:429
北京同仁堂制药厂 1980-1982:255
1993:178
北京向阳制药厂 1992:208
北京新康制药厂 1992:211
北京医学院制药厂 1983-1984:245
北京制药厂 1980-1982:254

C

长春市人民制药厂 1993:186
长春制药厂 1986:171
长沙市中药一厂 1983-1984:245
长沙泰宝药业集团 2005:240
常州市第二制药厂 1994:177
常州制药厂 1985:164
成都恩威制药公司 1993:182
成都华神集团股份有限公司 2001:430
成都市制药十一厂 1993:185
成都蜀阳制药厂 1994:174
赤峰制药厂 1985:163
重庆桐君阁药厂 1980-1982:257
重庆制药五厂 1983-1984:250

D

大连制药厂 1985:161
大连中药厂 1986:168
大同制药厂 1986:168
东北第六制药厂 1985:160
东北制药总厂 1980-1982:259
德州制药厂 2001:430

E

峨眉山健康制药有限责任公司 2001:431

F

福建省泉州市赛霉安制药厂 1993:184

福建省三明制药厂 1992:210
福州抗菌素厂 1985:166
福州抗生素总厂 1993:149

G

甘肃省天水制药厂 1985:168
广东博罗先锋药业集团有限公司 2000:彩26
广东高盛医药发展有限公司 2000:彩25
广东华天宝药厂 1994:172
广东太阳神集团有限公司 1994:172
1996:176
广东省潮州市宏兴制药厂 1992:210
广东省东莞市中亚制药厂 1993:182
广东省佛山市制药厂 1992:211
广东省兴宁县制药厂 1993:185
广东新北江制药有限公司 2000:299
广东制药厂 1980-1982:264
广西柳州地区制药厂 1993:181
广西梧州市制药厂 1985:168
广西医药研究所制药厂 2001:432
广西玉林制药厂 1993:184
广西珍珠公司珍珠制药厂 1993:184
广西壮族自治区药用植物园 2022:142
广西资源县制药厂 1993:184
广州白云山制药厂 1983-1984:244
广州光华药业股份有限公司 2001:431
广州光华制药厂 1990:198
广州何济公制药厂 1987:187
广州华乐制药厂 1992:210
广州明兴制药厂 1992:210
2001:432
广州潘高寿药业股份有限公司 1996:175
广州奇星药厂 1994:174
广州奇星药业有限公司 1997:205
2007:289
广州侨光制药厂 1985:167
广州市山河药业科技有限公司 2001:431
广州天心制药厂 1988-1989:202
广州星群制药厂 1980-1982:263
广州兴华制药厂 1992:207
广州中药三厂 1983-1984:244
广州中药一厂 1980-1982:264
1994:173,179
1995:156
1999:199
桂林中药厂 1983-1984:250
贵阳制药厂 1985:168
贵阳中药厂 1987:191

H

哈尔滨白天鹅制药厂 1993:182
哈尔滨里亚哈尔生物制品有限公司 2000:彩16
哈尔滨松鹤制药厂 2001:433
哈尔滨制药厂 1983-1984:248
哈尔滨中药一厂 1993:173
海南省海联制药厂 1994:180
邯郸市制药厂 1983-1984:247
杭州第一制药厂 1980-1982:261
杭州胡庆余堂制药厂 1980-1982:261
杭州桐君制药厂 1993:185
合肥曼迪新药业有限责任公司 2007:289
2008:276
2009:300
合肥神鹿集团公司 1994:175
1996:179
1997:208
1999:199
合肥医工医药有限公司 2001:433
黑龙江省佳木斯晨星制药厂 1993:181
黑龙江省牡丹江红星制药厂 1993:183
黑龙江省望奎制药厂 1993:181
黑龙江省乌苏里江制药厂 1993:182
黑龙江中医学院中药厂 1994:179
河南省开封制药厂 1987:186
湖南古汉集团衡阳中药实业股份有限公司 1996:179
湖南金沙药业股份有限公司 2005:241
湖南省湘民制药厂 1993:183
湖南制药厂 1980-1982:262
湖北制药厂 1983-1984:250
呼和浩特中药厂 1994:180
华北制药厂 1980-1982:258
1992:206
1996:178
华北制药股份有限公司 1997:204
1998:162,182
华北制药集团新药研究开发有限责任公司 2002-2003:315
华西医科大学制药厂 1993:175
1995:155
汇仁集团有限公司 2001:433

J

济南第二生物化学制药厂 1993:185

济南高华制药厂	2001:434
济南制药厂	1986:175
吉林省临江制药厂	1993:182
佳木斯化学制药厂	1985:162
江苏飞马药业有限公司	2006:348
江苏恒瑞医药股份有限公司	2001:435
江苏联环药业股份有限公司	2001:435
江西博雅生物制药股份有限公司	2001:434
江西长江药业有限公司	2001:435
江西东风制药厂	1980-1982:261
江西国药厂	1986:173
江西洪城制药厂	1993:183
江西九洲制药厂	1993:183
江西省黄岗山制药厂	1993:185

K

昆明白马制药厂	1993:181
昆明制药厂	1993:183

L

辽宁抚顺青峰制药厂	1993:185
辽宁省本溪第三制药厂	1993:176
辽源市制药一厂	1983-1984:251
柳州市制药厂	1986:175
鲁南制药有限公司	2001:436

M

闽东制药厂	1993:186

N

南京白水桥制药厂	1993:182
南京第二制药厂	1983-1984:249
南京南大药业有限责任公司	1998:185
	2000:296
南京小营制药厂	1993:185
南京药学院制药厂	1983-1984:249
南京制药厂	1980-1982:263
南宁制药厂	1987:188
宁波制药厂	1987:186

Q

齐鲁制药厂	1992:202,208
	1993:179
	1996:177
青岛第二制药厂	1992:210
青岛第四制药厂	1992:210
青岛制药厂	1983-1984:248

S

三九医药股份有限公司	2001:437
山东泰邦生物制品有限公司	2014:211
山东达因海洋生物制药股份有限公司	2007:290
山东恒瑞医药科技发展有限公司	2007:290
山东济宁抗生素厂	1983-1984:243
山东金泰集团股份有限公司	2001:442
山东科兴生物制品有限公司	2001:440
山东鲁抗动植物生物药品事业部	2001:441
山东鲁抗医药(集团)股份有限公司	1993:174
山东鲁抗医药股份有限公司鲁原分公司	2001:441
山东省莒南制药厂	2001:440
	2001:439
山东新华医药集团公司	1996:177
	1998:162
	1999:197
山东新华医药集团有限责任公司	2006:349
山东新华制药厂	1980-1982:262
	1993:148
山东正大福瑞达制药有限公司	1998:185
	1999:198
	2000:295
	2002-2003:315
山东淄博新达制药有限公司	2000:295
汕头市时代制药厂	1994:179
陕西大河药业有限责任公司	2006:350
陕西郝其军制药股份有限公司	2006:350
陕西康惠制药有限公司	2006:349
上海东海制药厂	1994:179
上海第二制药厂	1983-1984:242
上海第六制药厂	1983-1984:243
上海第三制药厂	1980-1982:259
上海第十二制药厂	1987:189
上海第四制药厂	1980-1982:260
上海第五制药厂	1983-1984:243
上海第十五制药厂	1987:190
上海第一制药厂	1992:209
上海黄浦制药厂	1992:209
上海葡萄糖厂	1990:197
上海新兴医保中心	1997:204
上海新兴医药开发中心	1994:177
上海新兴医药股份有限公司	2000:300
上海信谊制药厂	1980-1982:260
上海延安制药厂	1985:163
上海朝晖制药厂	1992:209
上海中华制药厂	1986:168
上海中药制药二厂	1983-1984:242
上海中药制药一厂	1980-1982:260
	1993:178

沈阳东陵药业股份有限公司 2001:439
沈阳三生制药股份有限公司 2001:436
沈阳山之内制药(中国)有限公司 2001:437
沈阳市康卫制药厂 1993:184
沈阳市新城子制药厂 1993:184
沈阳药学院药厂 1983-1984:247
沈阳药学院华光制药厂 1993:181
深圳博大天然产物有限公司 1997:206
深圳长白山制药厂 1991:179
深圳大佛药业有限公司 2000:297
深圳同安制药厂 1993:184
深圳市博大生物技术有限公司 2007:291
深圳市药兴生物科技开发有限公司 2006:348
深圳亚洲医药有限公司 2001:437
1998:185
石家庄市第一制药厂 1986:172
石家庄制药集团有限公司 1999:202
四川大竹制药厂 1992:211
四川南充制药厂 1993:183
四川省长征制药厂 1980-1982:256
四川省内江生化制药厂 1992:211
四川升和制药有限公司 2001:438
四川省遂宁生物化学制药厂 1993:185
四川蜀阳企业集团 1998:184
1999:201
四川医学院制药厂 1983-1984:246
四川远大蜀阳药业有限公司 2001:437
四川制药厂 1980-1982:256
苏州第二制药厂 1992:209
苏州长征-欣凯制药有限公司 2001:442
苏州长征制药厂 1999:200
苏州第六制药厂 1992:209
苏州第五制药厂 1992:209
苏州雷允上制药厂 1980-1982:263
苏州庆谊包装容器有限公司 2001:442

T

太原制药厂 1980-1982:259
唐山市第一制药厂 1987:189
天津达仁堂制药厂 1980-1982:256
1993:173
天津大学无线电厂、精密仪器厂 2001:443
天津市氨基酸公司人民制药厂 1997:207
天津市复兴制药厂 1992:208
天津市力生制药厂 1980-1982:255
天津市河北制药厂 1986:169
天津市和平制药厂 1985:159
天津市新新制药厂 1986:170
天津天大开发科技有限公司 2005:242
天津药典标准仪器厂 2001:443
天津药业集团有限公司 2001:444
天津制药厂 1980-1982:255
通化东圣药业有限公司 2001:444

W

威海亚太药业有限公司 2001:445
武汉马应龙药业集团股份有限公司 2001:445
武汉生物化学制药厂 1993:185
武汉市健民制药厂 1993:177
武汉市中联制药厂 1980-1982:262
武汉制药厂 1980-1982:262
无锡市第六制药厂 1992:199

X

西安力邦医药科技有限责任公司 2006:351
西安杨森制药有限公司 1992:197,208
西安杨森制药有限责任公司 2006:350
西安正大制药有限公司 2000:299
西安制药厂 1980-1982:258
西北合成药厂 1988-1989:203
西南合成制药厂 1983-1984:247
西南制药三厂 1980-1982:257
西藏诺迪康药业股份有限公司 2002-2003:316
西藏山南藏药厂 2001:446
西藏自治区藏医院药厂 1996:178
厦门鲎试剂实验厂 1997:207
新昌县诚欣胶囊有限公司 2005:241
新昌制药厂 1999:199
新疆湖光制药厂 1993:183
新疆制药厂 1983-1984:251

Y

烟台中亚药业有限责任公司 2001:446
杨凌富鑫生物工程有限公司 2006:351
扬州制药厂 1985:165
扬子江药业集团有限公司 1998:162
云南白药厂 1980-1982:258

Z

湛江市卫生材料厂 1990:198
张家口市云峰制药厂 1986:175
郑州化学制药厂 1988-1989:204
郑州市嵩山制药厂 1988-1989:202
中国大冢制药有限公司 1983-1984:245
2001:446
中国陕西咸阳保健品厂 1992:203,208

中国医药集团总公司 2002-2003:316
中美上海施贵宝制药有限公司 1991:179
1992:208
中美天津史克制药有限公司 1988-1989:201
1992:220,208
浙江省金华市第三制药厂 1993:182
浙江省开化华康制药厂 1993:183
浙江省磐安制药厂 1993:182
浙江省温州第三制药厂 1992:209
浙江省中药研究所制药厂 1994:179
珠海丽珠医药集团丽宝生物化学制药(厂)有限公司 1993:186
珠海丽珠医药(集团)有限公司 1992:203
1995:155
1998:186

药检、监察机构

A

安徽省药品监督管理局 2001:448
安徽省药品检验所 2001:447

B

宝鸡市药品检验所 1987:277
北京市药品检验所 1980-1982:305

G

广东省廉江县药品检验所 1985:243
广东省药品检验所 2005:264
广西壮族自治区南宁市药检所 1995:237
广西壮族自治区食品药品检验所 2006:424
广西壮族自治区药品监督管理局 2001:448
国家药典委员会 2001:449
国内贸易部生化制药产品质量监督检验测试中心 1998:274

H

河南省药品检验所 1995:237
海南省食品药品监督管理局 2006:422
湖北省潜江县药品检验所 1986:246
湖北省药品检验所 2001:450
湖南省浏阳县药品检验所 1983-1984:345
湖南省岳阳市药品检验所 2001:449

J

江苏省常州市药品检验所 1988-1989:299
江苏省常州药品监督管理局 2001:452
江苏省昆山食品药品监督管理局 2006:423
2007:341
江苏省连云港市药品检验所 2001:450
江苏省南通药品监督管理局 2001:451
江苏省苏州药品监督管理局 2001:452
江苏省泰州药品监督管理局 2001:453
江苏省无锡药品监督管理局 2001:450
江苏省盱眙县药品检验所 1986:245
江节省盐城药品监督管理局 2001:451
江苏省镇江药品监督管理局 2001:451
江苏省药品检验所 1983-1984:342

L

连云港食品药品监督管理局 2007:340

N

内蒙古自治区哲里木盟药品检验所 1985:252
宁夏药品检验所 2005:265

Q

青海省药品检验所 1991:252

S

山东省药品监督管理局 2001:454
山东省淄博市药品监督管理局 2001:454
陕西省城固县药检所 1987:278
山西省晋城市中心血站 2001:453
陕西省药品检验所 1987:277
上海市药品检验所 1980-1982:306
四川省食品药品检验所 2007:342

T

天津市药品检验所 1980-1982:306
1990:273

W

卫生部生物制品检定所 1980-1982:303
卫生部细菌耐药性监测中心 1991:254
卫生部药品不良反应监察中心 1991:253
无锡食品药品监督管理局 2007:339
无锡市药品检验所 2001:455

X

西藏自治区食品药品监督管理局 2005:265
西藏自治区药品检验所 2001:455
新疆维吾尔自治区药品检验所 2001:456

Y

盐城市药品检验所 2007:342
宜昌市药品检验所 2000:372
伊克昭盟药品检验所 2001:456
云南省食品药品检验所 2005:424

Z

浙江省药品监督管理局 2001:457

浙江省药品检验所 2001:457
中国药品生物制品检定所 1991:251
2000:371
中国药品生物制品检定所中药标本馆 1991:252
中国医药国际交流中心 2006:424
总后卫生部药材处 1992:298

医院药学部、药剂科

D

第二军医大学长海医院药学部 1999:272
第四军医大学西京医院药品制剂科 2002-2003:352
第一军医大学南方医院药学部 2002-2003:351

H

哈尔滨医科大学附属第二医院药学部 1992:261
1993:240
湖南医科大学附属第二医院药剂科 1993:242

J

江苏省人民医院药剂科和临床药物研究室 1993:243

S

山东大学齐鲁医院国家药品临床研究基地 2005:354
上海长征医院药材科 1999:272
沈阳军区总医院药剂科 2002-2003:350

药品经营机构

B

北京化学试剂经营部 1985:148
北京新药特药商店 1983-1984:227
北京新药特药商店王府井门市部 1987:177

C

重庆长江药房 1991:172
重庆医药保健用品商店 1991:172

F

福建省漳州医药采购供应站 1988-1989:191

G

广州市医药公司 1990:189
广州医药采购供应站经营服务部 1985:150

H

哈尔滨医药公司新药特药商店 1987:177
杭州市医药采购供应站 1990:186
湖北省医药公司 1988-1989:189
淮南药品器械采购供应站 1994:176

J

金华医药采购供应站 1988-1989:191

Q

青岛国风集团胶南医药有限责任公司 2001:436
青岛健民药店 1986:161

S

山东省烟台医药采购供应站 1990:188
上海长征药店 1986:160
上海瑞典法玛西亚公司化学试剂寄售中心 1987:178
上海市第一医药商店 1983-1984:228
上海医药采购供应站药品商场 1987:179
上海医药邮购商店 1983-1984:228
深圳市一致医药连锁有限公司 2005:242

T

天津市光辉药店 1990:186
天津市医药公司新药特药经营部 1990:185
天津医药采购供应站药品医疗器械经营服务部 1985:148

Z

浙江温州医药商业集团有限公司 2001:447
中国医学科学院药用植物研究所 2013:228
中国医学科学院药物研究所 2013:227
中国医药公司北京采购供应站 1988-1989:190
中国医药公司上海采购供应站 1988-1989:192
中国医药公司上海化学试剂采购供应站 1990:187

1980—2023 卷药学人物索引

A

安登魁 1990: 302
2002-2003: 446

B

白东鲁 2002-2003: 445

C

蔡定国 2001: 363
蔡东晨 2001: 363
蔡红娇 2004: 408
蔡聿彪 1993: 308
蔡孟深 1999: 346
蔡永昆 1992: 331
曹初宁 1983-1984: 409
曹玉泉 1992: 324
巢心明 1998: 297
陈博君 1985: 260
陈曾湘 1997: 326
陈代杰 2006: 487
2020-2021: 337
陈芬儿 2004: 412
2006: 487
陈　钢 2001: 367
陈钧鸿 1986: 271
陈凯先 1998: 302
陈可冀 1993: 311
陈兰英 1990: 299
陈　廉 1994: 305
陈　璞 1983-1984: 377
陈琼华 1985: 273
陈士林 2017: 260
陈思义 1983-1984: 383
陈潇庆 1985: 266
陈新谦 1985: 271
陈　修 1996: 272
陈震标 1985: 268
陈志良 2002-2003: 447
陈志南 2011: 383
诚静容 1985: 273
程卯生 2016: 415
程翼宇 2005: 360
池志强 1991: 284
2002-2003: 445

D

邓蓉仙 1998: 296
邓子新 1996: 285
2006: 485
2009: 394
丁光生 1987: 313
丁　健 2009: 395
2022: 308
丁列明 2016: 414
杜冠华 2017: 258
2020-2021: 338
段金廒 2018-2019: 461
段廷汉 1986: 268

F

范礼理 2002-2003: 453
樊水玉 2001: 370
方　纲 1983-1984: 380
方起程 1996: 273
2002-2003: 444
方人麟 1985: 262
冯大为 1986: 267
傅丰永 1980-1982: 374
傅家钧 1992: 329

G

高怡生 1983-1984: 404
高永吉 2018-2019: 459
高永良 2001: 365
高　月 2008: 349
龚雄麒 1994: 303
顾杜新 1993: 312
顾汉颐 1980-1982: 372
顾学裘 1983-1984: 412
管光地 1980-1982: 361
管华诗 2010: 343
果德安 2017: 259
郭丰文 1985: 269
郭鸿运 1987: 309
郭　姣 2015: 400
郭兰萍 2015: 401
郭亚军 2008: 347
郭宗儒 2000: 403

H

韩　锐 1992: 332
贺端湜 1994: 310
贺浪冲 2013: 416
洪　盈 1985: 270
侯惠民 2009: 394
胡富强 2018-2019: 462
胡晋红 2001: 366
胡乃钊 1983-1984: 403
胡振凯 1980-1982: 373
胡之璧 1996: 276
华维一 1996: 277
黄兰孙 1983-1984: 413
黄　量 1985: 275
黄璐琦 2009: 396
2020-2021: 335
黄鸣驹 1983-1984: 388
黄鸣龙 1980-1982: 375
黄胜白 1980-1982: 381

J

嵇汝运 1985: 272
2000: 408
计志忠 1992: 330
姜达衡 1983-1984: 407
蒋华良 2008: 348
蒋建东 2022: 307
江明性 1991: 281
金国章 1995: 258
2002-2003: 455
金理文 1983-1984: 413
金少鸿 2004: 411
金蕴华 1993: 309
金有豫 1992: 328

K

孔令义 2016:416
匡海学 2008:350

L

赖 仞 2014:338
郎伟君 1996:286
雷海鹏 1986:270
雷兴翰 1983-1984:393
李帮贤 1986:273
李炳鲁 1980-1982:367
李伯涛 1996:280
李超进 1990:306
李承祜 1983-1984:394
李大鹏 2008:347
李 端 2000:405
李国桥 2006:486
李浩然 2011:384
李河民 1986:274
李华祥 1991:282
李惠庭 1999:349
李家淼 2001:368
李家实 1999:347
李 锦 2015:402
李兰娟 2018-2019:458
李连达 2005:356
李澎涛 2007:374
李 萍 2010:345
李仁利 1994:305
李瑞麟 2007:376
李生文 1983-1984:399
李维祯 1983-1984:406
李 铣 1998:301
2004:412
李校堃 2018-2019:460
李晓玉 1999:347
李兴隆 1980-1982:368
李亚平 2020-2021:338
李荫瑞 1995:262
黎跃成 2004:415
李振肃 1991:285
李正化 1985:276
李志中 1983-1984:381
梁 仁 2000:406
梁爱华 2001:372
梁晓天 1987:316
廖工铁 1986:268
廖清江 1988-1989:327
林 栋 1987:317
林启寿 1980-1982:372
林瑞超 2009:396
林修灏 1986:265
林志彬 1996:278
凌沛学 2005:349
2008:359
凌树森 2000:404
凌一揆 1987:320
刘 璞 1986:273
刘宝善 1983-1984:388
刘昌孝 2005:356
2020-2021:340
刘存周 2002-2003:448
刘耕陶 1990:309
刘国华 1983-1984:400
刘国杰 1985:263
刘国卿 1994:308
刘红宁 2020-2021:335
刘建勋 2015:401
刘丽琳 1988-1989:324
刘维勤 1985:268
刘席珍 1987:308
刘益群 1994:302
楼之岑 1985:277
陆亦风 1996:285
鲁桂琛 1999:348
罗佳波 2004:415
罗 潜 1985:263
罗 旭 1987:319
罗永章 2009:397
龙 焜 1991:284
龙在云 1980-1982:378
吕富华 1983-1984:397

M

马光辉 2010:346
马清钧 2006:488
马誉激 1980-1982:364
蔓 焰 1983-1984:399
孟目的 1983-1984:382
孟 谦 1983-1984:396
闵知大 1994:306

P

潘启超 1995:264
潘咸新 1986:266
潘学田 1991:287
裴 钢 2011:382
裴 鉴 1983-1984:379
彭司勋 1985:274
2000:409

Q

齐谋甲 1988-1989:329
钱伯文 1987:311
钱乃正 1986:266
乔冀民 1987:307
乔明琦 2007:376
秦伯益 1995:267
秦 勇 2020-2021:339

R

饶子和 2013:414
任 进 2014:339
阮学珂 1980-1982:370

S

桑国卫 2000:406
商洪才 2020-2021:339
申甲球 1996:275
沈倍奋 2014:337
沈家祥 1987:314
盛春泉 2023:262
时惠麟 2015:398
史 江 2001:363
石远凯 2020-2021:341
舒红兵 2011:384
宋鸿锵 1986:267
宋书元 1992:323
2001:364
宋梧生 1980-1982:368
宋振玉 1985:264

中国药学年鉴 CHINESE PHARMACEUTICAL YEARBOOK 2023

苏中武 1987:310
孙汉董 20054:365
孙曼霁 1995:266
孙南君 1990:304
孙廷芳 1986:274
孙晓波 2018-2019:459
孙雄才 1985:259
孙毓庆 1994:303
孙曾培 1988-1989:325

T

谭炳杰 1983-1984:415
谭仁祥 2010:345
汤　光 1995:263
2004:411
汤腾汉 1983-1984:391
唐国裕 1991:281
唐希灿 2011:382
唐孝宣 1992:328
陶依嘉 2001:370
田金洲 2022:306
田景振 2009:397
童　村 1983-1984:395
涂国士 1985:275
屠鹏飞 2002-2003:454
2016:416
屠呦呦 2016:414

W

万德光 2004:414
汪殿华 1983-1984:405
王殿翔 1980-1982:369
汪　海 2007:374
汪　钟 1997:321
汪国芬 1986:270
王静康 2016:417
王军志 2005:358
王广基 2008:348
汪良寄 1983-1984:380
王　夔 1993:310
王荫椿 2002-2003:443
王绵之 1987:318
王明时 1995:265
王慕邹 2002-2003:447
王佩珊 1983-1984:381
王普善 2000:402
王其灼 1992:323
王　群 1986:275
王　锐 1997:320
王世椿 1986:272
王文梅 2007:375
王宪楷 1985:267
王孝涛 1995:260
王　序 1983-1984:385
王雪莹 1986:265
王以中 1983-1984:377
王拥军 2016:418
王永铭 1995:266
王有辉 1983-1984:384
王肇仪 1988-1989:323
王振纲 1988-1989:326
王振国 2020-2021:336
魏克民 2005:360
魏树礼 1998:298
翁尊尧 1991:283
伍朝荲 1992:327
吴如金 1993:314
乌苏日乐特 2002-2003:455
吴梧桐 1998:299
2002-2003:457
吴以岭 2010:344
2020-2021:334
伍裕万 1983-1984:397

X

奚念朱 1988-1989:328
夏宁邵 2023:260
肖培根 1993:314
2010:343
萧　伟 2016:418
肖小河 2007:375
肖义菊 1983-1984:402
肖倬殷 1985:264
谢成科 1983-1984:414
谢晶曦 1988-1989:326
谢培山 2002-2003:450
谢星辉 1996:273
谢毓元 1987:320
2004:409
谢远典 2001:369
谢宗万 1992:325
2002-2003:442
徐百汇 1983-1984:408
徐东铭 2004:413
徐国钧 1987:315
2002-2003:442
徐锦堂 1990:305
2002-2003:456
徐镜人 2001:368
徐珞珊 1997:320
徐　苗 2023:263
徐　强 1996:285
徐绥绪 2002-2003:452
徐叔云 1990:307
徐仙洲 1983-1984:309
徐玉均 1980-1982:367
徐佐夏 1985:259
许汝正 1987:312
许文思 1987:321
许植方 1980-1982:379
胥　彬 1992:330
薛　愚 1983-1984:387

Y

晏朝福 1983-1984:308
严永清 2000:401
严　真 1990:300
颜正华 1987:312
杨宝峰 2005:357
2009:395
杨胜勇 2018-2019:463
杨松成 2001:366
杨藻宸 1993:308
药立波 2013:415
姚伟星 1997:324
姚新生 1997:323
叶桔泉 1983-1984:390
叶三多 1980-1982:377
叶文才 2004:414
2018-2019:458
叶雨文 1985:266

叶新山 2014:338
易绳初 1987:307
易杨华 2002-2003:452
殷晓进 2006:488
尤启冬 2017:258
於达望 1980-1982:361
于德泉 1994:307
2013:413
2016:415
余克建 2001:369
于如嘏 1986:272
庾石山 2015:399
俞永新 2001:369
玉文惠 1983-1984:401
袁承业 2007:373
袁开基 1985:260
袁士诚 1985:267
岳建民 2014:337
恽榴红 1999:349

Z

曾广方 1980-1982:376
张伯礼 2005:358
2006:485
2015:398
张昌绍 1980-1982:366
张椿年 1990:309
张纯贞 2007:375
张辅忠 1980-1982:362
张福修 1985:261
张和岑 1983-1984:391
张鹤镛 1998:300
张钧田 1993:313
2004:409
张礼和 1996:279
2000:410
2005:357
张楠森 1995:256
张培棪 1985:265
张其楷 1983-1984:411
张　强 2004:410
2020-2021:337
2023:261
张汝华 1990:303
张生勇 2001:364
张嗣良 2004:408
张天溉 1983-1984:393
张天禄 1995:257
张天民 1995:259
张卫东 2018-2019:461
张为申 1980-1982:365
张　毅 1980-1982:378
张渊才 1998:296
张紫洞 1986:269
张正行 1997:325
张致平 1990:306
张志荣 2020-2021:340
赵承嘏 1980-1982:364
赵建辛 1986:270
赵士寿 1980-1982:371
赵守训 1987:314
赵幼祥 1983-1984:405
赵燏黄 1980-1982:363
赵新先 1997:328
赵知中 1992:326
甄永苏 1990:308
郑昌亮 1990:300
郑汉臣 2002-2003:451
郑　虎 1994:309
郑启栋 1983-1984:402
郑　寿 1980-1982:380
郑尧新 1996:275
郑裕国 2015:399
钟大放 2022:308
钟　武 2023:264
周海钧 1991:286
周宏灏 2006:486
2018-2019:459
周后元 1997:322
2013:413
周金黄 1983-1984:403
周　俊 2007:373
周廷冲 1985:270
周同惠 1990:301
周太炎 1983-1984:410
1999:345
周其林 2020-2021:334
周伟澄 1996:285
周维善 2001:362
朱宝泉 1998:303
朱　晨 1988-1989:323
朱淬砺 1983-1984:383
朱　颜 1980-1982:370
朱大元 2002-2003:450
朱恒璧 1983-1984:386
朱慧秋 2001:371
朱任宏 1983-1984:392
朱廷儒 1983-1984:409
朱秀媛 1995:260
朱兆云 2013:414
2022:306
朱子清 1985:261
邹邦柱 1987:308
邹节明 2002-2003:449
邹全明 2014:339